CB071255

Cirurgia Endoscópica Transnasal da Base do Crânio e do Cérebro

Cirurgia Endoscópica Transnasal da Base do Crânio e do Cérebro

Aldo Cassol Stamm, MD, PhD
Professor Afiliado do Departamento de Otorrinolaringologia –
Cirurgia de Pescoço e Cabeça da Universidade Federal de São Paulo
Diretor do Centro de Otorrinolaringologia de São Paulo –
Complexo Hospitalar Professor Edmundo Vasconcelos – São Paulo, SP

Apresentação
Albert L. Rhoton, Jr., MD
Department of Neurosurgery
University of Florida
Gainesville, Florida

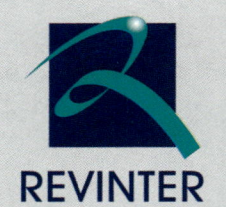

REVINTER

Cirurgia Endoscópica Transnasal da Base do Crânio e do Cérebro
Copyright © 2013 by Livraria e Editora Revinter Ltda.

ISBN 978-85-372-0478-8

Todos os direitos reservados.
É expressamente proibida a reprodução deste livro, no seu todo ou em parte, por quaisquer meios, sem o consentimento por escrito da Editora.

Tradução:

NELSON GOMES DE OLIVEIRA (Caps. 0, 1, 2 e 45 a 48)
Médico, Tradutor, RJ

EDIANEZ CHIMELLO (Caps. 3 a 5)
Tradutora, SP

RENATA SCAVONE (Caps. 6 a 8)
Médica-Veterinária, Tradutora, SP

KÁTIA BRAGA DE MAGALHÃES (Caps. 9 a 11)
Tradutora, RJ

MÔNICA REGINA BRITO (Caps. 12 a 14)
Médica-Veterinária, Tradutora, SP

MARINA BIGARELLA BOSCATO (Caps. 15 a 17)
Tradutora, RJ

ANA CAVALCANTI CARVALHO BOTELHO (Caps. 18 a 20)
Tradutora, RJ

NANCY DOS REIS JUOZAPAVICIUS (Caps. 21 a 24)
Tradutora, RJ

SILVIA SPADA (Caps. 25 a 28)
Tradutora, SP

LUCILA SAIDENBERG SIMÕES (Caps. 29 a 32)
Tradutora, SP

BEATRIZ ARAUJO ROSÁRIO (Caps. 33 a 36)
Tradutora, RJ

ROSANE CECCARELLI (Caps. 37 a 41)
Tradutora, RJ

ELIANA BARS (Caps. 42 a 44)
Tradutora, SP

CIP-BRASIL. CATALOGAÇÃO-NA-FONTE
SINDICATO NACIONAL DOS EDITORES DE LIVROS, RJ

S748c

Stamm, Aldo Cassol
  Cirurgia endoscópica transnasal da base do crânio e do cérebro/Aldo Cassol Stamm ; apresentação Albert L. Rhoton ; [tradução de Nelson Gomes de Oliveira... *et al.*]. - Rio de Janeiro: Revinter, 2013.
  il.

  Tradução de: Transnasal Endoscopic Skull Base and Brain Surgery: Tips and Pearls
  Inclui bibliografia e índice
  ISBN 978-85-372-0478-8

  1. Endoscopia - Métodos. 2. Microcirurgia - Métodos. I. Título.

12-4364.   CDD: 617.51
                        CDU: 616.21

Nota: A medicina é uma ciência em constante evolução. À medida que novas pesquisas e experiências ampliam os nossos conhecimentos, são necessárias mudanças no tratamento clínico e medicamentoso. Os autores e o editor fizeram verificações junto a fontes que se acredita sejam confiáveis, em seus esforços para proporcionar informações acuradas e, em geral, de acordo com os padrões aceitos no momento da publicação. No entanto, em vista da possibilidade de erro humano ou mudanças nas ciências médicas, nem os autores e o editor nem qualquer outra parte envolvida na preparação ou publicação deste livro garantem que as instruções aqui contidas são, em todos os aspectos, precisas ou completas, e rejeitam toda a responsabilidade por qualquer erro ou omissão ou pelos resultados obtidos com o uso das prescrições aqui expressas. Incentivamos os leitores a confirmar as nossas indicações com outras fontes. Por exemplo e em particular, recomendamos que verifiquem as bulas em cada medicamento que planejam administrar para terem a certeza de que as informações contidas nesta obra são precisas e de que não tenham sido feitas mudanças na dose recomendada ou nas contraindicações à administração. Esta recomendação é de particular importância em conjunto com medicações novas ou usadas com pouca frequência.

Título original:
Transnasal Endoscopic Skull Base and Brain Surgery – Tips and Pearls
Copyright © 2011 by Thieme Medical Publishers, Inc.

Livraria e Editora REVINTER Ltda.
Rua do Matoso, 170 – Tijuca
20270-135 – Rio de Janeiro – RJ
Tel.: (21) 2563-9700 – Fax: (21) 2563-9701
livraria@revinter.com.br – www.revinter.com.br

Coordenação da Revisão Técnica:
ALDO CASSOL STAMM
Professor Afiliado do Departamento de Otorrinolaringologia – Cirurgia de Pescoço e Cabeça da Universidade Federal de São Paulo
Diretor do Centro de Otorrinolaringologia de São Paulo –
Complexo Hospitalar Professor Edmundo Vasconcelos – São Paulo, SP

Revisão Técnica:

CAROLINA MARTINS (Caps. 1, 2 e 22)
Neurocirurgiã do Hospital Pelópidas Silveira – IMIP – Recife, PE
Faculdade Pernambucana de Saúde – IMIP – Recife, PE

RAINER G. HAETINGER (Cap. 3)
Professor da Pós-Graduação no Departamento de Anatomia do Instituto de Ciências Biomédicas da Universidade de São Paulo
Médico-Radiologista na Área de Cabeça e Pescoço/Base de Crânio e Coordenador do Setor de Tomografia Computadorizada na Med Imagem, Hospital Beneficência Portuguesa de São Paulo – São Paulo, SP

CASSIANA BURTET ABREU (Caps. 4, 6 e 16)
Residente do 3º Ano do Centro de Otorrinolaringologia de São Paulo, Complexo Hospitalar Professor Edmundo Vasconcelos – São Paulo, SP

EDUARDO VELLUTINI (Cap. 5)
Centro de Base de Crânio de São Paulo – DFVneuro

NELSON MIZUMOTO (Cap. 7)
Doutorado em Anestesiologia pela Faculdade de Medicina da Universidade de São Paulo
Mestrado em Farmacologia pelo Instituto de Ciências da Universidade de São Paulo
Supervisor de Anestesia em Neurocirurgia do Hospital das Clínicas da Faculdade de Medicina da Universidade de São Paulo

MOACIR POZZOBON (Cap. 8)
Médico do Centro de Otorrinolaringologia de São Paulo, Complexo Hospitalar Professor Edmundo Vasconcelos – São Paulo, SP

DIEGO RODRIGO HERMANN (Caps. 9, 10 e 30)
Médico do Centro de Otorrinolaringologia de São Paulo, Complexo Hospitalar Professor Edmundo Vasconcelos – São Paulo, SP

GABRIELA ROBASKEWICZ PASCOTO (Caps. 11, 12, 13, 24, 38 e 43)
Residente do 3º Ano do Centro de Otorrinolaringologia de São Paulo, Complexo Hospitalar Professor Edmundo Vasconcelos – São Paulo, SP

FABIO PIRES SANTOS (Caps. 14, 44 e 45)
Médico do Centro de Otorrinolaringologia de São Paulo, Complexo Hospitalar Professor Edmundo Vasconcelos – São Paulo, SP

HELDER TEDESCHI (Cap. 15)
Professor Doutor Chefe da Disciplina de Neurocirurgia do Departamento de Neurologia da FCM-Unicamp
Professor-Assistente da Universidade da Flórida – Gainesville, EUA

MARIA LAURA SOLFERINI SILVA (Caps. 17, 18 e 29)
Médica do Centro de Otorrinolaringologia de São Paulo, Complexo Hospitalar Professor Edmundo Vasconcelos – São Paulo, SP

HUGO CANHETE LOPES (Caps. 19, 20 e 21)
Médico do Centro de Otorrinolaringologia de São Paulo, Complexo Hospitalar Professor Edmundo Vasconcelos – São Paulo, SP

MARCELLO D. BRONSTEIN, (Cap. 23)
Departamento de Endocrinologia Setor de Neuroendocrinologia da Universidade de São Paulo

ALDO CASSOL STAMM (Cap. 25)
Professor Afiliado do Departamento de Otorrinolaringologia – Cirurgia de Pescoço e Cabeça da Universidade Federal de São Paulo
Diretor do Centro de Otorrinolaringologia de São Paulo –
Complexo Hospitalar Professor Edmundo Vasconcelos – São Paulo, SP

LEONARDO LOPES BALSALOBRE (Caps. 26, 27 e 37)
Médico do Centro de Otorrinolaringologia de São Paulo, Complexo Hospitalar Professor Edmundo Vasconcelos – São Paulo, SP
Mestrado em Otorrinolaringologia pela UNIFESP

DANIEL M. PREVEDELLO (Caps. 28 e 36)
Departamento de Cirurgia Neurológica, Centro Médico da Universidade do Estado de Ohio – Columbus, Ohio

TIAGO VASCONCELOS SOUZA (Caps. 31, 32, 33 e 34)
Residente do 3º Ano do Centro de Otorrinolaringologia de São Paulo, Complexo Hospitalar Professor Edmundo Vasconcelos – São Paulo, SP

LUIZ FELIPE DE ALENCASTRO (Caps. 35)
Departamento de Neurocirurgia, Hospital Mãe de Deus – Porto Alegre, RS

FERNANDO OTO BALIEIRO (Caps. 39, 40 e 41)
Médico do Centro de Otorrinolaringologia de São Paulo, Complexo Hospitalar Professor Edmundo Vasconcelos – São Paulo, SP

ROGER S. BROCK (Cap. 42)
Departamento de Neurocirurgia do Hospital das Clínicas, Escola Médica da Universidade de São Paulo
Departamento de Neurocirurgia da DFVNeuro, São Paulo
Hospital Israelita Albert Einstein e Hospital Sírio-Libanês – São Paulo, SP

RAQUEL GARCIA STAMM (Caps. 46, 47 e 48)
Médica do Centro de Otorrinolaringologia de São Paulo, Complexo Hospitalar Professor Edmundo Vasconcelos – São Paulo, SP

Dedico este livro à minha família: minha adorável e devotada mulher, Dagmar, aos meus dois filhos, Raquel e Guilherme, que interminavelmente me deram apoio e foram pacientes durante o desenvolvimento deste livro. É também uma homenagem à minha mãe, Ada, e em memória de meu pai, Arno, que foram responsáveis por minha educação.

Sumário

Apresentação xi
Prefácio xiii
Agradecimentos xiv
Colaboradores xv

I
Dicas e Pérolas – Compreendendo os Seios Paranasais e a Base do Crânio

1. **Bases Anatômicas da Cirurgia da Base do Crânio – Osteologia do Crânio** 3
   Carolina Martins ▪ Alvaro Campero ▪ Alexandre Yasuda
   Luiz Felipe de Alencastro ▪ Shigeyuki Osawa
   Albert L. Rhoton, Jr.

2. **Anatomia da Cavidade Nasal e dos Seios Paranasais** 15
   Carolina Martins ▪ Luiz Felipe de Alencastro
   Alberto Carlos Capel Cardoso ▪ Alvaro Campero
   Alexandre Yasuda ▪ Jian Wang ▪ Luiz Carlos de Alencastro
   Albert L. Rhoton, Jr.

3. **Diagnóstico por Imagem dos Seios Paranasais e da Base do Crânio na Cirurgia Endoscópica – Reconstrução Tridimensional e outros Recursos** 36
   Rainer Guilherme Haetinger

4. **Endoscopia Nasal na Avaliação Pré-Operatória** . 52
   Juan Eugenio Salas Galicia
   Raúl Omar Cadena Torrero ▪ María Chávez Méndez

5. **Acessos Cirúrgicos Transnasais para Lesões na Base do Crânio** 60
   Eduardo Vellutini ▪ Aldo Cassol Stamm
   Shirley S. N. Pignatari ▪ Leonardo Balsalobre Filho

6. **Navegação na Cirurgia Endoscópica Paranasal e Base do Crânio** 68
   Benjamin Bleier ▪ Rodney J. Schlosser

7. **Anestesia na Cirurgia Endoscópica da Base do Crânio e do Cérebro** 74
   Nelson Mizumoto

8. **Cuidados Pós-Operatórios em Pacientes Submetidos à Cirurgia na Base do Crânio** 79
   Parul Goyal ▪ Devyani Lal ▪ Peter H. Hwang

II
Conceitos em Evolução na Área de Cirurgia Endoscópica da Base do Crânio e do Cérebro

9. **Classificação das Abordagens Endonasais para a Base Anterior do Crânio** 87
   Carl H. Snyderman ▪ Harshita Pant
   Ricardo L. Carrau ▪ Daniel M. Prevedello
   Paul A. Gardner ▪ Amin B. Kassam

10. **Técnica Cirúrgica Bimanual Auxiliada por Endoscopia** 97
    Daniel B. Simmen ▪ Hans Rudolf Briner ▪ Nick Jones

11. **Inovações Técnicas e Cirurgia na Base do Crânio por Meio de Robótica** 105
    David W. Kennedy ▪ John M. Lee

III
Dicas e Pérolas nas Abordagens dos Seios Paranasais

12. **Seios Maxilar e Etmoidal na Cirurgia da Base do Crânio** 115
    Nobuyoshi Otori ▪ Kiyoshi Yanagi
    Hiroshi Moriyama

13. **Abordagem do Seio Frontal na Cirurgia da Base do Crânio** 121
    Kristin Seiberling ▪ Peter-John Wormald

14. **Seio Esfenoidal em Cirurgia da Base do Crânio** 127
    Aldo Cassol Stamm ▪ Shirley S. N. Pignatari
    Daniel Timperley ▪ Fernando Oto Balieiro
    Fábio Pires Santos

IV
Dicas e Pérolas em Cirurgia Orbitária e do Nervo Óptico

15. **Anatomia da Órbita e Estruturas Correlatas** ... 139
    Helder Tedeschi ▪ Albert L. Rhoton, Jr.

16. **Cirurgia Endoscópica Periorbitária e do Nervo Óptico e Ressecções Intraorbitárias** 164
    Richard J. Harvey ▪ Raymond Sacks
    Aldo Cassol Stamm ▪ João Flávio Nogueira

V
DICAS E PÉROLAS NA VIA DE ACESSO TRANSCRIBRIFORME

17 Via de Acesso Endonasal para Meningiomas da Base Anterior do Crânio 173
Amin B. Kassam ▪ Daniel M. Prevedello ▪ Paul A. Gardner
Juan C. Fernandez-Miranda ▪ Ricardo L. Carrau
Carl H. Snyderman

18 Tratamento Endoscópico da Meningoencefalocele da Base Anterior do Crânio 182
Daniel Timperley ▪ Rodney J. Schlosser
Richard J. Harvey

VI
DICAS E PÉROLAS DE ABORDAGEM *TRANSPLANUM*

19 Craniectomia Transnasal Endoscópica e Ressecção de Craniofaringioma Extenso 193
Richard J. Harvey ▪ Aldo Cassol Stamm ▪ Daniel Timperley
Eduardo Vellutini

20 Acesso Transtubérculo 199
Gurston G. Nyquist ▪ Vijay K. Anand
Theodore H. Schwartz

21 Acesso Endonasal Transtubérculo *Transplanum* em Adenomas de Hipófise 207
Giorgio Frank ▪ Diego Mazzatenta ▪ Vittorio Sciarretta
Matteo Zoli ▪ Giovanni Farneti ▪ Ernesto Pasquini

VII
DICAS E PÉROLAS NAS ABORDAGENS SELAR E PARASSELAR

22 Anatomia Microcirúrgica e Endoscópica da Região Parasselar 217
Carolina Martins ▪ Alexandre Yasuda ▪ Alvaro Campero
Luiz Felipe de Alencastro ▪ Kohei Inoue
Albert L. Rhoton Jr.

23 Tumores Hipofisários – Indicações Cirúrgicas . 230
Marcello D. Bronstein

24 Prós e Contras da Cirurgia da Hipófise 234
Dharambir S. Sethi ▪ Beng Ti Ang

25 Cirurgia Transnasal Endoscópica da Hipófise . 241
Aldo Cassol Stamm ▪ Eduardo Vellutini
Daniel Timperley ▪ Leonardo Balsalobre

26 Hidroscopia – Aplicação à Cirurgia da Hipófise 247
W. Derek Leight ▪ Brent A. Senior

27 Cirurgia Endoscópica do Seio Cavernoso 252
Giorgio Frank ▪ Diego Mazzatenta ▪ Vittorio Sciarretta
Matteo Zoli ▪ Giovanni Farneti ▪ Ernesto Pasquini

28 Abordagem Transelar/Transdorsal via Transposição da Hipófise para a Cisterna Interpeduncular 262
Daniel M. Prevedello ▪ Amin B. Kassam
Juan C. Fernandez-Miranda ▪ Paul A. Gardner
Ricardo L. Carrau ▪ Carl H. Snyderman

VIII
DICAS E PÉROLAS EM CIRURGIA ENDOSCÓPICA TRANSCLIVAL

29 Anatomia Endoscópica do Clivo e da Fossa Posterior 271
Luigi Maria Cavallo ▪ Isabella Esposito
Matteo De Notaris ▪ Felice Esposito
Manfred Tschabitscher ▪ Paolo Cappabianca

30 Craniectomia Transnasal Endoscópica – Abordagens para o Clivo e Fossa Posterior 281
Aldo Cassol Stamm ▪ Shirley S. N. Pignatari
Eduardo Vellutini ▪ Diego Hermann
Daniel Timperley

IX
DICAS E PÉROLAS NAS ABORDAGENS ENDOSCÓPICAS TRANSMAXILAR/ TRANSPTERIGÓIDEA/TRANSESFENOIDAL

31 Abordagem Endoscópica – Acesso Transetmoidal-Transpterigóideo-Transesfenoidal 291
Davide Locatelli ▪ Ilaria Acchiardi ▪ Matteo Vitali
Frank Rikki Canevari ▪ Paolo Castelnuovo

32 Fossas Pterigopalatina e Infratemporal 299
Marc A. Tewfik ▪ Peter-John Wormald

33 Cirurgia Endoscópica para Angiofibroma Nasofaríngeo Juvenil 307
Paolo Castelnuovo ▪ Andrea Pistochini
Francesca Simoncello ▪ Ignazio Ermoli
Andrea Bolzoni Villaret ▪ Piero Nicolai

34 Lesões do Ápice Petroso 316
Carl H. Snyderman ▪ Emiro E. Caicedo
Daniel M. Prevedello ▪ Ricardo L. Carrau
Paul A. Gardner ▪ Amin B. Kassam

35 Abordagem Endoscópica Transmaxilar para Lesões Parasselares Contralaterais 320
Luiz Felipe de Alencastro ▪ Luiz Carlos de Alencastro
Carolina Martins ▪ Ademir Lodetti
Alberto Carlos Capel Cardoso ▪ Mario Faria
Kohei Inoue ▪ Shigeyuki Osawa ▪ Albert L. Rhoton, Jr.

36 Abordagem Suprapetrosa para o Cavo de
Meckel e a Fossa Temporal 333
Daniel M. Prevedello ▪ Amin B. Kassam
Ricardo L. Carrau ▪ Juan C. Fernandez-Miranda
Paul A. Gardner ▪ Carl H. Snyderman

37 Tratamento das Fístulas Liquóricas da Parede
Lateral do Seio Esfenoidal 338
Emiro E. Caicedo ▪ Alfredo Herrera
Ricardo L. Carrau ▪ Carl H. Snyderman
Amin B. Kassam ▪ Daniel M. Prevedello
Paul A. Gardner ▪ Juan C. Fernandez-Miranda
Victor Morera

X
CIRURGIA ENDONASAL DAS NEOPLASIAS MALIGNAS DOS SEIOS DA FACE E DA BASE DO CRÂNIO

38 Cirurgia Endonasal de Lesões Malignas dos
Seios Paranasais e da Base do Crânio 345
Paolo Castelnuovo ▪ Maurizio Bignami
Paolo Battaglia ▪ Andrea Bolzoni Villaret ▪ Piero Nicolai

39 Abordagem dos Estesioneuroblastomas por
Craniectomia Transnasal Assistida por
Endoscopia 349
Aldo Cassol Stamm ▪ Larry H. Kalish
Fernando Oto Balieiro ▪ Iulo Barauna
David W. Kennedy

40 Cranioendoscopia – Abordagem Combinada . . 356
Piero Nicolai ▪ Arkadi Yakirevitch
Andrea Bolzoni Villaret ▪ Paolo Battaglia
Davide Locatelli ▪ Paolo Castelnuovo

41 Abordagem Externa *versus* Abordagem
Endoscópica para Malignidades da Base do
Crânio 361
Valerie J. Lund ▪ David J. Howard

XI
DICAS E PÉROLAS SOBRE CIRURGIA ENDOSCÓPICA DE JUNÇÃO CRANIOCERVICAL

42 Anatomia Microendoscópica da Junção
Craniocervical 369
Alberto Carlos Capel Cardoso ▪ Roger S. Brock
Carolina Martins ▪ Luiz Felipe de Alencastro
Albert L. Rhoton, Jr.

43 Junção Craniocervical – Abordagem
Endoscópica Endonasal 379
Paul A. Gardner ▪ Daniel M. Prevedello
Amin B. Kassam ▪ Carl H. Snyderman
Ricardo L. Carrau

XII
DICAS E PÉROLAS NAS COMPLICAÇÕES DE CIRURGIA ENDOSCÓPICA DA BASE DO CRÂNIO E DO CÉREBRO

44 Tratamento de Defeitos da Base do Crânio após
Cirurgia Endoscópica da Base do Crânio – De
Enxertos Livres a Retalhos Vascularizados 387
Gustavo Hadad ▪ Luis Bassagaisteguy
Daniel Timperley ▪ Aldo Cassol Stamm

45 Tratamento de Complicações Vasculares durante
Cirurgia Endoscópica da Base do Crânio 394
Ricardo L. Carrau ▪ Juan C. Fernandez-Miranda
Daniel M. Prevedello ▪ Paul A. Gardner
Carl H. Snyderman ▪ Amin B. Kassam

46 Complicações Endocrinológicas após Cirurgia
Endoscópica da Base do Crânio 400
Zachary M. Bush ▪ Mary Lee Vance ▪ John A. Jane Jr.

47 Tratamento das Complicações da Cirurgia
Endoscópica da Base do Crânio 404
Ameet Singh ▪ Vijay K. Anand ▪ Theodore H. Schwartz

48 A História e o Futuro da Cirurgia
Endoscópica da Base do Crânio 410
Wolfgang Draf

Índice Remissivo 421

Apresentação

O Professor Aldo Cassol Stamm comprovou, verdadeiramente, ser um dos maiores cirurgiões endoscópicos do mundo. Este livro, *Cirurgia Endoscópica Transnasal da Base do Crânio e do Cérebro*, realça sua paixão pela perfeição e é temperado com percepções pioneiras e recentes apresentadas sob o título "Dicas e Pérolas". Leonardo da Vinci, Michelangelo e muitos outros grandes artistas dedicaram-se à dissecção humana como a maneira de alcançar a perfeição em sua arte. O Professor Stamm e vários dos colaboradores deste volume despenderam tempo em nosso laboratório de microcirurgia, onde criaram dissecções precisas e acuradas da anatomia da base do crânio, como uma forma de melhorar a vida de seus pacientes. Fomos afortunados por tê-lo tido como nosso professor, uma vez que trabalhou noite e dia, durante meses, para atingir a excelência na anatomia da base do crânio que se encontra refletida em muitos destes capítulos. Além disto, diversas das dissecções aqui apresentadas foram efetuadas em nosso laboratório por alguns dos principais anatomistas neurocirurgiões do mundo. Seu trabalho é ainda fortalecido por contribuições de muitos dos principais otorrinolaringologistas-cirurgiões de cabeça e pescoço e neurocirurgiões no mundo.

Este livro se coloca como um tributo à acurácia, precisão e segurança que cirurgiões como o Professor Stamm são capazes de alcançar em seus acessos endoscópicos à base do crânio e do cérebro. O foco desta obra são as vias de acesso cirúrgicas endoscópicas seguras e exatas, estando integrada com informação sobre todos os modernos avanços tecnológicos, como reconstrução e navegação tridimensionais, que aperfeiçoaram a segurança da cirurgia endoscópica. Este volume lida com o espectro inteiro das vias de acesso à sela e à base do crânio e com as patologias que serão encontradas na base do crânio, ao mesmo tempo que fornece diretrizes para lidar com as complicações encontradas nesta complexa cirurgia. Ele considera não apenas a história e a prática atual, mas aponta o futuro da cirurgia da base do crânio. Globalmente, representa um passo adiante na busca do Professor Stamm por perfeição, e é ainda mais intensificado por suas dicas e pérolas baseadas em anos de experiência em cirurgia endoscópica da base do crânio. Este trabalho magnífico e pioneiro reflete sua paixão pela perfeição neste tipo de cirurgia. Constitui um presente maravilhoso para todos os médicos que operam nesta complexa região.

Albert L. Rhoton, Jr., MD
R.D. Keene Family Professor and Chairman Emeritus
Department of Neurosurgery
University of Florida

Prefácio

O diagnóstico e o tratamento das doenças da base do crânio mudaram drasticamente nos últimos anos, transformando os campos da neurocirurgia e otorrinolaringologia – cirurgia de cabeça e pescoço. Os crescentes avanços nestes campos desafiaram os médicos ORLs e os neurocirurgiões a manterem-se atualizados com a informação em expansão nesta área estimuladora. Neste livro, estamos apresentando uma abordagem multidisciplinar às lesões da base do crânio. Os capítulos, escritos pelos mais experientes grupos médicos de todo o mundo, incluem informação básica e os últimos avanços na anatomia macrocirúrgica e cirúrgica, radiologia, anestesia, endocrinologia e todas as modalidades de vias de acesso cirúrgicas transnasais endoscópico-assistidas às fossas anterior, média, posterior, zigomática e infratemporal. Além disto, os acessos estendidos, como aqueles à junção craniocervical e ao ápice petroso, também são considerados. Ênfase especial também é dada às técnicas de reconstrução.

Embora não seja nossa intenção afirmar que todas as doenças da base do crânio irão beneficiar-se com estas vias de acesso endoscópicas transnasais, não podemos negar a importância e a contribuição destas técnicas cirúrgicas para pacientes com doenças selares e parasselares, fístulas de líquido cefalorraquidiano e tumores malignos.

Estes capítulos servirão como um livro de referência para a nova geração de neurocirurgiões e otorrinolaringologistas. Esperamos que esta reflexão abrangente sobre a base do crânio e a rinologia possa servir como guia e estímulo para a clínica diária do cirurgião, construindo ligações científicas internacionais inter e multidisciplinares.

Agradecimentos

Embora não seja possível listar todos os formidáveis indivíduos que contribuíram para este projeto, gostaria de expressar minha gratidão a todos os envolvidos na criação deste livro. Reconhecimento especialmente deve ser prestado àqueles que tornaram possível este trabalho.

Muitos agradecimentos a todos os colaboradores por dedicarem seu tempo e enriquecerem este livro com capítulos maravilhosos e muitas sugestões.

Sem a direção e a organização de J. Owen Zurhellen e Timothy Y. Hiscock, da Thieme Publishers, este projeto nunca se teria tornado uma realidade.

Minha eterna gratidão ao Professor Albert L. Rhoton, por sua generosidade em compartilhar suas imagens e trabalho maravilhosos de muitos anos. É um privilégio tê-lo como um colaborador.

Obrigado aos Doutores Daniel Timperley, João Nogueira, Leonardo Balsalobre e Eduardo Vellutini, pelas suas colaborações e preparação dos originais.

Também gostaria de agradecer a Ms. Suely Knoll, por seus elegantes desenhos.

Finalmente, meus agradecimentos especiais à maravilhosa Professora Shirley Pignatari, por sua contínua colaboração e amizade em cada etapa de meu trabalho.

Colaboradores

Ilaria Acchiardi
Neurosurgical Department I
Policlinico di Monza
Monza, Italy

Luiz Carlos de Alencastro, MD, PhD
Department of Neurosurgery
Hospital Mãe de Deus
Porto Alegre, Brazil

Luiz Felipe de Alencastro, MD
Department of Neurosurgery
Hospital Mãe de Deus
Porto Alegre, Brazil

Vijay K. Anand, MD
Department of Otolaryngology
Weill Cornell Medical College
New York Presbyterian Hospital
New York, New York

Beng Ti Ang, MBBS
Duke-National University of Singapore Graduate Medical School
Department of Neurosurgery
National Neuroscience Institute
Singapore

Fernando Oto Balieiro, MD
Department of Otolaryngology
Hospital Professor Edmundo Vasconcelos
São Paulo, Brazil

Leonardo Balsalobre Filho, MD
Department of Otolaryngology and Head and Neck
Federal University of São Paulo
Department of Otolaryngology
Hospital Professor Edmundo Vasconcelos
São Paulo, Brazil

Iulo Barauna, MD
Department of Otolaryngology
Hospital Professor Edmundo Vasconcelos
São Paulo, Brazil

Luis Bassagaisteguy, MD
Catedra of Otolaryngology-Head and Neck Surgery
National University of Rosario
Hospital Provincial del Centenario
Rosario, Santa Fe
Argentina

Paolo Battaglia, MD
ENT Department
University of Insubria
Department of Otorhinolaryngology
Ospedale di Circolo e Fondazione Macchi
Varese, Italy

Maurizio Bignami, MD
ENT Department
University of Insubria
Department of Otorhinolaryngology
Ospedale di Circolo e Fondazione Macchi
Varese, Italy

Benjamin Bleier, MD
Harvard Medical School
Department of Otolaryngology-Head and Neck Surgery
Massachusetts Eye and Ear Infirmary
Boston, Massachusetts

Andrea Bolzoni Villaret, MD
Department of Otorhinolaryngology
University of Brescia
Spedali Civili
Brescia, Italy

Hans Rudolf Briner, MD
University of Zurich
Department of Otorhinolaryngology
Zentrum Klinik Hirslanden
Zurich, Switzerland

Roger S. Brock, MD
Department of Neurology
Clinics Hospital
São Paulo University Medical School
Department of DFVneuro
Hospital Israelita Albert Einstein
Hospital Sírio-Libanês
São Paulo, Brazil

Marcelo D. Bronstein, MD
Department of Endocrinology
Neuroendocrine Unit
University of São Paulo
São Paulo, Brazil

Zachary M. Bush, MD
Division of Endocrinology
Department of Medicine
University of Virginia
Charlottesville, Virginia

Emiro E. Caicedo, MD
Department of Otolaryngology-Head and Neck Surgery
University of Minnesota
University of Minnesota Medical Center
Minneapolis, Minnesota

Alvaro Campero, MD
Department of Anatomy
School of Medicine
National University of Tucumán
Department of Neurosurgery
Angel Padilla Hospital
San Miguel de Tucumán, Argentina

Frank Rikki Canevari, MD
Department of ORL
University of Pavia
ORL Clinic
Foundation IRCCS Policinico San Matteo
Pavia, Italy

Paolo Cappabianca, MD
Department of Neurological Surgery
Università degli Studi di Napoli Federico II
Naples, Italy

Alberto Carlos Capel Cardoso, MD, PhD
Department of Neurology
Clinics Hospital
São Paulo University Medical School
Department of DFVneuro
Hospital Israelita Albert Einstein
Hospital Sírio-Libanês
São Paulo, Brazil

Ricardo L. Carrau, MD
Department of Otolaryngology-Head and Neck Surgery
Ohio State University Medical Center
Columbus, Ohio

Paolo Castelnuovo, MD
ENT Department
University of Insubria
Department of Otorhinolaryngology
Ospedale di Circolo e Fondazione Macchi
Varese, Italy

Luigi Maria Cavallo, MD, PhD
Università degli studi di Napoli Federico II
School of Medicine
Division of Neurosurgery
Il Policlinico
Naples, Italy

Matteo De Notaris, MD
Department of Obstetrics and Gynecology, Pediatrics,
  Radiology, and Anatomy
Faculty of Medicine
School University of Barcelona
Clinical Department of Neurosurgery
Hospital Clinic
Barcelona, Spain

Wolfgang Draf, Dr. med
International Neuroscience Institute (INI) at the
  University of Magdeburg
Hannover, Germany

Ignazio Ermoli, MD
ENT Department
University of Insubria
Department of Otorhinolaryngology
Ospedale di Circolo e Fondazione Macchi
Varese, Italy

Felice Esposito, MD, PhD
Department of Neurological Sciences
Division of Neurosurgery and Department of Dentistry
  and Maxillo-Facial Sciences
Division of Maxillo-Facial Surgery
Università degli Studi di Napoli Federico II
Federico II University Hospital
Naples, Italy

Isabella Esposito, MD
Division of Neurosurgery
Università degli Studi di Napoli Federico II
Naples, Italy

Mario Faria, MD
Department of Neurosurgery
Hospital Mãe de Deus
Porto Alegre, Brazil

Giovanni Farneti, MD
ENT Department
Azienda Ospedaliera
Bologna Nord, Italy

Juan C. Fernandez-Miranda, MD
School of Medicine
University of Pittsburgh
Department of Neurological Surgery
University of Pittsburgh Medical Center
Pittsburgh, Pennsylvania

Giorgio Frank, MD
Neurochirurgia
Ospedale Bellaria
Bologna, Italy

Paul A. Gardner, MD
Department of Neurological Surgery
University of Pittsburgh Medical Center
UPMC Presbyterian
Pittsburgh, Pennsylvania

Parul Goyal, MD
Department of Otolaryngology
SUNY Upstate Medical University
Syracuse, New York

Gustavo Hadad, MD
Cátedra de Otorrinolaringologia, Cátedra de Anatomia
Museo de Anatomia y Ciencias Morfológicas
Facultad de Medicina de la Universidad Nacional de Rosario
Hospital Provincial del Centenario
Rosario, Argentina

Rainer Guilherme Haetinger, MD, PhD
Department of Anatomy
Institute of Biologic Sciences
University of São Paulo
Department of Radiology
Hospital Beneficencia Portuguese São Paulo
São Paulo, Brazil

Richard J. Harvey, MD
School of Medicine
University of New South Wales/Macquarie University
Department of Rhinology and Skull Case Surgery
St Vincent's Hospital
Sydney, New South Wales, Australia

Diego Hermann, MD
Department of Otolaryngology
Hospital Professor Edmundo Vasconcelos
São Paulo, Brazil

Alfredo Herrera, MD
Rhinology and Skull Base Division
Department of Otorhinolaryngology
Hospital San Ignacio Universidad Javeriana
Hospital Militar Central
Bogotá, Colombia

David J. Howard, BSc, MBBS
Imperial College, London
Departmentt of Neurosciences
Charing Cross Hospital
London, UK

Peter H. Hwang, MD
Division of Rhinology
Department of Otolaryngology-Head & Neck Surgery
Stanford University School of Medicine
Stanford, California

Kohei Inoue, MD, PhD
Saga University
Department of Neurosurgery
Saga University Hospital
Saga, Japan

John A. Jane Jr., MD
Department of Neurosurgery
University of Virginia
Charlottesville, Virginia

Nick Jones, MD
Department of Otorhinolaryngology, Head and Neck Surgery
Queens Medical Centre
University Hospital
Nottingham, UK

Larry H. Kalish, MBBS (Hons I), MS, MMed (Clin Epi)
University of Sydney
Department of ENT and Skull Base Surgery
Concord Hospital
Sydney, New South Wales, Australia

Amin B. Kassam, MD
Department of Neurosurgery
University of Ottawa
Ottawa, Ontario, Canada

David W. Kennedy, MD
Department of Otorhinolaryngology
University of Pennsylvania Medical Center
Philadelphia, Pennsylvania

Devyani Lal, MD
Department of Otolaryngology
Mayo Clinic
Phoenix, Arizona

John M. Lee, MD
Department of Otolaryngology-Head & Neck Surgery
University of Toronto
St. Michael's Hospital
Toronto, Ontario, Canada

W. Derek Leight, MD
Department of Otolaryngology/Head and Neck Surgery
University of North Carolina
Chapel Hill, North Carolina

Davide Locatelli, MD
Institute of Neurosurgery
Neurosurgical Clinical
Policlinico San Matteo
University of Pavia
Pavia, Italy

Ademir Lodetti, MD
Department of Neurosurgery
Hospital Mãe de Deus
Porto Alegre, Brazil

Valerie J. Lund, CBE
Department of Rhinology
University College London
Royal National Throat, Nose and Ear Hospital
London, United Kingdom

Carolina Martins, MD, PhD
Department of Anatomy
Medical School of Pernambuco (IMIP)
Recife, Brazil

Diego Mazzatenta, MD
Center of Surgery for Pituitary Tumors and Endoscopic Skull Base Surgery
Bellaria Hospital
Bologna, Italy

María Chávez Méndez, MD
Otorrinolaringología
Cirugía Endoscópica de Nariz, Senos Paranasales y Base de Cráneo
Cirugía Funcional y Estética Nasal
Veracruz, Mexico

Nelson Mizumoto, MD
Department of Anesthesiology
University of São Paulo
São Paulo, Brazil

Hiroshi Moriyama, MD
Department of Otorhinolaryngology
Jikei University Hospital
Tokyo, Japan

Victor Morera, MD
Department of Neurosurgery
Javeriana University
Department of Neurosurgery
Palermo Clinic
Bogotá, Colombia

Piero Nicolai, MD
Department of Otorhinolaryngology
University of Brescia
Brescia, Italy

João Flávio Nogueira, MD
Sinus Centro
Hospital Geral de Fortaleza
Fortaleza, Brazil

Gurston G. Nyquist, MD
Department of Otolaryngology
Hofstra North Shore/LIJ School of Medicine
Department of Otolaryngology
North Shore University Hospital/Long Island Jewish Medical Center
New Hyde Park, New York

Shigeyuki Osawa, MD
College of Medicine
Kitsato University School of Medicine
Department of Neurosurgery
Kitsato University Hospital
Sasamihara, Japan

Nobuyoshi Otori, MD
Department of Otorhinolaryngology
Jikei University Hospital
Tokyo, Japan

Harshita Pant, MD
Department of Otolaryngology-Head and Neck Surgery
University of Adelaide
Adelaide, Australia

Ernesto Pasquini, MD
ENT Department
Sant'Orsola-Malpighi Hospital-University of Bologna
Bologna, Italy

Shirley S. N. Pignatari, MD, PhD
Department of Otolaryngolic Head and Neck Surgery
Paediatric Otolryngologic Division
Federal University of São Paulo (UNIFESP)
São Paulo, Brazil

Fábio Pires Santos, MD
Department of Otolaryngology
Hospital Professor Edmundo Vasconcelos
São Paulo, Brazil

Andrea Pistochini, MD
ENT Department
University of Insubria
Department of Otorhinolaryngology
Ospedale di Circolo e Fondazione Macchi
Varese, Italy

Daniel M. Prevedello, MD
Department of Neurological Surgery
The Ohio State University Medical Center
Columbus, Ohio

Albert L. Rhoton, Jr., MD
Department of Neurosurgery
University of Florida
Gainesville, Florida

Raymond Sacks, MD, MBBCh
Department Otorhinolaryngology
ASAM, Macquarie University
Sydney Medical School
University of Sydney
Department of Otorhinolaryngology-Head and Neck
 Surgery
Concord General and Macquarie University Hospitals
Sydney, New South Wales, Australia

Juan Eugenio Salas Galicia, MD
Otorrinolaringología
Cirugía Endoscópica de Nariz, Senos Paranasales y
 Base de Cráneo
Cirugía Funcional y Estética Nasal
Veracruz, Mexico

Rodney J. Schlosser, MD
Department of Otolaryngology
Medical University of South Carolina
Charleston, South Carolina

Theodore H. Schwartz, MD
Department of Neurological Surgery
Weill Cornell Medical College
New York Presbyterian Hospital
New York, New York

Vittorio Sciarretta, MD
ENT Consultant
Department of Otorhinolaryngology
University of Bologna
Department of Otorhinolaryngology
Az. Ospedaliera Sant'Orsola-Malpighi
Bologna, Italy

Brent A. Senior, MD
Rhinology, Allergy, and Sinus Surgery
Department of Otolaryngology/Head and Neck
 Surgery
University of North Carolina
Chapel Hill, North Carolina

Dharambir S. Sethi, MD
Department of Otolaryngology
Singapore General Hospital
Singapore

Kristin Seiberling, MD
Department of Otolaryngology
Loma Linda University
Loma Linda Medical Center
Loma Linda, California

Francesca Simoncello, MD
Department of Otorhinolaryngology
Azienda Ospedaliera G. Salvini
Bollate (Milan), Italy

Daniel B. Simmen, MD
Center for Rhinology and Skull Base Surgery
The Hirslanden Clinic
Zürich, Switzerland

Ameet Singh, MD
Department of Surgery and Neurosurgery
Rhinology, Sinus, and Skull Base Surgery
George Washington University
Washington, DC

Carl H. Snyderman, MD
Department of Otolaryngology
University of Pittsburgh
Center for Cranial Base Surgery
University of Pittsburgh Medical Center
Pittsburgh, Pennsylvania

Aldo Cassol Stamm, MD, PhD
Affiliated Professor
Department of Otolaryngology-Head and Neck
 Surgery
Federal University of São Paulo Director
Department of Otolaryngology
Hospital Professor Edmundo Vasconcelos
São Paulo, Brazil

Helder Tedeschi, MD
Department of Neurosurgery
State University of Campinas
São Paulo, Brazil

Marc A. Tewfik, MDCM, MSc
Department of Otolaryngology-Head and Neck
 Surgery
McGill University
Royal Victoria Hospital
Montreal, Quebec, Canada

Daniel Timperley, MD
Caloundra Hospital
Dicky Beach
Queensland, Australia

Raúl Omar Cadena Torrero, MD
Medicine II, Department of Otolaryngology Head and
 Neck Surgery
Villarica University
Medica Sante Centro de Cirugia Externa S.A. de C.V.
Veracruz, Mexico

Manfred Tschabitscher, MD
Department of Systematic Anatomy
Center of Anatomy and Cell Biology
University of Vienna
Vienna, Austria

Mary Lee Vance, MD
Department of Medicine
University of Virginia
Charlottesville, Virginia

Eduardo Vellutini, MD, PhD
São Paulo Skull Base Center-DFVneuro
São Paulo, Brazil

Matteo Vitali, MD
Division of Neurosurgery
SS Antonio e Biagio e C.
Arrigo, Alessandria, Italy

Jian Wang, MD, PhD
Institute of Neuroscience
Department of Neurosurgery
Second Affiliated Hospital of Guangzhou Medical College
Guangzhou, P.R. China

Peter-John Wormald, MD
Department of Otorhinolaryngology and Head & Neck Surgery
The Queen Elizabeth Hospital
Woodville, South Australia
Australia

Arkadi Yakirevitch, MD
Sackler School of Medicine
Tel Aviv University
Department of Otolaryngology-Head and Neck Surgery
Sheba Medical Center
Tel-Hashomer, Israel

Kiyoshi Yanagi, MD
Department of Otolaryngology
Jikei University Hospital
Tokyo, Japan

Alexandre Yasuda, MD, PhD
Department of Neurosurgery
Hospital Israelita Albert Einstein
São Paulo, Brazil

Matteo Zoli, MD
Department of Neurosurgery
Bellaria Hospital
Bologna, Italy

Dicas e Pérolas – Compreendendo os Seios Paranasais e a Base do Crânio

1 Bases Anatômicas da Cirurgia da Base do Crânio – Osteologia do Crânio

Carolina Martins ▪ Alvaro Campero ▪ Alexandre Yasuda
Luiz Felipe de Alencastro ▪ Shigeyuki Osawa ▪ Albert L. Rhoton, Jr.

Dicas e Pérolas

- A base do crânio tem um centro, ou parte média, e duas partes laterais.
- As áreas do centro estão alinhadas em um corredor, enquanto as partes laterais têm distribuição radial a partir do centro da base do crânio.
- Ao lado (endocraniano), o corredor cirúrgico central compreende, de anterior para posterior: (1) a área cribriforme, (2) o plano, (3) a sela, (4) o clivo e (5) a junção craniovertebral.
- No lado exocraniano, o corredor cirúrgico central compreende (1) a cavidade nasal, (2) o seio esfenoidal e (3) a faringe, que possibilitam o acesso cirúrgico às correspondentes áreas endocranianas.
- No corredor cirúrgico central, as áreas anterior, média e posterior da base do crânio são próximas e reunidas pelo osso esfenoide.

▪ Introdução

Compreender a osteologia da base do crânio é um passo fundamental na cirurgia da base do crânio. O conhecimento osteológico possibilita a localização topográfica precisa e permite construir vias cirúrgicas para áreas específicas da base do crânio. Este capítulo revisa a arquitetura óssea da base anterior, média e posterior do crânio.

▪ Anatomia Geral

A cabeça óssea divide-se em neurocrânio e face. O neurocrânio, por sua vez, divide-se em calvária, que é a porção semelhante a uma abóbada, formada pelos ossos frontal e parietal e as porções escamosas dos ossos occipital e temporal, além das asas maiores do esfenoide, e pela base do crânio. A base do crânio é formada pelos ossos occipital, temporal, etmoide e frontal e conectados por um elemento central – o osso esfenoide.

A base do crânio possui uma superfície endocraniana, voltada para o cérebro e naturalmente dividida em fossas anterior, média e posterior (**Fig. 1.1**), e uma superfície exocraniana (**Fig. 1.2**), voltada para a cavidade nasal, seios paranasais, órbitas, faringe, fossas infratemporais e pterigopalatinas, espaços parafaríngeos e infrapetrosos.[1,2]

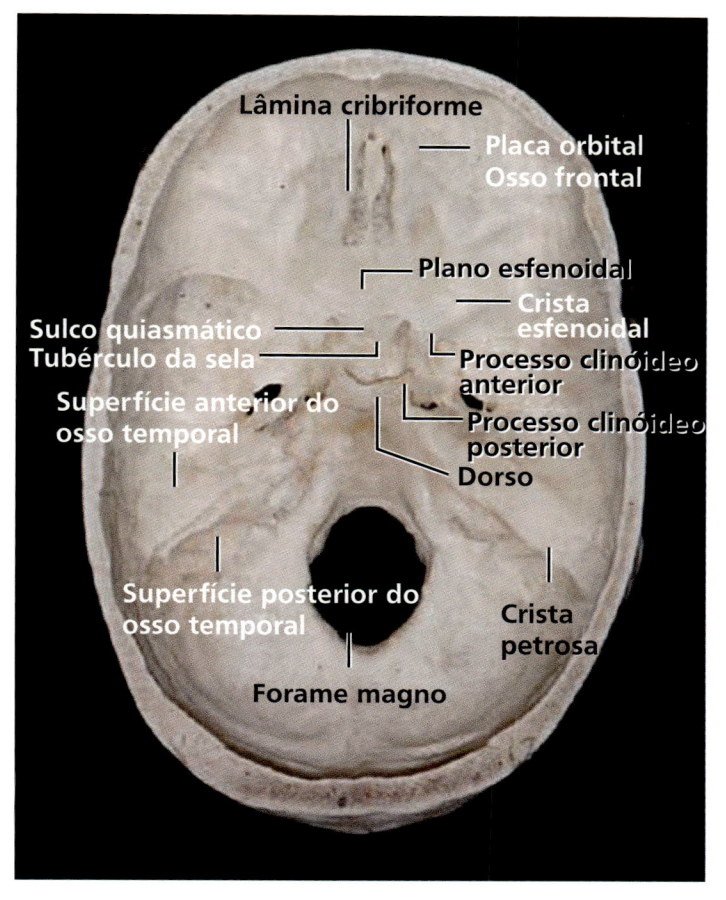

Fig. 1.1 Base do crânio: superfície endocraniana. A superfície endocraniana da base anterior é formada pelo osso frontal, que forma o teto das órbitas; osso etmoide, que apresenta a lâmina cribriforme; as asas menores e a parte anterior do corpo do esfenoide, que completam a porção posterior do assoalho da fossa anterior. A superfície endocraniana da fossa média é formada pelas asas maiores do esfenoide, corpo esfenoidal e face anterior do osso temporal. A base posterior do crânio é formada pelos ossos temporal e occipital.

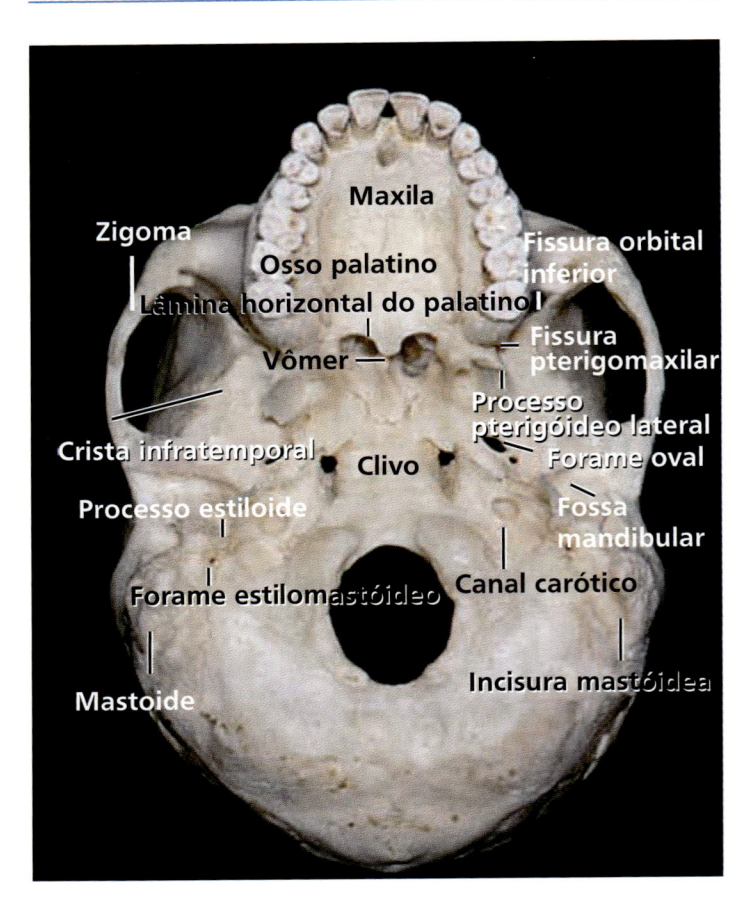

Fig. 1.2 Base do crânio: superfície exocraniana. A superfície exocraniana é formada, principalmente, pelos ossos maxilar, zigomático, palatino, esfenoide, temporal, occipital e vômer. Os seios maxilares, as órbitas e a cavidade nasal estão localizadas abaixo da fossa anterior. A parte anterior do palato duro é formada pela maxila, enquanto a parte posterior é formada pelo palatino a cada lado. O vômer se fixa na parte inferior do corpo do esfenoide e forma a parte posterior do septo nasal. A parte anterior do arco zigomático é formada pelo zigoma, enquanto a parte posterior é uma contribuição da parte escamosa do osso temporal. A fossa mandibular está localizada abaixo da porção posterolateral da fossa média. A fossa infratemporal está localizada abaixo da asa maior do esfenoide e é limitada anteriormente pela crista infratemporal.

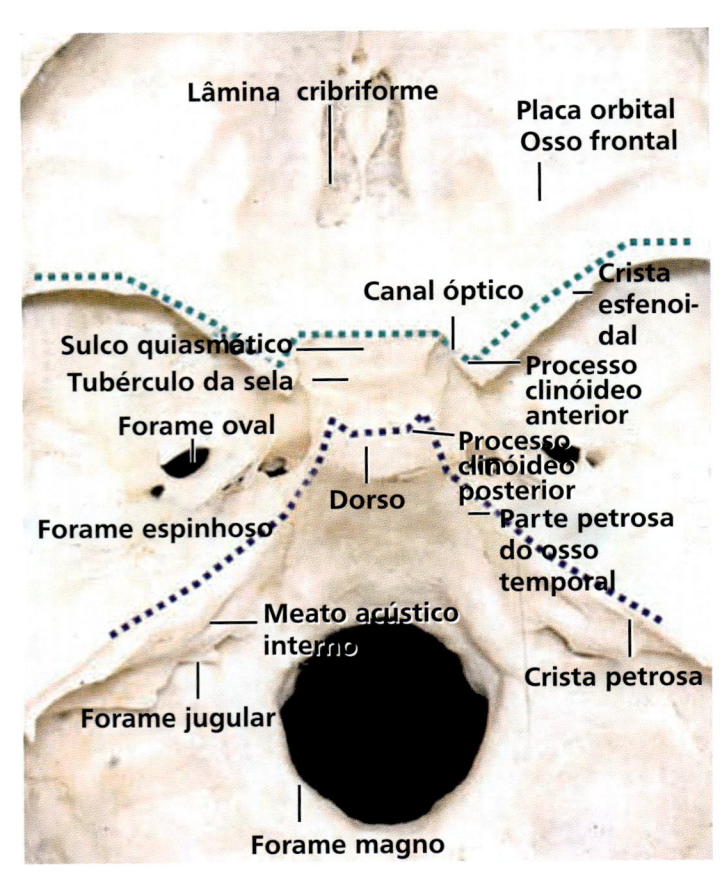

Fig. 1.3 No lado endocraniano da base do crânio, o limite entre a fossa anterior e média é marcado pelas cristas esfenoidais, que se unem medialmente no sulco quiasmático *(linha azul-clara pontilhada)*. O limite entre as fossas média e posterior é formado pelas cristas petrosas unidas ao longo do dorso da sela e dos processos clinóideos posteriores *(linha azul-escura pontilhada)*.

Do lado endocraniano da base do crânio, o limite entre a fossa anterior e a média é marcado pela crista do esfenoide, unidas medialmente pelo sulco pré-quiasmático. O limite entre as fossas média e posterior é formado pelas cristas petrosas unidas pelo dorso da sela e processos clinóideos posteriores (**Fig. 1.3**).

Do lado exocraniano, as fossas anterior e média são divididas por uma linha transversa, estendendo-se ao longo das fissuras pterigomaxilares e fossas pterigopalatinas, superiormente, e a margem posterior dos processos alveolares das maxilas, em um nível inferior. As fossas cranianas média e posterior são separadas, em cada lado, por linhas que passam ao longo da junção vomeroesfenoidal, forame lácero, canal carótico, forame jugular, processo estiloide e ponta da mastoide (**Fig. 1.4**).

Cada uma das três áreas da base do crânio tem um centro e duas partes laterais. As partes centrais são dispostas em um corredor mediano e compreendem, no lado endocraniano, a área cribriforme, o plano, a sela, o clivo e a junção craniovertebral.

No corredor central, as áreas anterior, média e posterior do crânio são próximas uma da outra e unidas pelo corpo do esfenoide.

■ Anatomia da Base Anterior do Crânio

A superfície endocraniana anterior é formada pela combinação de três ossos – frontal, etmoide e esfenoide (**Fig. 1.5**). As partes orbitais dos ossos frontais formam a porção mais lateral dessa fossa, são o teto das cavidades orbitárias e dão suporte à dura-máter e aos giros orbitais do lobo frontal. O espaço medial entre as partes orbitais do frontal é preenchido pela superfície cerebral do osso etmoide, incluindo a crista *Galli* e as placas cribriformes. A crista *Galli* dá inserção à foice, enquanto as placas cribriformes dão suporte aos bulbos olfatórios e são atravessadas pelas terminações dos nervos olfatórios. Posteriormente, a fossa anterior é fechada pelas asas menores do esfenoide, lateralmente, e o osso esfenoide, medialmente. Desta maneira, a porção medial da fossa anterior é formada por três ossos, enquanto a parte lateral, que recobre a órbita e os canais ópticos, é formada apenas por dois: a parte orbital do osso frontal e as asas menores do esfenoide, a cada lado.

No lado exocraniano, a porção lateral da base craniana anterior está acima das órbitas e dos seios maxilares. Medialmente, a base anterior se relaciona com os seios esfenoidal e etmoidal e com o teto da cavidade nasal (**Fig. 1.6**). Na porção central, a superfície anterior exocraniana

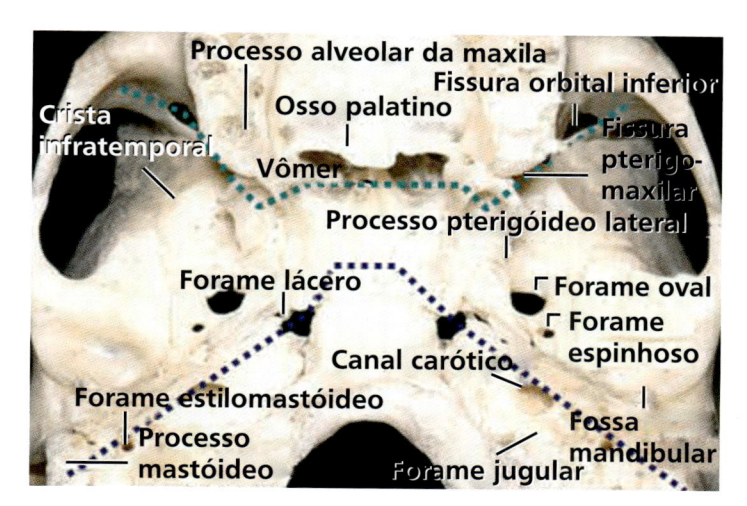

Fig. 1.4 No lado exocraniano, as fossas anterior e média são divididas por uma linha transversa, estendendo-se ao longo das fissuras pterigomaxilares e fossas pterigopalatinas, em um nível superior, e a margem posterior dos processos alveolares das maxilas, em um nível inferior. Medialmente, essa linha divisória corresponde à fixação do vômer ao osso esfenoide *(linha azul-clara pontilhada)*. As fossas cranianas média e posterior são separadas, em cada lado, por uma linha transversa que cursa à margem da junção vomeroesfenoidal, forame lácero, canal carótico, forame jugular, processo estiloide e extremidade da mastoide *(linha azul-escura pontilhada)*.

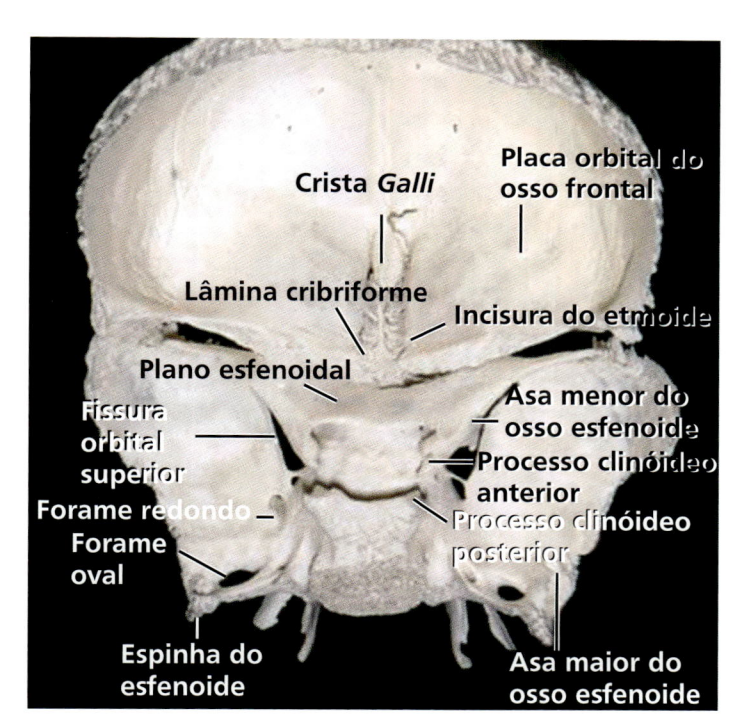

Fig. 1.5 Os ossos frontal, etmoide e esfenoide combinam-se para formar a fossa anterior, que possui porções medial e lateral. A parte medial, cobrindo a cavidade nasal superior e o seio esfenoidal, é formada pela crista *galli* e a lâmina cribriforme do osso etmoide, anteriormente, e o plano esfenoidal, posteriormente. A parte lateral, que cobre a órbita e o canal óptico a cada lado, é formada pelo osso frontal e a asa menor do esfenoide. A asa menor do esfenoide, medialmente, ao longo dos processos clinóideos anteriores que apontam na direção da fossa média contínua.

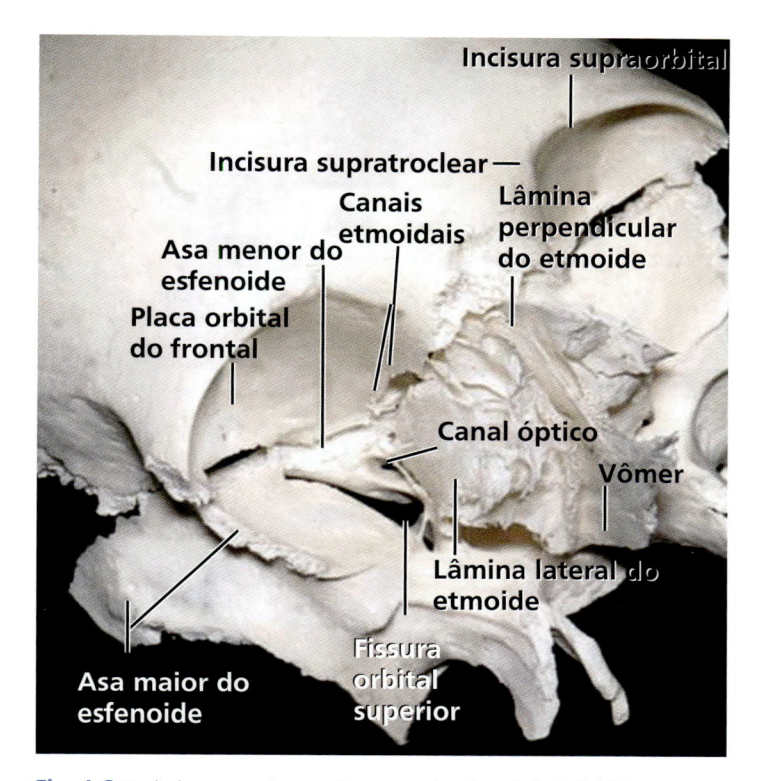

Fig. 1.6 No lado exocraniano, a base anterior do crânio é dividida em uma parte medial relacionada com os seios etmoidal e esfenoidal e a cavidade nasal, e uma parte lateral, de cada lado, que corresponde à órbita e à maxila. O osso etmoide forma os terços anterior e médio da superfície exocraniana, e o corpo do esfenoide forma o terço posterior da parte medial. O etmoide apresenta a lâmina perpendicular, que se junta ao vômer na formação do septo nasal e duas placas laterais, papiráceas, que formam as paredes mediais das órbitas. As lâminas laterais do etmoide separam a cavidade nasal das órbitas. Os principais forames da região são os canais etmoidais anterior e posterior localizados na parede orbitária superomedial, ao longo da sutura frontoetmoidal, que transmitem os nervos e os vasos etmoidais; as incisuras ou forames supraorbitais e supratrocleares, que transmitem as artérias e nervos do mesmo nome; e os canais ópticos, que transmitem o nervo óptico e a artéria oftálmica de cada lado. A fissura orbital superior está localizada entre as asas menor e maior do esfenoide, lateralmente aos canais ópticos. Ela transmitem os nervos oculomotor, troclear, oftálmico e abducente, uma artéria meníngea recorrente e as veias oftálmicas superior e inferior.

relaciona-se com o esfenoide, enquanto os terços medial e anterior da porção central estão relacionados com o osso etmoide.

O septo nasal ósseo, formado pelo vômer e pela placa perpendicular do etmoide, fixa-se à crista e rostro do esfenoide e divide a cavidade nasal ao longo da linha média, enquanto as placas laterais do etmoide separam a cavidade nasal de cada órbita (**Figs. 1.7** e **1.8**).

Alguns forames e sulcos conectam as superfícies endo e exocranianas, transmitindo estruturas vasculares e neurais. O forame cego, na linha média, permite passagem da veia emissária; a placa cribriforme é perfurada pelos filamentos do nervo olfatório; os sulcos supraorbitais, nos limites orbitários superiores, estão relacionados com o ramo frontal da primeira divisão trigeminal; os forames etmoidais anterior e posterior, localizados ao longo da linha formada pelos ossos frontal e etmoide, transmitem os nervos e vasos etmoidais; a fissura orbital superior, localizada entre as asas menor e maior do esfenoide a cada lado, transmite a veia oftálmica superior, a primeira divisão do nervo trigêmeo e os nervos oculomotor, troclear e abducente; e os canais ópticos, entre as raízes anteriores e posteriores dos processos clinóideos, a cada lado, transmitem o nervo óptico e a artéria oftálmica.

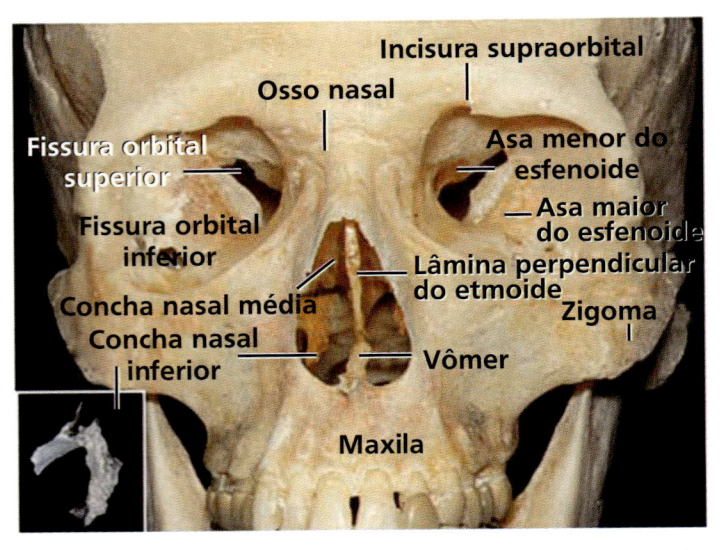

Fig. 1.8 Norma anterior. A margem orbital é formada pelos ossos frontal, zigoma e maxila. O osso nasal se interpõe acima da abertura nasal anterior, entre as maxilas. A cavidade nasal está localizada entre o etmoide, acima, e as maxilas, ossos palatinos e processos pterigóideos do esfenoide, abaixo. Ela tem como teto os ossos frontal e etmoide, e o assoalho é formado pelas maxilas e ossos palatinos. O septo nasal forma a parede medial das cavidades nasais. As conchas nasais estão localizadas nas paredes laterais da cavidade nasal. A concha inferior (*detalhe*) é um osso separado, e a concha média e a superior são partes do etmoide.

■ Anatomia da Base Média do Crânio

A superfície endocraniana da fossa média é formada pelos ossos esfenoide e temporal. A divisão entre esses ossos geralmente não é fácil de identificar no crânio articulado, a menos que o olhar seja centralizado na espinha do esfenoide, a proeminência mais posterior desse osso, localizada imediatamente posterior e lateral ao forame espinhoso. A partir desse ponto é possível acompanhar as suturas esfenopetrosa e esfenoescamosa (**Fig. 1.9**). Assim como a base anterior, a base média do crânio possui partes medial e laterais. A parte medial é formada pelo corpo do esfenoide, enquanto as partes laterais resultam da combinação das asas menor e maior do esfenoide e partes escamosa e petrosa do osso temporal. A porção central da base média do crânio é a sela, enquanto as porções mais laterais são as fossas temporais. Entre essas duas áreas, a cada lado, estão as regiões parasselares. As regiões parasselares, provavelmente, são as menores áreas da base do crânio, com a maior concentração de estruturas neurais e vasculares, uma vez que elas abrigam os seios cavernosos.

O esfenoide contribui para a fossa média, principalmente, com seu corpo, as asas maiores e menores. Lateralmente, as asas menores do esfenoide formam as cristas esfenoidais. Medialmente, as asas menores são conectadas ao corpo do esfenoide por sua raiz anterior, formando – a cada lado – o teto do canal óptico e se fundem no plano esfenoidal. No centro do plano fica o jugo esfenoidal, uma crista delicada que marca o local da fusão dos centros de ossificação nessa área. A raiz posterior do processo clinóideo anterior, também chamada de pilar óptico, separa os canais ópticos da fissura orbital superior. O sulco pré-quiasmático é localizado posteriormente ao plano. A cada lado do sulco quiasmático estão as aberturas endocranianas dos canais ópticos. Posteriormente, o sulco pré-quiasmático é separado da cavidade selar pelo tubérculo da sela. O limite posterior da sela é composto pelo dorso selar e

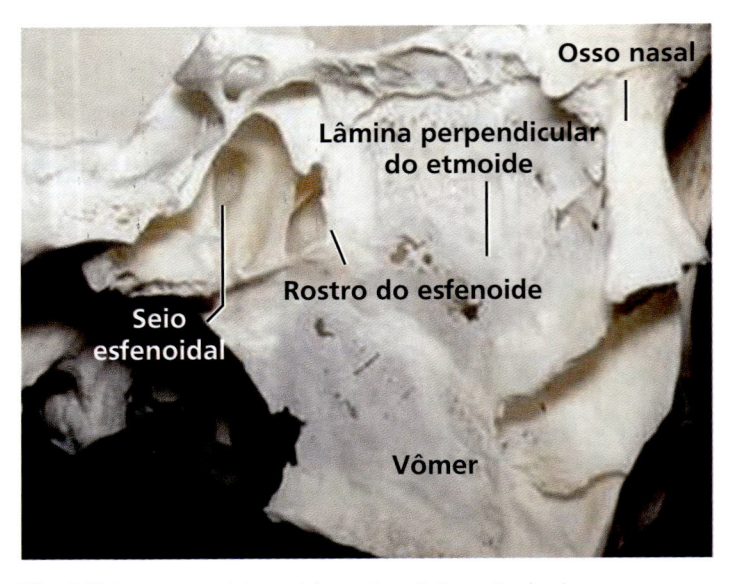

Fig. 1.7 O septo nasal ósseo é formado pela inserção da placa perpendicular do etmoide e vômer no rostro esfenoidal.

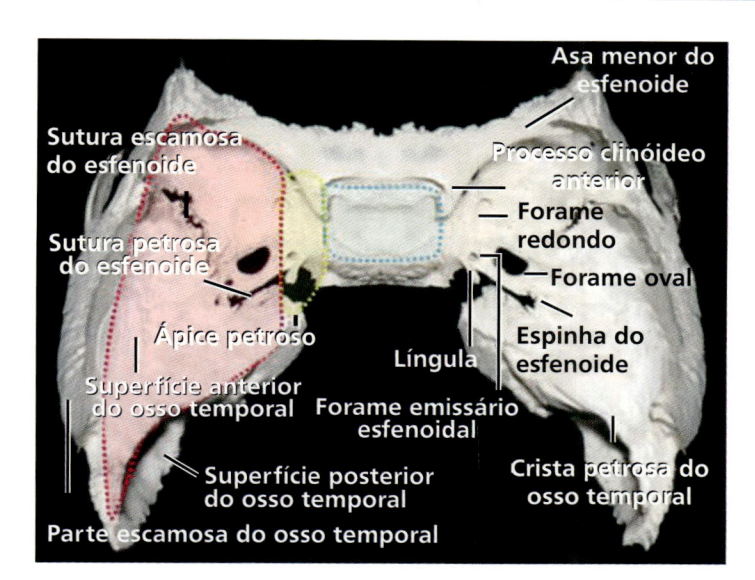

1 Bases Anatômicas da Cirurgia da Base do Crânio – Osteologia do Crânio

Fig. 1.9 A superfície endocraniana da fossa média do crânio é formada pelos ossos esfenoide e temporal e pode ser dividida em três regiões: uma parte medial, a região selar *(área sombreada azul)*, formada pelo corpo do esfenoide; partes laterais: fossa temporal *(área sombreada rosa)*, formada pelas asas esfenoidais e superfície cerebral das partes escamosa e petrosa do osso temporal a cada lado; e partes intermediárias, a área parasselar *(área sombreada amarela)*, de cada lado, formada pela parte transicional do osso esfenoide, entre a asa maior e o corpo e recebendo, posteriormente, uma pequena contribuição do ápice petroso do osso temporal. A asa maior forma a maior parte da superfície endocraniana da fossa média, com as porções escamosa e petrosa do osso temporal completando essa superfície.

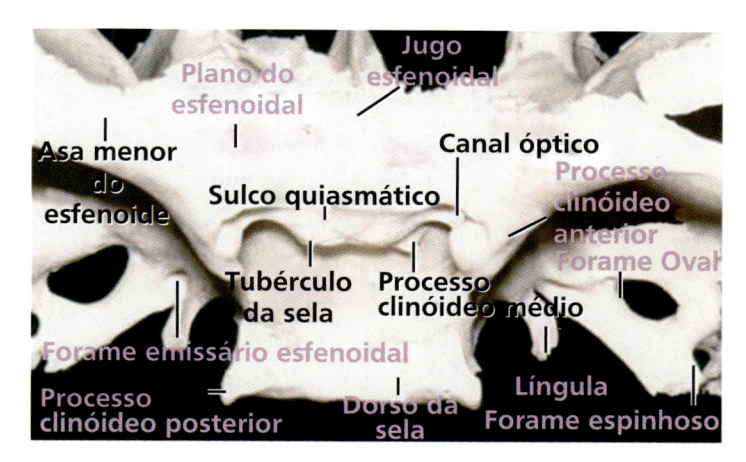

Fig. 1.10 Vista magnificada da parte medial da fossa média, formada pelo corpo do osso esfenoide.

processos clinóideos posteriores, que juntos formam o limite medial entre as fossas cranianas média e posterior (**Fig. 1.10**).

As asas maiores do esfenoide contribuem para as fossas temporais. Anteriormente, cada uma delas forma o limite lateral da fissura orbital superior. O forame redondo, que transmite a divisão maxilar do nervo trigêmeo, é separado da fissura orbital superior por uma ponte óssea, o pilar maxilar. A maior abertura na asa maior do esfenoide é o forame oval, que transmite a terceira divisão trigeminal e, na maioria dos casos, a artéria meníngea acessória. Lateralmente a esta abertura está o forame espinhoso, para a artéria meníngea média. Ocasionalmente pode haver uma abertura medial ao forame oval – o forame esfenoidal emissário (forame de Vesalius), que transmite a conexão venosa entre o plexo venoso pterigóideo e o seio cavernoso e, em alguns casos, a artéria meníngea acessória. A língula é uma protrusão do esfenoide localizada entre o corpo e a asa maior. Tão logo a artéria carótida deixa seu canal na porção petrosa do osso temporal, ela é abraçada pela língula, que mantém a artéria cursando ao longo do sulco carótico, a cada lado da sela. Anteriormente, a artéria carótida repousa sobre o pilar óptico, em estreita relação com o processo clinóideo anterior. A língula dá inserção ao ligamento petrolingual, que demarca a separação entre o segmento petroso e cavernoso da artéria carótida interna (**Fig. 1.11**).

As superfícies endocranianas das porções petrosa e escamosa do osso temporal também formam a fossa média (**Figs. 1.12** e **1.13**). Nesta área, o nervo petroso maior corre ao longo do hiato facial, imediatamente medial ao músculo tensor do tímpano e lateral ao canal carótico. A impressão trigeminal, que abriga o gânglio trigeminal, é lateral ao ápice petroso e posterossuperior à abertura superior do canal carótico.

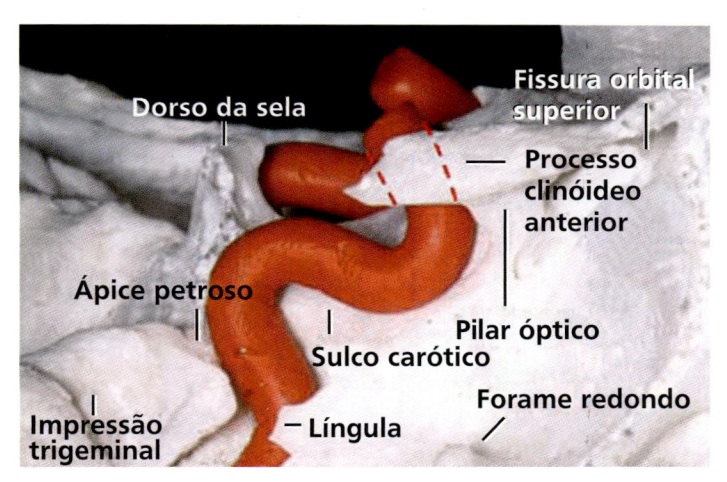

Fig. 1.11 Vista lateral da região parasselar. O trajeto da carótida nos segmentos petroso, cavernoso e supraclinóideo foi representado em vermelho. O seio cavernoso ocupa o aspecto lateral do corpo do esfenoide. O sulco carótico é a depressão rasa, no aspecto lateral do corpo do esfenoide, ao longo do qual corre a carótida cavernosa. A carótida cavernosa se assenta de encontro e é separada do sulco carótico pela dura-máter da parede medial do seio cavernoso. O sulco carótico inicia-se inferolateralmente ao dorso selar, na extremidade intracraniana do canal carótico, continua-se adiante ao longo do osso esfenoidal, imediatamente abaixo da margem lateral do assoalho selar, e ascende para terminar medial ao processo clinóideo anterior.

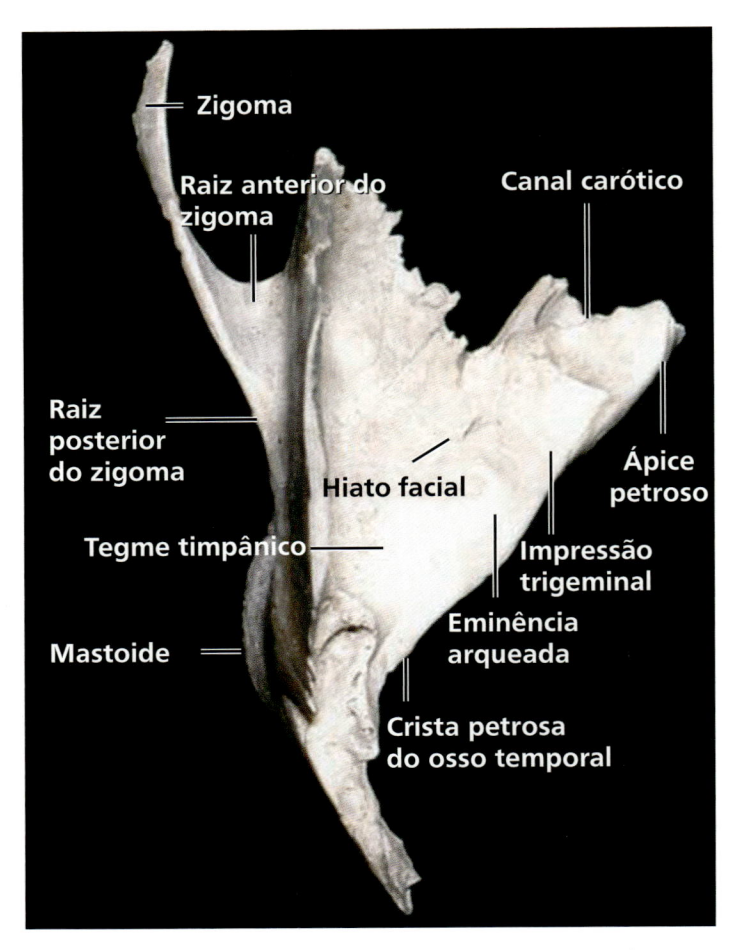

8 | Dicas e Pérolas – Compreendendo os Seios Paranasais e a Base do Crânio

Fig. 1.12 A superfície superior da parte petrosa do osso temporal é sulcada pelos hiatos dos nervos petrosos maior e menor. O nervo petroso menor, do plexo timpânico, passa pelo canalículo timpânico, localizado anteriormente ao hiato facial, e cursa em uma direção anteromedial, paralelo ao nervo petroso maior, que cursa sobre o hiato facial. O canal carótico estende-se para cima e medialmente, dando passagem à artéria carótida interna e aos plexos simpáticos carótidos em seu trajeto para o seio cavernoso. A raiz posterior do trigêmeo, o gânglio semilunar e o cavo de Meckel ocupam a fossa média sobre a superfície superior da parte petrosa do temporal, na impressão trigeminal. A eminência arqueada assenta-se sobre os canais semicirculares. O canal auditivo interno pode ser identificado abaixo do assoalho da fossa média, brocando-se ao longo de uma linha localizada cerca de 60° medial à eminência arqueada, próximo à porção média do ângulo entre o nervo petroso maior e a eminência arqueada. O ápice petroso, medial ao meato acústico interno, é desprovido de estruturas importantes. Uma lâmina óssea fina, o tegme timpânico, estende-se lateralmente a partir da eminência arqueada e constitui o teto do antro mastóideo, das cavidades timpânicas e do canal para o músculo tensor do tímpano. A abertura do tegme por cima expõe as cabeças do martelo, bigorna, o segmento timpânico do nervo facial, além dos canais semicirculares superior e lateral.

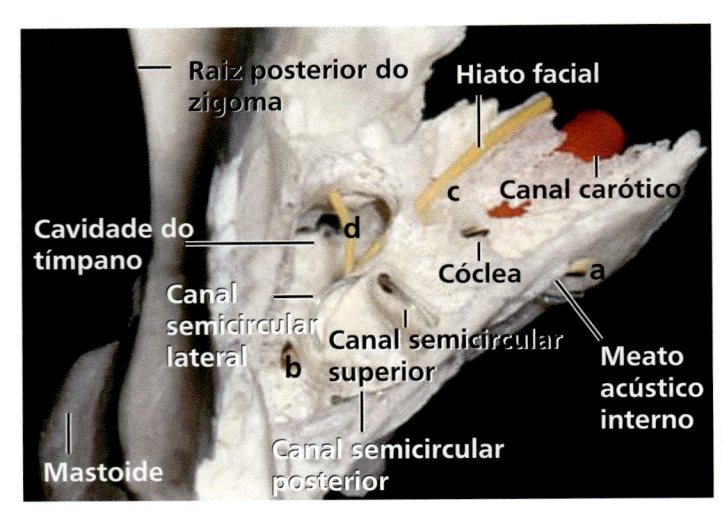

Fig. 1.13 A superfície anterior do osso temporal foi brocada para expor sua arquitetura interna para expor a estrutura interna do osso temporal. A artéria carótida está representada em vermelho, o nervo facial em amarelo, o nervo coclear em preto e os nervos vestibulares em verde. A eminência arqueada está localizada aproximadamente sobre o canal semicircular anterior; entretanto, a relação entre essas duas estruturas é mais precisa na porção anterior, a partir da qual seus eixos divergem. A partir do tronco cerebral até seus ramos periféricos, o nervo facial pode ser dividido em seis porções: cisternal, meatal (a), labiríntica, timpânica, mastóidea (b) e extracraniana. O segmento labiríntico, localizado na parte petrosa, estende-se desde o fundo do meato até o gânglio geniculado e situa-se entre a cóclea anteromedialmente e os canais semicirculares, posterolateralmente. O segmento labiríntico termina no ponto em que o nervo petroso superficial maior se origina do nervo facial, ao nível do gânglio geniculado. A partir daí, o nervo se volta lateral e posteriormente ao longo da superfície medial da cavidade timpânica, e, então, o nome *segmento timpânico* dessa parte do nervo. O segmento timpânico cursa entre o canal semicircular lateral, acima, e a janela oval, abaixo. Quando o nervo passa abaixo do ponto médio do canal semicircular lateral, ele curva verticalmente para baixo e cursa através da parte petrosa, em íntima relação com a parte mastóidea do osso temporal. Assim, o terceiro segmento, que termina no forame estilomastóideo, é chamado segmento mastóideo ou vertical. Dentro do osso temporal, o nervo facial dá origem aos nervos petrosos maior (c) e corda do tímpano (d). O nervo corda do tímpano, que se origina da parte mastóidea, cursa para cima, passa ao longo do teto da cavidade timpânica e sai da cavidade pelo canalículo anterior. O nervo petroso maior cursa, inicialmente, ao longo do hiato facial, abaixo da dura-máter da fossa média, atinge o sulco esfenopetroso, formado pela junção dos ossos petroso e esfenoide, imediatamente superior e anterolateral ao segmento horizontal da carótida petrosa, para se unir aos nervos carótidos simpáticos, formando o nervo vidiano, no interior do canal pterigóideo. A cóclea situa-se abaixo do assoalho da fossa média, no ângulo entre o segmento labiríntico do nervo facial e o nervo petroso maior, imediatamente medial ao gânglio geniculado, anterior ao fundo do meato acústico interno, e lateral ao joelho lateral da artéria carótida petrosa.

A superfície exocraniana da base média do crânio é também dividida em partes medial e lateral (**Figs. 1.14** e **1.15**). A porção medial abrange o corpo do esfenoide, e a porção superior da parte basal do osso occipital corresponde ao seio esfenoidal e nasofaringe. A parte lateral é formada pela asa maior do esfenoide, pelas partes petrosa, timpânica, escamosa e estiloide do osso temporal; e pelos ossos zigomático, palatino e maxilar. A área entre as lâminas pterigóideas corresponde a uma região intermediária entre as partes lateral e medial da base média do crânio. Essa área é inferior a cada seio cavernoso e se estende desde a fossa pterigopalatina, anteriormente, até a fossa pterigóidea, posteriormente. A fossa pterigopalatina está localizada entre a parede posterior do seio maxilar, adiante, o processo pterigóideo, posteriormente, o osso palatino, medialmente, e o corpo do osso esfenoide, acima. A fossa

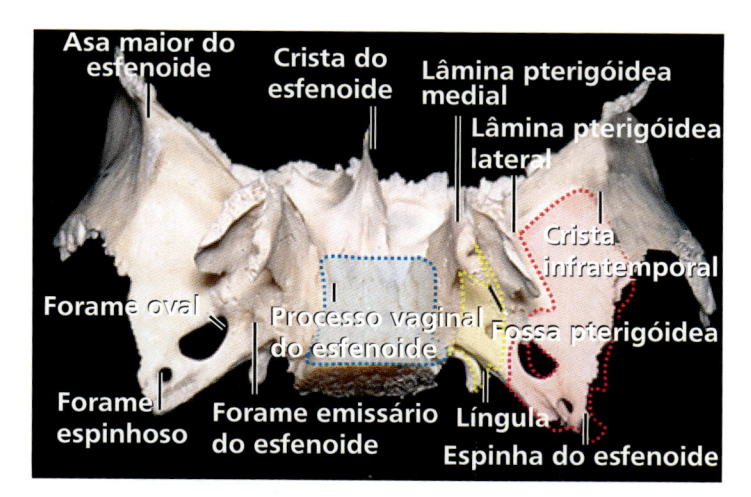

1 Bases Anatômicas da Cirurgia da Base do Crânio – Osteologia do Crânio

Fig. 1.14 A superfície exocraniana da base média do crânio também pode ser dividida em partes medial *(área sombreada azul)*, intermediária *(área sombreada amarela)* e lateral *(área sombreada rosa)*.

comunica-se lateralmente, pela fissura pterigomaxilar, com a fossa infratemporal e, medialmente, pelo forame esfenopalatino, com a cavidade nasal. O forame redondo, para o nervo maxilar, e o canal pterigóideo, para o nervo vidiano, abrem-se para a fossa pterigopalatina através de sua parede posterior formada pelo processo pterigóideo do osso esfenoide. O canal palatovaginal, conduzindo o nervo e a artéria faríngeos e os canais palatinos maior e menor, transmitindo as artérias palatinas maior e menor também se abrem para dentro da fossa pterigopalatina. A fissura orbital inferior, sobre a qual se estende o músculo orbital (de Müller), localiza-se adiante da fossa pterigopalatina.

A parte lateral da base média do crânio que corresponde, no lado endocraniano, à fossa temporal, inclui a fossa infratemporal, a fossa mandibular e o espaço parafaríngeo (**Fig. 1.16**). A fossa infratemporal é limitada, anteriormente, pela superfície posterolateral da maxila e a crista infratemporal, que separa a fossa infratemporal da fossa temporal, localizada superolateralmente. A fossa infratemporal é limitada anteromedialmente, pela lâmina pterigóidea, lateralmente, pelo ramo da mandíbula, e posteriormente, pela parte timpânica do osso temporal e pro-

Fig. 1.15 Osso temporal: superfície exocraniana. O osso temporal possui partes escamosa, petrosa, mastóidea, timpânica e estiloide. As partes timpânica e escamosa, que formam o teto da fossa mandibular, estão localizadas anteriormente à parte estiloide; a parte mastóidea é marcada pelos sulcos da artéria occipital e mastóidea; a parte petrosa é medial à parte estiloide.

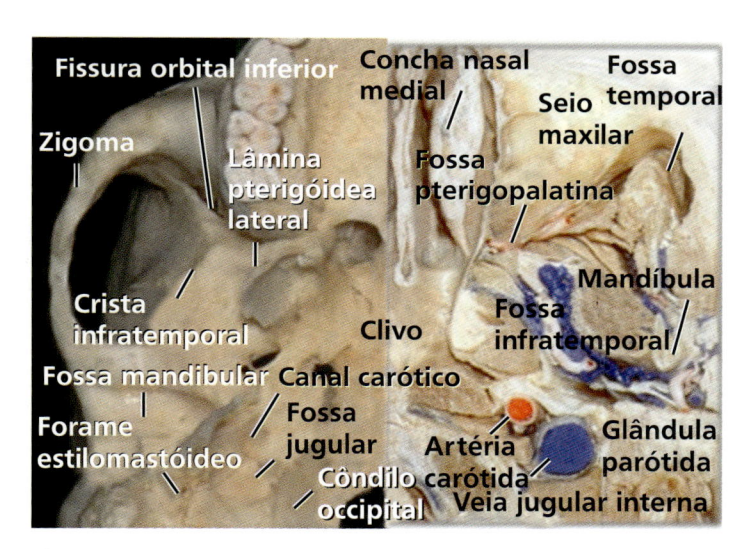

Fig. 1.16 Vista exocraniana da fossa média articulada. Os componentes dos diversos compartimentos dessa superfície foram adicionados à direita, enquanto os limites ósseos dos compartimentos podem ser vistos à esquerda. A parte lateral da base média do crânio que corresponde, no lado endocraniano, à fossa temporal, inclui a fossa infratemporal, fossa mandibular e o espaço parafaríngeo. A fossa pterigopalatina está localizada entre a parede posterior do seio maxilar adiante, o processo pterigóideo, atrás, o osso palatino, medialmente, e o corpo do esfenoide, acima. A fossa se abre medialmente, através do forame esfenopalatino, na cavidade nasal e, lateralmente, através da fissura pterigomaxilar, na fossa infratemporal. O espaço parafaríngeo é dividido pelo diafragma estiloide, formado pela parte anterior da bainha carótica em partes pré- e pós-estiloides. O compartimento pré-estiloide, um espaço estreito preenchido por gordura, separa a fossa infratemporal do espaço parafaríngeo localizado medialmente, onde está situada a tuba auditiva.

cesso estiloide. As fissuras pterigomaxilar e orbital inferior, os canais alveolares, o forame espinhoso, o oval, e o emissário esfenoidal se abrem para a fossa infratemporal. A fossa mandibular abriga o côndilo da mandíbula. O teto dessa fossa é dividido em partes anterior e posterior, pela fissura escamotimpânica, ao longo da qual passa o nervo corda do tímpano. O espaço parafaríngeo situa-se entre as estruturas na parede faríngea, medialmente, o músculo pterigóideo medial e a fáscia parotídea, lateralmente, e a fáscia estiloide, que reveste os músculos estiloglosso, estilofaríngeo e estilo-hióideo, posteriormente. O espaço parafaríngeo é dividido pelo diafragma estiloide em partes pré-estiloide e pós-estiloide. A parte pós-estiloide do espaço parafaríngeo também é chamada de espaço infrapetroso. Ele está localizado atrás da fáscia estiloide, abaixo do osso petroso e medial ao processo mastoide. Nessa área estão os forames jugular e o canal carótico. O forame jugular contém o bulbo jugular e a extremidade inferior do seio petroso inferior. Ele transmite ramos da artéria faríngea ascendente, os nervos glossofaríngeo, vago e acessório. O canal carótico transmite o ramo carótico da artéria faríngea ascendente, os nervos simpáticos e a artéria carótida. O canal carótico localiza-se anteriormente ao forame jugular e medialmente ao meato acústico externo.

■ Anatomia da Base Posterior do Crânio

A base posterior do crânio é formada por três ossos: esfenoide, temporal e occipital (**Fig. 1.17**). O osso occipital é o principal componente ósseo da fossa posterior. Ele é composto pelas partes escamosa, condilar e basal. A parte basal funde-se ao esfenoide para formar o clivo. Lateralmente, ele se articula com o osso temporal por meio das fissuras petroclivais. A parte escamosa do occipital forma o limite posterior da fossa posterior e possui três ângulos. O ângulo superior preenche o espaço entre os parietais, ao longo da sutura lambdóidea. Os ângulos laterais marcam a extensão mais lateral das suturas lambdóideas e o término do seio transverso. Nessa região as suturas occipitomastóidea e parietomastóidea unem-se no astério. A parte condilar do osso occipital forma uma ponte entre as partes escamosa e basal (**Figs. 1.18 e 1.19**).

A superfície endocraniana da fossa posterior pode ser dividida em partes medial e lateral. A parte medial é formada pela união do esfenoide e a porção basal do osso occipital. A superfície endocraniana da parte basal é côncava e apresenta o sulco para o seio petroso inferior. A parte condilar do osso occipital consiste em uma placa quadrilátera de osso – o processo jugular. O lábio anterior do

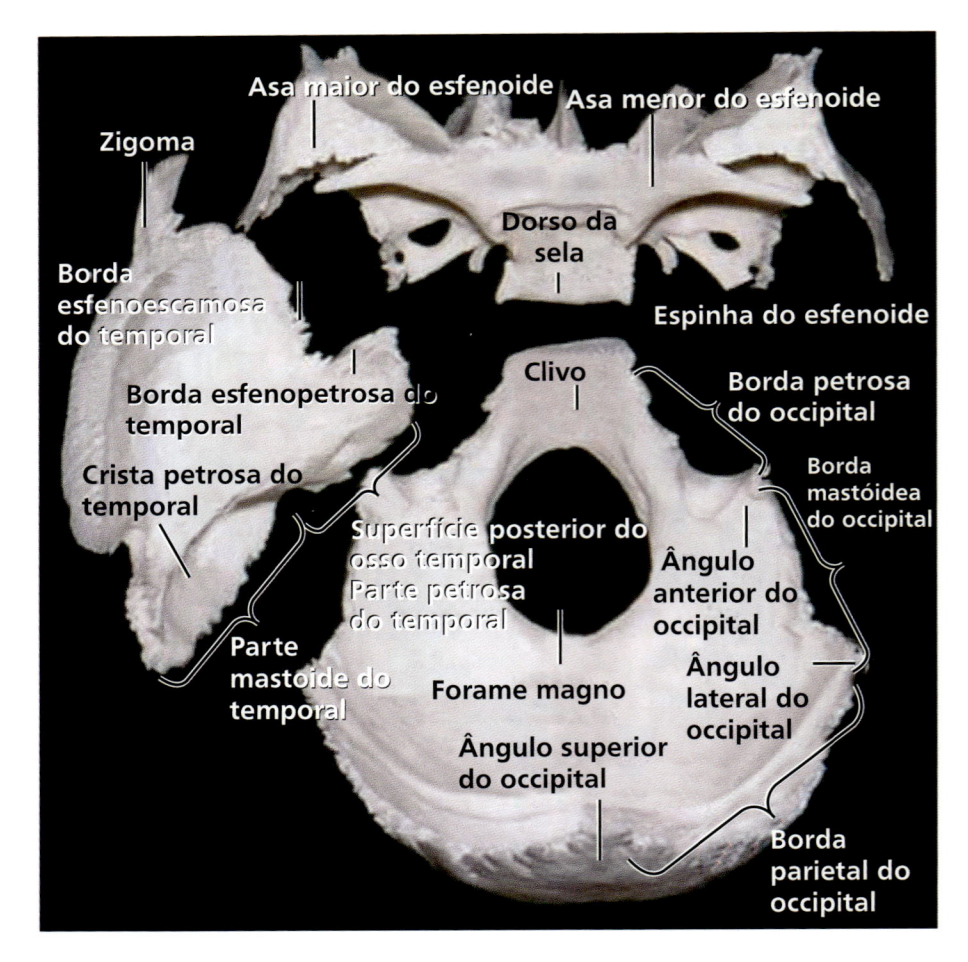

Fig. 1.17 A base posterior do crânio é formada por três ossos — esfenoide, temporal e occipital. A fossa posterior pode ser dividida em porções medial e lateral. Medialmente, o esfenoide e a porção basal (clival) do osso occipital se fundem na sincondrose esfenoclival. Lateralmente, a fossa posterior é composta pela aposição da mastoide e da superfície posterior da porção petrosa do osso temporal com as porções condilar e basal do osso occipital. O osso occipital é o principal componente ósseo da fossa posterior do crânio. Ele tem três partes – basal (ou clival), condilar e escamosa; três margens – petrosa, mastóidea e parietal; e cinco ângulos – anterior e lateral pares, e um ângulo superior, ímpar. O ângulo anterior marca a combinação das diferentes partes dos ossos temporal e occipital: medial ao ângulo anterior, a borda petrosa do occipital encontra a parte petrosa do osso temporal na fissura petroclival, e a fossa jugular do osso temporal combina-se com a incisura jugular do occipital para formar o forame jugular. Lateral ao ângulo anterior, a margem mastóidea do osso occipital encontra a parte mastóidea do osso temporal para formar a sutura occipitomastóidea. A borda parietal, entre o ângulo lateral e superior, combina-se com o osso parietal, formando a sutura lambdoide.

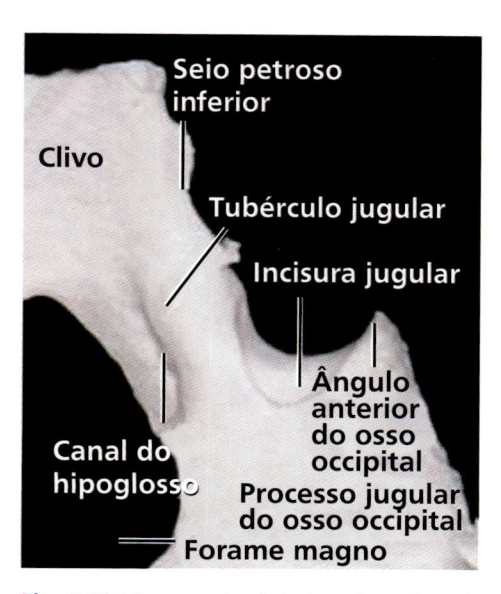

1 Bases Anatômicas da Cirurgia da Base do Crânio – Osteologia do Crânio

Fig. 1.18 Vista superior do lado endocraniano das partes condilar e basal (clival) do osso occipital. A parte condilar pode ser comparada a uma ponte, conectando as partes basal (clival) e escamosa do osso occipital. A parte basal (clival) é côncava de lado a lado e apresenta o sulco para o seio petroso inferior. O seio petroso inferior liga o seio cavernoso à parte medial do forame jugular. No lado exocraniano, há um correspondente ao sulco petroso inferior para a veia petrosa inferior. A parte condilar consiste em uma placa quadrilátera de osso, o processo jugular, cuja margem anterior apresenta a incisura jugular e o ângulo anterior do osso occipital. Medial à incisura jugular, na superfície endocraniana, está o tubérculo jugular, uma protrusão relacionada com o trajeto dos pares cranianos baixos (IX - XI).

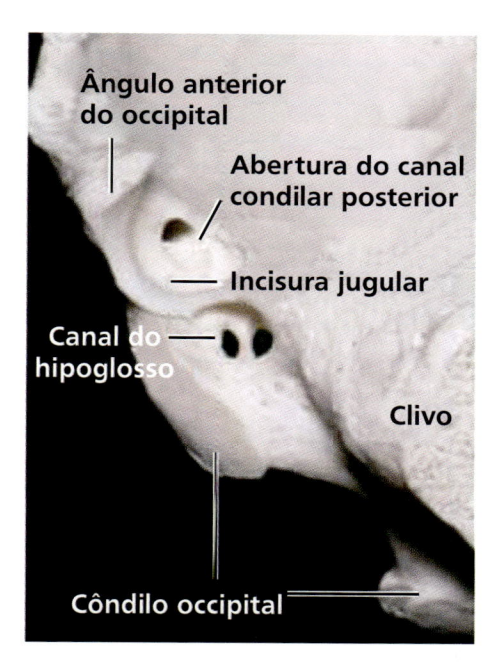

Fig. 1.19 Superfície exocraniana da parte condilar do osso occipital. A incisura jugular é localizada superolateral ao canal do hipoglosso e côndilo occipital. Em sua parede posterior está a abertura do canal condilar posterior, que transmite a veia emissária que conecta o plexo vertebral ao seio sigmoide. O canal do hipoglosso pode ser dividido por um septo fibroso ou ósseo.

processo jugular apresenta a incisura jugular. Medial à incisura jugular e imediatamente superior à abertura intracraniana do canal do hipoglosso de cada lado, estão os tubérculos jugulares, duas elevações arredondadas na superfície endocraniana. Os nervos cranianos IX, X e XI passam em estreito contato com o tubérculo jugular em seu trajeto para o forame jugular e, em alguns casos, deixam marcas em sua superfície.

A parte lateral da superfície endocraniana é composta pela mastoide e a superfície posterior da porção petrosa do osso temporal combinadas as porções condilar e basal do osso occipital a cada lado. A superfície posterior do osso temporal se estende do ápice petroso, medialmente, ao sulco sigmoide, lateralmente (**Fig. 1.20**). Nessa área, o meato acústico interno, a fossa subarqueada e o aqueduto vestibular estão separados do sulco do seio sigmoide por uma fina lâ-

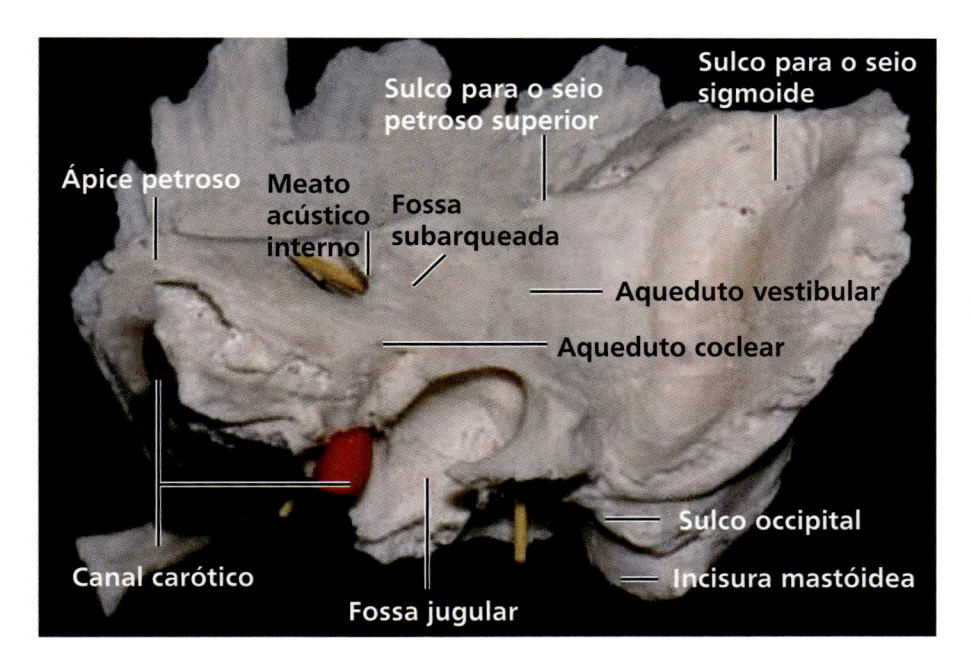

Fig. 1.20 A superfície posterior do osso temporal forma o limite anterolateral da fossa posterior. Ela se estende do ápice petroso, medialmente ao sulco para o seio sigmoide, lateralmente, e do sulco para o seio petroso superior e crista petrosa, superiormente, do sulco para o seio petroso inferior e fossa jugular, inferiormente. Os nervos que cursam pelo meato acústico interno foram representados com material colorido: o nervo facial *(amarelo)* está localizado anterossuperiormente; o nervo coclear *(preto)* é anteroinferior, e os nervos vestibulares estão localizados posterolateralmente. A carótida petrosa *(vermelho)* está representada no canal carótico.

mina óssea. O meato localiza-se acima da fossa jugular e do bulbo jugular. Seu lábio posterior tem uma relação íntima com os canais semicirculares, fato que tem implicações durante a remoção cirúrgica do lábio meatal posterior. O meato transmite o complexo neural VII/VIII e os ramos labirínticos da artéria cerebelar anteroinferior (ACAI). A compreensão anatômica acerca do labirinto, o seio sigmoide, o bulbo jugular e a dura-máter sobre o triângulo de Trautmann também é importante quando se trabalha através da mastóidea, em uma via de acesso pré-sigmóidea e/ou combinada pré- e retrossigmoidea à fossa posterior.

As partes basilar e condilar do osso occipital combinam-se com diferentes partes do osso temporal. A porção basilar do osso occipital une-se ao ápice petroso, a incisura jugular encontra a fossa jugular, e a parte mastóidea do osso temporal se encaixa no occipital, lateralmente, à incisura jugular. No osso articulado, a união entre fossa e incisura jugular forma o forame jugular; a combinação do clivo com o ápice petroso forma a fissura petroclival (**Fig. 1.21**). Lateral ao forame jugular, o ângulo anterior do osso occipital, localizado na placa quadrilátera do processo jugular, se adapta ao osso temporal, determinando o encontro da parte mastóidea do temporal e a parte escamosa do occipital e a formação da sutura occipitomastóidea. Na porção lateral da fossa posterior, parietal e occipital encontram-se acima do ângulo lateral e a eles se junta a mastoide para formar, respectivamente, as suturas lambdóidea e parietomastóidea. O ponto de encontro destas três sutu-

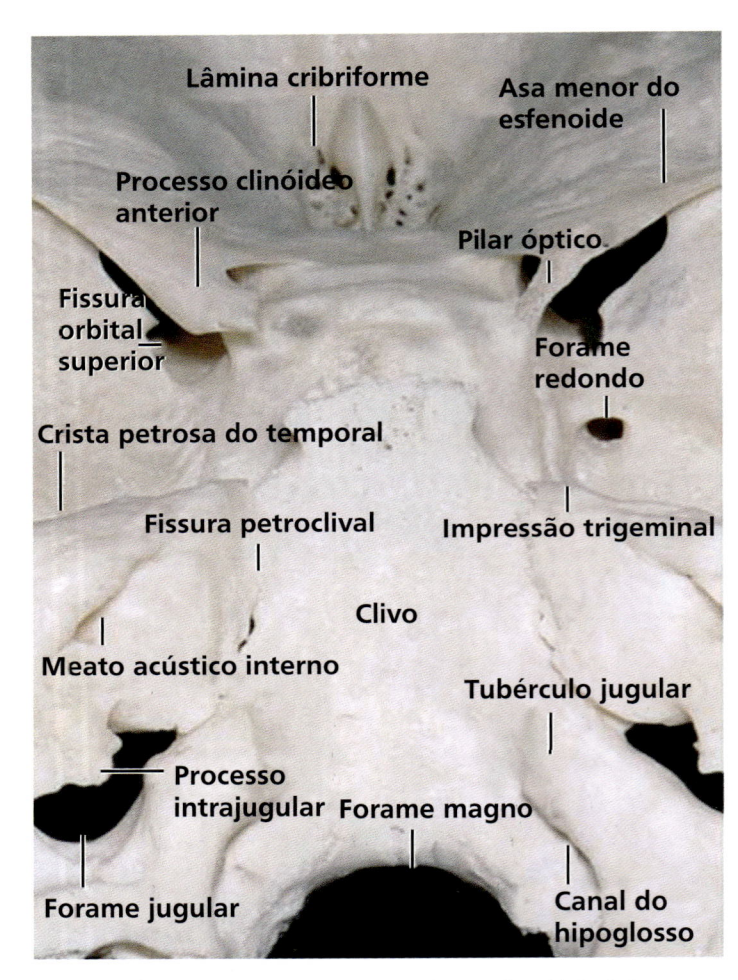

Fig. 1.21 Área petroclival. A combinação da parte basal (clival) do osso occipital com a parte petrosa do temporal forma a fissura petroclival. A combinação da incisura jugular do osso occipital e a fossa jugular do temporal forma o forame jugular. Os processos intrajugulares dos ossos temporal e occipital projetam-se para dentro do forame jugular e dividem esse forame em partes petrosa e sigmóidea. O processo intrajugular do osso temporal, em geral, é mais proeminente.

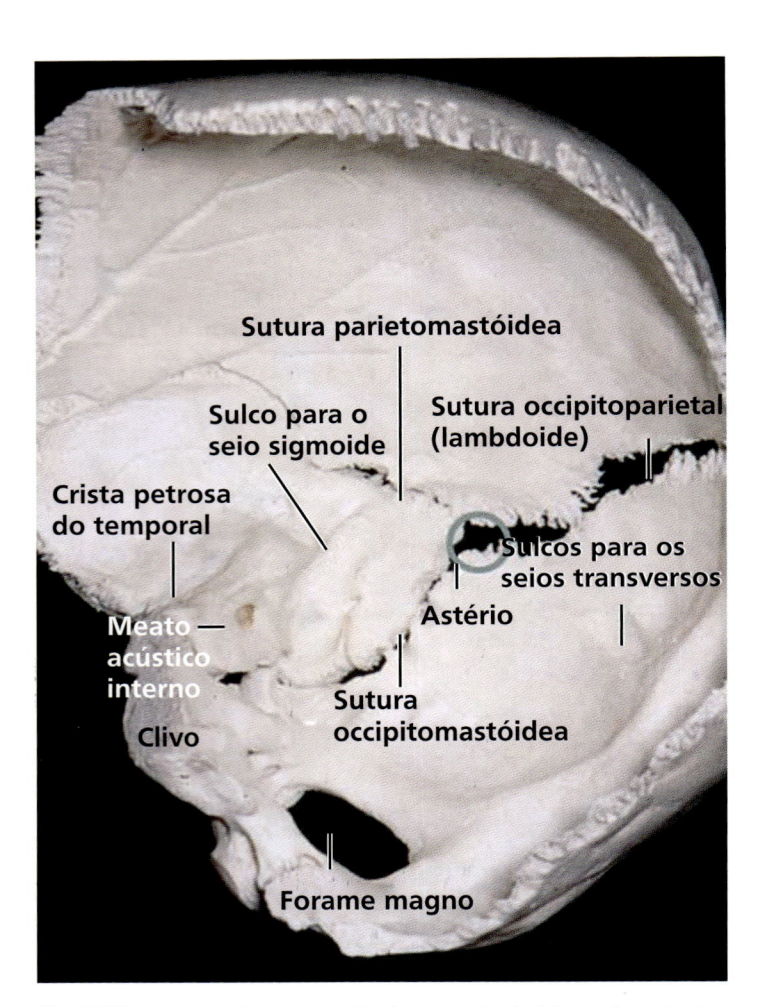

Fig. 1.22 Disposição dos ossos parietal, temporal e occipital no lado direito do crânio. Lateralmente ao forame jugular, a borda mastóidea do osso occipital encontra a parte mastóidea do osso temporal, formando a sutura occipitomastóidea. O osso parietal encontra a parte mastóidea do osso temporal na sutura parietomastóidea e a margem parietal do osso occipital combina-se com o osso parietal na sutura parieto-occipital ou lambdóidea. O ponto de encontro das suturas occipitomastóidea, parietomastóidea e lambdoide forma o astério. O astério relaciona-se com o ângulo lateral do osso occipital e marca a transição entre os seios transverso e sigmoide na parte mais lateral da fossa posterior do crânio.

ras – occipitomastóidea, lambdóidea e parietomastóidea – forma o astério (**Fig. 1.22**), um importante marco anatômico na junção dos seios transverso e sigmoide.

Os côndilos occipitais estão localizados na superfície exocraniana da parte condilar do osso occipital, em cada lado do forame magno (**Figs. 1.23 e 1.24**). O básio é o ponto mais anterior no arco anterior do forame magno, enquanto o opístio é o ponto mais posterior nesse arco. Se considerarmos o forame magno como um relógio, sendo o básio 12 horas e o opístio 6 horas, pode-se considerar que os côndilos occipitais projetam-se entre 1 e 3 horas e entre 9 e 11 horas. Posteriormente, acima dos côndilos, estão as fossas supracondilares e a abertura posterior dos canais condilares posteriores de cada lado. Esses canais transmitem as veias condilares posteriores, que conectam o plexo venoso vertebral ao bulbo jugular. As veias condilares anteriores, também chamadas veias hipoglossais, cursam pelo canal do hipoglosso, que pode, por vezes, ser dividido por septos fibrosos ou ósseos.

A fossa posterior pode ser entendida como tendo um limite anterior, composto pelo clivo, pela superfície posterior do osso temporal, e pela parte condilar do osso occipital, em cada lado, e um limite posterior, composto, predominantemente, pela parte escamosa do osso occipital.

O limite anterior da fossa posterior, composto pelo clivo, a superfície posterior do osso temporal, e a parte condilar do osso occipital, em cada lado, e suas superfícies endo e exocraniana, fazem parte da chamada base ventral do crânio e podem ser acessados endoscopicamente operando-se através do seio esfenoidal, nasofaringe e compartimentos adjacentes.

A superfície exocraniana da parte escamosa do osso occipital compreende a maior parte da base dorsal do crânio, abordada pelas vias de acessos suboccipitais ou suas extensões. Essa superfície é marcada por quatro cristas transversas pareadas e uma crista vertical única que partem da protuberância occipital externa (**Fig. 1.24**). As linhas nucais supremas de cada lado dão inserção à aponeurose occipital. A linha nucal superior é imediatamente inferior às linhas nucais supremas e são, usualmente, as mais facilmente identificadas. De medial a lateral, elas dão inserção aos músculos trapézio, esplênio da cabeça, e esternocleidomastóideo. As linhas nucais superiores possuem uma parte transversa, junto da protuberância occipital externa. Lateralmente, perto da mastoide, elas descrevem um curso arqueado, relacionado com os forames emissários mastóideos. A parte transversa da linha nucal superior marca, externamente, a posição dos seios transversos e o nível de transição entre os compartimentos supratentorial e infratentorial. A crista occipital externa parte verticalmente da protuberância occipital externa e dá inserção ao ligamento nucal. A partir do ponto médio da crista occipital externa, uma crista arqueada em cada lado – a linha nucal inferior – cursa acima do forame magno. A li-

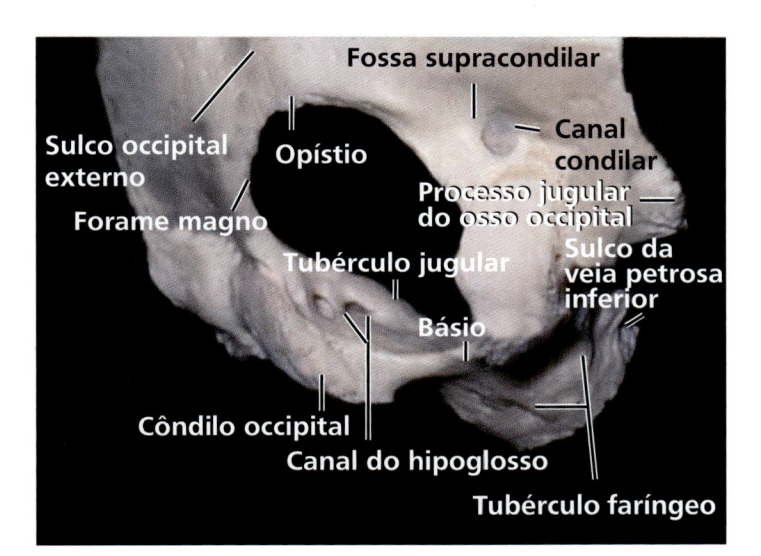

Fig. 1.23 O osso occipital é o contorno do forame magno. O osso occipital divide-se em uma parte escamosa, localizada acima e atrás do forame magno, e uma parte basal (clival), situada adiante do forame magno e um par de partes condilares, localizadas lateralmente ao forame magno. O básio é o ponto mais anterior da margem anterior do forame magno. O opístio é o ponto mais posterior ao longo da margem posterior do forame magno.

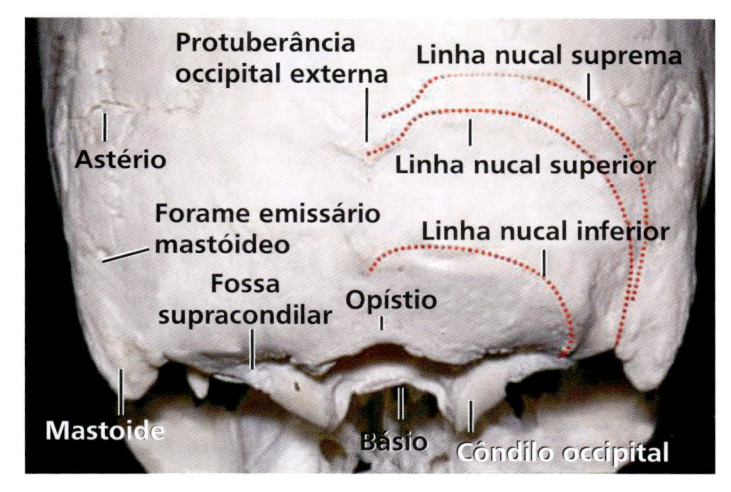

Fig. 1.24 Superfície exocraniana da parte escamosa do osso occipital. A superfície exocraniana do osso occipital forma a maior parte da base dorsal do crânio. Ela é marcada por quatro cristas transversas pareadas e uma crista vertical que irradiam-se a partir da protuberância occipital externa. As linhas nucais supremas são as mais altas e dão inserção à aponeurose occipital. A linha nucal superior é imediatamente inferior às linhas nucais supremas e quase sempre mais marcada. De medial a lateral, elas dão inserção aos músculos trapézio, esplênio da cabeça e esternocleidomastóideo. As linhas nucais superiores têm uma parte transversa, nas proximidades da protuberância occipital externa. Lateralmente, junto da mastoide, elas descrevem um curso arqueado, relacionado com os forames emissários mastóideos. A parte transversa da linha nucal superior marca, externamente, a posição dos seios transversos e a transição entre os compartimentos supra e infratentorial. A crista occipital externa parte verticalmente a partir da protuberância occipital externa, junto à linha média. Ela dá fixação ao ligamento nucal. A partir do ponto médio da crista occipital externa, cristas arqueadas, as linhas nucais inferiores irradiam-se lateralmente, logo acima da margem posterior do forame magno. A linha nucal inferior em cada lado dá fixação aos músculos oblíquo superior e retos posterior maior e menor da cabeça.

nha nucal inferior dá inserção aos músculos oblíquo superior e retos posterior maior e menor da cabeça.

Os ossos occipitais assentam-se sobre o atlas, adaptando os côndilos occipitais convexos sobre a concavidade das massas laterais do atlas e através desse, unem o crânio à coluna cervical.

Referências

1. Rhoton Jr AL. The posterior cranial fossa. Microsurgical anatomy and surgical approaches. *Neurosurgery* 2000;47 (3 Suppl):S1-298.
2. Rhoton Jr AL. The supratentorial cranial space. Microsurgical anatomy and surgical approaches. *Neurosurgery* 2002;51 (4 Suppl):S1-410.

2 Anatomia da Cavidade Nasal e dos Seios Paranasais

Carolina Martins ▪ Luiz Felipe de Alencastro
Alberto Carlos Capel Cardoso ▪ Alvaro Campero ▪ Alexandre Yasuda
Jian Wang ▪ Luiz Carlos de Alencastro ▪ Albert L. Rhoton, Jr.

Dicas e Pérolas

- A cavidade nasal é um caminho natural para a fossa anterior do crânio, órbita, fossas pterigopalatina e infratemporal, bem como seios frontal, maxilar, etmoidal e esfenoidal.
- Compartimentos adjacentes, como os seios maxilares e esfenoidal e a faringe, estendem o alcance desse caminho natural até a sela, seio cavernoso, osso petroso, clivo, fossas cranianas média e posterior, junção craniovertebral e espaços parafaríngeo e infrapetrosos.

▪ Introdução

A cavidade nasal é o espaço entre as narinas e as coanas, separada ao longo da linha média pelo septo nasal. Ela se estende desde o palato, inferiormente, ascendendo até a superfície inferior da lâmina cribriforme, situando-se superiormente à cavidade oral e anteriormente à faringe. O espaço aéreo medial às conchas e lateral ao septo é o meato nasal comum, que se comunica na margem inferior de cada concha com os meatos superior, médio e inferior (**Figs. 2.1 a 2.4**).

Sob o ponto de vista cirúrgico, a cavidade nasal é um caminho natural, de ida e volta, a vários compartimentos adjacentes. Os compartimentos que podem ser alcançados pela parte superior da cavidade nasal são – de anterior para posterior – a cavidade do seio frontal, os seios etmoidais e o centro da base anterior do crânio, a cavidade do seio esfenoidal e a região selar. Lateralmente, os compartimentos relacionados com a cavidade nasal podem ser separados no nível do meato médio. Acima desse nível, a cavidade nasal pode levar à órbita e seu conteúdo; abaixo, o caminho é de mão dupla para o seio maxilar. Na região das coanas, a relação lateral da cavidade nasal inclui, também, as fossas pterigopalatina e infratemporal.

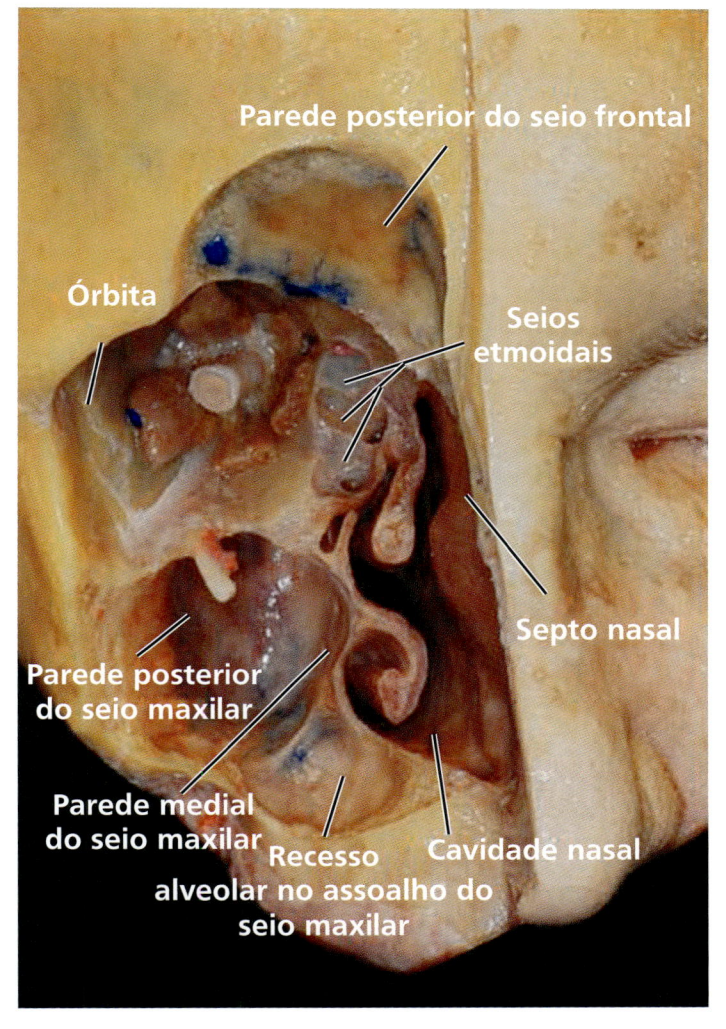

Fig. 2.1 O lado direito da face foi dissecado para expor a cavidade nasal e suas relações topográficas.

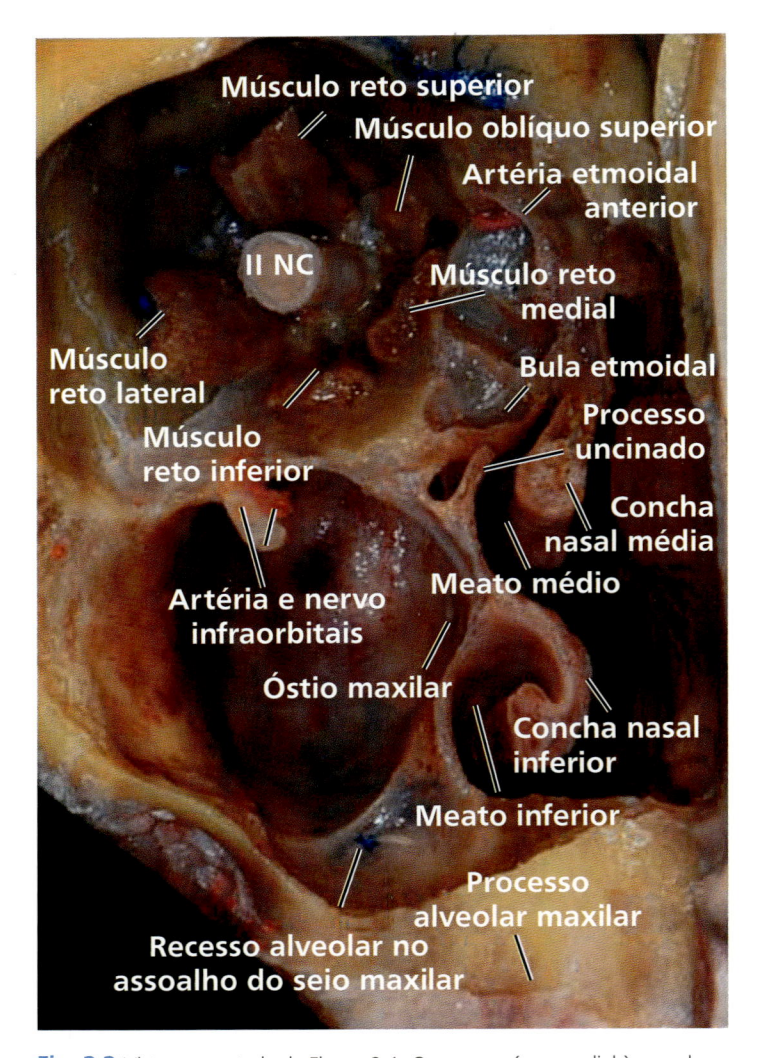

Fig. 2.2 Vista aumentada da Figura 2.1. O espaço aéreo medial às conchas e lateral ao septo é o meato nasal comum, que se comunica na margem inferior de cada concha com o meato superior, médio e inferior. O arranjo dos músculos extraoculares, que se fixam posteriormente no ângulo de Zinn, ajuda a dividir a órbita em um espaço intracônico e um extracônico. O nervo óptico, a mais importante estrutura intracônica, é usado como uma referência para descrever lesões localizadas dentro deste espaço. O seio maxilar é uma cavidade no corpo da maxila. Os canais alveolares transmitem os nervos alveolares superoposteriores aos nervos molares e podem provocar uma saliência na parede posterior do seio. O teto separa o seio do assoalho da órbita e apresenta o canal infraorbital para o nervo e vasos infraorbitais. A parede anterior do seio maxilar forma a superfície anterior do corpo da maxila, voltada para o vestíbulo da boca, tendo sido removida nessa dissecção. O processo uncinado é uma projeção curva da lâmina orbital (lateral) do etmoide na parede medial do seio maxilar.

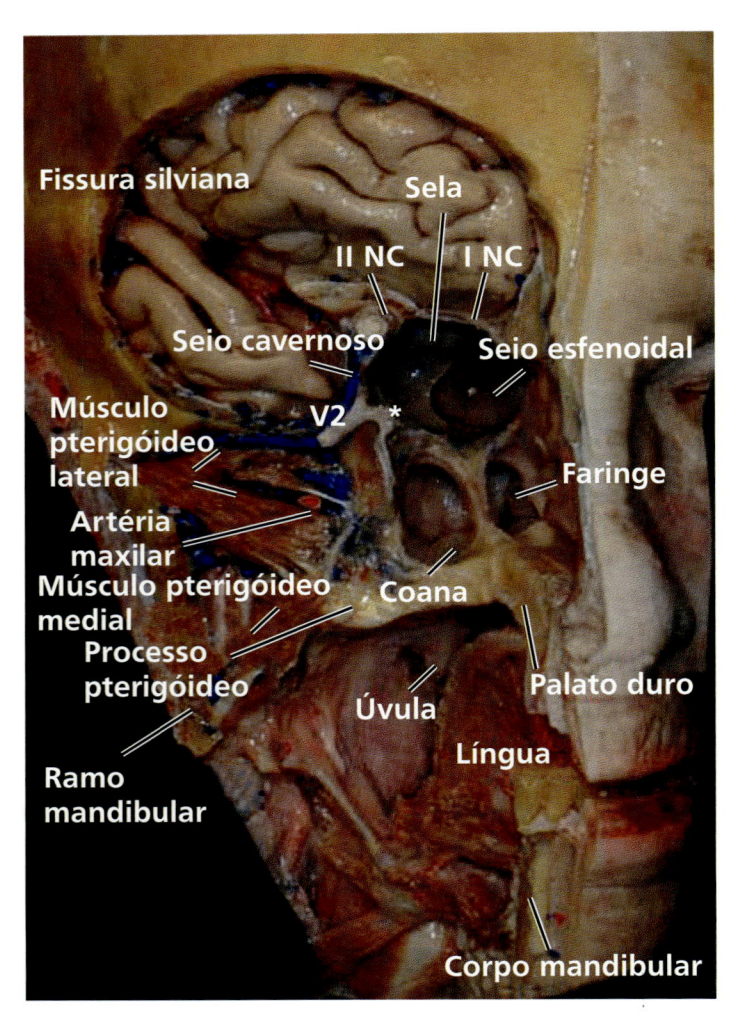

Fig. 2.3 A dissecção prosseguiu até o limite da cavidade nasal. A órbita foi ressecada até o ápice e as paredes do seio maxilar. O septo nasal e parte do palato foram removidos. A fossa pterigopalatina, contendo o gânglio pterigopalatino (*) e a fossa infratemporal, com estruturas relacionadas com a parede posterior do seio maxilar, foram expostas. O seio esfenoidal foi aberto. As fossas anterior e média foram expostas e parte da língua, o ramo e o corpo da mandíbula foram removidos. Na região das coanas, a relação lateral da cavidade nasal inclui as fossas pterigopalatina e infratemporal. Alguns dos compartimentos adjacentes devem ser considerados "amplificadores" da cavidade nasal, porque, quando operando através deles, várias outras áreas podem ser alcançadas. Isso é especialmente verdadeiro quanto ao seio maxilar esfenoidal e a faringe. O seio maxilar expande-se, particularmente às fossas infratemporal e pterigopalatina, bem como à órbita. O seio esfenoidal oferece a possibilidade de atingir a fossa anterior, o seio cavernoso, a parte petrosa do osso temporal e as fossas média e posterior, além do caminho que ele proporciona à sela túrcica. A nasofaringe oferece um caminho para o clivo inferior e a área do forame magno, a junção craniovertebral, bem como ao conteúdo dos espaços parafaríngeo e infrapetroso.

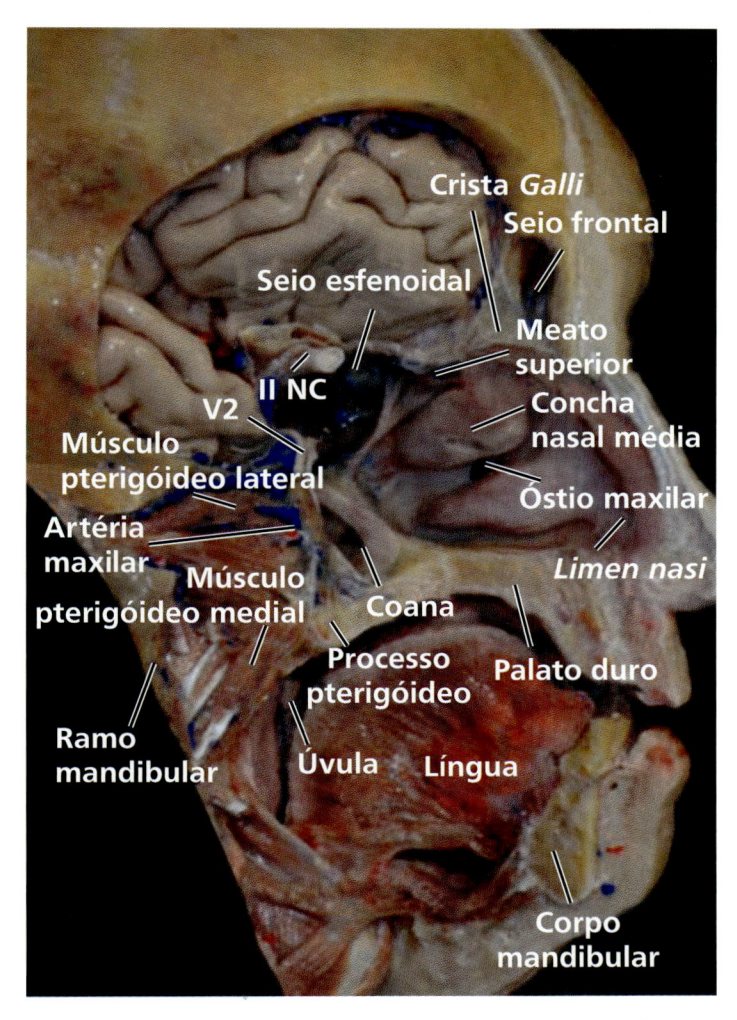

Fig. 2.4 Vista ao longo da parede lateral da cavidade nasal esquerda. A cavidade nasal propriamente dita estende-se desde o *limen nasi* até a coana. A concha cria uma saliência ao longo desta parede, delimitando o meato superior, médio e inferior. Os seios frontal, etmoidal anterior e maxilar se abrem para dentro do meato médio.

porciona à sela. A nasofaringe oferece um caminho para a área do clivo inferior e forame magno, à junção craniovertebral e ao conteúdo dos espaços parafaríngeo e infrapetroso.

■ Anatomia da Cavidade Nasal

A cavidade nasal tem um vestíbulo que se estende da narina ao *limen nasi* e está relacionada com o nariz externo. Posterior ao vestíbulo fica a cavidade nasal propriamente dita, estendendo-se do *limen nasi* e abertura piriforme à coana (**Fig. 2.4**).

A abertura piriforme é a abertura óssea anterior da cavidade nasal. Ela é formada pelos ossos nasais e processos frontais da maxila, acima, e os processos alveolares da maxila, abaixo e lateralmente (**Figs. 2.5 e 2.6**). A espinha nasal anterior, na margem inferior da abertura piriforme, marca o ponto de união de ambas as maxilas. Ela se relaciona, superiormente, à extremidade livre da cartilagem septal, no ponto em que essa se une à columela. A largura superior média da abertura piriforme em adultos é de 16 mm; a largura inferior, 24 mm; e a altura da abertura, 29 mm.[1] As cartilagens do nariz externo estão dispostas ao longo das margens da abertura piriforme e delimitam as aberturas anteriores do nariz – as narinas.

A coana é o limite posterior da cavidade nasal, comunicando a cavidade propriamente dita com a nasofaringe (**Figs. 2.3 e 2.4**). Atuando como uma porta, cada coana é delimitada superiormente pelo rostro esfenoidal; superolateralmente, pelo processo esfenoidal do osso palatino; e, lateralmente, pela lâmina pterigóidea medial e a lâmina perpendicular do osso palatino. O ângulo inferolateral da coana é liso e formado pelo ponto de encontro entre as lâminas perpendicular e horizontal do palatino. A coana é delimitada superomedialmente pela asa do vômer e, medialmente, pelo septo ósseo, formado pelo rostro do esfenoide unido ao vômer. Inferomedialmente, a coana é delimitada pela superfície nasal da lâmina horizontal do osso palatino na região da crista nasal (**Figs. 2.7 e 2.8**). A espinha nasal posterior é a protrusão mediana na superfície nasal da lâmina horizontal do palatino na extremidade posterior da crista nasal. Em adultos, cada coana tem uma altura média de 25,5 mm e uma largura de 13,5 mm.[1]

Alguns dos compartimentos adjacentes podem ser considerados "amplificadores" da cavidade nasal. Quando se opera através desses compartimentos, várias outras áreas podem ser alcançadas. Isso é especialmente verdadeiro para aos seios maxilares e esfenoidal e a faringe. O seio maxilar expande o alcance às fossas infratemporal e pterigopalatina, bem como à órbita. O seio esfenoidal oferece a possibilidade de alcançar a fossa anterior, seio cavernoso, parte petrosa do osso temporal e fossas média e posterior, além do caminho bem conhecido que ele pro-

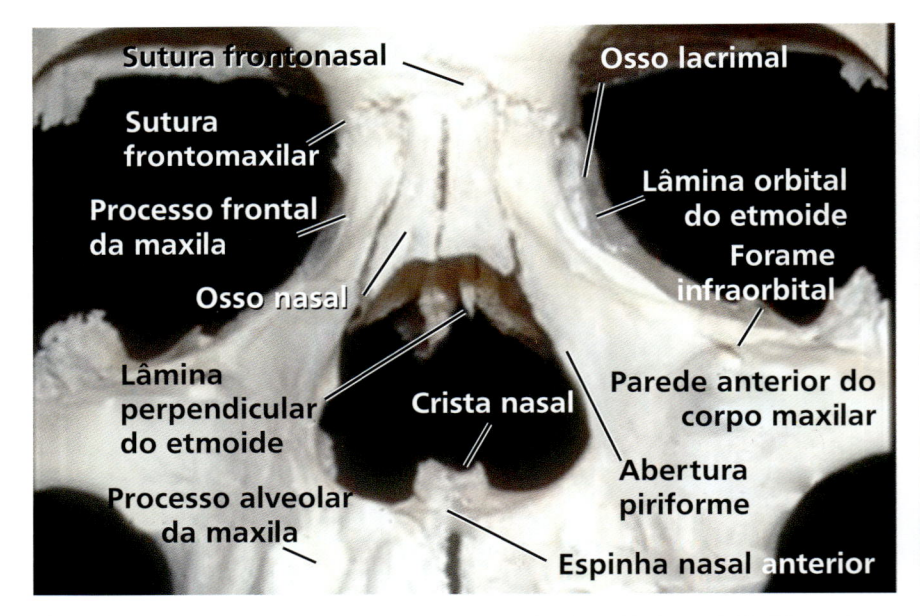

18 | Dicas e Pérolas – Compreendendo os Seios Paranasais e a Base do Crânio

Fig. 2.5 A abertura piriforme é a abertura óssea anterior da cavidade nasal. Ela é formada pelos ossos nasais e processos frontais da maxila, acima; e os processos alveolares da maxila, abaixo e lateralmente. Os ossos nasais se unem acima, com o osso frontal, na sutura, nasofrontal e, lateralmente, com o processo frontal da maxila, na sutura nasomaxilar. A espinha nasal anterior é encontrada na margem inferior da abertura piriforme, no ponto de união de ambas as maxilas e, muitas vezes, participa do *nasospinale*.

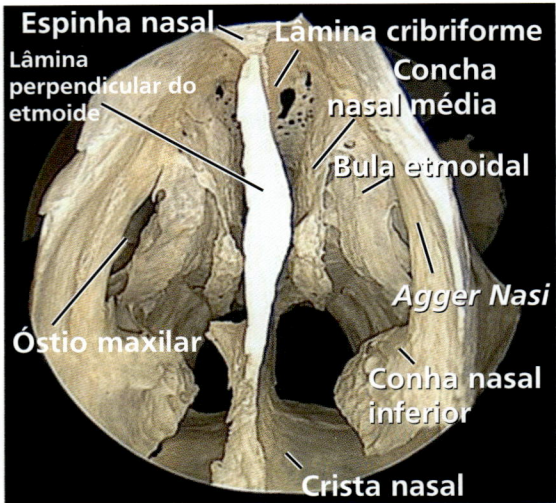

Fig. 2.6 Crânio articulado. Vista endoscópica para o interior da cavidade nasal. A espinha nasal do osso frontal projeta-se inferior e anteriormente. Com a lâmina perpendicular do etmoide, a espinha do osso frontal dá suporte aos ossos nasais, que se situam sobre eles.

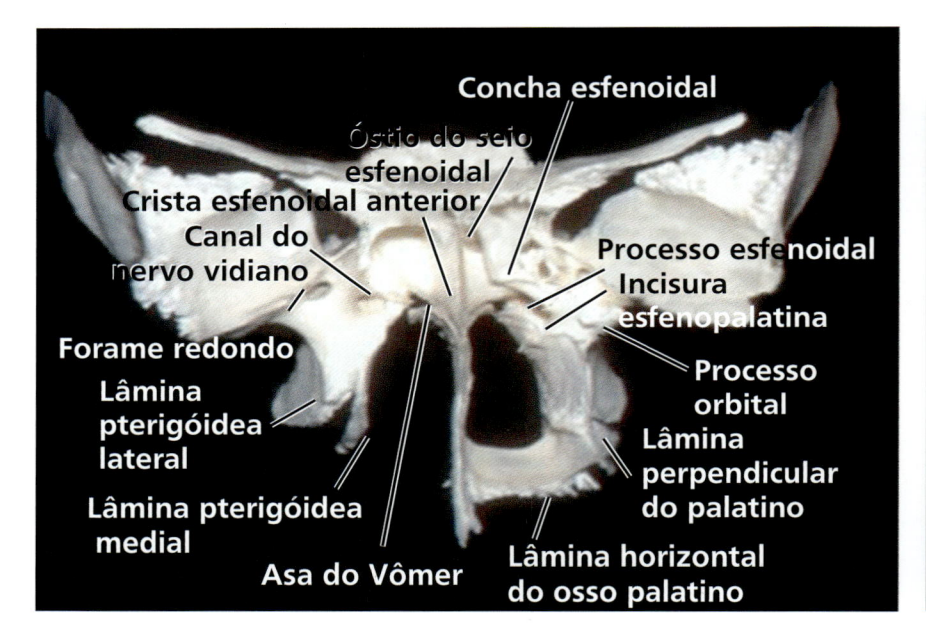

Fig. 2.7 As coanas são formadas pela aposição dos ossos esfenoide, vômer e palatino.

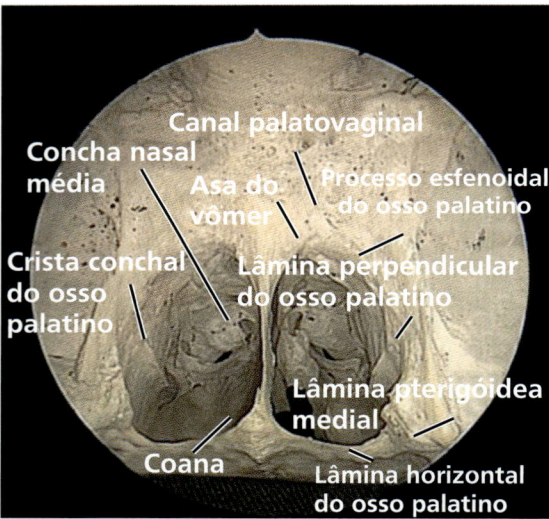

Fig. 2.8 Crânio articulado. Vista endoscópica posterior das coanas.

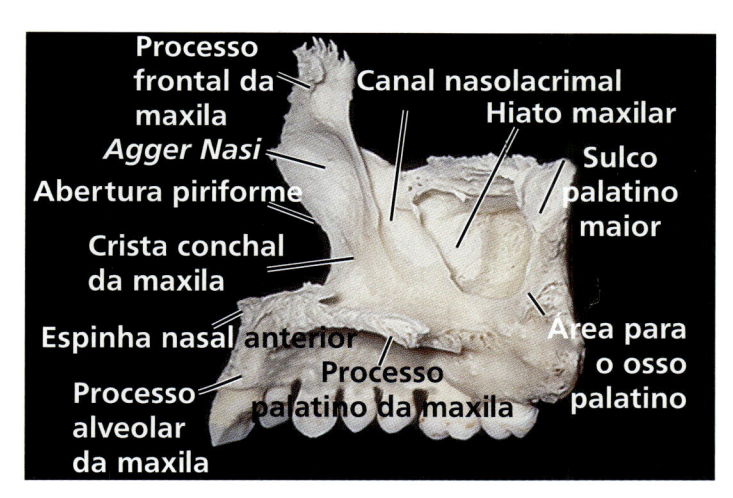

2 Anatomia da Cavidade Nasal e dos Seios Paranasais

Fig. 2.9 A superfície nasal do corpo maxilar é responsável pela maior parte da parede lateral da cavidade nasal. Ela apresenta o hiato maxilar, uma abertura grande na parte posterossuperior da superfície nasal do corpo maxilar, que leva ao seio maxilar. Inferior ao hiato, a superfície nasal contribui para o meato inferior. Atrás do hiato há uma superfície rugosa para articulação com a lâmina perpendicular do osso palatino. Nessa área, o sulco palatino maior é convertido em um canal pela articulação com o osso palatino. Na frente do hiato, um sulco fundo contribui para a formação do canal nasolacrimal. A abertura do hiato é reduzida pela aposição de ossos adjacentes: o processo uncinado do etmoide e parte descendente do lacrimal, acima; o processo maxilar da concha nasal inferior, abaixo; e a placa perpendicular do palatino, atrás. O *agger nasi*, anterior ao hiato, é uma elevação relacionada com a porção anterior da concha média.

A parede lateral da cavidade nasal é formada pelos ossos nasal, maxilar, lacrimal, etmoide, palatino, concha nasal inferior e esfenoide (**Figs. 2.9 a 2.20**). O osso nasal contribui com a parte lateral da sua superfície inferior para uma pequena área da parede lateral. A maxila fornece a superfície interna do processo frontal e a superfície nasal do seu corpo, que se fixa à concha nasal inferior. O osso lacrimal, através das suas superfícies medial ou nasal, contribui para a formação do ducto nasolacrimal e fixa-se à maxila, etmoide e concha nasal inferior. As lâminas laterais do osso etmoide contribuem para as paredes laterais da parte superior da cavidade nasal. Entre as lâminas medial e laterais, também chamadas lâminas papiráceas ou placas orbitárias, estão os labirintos ou massas laterais etmoidais, formados por células aéreas etmoidais. Duas ou três conchas etmoidais podem se projetar para dentro da cavidade.

O osso palatino contribui para a parede lateral da cavidade nasal com a superfície nasal da sua lâmina perpendicular. A superfície nasal possui duas cristas horizontais – as cristas etmoidal e conchal. A crista etmoidal é a crista superior e se articula à concha média do osso etmoide. A crista conchal é a crista mais inferior na superfície nasal da placa perpendicular. Juntamente com a crista conchal da maxila, ela dá inserção à concha inferior. Entre as cristas etmoidal e conchal, a área côncava forma parte do meato médio. Similarmente, abaixo da crista conchal, uma depressão rasa forma o meato inferior da cavidade nasal. A lâmina perpendicular fixa-se entre a lâmina pterigoide do esfenoide e a margem posteromedial da superfície nasal da maxila. A extremidade superior da lâmina perpendicular possui dois processos separados por um sulco. O processo mais anterior é o processo orbital do osso palatino. Ele se fixa aos ossos da maxila, etmoide e esfenoide e encerra uma célula aérea que pode comunicar-se com as células aéreas etmoidais posteriores ou o seio esfenoidal. O processo mais posterior, ligeiramente desviado medialmente, é o processo esfenoidal. Através de sua superfície posterossuperior, o processo esfenoidal se articula com a lâmina pterigóidea medial e a superfície inferior da concha do esfenoide. Sua margem medial articula-se com a asa do vômer, ajudando a delimitar a moldura superior da abertura coana. Entre esses dois processos fica a incisura esfenopalatina. Com o esfenoide em posição, o sulco é convertido no forame esfenopalatino e transmite os vasos esfenopalatinos e os nervos nasais superiores posteriores. É importante assinalar que a porção anterior da lâmina perpendicular do osso palatino se projeta, anteriormente, além do bordo posterior do hiato maxilar do processo alveolar da maxila, assim formando a parte posterior da parede medial do seio maxilar. O osso esfenoide contribui

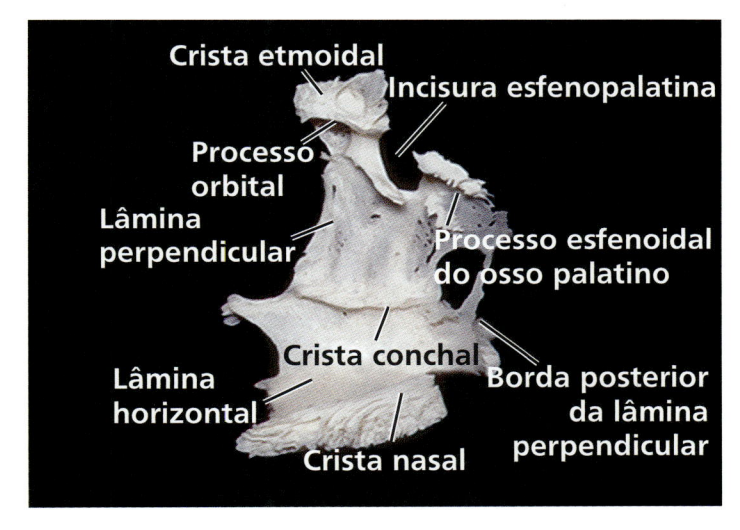

Fig. 2.10 Superfície nasal do osso palatino. O osso palatino está localizado na parte posterior da cavidade nasal, entre a maxila e o processo pterigóideo do esfenoide. Ele apresenta as lâminas horizontal e perpendicular. A superfície nasal da lâmina perpendicular apresenta duas cristas: a crista superior, etmoidal, dá inserção à concha nasal média do etmoide, a crista conchal dá inserção à parte posterior da concha nasal inferior. A borda superior da lâmina perpendicular apresenta dois processos: orbitário e esfenoidal, separados por um sulco profundo, a incisura esfenopalatina. O processo orbitário encerra um seio aéreo. Ele tem três superfícies articulares e duas não articulares. Conecta-se anteriormente com a maxila; posteriormente com a concha do esfenoide; medialmente com o etmoide. A superfície não articular superior faz parte do assoalho da órbita, enquanto a superfície não articular lateral está direcionada à fossa pterigopalatina. O processo esfenoidal se dirige medialmente. Sua superfície superior conecta-se com a concha do esfenoide e a raiz da lâmina pterigóidea medial. A borda medial do processo esfenoidal articula-se com a asa do vômer. A incisura esfenopalatina é convertida em um forame pela aposição do osso esfenoide. O forame liga a cavidade nasal à fossa pterigopalatina e transmite os vasos esfenopalatinos e nervos nasais superiores posteriores. A borda posterior da lâmina perpendicular é contínua superiormente com o processo esfenoidal e se articula com a lâmina pterigóidea medial.

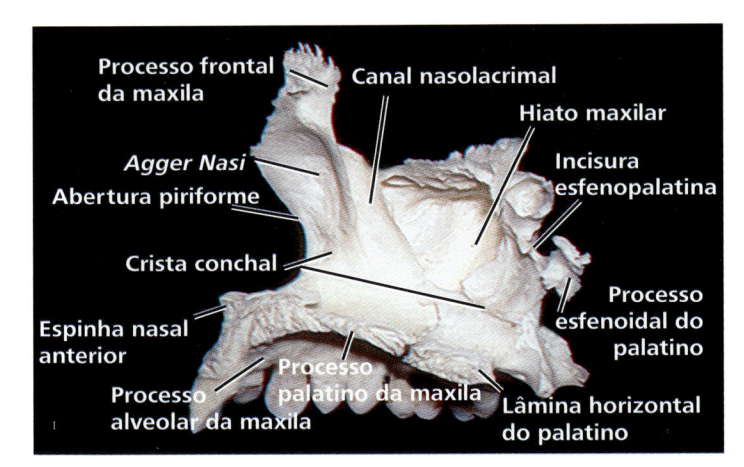

Fig. 2.11 A maxila e o osso palatino foram unidos. A superfície nasal da lâmina horizontal do osso palatino é côncava e forma a parte posterior do assoalho da cavidade nasal. Sua margem medial forma a crista nasal para articulação com o vômer e é contínua com a crista nasal da maxila.
A borda anterior da lâmina perpendicular do osso palatino se superpõe à margem posterior do hiato maxilar. Ambas as cristas conchais da maxila, anteriormente, e do palatino, posteriormente, dão inserção à concha nasal inferior.

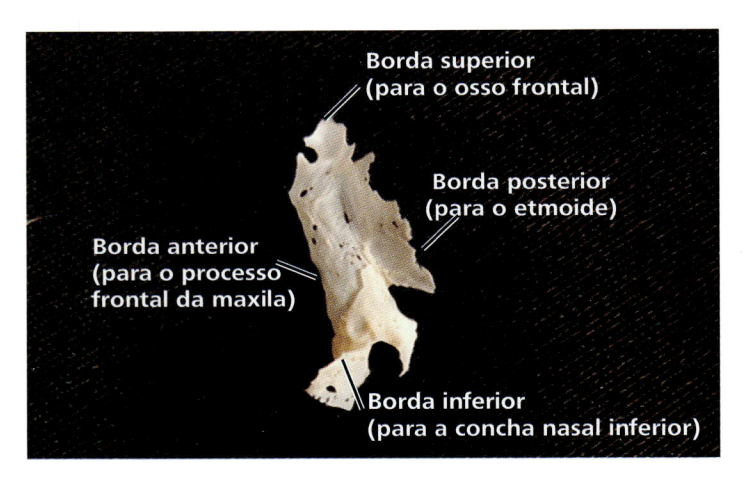

Fig. 2.12 A superfície nasal do osso lacrimal forma parte do meato médio do nariz. Sua parte superior e posterior articula-se com o osso etmoide e completa algumas das células etmoidais anteriores. A borda anterior se articula com o processo frontal da maxila.

para a parede lateral com a parte mais lateral da concha esfenoidal e a lâmina pterigóidea medial, essa última formando a margem lateral da coana.

O segmento anterior do assoalho da cavidade nasal é formado pela maxila, e o quarto posterior, pela lâmina horizontal do osso palatino (**Fig. 2.11**).

A parte superior da cavidade nasal é chamada espaço subfrontal, fenda olfatória ou carina nasal[1], e compreender sua anatomia é importante para a via de acesso à fossa

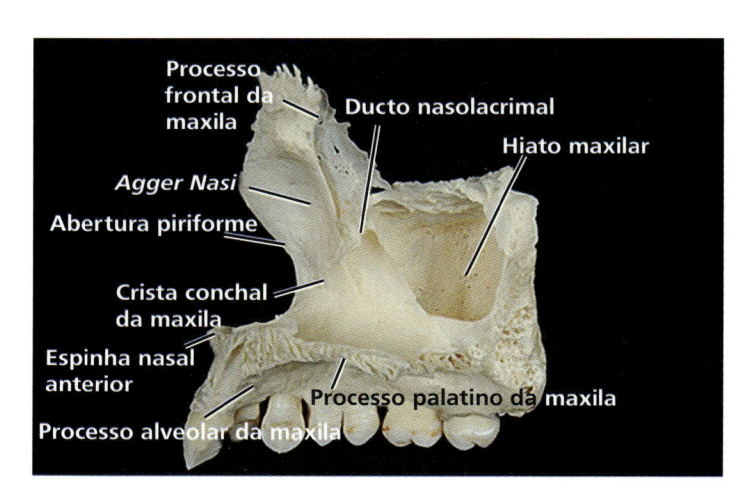

Fig. 2.13 A maxila e o osso lacrimal foram unidos. A contribuição maxilar para o canal nasolacrimal representa dois terços da sua circunferência total; o terço restante é formado pela parte descendente do osso lacrimal e processo lacrimal da concha nasal inferior. O ducto nasolacrimal abre-se ao longo do meato nasal inferior.

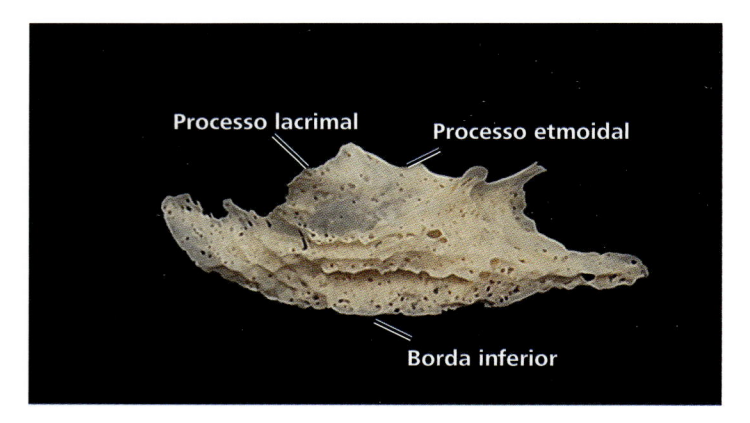

Fig. 2.14 Superfície medial da concha nasal inferior. Essa superfície é convexa e apresenta numerosas perfurações e sulcos para vasos. Sua borda superior pode ser dividida em três partes. A parte anterior se articula com a crista conchal da maxila; a parte posterior articula-se com a crista conchal do osso palatino, e a parte média apresenta três processos: lacrimal, etmoidal e maxilar. O processo lacrimal se articula com a parte descendente do osso lacrimal e as margens do canal nasolacrimal da maxila, ajudando na formação do ducto nasolacrimal. O processo etmoidal se articula com o processo uncinado do etmoide, enquanto o processo maxilar forma parte da parede medial do seio maxilar.

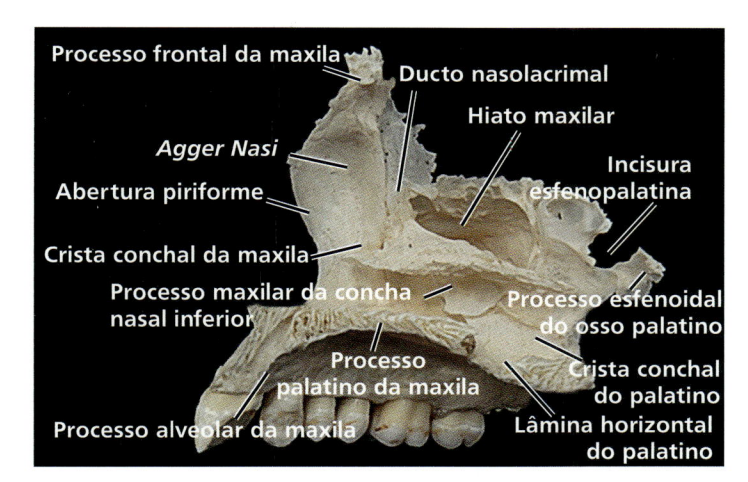

2 Anatomia da Cavidade Nasal e dos Seios Paranasais

Fig. 2.15 Maxila, palatino, lacrimal e concha nasal inferior foram unidos. A parte do corpo da maxila abaixo do hiato maxilar, o processo maxilar da concha nasal inferior, e a parte da lâmina perpendicular do osso palatino inferior à crista conchal se combinam para formar o meato nasal inferior. A abertura do hiato maxilar é reduzida pela aposição da parte descendente da concha lacrimal e o processo maxilar da concha nasal inferior, abaixo; e a lâmina perpendicular do palatino, posteriormente e atrás.

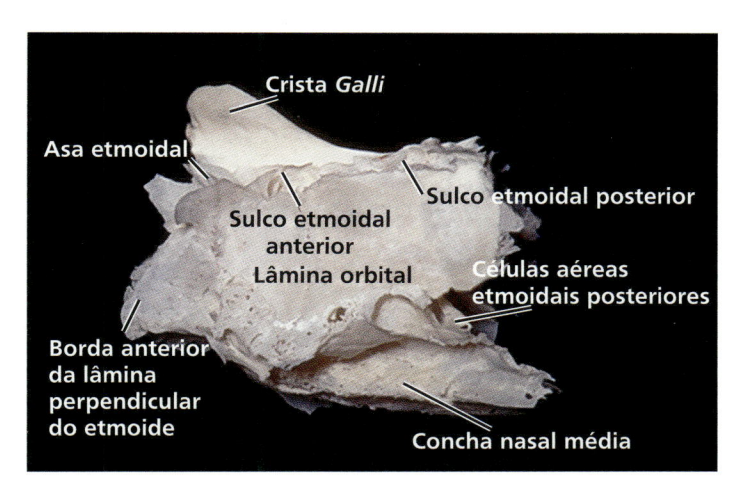

Fig. 2.16 Vista lateral do osso etmoide. A crista *Galli* é o processo espesso que se projeta para cima a partir da lâmina cribriforme. Sua borda posterior dá inserção à foice. Sua borda anterior articula-se com o osso frontal pelas asas etmoidais. A margem anterior da lâmina perpendicular se articula com a espinha nasal do osso frontal e a crista dos ossos nasais. A lâmina orbital do etmoide é a divisória vertical que delimita as células aéreas etmoidais, formando a parede medial da órbita e cobrindo as células aéreas etmoidais médias e posteriores. As células aéreas na frente da lâmina orbital são completadas pelo osso lacrimal e o processo frontal da maxila. A superfície posterior dos labirintos etmoidais apresenta grandes células aéreas abertas a serem completadas pela concha esfenoidal e o processo orbital do osso palatino.

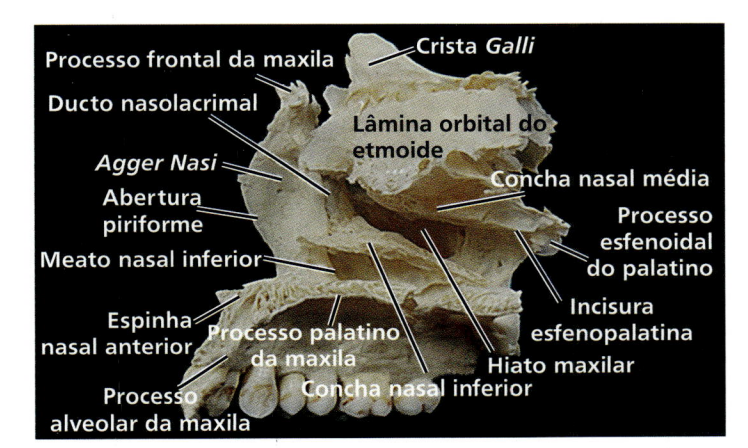

Fig. 2.17 O etmoide foi acrescentado à combinação óssea que forma a parede lateral da cavidade nasal. Ele se encaixa ao longo da crista etmoidal da lâmina perpendicular do palatino, reduzindo ainda mais o hiato maxilar pelas conexões do processo uncinado à maxila, lacrimal e concha nasal inferior. Note que a cauda da concha nasal média está na região da incisura esfenopalatina. Este fato anatômico possibilita localizar os vasos esfenopalatinos ao longo da parede lateral da cavidade nasal e planejar retalhos mucosos pediculados.

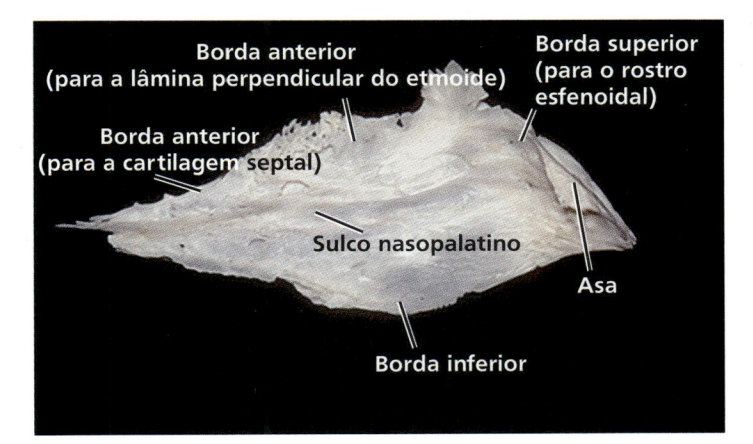

Fig. 2.18 Vista lateral do vômer. Este osso fino forma a parte posteroinferior do septo nasal. O sulco nasopalatino é o sulco que transmite o nervo e vasos nasopalatinos. A margem superior apresenta um sulco profundo limitado pelas asas, que se conectam com as conchas do esfenoide, o processo esfenoidal do palatino, e as lâminas pterigóideas mediais do esfenoide, formando a moldura superior de cada coana. Sua borda inferior se fixa à crista nasal da maxila e palatino. A borda anterior do vômer articula-se com a lâmina perpendicular do etmoide e a cartilagem septal.

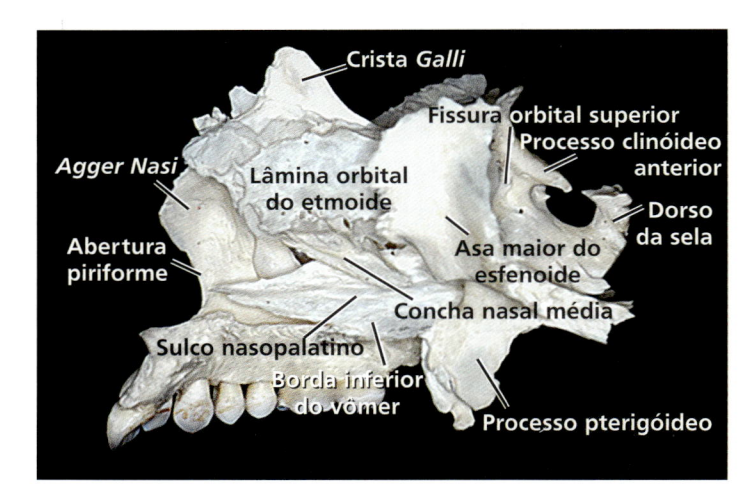

Fig. 2.19 O vômer foi acrescentado em seu lugar, abaixo da lâmina perpendicular do etmoide. Ele se fixa inferiormente à crista nasal da maxila e ossos palatinos. Posteriormente, o vômer e o etmoide se encaixam ao longo do rostro do esfenoide.

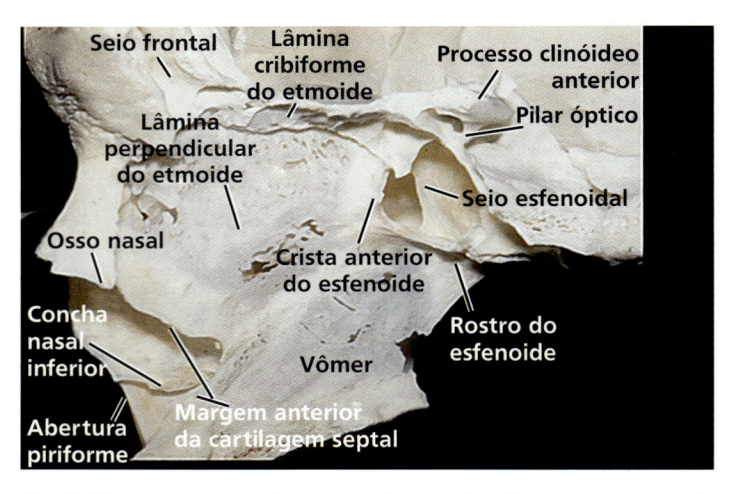

Fig. 2.20 O labirinto etmoidal e a concha do esfenoide foram removidos à esquerda, para expor o septo nasal ósseo formado pela crista anterior do esfenoide, a lâmina perpendicular do etmoide e o vômer.

nasal anterior, através das abordagens transcribriforme ou transplano. O espaço subfrontal possui partes anterior, média e posterior, denominadas, respectivamente, segmentos nasal, etmoidal e esfenoidal (**Figs. 2.21 a 2.24**). A altura da cavidade nasal aumenta a partir da abertura piriforme até a parte posterior do segmento nasal. A altura é a maior no segmento etmoidal e diminui desde o seu limite posterior até a coana. A espinha nasal do osso frontal e os ossos nasais formam o teto da parte nasal. A distância média entre a parede posterior do seio frontal e a margem anterior da lâmina cribriforme em adultos é de 12,7 mm.[1] O segmento etmoidal apresenta os forames etmoidais e criboetmoidais. O comprimento médio da lâmina cribriforme no lado endocraniano é de 20,8 mm, enquanto sua superfície exocraniana, virada para a cavidade nasal, tem, em média, 24,7 mm.[1] O recesso esfenoetmoidal locali-

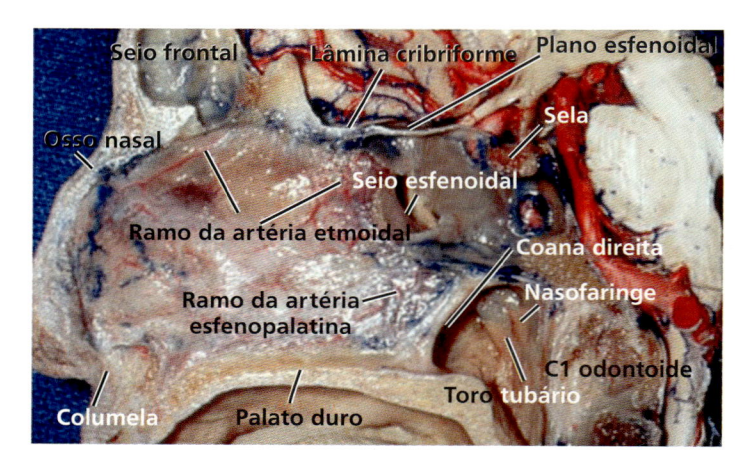

Fig. 2.21 Dissecção passo a passo da cavidade nasal a partir da linha média até o seu limite lateral, no lado direito. O septo nasal tem uma parte membranosa, na columela, uma parte cartilaginosa, sobrejacente à cartilagem septal, e uma parte óssea, superoposteriormente. Os ossos e cartilagens do septo nasal são cobertos por uma camada de periósteo e pericôndrio, sobre os quais estão a submucosa e a mucosa da cavidade nasal e o vestíbulo. O septo nasal e sua cobertura mucosa variam de 5 a 13 mm de espessura. O suprimento para a mucosa septal deriva, principalmente, dos ramos das artérias etmoidais anterior e posterior e dos ramos septais da artéria esfenopalatina.

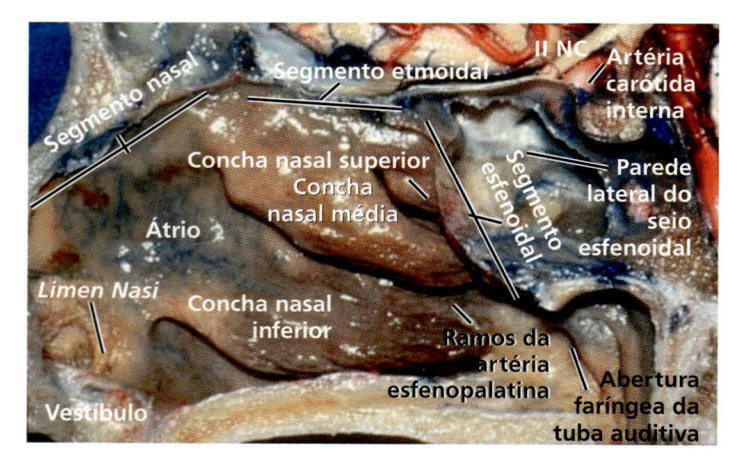

Fig. 2.22 O septo foi removido. A parte superior da cavidade nasal é chamada espaço subfrontal e possui partes anterior, média e posterior denominadas, respectivamente, segmentos nasal, etmoidal e esfenoidal. A altura da cavidade nasal aumenta desde a abertura piriforme até a parte posterior do segmento nasal. A altura é maior no segmento etmoidal e diminui desde o seu limite posterior até a coana. A espinha nasal do osso frontal e os ossos nasais formam o teto da parte nasal. O *limen nasi* é a proeminência na parede lateral da cavidade nasal produzida pela superposição entre as cartilagens nasais, marcando a transição entre o vestíbulo e a cavidade nasal propriamente dita. Na face, o *limen nasi* corresponde ao sulco alar. A parede medial do vestíbulo nasal é formada pelo septo móvel, a columela.

za-se no segmento posterior. A extensão média do plano esfenoide até o tubérculo selar é de 20,9 mm.[1]

O septo nasal tem uma parte membranosa na columela, uma parte cartilagínea, sobrejacente à cartilagem septal, e uma parte óssea formada pela lâmina perpendicular do etmoide e vômer, fixada superoposteriormente à crista anterior e rostro do esfenoide. Os ossos e as cartilagens do septo nasal são cobertos por uma camada de periósteo e pericôndrio, sobre os quais está a submucosa e a mucosa da cavidade nasal e vestíbulo. O septo nasal e sua cobertura mucosa variam de 5 a 13 mm de espessura. A área de superfície do septo mede 30 a 35 cm.[1] Não é incomum que o septo nasal seja desviado, frequentemente, para o lado esquerdo. Quando o septo é desviado, a concha média no lado côncavo cresce compensatoriamente. Em casos raros, o septo nasal pode ser pneumatizado. Isso pode acontecer em combinação com pneumatização da crista *Galli*, através do seio frontal, ou por extensão do seio esfenoidal. Diversos retalhos pediculados de mucosa nasal podem ser recortados para fechar defeitos da base do crânio (**Figs. 2.25** a **2.30**). Construir com sucesso um retalho de mucosa pediculado depende, fundamentalmente, da compreensão anatômica da vascularização da cavidade nasal.

A artéria esfenopalatina é o principal vaso que supre a mucosa nasal. Esta artéria origina-se na fossa pterigopalatina, a partir da artéria maxilar, e se divide proximal ou no interior do forame esfenopalatino. Ela emite as artérias nasal lateral posterior, nasosseptal, vidiana e palatina descendente. A palatina descendente dá ramos para a parede lateral da cavidade nasal que terminam como as artérias palatinas maior e menor. Nas conchas, os vasos usualmente estão incluídos em sulcos fundos (**Fig. 2.14**), que, às vezes, possuem pontes ósseas. As artérias etmoidais anterior e posterior suprem o septo, a parede lateral e a parte superior da cavidade nasal. Diversas anastomoses arteriais estão presentes ao longo da mucosa nasal e septal. Elas incluem os ramos das artérias esfenopalatina, etmoidais e facial.

Veias que drenam a cavidade nasal e os seios são vias importantes na disseminação de doença nesta área. Originada da densa rede venosa da mucosa, a principal drenagem acompanha as artérias. A veia esfenopalatina drena para o plexo venoso pterigóideo; as veias etmoidais drenam para veias da órbita, fossa anterior e seio sagital superior. O plexo nasal externo drena na direção das narinas, para as tributárias da veia facial, e as veias palatinas maiores drenam para as veias palatais.

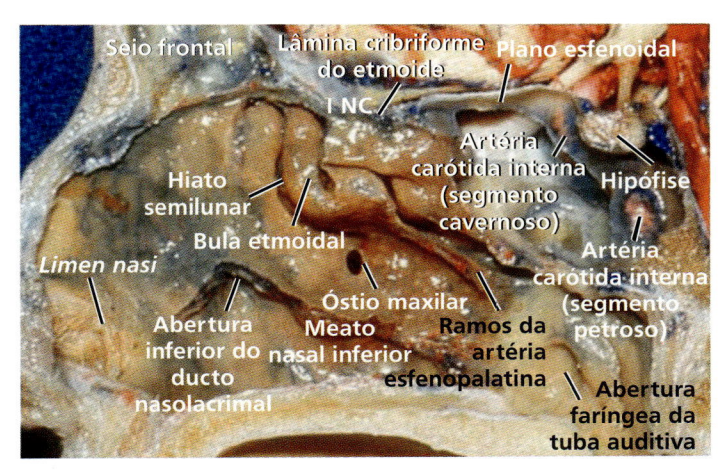

Fig. 2.23 As conchas inferior e média foram ressecadas, expondo o meato correspondente. O meato médio é limitado, superiormente, pela inserção da concha nasal média inferiormente, pela inserção da concha nasal inferior e, lateralmente, pela superfície lateral da concha média. As células frontais, etmoidais anterior e média e o seio maxilar se abrem para este meato. A concha média faz parte do osso etmoide e está fixada à base do crânio, no limite lateral da lâmina cribriforme do etmoide. Posterolateralmente, ela se fixa à parede lateral da cavidade nasal pela crista conchal. O forame esfenopalatino está localizado próximo ao ponto de fixação posterior da concha média. O processo uncinado do osso etmoide é um osso fino, curvo, que se projeta inferoposteriormente desde o segmento médio da concha nasal média. Ele se une à maxila, superiormente, e à concha nasal, inferiormente. Este processo é a continuação do *agger nasi*, limita o hiato semilunar, inferomedialmente, e é inferior à bula etmoide – um intumescimento arredondado produzido pelas células aéreas etmoidais médias na parede lateral do meato médio. Em razão das variações da conexão do processo uncinado e ossos vizinhos, é comum encontrar defeitos na parede medial do seio maxilar (fontículos). Quando estes defeitos não estão cobertos por mucosa, eles formam os óstios acessórios do seio maxilar e são mais comuns em posição posteroinferior ao óstio principal. O infundíbulo etmoidal é o recesso do meato localizado na frente da bolha etmoidal. O ducto do seio frontal, as células etmoidais anterossuperiores, e as células lacrimais, do *agger*, frontais e nasais, se abrem através do infundíbulo. O meato inferior é mais profundo na junção do seu terço anterior e médio, onde está localizada a abertura inferior do canal nasolacrimal. Acima da concha superior, o seio esfenoidal se abre para dentro do recesso esfenoetmoidal.

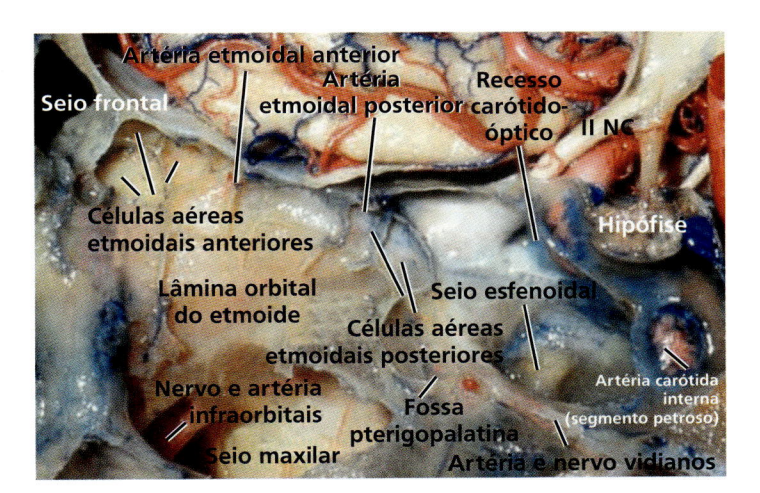

Fig. 2.24 O labirinto etmoidal foi ressecado, expondo a parede lateral da cavidade nasal, que se separa da órbita através da lâmina orbital. Os canais etmoidais anterior e posterior transmitem as artérias e nervos etmoidais. O canal etmoidal anterior está localizado aproximadamente no ponto médio entre o násio e o canal óptico. Ele está localizado cerca de 24 mm posterior ao násio e 12 a 14 mm à frente do canal posterior. As células etmoidais posteriores podem salientar-se para a parede anterior do seio esfenoidal. O canal vidiano corre ao longo do assoalho do seio esfenoidal; ele transmite o nervo e os vasos vidianos. Acompanhar o canal vidiano, posteriormente, leva à localização da carótida petrosa.

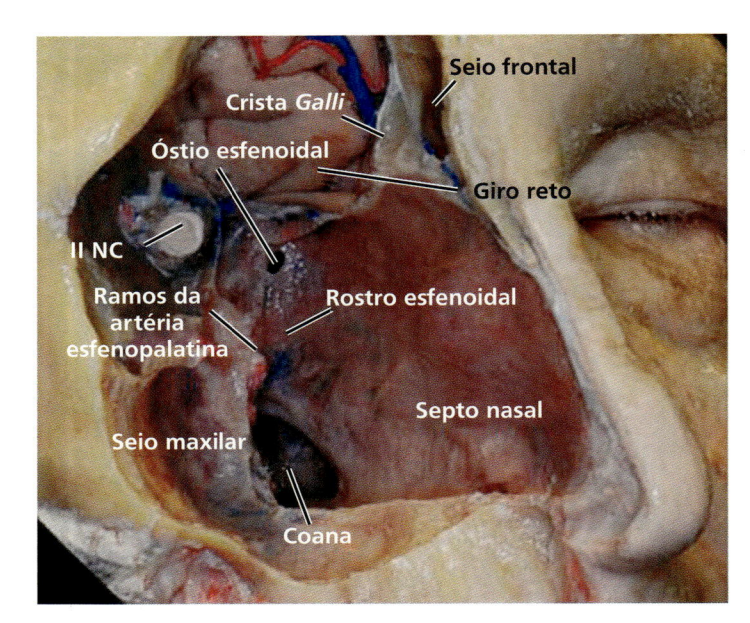

Fig. 2.25 Vários retalhos pediculados de tecido mucoperiosteal e mucopericondral podem ser colhidos da concha, palato e septo, e constituem alternativas no fechamento de defeitos da base do crânio. Uma dissecção gradativa microcirúrgica e endoscópica do retalho septal pediculado foi realizada para esclarecer os passos desse procedimento. Durante esta dissecção anatômica, o labirinto etmoidal, o conteúdo orbital e as paredes do seio maxilar foram ressecados a fim de proporcionar visualização ampla.

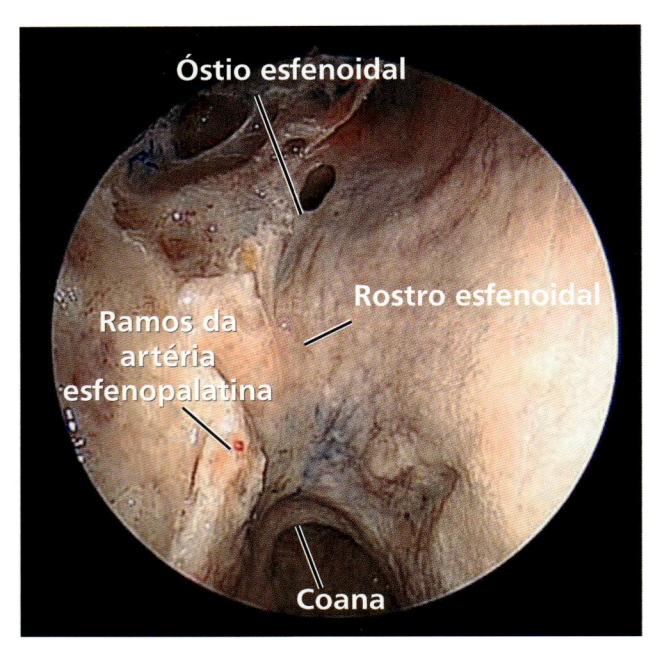

Fig. 2.26 Usando o endoscópio, apenas deslocamento lateral das conchas inferior e média é necessário para possibilitar a visualização do septo nasal, desde a lâmina cribriforme até o assoalho nasal.

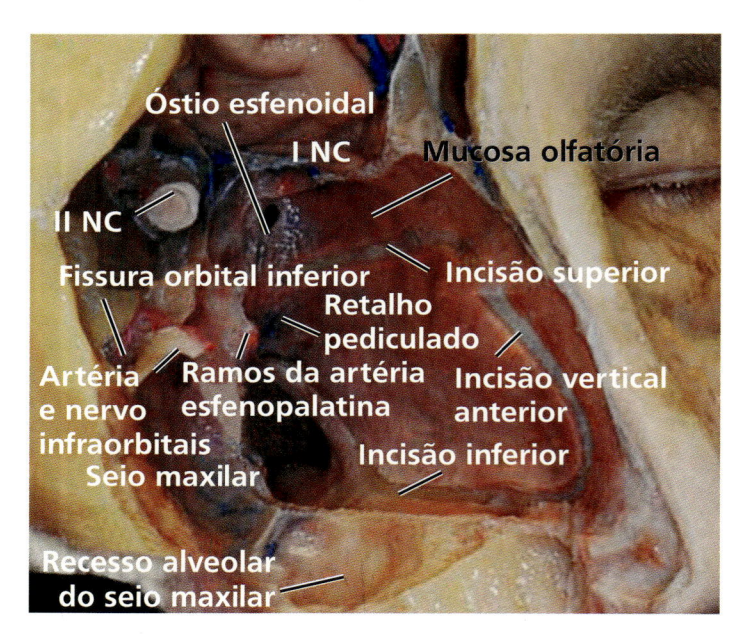

Fig. 2.27 Para construção do retalho septal, a incisão superior é feita paralelamente à lâmina cribriforme e localizada 2 cm abaixo da inserção superior do septo para preservar a mucosa olfatória. A incisão inferior, paralela à crista nasal, é ligada à superior por uma incisão vertical e anterior.

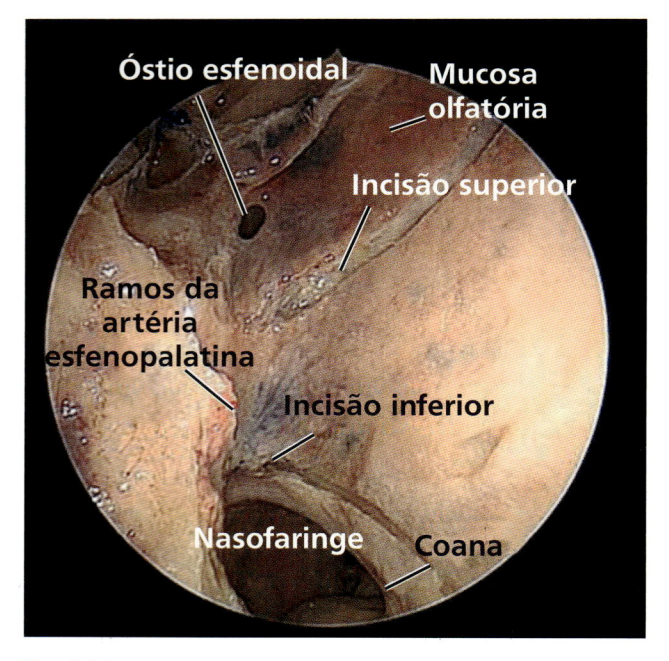

Fig. 2.28 Posteriormente, a incisão superior deve ser inclinada lateralmente ao longo do rostro do esfenoide, próximo ao óstio, enquanto a incisão inferior deve acompanhar a margem posterior do septo e a margem da coana, abaixo do assoalho do seio esfenoidal, a fim de preservar o pedículo neurovascular posterolateral que passa através do canal esfenopalatino. Todas as incisões devem ser completadas antes da elevação do retalho.

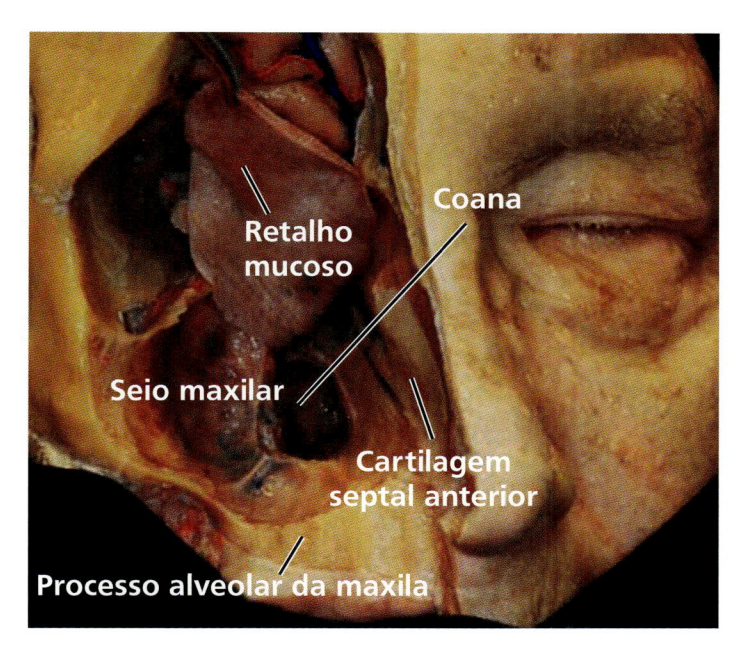

Fig. 2.29 Elevação do retalho septal começa anteriormente. Múltiplas modificações do comprimento e largura do retalho são possíveis, incluindo extensão da incisão inferior para o assoalho da cavidade nasal e, em casos selecionados, captação bilateral.

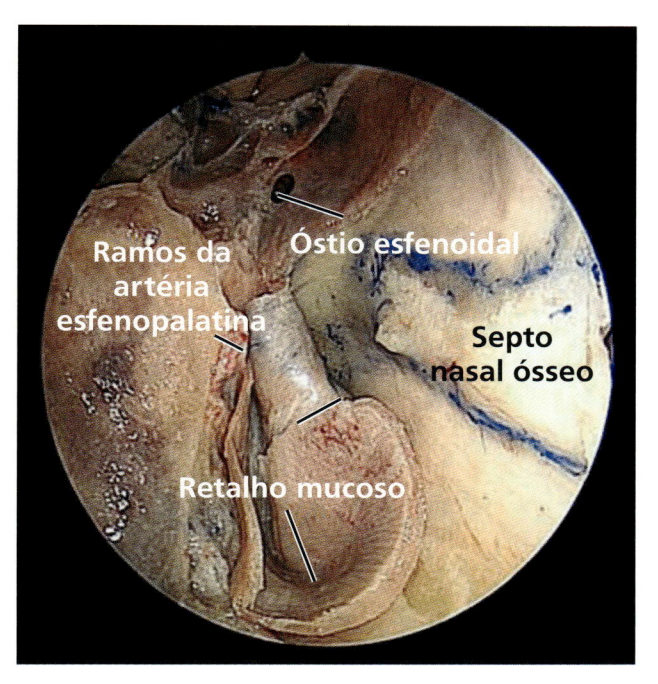

Fig. 2.30 Uma vez preparado, o retalho pode ser guardado dentro da nasofaringe até o momento do fechamento.

Anatomia dos Seios Paranasais

Seios Etmoidais

As células aéreas etmoidais são classicamente agrupadas em células anteriores, médias e posteriores (**Figs. 2.31** a **2.34**). As células anteriores podem projetar-se para o *agger nasi (agger cells),* na direção dos ossos nasais e lacrimais (células nasais e células lacrimais, recesso etmolacrimal ou células terminais), ou para a cavidade frontal (bula frontal), e abrir-se para o meato médio através do infundíbulo etmoidal. As células médias, na maioria dos casos, pneumatizam a bolha etmoidal. Células etmoidais posterossuperiores podem crescer para dentro do corpo do esfenoide e exibir graus variados de desenvolvimento (células de Onodi). As células etmoidais posterossuperiores podem rodear o canal óptico em até 25% dos casos[1] e alcançar a parede anterior da sela. Os seios etmoidais são supridos por ramos das artérias etmoidais e ramos laterais posteriores das artérias esfenopalatinas.

Seio Frontal

O seio frontal origina-se do crescimento do recesso frontal ou extensão das suas células para dentro do osso frontal, sendo considerado derivado do infundíbulo etmoidal. O crescimento desse seio começa no lactente e chega ao máximo ao longo da adolescência, sendo quase sempre mais proeminente nos homens.

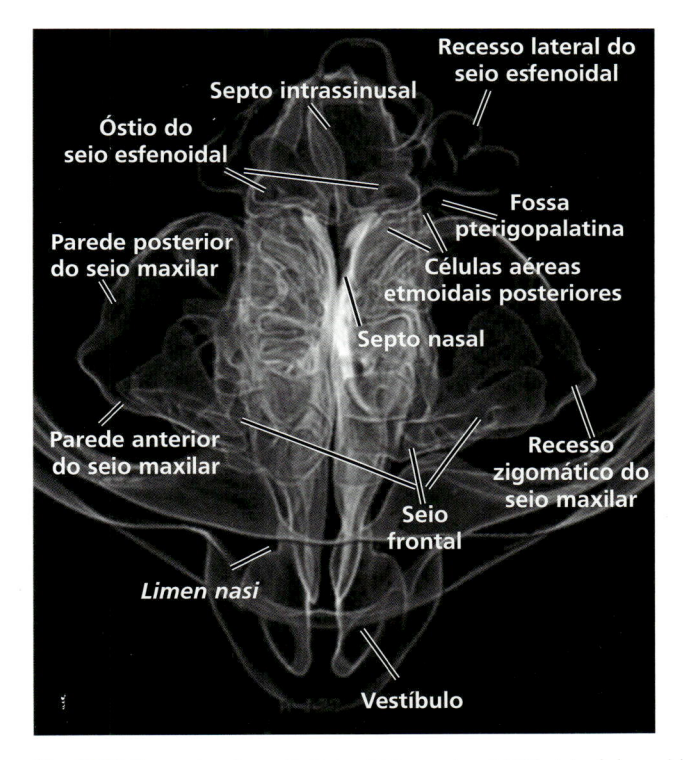

Fig. 2.31 Reconstrução radiológica tridimensional (3D) virtual da cavidade nasal e compartimentos adjacentes. Vista superior.

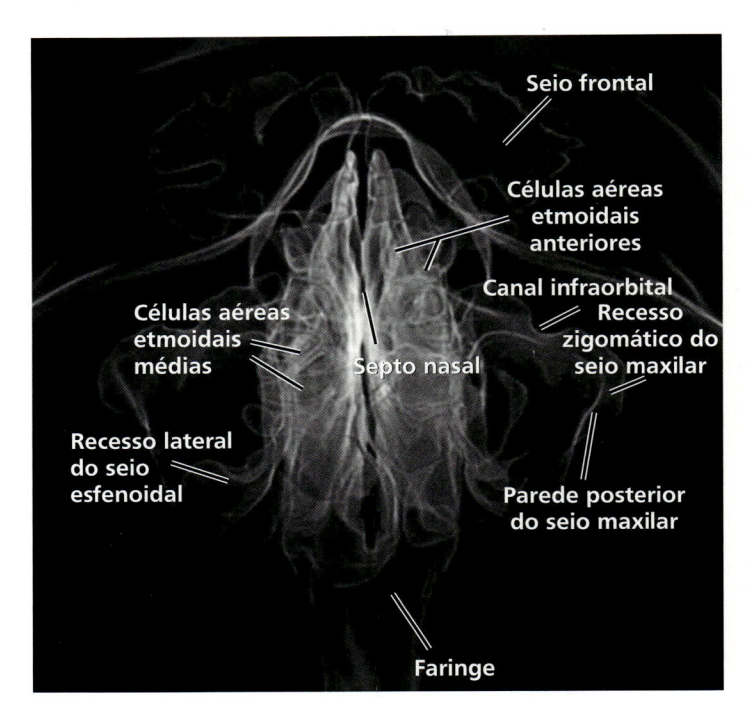

Fig. 2.32 Vista inferior.

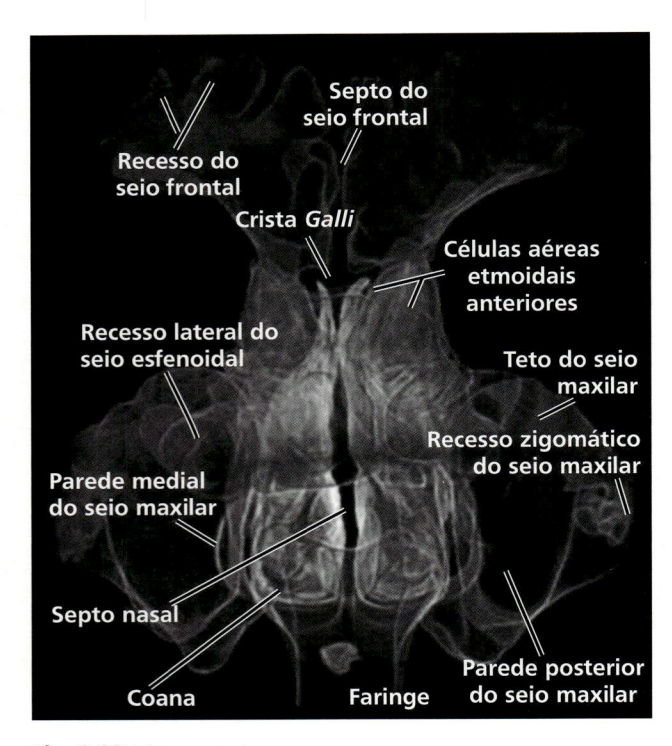

Fig. 2.33 Vista posterior.

A cavidade frontal pode ser drenada por um óstio ou um infundíbulo para dentro da parte anterior do hiato semilunar, na maioria dos casos. Em 1/3 dos casos nos quais o seio frontal drena fora do hiato, sua abertura é quase sempre anterior. A pneumatização desse seio é variável. Ele pode ser aplásico, mesmo bilateralmente, ou ocupar quase por completo as partes escamosa e orbital do osso frontal. Se as partes orbitais do osso frontal forem intensamente pneumatizadas, existirá um teto duplo na órbita. Em alguns casos, a margem anterior da fossa olfatória pode salientar-se para frente, para o interior do seio, criando o potencial para uma abertura inadvertida da base anterior do crânio durante procedimentos no seio frontal. O seio frontal é suprido pelas artérias falcina, supraorbitária e supratroclear.

Seio Maxilar

O seio maxilar é uma cavidade piramidal no corpo da maxila. Suas paredes correspondem aos aspectos da porção orbital (teto), parte alveolar (assoalho), superfície facial (anterior) e infratemporal (posterior) da maxila (**Figs. 2.2 e 2.3**). Seu ápice aponta, lateralmente, e se estende para dentro do processo zigomático, na forma do recesso zigomático. A base é a parede lateral da cavidade nasal abaixo do meato médio e apresenta o hiato maxilar (**Fig. 2.32**). O hiato é parcialmente fechado pela concha inferior e o processo uncinado do etmoide (**Figs. 2.2 e 2.17**), formando o óstio e um número variável de fontículos. Pelo óstio passam os ramos nasais laterais posteriores da artéria esfenopalatina, que suprem o seio (**Figs. 2.24 e 2.25**). A parede medial pode apresentar o recesso pré-lacrimal, que se estende anteriormente ao ducto nasolacrimal.

Os canais alveolares transmitem os nervos alveolares superiores posteriores para os dentes molares e podem formar uma saliência na parede posterior do seio. As artérias alveolares posterossuperiores posteriores tomam parte no suprimento ósseo e da mucosa do seio maxilar. Dois ou três ramos podem perfurar a parede posterior do seio.

O teto apresenta o canal infraorbitário para o nervo e vasos infraorbitários (**Figs. 2.2, 2.24 e 2.32**). Os vasos infraorbitários tomam parte no suprimento do seio. Um recesso infraorbitário pode-se projetar, anteriormente, em torno do canal infraorbitário.

O assoalho do seio é formado pelo processo alveolar e, com a idade, pode afundar até o nível ou abaixo do assoalho nasal (**Fig. 2.34**). Quanto mais inferior o assoalho do seio, maior a proximidade dos alvéolos e raízes dentárias, que podem perfurar o assoalho. O assoalho pode apresentar o recesso alveolar ou anterior (**Fig. 2.1**) e o recesso palatino. O recesso palatino pode-se estender na direção do palato duro, ocasionalmente, a alguns milímetros do plano sagital mediano.

A parede anterior do seio forma a superfície anterior do corpo da maxila e face fronteira com o vestíbulo da boca (**Fig. 2.5**). O seio maxilar pode ser incompletamente dividido por septos. Ele é suprido por ramos das artérias esfenopalatina, infraorbitária e alveolar superior posterior.

Estando em cada lado da cavidade nasal, os seios maxilares expandem o conceito de um caminho natural (**Figs. 2.31 a 2.33**) e podem ser usados endoscopicamente para atingir o conteúdo da órbita, fossas pterigopalatina e infratemporal e seio cavernoso.

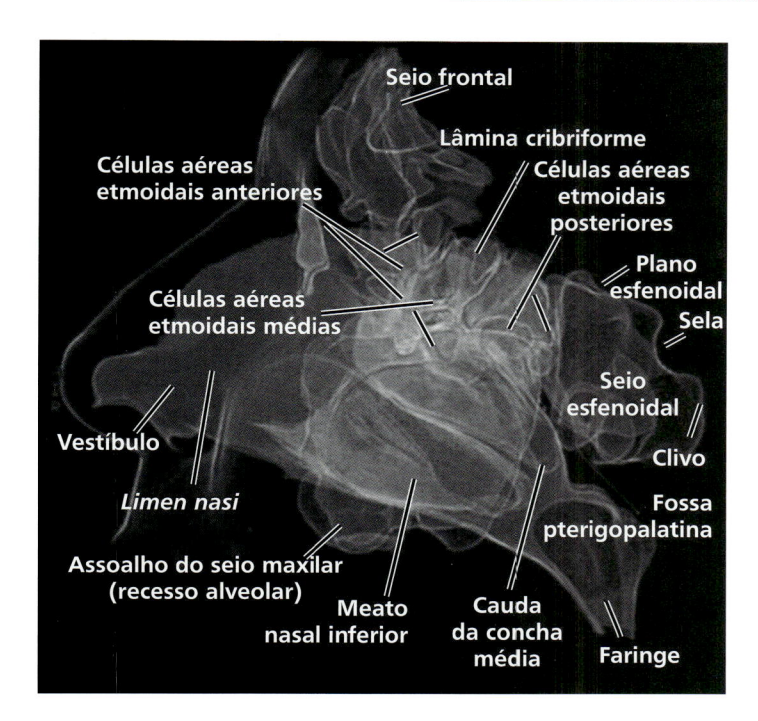

Fig. 2.34 Vista lateral. As células aéreas etmoidais são classicamente agrupadas em células anteriores, médias e posteriores. Os seios frontais situam-se entre as camadas externa e interna do osso frontal. A parede anterior do seio é duas vezes mais grossa que a parede posterior. O assoalho desta cavidade, em geral, se estende um pouco abaixo do násio. Os seios frontais frequentemente são assimétricos, com septos incompletos, produzindo vários recessos que se comunicam. O seio maxilar é uma cavidade piramidal no corpo da maxila. Suas paredes correspondem aos aspectos do processo orbital (teto), processo alveolar (assoalho), superfície facial (anterior) e infratemporal (posterior) da maxila. Seu ápice aponta lateralmente e se estende para o interior do processo zigomático sob a forma de recesso zigomático. A parte anterior do assoalho pode estender-se inferiormente sob a forma de recesso alveolar. A base dessa cavidade piramidal é a parede medial do seio, que corresponde à parede lateral da cavidade nasal e apresenta o hiato maxilar. Estando em cada lado da cavidade nasal, os seios maxilares expandem o conceito de um caminho natural e podem ser usados, endoscopicamente, para alcançar o conteúdo da órbita, fossa pterigopalatina e infratemporal; e seio cavernoso ipsi e contralateral. O seio esfenoidal possui uma parede anterior, voltada para o recesso esfenoetmoidal e as células aéreas etmoidais posteriores; um assoalho, que é o teto da nasofaringe; duas paredes laterais, voltadas para o seio cavernoso, ápice da órbita e fossas temporais; um teto, formado, principalmente, pelo plano esfenoidal e uma parede posterior, que pode ser dividida em uma parte superior, a sela, e uma parte inferior, o clivo. A nasofaringe é o espaço atrás da coana, abaixo do assoalho do seio esfenoidal e entre as lâminas pterigóideas mediais. Sua margem posterior é formada pelo clivo inferior, a margem anterior do forame magno e a articulação C1-C2.

Seio Esfenoidal

Em adultos, o seio esfenoidal separa os seios cavernosos, os segmentos cavernosos das artérias carótidas e os nervos ópticos, extraoculares e trigêmeos. Além disso, ele separa a glândula hipófise da cavidade nasal (**Figs. 2.35 a 2.48**).

Ao nascimento, o seio esfenoidal se apresenta como diminutas cavidades dentro do corpo do esfenoide. Seu desenvolvimento principal acontece durante a puberdade. No começo da vida ele se estende para trás para a área pré-selar e, subsequentemente, invade a área abaixo e atrás da sela túrcica, atingindo seu tamanho completo na adolescência. Com base no grau de pneumatização, o seio esfenoidal pode ser classificado em três tipos: conchal, pré-selar e selar. No tipo conchal, a área embaixo da sela é um bloco sólido de osso, sem uma cavidade de ar, ou não se estende além das conchas esfenoidais. Ele é mais comum em crianças com menos de 12 anos. O tipo pré-selar compreende uma cavidade aérea que não vai, posteriormente, além de um plano perpendicular à parede selar e ocorre em cerca de 11 a 24% dos exemplares.[2] O tipo selar de seio esfenoidal é o mais comum, ocorrendo em até 76 a 86% dos casos. Ele compreende uma cavidade de ar que se estende para dentro do esfenoide, embaixo da sela, estendendo-se, posteriormente, até o clivo.

Pneumatização extensa do seio esfenoidal pode produzir diversos recessos que ajudam a delinear estruturas adjacentes nas paredes do seio durante a cirurgia, ou mesmo proporcionam vias de acesso a áreas específicas. Os re-

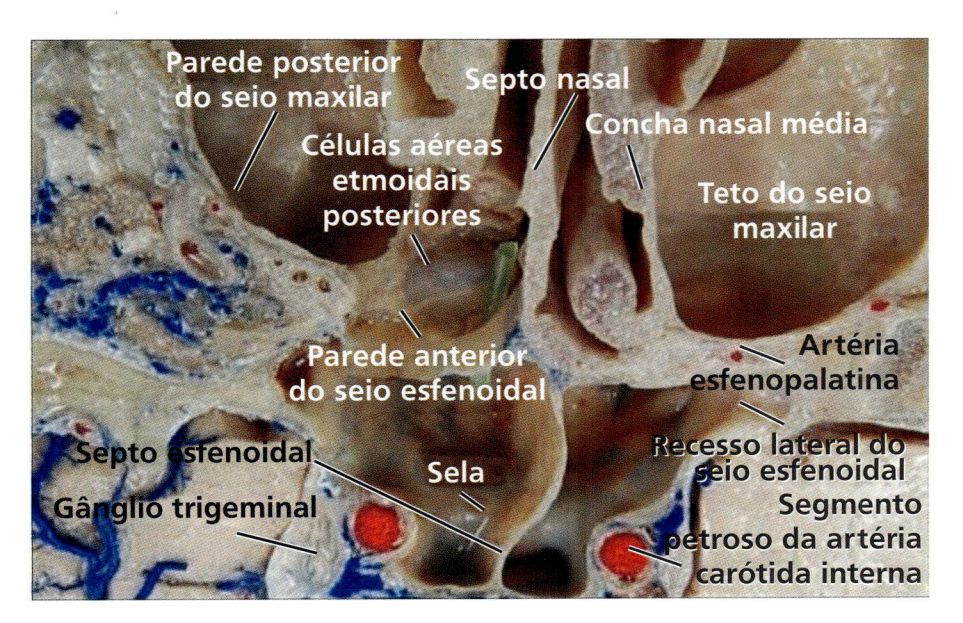

Fig. 2.35 Um corte axial oblíquo foi executado ao nível da cavidade nasal e seio esfenoidal. A visão da parte inferior para a parte superior do espécime expõe os tetos dos seios maxilar e esfenoidal e a cavidade nasal acima da concha média. A parte posterior das conchas média e superior, à direita, foi removida para expor a parede anterior do seio esfenoidal. Nesse espécime, o septo esfenóideo é uma estrutura simples em forma de S que divide completamente o seio em duas cavidades.

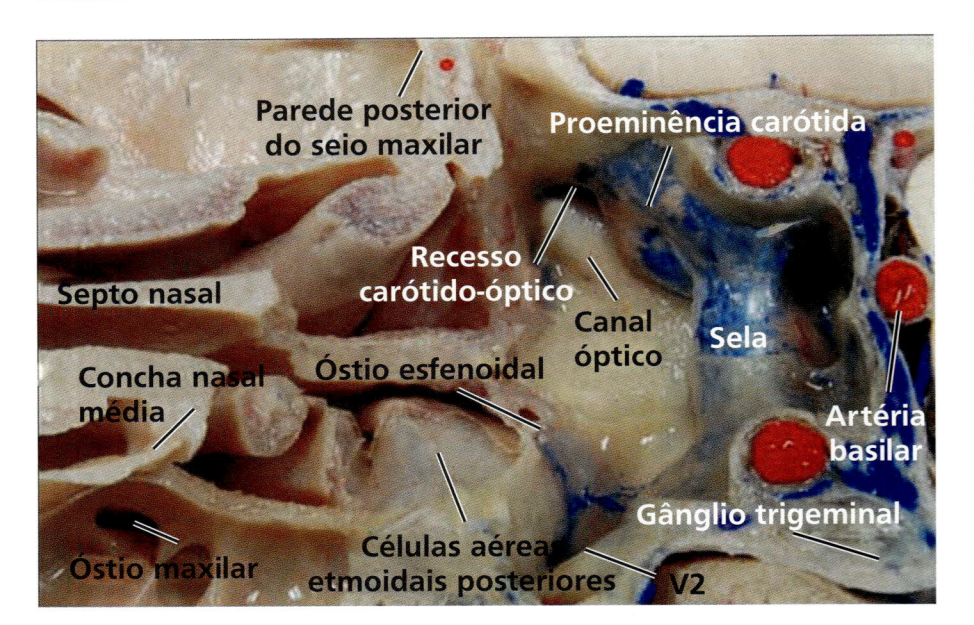

Fig. 2.36 Vista da parte superior do espécime, após remoção do septo nasal posterior, septo esfenoidal e osso cobrindo parte da sela e parede superolateral do seio esfenoidal. Nervo trigêmeo, artéria carótida e canais ópticos podem salientar-se ao longo da parede lateral do seio esfenoidal.

cessos esfenoidais podem ser divididos em grupos anterior, lateral e posterior.

Quando o seio aumenta lateralmente, ele pode se estender até perto dos canais ópticos ou pode até mesmo circundar parcialmente estas estruturas sob a forma dos recessos supra e infraóptico. O recesso infraóptico localizado entre o nervo óptico e a artéria carótida, ao longo do pilar óptico e processo clinóideo anterior, é o recesso carótido-óptico (**Fig. 2.24**). Esse recesso é particularmente útil durante a cirurgia para localizar os segmentos da artéria carótida no interior do seio esfenoidal. A margem superior do recesso marca a posição do anel carótico superior. A margem inferior marca a posição do anel carótico inferior, e o segmento carotídeo entre estas duas áreas é a carótida clinóidea (Capítulo 22, **Fig. 22.6**). O recesso lateral se estende ao longo da asa maior do esfenoide, em geral, inferiormente à divisão maxilar e lateralmente à carótida petrosa. À medida que a idade avança, o seio frequentemente sofre aumento adicional associado à absorção das suas paredes ósseas. Não é infrequente que haja interrupções nas paredes ósseas do seio esfenoidal, tornando a membrana mucosa adjacente à dura-máter.

Quando o seio é excepcionalmente grande inferiormente, o assoalho pode localizar-se mais abaixo que o nível do canal vidiano (pterigóideo) (Capítulo 22, **Fig. 22.7**). Nesses casos, o canal se salienta ou pode apresentar-se deiscente ao longo do assoalho selar (**Figs. 2.41 a 2.48**). O seio esfenoidal também pode estender-se adentro das raízes dos processos pterigoides (recesso pterigóideo).

Quando a pneumatização se estende posteriormente na direção do clivo, ela pode invadir o dorso da sela (recesso posterossuperior) (**Figs. 2.37 e 2.38**) ou a parte basal do osso occipital (recesso posteroinferior), chegando ao básio.

Extensões anteriores do seio esfenoidal incluem o recesso septal (bolha esfenovomerina) e recessos etmoidais superior e inferior. Pneumatização anterior do seio esfe-

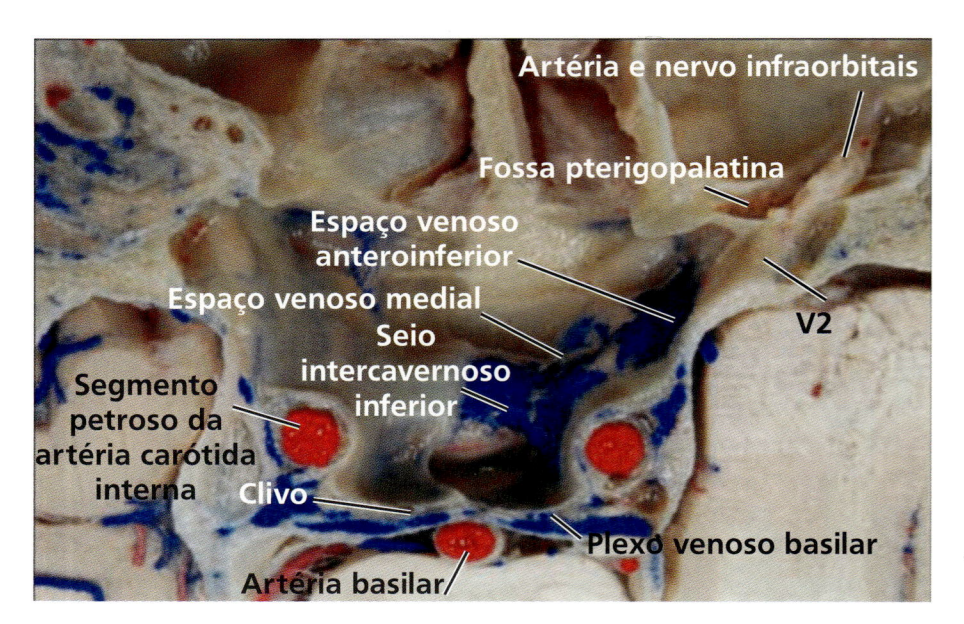

Fig. 2.37 A dura-máter na metade esquerda da sela e na parede lateral do seio esfenoidal foi removida, expondo o seio intercavernoso inferior e os compartimentos venosos medial e anteroinferior do seio cavernoso. Conexões translares entre os seios cavernosos podem existir em qualquer ponto da parede anterior até a posterior da sela, incluindo o diafragma, ou todas as conexões podem estar ausentes. A conexão intercavernosa mais constante é o plexo venoso basilar, passando posterior ao dorso e clivo superior e conectando o aspecto posterior de ambos os seios cavernosos. A divisão maxilar foi exposta ao longo da parede lateral do seio. Para dentro da fossa pterigopalatina, a divisão maxilar envia ramos ganglionares para o gânglio pterigopalatino. A maior parte da divisão maxilar dá origem ao nervo infraorbital, que entra no canal infraorbital, no teto do seio maxilar.

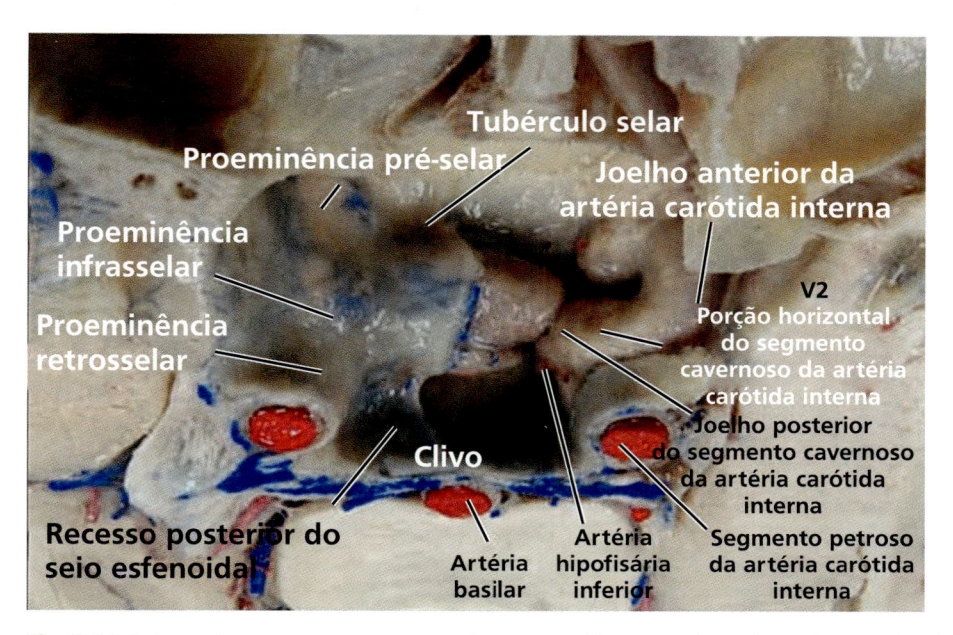

Fig. 2.38 A dura-máter e as estruturas venosas foram removidas, expondo a relação da carótida e da hipófise. O segmento infrasselar da proeminência carótica está localizado abaixo do assoalho da sela e compreende a porção horizontal da carótida cavernosa. O segmento pré-selar está localizado junto à parede sinusal anterior e é a proeminência relacionada com a carótida mais frequentemente identificada no interior do seio esfenoidal. Ele compreende o joelho anterior e o segmento clinóideo da artéria carótida. O osso que separa a artéria e o seio esfenoidal é mais fino ao longo da parte pré-selar, imediatamente abaixo do tubérculo da sela. O segmento retrosselar é visto na parte posterolateral do seio, em que a pneumatização se estende lateralmente para a área do dorso. O segmento retrosselar compreende a parte de transição entre a carótida petrosa distal e a cavernosa proximal e está fixado em posição lateral ao ligamento petrolingual. O joelho posterior da carótida cavernosa dá origem à artéria hipofisária inferior, que corre medialmente na direção do lobo posterior da hipófise e para a dura-máter sobre a parte posterior do assoalho selar, estabelecendo conexões com a artéria de mesmo nome do lado contrário.

noidal pode colocar sua parede em contato com a parte posterior do seio maxilar (**Figs. 2.31, 2.35** e **2.44**).

As cavidades dentro do seio esfenoidal raramente são simétricas e, frequentemente, são divididas por pequenos septos, que, em geral, estão fora da linha média. Mesmo quando um único septo maior divide o seio (48% dos casos), ele muitas vezes se apresenta defletido para o lado.[2] Não é infrequente que septos esfenoidais paramedianos estejam conectados à proeminência carótica nas paredes laterais do seio (**Figs. 2.43** e **2.44**).

O seio esfenoidal possui uma parede anterior, um assoalho, duas paredes laterais, um teto e uma parede posterior.

A parede anterior do seio esfenoidal compreende a concha, óstio e rostro esfenoidais e apresenta a crista esfenoidal anterior (**Figs. 2.7** e **2.35**). A crista esfenoidal ante-

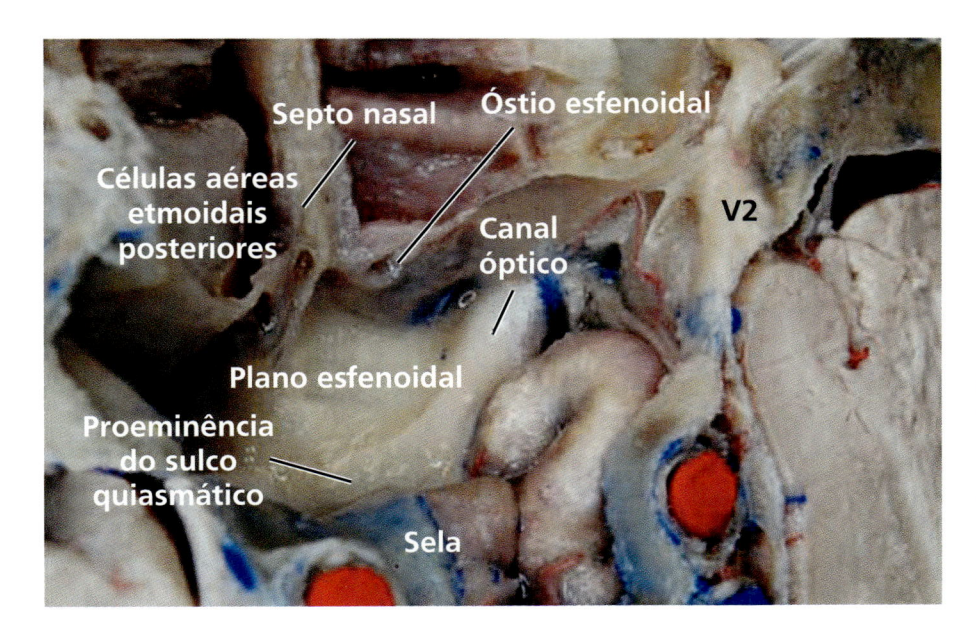

Fig. 2.39 O teto do seio esfenoidal se estende desde a parede anterior até o nível dos canais ópticos. Compreende o plano esfenoidal, a proeminência do sulco quiasmático e o tubérculo selar, abaixo do qual fica a sela. A sela ocupa a parte superior da parede posterior do seio. As partes anterolaterais do teto podem ser ocupadas pelas células aéreas etmoidais posteriores, que podem rodear o canal óptico e alcançar a parede anterior da sela.

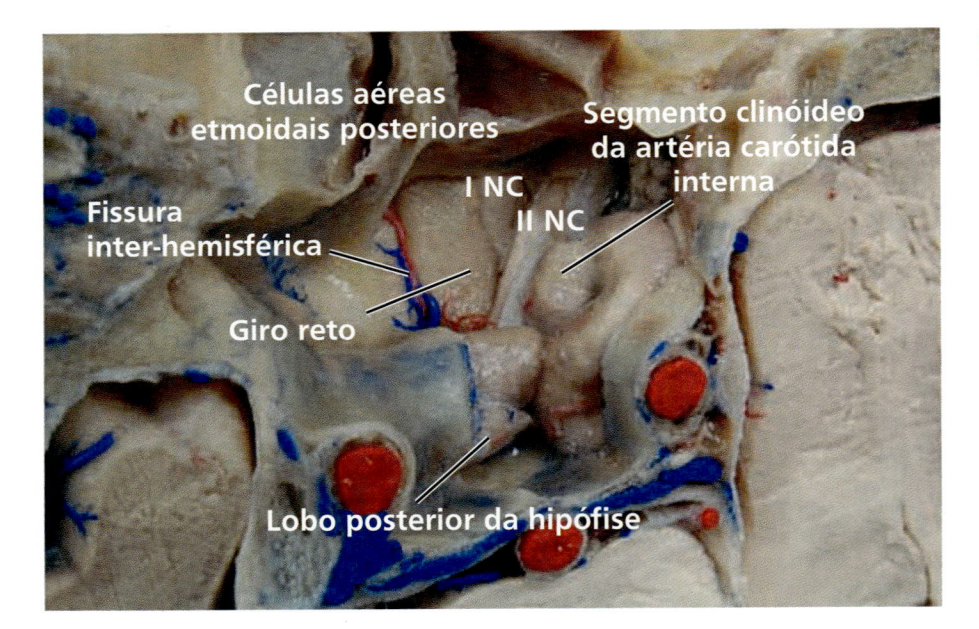

Fig. 2.40 Abertura através do plano esfenoidal expõe a fissura inter-hemisférica, a parte posterior dos giros retos e os sulcos e nervos olfatórios, que compreendem a parte medial da superfície basal do cérebro. Operar através dessa área também permite alcançar o espaço incisural, incluindo o conteúdo das cisternas quiasmáticas e da lâmina *terminalis*.

rior dá inserção à parte óssea do septo nasal, formada pelo vômer e pela placa perpendicular do etmoide (**Fig. 2.20**). A parede anterior é dividida, obliquamente, em partes lateral e medial. A parte lateral compreende as conchas esfenoidais e células aéreas etmoidais posteriores. A parte medial está voltada ao recesso esfenoetmoidal. Os óstios esfenoidais se abrem ao longo da parte medial da parede anterior, mais próximo do teto do seio. Tamanho, forma e posição dos óstios esfenoidais são altamente variáveis e, frequentemente, as margens superior e inferior de ambos os óstios não são equivalentes.

Os nervos trigêmeos, a artéria carótida e os canais ópticos podem salientar-se ao longo da parede lateral, potencialmente produzindo cegueira, paralisia de músculos extraoculares e/ou hipestesia (**Figs. 2.36, 2.44 a 2.46**) como sintomas de lesão dessa área.

O sulco carótico produz uma proeminência dentro do seio esfenoidal, que é máxima nos seios mais pronun-

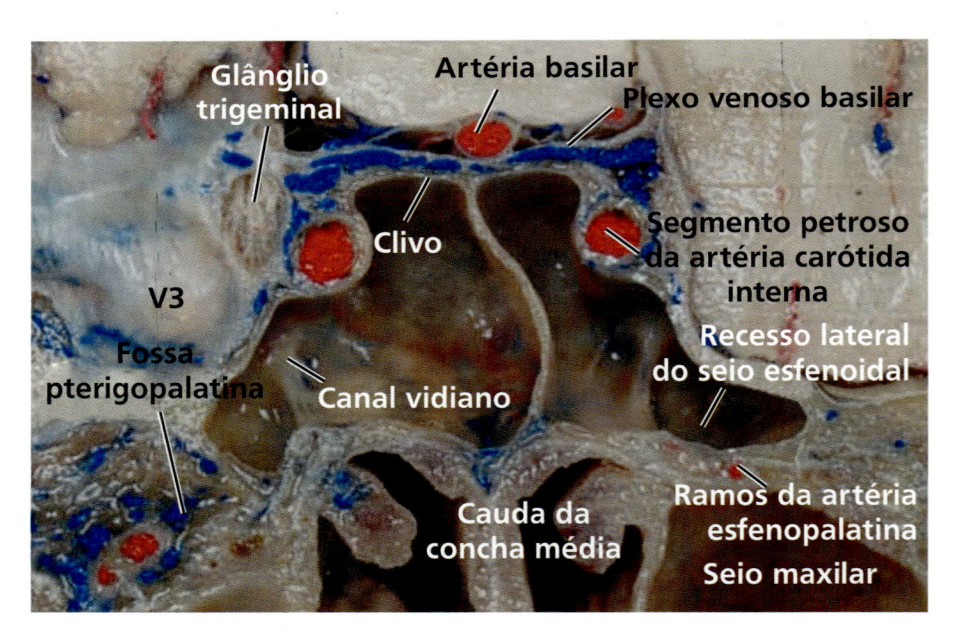

Fig. 2.41 A parte inferior da peça é examinada. O corte axial expôs o assoalho do seio esfenoidal e a cavidade nasal ao nível da cauda das conchas médias. A pneumatização do seio esfenoidal é tal que o assoalho do seio é inferior ao nível dos canais vidianos, fazendo-os salientarem-se ao longo do assoalho. Acompanhar o curso do canal vidiano posteriormente, desde a fossa pterigopalatina, leva o cirurgião à carótida retrosselar e ao joelho petroso anterior. No lado esquerdo, o recesso lateral se estende anteriormente, tornando as paredes dos seios esfenoidal e maxilar separadas apenas pelo conteúdo da fossa pterigopalatina. A parte inferior ou clival da parede posterior do seio esfenoidal também pode ser vista. A parte clival da parede posterior se estende desde o assoalho do seio à sela e de uma carótida petrosa à outra. Brocar a parte clival da parede posterior expõe a dura-máter do clivo e o plexo venoso basilar. Operar através dessa área permite acessar o conteúdo das cisternas pré-pontina e a parte superior da cisterna pré-bulbar, bem como as partes mediais das cisternas cerebelopontina e cerebelobulbar.

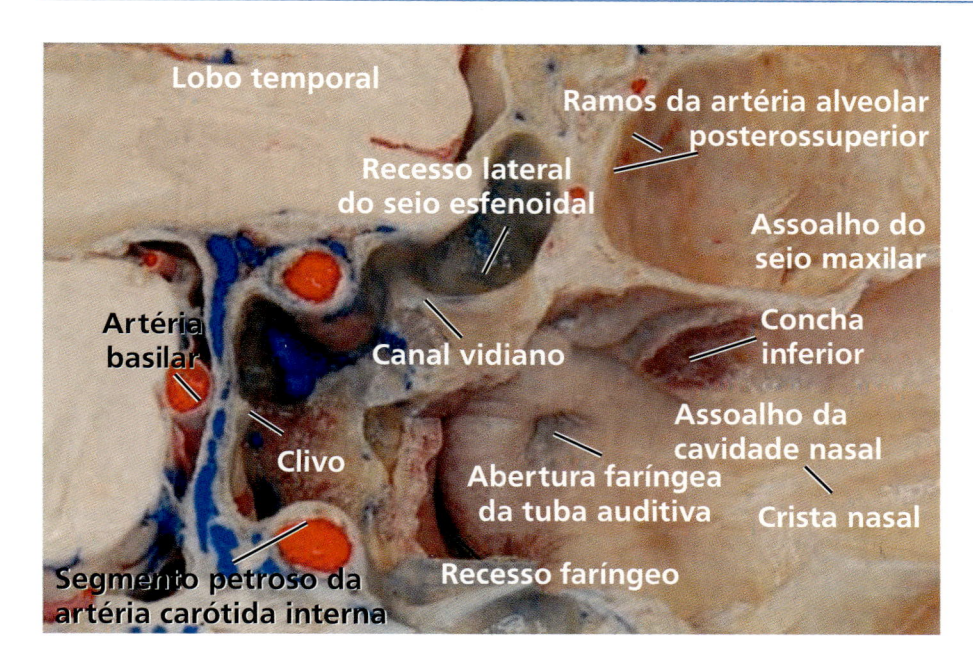

2 Anatomia da Cavidade Nasal e dos Seios Paranasais

Fig. 2.42 O assoalho do seio esfenoidal pode ser brocado, comunicando o seio com a nasofaringe. Isto permite atingir o clivo inferior e a junção craniovertebral. A parede lateral da nasofaringe apresenta a abertura faríngea da tuba auditiva e o recesso faríngeo. O recesso faríngeo é um marco da posição do segmento cervical da artéria carótida. As artérias alveolares superiores posteriores são ramos do segmento pterigopalatino da artéria maxilar e tomam parte no suprimento ósseo e mucoso do seio maxilar. Dois ou três ramos podem perfurar a parede posterior do seio.

ciadamente pneumatizados. A proeminência carótica pode ser dividida em três partes: segmentos retrosselar, infrasselar e pré-selar (**Figs. 2.38** a **2.40**; ver também Capítulo 22, **Figs. 22.5** a **22.9**). O segmento retrosselar é visto na parte posterolateral dos seios, nos quais a pneumatização estende-se lateralmente para a área do dorso selar. O segmento retrosselar compreende a parte de transição entre os segmentos petroso distal e cavernoso proximal da carótida e, usualmente, está fixado em posição pela presença do ligamento petrolingual. A carótida petrosa distal abrange os segmentos do segundo joelho ou joelho anterior e o segmento petroso vertical e, com ou sem a adição da carótida cavernosa proximal, tem sido chamado de segmento paraclival, trigeminal ou lácero.[4,5] O joelho anterior da carótida petrosa está localizado acima da cartilagem fibrosa do forame lácero e sua face lateral localiza-se no espaço extradural, entre a língua do osso esfenoide e o ápice petroso. O joelho anterior é contínuo distalmente com o segmento vertical anterior, que se estende, em média, por 5,6 mm[4] e, conceitualmente, termina na margem superior do ligamento petrolingual. O ligamento petrolingual é um marco anatômico importante, seja por uma perspectiva lateral (endocraniana) ou medial (endocraniana). Olhando através da fossa média, a posição desse ligamento se aproxima de uma linha que segure a margem superior do nervo maxilar, posteriormente, até o gânglio

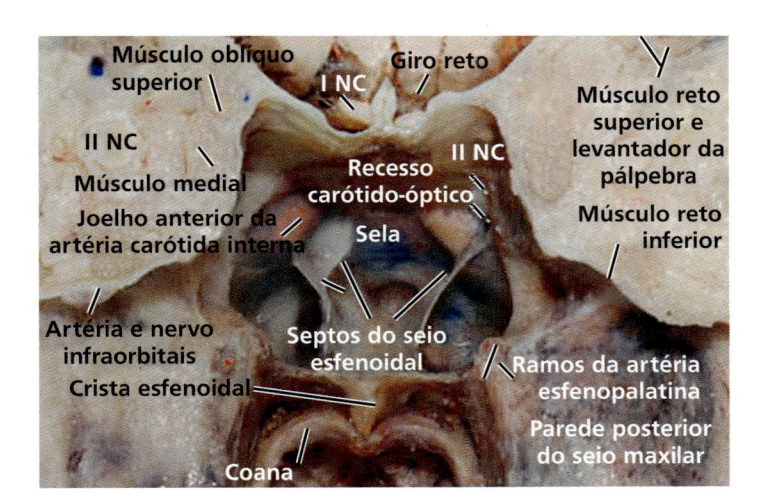

Fig. 2.43 Em outro espécime, um corte coronal foi executado na região da parede posterior do seio maxilar. A parede anterior do seio esfenoidal foi removida, expondo os múltiplos septos existentes. Não é incomum que os septos esfenoidais se fixem superiormente ao longo das proeminências carótidas, um fato anatômico que demanda uma manipulação cuidadosa durante sua remoção cirúrgica.

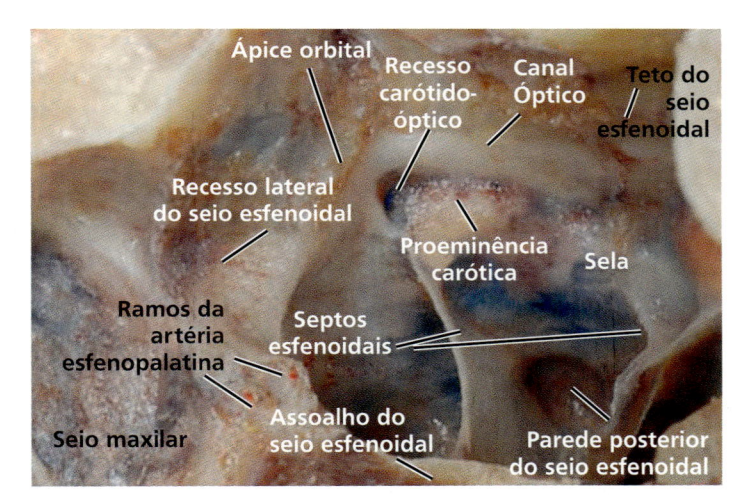

Fig. 2.44 Vista ao longo da parede lateral do seio cavernoso. O recesso carótido-óptico está claramente marcado. Ele se estende ao longo do pilar óptico e processo clinóideo anterior e tem três superfícies, que estão voltadas para o canal óptico, superiormente; para a fissura orbital superior, inferiormente; e o segmento clinóideo da carótida, posteriormente. Na parte inferolateral da parede anterior do seio esfenoidal, a artéria esfenopalatina envia seus ramos nasosseptais, que passam ao longo do rostro esfenoidal para atingir a parte posterior do septo nasal.

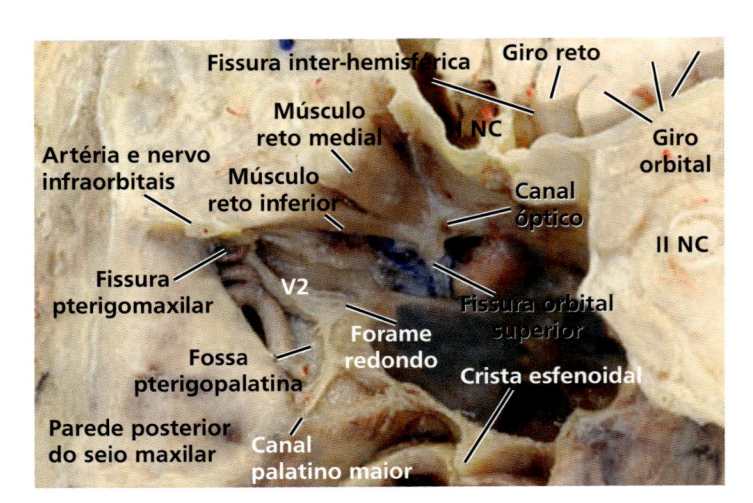

Fig. 2.45 A fossa pterigopalatina foi exposta dissecada e a cobertura óssea sobre a projeção do seio cavernoso, ao longo da parede esfenoidal lateral, foi removida. A fossa pterigopalatina é um pequeno espaço piramidal localizado abaixo do ápice da órbita. Ela se conecta à cavidade nasal através do forame esfenopalatino, com a órbita pela extremidade medial da fissura orbital inferior, e com a fossa infratemporal pela fissura pterigomaxilar. Além das fissuras orbital inferior, pterigomaxilar e esfenopalatina, diversos outros forames se abrem ao longo das suas paredes, incluindo forame redondo, canal vidiano e canal palatino maior.

A divisão maxilar do nervo trigêmeo pode se salientar ao longo da parede lateral do seio, abaixo da sela. O comprimento médio de divisão maxilar salientando-se para dentro do seio é 10,9 mm (**Fig. 2.46**).[2] A divisão maxilar é particularmente evidente quando o recesso lateral está presente. Em casos de pneumatização extrema da parede lateral, a divisão mandibular pode estar aparente. A divisão oftálmica e os demais conteúdos da fissura orbital superior são vistos como uma proeminência larga na parte superior da parede lateral. Sua identificação é facilitada pela localização do recesso carótido-óptico, uma vez que sua margem superior corresponde à margem inferior do recesso (**Figs. 2.44** a **2.47**).

A projeção do seio cavernoso ao longo da parede lateral do seio esfenoidal abrange a área entre a proeminência carótica infrasselar, inferiormente, que corresponde à margem superior da divisão maxilar, até os canais ópticos, que salientam-se na parte superolateral do seio esfenoidal (**Figs. 2.45** e **2.46**). O canal óptico compreende o nervo óptico e a artéria oftálmica e tem uma angulação (descenso anteroinferior) de 15° em relação à linha orbitomeatal.

O teto do seio esfenoidal se estende a partir da parede anterior, na região dos canais ópticos. Ele compreende o plano esfenoidal, a proeminência do sulco quiasmático, e trigeminal (Capítulo 22, **Figs. 22.11** e **22.12**). Quando a dissecção se faz medialmente, ao longo da parede lateral do seio esfenoidal, observa-se que o ligamento petrolingual está localizado imediatamente abaixo da margem inferior do nervo abducente, no ponto onde o nervo cruza a superfície lateral da artéria carótida. Um plexo venoso, que consiste em uma extensão lateral do seio cavernoso, estende-se em torno da superfície anteroinferior da artéria carótida dentro da cobertura florestal da parte distal do canal carótico.[3] Esse plexo se estende para o interior do canal carótico, passando embaixo do nervo trigêmeo até o primeiro joelho ou o segmento vertical posterior da artéria carótida petrosa.[4] O segmento infrasselar está localizado abaixo do assoalho da sela e compreende a porção horizontal da carótida cavernosa. O segmento pré-selar está localizado próximo à parede sinusal anterior e é a proeminência mais frequentemente identificada na face interna do seio esfenoidal.

Quando todas as três partes da proeminência carótica estão presentes e conectadas, elas formam uma proeminência serpiginosa que marca o trajeto completo da artéria (**Figs. 2.39, 2.48** e **2.49**). De acordo com Fujii *et al.*,[2] o osso que separa a artéria e o seio esfenoidal é delgado sobre as partes retrosselar e pré-selar da proeminência carótica e extremamente afilado, o mais fino de todos ao longo da parte pré-selar, imediatamente abaixo do tubérculo da sela. Além de serem as áreas mais vulneráveis de cobertura óssea sobre as carótidas dentro do seio esfenoidal, as proeminências caróticas pré-selares são também as áreas onde ambas as carótidas mais se aproximam da linha média, atingindo posições tão próximas quanto 8,5 mm.[2]

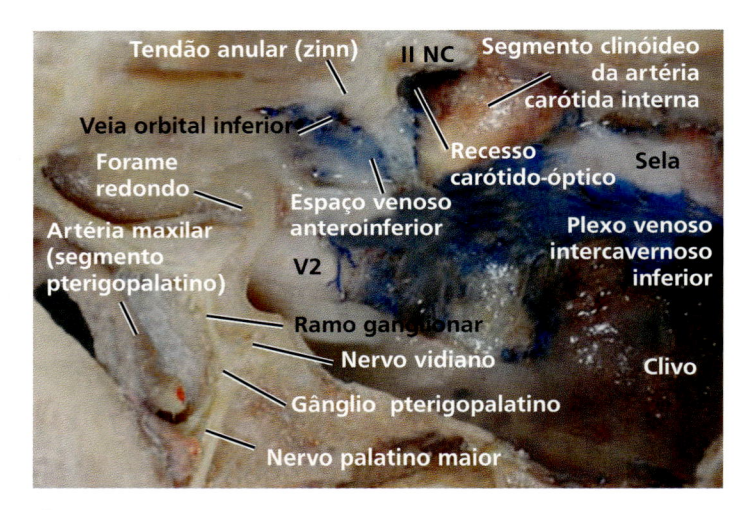

Fig. 2.46 Vista aumentada da Figura 2.45. A margem superior da divisão maxilar marca o limite inferior do seio cavernoso. O nervo maxilar deixa o crânio através do forame redondo, atingindo a parte posterior da fossa pterigopalatina. Cruzando a parte superior da fossa, o nervo maxilar envia ramos ganglionares para o gânglio pterigopalatino. A partir desse ponto, ele se desvia superolateralmente para alcançar a parte superior da superfície posterior da maxila. O nervo maxilar fornece os ramos zigomáticos e os nervos alveolares superiores posteriores. Ele, finalmente, entra no canal infraorbitário, no teto do seio maxilar e assoalho orbital, como o nervo infraorbital. O nervo infraorbital emerge na face, ao longo da parede anterior do seio maxilar. O gânglio pterigopalatino situa-se atrás do segmento pterigopalatino da artéria maxilar e entre o nervo maxilar e o canal esfenopalatino. As raízes simpáticas e parassimpáticas atingem esse gânglio através do nervo vidiano, formado por uma combinação de fibras do nervo carótico e petroso maior. O canal palatino maior é formado pela aposição da maxila e a lâmina perpendicular do osso palatino. Ele transmite os vasos e nervos palatinos maior e menor para a cavidade nasal posterior e o palato.

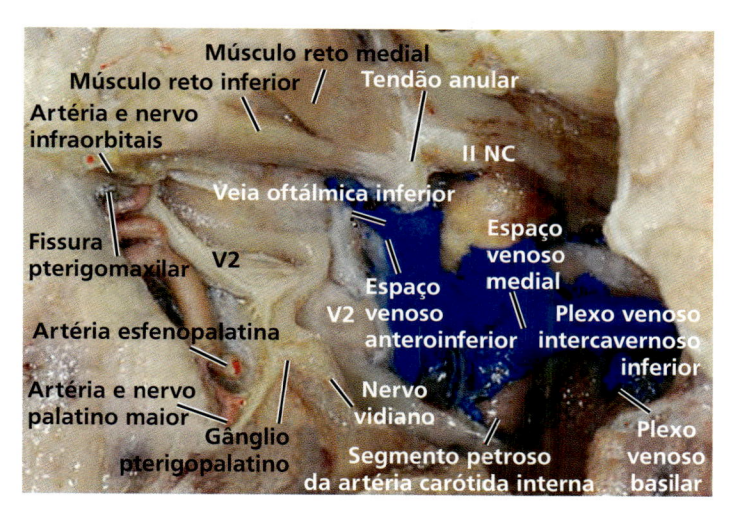

2 Anatomia da Cavidade Nasal e dos Seios Paranasais

Fig. 2.47 A cobertura óssea e dural ao longo da parede do seio cavernoso foi removida, expondo os compartimentos venosos no seio cavernoso e em torno dele. Os espaços venosos do seio cavernoso recebem nomes de acordo com sua relação com a carótida cavernosa e incluem os espaços venosos posterossuperior, medial e anteroinferior. O espaço venoso anteroinferior recebe a drenagem da veia oftálmica inferior, que pode passar dentro ou abaixo do tendão anular.

o tubérculo selar, abaixo dos quais está a sela, ocupando a parte superior da parede posterior do seio (**Figs. 2.34 e 2.39**). As partes anterolaterais do teto podem ser ocupadas pelas células aéreas etmoidais posteriores, que podem rodear o canal óptico e atingir a parede anterior da sela. A distância média entre os canais carótidos ao longo do plano esfenoidal é de 14 mm.[1] Abertura através do plano esfenoidal, dá acesso à porção posteromedial da fossa anterior do crânio e espaço incisural, incluindo o conteúdo da cisterna quiasmática e da lâmina terminal (**Figs. 2.40, 2.49 a 2.51**).

O assoalho do seio pode ser marcado pela proeminência do canal vidiano (**Figs. 2.41 e 2.42**). Seguir o curso do canal vidiano, posteriormente, a partir da fossa pterigopalatina, leva o cirurgião à carótida retrosselar e ao joelho petroso anterior. A porção distal da carótida petrosa é o local mais frequente da emergência de ramos desse segmento, que ocorre em até 70% dos espécimes e consiste nos ramos vidianos e periosteais.[3,4] Esses ramos usualmente se originam das superfícies inferior ou anteroinferior da artéria. A partir da sua origem, a artéria vidiana corre medialmente, cerca de 11 mm, ao longo da parede anterior do canal carótico antes de penetrar na abertura posterior do canal vidiano, localizada na base do processo pterigóideo do esfenoide, imediatamente abaixo do assoalho do seio esfenoidal e inferolateral ao joelho anterior da carótida petrosa. O diâmetro médio do ramo vidiano é de 0,5 mm e todos os ramos estabeleceram uma anastomose com ramos maxilares na fossa pterigopalatina ou no canal vidiano.

A parede posterior do seio esfenoidal pode ser dividida em uma parte selar superior e uma parte clival, inferior. Ao longo da parte selar, os limites laterais são as proeminências carótidas pré-selar e infrasselar. Na parte clival, as proeminências carótidas retrosselares compreendem o limite lateral. A profundidade do seio esfenoidal é a distância desde o óstio até a parte mais próxima da sela e varia de 9 a 23 mm.[1,2] O osso da parede posterior é mais fino ao longo da parede anterior da sela, variando de 0,1 a 0,7 mm. Remover

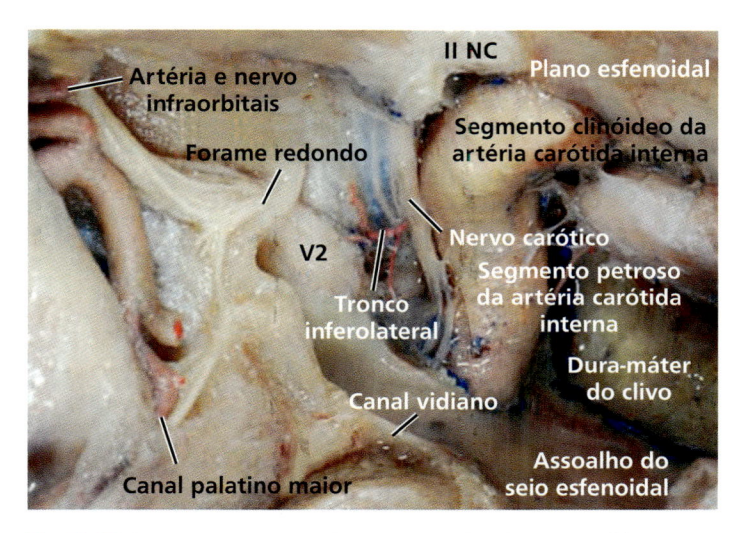

Fig. 2.48 As estruturas venosas foram ressecadas. O nervo carótico, um ramo do gânglio simpático, ramifica-se em duas partes próximo ao joelho da artéria carótida petrosa: um tronco anterossuperior, maior, e um tronco posteroinferior, menor. O tronco anterior dá origem ao nervo petroso profundo, que se junta ao nervo petroso maior para formar o nervo vidiano e envia ramúsculos para os nervos abducente e trigêmeo na região da fissura orbital superior.

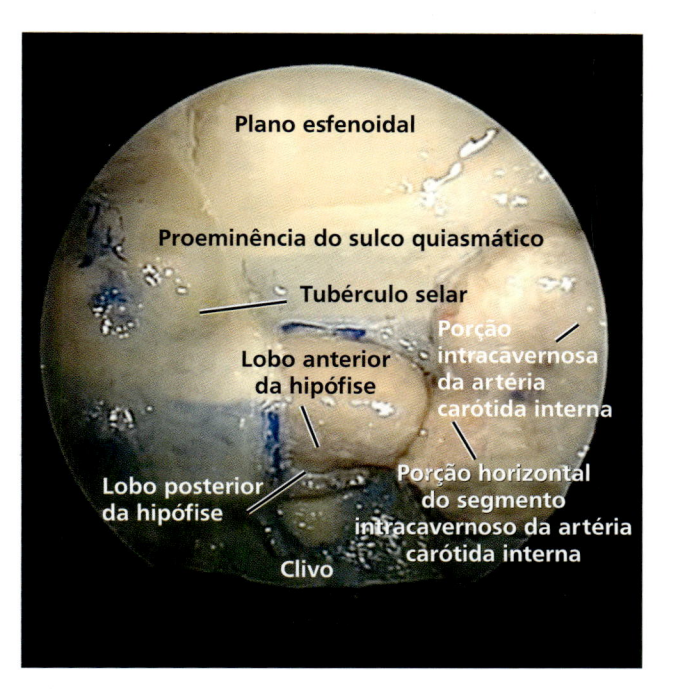

Fig. 2.49 Dissecção endoscópica do seio esfenoidal. A cavidade do seio esfenoidal pode ser considerada um amplificador no caminho natural formado pela cavidade nasal. Operar através dessa cavidade pode levar a diversos outros compartimentos. A exploração endoscópica da parede lateral e parte selar da parede posterior do seio esfenoidal foi apresentada no Capítulo 22.

noidais à sela. Brocagem ao longo da parte clival da parede posterior expõe a dura-máter do clivo e o plexo venoso basilar (**Fig. 2.42**). Operar através dessa área dá acesso ao conteúdo da parte pré-pontina e superior das cisternas pré-bulbares, bem como às partes mediais das cisternas cerebelopontina e cerebelobulbar (**Figs. 2.52 a 2.54**).

Duas distâncias têm importância capital para vias de acesso cirúrgicas ao e através do seio esfenoidal: a distância entre o *nasospinale* e o óstio do seio esfenoidal, e a distância do óstio do esfenoide à parede anterior da fossa hipofisária, o *nasofinale* – ponto mais inferior da abertura piriforme do longo da linha média. A distância média entre o *nasospinale* e o óstio do esfenoide é de 27,5 mm em recém-nascidos, e 61,5 mm em adultos, enquanto a distância média entre o óstio do seio esfenoidal e a parede hipofisária anterior em adultos é de 14,6 mm. Estas distâncias representam o caminho dos instrumentos cirúrgicos e seu comprimento apropriado, quando operando através da via endonasal.

O seio esfenoidal recebe seu suprimento sanguíneo da artéria esfenopalatina. A região selar também pode receber suprimento das artérias capsulares hipofisárias e inferiores.

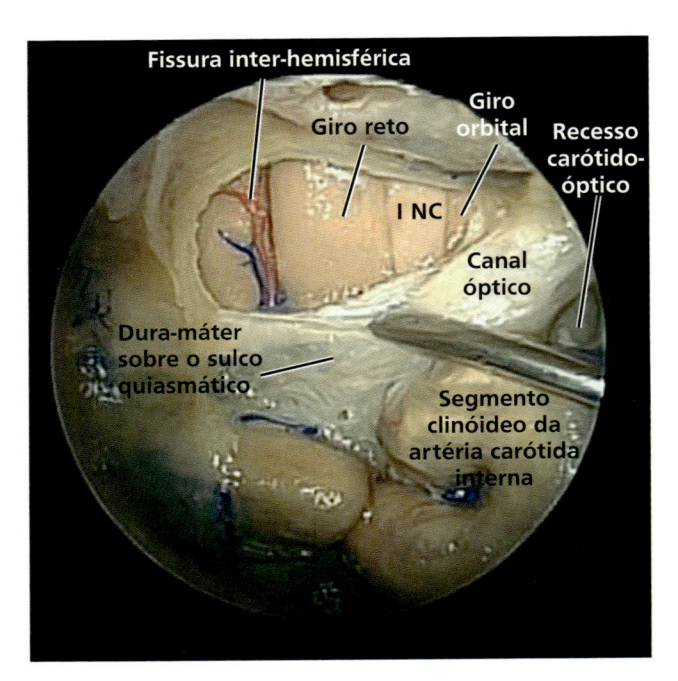

Fig. 2.50 O teto do seio esfenoidal se estende desde a parede anterior até o nível dos canais ópticos. Ele compreende o plano esfenoidal, a proeminência do sulco quiasmático e o tubérculo selar, além dos quais está a cavidade selar, na parte superior da parede posterior do seio. A transição entre o plano e o sulco quiasmático usualmente é marcada por uma diferença de nível (ponta do dissector). Este contorno é acompanhado pela dura-máter que cobre a região.

o osso da parte selar da parede posterior expõe a dura-máter da sela e os seios intercavernosos (**Figs. 2.36 a 2.38**) e, usualmente, é executado durante vias de acessos transesfe-

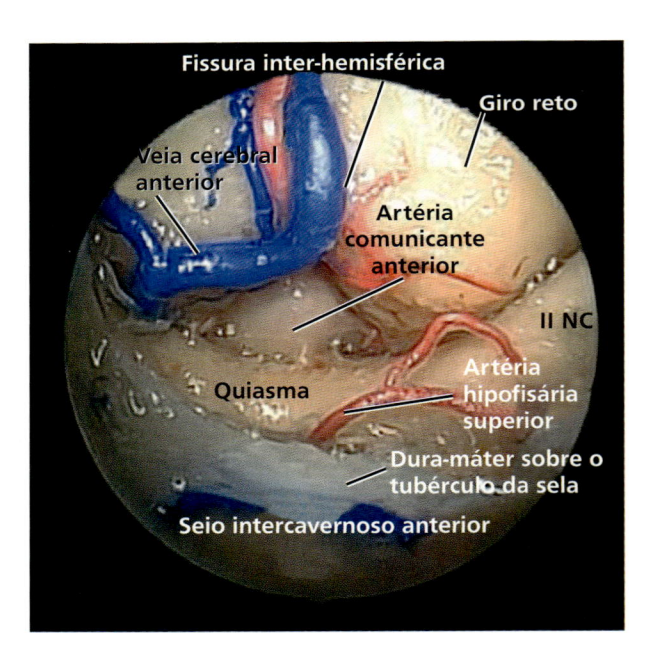

Fig. 2.51 Abrir através do plano esfenoidal permite abordar a porção posteromedial da fossa anterior do crânio. Essa área está relacionada com a parte posterior da superfície basal do cérebro, que apresenta o giro reto, o sulco olfatório e os giros orbitais. O nervo olfatório está relacionado com o sulco olfatório. A via transplano também permite acesso ao espaço incisural anterior. No centro desse espaço, o quiasma ajuda a separar os dois principais compartimentos cisternais. Abaixo do quiasma fica a cisterna quiasmática e, fica acima dele, o centro da cisterna da lâmina terminal.

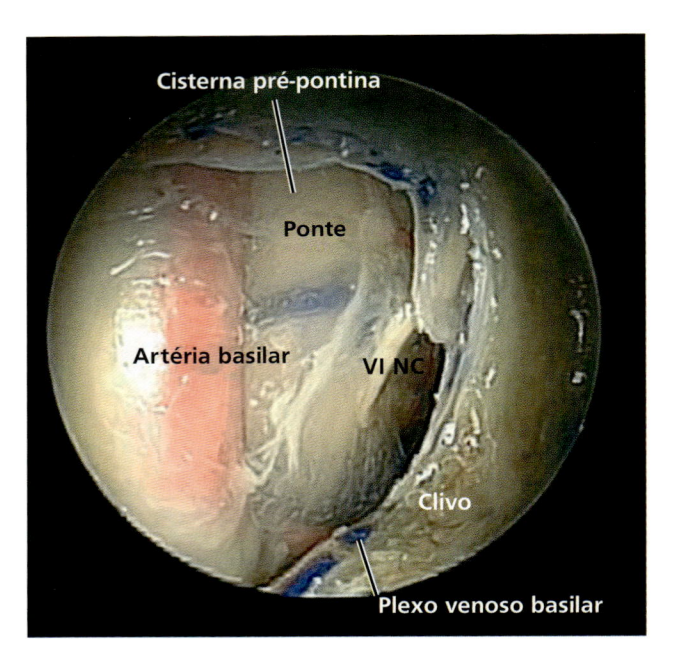

Fig. 2.52 A haste hipofisária e as artérias hipofisárias superiores estão localizadas na cisterna quiasmática. As artérias cerebrais anteriores e os ramos, as veias cerebrais anteriores e o complexo das artérias comunicantes anteriores estão na cisterna da lâmina terminal. A parede posterior do seio esfenoidal é dividida em uma parte selar, superior, e uma parte clival, inferior. A parte clival se estende desde o assoalho da sela até o assoalho do seio e está acima da nasofaringe. Abrir através da parte clival da parede posterior expõe a dura-máter clival, que contém o plexo venoso basilar – a conexão mais constante entre os seios cavernosos. Operar através dessa área leva o cirurgião à cisterna pré-pontina, localizada entre as membranas aracnóideas pontinas anteriores, passando imediatamente medial aos nervos abducentes a cada lado. Essa cisterna abriga o tronco basilar e a origem das artérias cerebelares inferiores anteriores.

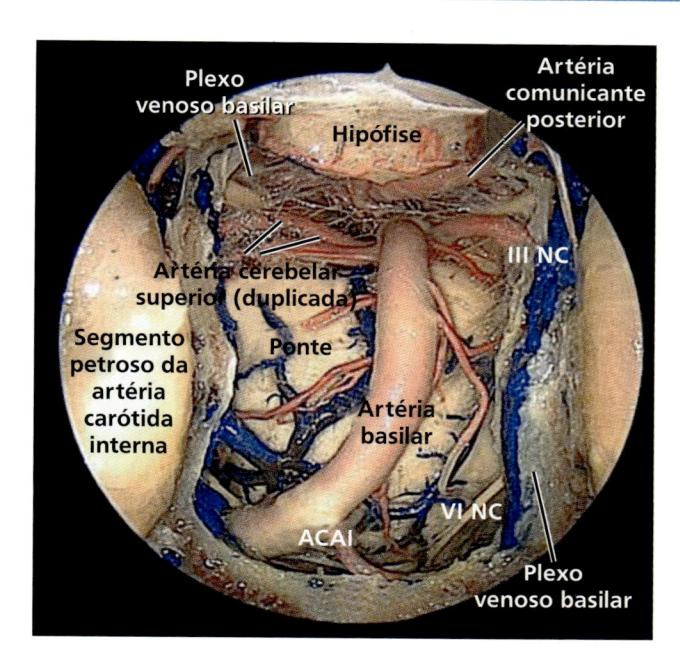

2 Anatomia da Cavidade Nasal e dos Seios Paranasais

Fig. 2.53 Essa via de acesso pode ser ampliada superiormente, na direção da cisterna interpeduncular, através da remoção do dorso da sela.
A cisterna interpeduncular fica entre os nervos oculomotores, de cada lado, e abriga o topo da basilar e a origem das artérias cerebrais posteriores. Ela é separada da cisterna pré-pontina pela lâmina inferior (folheto mesencefálico) da membrana de Liliequist. A artéria cerebelar superior se origina ao longo da transição entre as cisternas interpeduncular e pré-pontina e se apresenta duplicada, à direita, nesse espécime. A via de acesso também pode ser expandida inferiormente, removendo-se o assoalho do seio esfenoidal e operando através da parede posterior da faringe. Isso fornece acesso à cisterna pré-bulbar e a junção craniovertebral. ACAI: artéria cerebelar anteroinferior.

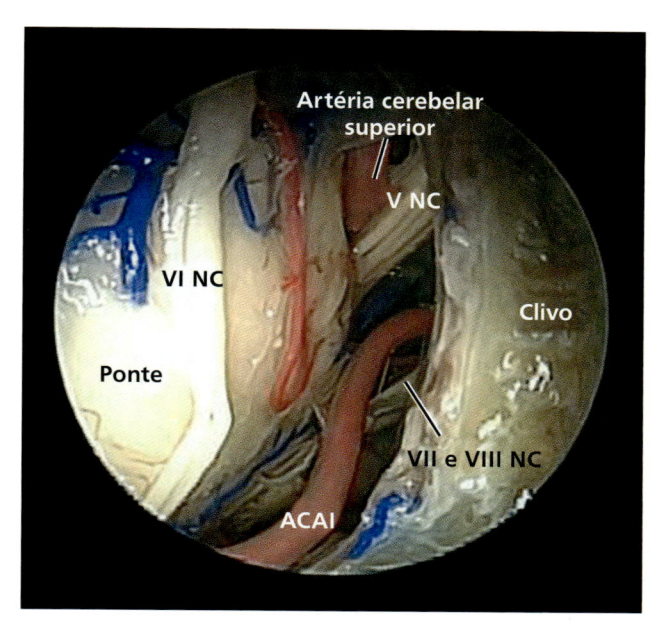

Fig. 2.54 Avançando lateralmente, para além do nervo abducente e da membrana aracnóidea pontina anterior, é possível alcançar a parte medial da cisterna cerebelopontina. Esta cisterna abriga os nervos cranianos V, VI, VII e VIII e parte da trajetória da artéria cerebelar superior e a artéria cerebelar anteroinferior (ACAI). Ela se localiza acima da cisterna cerebelobulbar, que contém a artéria cerebelar posteroinferior (ACPI) e os nervos cranianos inferiores.

Referências

1. Lang J. *Anatomy of the nose, nasal cavity and paranasal sinuses*. New York: Thieme Medical, 1989.
2. Fujii K, Chambers SM, Rhoton Jr AL. Neurovascular relationships of the sphenoid sinus. A microsurgical study. *J Neurosurg* 1979;50:31-39.
3. Paullus WS, Pait TG, Rhoton Jr AI. Microsurgical exposure of the petrous portion of the carotid artery. *J Neurosurg* 1977;47:713-26.
4. Osawa S, Rhoton Jr AL, Tanriover N et al. Microsurgical anatomy and surgical exposure of the petrous segment of the internal carotid artery. *Neurosurgery* 2008;63(4 Suppl 2):210-38.
5. Rhoton Jr AL. The posterior cranial fossa. Microsurgical anatomy and surgical approaches. *Neurosurgery* 2006;47 (3 Suppl):S1-S298.

3 Diagnóstico por Imagem dos Seios Paranasais e da Base do Crânio na Cirurgia Endoscópica – Reconstrução Tridimensional e outros Recursos

Rainer Guilherme Haetinger

Dicas e Pérolas

- O conhecimento de todas as variações anatômicas é essencial para que se evitem complicações cirúrgicas. Estas variações sempre devem ser descritas por radiologistas e reconhecidas por cirurgiões.
- Muitas lesões envolvendo a base do crânio necessitam ser investigadas por tomografia computadorizada (TC) e por ressonância magnética (RM).
- Os planos coronal e sagital são essenciais na investigação por imagem para as lesões da linha média.
- Lesões relacionadas com o seio cavernoso são mais bem avaliadas por RM.
- Angiofibromas juvenis são mais bem avaliados pela angiotomografia computadorizada (angio-TC), incluindo aquisição bifásica em casos de grandes tumores. Quando há a suspeita de uma invasão do seio cavernoso, a RM é um método complementar importante.
- Tumores contíguos às artérias carótidas internas devem ser avaliados antes da cirurgia, com angiografia digital e teste de oclusão.
- A cisternotomografia ainda é o método de excelência na investigação por imagem das fístulas liquóricas.

Introdução

O papel da investigação por imagem de alta qualidade no planejamento de cirurgias é de suma importância para uma abordagem cirúrgica segura e resultados bem-sucedidos. A demonstração anatômica detalhada e a relação entre lesões e estruturas vasculares e ósseas são uma orientação essencial para o cirurgião. A tomografia computadorizada com múltiplos detectores ou *multislice* (MSTC), e a tomografia computadorizada volumétrica (TCV) fornecem um panorama muito confiável da anatomia em razão dos cortes muito finos (menos de 1 mm) com *pixels* isotrópicos e aquisição de alta velocidade (centenas de imagens por segundo), permitindo uma qualidade ainda maior em estudos vasculares. Neste capítulo vamos nos referir a estes tipos de tomografia computadorizada apenas como "TC".

Um protocolo específico e extremamente útil é a angiotomografia computadorizada (angio-TC), que é realizada pela injeção de meio de contraste iodado por via intravenosa e mais tarde pós-processada com *volume rendering* (VR) (**Fig. 3.1**), projeção de intensidade máxima (MIP), e *software* de reconstrução multiplanar (MPR). Este protocolo é a melhor escolha para demonstrar a vascularização dos tumores, a relação entre estruturas vasculares e ósseas, bem como integridade óssea.[1]

Por outro lado, a investigação por imagens de ressonância magnética de alto campo, com 1,5 e 3 Teslas, está melhorando cada vez mais a qualidade de investigação por imagem e a capacidade de distinguir tecidos e estruturas, principalmente no cérebro. Os equipamentos com campos magnéticos maiores (4 a 9 Teslas) ainda não estão disponíveis para utilização médica. A angiografia por ressonância magnética (angio-RM) também é um método excelente e bastante utilizado, podendo ser realizado com ou sem meio de contraste (preferencialmente com meio de contraste) e pós-processado com o mesmo *software* usado para a angio-TC. Neste método, as estruturas ósseas não são visíveis, mas há uma imagem muito clara dos vasos, incluindo aqueles dentro dos canais e forames do crânio e da coluna. A cisternotomografia computadorizada é considerada "padrão ouro" para a investigação de fístulas liquóricas.

Neste capítulo apresentaremos exemplos utilizando TC, RM ou combinação de ambas em lesões que podem ter indicação para cirurgia endoscópica.

Avaliação dos Seios Paranasais e da Base do Crânio

A avaliação do nariz, dos seios paranasais e da base do crânio é realizada, principalmente, por TC,[2] que fornece as informações essenciais a seguir:

1. Grau de aeração dos seios paranasais e a integridade das paredes mediais das órbitas e lâmina crivosa.
2. Localização dos septos intersinusais.

3 Diagnóstico por Imagem dos Seios Paranasais e da Base do Crânio na Cirurgia Endoscópica... 37

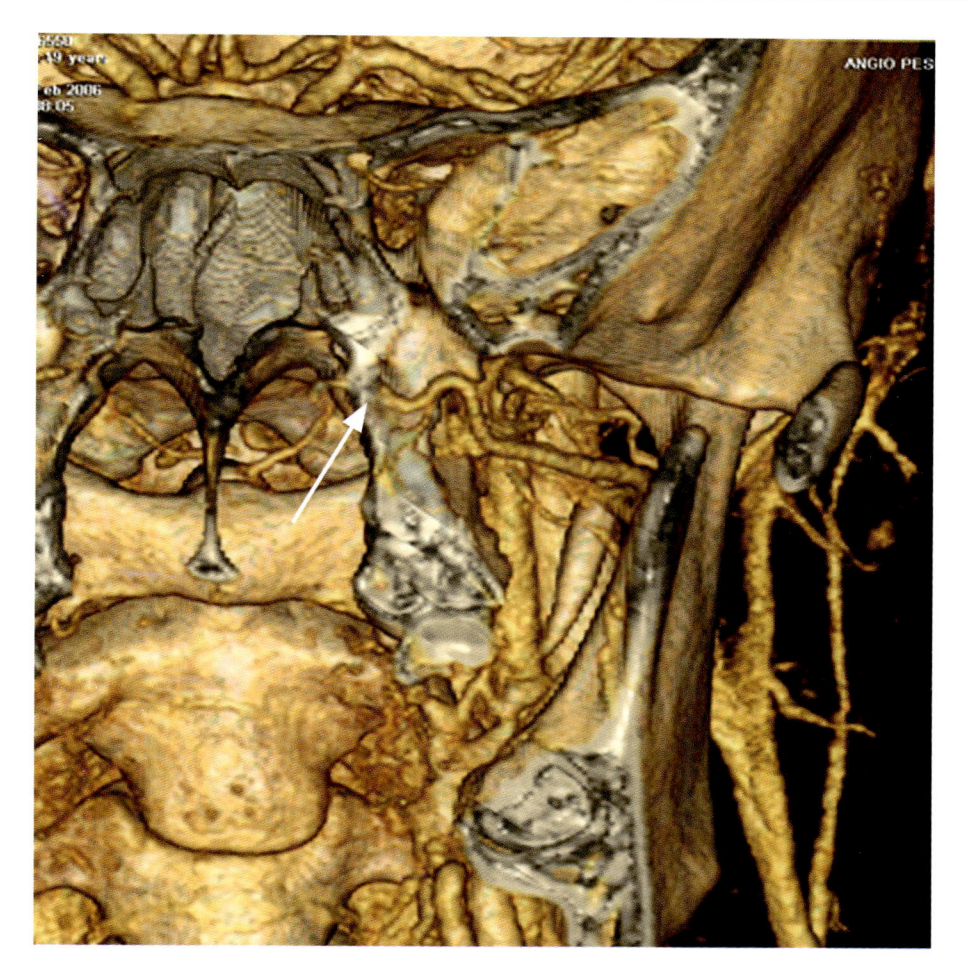

Fig. 3.1 Angiotomografia computadorizada com representação do volume em 3D (excluindo a parte anterior da face). Esta reconstrução 3D pós-processada mostra, adequadamente, a região da fossa pterigopalatina e a artéria maxilar esquerda atingindo o forame esfenopalatino *(seta)*. Este protocolo mantém o osso visível e, assim, a identificação do processo pterigoide, das fissuras orbitais inferiores e superiores e dos seios esfenoidais torna-se fácil.

3. Posição dos vasos da base craniana anterior (mais bem demonstrada por angio-TC).
4. Relação entre a fóvea etmoidal e a lâmina crivosa.
5. Presença de variações anatômicas, como célula de Onodi, expansão basilar do seio esfenoidal, pneumatização dos processos clinoides anteriores, células etmoidais supraorbitárias, deiscência da parede medial da órbita (com protrusão do tecido adiposo orbitário em direção ao labirinto etmoidal) e deiscência da parede lateral do seio esfenoidal.[3]
6. Presença e extensão de deiscências ósseas na base craniana próximas às artérias carótidas internas, nervos ópticos e seios cavernosos.

Para as lesões da base do crânio, a RM está indicada para o estabelecimento das seguintes situações:

1. Tumores recorrentes da base do crânio.
2. Tumores de origem intra ou extra-axial.
3. Que tipo de tecido está localizado adjacente ao osso deiscente ou destruído.
4. Invasão ou apenas compressão externa no cérebro.
5. Envolvimento das artérias carótidas internas, seios cavernosos, sistema vertebrobasilar ou seios durais.
6. Regiões anatômicas de maior risco potencial para abordagem cirúrgica, como seios cavernosos, cavos de Meckel, nervos ópticos, artérias carótidas internas, sistema vertebrobasilar e forames jugulares.
7. Relação entre a lesão e os nervos cranianos adjacentes.
8. Presença de cicatrizes e enxertos para reconstrução.

Uma ferramenta adicional para avaliar os vasos intra e extracranianos é a angio-RM, um método não invasivo que é muito útil em pacientes que possuem contraindicações para o meio de contraste iodado, como alergia ou insuficiência renal. É necessário recordar que, em casos de insuficiência renal, o agente paramagnético também deve ser evitado, considerando-se que a literatura médica recente registra muitos casos de fibrose sistêmica nefrogênica em decorrência da associação de insuficiência renal com agentes paramagnéticos.

A angiografia digital por subtração (DSA) não é utilizada na maioria dos casos, mas em cirurgias de alto risco, principalmente com envolvimento de artérias, demonstra vasos finos, porém importantes, e verifica a integridade funcional do círculo arterial do cérebro (círculo de Willis). Em alguns casos, indica a necessidade de embolização intravascular pré-operatória de uma malformação vascular ou tumor vascular.

Importância da Anatomia e das Variações Anatômicas

Devemos enfatizar que a questão mais importante para um diagnóstico correto é a identificação da origem anatômica de uma lesão; a falha em se fazer isto pode levar a um diagnóstico diferencial incorreto e a uma alta probabilidade de complicações cirúrgicas. Portanto, radiologistas e cirurgiões precisam ter um profundo conhecimento da anatomia complexa da base do crânio e da face. Eles precisam estar familiarizados com os planos axiais, coronais, sagitais e oblíquos. Reconstruções tridimensionais (3D) são úteis, mas a avaliação anatômica e a localização da lesão devem ser primeiramente determinadas em reformações 2D, como MPR. Também é essencial observar o deslocamento de vasos e nervos da sua topografia original, causada pelas lesões ou variações anatômicas.

A literatura médica é muito rica em publicações sobre esta anatomia. O objetivo deste capítulo é enfatizar alguns tópicos avançados que consideramos mais relevantes para a abordagem endonasal à base do crânio.

Variações anatômicas no etmoide posterior ou no seio esfenoidal (p. ex., células de Onodi, pneumatização dos processos clinoides anteriores e processos pterigoides) podem aumentar o risco de lesionar os nervos ópticos, as artérias carótidas internas,[4] os nervos maxilares e vidianos, bem como estruturas anteriores dentro da fossa posterior do crânio, atrás de um clivo muito fino ou deiscente (expansão basilar de seio esfenoidal). As variações da fóvea etmoidal podem aumentar o risco de lesão da fossa anterior do crânio durante a cirurgia assistida por endoscopia, como classificado por Keros em 1962,[5] e frequentemente referido na literatura especializada. Também é essencial reconhecer e descrever, em cada paciente, a presença de células etmoidais supraorbitárias, células de *Agger Nasi*, bolhas frontais e inserções anteriores e superiores do processo uncinado.

Originalmente, existem diferentes tipos de células de Onodi, como o professor húngaro de Rinologia, Adolph Onodi, descreveu em seu trabalho original.[6] O tipo mais importante e utilizado hoje é definido como sendo a célula etmoidal mais posterior e contígua ao canal óptico, que, tipicamente, se expande para trás, acima do ou lateralmente ao seio esfenoidal (**Fig. 3.2**). Esta expansão também leva ao contato entre o etmoide posterior e a artéria carótida interna, que, em geral, está relacionada somente com o seio esfenoidal. Para uma abordagem cirúrgica da região etmoidal posterior e esfenoidal, o conhecimento desta variação é essencial para se evitar complicações e planejar a melhor abordagem cirúrgica. (Ver também a subseção "Meningioma", na seção "Lesões Extra-axiais da Fossa Craniana Anterior" e um exemplo específico na seção "Meningioma da Fossa Craniana Anterior", a seguir.)

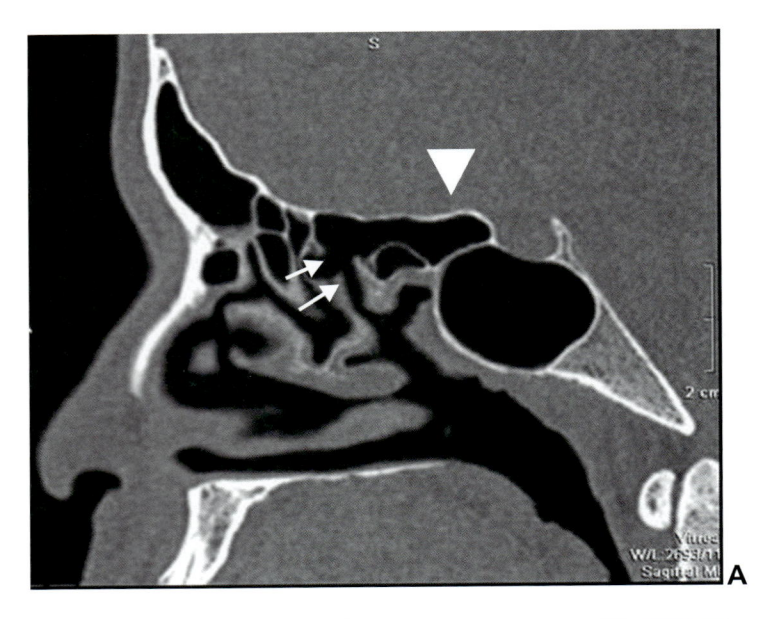

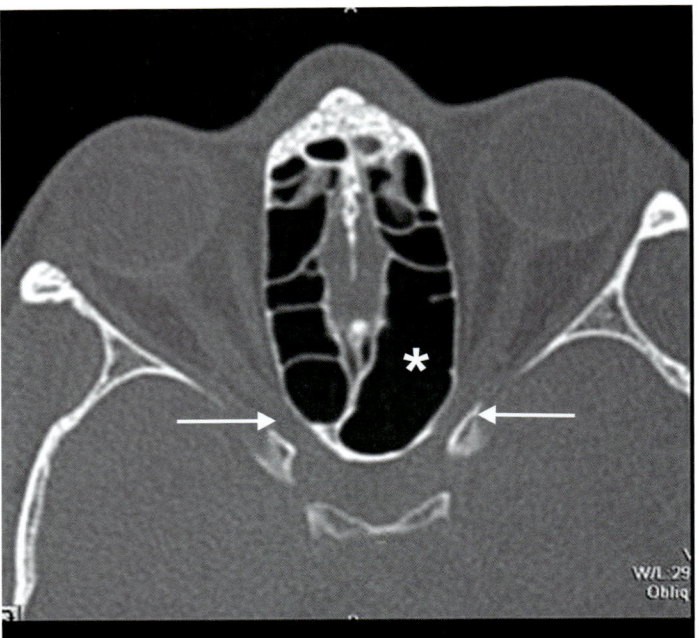

Fig. 3.2 Célula de Onodi. (**A**) Imagem de TC com múltiplos detectores em uma reconstrução multiplanar (MPR) sagital exemplificando uma célula de Onodi típica, caracterizada por uma célula etmoidal posterior estendendo-se posterior e superiormente o seio esfenoidal *(cabeça de seta)*, atingindo a parede anterior da sela túrcica, e também demonstrando, claramente, sua drenagem para o meato superior *(pequenas setas)*. (**B**) Visão do plano axial na região dos canais ópticos *(setas)* demonstrando a contiguidade entre o canal esquerdo e a célula de Onodi ipsilateral (*).

A expansão basilar do seio esfenoidal resulta em uma extensão posterior, em direção ao dorso da sela, com base em um ângulo de 90 graus em relação ao plano esfenoidal, em associação a um clivo afilado ou deiscente (**Fig. 3.3**). Esta expansão basilar representa uma característica de

3 Diagnóstico por Imagem dos Seios Paranasais e da Base do Crânio na Cirurgia Endoscópica...

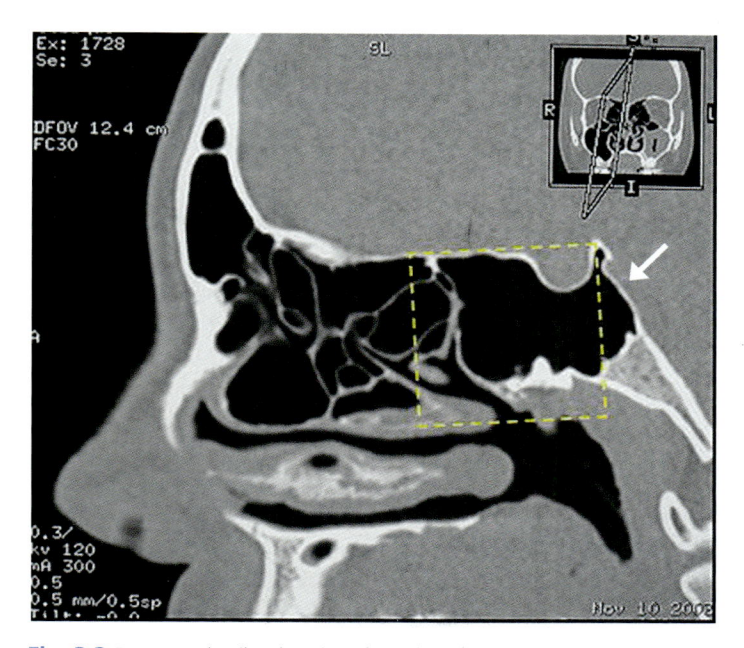

Fig. 3.3 Expansão basilar do seio esfenoidal. Imagens de TC com múltiplos detectores e reconstrução MPR, demonstrando um ângulo de 90 graus entre o plano esfenoidal e o dorso da sela *(quadrado pontilhado)* e a extensão posterior do seio esfenoidal com um clivo consequentemente afilado *(seta)*.

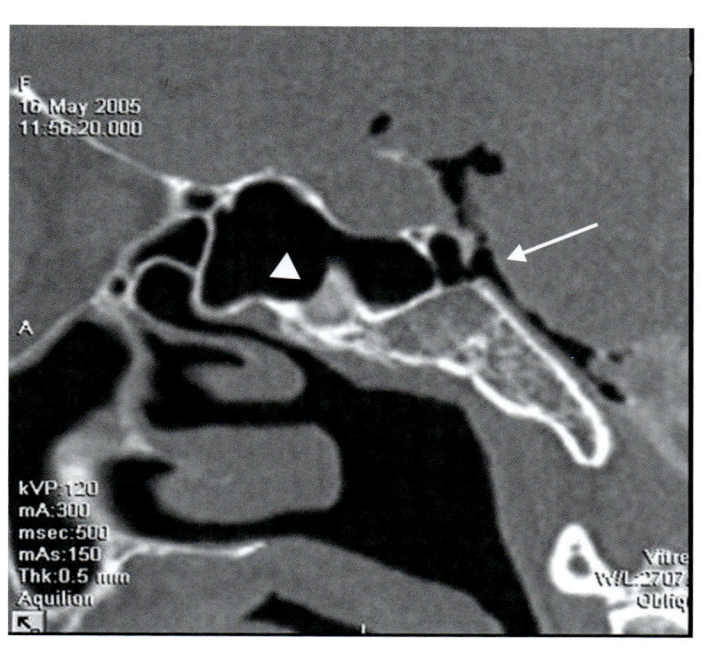

Fig. 3.4 Fístula liquórica espontânea no clivo ocasionada pela expansão basilar do seio esfenoidal. A cisternotomografia computadorizada demonstra pneumoencéfalo em decorrência de uma fístula liquórica em paciente com clivo deiscente *(seta)*. Também há liquor contrastado dentro do seio esfenoidal, adjacente a um septo intrassinusal *(cabeça de seta)*.

grande importância cirúrgica. As complicações podem ocorrer utilizando a abordagem endoscópica na cirurgia endonasal, onde a forma de expansão basilar é crítica, ou seja, com menos de 2 mm de espessura do clivo, com uma incidência de 45% na série de 750 exames de TC e 50 crânios secos registrados por Haetinger, em 2006.[7] Há trabalhos na literatura sobre fraturas, vertigem, cefaleia posterior, vômitos e empiema em pacientes com prolongamentos do seio esfenoidal. Trabalhos recentes sobre vasculite da artéria basilar com infarto isquêmico na ponte secundária à sinusite esfenoidal, sobre fístulas liquóricas espontâneas (**Fig. 3.4**) e exposição frequente das artérias carótidas internas reiteram os fatores de risco de um clivo afilado em decorrência da expansão basilar do seio esfenoidal.[8-12] Adicionalmente, o clivo afilado é uma região potencialmente fraca em casos de fratura da base do crânio e está suscetível à fístula liquórica traumática.

■ Achados Característicos no Diagnóstico por Imagem

As lesões mais relevantes relativas ao nariz, aos seios paranasais e à base do crânio estão relacionadas abaixo, com seus achados mais característicos em termos de diagnóstico por imagem.

Lesões do Nariz e dos Seios Paranasais

Pólipos Solitários e Cistos

- *TC:* massa bem delimitada, coeficientes de atenuação baixos a intermediários, rara impregnação periférica da mucosa, ausência de impregnação no centro.

- *RM:* sinal intermediário nas imagens ponderadas em T1, hipersinal em T2, apenas ligeira impregnação periférica da mucosa e ausência de impregnação central em T1 pós-gadolínio.[13]

Polipose Nasossinusal

- *TC:* massas polipoides bem delimitadas, coeficientes de atenuação baixos a intermediáros, com impregnação periférica e irregular pelo meio de contraste, sem impregnação central; em estágios avançados, a remodelação óssea é um achado comum.

- *RM:* sinal intermediário ou misto em T1, hipersinal ou sinal misto em T2 (com sinal baixo central em casos de secreções crônicas), com impregnação irregular periférico em T1 pós-gadolínio.

Mucocele

- *TC:* seio preenchido com parede óssea remodelada e afilada, conteúdo hiperdenso (alto teor de proteína), sem impregnação pelo meio de contraste.
- *RM:* sinal baixo em T1, geralmente com hiperintensidade periférica da mucosa e hipointensidade central em T2, ausência de impregnação em T1 pós-gadolínio; nos estágios iniciais, com predominância de alto teor de água, existe um hipersinal difuso em T2.

Papiloma Invertido

- *TC:* tecido mole na cavidade nasal, geralmente surgindo da parede lateral, estendendo-se para o seio maxilar, ou estendendo-se de dentro do seio maxilar para a cavidade nasal, com remodelamento ósseo e erosão; existe um padrão de impregnação variável, mas geralmente é heterogêneo.
- *RM:* hipersinal intermediário ou ligeiro em T1, hipersinal heterogêneo em T2, massa com impregnação irregular em T1 pós-gadolínio; erosão óssea cortical pode ser observada, mas este aspecto é mais bem avaliado por TC.

Carcinoma de Células Escamosas

O carcinoma de células escamosas surge na nasofaringe, a partir do espaço mucoso faríngeo, e forma uma massa na parede posterior e lateral. Quando surgem os sintomas clínicos, o tumor geralmente é grande e há, com frequência, uma invasão da base craniana. Extensões nos espaços pré-vertebrais e parafaríngeos, bem como na cavidade nasal posterior e na orofaringe, são também padrões de disseminação. A doença metastática nos nódulos linfáticos é muito comum.

- *TC:* massa de tecidos moles produzindo destruição óssea, com impregnação irregular após injeção de meio de contraste, geralmente infiltrando o clivo, processo pterigoide e espaço pré-vertebral; as imagens em MPR sagitais e coronais são muito importantes para o diagnóstico.
- *RM:* isointensa em T1, ligeiramente hiperintensa em T2, e impregnação difusa em T1 pós-gadolínio. É essencial obter uma série de supressão de gordura. A disseminação perineural e perivascular é mais bem avaliada com estas séries. Uma eventual invasão do seio cavernoso é mais bem avaliada no plano coronal.

Carcinoma Adenoide Cístico (Cilindroma, Adenocarcinoma)

Este carcinoma é um tumor maligno agressivo que surge das glândulas seromucosas ou epitélio de superfície. Pode ter sua origem no seio paranasal, no palato duro ou na parótida e glândulas salivares submandibulares. A propagação perineural é comum e muito perigosa, principalmente através da fossa pterigopalatina, fissuras orbitárias inferior e superior e seio cavernoso.

- *TC:* massa irregular e infiltrativa com remodelamento e destruição ósseas, com impregnação heterogênea após a injeção intravenosa de meio de contraste iodado.
- *RM:* intensidade de sinal mista, por vezes com focos hemorrágicos hiperintensos em T1, hiperintensidade irregular em T2, e impregnação irregular em T1 pós-gadolínio; é essencial utilizar supressão de gordura na série T1 pós-gadolínio.

Estesioneuroblastoma

A origem deste tumor localiza-se na membrana olfativa da região superior da cavidade nasal, na lâmina cribriforme.

- *TC:* massa causando remodelamento ou destruição da lâmina cribriforme, geralmente com impregnação heterogênea, por vezes com áreas de degeneração cística ou necrose.
- *RM:* intensidade de sinal baixa ou intermediária em T1, hiperintensidade ou intensidade mista em T2, e impregnação heterogênea após infusão de gadolínio.

Linfoma Não Hodgkin

- *TC:* massa lobulada de tecidos moles na cavidade nasal ou seio paranasal remodelando ou destruindo o osso, com potencial de invasão intracraniana. Geralmente ocorre impregnação moderada e difusa após a injeção de meio de contraste iodado.
- *RM:* intensidade de sinal intermediária em ambas as sequências T1 e T2, com impregnação difusa em T1 pós-gadolínio.

Lesões Extra-Axiais da Fossa Anterior do Crânio

Meningioma

- Massa extra-axial com contorno bem delimitado, geralmente hiperdensa (75%), às vezes isodensa (25%), com impregnação homogênea, intensa e difusa após meio de contraste intravenoso (IV); aproximadamente 25% dessas lesões possuem calcificações, e hiperostose ou cortical óssea irregular são achados frequentes.
- RM: sinal intermediário em T1, com sinal variável em T2, com um padrão *sunburst* ("em raios de sol"), impregnação homogênea e intensa após gadolínio na maioria dos casos.
- Na fossa anterior do crânio, cerca de 5% a 10% dos casos ocorrem no sulco olfatório, e 10% a 20% no plano esfenoidal.[14]

- Há também meningiomas atípicos e malignos que possuem áreas de necrose, destruição óssea entre a massa intra e extracraniana e acentuado edema perifocal.

Craniofaringioma

- *TC:* calcificação tumoral frequente; massa mista cística e sólida com impregnação da parede do cisto e do componente sólido.
- *RM:* varia de hipo a hiperintenso em T1, dependendo do conteúdo cístico; componentes sólidos e císticos mistos com impregnação do componente sólido e da parede cística; as imagens ponderadas em T2 e inversão-recuperação com supressão de fluido (FLAIR) demonstram um sinal heterogêneo nos componentes sólidos e hiperintensidade do cisto; a calcificação tem sinal baixo em T2.

Meningoencefalocele Frontoetmoidal (Cefalocele)

- *TC:* deformidade óssea com deslocamento ósseo frontal em sentido superior e ossos nasais em sentido inferior, *crista galli* bífida ou ausente, lâmina crivosa e osso frontal ausentes ou incompletos; há massa heterogênea em continuidade com o cérebro.
- *RM:* T1 e T2 demonstram massa isointensa de tecidos moles para substância cinzenta herniada através do defeito ósseo, sem impregnação anômala pós-gadolínio (mas a impregnação pode ser observada em casos de inflamação ou infecção).

Meningocele

- *TC:* deformidade óssea semelhante à da meningoencefalocele, mas com conteúdo hipodenso (liquor).
- *RM:* hipointensa em T1 e hiperintensa em T2, relacionada com o conteúdo com liquor, sem parênquima cerebral.

Metástase

- *TC:* destruição óssea ou comportamento permeativo adjacente ao tecido mole, geralmente se impregnando após injeção de meio de contraste IV.
- *RM:* sinal intermediário nas imagens não contrastadas, e impregnação heterogênea pós-gadolínio; geralmente hiperintensa em T2. As metástases sempre devem ser consideradas no diagnóstico diferencial como sendo lesões agressivas.

Aneurisma

- *TC:* lesão circular bem delimitada ou extra-axial oval, que pode ser ligeiramente densa na fase pré-contraste, com impregnação significativa do seu lúmen após injeção de meio de contraste; podem surgir ou não calcificações periféricas.
- *RM:* sinal baixo (*flow void*) ou heterogêneo em T1 e hipointensidade em T2; por vezes, a intensidade do sinal é mista ou laminada.

Lesões Extra-Axiais da Fossa Média do Crânio

Meningioma

- *TC:* massa extra-axial bem delimitada, geralmente hiperdensa (75%), às vezes isodensa (25%), com impregnação homogênea, intensa e difusa após meio de contraste IV; aproximadamente 25% dessas lesões possuem calcificações; hiperostose e cortical óssea irregular são achados frequentes.
- *RM:* sinal intermediário em T1, sinal variável em T2, por vezes com um padrão *sunburst*, impregnação homogênea e intensa pós-gadolínio na maioria dos casos; o meningioma "em placa" é visto como a dura-máter séssil realçada e espessada.
- T2* gradiente-eco (GRE) auxilia muito na verificação de calcificações.
- A "cauda dural" é um achado muito comum neste tumor (cerca de 80% dos casos).

Schwannoma

Quando um schwannoma afeta a ramificação mandibular do nervo trigêmeo (V3), a massa sólida amplia o forame oval, com componentes abaixo, no espaço mastigatório, e acima, na fossa craniana média. A atrofia nos músculos mastigadores é comum.

- *TC:* nódulo ou massa isodensa em relação à musculatura antes do contraste IV e impregnação difusa, mas moderada, após injeção do meio de contraste. A remodelação óssea pode ser observada, especialmente no forame oval. Também pode haver cistos pequenos e componentes hemorrágicos.
- *RM:* intensidade de sinal intermediária ou baixa em T1, intensidade variável em T2 e maneiras diferentes de impregnação, de homogênea a heterogênea, também dependendo da presença de cistos e focos de hemorragia.

Aneurisma

- *TC:* lesão extra-axial redonda ou oval bem delimitada, que pode ser ligeiramente densa na fase pré-contraste, com alta impregnação de seu lúmen após injeção de meio de contraste; podem haver ou não calcificações periféricas.

- *RM:* um aneurisma patente possui *flow void* ou sinal heterogêneo na parte interna; um aneurisma parcialmente trombosado possui, comumente, trombose mista ou laminada, dependendo da sua idade, em T1. O aneurisma em T2 aparenta ser hipointenso. Um lúmen patente pode realçar-se na sequência ponderada em T1 pós-gadolínio.

Metástase

- *TC:* destruição óssea ou comportamento permeativo adjacente ao tecido mole, geralmente se realçando após a injeção de meio de contraste IV.
- *RM:* sinal intermediário nas imagens não contrastadas e impregnação heterogênea pós-gadolínio; usualmente hiperintensa em T2. Devem sempre ser consideradas no diagnóstico diferencial como lesões sólidas agressivas.

Lesões Extra-Axiais da Fossa Posterior do Crânio

Cordoma

Os cordomas estão tipicamente localizados no clivo (quando intracranianos).

- *TC:* erosão óssea e impregnação difusa; o tumor também pode estender-se para dentro da fossa média.
- *RM:* hipersinal intenso em T2, hipossinal em T1, impregnação difusa em T1 pós-gadolínio.

Condrossarcoma

Os condrossarcomas estão tipicamente localizados na fissura petro-occipital, fora da linha mediana.

- *TC:* erosão óssea, formato irregular e impregnação irregular ou difusa.
- *RM:* hipersinal intenso em T2, hipossinal em T1, impregnação irregular ou difusa em T1 pós-gadolínio.

Meningioma

- *TC:* massa bem delimitada extra-axial, geralmente hiperdensa (75%), às vezes isodensa (25%) com impregnação homogênea, intensa e difusa após meio de contraste IV; aproximadamente 25% dessas lesões possuem calcificações; hiperostose e cortical óssea irregular são achados frequentes.
- *RM:* sinal intermediário em T1, sinal variável em T2, por vezes com o padrão *sunburst*, impregnação pós-gadolínio homogênea e intensa na maioria dos casos; o meningioma "em placa" é observado como uma duramáter séssil realçada e espessada.
- Uma "cauda dural" é muito comum neste tumor (cerca de 80% dos casos).

- T2* gradiente-eco (GRE) é de muita valia para a verificação de calcificações.

Metástase

- *TC:* destruição óssea ou comportamento permeativo adjacente aos tecidos moles, geralmente se realçando após a injeção de meio de contraste IV.
- *RM:* sinal intermediário nas imagens não contrastadas, e impregnação heterogênea pós-gadolínio; geralmente hiperintensa em T2. As metástases sempre devem ser consideradas no diagnóstico diferencial como lesões sólidas agressivas.

Aneurisma

- *TC:* lesão circular bem delimitada ou extra-axial oval, que pode ser ligeiramente densa na fase pré-contraste, com impregnação significativa de seu lúmen após injeção de meio de contraste; pode haver ou não calcificações periféricas.
- *RM:* sinal baixo (*flow void*) ou heterogêneo em T1 e intensidade baixa em T2; por vezes, a intensidade do sinal é mista ou laminada.

Lesões Selecionadas da Base Craniana

Nas próximas páginas serão demonstrados exemplos de algumas lesões típicas envolvendo a base do crânio, incluindo as diferentes ferramentas utilizadas para diagnóstico por imagem e sua documentação, além de alguns aspectos técnicos e aspectos-chave a serem considerados no diagnóstico diferencial.

Angiofibroma Juvenil

O angiofibroma juvenil geralmente é diagnosticado clinicamente, antes do exame radiológico. Adolescentes do sexo masculino estão no grupo de risco típico, apresentando, comumente, obstrução nasal e epistaxe. O objetivo do diagnóstico por imagem é estabelecer os limites da lesão no primeiro exame e também avaliar doença residual ou recorrente, mais tarde. A TC e a RM são ferramentas de grande valia para a confirmação do diagnóstico. Na RM, levando-se em consideração o alto grau de vascularização, as imagens ponderadas em T2 demonstram que a lesão é hiperintensa em comparação com a substância branca do encéfalo e associada a múltiplos pontos de *flow-void* relacionados com os vasos maiores. Estes achados assemelham-se à aparência de "sal e pimenta". As imagens ponderadas em T1 pós-gadolínio delimitam a lesão inteira e definem quais compartimentos anatômicos estão envolvidos. TC é importante para demonstrar a remodelação ou destruição do osso, geralmente infiltrando a fossa pterigopalatina e, por vezes, a base craniana e os seios esfenoides ou maxilares. A localização é quase sempre relacionada com o forame esfenopalatino e a artéria maxilar.

A angio-TC é um método muito útil para o planejamento da abordagem cirúrgica e a exposição de todas as estruturas vasculares importantes relacionadas com a lesão e com todo o acesso a ela. Consideramos a angio-TC como o método de escolha para a avaliação de angiofibromas. Do ponto de vista técnico, tumores maiores devem ser examinados com aquisição em duas fases, ou seja, primeiramente uma fase arterial verdadeira, e depois uma fase venosa, demonstrando as margens do tumor inteiro (**Fig. 3.5**). Também é essencial determinar se existe invasão do seio cavernoso, que pode ser mais bem diagnosticada com RM.

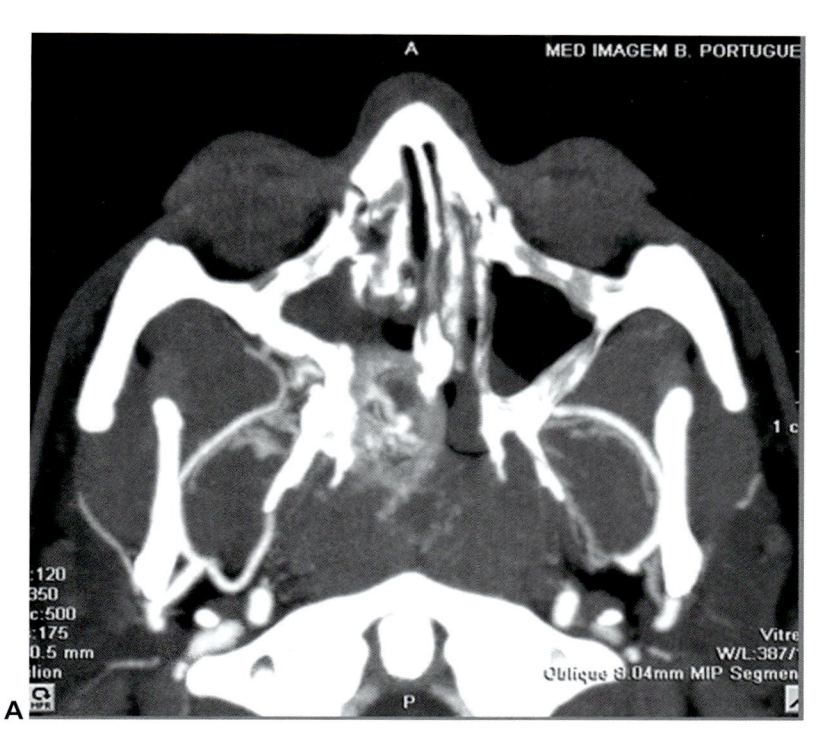

Fig. 3.5 Angiofibroma juvenil (recorrência). (**A**) A angio-TC com técnica de projeção de intensidade máxima (MIP) no plano axial e corte espesso demonstra tumor vascular alto na nasofaringe e região coanal, bem como na fossa pterigopalatina. Os vasos tortuosos patológicos são observados de forma clara no centro da lesão, bem como sua relação com a artéria maxilar direita. Existe, também, um *status* pós-operatório deste lado. (**B**) RM ponderada em T1 pós-gadolínio no plano coronal demonstra a extensão do tumor, sem envolvimento intracraniano. (**C**) Uma reconstrução 3D na projeção lateral com técnica de *volume rendering* fornece ao cirurgião uma visão muito útil das relações anatômicas.

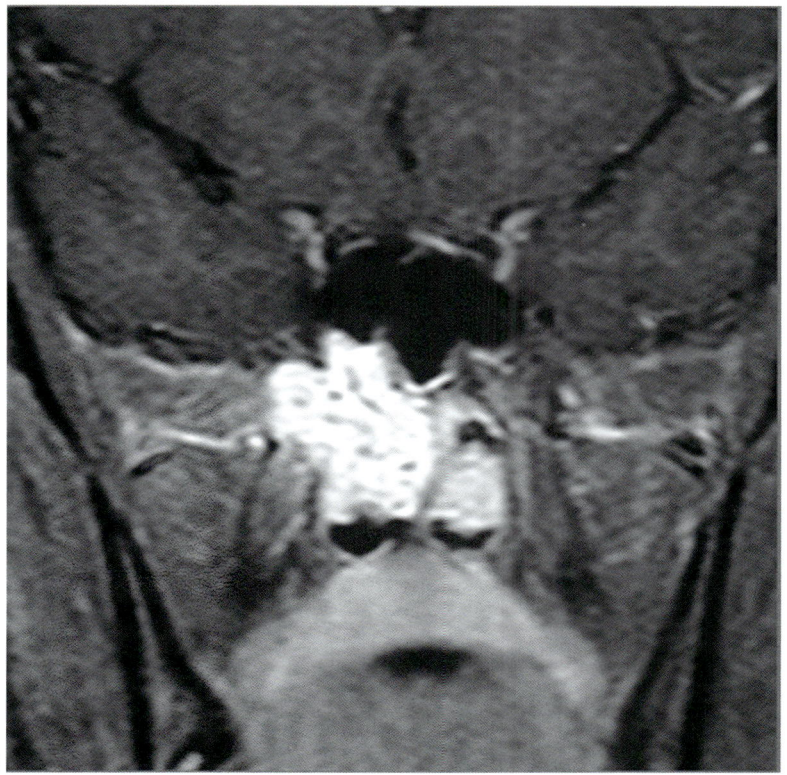

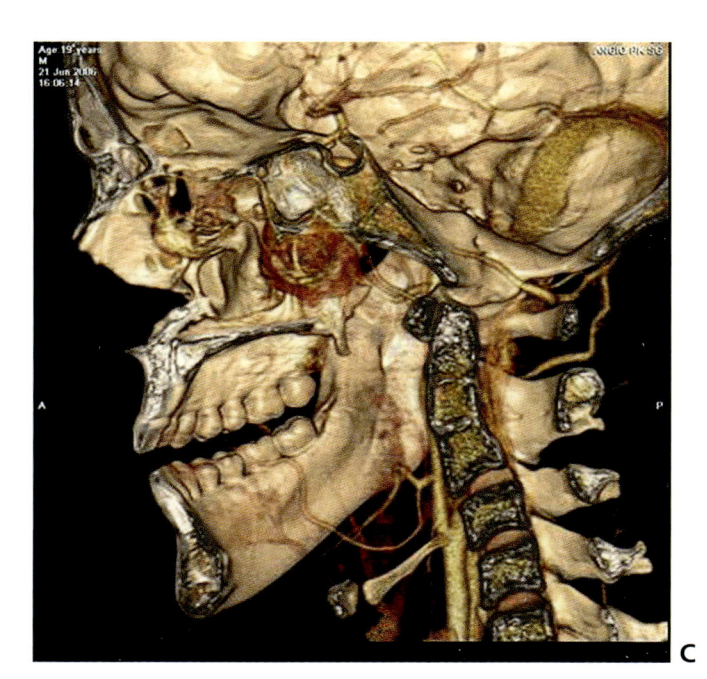

Meningioma da Fossa Anterior do Crânio

Aproximadamente 10 a 20% dos meningiomas ocorrem no plano esfenoidal. A **Figura 3.6** demonstra um exemplo associado a dois achados em particular: a presença de células de Onodi bilaterais na forma de variantes anatômicas, e *pneumosinus dilatans* destas células. A literatura descreve a associação entre *pneumosinus dilatans* e meningioma, bem como um cisto aracnoide ou achado idiopático. Neste caso específico, uma abordagem cirúrgica endonasal pode utilizar estas células de Onodi porque estão exatamente no centro do tumor. TC e RM demonstram uma massa bem delimitada extra-axial, com impregnação homogênea, intensa e difusa após meio de contraste IV. Aproximadamente, 25% dessas lesões possuem calcificação, e hiperostose e córtex ósseo irregular são achados frequentes. A RM, por vezes, demonstra um

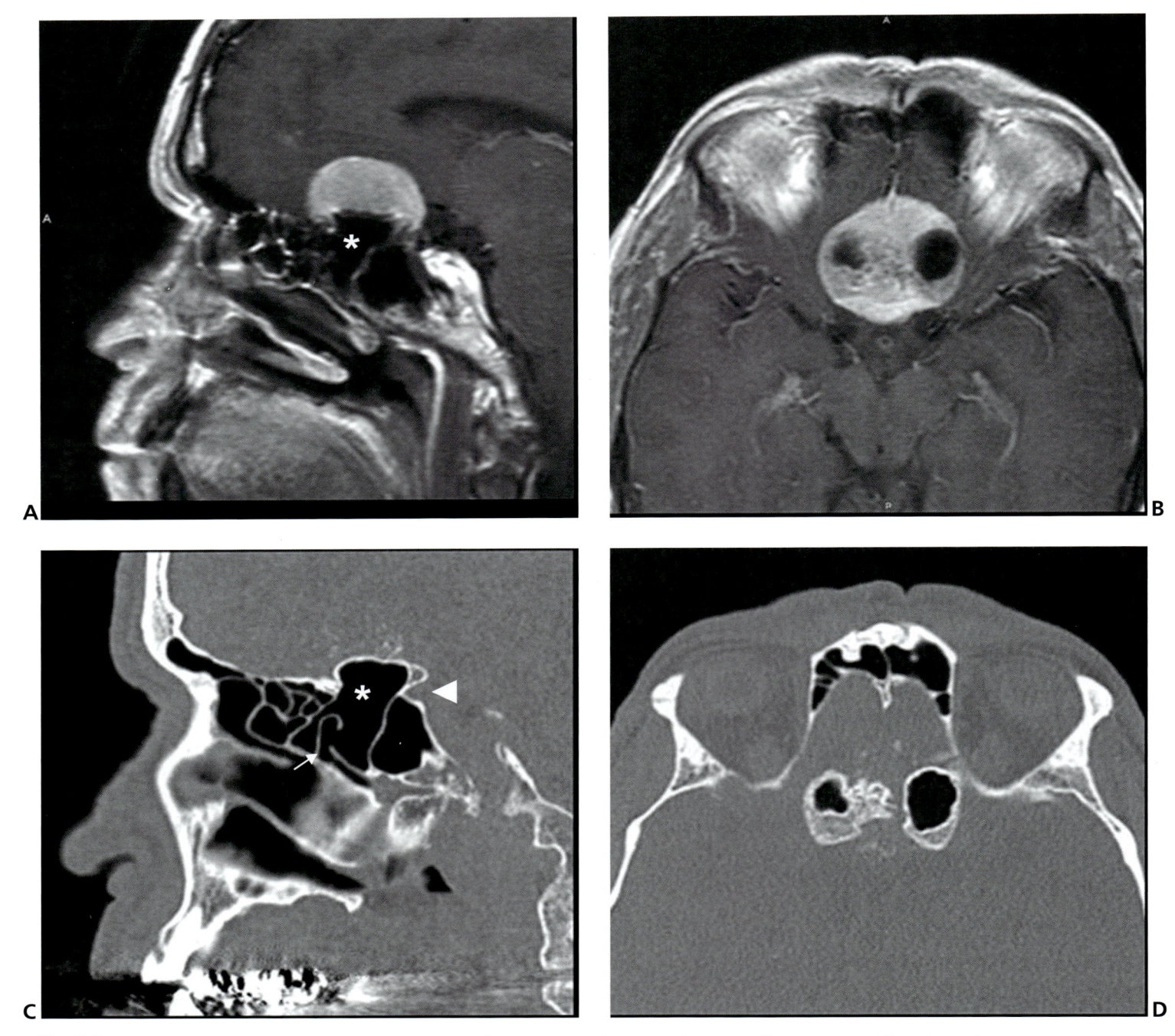

Fig. 3.6 Meningioma do plano esfenoidal com *pneumosinus dilatans*. RM ponderada em T1 pós-gadolínio nos planos (**A**) sagital e (**B**) axial demonstram massa sólida acima de uma célula etmoidal posterior dilatada com extensão craniana (*). A TC nas imagens de reconstrução multiplanar (MPR) nos planos sagital (**C**) e axial (**D**) demonstram claramente células de Onodi bilaterais típicas (*), que apresentam *pneumosinus dilatans* relacionado com meningioma. O plano sagital é a melhor forma de demonstrar a drenagem da célula etmoidal posterior *(seta pequena)* e a relação entre a célula de Onodi e o canal óptico *(cabeça de seta)*. Calcificações dentro do meningioma também podem ser observadas nas imagens de TC. Esta lesão é mais bem abordada de baixo para cima.

padrão *sunburst*. Este capítulo discute um meningioma somente com T1 pós-gadolínio em dois planos, e TC com uma janela para estruturas ósseas, e para demonstrar a combinação da lesão e os aspectos anatômicos para a abordagem cirúrgica.

Cordoma de Clivo

O cordoma geralmente é uma massa multilobulada e bem delimitada, podendo ocorrer em qualquer local ao longo do trajeto do notocórdio primitivo. Aproximadamente, 1/3 aparece ao redor da sincondrose esfeno-occipital, na base craniana.

Este tumor está tipicamente localizado na linha mediana e é localmente invasivo, com destruição óssea em 95% dos casos. Portanto, há muitos fragmentos ósseos dentro de sua matriz. A TC demonstra uma massa com densidade mista que pode conter algumas áreas de baixa atenuação, que representam material mixoide.

É importante lembrar que aproximadamente 80% destes tumores demonstram *encasement* tumoral e deslocamento de vasos em estudos de angio-RM ou angio-TC. Classicamente, a sequência ponderada em T2 demonstra hiperintensidade de sinal na lesão; na sequência ponderada em T1, pequenos focos de hiperintensidade representam hemorragia ou material mucoide. A sequência ponderada em T1 pós-gadolínio demonstra impregnação moderada ou alta, bem como algumas áreas sem impregnação de baixa intensidade, representando necrose ou material mucinoso (**Fig. 3.7**). Estes tumores são frequentemente próximos ou estão em contato direto com a artéria carótida interna. Um estudo angiográfico com teste de oclusão deve ser realizado na avaliação pré-operatória.

Condrossarcoma

O condrossarcoma é uma neoplasia maligna com matriz condroide e a maioria (2/3) está localizada na fissura pe-

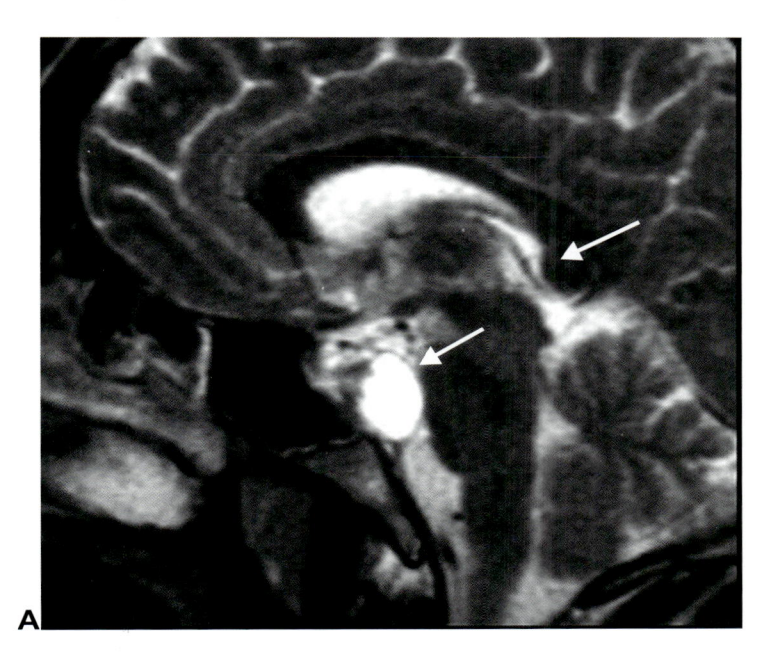

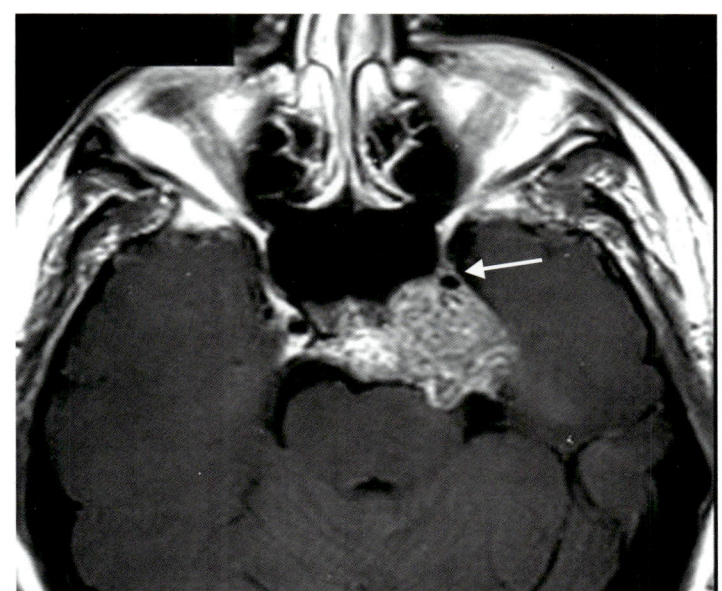

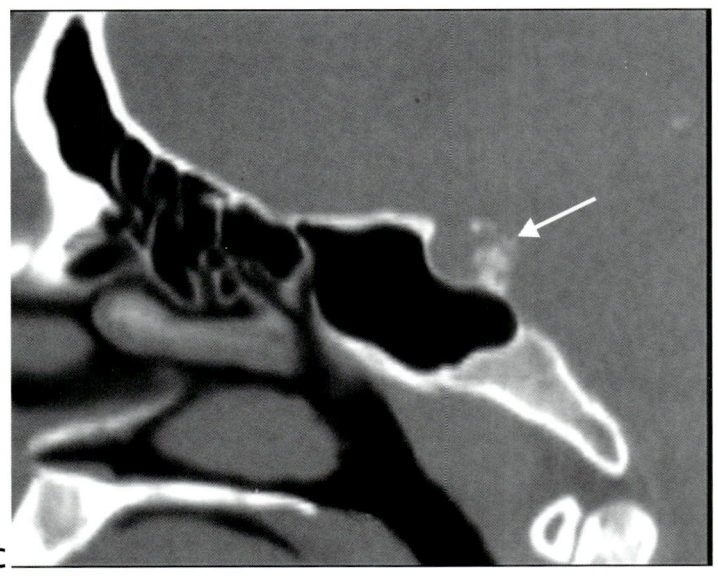

Fig. 3.7 Cordoma de clivo. (**A**) RM sagital ponderada em T2 demonstra uma lesão extremamente hiperintensa *(setas)* localizada no dorso da sela, projetando-se para dentro da cisterna pré-pontina. (**B**) T1 pós-gadolínio no plano axial demonstra impregnação irregular e crescimento assimétrico do tumor à esquerda e posteriormente, enquanto a artéria carótida interna intracavernosa à esquerda está deslocada anteriormente *(seta)*. (**C**) Imagens de TC e MPR no plano sagital demonstram claramente a destruição óssea no dorso da sela *(seta)*.

tro-occipital, seguida pela região basiesfenoide anterior. As calcificações condroides são muito comuns. Na TC, a impregnação pode ser difusa ou irregular e a destruição óssea faz parte do seu comportamento. Quando a angio-TC é realizada, uma segunda aquisição (venosa) na base craniana pode ser necessária, porque sua impregnação pode ser relativamente lenta. Na RM, o tumor possui sinal baixo a intermediário em T1, hipersinal característico em T2 (por vezes focos de baixa intensidade, em decorrência de calcificações, que podem ser observadas) e impregnação irregular em T1 pós-gadolínio (**Fig. 3.8**). Quando uma angio-RM é realizada, uma fase venosa é muito importante pela mesma razão que para a angio-TC. Esses tumores também estão, frequentemente, próximos à ou em contato direto com a artéria carótida interna. Um estudo angiográfico com teste de oclusão deve ser realizado na avaliação pré-operatória.

Craniofaringioma

Os craniofaringiomas são derivados dos resquícios do ducto craniofaríngeo e podem ocorrer desde o assoalho do terceiro ventrículo até a hipófise. Há picos de incidência nas idades de 10 a 14 anos e de 60 a 70 anos. Há dois tipos principais: adamantinomatoso (pediátrico) e papilar (adulto). Os achados de diagnóstico por imagem dependem do conteúdo dos cistos. A intensidade de sinal em T1 varia, dependendo do con-

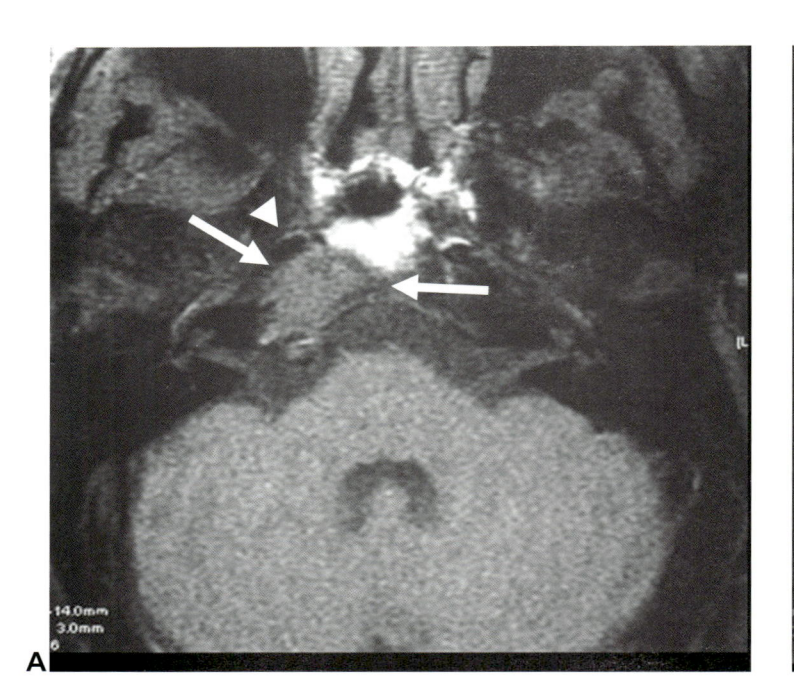

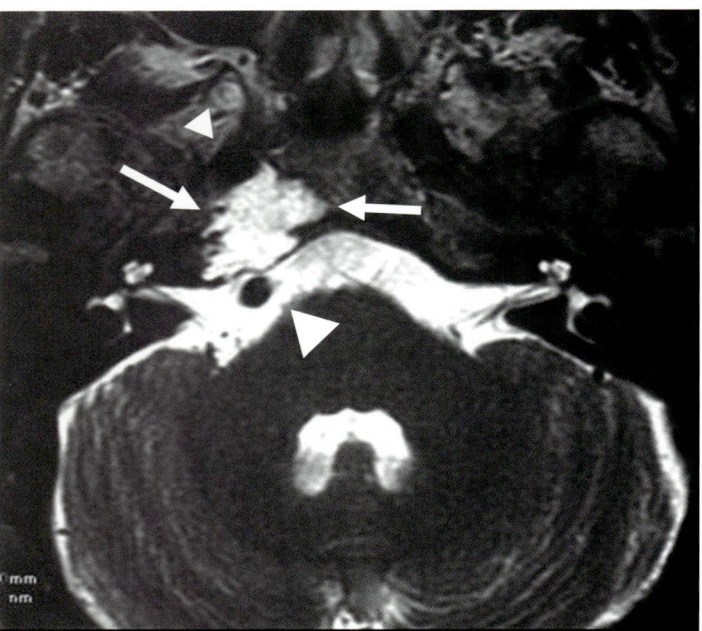

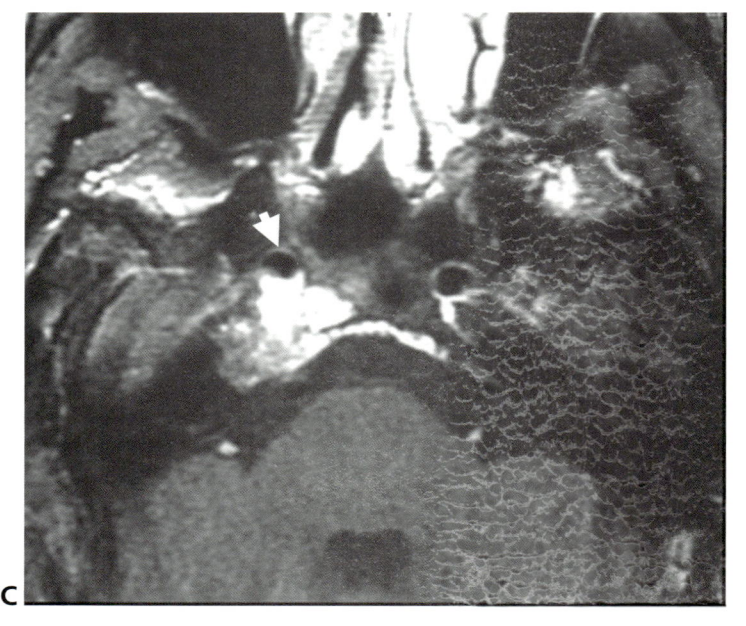

Fig. 3.8 Condrossarcoma. Plano axial ponderado em T1 (**A**) demonstra uma lesão infiltrante com intensidade de sinal intermediária, em T2 (**B**) demonstra uma hiperintensidade característica da lesão *(setas)* e uma relação próxima à artéria basilar *(ponta de seta grande)*, e após gadolínio (**C**) demonstra impregnação irregular intensa. Note também o deslocamento da artéria carótida interna à direita, causado pelo tumor *(ponta de seta pequena)*.

téudo do cisto e pode surgir como hiperintenso em decorrência da proteína, produtos de sangue ou colesterol (no tipo clássico adamantinomatoso). Na variedade papilar, os componentes sólidos aparecem isointensos em T1.

A impregnação periférica da parede cística é típica, assim como o é a impregnação heterogênea e difusa dos componentes sólidos. Calcificações são muito frequentes, ocorrendo em 90% das crianças e 70% dos adultos.

O sinal em T2 é alto em ambos os componentes sólidos e císticos, mas é variável, dependendo do conteúdo do fluido. A calcificação possui sinal baixo na sequência ponderada em T2 (**Fig. 3.9**).

Macroadenoma Hipofisário

O macroadenoma hipofisário surge da adeno-hipófise e sua apresentação mais comum é um tumor sólido intra e suprasselar, assemelhando-se a um boneco de neve ou ao número 8. O tamanho é superior a 1 cm e, quando maior

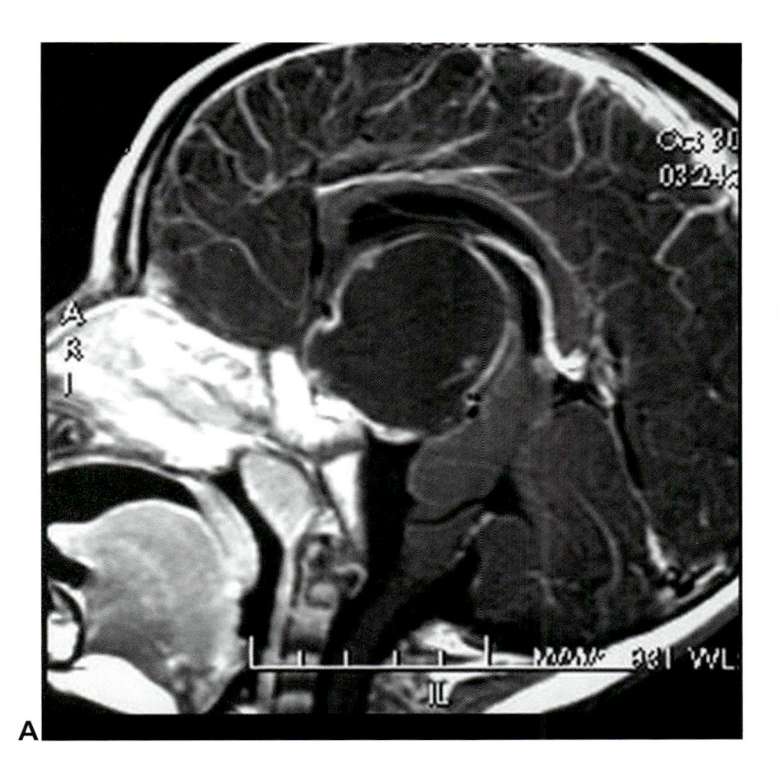

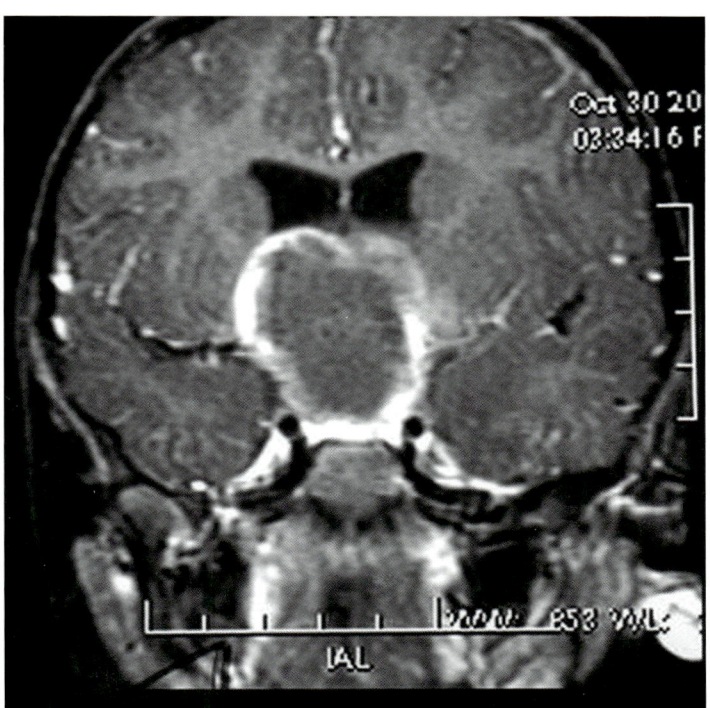

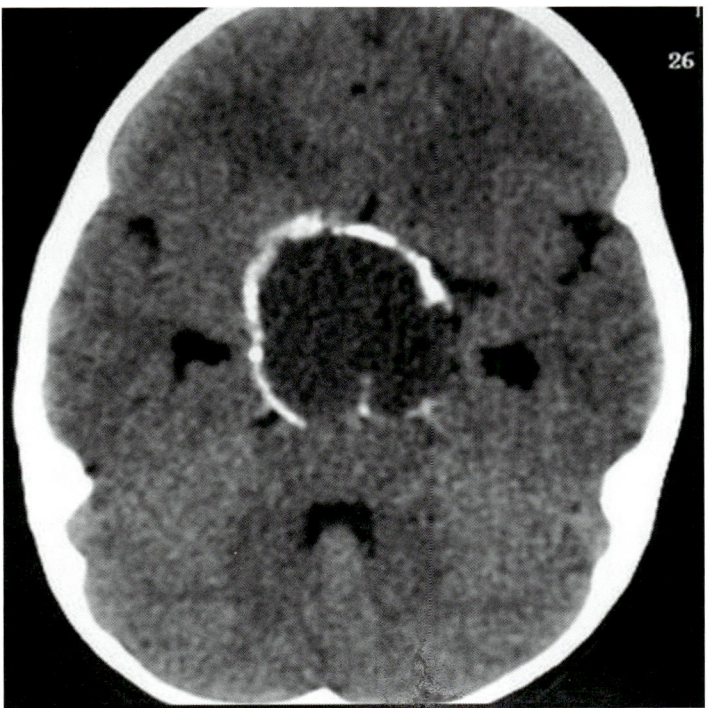

Fig. 3.9 Craniofaringioma. RM ponderada em T1 pós-gadolínio nos planos (**A**) sagital e (**B**) coronal demonstrando massa cística grande na linha mediana acima da sela turca, hipointensa no centro e impregnação periférica. (**C**) Imagem de TC axial com janela para tecidos moles demonstrando calcificações periféricas muito características e o conteúdo hipodenso da lesão cística. Há, também, um leve aumento das dimensões dos cornos temporais dos ventrículos laterais.

que 4 cm, é chamado de adenoma gigante. Na TC, a lesão é isodensa à substância cinzenta do cérebro antes do meio de contraste IV e se realça de forma difusa após a injeção. O deslocamento das artérias carótidas internas intracavernosas é comum. A RM demonstra o tumor isointenso em relação à substância cinzenta em T1, e impregnação difusa em T1 pós-gadolínio. Em T2, a lesão também é isointensa em relação à substância cinzenta (**Fig. 3.10**).

Adenoma Cístico Hemorrágico

Os adenomas císticos da hipófise podem possuir conteúdo hemorrágico e é muito importante diferenciar esta entidade do macroadenoma hipofisário sólido, como demonstrado nas **Figuras 3.10** e **3.11**. Por ocasião da hemorragia, há hiperintensidade no tumor cístico em T1 e, em decorrência do conteúdo fluido, a hiperintensidade do cisto é também observada em T2. Nas imagens em T1 pós-ga-

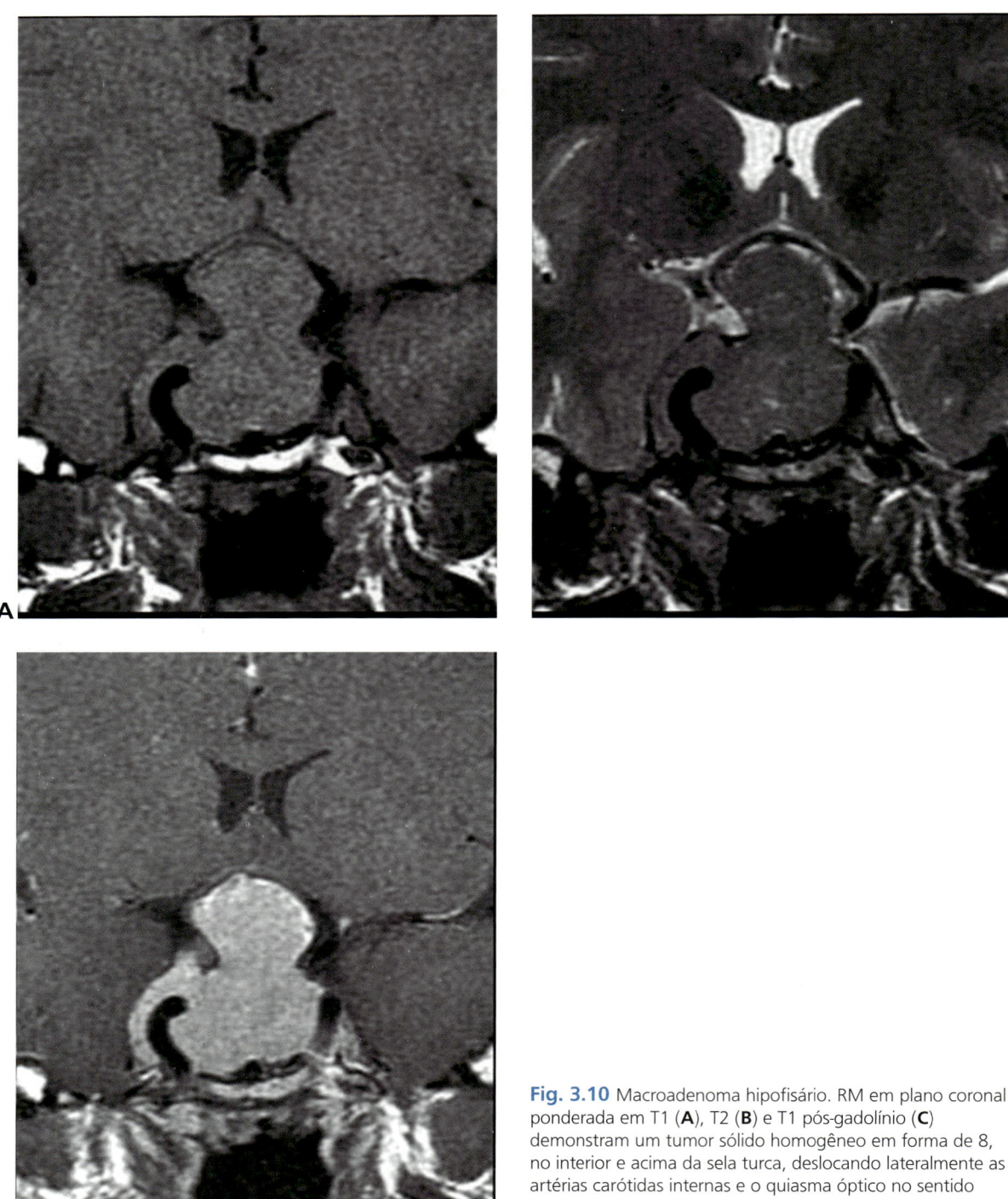

Fig. 3.10 Macroadenoma hipofisário. RM em plano coronal ponderada em T1 (**A**), T2 (**B**) e T1 pós-gadolínio (**C**) demonstram um tumor sólido homogêneo em forma de 8, no interior e acima da sela turca, deslocando lateralmente as artérias carótidas internas e o quiasma óptico no sentido cranial. Nas sequências ponderadas em T1 sem gadolínio e T2, o tumor é isointenso ao parênquima cerebral e sua impregnação é difusa e homogênea.

Fig. 3.11 Adenoma cístico hemorrágico. RM em plano coronal ponderada em T1 (**A**), T2 (**B**) e T1 pós-gadolínio (**C**) demonstram um comportamento diferente comparado ao macroadenoma hipofisário sólido (**Fig. 3.9**). Note o sinal hiperintenso no interior do tumor em T1 sem gadolínio (**A**) e T2 (**B**), o que caracteriza o conteúdo hemorrágico, e apenas uma impregnação periférica muito tênue após a injeção de gadolínio (**C**), que demonstra a origem cística da lesão. (Cortesia da montagem: Dr. Leonardo L. de Macedo.)

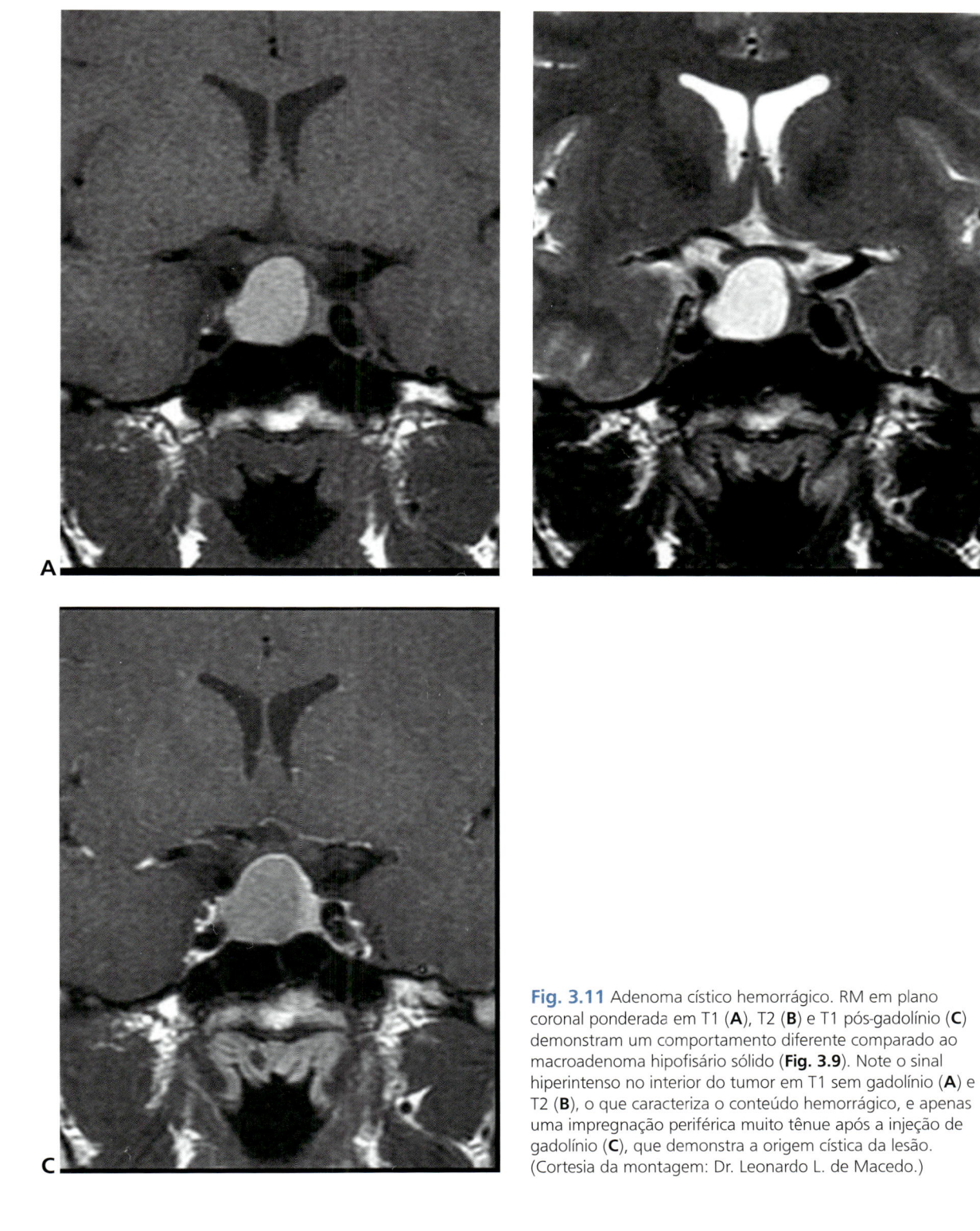

dolínio, apenas uma borda periférica sofre impregnação. Compare as **Figuras 3.10 e 3.11** para observar a diferença.

Vazamento de Líquido Cefalorraquidiano (Fístula Liquórica)

O vazamento de líquido cefalorraquidiano pode ser espontâneo ou secundário a um traumatismo, tumor (especialmente na hipófise), anomalias congênitas ou cirurgia (complicações). Os locais mais comuns são a lâmina crivosa e a fóvea etmoidal. Em alguns casos, fístulas foram demonstradas no seio esfenoidal, especialmente no clivo, nos casos de expansão basilar deste seio e no teto do processo pterigoide pneumatizado, onde não é raro encontrar um ponto de afilamento ou deiscência óssea. O padrão ouro no diagnóstico por imagem ainda é a cisternotomografia computadorizada utilizando a seguinte técnica:

1. Injeção subaracnoide (intratecal) de meio de contraste iodado não iônico.
2. Posicionamento de Trendelenburg do paciente por menos de 1 minuto.
3. Aplicação de tampões de algodão em ambas as cavidades nasais, que serão embebidos pelo liquor contrastado em caso de fístula.
4. Posicionamento do paciente em decúbito ventral.
5. Aquisição volumétrica da face inteira (incluindo os tampões de algodão).
6. Quando necessário, realizar uma segunda aquisição com o paciente em decúbito dorsal.
7. Reformação multiplanar (MPR) nos planos axiais, coronais e sagitais (**Fig. 3.12**).

Aneurisma

O círculo arterial do cérebro (Círculo de Willis) é o local mais comum para um aneurisma (mais de 90% dos casos); a maioria ocorre na artéria comunicante anterior. Tanto a angio-TC como a angio-RM são métodos diagnósticos excelentes; a angio-RM não mostra o osso e a angio-TC pode ser documentada com ou sem o osso. Na angio-TC os lúmens do vaso e do aneurisma se realçam fortemente, e o pós-processamento é realizado com protocolos de MIP e VR (**Fig. 3.13**). Na RM, o sinal é baixo (*flow void*) ou heterogêneo em T1 e de baixa intensidade em T2. Por vezes, a intensidade do sinal é mista ou laminada. A angio-RM é realizada com uma técnica de 3D-TOF (*time-of-flight*).

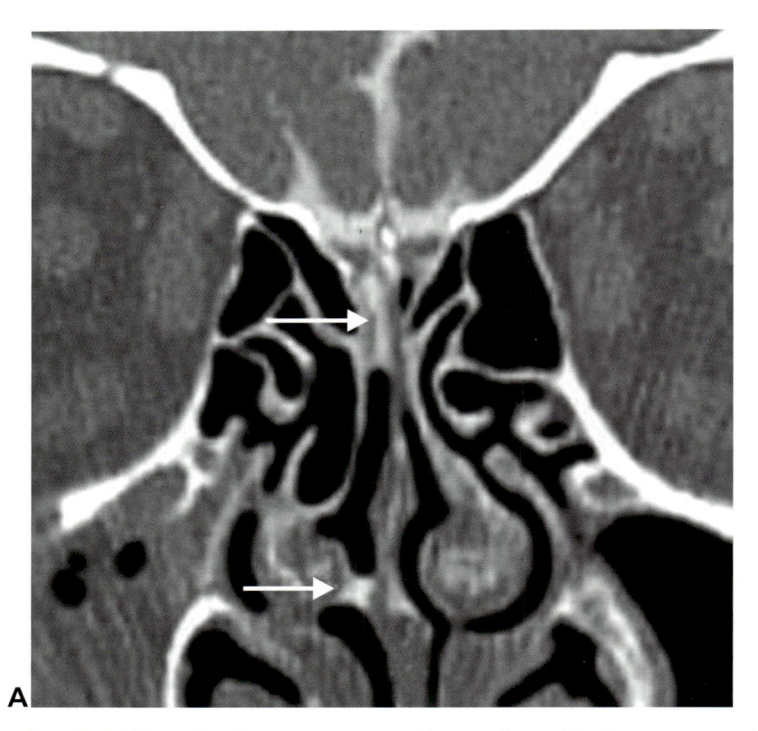

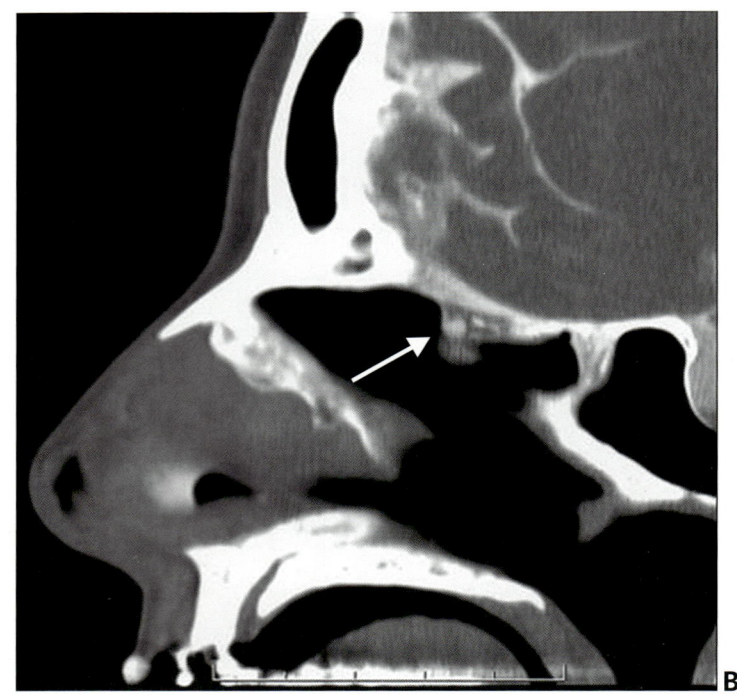

Fig. 3.12 Fístula liquórica espontânea na lâmina crivosa. (**A**) Cisternotomografia no plano coronal – paciente em decúbito ventral – demonstrando liquor misturado com meio de contraste iodado intratecal passando pela lâmina crivosa (*setas*) no lado direito. (**B**) O plano sagital obtido pelo MPR fornece melhor noção da localização exata da fístula liquórica *(seta)*.

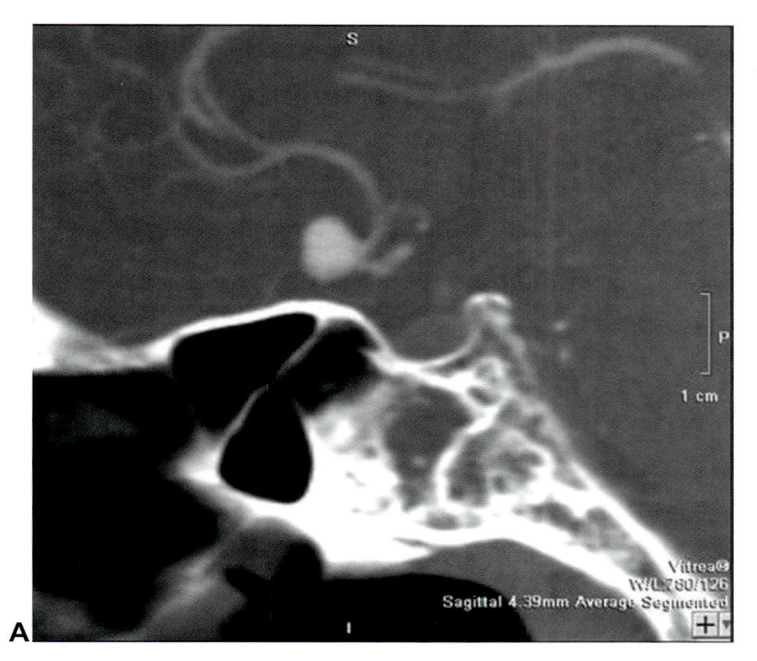

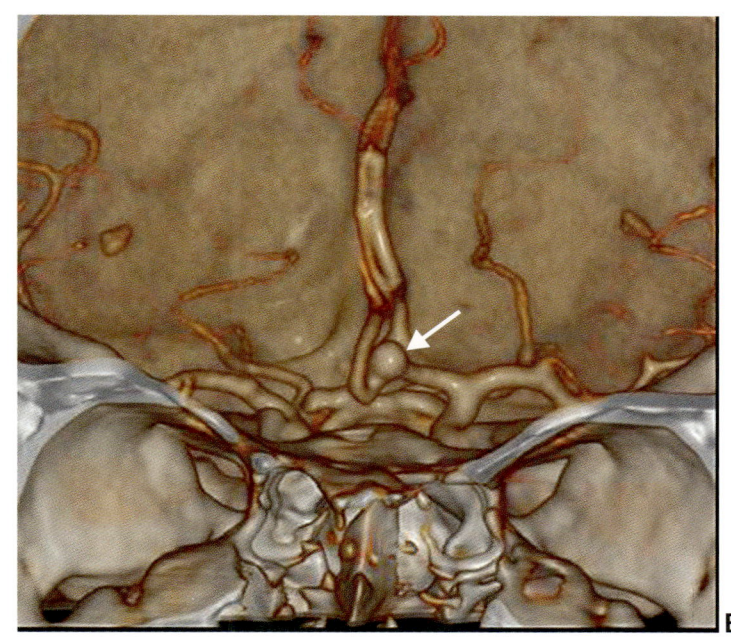

Fig. 3.13 Aneurisma da artéria comunicante anterior. A angio-TC no plano sagital com técnica MIP (**A**), e representando uma reconstrução 3D *volume rendering* na projeção frontal (**B**), facilita uma avaliação precisa deste aneurisma.

Referências

1. Aygun N, Zinreich JS. Imaging of the skull base. In: Anand VK, Schwartz TH. (Eds.). *Practical endoscopic skull base surgery*. San Diego: Plural, 2007. p. 25-43.
2. Stamm AC, Nogueira JF, Harvey RJ. Revision endoscopic skull base surgery. In: Kountakis SE. (Ed.). *Revision endoscopic surgery*. New York: Springer, 2008. p. 289-300.
3. Haetinger RG. Imaging of the nose and paranasal sinuses. In: Stamm AC, Draf W. (Eds.). *Micro-endoscopic surgery of the paranasal sinuses and the skull base*. Berlin: Springer; 2000. p. 53-81.
4. Earwaker J. Anatomic variants in sinonasal CT. *Radiographics* 1993;13:381-415.
5. Keros P. Über die praktische bedeutung der niveauunterschiede der lamina cribrosa des ethmoids (About the practical significance of the different levels of the cribriform plate of the ethmoid). *Z Laryngol Rhinol Otol Ihre Grenzgeb* 1962;41:808-13.
6. Onodi A. *Der sehnery and die nebennasenhöhlen der nase (The optic nerve and the paranasal sinuses)*. Vienna and Leipzig: Alfred Milder Verlag, 1907. p. 6-34, 42-69.
7. Haetinger RG, Navarro JA, Liberti EA. Basilar expansion of the human sphenoidal sinus: an integrated anatomical and computerized tomography study. *Eur Radiol* 2006;16:2092-99.
8. Sorimachi T, Kamada K, Ozawa T *et al*. Basilar artery vasculitis secondary to sphenoid sinusitis—case report. *Neurol Med Chir* 2001;41:454-57.
9. Jenkins HA, Calcaterra TC. Spontaneous cerebrospinal rhinorrhea from the sphenoid sinus. *Trans Sect Otolaryngol Am Acad Ophthalmol Otolaryngol* 1977;84:ORL916-18.
10. Coiteiro D, Távora L, Antunes JL. Spontaneous cerebrospinal fluid fistula through the clivus: report of two cases. *Neurosurgery* 1995;37:826-28.
11. Stamm AC, Freire LAS. Cerebrospinal fluid rhinorrhea: transnasal micro-endoscopic surgery. In: Stamm AC, Draf W. (Eds.). *Micro-endoscopic surgery of the paranasal sinuses and the skull base*. Berlin: Springer, 2000. p. 451-63.
12. Jho HD, Carrau RL, McLaughlin MR *et al*. Endoscopic trans-sphenoidal resection of a large chordoma in the posterior fossa. *Acta Neurochir (Wien)* 1997;139:343-47, discussion 347-48.
13. Harnsberger HR. *Diagnostic imaging: head and neck*. Salt Lake City: Amirsys, 2005. p. 11-2-1 to II-2-99.
14. Osborn AG. *Diagnostic imaging: brain*. Salt Lake City: Amirsys, 2004:II-4-1 to II-4-83.

4 Endoscopia Nasal na Avaliação Pré-Operatória

Juan Eugenio Salas Galicia ■ Raúl Omar Cadena Torrero
María Chávez Méndez

Dicas e Pérolas

- A avaliação pré-operatória da craniectomia transnasal endoscópica deve incluir anamnese, exame físico completo, exames de imagem e endoscopia nasal.
- Endoscopia nasal e tomografia computadorizada são ferramentas diagnósticas padrão de excelência para doenças nasossinusais.
- Avaliação endoscópica nasal e exames de imagens devem ser realizados, preferencialmente, na véspera da cirurgia.
- Endoscopia nasal pré-operatória de rotina é fundamental para a observação de características da mucosa, muco, secreções e as variações anatômicas das estruturas nasais.
- Retalho da mucosa septal pode ser utilizado para reconstrução do defeito dural ou da base do crânio.
- Endoscópios rígidos são preferíveis para avaliação adulta: 2,7 mm (30, 45 e 70 graus) e 4 mm, quando possível (45 e 75 graus). Endoscópios flexíveis são indicados para avaliação de cavidades nasais estreitas ou de crianças.
- Sistema de vídeo e investigação por imagens através de *software* de alta definição são complementares a uma avaliação endoscópica de excelência.
- A avaliação nasal endoscópica sistemática, com câmeras digitais ou de alta definição (HD) no consultório médico, fornece treinamento ao cirurgião acerca das várias patologias, bem como oportunidade para ampliar suas habilidades na cirurgia endoscópica de base de crânio.
- Documentação dos achados da avaliação endoscópica nasal, com banco de dados informatizado, é importante, especialmente em pacientes já submetidos à cirurgia nasal.
- Realização de biópsia da mucosa nasossinusal e identificação de fístula liquórica, através do uso de fluoresceína, são outras aplicações da endoscopia nasal.
- Para benefício tanto do médico quanto do paciente, é mister o uso da melhor tecnologia a que se tem acesso.

■ Introdução

"Uma imagem vale mais que mil palavras." As imagens fornecidas pelo exame endoscópico são uma ferramenta diagnóstica importante na área da otorrinolaringologia e neurocirurgia, particularmente para avaliação do nariz, seios paranasais e base do crânio. A endoscopia nasal foi primeiramente realizada por Hirschmann (1901), utilizando um cistoscópio modificado e, em seguida, foi aplicada em procedimentos cirúrgicos menores por Reichert, Valentine, Sargnon e Zaufal (1902 a 1908). Na década de 1960, o uso de endoscópios para finalidades de diagnóstico e tratamento cirúrgico apresentou um grande avanço com a introdução das lentes cilíndricas de Hopkins, aprimorando a capacidade desse aparelho e fornecendo uma visão direta e fotos para documentação. Messerklinger introduziu a exploração sistemática da parede nasal lateral, confirmando, através da sua vasta experiência clínica, que a maioria das doenças nos seios paranasais tem origem rinogênica. Descobriu, também, que essas doenças estavam geralmente relacionadas com duas áreas fundamentais, que denominou complexo ostiomeatal e recesso esfenoetmoidal. Seus estudos forneceram conhecimento mais preciso da anatomia e fisiologia nasossinusal.[1-3]

■ Indicações

A endoscopia nasal diagnóstica está indicada nos seguintes casos:

1. Rinopatia obstrutiva crônica.
2. Rinossinusite crônica recorrente.
3. Neuralgia facial ou dor de cabeça, em grande parte associadas à cirurgia nasossinusal prévia.
4. Rinorreia persistente.
5. Epistaxe.
6. Epífora.
7. Faringite ou laringite crônica.
8. Doenças nasofaríngeas.
9. Otite média recorrente ou crônica.
10. Anosmia ou hiposmia.
11. Fístula liquórica (topodiagnóstico).
12. Tumores nasossinusais.
13. Tumores de base de crânio.
14. Biópsia de tumores de base de crânio e nasossinusais (quando indicados).
15. Acompanhamento pós-operatório de cirurgia endoscópica sinusal e de craniectomia transnasal.[2,4-6]

■ Contraindicações

A endoscopia rígida no consultório com anestesia local geralmente está contraindicada em crianças não cooperativas, adultos não tolerantes ou pacientes psiquiátricos. Para esses pacientes, a endoscopia flexível com anestesia tópica é bem tolerada, sendo a anestesia geral raramente necessária.

Fatores de Risco

Em geral, a endoscopia nasal deve ser evitada em idosos e em pacientes com histórico de asma e hipersensibilidade, doença cardíaca, dor facial e em tumores hipervascularizados, quando seu tamanho dificulta a introdução do endoscópio na cavidade nasal.

Complicações

As complicações da endoscopia nasal no consultório são incomuns, podendo ocorrer em decorrência de vasoconstritores e anestésicos locais. Tais medicações, eventualmente, ocasionam taquicardia, hipersensibilidade e elevação da pressão arterial sistêmica. Outras complicações estão relacionadas com o procedimento propriamente dito e incluem ferimentos mucosos, epistaxe, reação vagal, neuralgias nasofaciais e eventos asmáticos. Após ponderadas contraindicações e fatores de risco citados, a endoscopia nasal pré-operatória é um procedimento seguro, eficaz e com alto valor diagnóstico.[2,3,5-10]

Equipamento

Telescópios: 2,7 mm, 30, 45 e 70 graus; 4 mm, 30 e 45 graus; nasofibrolaringoscopia flexível, 3,5 mm/2,5 mm de diâmetro.
Fonte de luz: Xenon 175 ou 300 W; fonte de luz fria com LED Nova 100 W (nova opção).
Cabo de fibras ópticas ou fluido óptico (recomendado para documentação por foto).
Vídeo: Análogo ou digital, câmera de três *chips* ou de alta definição (Imagem HD 1, Karl Storz Endoscopy, Flanders, NJ); os autores consideram a câmera de alta definição como sendo a mais apropriada em termos de imagem.
Monitor: um monitor LCD plano 19", resolução SXGA (1280 × 1024) ou resolução de monitor HD de ampla visão 23" (1920 × 1200).[11]
Documentação: gravador de vídeo HDD e DVD ou gravador HDD Blu Ray (Sony ou Panasonic); impressora de vídeo digital UP-D 55.

Equipamento de Computador

Hardware: PC: processador Intel de núcleo duplo ou quádruplo e placa-mãe chipset Intel; memória DDR2 ou DDR3, 4,0 GB recomendada; unidade de disco rígido S-ATA-II, 300 Mbps, 7200 RPM, 320,0 GB recomendada; capacidade de HD ou HD cheio com placa de vídeo Pci-Express 16×, DDR2 de 512 MB ou mínimo de DDR3; monitor LCD de 20" com tela larga e entradas digitais (DVI ou HDMI); DVD ou unidade de gravação Blu Ray; cartão de memória *flash* múltiplo; ou *mouse laser* USB ou PS2; sistema de energia ininterrupto, com, no mínimo, o dobro de consumo total de energia. Espelhamento em matriz de disco (Raid-1) é recomendado para proteção de dados em caso de falha do *hardware*.
HD Macintosh: processador Intel Xeon "Nehalem" com núcleo duplo ou quádruplo, 2,66 GHz, 3 a 8 GB de memória, 640 GB de disco rígido; disco *superdrive* Express 18x; chipset de placa-mãe; NVIDIA GeForce 120 com 512 MB; Monitor Apple Cinema LCD, display 24", imagem 1920 × 1200p.
Software de PC: Windows XP Professional é o sistema operacional mais estável (com captura de Pinnacle Studio 12 e *software* de edição).
Software Mac: sistema operacional OSX 10.5.6 com *software* – Edição Cut Pro.
Sistema de arquivo de dados: o sistema ideal é o DVD-M de Karl Storz AIDA (tecnologia de ponta) para dados, imagens e arquivos de vídeos, registros e impressão, e armazenamento automatizado com imagens e inspeção de vídeos, DVD, CR-ROM ou gravação da vara do USB. Outra solução de banco de dados para o controle de arquivos é Capturis, um banco de dados desenvolvido pelo FileMaker Pro 10; este opera em uma plataforma de PC ou Mac (**Fig. 4.1**). Outras opções no mercado são Pentax-Kay, Olympus, Ecleris e outros. O médico deve escolher um sistema que seja apropriado às necessidades de sua rotina.

Método

Endoscopia Nasal para Diagnóstico

Adicionalmente à endoscopia nasal, vários testes funcionais podem ser utilizados para a avaliação da cavidade nasal, incluindo rinomanometria anterior ativa, rinometria acústica (**Fig. 4.2**), olfatometria e depuração mucociliar. A endoscopia diagnóstica é realizada com o paciente sentado ou reclinado após proceder-se à rinoscopia anterior (**Fig. 4.3**). A avaliação pode ser realizada sem anestesia ou com medicação vasoconstritora, devendo-se evitar o uso de substâncias irritantes à mucosa nasal. A cavidade nasal é avaliada com um endoscópio de 2,7 mm e 30 graus, que fornece maior projeção anterior. A ponta do endoscópio é inserida de forma lenta e cuidadosa no vestíbulo e na região da válvula nasal, sem tocar o septo nasal ou a parede lateral do nariz, evitando-se, assim, maior desconforto por parte do paciente. É fundamental a visualização de ambas as cavidades nasais da forma mais abrangente possível. As características da mucosa, muco e secreções nasais são avaliadas, bem como as variações anatômicas. Este procedimento é mais difícil de ser realizado com um endoscópio de 4 mm, por ocasião de seu maior diâmetro. Nesta fase, as culturas guiadas pelo endoscópio podem ser avaliadas usando-se um dispositivo coletor de sucção (Juhn Tym-Tap®, Xomed Inc., Jacksonville, FL) ou até um aspirador de orelha. Uma alternativa mais barata seria um cotonete urológico para cultura.

54 I Dicas e Pérolas – Compreendendo os Seios Paranasais e a Base do Crânio

Paciente M.E.C.C. Data 7 de dezembro de 2006
Sexo F   Idade: N/C   Telef.: 01283 87 30597   Encaminhado por:
Motivo CONT
Procedimento   Instrumento: Sedação:
Achados

Capturis®

Diagnóstico

Fig. 4.1 Relatório de Capturis endoscópico.

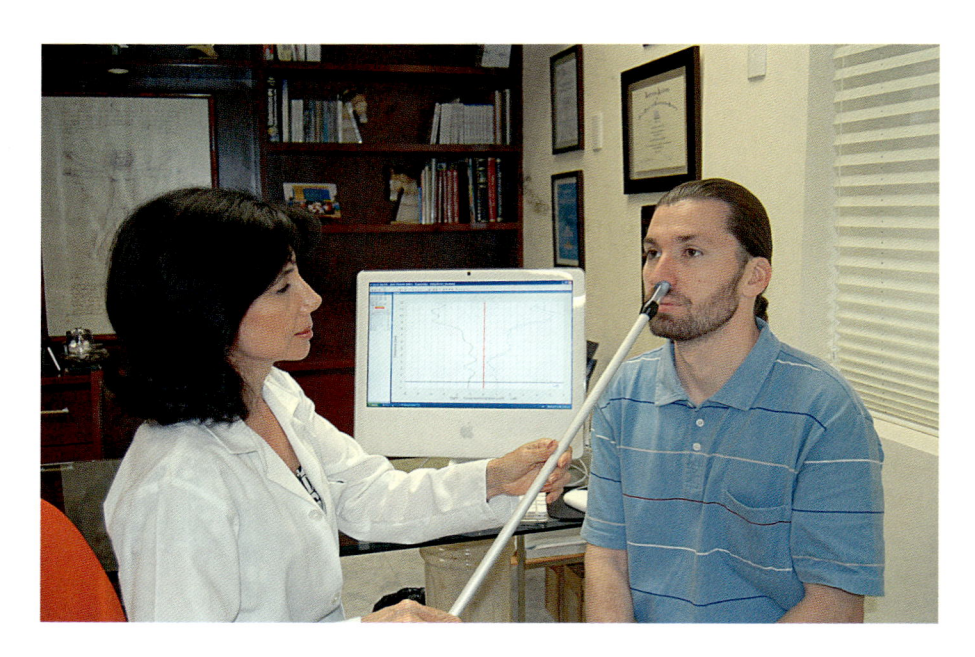

Fig. 4.2 Teste nasal funcional (rinometria).

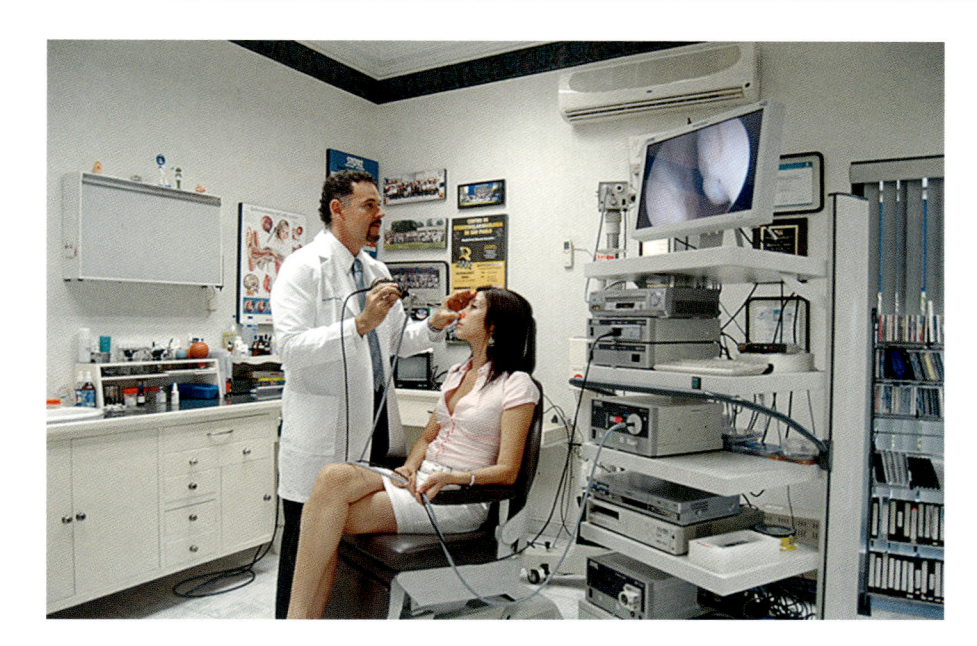

Fig. 4.3 Avaliação endoscópica nasal.

Endoscopia Nasal Diagnóstica

Para uma endoscopia nasal adequada, as cavidades nasais são descongestionadas e anestesiadas com atomização de oximetazolina a 1% e lidocaína a 4%. Após 10 minutos, são realizados testes de função nasal (**Fig. 4.2**), podendo ser necessário reforçar a anestesia e a vasoconstrição no meato médio, recesso esfenoetmoidal, região olfativa ou nas áreas estreitas onde o contato do endoscópio mais frequentemente causa desconforto. É aconselhável iniciar a endoscopia com um endoscópio de 4 mm e 30 graus, que fornece uma visão panorâmica da cavidade nasal. Em casos de espaço limitado, o endoscópio de 2,7 mm e 30 ou 45 graus é recomendado. A endoscopia nasal é realizada de forma sistemática nos três passos seguintes (**Figs. 4.4 e 4.5**).

1. Vestíbulos Nasais, Válvulas Nasais, Rinofaringe e Meato Inferior

O exame tem início com a introdução do endoscópio na narina, visualizando o vestíbulo e a válvula nasal, evitando distorções; o endoscópio é avançado cuidadosamente no assoalho da cavidade nasal, sendo utilizado o septo e corneto inferior como parâmetros anatômicos. Essas estruturas são examinadas durante o trajeto até a rinofaringe, prestando-se atenção onde termina o corneto inferior e a tuba auditiva. O endoscópio é então girado em 90 graus para se visualizar a tuba auditiva ipsilateral, quando também pode ser realizada avaliação dinâmica a partir da deglutição (**Fig. 4.6**). Neste ponto é possível examinar a pro-

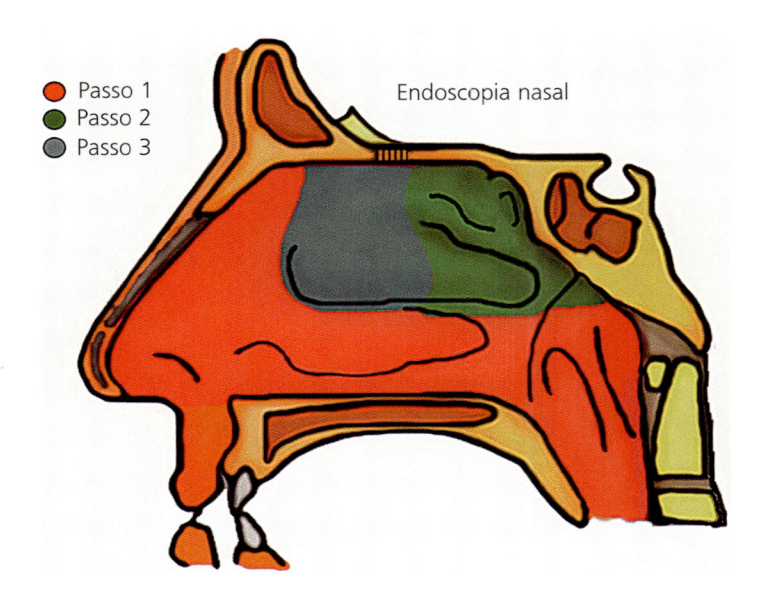

Fig. 4.4 Endoscopia nasal sistemática: três passos.

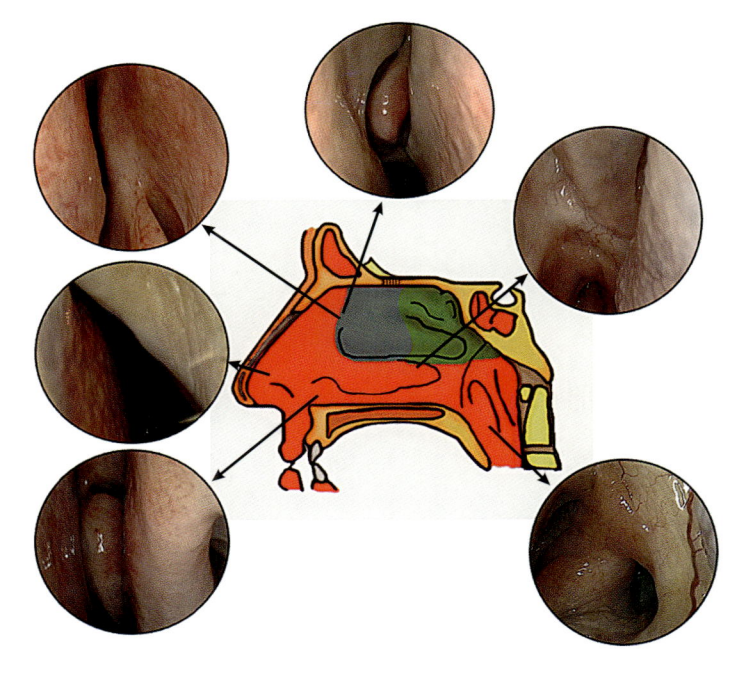

Fig. 4.5 Imagens endoscópicas de exame endoscópico sistemático da cavidade nasal.

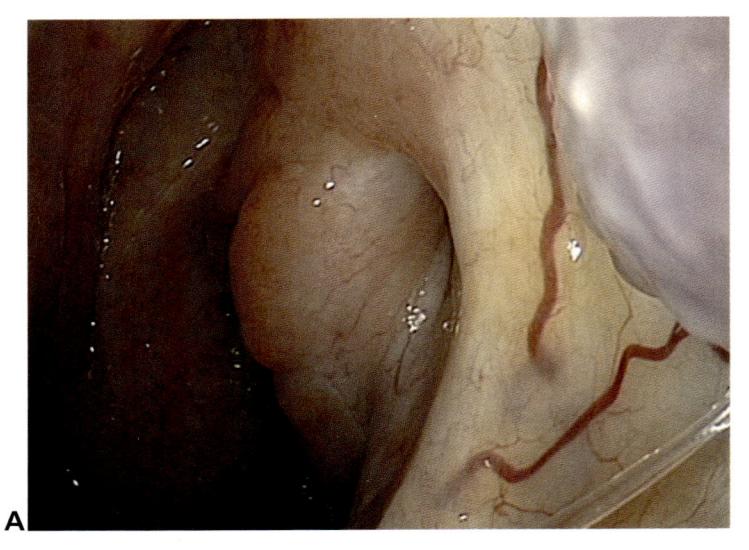

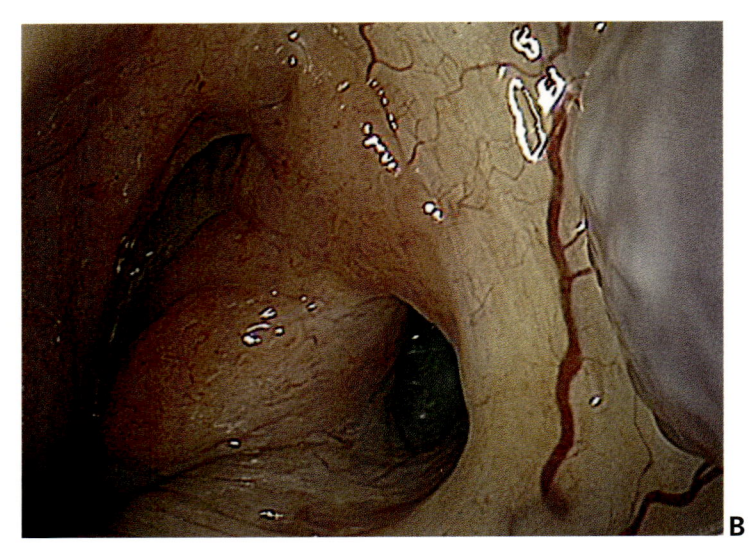

Fig. 4.6 Ação dinâmica da tuba auditiva. (**A**) Fechada. (**B**) Aberta.

eminência tubária e o recesso de Rosenmüller. Retornando-se o endoscópio à posição inicial e girando-o 90 graus em direção à tuba auditiva contralateral (**Fig. 4.7**), pode ser observada a região da coana e a parte superior da rinofaringe. A presença de tecido adenoidal ou a persistência da bolsa de Rathke podem ser observadas. O endoscópio é então retirado e voltado ao meato inferior para a localização da prega lacrimal (válvula de Hasner), que corresponde ao ponto final do ducto nasolacrimal e pode ser expandido pela pressão suave do canto interno do olho (lágrimas, muco ou matéria purulenta poderão ser drenadas se existir uma patologia neste nível).

2. Recesso Esfenoetmoidal, Meato Superior e Fenda Olfativa Posterior

O endoscópio é reintroduzido entre o corneto inferior e o médio, progredindo em direção ao recesso esfenoetmoidal e meato superior. Após vasoconstrição e anestesia adequadas, pode-se observar o óstio natural do seio esfenoidal. Este passo é concluído pela observação da fenda olfatória na sua parte posterior, especialmente em pacientes com alterações olfativas ou gustativas, ou quando há suspeita de fístula liquórica e tumores de base de crânio (**Fig. 4.5**).

3. Meato Médio, Complexo Osteomeatal e Região Olfativa Anterior

O endoscópio é posicionado na cauda do corneto médio e desliza sob ele. Retraindo-se o endoscópio, é possível observar o meato médio, o processo uncinado, o hiato semilunar, o óstio acessório e, ocasionalmente, o óstio maxilar natural, a bolha etmoidal e o recesso frontal. Às vezes, o descolador de Freer é útil para o deslocamento discreto do corneto médio sem fraturá-lo, permitindo melhor visualização do complexo ostiomeatal. Esfregaços e culturas podem ser realizados, se necessário. Finalmente, o endoscó-

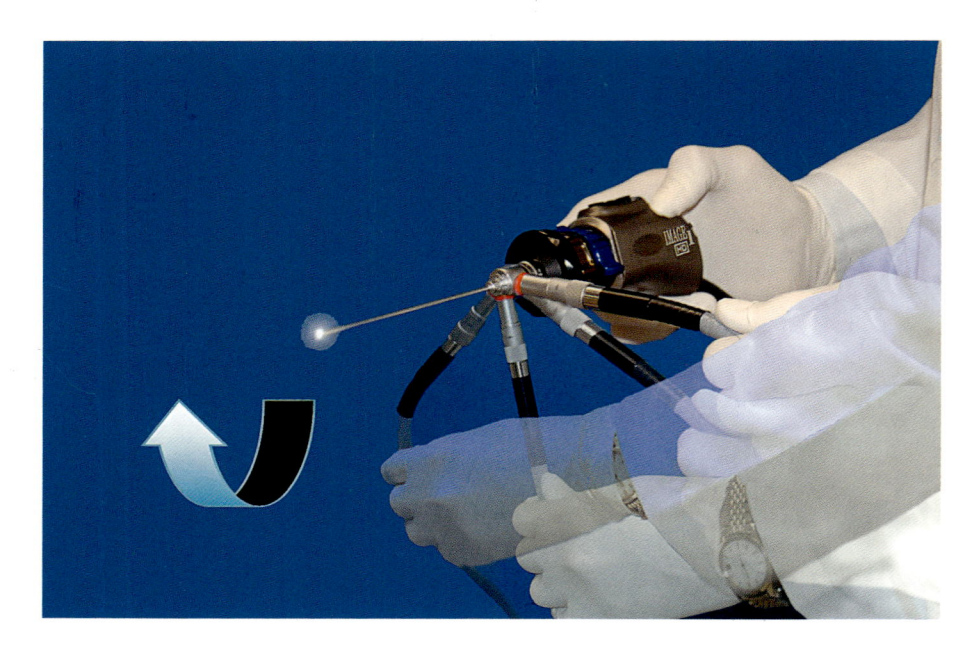

Fig. 4.7 Aquisição de visão lateral com endoscópios angulados com rotação de cabo de luz.

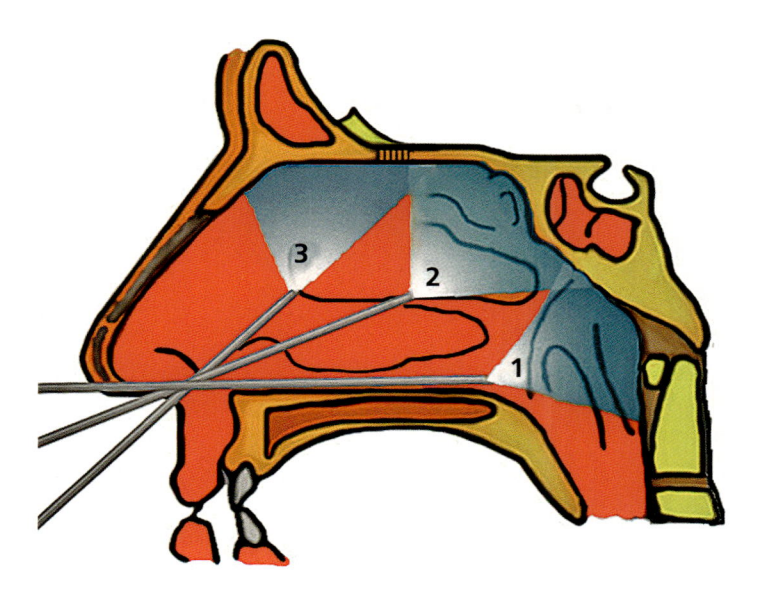

Fig. 4.8 Endoscopia nasal alvo: três passos na avaliação pré-operatória para cirurgia da base do crânio.

pio é retirado do meato médio e reintroduzido para acessar a fenda olfatória anterior. Um endoscópio de 2,7 mm, de 30 ou 45 graus, é recomendado (**Fig. 4.5**).[2-4,6,7,9]

Revisão Esquemática dos Três Passos

Passo 1: vestíbulo → válvula nasal → corneto inferior → coana → parede posterossuperior da nasofaringe → girar 90 graus, orifício da tuba auditiva → recesso de Rosenmüller → giro de 180 graus para o lado oposto → tuba auditiva contralateral e recesso de Rosenmüller → retirada e rotação do endoscópio → meato inferior → ducto nasolacrimal.

Passo 2: reintrodução do endoscópio → borda superior da coana → recesso esfenoetmoidal → cornetos superior e supremo → óstio de seio esfenoidal → fenda olfatória (aspecto posterior).

Passo 3: endoscópio no meato médio → medialização cuidadosa do corneto médio (descolador de Freer) → não fraturar → região esfenopalatina → processo uncinado → hiato semilunar → óstio acessório ou óstio natural do seio maxilar → infundíbulo → bolha etmoidal → recesso frontal → retirada do endoscópio → fenda olfatória (aspecto anterior) (**Fig. 4.5**).

As regiões a serem visualizadas e documentadas na endoscopia nasal pré-operatória para craniectomia transnasal endoscópica (**Figs. 4.8** e **4.9**) são as seguintes:

- *Passo 1:* nasofaringe → acesso cirúrgico da junção transcrival/transodontoide/craniocervical.
- *Passo 2:* recesso esfenoetmoidal → acesso cirúrgico do *transplanum*/selar e parasselar.
- *Passo: 3:* fenda olfatória → acesso transcribriforme/sinusotomia frontal (Draf III) da região esfenopalatina → acesso cirúrgico: retalho septal mucoso pediculado (artéria nasal lateral posterior).

Procedimentos Endoscópicos Complementares

Biópsia

Uma biópsia é realizada, quando indicada, introduzindo-se sempre os instrumentos cirúrgicos por baixo e à frente do endoscópio. Os instrumentos são cuidadosamente movimentados adiante, assegurando sua visualização pelo monitor. O cabo de fibra óptica deve ser lateralizado se dificultar o movimento dos instrumentos cirúrgicos dentro da cavidade nasal (**Fig. 4.7**). Esse procedimento é uma oportunidade para o desenvolvimento das habilidades e perícia do cirurgião no uso do endoscópio e instrumentos cirúrgicos, que é indispensável na realização de uma cirurgia endoscópica atraumática.

Endoscopia de Seio Maxilar

Endoscopia de seio maxilar é indicada para casos suspeitos de malignidade, micoses, cistos, pólipos ou mucocele sintomática e para aspiração de secreções espessas, culturas e corpos estranhos.[2,6,9] Abordagem através da fossa canina está indicada em pacientes com mais de 9 anos de idade; através do meato inferior está indicada em crianças de 9 anos de idade ou mais jovens.[2]

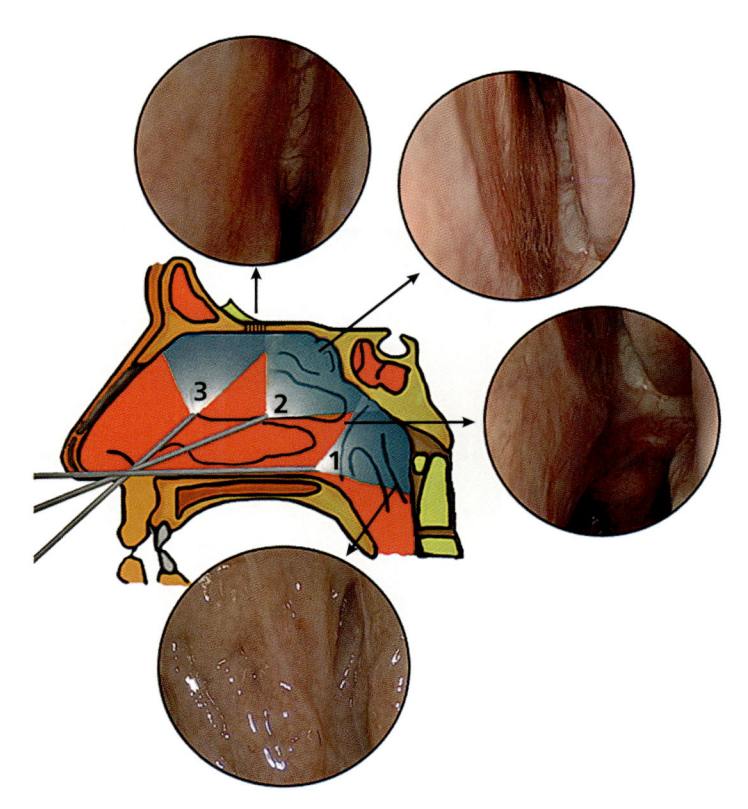

Fig. 4.9 Imagens endoscópicas da base do crânio como avaliação pré-operatória.

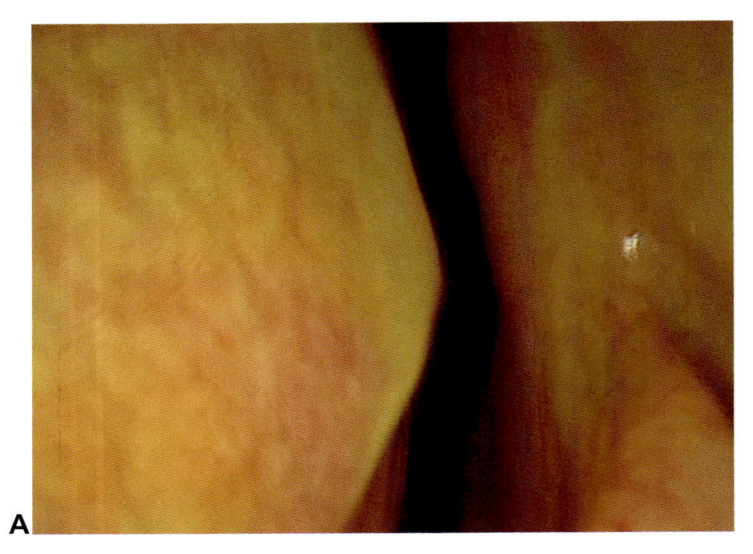

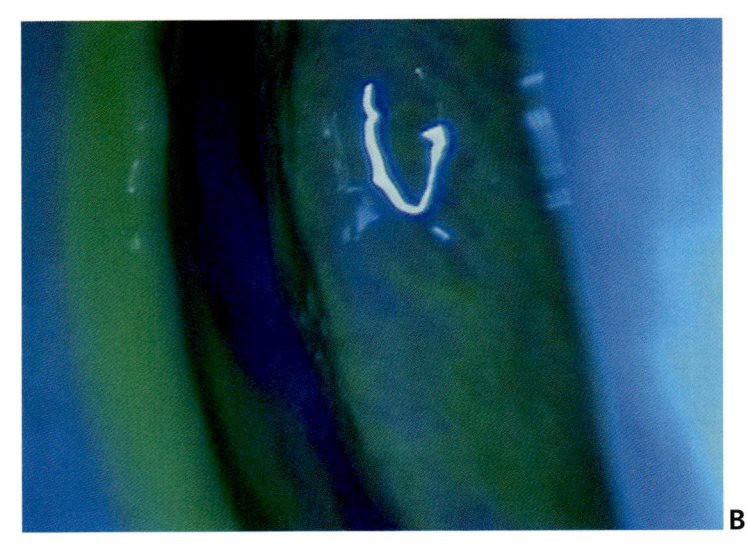

Fig. 4.10 Fluoresceína de sódio intratecal na cavidade nasal. (**A**) Nenhum filtro. (**B**) Filtro azul.

Localização da Fístula Liquórica Utilizando Fluoresceína e Filtro Azul

Após injeção intratecal de solução de fluoresceína de sódio a 5% e realização de endoscopia nasal diagnóstica, o sítio e a localização exata do defeito da base craniana podem ser determinados. Quando os estudos de imagem não revelam o local da lesão, deve-se realizar um teste endoscópico pré-operatório com fluoresceína, com ou sem filtro azul (**Fig. 4.10**). Pode ser observada fístula liquórica da orelha média e seu vazamento pela tuba auditiva.

O procedimento é explicado a seguir: 0,2 a 0,5 mL de solução de fluoresceína de sódio a 5%, diluída em 10 cc de liquor, é administrada por uma punção lombar intratecal. A solução é reinjetada pelo mesmo percurso e o paciente é, então, colocado na posição de Trendelenburg por 30 minutos, permitindo que a fluoresceína seja distribuída. A seguir, a endoscopia nasal é realizada, procurando-se por um líquido de cor amarelo-esverdeada. Se o sítio da fístula não for encontrado, o uso de filtro azul é recomendado para realçar a fluoresceína; nestas condições, até traços mínimos de liquor aparecem na cor amarela ou verde brilhante. Em nossa experiência, a manobra de Valsalva tem ajudado a detectar até pequenas quantidades de liquor. É importante que a solução de fluoresceína intratecal tenha concentração correta. Este procedimento geralmente é realizado na sala cirúrgica como estudo pré-operatório.[9]

Endoscopia de Contato

A endoscopia da mucosa nasal possui grande valor diagnóstico pré e perioperatório para a avaliação de doenças nasossinusais e da base do crânio. No entanto, para que se torne uma avaliação padrão no período perioperatório, são necessários mais estudos, sistematização, treinamento e experiência.[10]

■ Conclusão

A endoscopia nasal diagnóstica de rotina é de extrema importância para avaliação pré-operatória em cirurgia de base de crânio. É também uma oportunidade para o desenvolvimento das habilidades do cirurgião com o manuseio do instrumental da cirurgia endoscópica, uma exigência ao treinamento adequado para esse tipo de cirurgia. A documentação da endoscopia nasal como parte do prontuário do paciente é recomendada. Estes dados podem ser particularmente úteis e de grande valor em questões médico-legais, especialmente em casos de cirurgia prévia. Além disso, a endoscopia nasal avalia as características da mucosa, as variações anatômicas do septo e a região da artéria esfenopalatina. Isso será relevante na criação e no planejamento do retalho septal pediculado que será usado, finalmente, para reconstruir a base craniana e corrigir eventuais efeitos durais.

Referências

1. Kaluskar SK, Patil NP. *Office nasal endoscopy in the evaluation of chronic sinus disease*. Tuttlingen, Germany: Endo-Press, 2002.
2. Stammberger H. Functional endoscopic sinus surgery. In: *Endoscopic and radiologic diagnosis*. Philadelphia: BC Decker, 1991. p. 145-271.
3. Pownell P, Minoli J, Rohrich R. Diagnostic nasal endoscopy. *Plast Reconstr Surg* 1997;99(5):1451-58.
4. Behrbohm H, Kaschke O. *Nasal endoscopy*. Universitätsklinikum Charité Berlin. Tuttlingen, Germany: Hals-Nasen-Ohrenklinik, 1990.
5. Kennedy D. *Pathogenesis of chronic rhinosinusitis*. Penn international rhinology course. Advances in management of sino-nasal disease. Philadelphia: University of Pennsylvania, 2005.
6. Salas JE, Chávez M, Cadena O. Evaluación endoscópica de las patologías nasosinusales. In: Stamm A. (Ed.). *Rhinology*. Sao Paulo, Brazil: Komedi, 2002. p. 28-33.
7. Simmen D, Jones N. An endoscopic tour: endoscopic examination. Anatomical variations, and specific conditions. In:

Manual of endoscopic sinus surgery and its extended applications. Stuttgart, New York: Thieme, 2005. p. 106-20.
8. Castelnuovo P. Mauri S, Locatelli D *et al*. Diagnostic endoscopy. In: *Endoscopic cadaver dissection of the nose and paranasal sinuses*. Tuttlingen, Germany: Endo-Press, 2004. p. 8-13.
9. Stammberger H. Technique of diagnostic nasal endoscopy. In: *Functional endoscopic sinus surgery: endoscopic diagnosis and surgery of the paranasal sinuses and anterior skull base*. Tuttlingen, Germany: Braun-Druck GmbH, 2002. p. 8-18.
10. Andrea M, Dias O. Contact endoscopy of nasal mucosa. In: Storz K. (Ed.). *The world of endoscopy. sinuscopy/rhinoscopy/postrhinoscopy*. Tuttlingen, Germany: 2004. p. 210.
11. Karl Storz Endoscope history since 1945. http://www.karlstorz.com

5 Acessos Cirúrgicos Transnasais para Lesões na Base do Crânio

**Eduardo Vellutini ▪ Aldo Cassol Stamm ▪ Shirley S. N. Pignatari
Leonardo Balsalobre Filho**

Dicas e Pérolas

- O tempo nasal do acesso cirúrgico endoscópico pode produzir lesões que afetam a qualidade de vida do paciente.
- O tipo de acesso deve ser escolhido para cada caso, individualmente, de acordo com localização, tamanho e complexidade da lesão, com especial atenção às possibilidades de reconstrução.
- A abordagem transnasal direta é a primeira escolha de acesso para o tratamento da maioria dos pacientes portadores de fístulas liquóricas pequenas e bem delimitadas, além de pacientes com indicação de descompressões orbitárias.
- O acesso transnasal-transeptal através das duas narinas é o mais apropriado para a remoção de tumores selares que estejam localizados medialmente na base do crânio. Essa abordagem cirúrgica permite ao cirurgião utilizar as duas mãos, além de minimizar o risco de perfuração septal. Permite, também, a criação de retalho vascularizado de mucosa septal, que pode ser utilizado para a reconstrução da base do crânio.
- A abordagem transesfenoidal estendida com extensão anterior do *planum sphenoidale* e da região suprasselar é indicada para a remoção de tumores mediais suprasselares intradurais.
- Em tumores malignos, pode ser necessário o uso de retalhos de mucosa extrasseptais para a reconstrução, uma vez que a mucosa septal pode estar envolvida pelo tumor.
- O acesso transpterigóideo-transmaxilar lateral está indicado para a remoção de tumores localizados mais lateralmente, especialmente aqueles que se estendem para a região do seio cavernoso. Este acesso permite a exposição completa do segmento vertical anterior da artéria carótida interna.

▪ Introdução

Com a evolução da cirurgia transnasal endoscópica, sua indicação ampliou-se para lesões que se estendam por toda base do crânio ventral, desde a placa cribriforme até o clivo e C2, com baixos índices de morbidade e mortalidade.[1-5]

O tratamento cirúrgico endoscópico se utiliza do seio esfenoidal como porta de entrada para exposição da maior parte das lesões da base do crânio. Para este acesso, é de suma importância possuir conhecimento e entendimento da cavidade nasal e da anatomia do seio esfenoidal, bem como sua fisiologia e função. É sempre importante recordar que o seio esfenoidal apresenta relações anatômicas importantes com as estruturas neurovasculares, como nervos ópticos, artérias carótidas internas e seios cavernosos.

Várias abordagens cirúrgicas ao seio esfenoidal têm sido propostas através dos anos, tanto microscópica quanto endoscópicas, sejam sublabias, transorais ou transnasais.

A maioria dos acessos cirúrgicos desenvolvidos recentemente tem destacado apreensão de complicações graves como lesões vasculares e neurais, fístula liquórica e meningite.

No entanto, pouca atenção tem sido dada a uma parte muito importante deste acesso – o tempo nasal. Embora sem risco de causar mortalidade, algumas complicações nasais, como epistaxes, perfuração septal, infecção e obstrução nasal são situações que frequentemente comprometem a qualidade de vida do paciente.

Além disso, o tipo de acesso nasal determinará a possibilidade de se utilizar ambas as mãos na cirurgia e de realizar a reconstrução da base do crânio com enxertos pediculados da mucosa nasal. Com a grande variedade de lesões passíveis de serem tratadas por cirurgia endoscópica transnasal em diferentes topografias, o tipo de acesso nasal deve ser escolhido de acordo com a localização, o tamanho e a complexidade da lesão, e a necessidade da reconstrução da base do crânio.

Lesões menos complexas podem ser removidas por apenas um cirurgião e com acessos menos invasivos. Por outro lado, as lesões complexas requerem, frequentemente, dois cirurgiões e uma técnica a quatro mãos. Nestes casos, as abordagens cirúrgicas são frequentemente mais invasivas, com maior probabilidade de produzirem complicações sinunasais.

A introdução do endoscópio na cirurgia da base do crânio facilitou a adaptação das abordagens cirúrgicas nasais clássicas, como transnasal ou transeptal e transnasal direta, a um tipo de cirurgia em que não se utiliza o espéculo. A abordagem cirúrgica transnasal ou transeptal permite melhor preservação da mucosa nasal; sem permitir, no entanto, o uso das duas narinas, impossibilitando a cirurgia através do uso de duas mãos. Em contraste, a abordagem transnasal direta, embora seja mais agressiva à mucosa nasal e cornetos, permite o uso de duas narinas, após a ressecção da parte posterior do septo nasal. Embora estas duas abordagens cirúrgicas sejam, frequentemente, suficientes para a ressecção de uma grande variedade de tumores, devido ao progresso das técnicas endoscópicas, bem como ao desenvolvimento de cirurgias mais complexas – particularmente aquelas cirurgias que ultrapassam os limites dos seios paranasais, estendendo-se ao seio cavernoso e região intradural – tem sido necessária a revisão dos acessos cirúrgicos clássicos complementados com novos procedimentos. Além disso, o índice ainda significativo de fístulas liquóricas, relacionado com este tipo de cirurgia, tem estimulado o desenvolvimento de novos acessos que combinam uma exposição ampla do campo cirúrgico com a possibilidade de criar retalhos vascularizados da mucosa, facilitando a reconstrução da base do crânio.[6]

Em cirurgias complexas, o planejamento pré-operatório da reconstrução é um dos principais fatores para a escolha do acesso.

O conhecimento preciso da anatomia do paciente, fornecida pela investigação por imagens, é também importante na determinação da melhor abordagem cirúrgica. Tomografia computadorizada (TC) e investigação por imagens de ressonância magnética (RM) são essenciais para a caracterização dos aspectos morfológicos do seio esfenoidal, para a identificação da sua relação anatômica com a artéria carótida interna, nervo óptico, seio cavernoso e células de Onodi, bem como para a determinação da localização precisa da lesão ou tumor e sua relação com outras estruturas anatômicas importantes, incluindo os seios paranasais, a base do crânio e as artérias etmoidais. Este capítulo descreve as abordagens cirúrgicas transnasais que são as mais utilizadas hoje.

Acesso Transnasal Direto (Unilateral)

Indicações

Este acesso geralmente é indicado para lesões que não necessitam de uma exposição ampla ou algum tipo de reconstrução da base do crânio. Pode ser utilizada para tratamento de pacientes com fístulas liquóricas pequenas unilaterais em esfenoide ou etmoide, bem como em pacientes com indicação de descompressão orbitária.

Técnica Cirúrgica

A cirurgia é realizada através de uma única narina. Se a cavidade nasal é bastante estreita, e a passagem do endoscópio e instrumentos cirúrgicos é limitada em razão do desvio de septo, deve-se realizar, inicialmente, a septoplastia. Após a identificação dos cornetos médios e superiores, região posterior do septo nasal e arco coanal, os óstios do seio esfenoidal são explorados com sonda ou apalpador. O óstio está localizado superiormente ao arco coanal, entre o corneto superior e o septo. Para melhorar o acesso às células etmoidais posteriores e ao seio esfenoidal, o corneto superior pode ser removido. Excepcionalmente, remove-se a parte posterior do corneto médio.

Após a identificação do óstio esfenoidal, a parede anterior do seio é então aberta a partir desta referência. A esfenotomia é cuidadosamente ampliada inferiormente, evitando-se lesão do ramo septal posterior da artéria esfenopalatina, que cruza a parede anterior do seio esfenoidal nesta região. Se ambos os seios esfenoidais necessitam ser expostos cirurgicamente, o mucoperióstio da parede anterior e do rostro esfenoidal são deslocados lateralmente e preservados para posterior reconstrução, se necessária. A parede anterior, o rostro esfenoidal e todos os septos intersinusais são removidos, possibilitando ampla exposição do seio (**Fig. 5.1**).

Esta abordagem cirúrgica está indicada, principalmente para o tratamento de lesões unilaterais. As vantagens desta abordagem são propiciar um acesso direto e preservar a maioria das estruturas anatômicas no nariz e sua fisiologia. A desvantagem é a impossibilidade de se

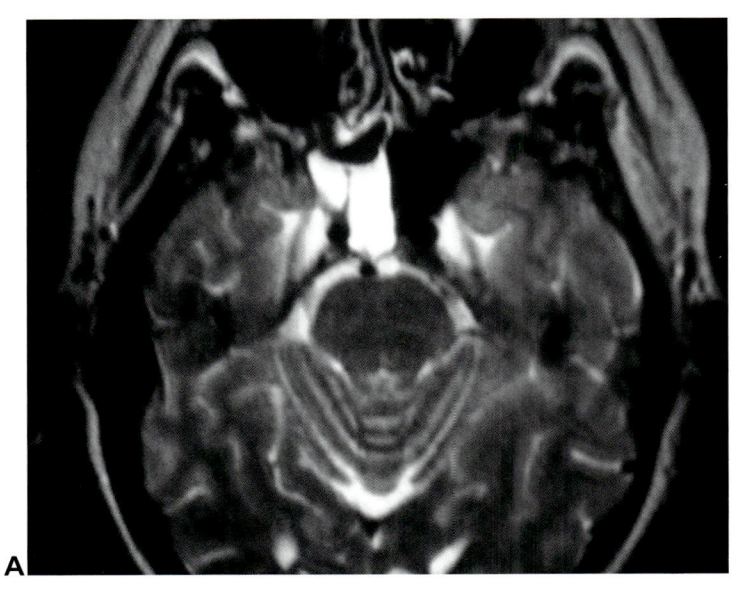

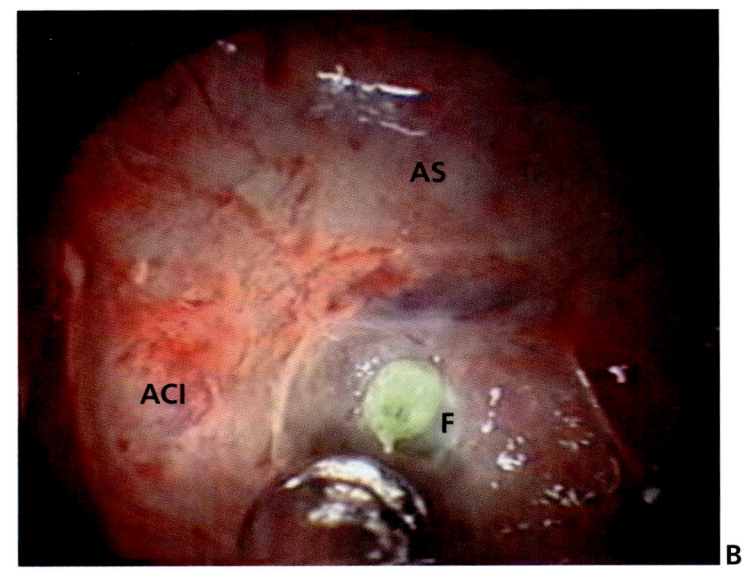

Fig. 5.1 (**A**) Ressonância magnética demonstrando a presença de liquor preenchendo o seio esfenoidal direito. (**B**) Vista intraoperatória, através de abordagem nasal direta, demonstrando fístula no clivo, à direita, inferior ao assoalho da sela. F: fístula; ACI: artéria carótida interna; AS: assoalho da sela.

trabalhar em ambas as narinas, simultaneamente, por dois cirurgiões.

■ Acesso Transnasal-Transeptal por Duas Narinas

Indicações

Este acesso, descrito detalhadamente no Capítulo 25, é usado rotineiramente no tratamento de todos os pacientes portadores de tumores selares da linha média, especialmente adenomas hipofisários.

Com a introdução das técnicas endoscópicas nas cirurgias selares, novos acessos têm sido desenvolvidos, aumentando a eficácia e a segurança dos procedimentos cirúrgicos, superando algumas limitações importantes deste método.[7]

O acesso transnasal-transeptal permite uma técnica a quatro mãos, acrescentando segurança ao procedimento e facilitando o controle de sangramento e a dissecção do tumor. Considera-se que essa técnica melhora os resultados sem comprometer a função nasal. Essencialmente, combina duas abordagens cirúrgicas prévias: transeptal de um lado e transnasal contralateral. Com isso, preserva-se a mucosa septal homolateral, evitando-se uma perfuração septal. Contralateralmente é criado um retalho da mucosa septal em forma quadrangular, pediculado em sua borda posterior, permitindo o trabalho por ambas as narinas. Durante o procedimento, o retalho é mantido na rinofaringe ou no seio maxilar e, ao final do procedimento, ajuda na reconstrução da base do crânio (**Fig. 5.2**).

■ Acesso Transnasal Estendido

Indicações

Este acesso cirúrgico é especialmente útil na remoção de tumores intradurais suprasselares na linha média, particularmente aqueles que se estendem para a região do *planum sphenoidale*. As indicações mais frequentes para este acesso cirúrgico são os meningiomas do tubérculo selar, craniofaringeomas e adenomas hipofisários gigantes.[1,2,5]

Técnica Cirúrgica

O acesso é feito através de ambas as narinas, associado à etmoidectomia para a exposição do *planum sphenoidale*. A mucosa septal de ambos os lados é preparada para a criação de retalhos vascularizados bilaterais. Por vezes, é necessária a remoção de ambos os cornetos médios para propiciar maior espaço aos instrumentos cirúrgicos. O seio esfenoidal é totalmente exposto, removendo seu assoalho até o recesso lateral. A remoção óssea começa no assoalho da sela e se estende em direção ao *planum sphenoidale* de forma arqueada, expondo completamente a dura-máter destas regiões. Lateralmente, a remoção óssea é limitada pela porção proximal do canal óptico. A região dural é aberta na sela e, após a coagulação do seio intercavernoso, a abertura é estendida ao andar anterior até os nervos olfativos, bilateralmente. Em alguns casos, especialmente nos pacientes com tumores malignos, a mucosa septal também deve ser removida para que se alcance uma ressecção oncológica efetiva. Nesta situação, outros retalhos vascularizados podem ser utilizados para reconstrução, incluindo os cornetos inferiores, a mucosa palatina ou até pericrânio, trazidos à cavidade nasal através do seio frontal (**Fig. 5.3**).[8,9]

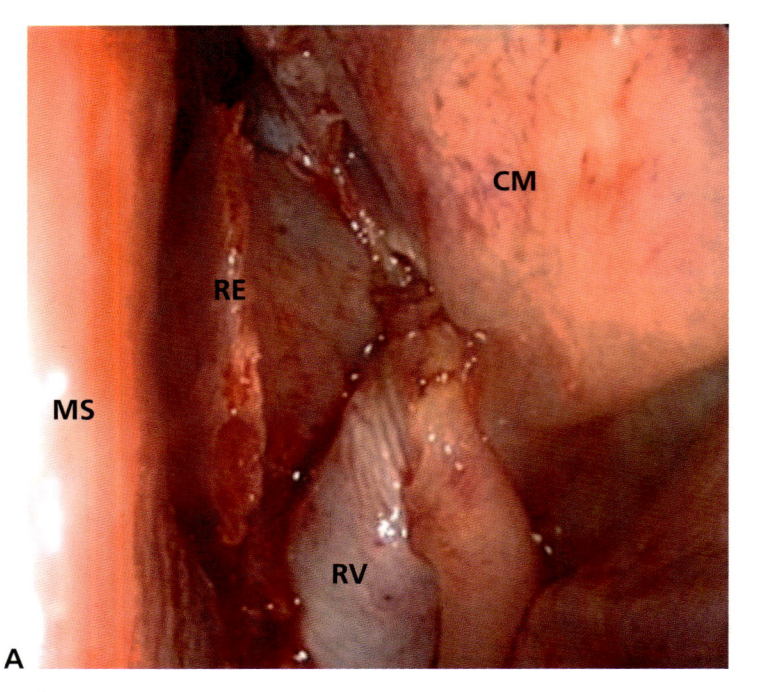

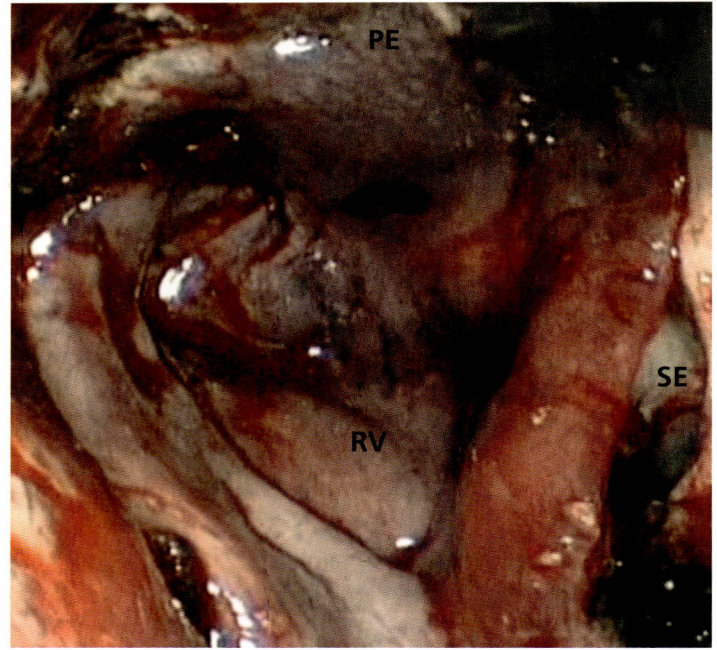

Fig. 5.2 (**A**) Acesso transnasal-transeptal com exposição endonasal esquerda e paranseptal à direita do rostro esfenoidal. A mucosa septal direita é preservada e a esquerda mantém-se ligada na artéria septal. CM: corneto médio esquerdo; MS: mucosa septal direita; RE: rostro esfenoidal; RV: retalho vascularizado do lado esquerdo. (**B**) Retalho vascularizado no sítio cirúrgico após remoção do tumor. SE: seio esfenoidal esquerdo; PE: plano esfenoidal; RV: retalho vascularizado.

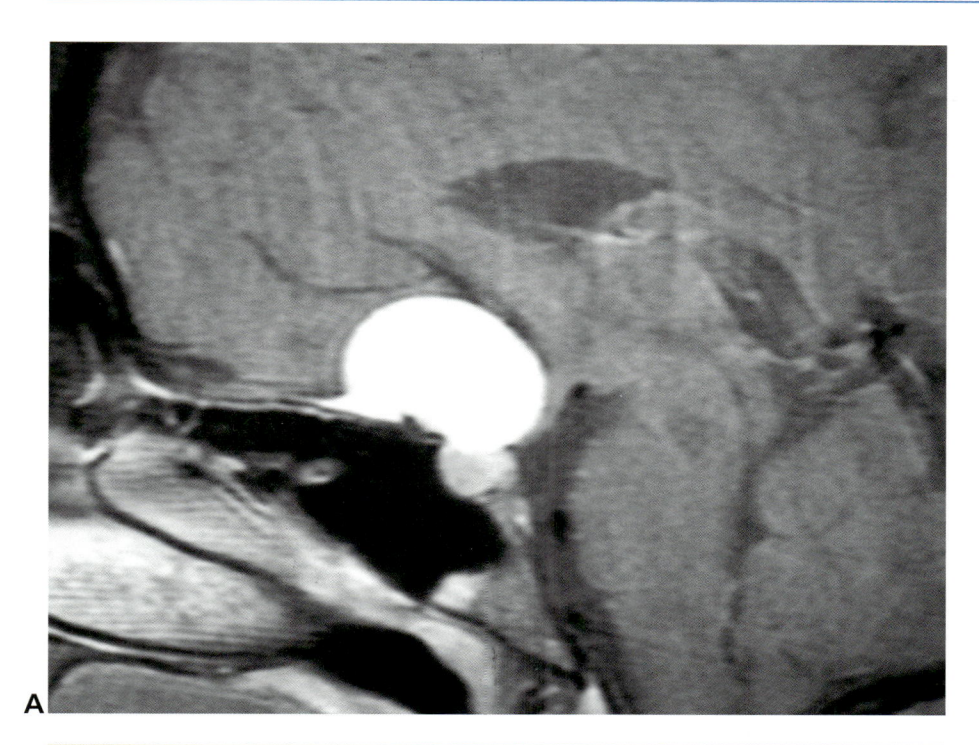

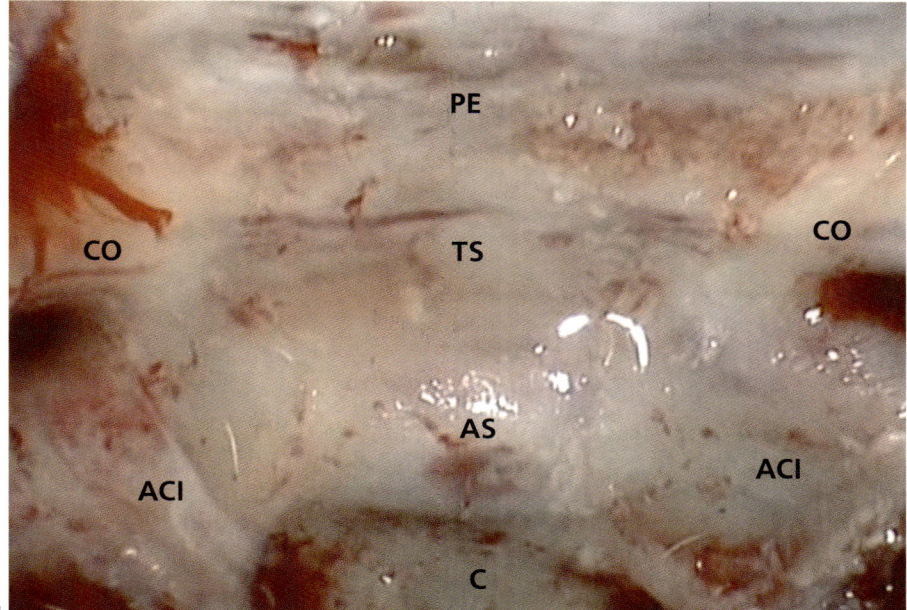

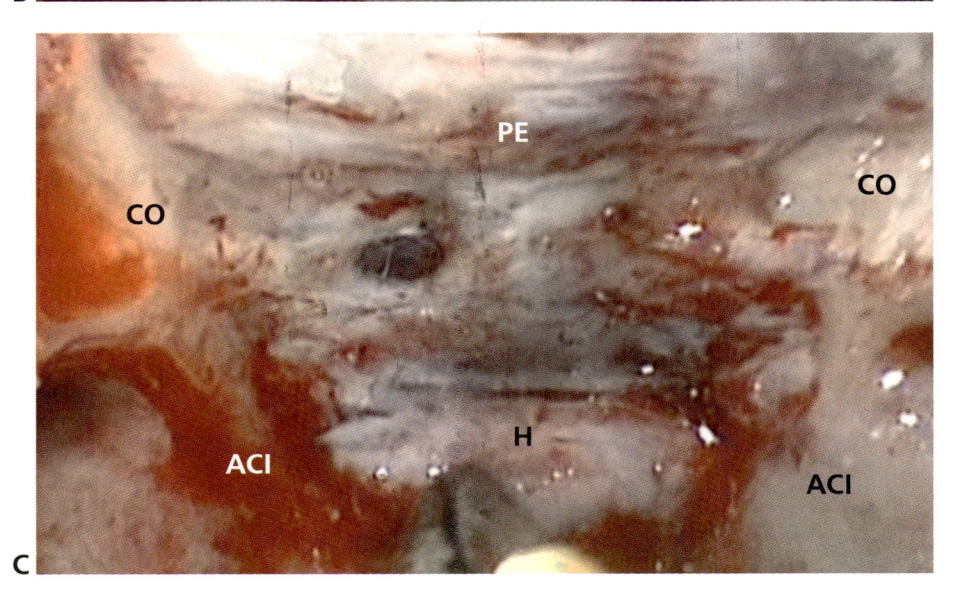

Fig. 5.3 (**A**) Meningioma do tubérculo selar aderido ao complexo arterial cerebral anterior e posteriormente à haste hipofisária e ao quiasma óptico. (**B**) Abordagem transnasal estendida com exposição através do seio esfenoidal. C: clivo; ACI: artéria carótida interna; CO: canal óptico; PE: plano esfenoidal; AS: assoalho da sela; TS: tubérculo selar. (**C**) Vista cirúrgica após remoção óssea do *planum*, tubérculo e piso da sela, com exposição da dura-máter. ACI: artéria carótida interna; CO: canal óptico; H: hipófise; PE: plano esfenoidal. *(Continua.)*

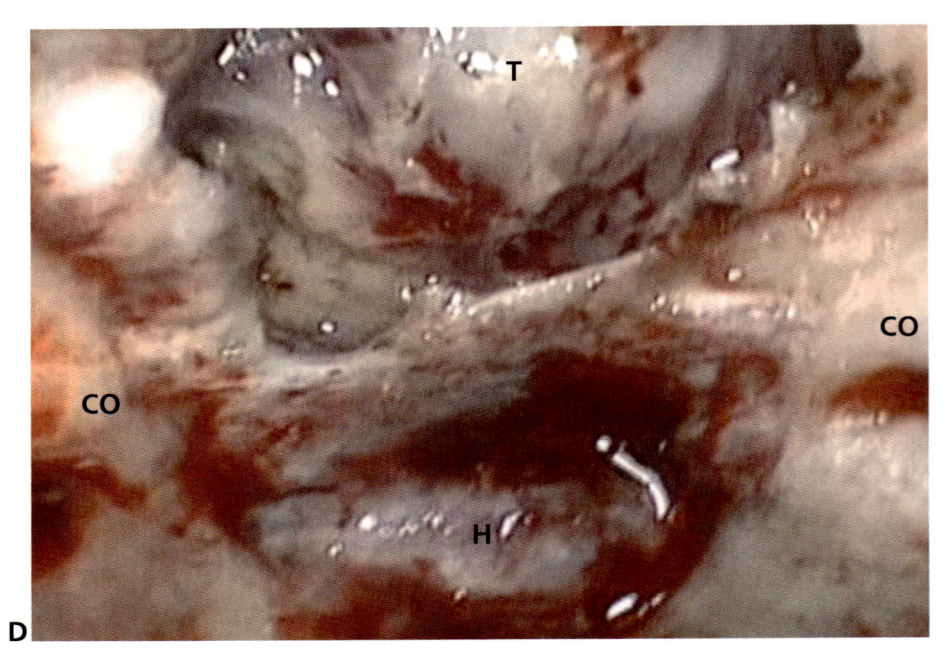

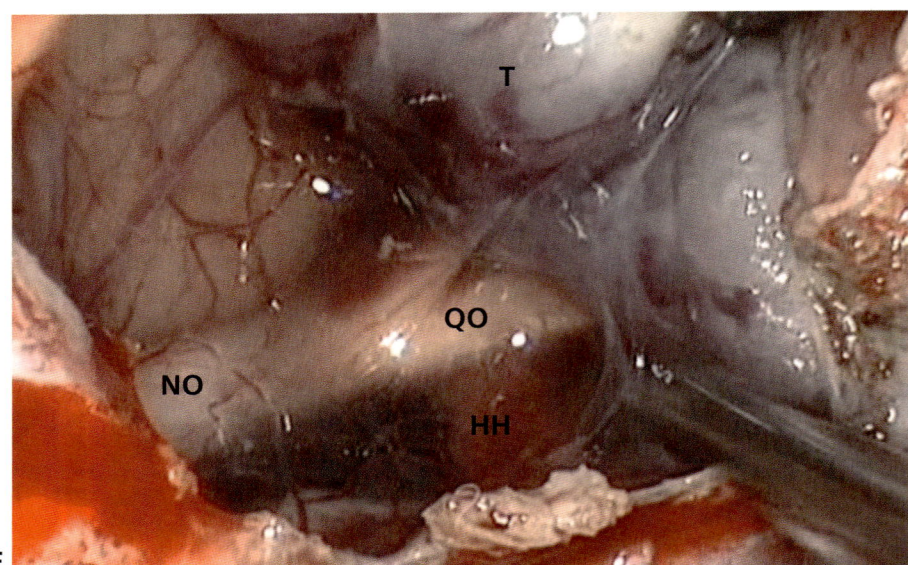

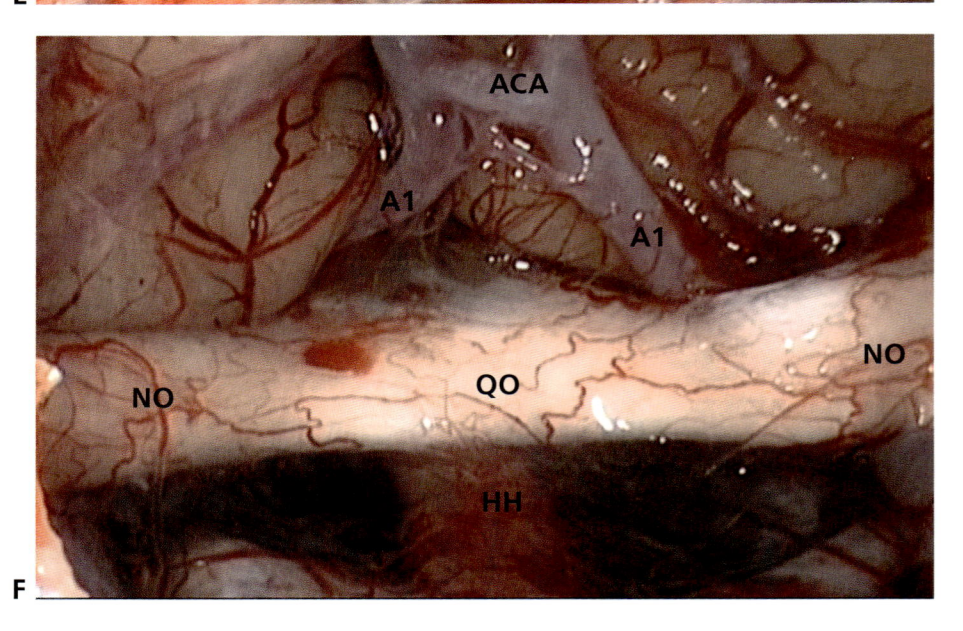

Fig. 5.3 *(Cont.)* (**D**) Exposição de tumor através de uma abordagem transnasal estendida. CO: canal óptico; H: hipófise; T: Tumor. (**E**) Dissecção do tumor com preservação da aracnoide entre o tumor e as estruturas neurovasculares. QO: quiasma óptico; NO: nervo óptico; HH: haste hipofisária; T: Tumor. (**F**) Abordagem transnasal estendida após remoção total do tumor com preservação da aracnoide e pequenas artérias que nutrem o quiasma óptico. ACA: artéria comunicante anterior; A1: artéria cerebral anterior; QO: quiasma óptico; NO: nervo óptico: HH: haste hipofisária.

Acesso Transmaxilar-Transpterigóideo (Lateral)

Indicações

Este acesso cirúrgico é indicado em pacientes com tumores que estão localizados lateralmente, na base do crânio, ou lesões da linha média com extensão lateral. Em sua maioria, esses tumores são adenomas hipofisários e meningiomas com extensão ao seio cavernoso, além de cordomas e condrossarcomas, localizados mais lateralmente.

Técnica Cirúrgica

Este acesso consiste em uma via bilateral endonasal com remoção do corneto médio, bula etmoidal e processo uncinado homolaterais. A parede média do seio maxilar é aberta e, em alguns casos, uma maxilectomia medial endoscópica é realizada.

A abertura da parede anterior do seio esfenoidal se estende até a região do forame esfenopalatino. Tendo em vista que as artérias septais e a artéria nasal lateral posterior são frequentemente coaguladas como parte do procedimento, o retalho de mucosa septal deve ser criado contralateralmente. Deve-se identificar o nervo infraorbital no piso do seio maxilar e, ao segui-lo proximalmente, atinge-se a parte inferior do seio cavernoso. Os nervos intracavernosos estão sempre localizados superiormente ao nervo infraorbital e à artéria maxilar. Identificação do nervo vidiano, com seu trajeto lateromedial no assoalho do seio esfenoidal a partir do gânglio pterigopalatino, é um importante guia à porção anterior da artéria carótida interna, junto ao forame lácero.[10]

Este acesso é centralizado na porção vertical da artéria carótida interna (**Figs. 5.4 e 5.5**).

Conclusão

Existem diversos acessos endoscópicos transnasais possíveis de serem utilizados para a ressecção de lesões da base do crânio. Este capítulo sintetiza as abordagens cirúrgicas mais frequentemente utilizadas por nossa equipe, discutindo suas vantagens, riscos e indicações. O desenvolvimento de técnicas cirúrgicas endoscópicas e modernas possibilidades de diagnóstico permitiu a realização de cirurgias menos invasivas com exposição adequada do campo cirúrgico, e com melhores resultados em relação à reconstrução da base do crânio.

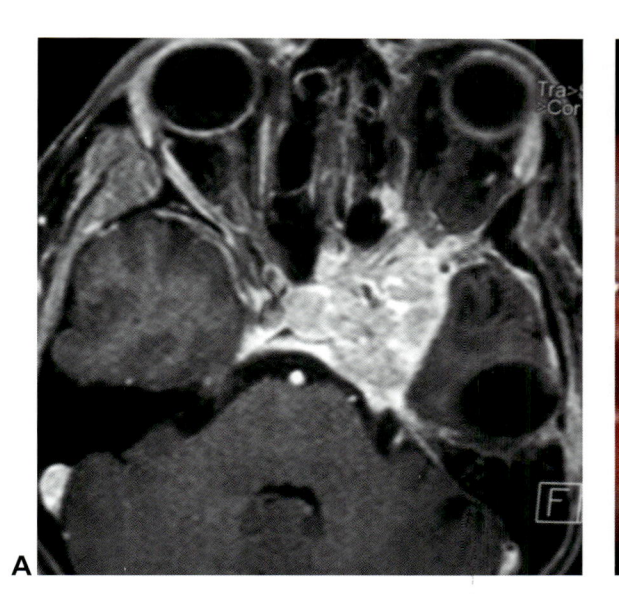

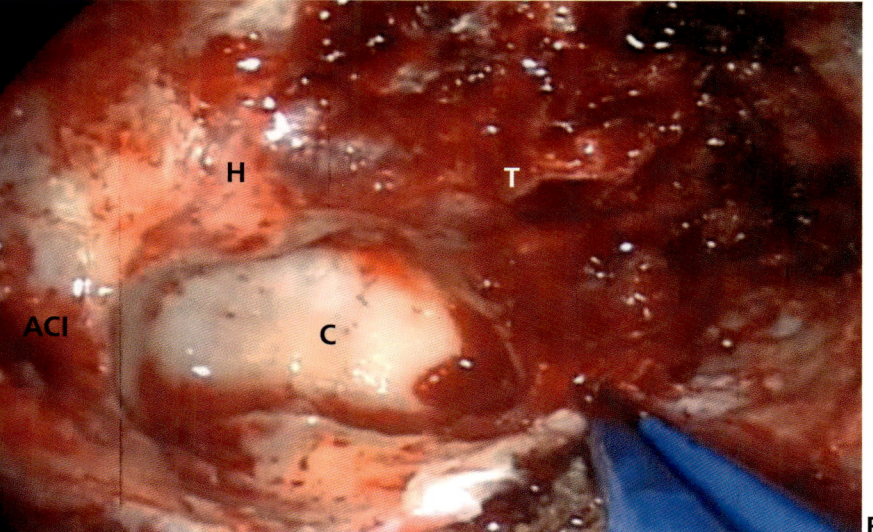

Fig. 5.4 (**A**) Ressonância magnética demonstrando ameloblastoma preenchendo o seio cavernoso esquerdo. (**B**) Vista intraoperatória após abordagem transmaxilar e transpterigóidea com exposição de ameloblastoma intracavernoso esquerdo infiltrando a hipófise. C: clivo; ACI: artéria carótida interna; H: fossa hipofisária; T: tumor.

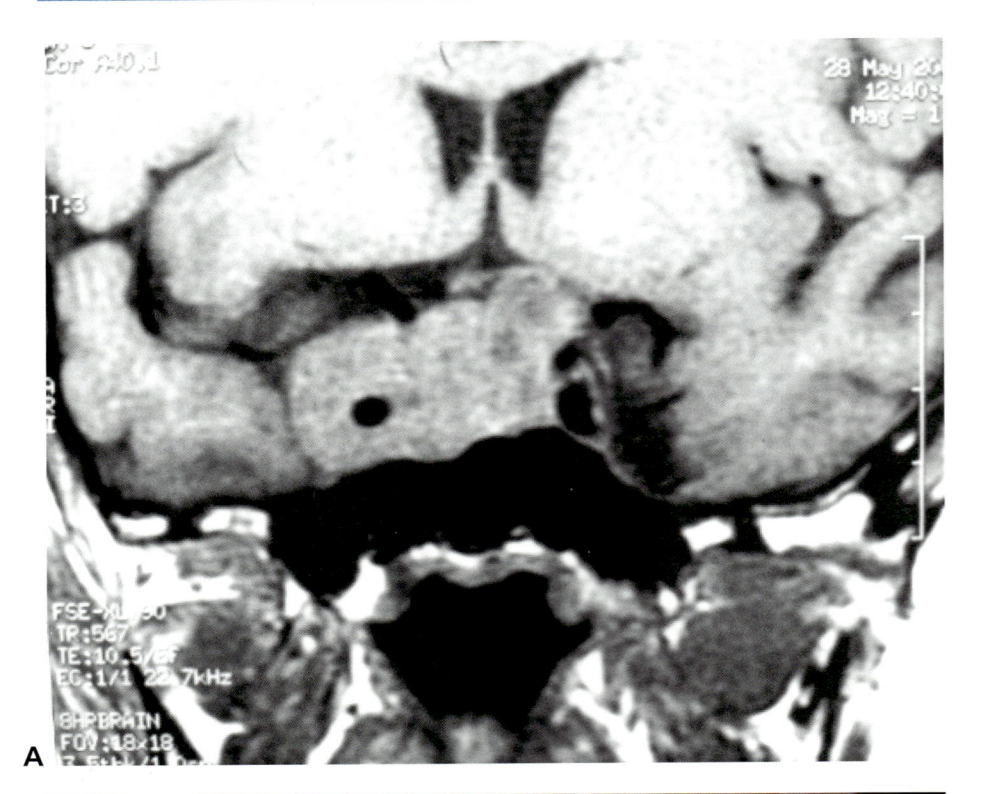

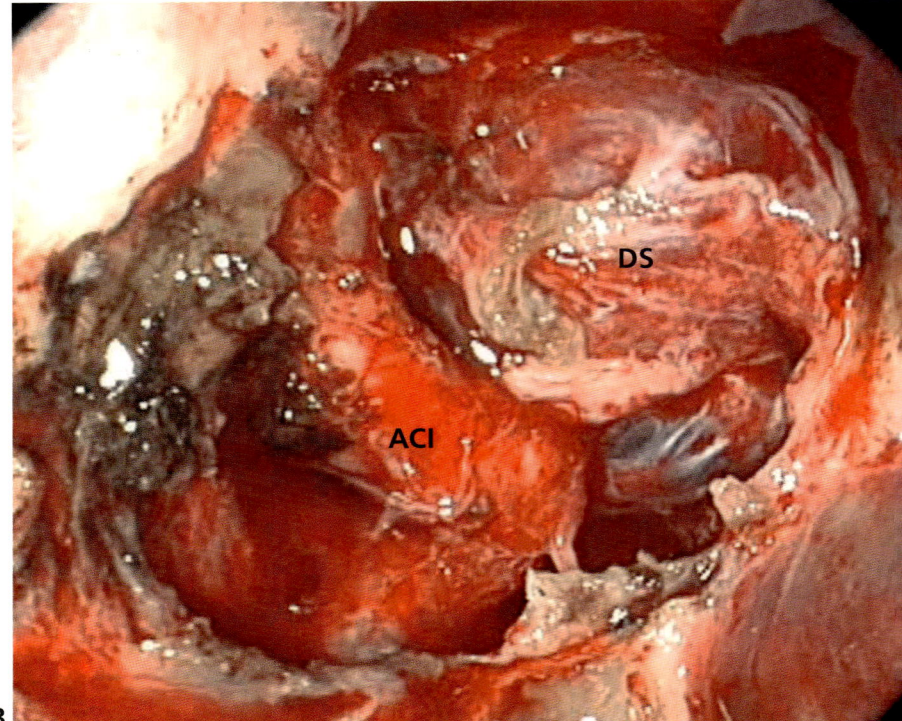

Fig. 5.5 (**A**) Ressonância magnética demonstrando adenoma hipofisário produtor de ACTH com invasão do seio cavernoso direito. (**B**) Vista intraoperatória após remoção total de tumor em seio cavernoso direito. DS: diafragma da sela; ACI: artéria carótida interna intracavernosa direita.

Referências

1. Cavallo LM, Prevedello DM, Solari D *et al.* Extended endoscopic endonasal transphenoidal approach for residual or recurrent craniopharyngiomas. *J Neurosurg* 2009;111:578-89.
2. de Divitiis E, Esposito F, Cappabianca P *et al.* Endoscopic transnasal resection of anterior cranial fossa meningiomas. *Neurosurg Focus* 2008;25:E8.
3. Nogueira Jr JF, Stamm AC, Vellutini E *et al.* Endoscopic management of congenital meningo-encephalocele with nasal flaps. *Int J Pediatr Otorhinolaryngol* 2009;73:133-37.
4. Stamm AC, Pignatari SS, Vellutini E. Transnasal endoscopic surgical approaches to the clivus. *Otolaryngol Clin North Am* 2006;39:639-56, xi.
5. Stamm AC, Vellutini E, Harvey RJ *et al.* Endoscopic transnasal craniotomy and the resection of craniopharyngioma. *Laryngoscope* 2008;118:1142-48.
6. Hadad G, Bassagasteguy L, Carrau RL *et al.* A novel reconstructive technique after endoscopic expanded endonasal approaches: vascular pedicle nasoseptal flap. *Laryngoscope* 2006;116:1882-86.
7. Stamm AC, Pignatari S, Vellutini E *et al.* A novel approach allowing binostril work to the sphenoid sinus. *Otolaryngol Head Neck Surg* 2008;138:531-32.
8. Harvey RJ, Nogueira JF, Schlosser RJ *et al.* Closure of large skull base defects after endoscopic transnasal craniotomy. Clinical article. *J Neurosurg* 2009;111:371-79.
9. Zanation AM, Snyderman CH, Carrau RL *et al.* Minimally invasive endoscopic pericranial flap: a new method for endonasal skull base reconstruction. *Laryngoscope* 2009;119:13-18.
10. Osawa S, Rhoton Jr AL, Seker A *et al.* Micro-surgical and endoscopic anatomy of the vidian canal. *Neurosurgery* 2009;64 (5, Suppl 2)385-411, discussion 411-12.

6 Navegação na Cirurgia Endoscópica Paranasal e Base do Crânio

Benjamin Bleier ▪ Rodney J. Schlosser

Dicas e Pérolas

- A cirurgia guiada por imagem (CGI) permite melhor planejamento pré-operatório e navegação intraoperatória.
- Todos os sistemas de CGI apresentam componentes básicos comuns e são fundamentados em sistemas de rastreamento óptico ou eletromagnético, com precisão cirúrgica comparável.
- Acurácia é baseada na qualidade das imagens pré-operatórias e nos erros inerentes ao registro.
- Acurácia deve ser verificada durante todo o procedimento e pode apenas ser interpretada e ponderada com base na avaliação cirúrgica precisa e extenso conhecimento anatômico.

Tabela 6.1 **Indicações da American Academy of Otolaryngology-Head and Neck Surgery (AAO-HNS) para Uso Intraoperatório de Técnicas Informatizadas**

1. Revisão de cirurgia sinusal
2. Anatomia sinusal distorcida (desenvolvimental, pós-operatória ou traumática)
3. Polipose nasossinusal extensa
4. Patologia acometendo seio frontal, etmoidal posterior e esfenoidal
5. Doença contígua à base do crânio, órbita, nervo óptico ou artéria carótida
6. Fístula liquórica ou outras alterações de base de crânio
7. Neoplasias nasossinusais benignas ou malignas

De American Academy of Otolaryngology Head and Neck Surgery: AAO-HNS Policy on Intra-Operative Use of Computer Aided Surgery. http://www.entnet.org/Practice/policyIntraOperativeSurgery.cfm.

▪ Introdução

Embora os princípios básicos da cirurgia estereotática tenham sido determinados há um século, os avanços nas técnicas de diagnóstico por imagem dos últimos 20 anos levaram ao desenvolvimento e a utilização da cirurgia guiada por imagem (CGI) em procedimentos paranasais e de base de crânio. As atuais plataformas de CGI permitem a realização de planejamento pré-operatório detalhado, usando imagens triplanares e tridimensionais, bem como a navegação intraoperatória altamente precisa. Apesar destes avanços, a CGI ainda está sujeita a diversos erros e, assim, deve ser empregada apenas para somar aos conhecimentos clínicos e cirúrgicos.

▪ História

Os recentes avanços da CGI foram atribuídos aos progressos da neurorradiologia. Os primeiros equipamentos estereotáticos foram desenvolvidos no início do século XX, embora a união da radiologia à navegação cirúrgica não tenha ocorrido até a década de 1940.[1] O advento da tomografia computadorizada (TC) melhorou, de forma significativa, a qualidade da imagem e levou à criação do sistema que tem como base imagens obtidas por meio desta técnica em 1976.[2] Embora tal avanço tenha aumentado a precisão cirúrgica, a estrutura estereotática obstruía o campo cirúrgico, dando ímpeto ao desenvolvimento de diferentes sistemas nos anos 1980.[3] Desde então, o uso da CGI passou a ser amplamente aceito, tendo sido, atualmente aprovado pela American Academy of Otolaryngology-Head and Neck Surgery (**Tabela 6.1**).[4]

▪ Componentes do Sistema

Todas as plataformas de CGI comercializadas apresentam os mesmos componentes básicos. A estação de trabalho faz a integração com o sistema de rastreamento, com a interface computadorizada e com o monitor em uma única unidade (**Fig. 6.1**).[3] A plataforma do *software* é otimizada para criar um conjunto de dados virtuais e tridimensionais que pode ser correlacionado ao volume cirúrgico através de um processo de registro.[1]

Todos os sistemas de rastreamento da CGI são projetados para monitoramento de um dispositivo de localização intraoperatória (DLI) no interior do volume cirúrgico. O DLI pode ser fabricado como instrumento cirúrgico ou ser unido a um instrumento preexistente. Os sistemas atuais empregam tecnologia óptica ou eletromagnética para rastreamento do DLI (**Fig. 6.2**).[2]

Os sistemas eletromagnéticos (EM) utilizam um campo de radiofrequência para determinar o posicionamento através de um receptor colocado no DLI. Dentre as limitações deste sistema estão a possibilidade de distorção do campo por objetos metálicos, a existência de fios para comunicação com o sistema[3] e a necessidade de trazer ao centro cirúrgico o mesmo dispositivo, cefálico e vo-

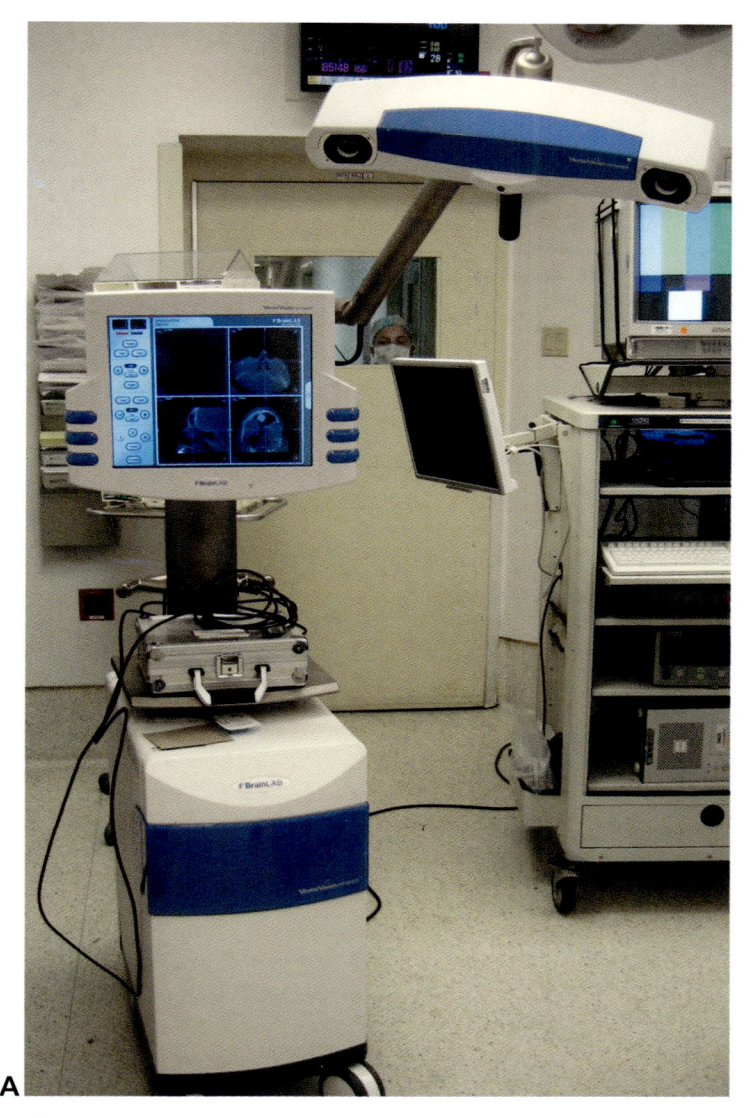

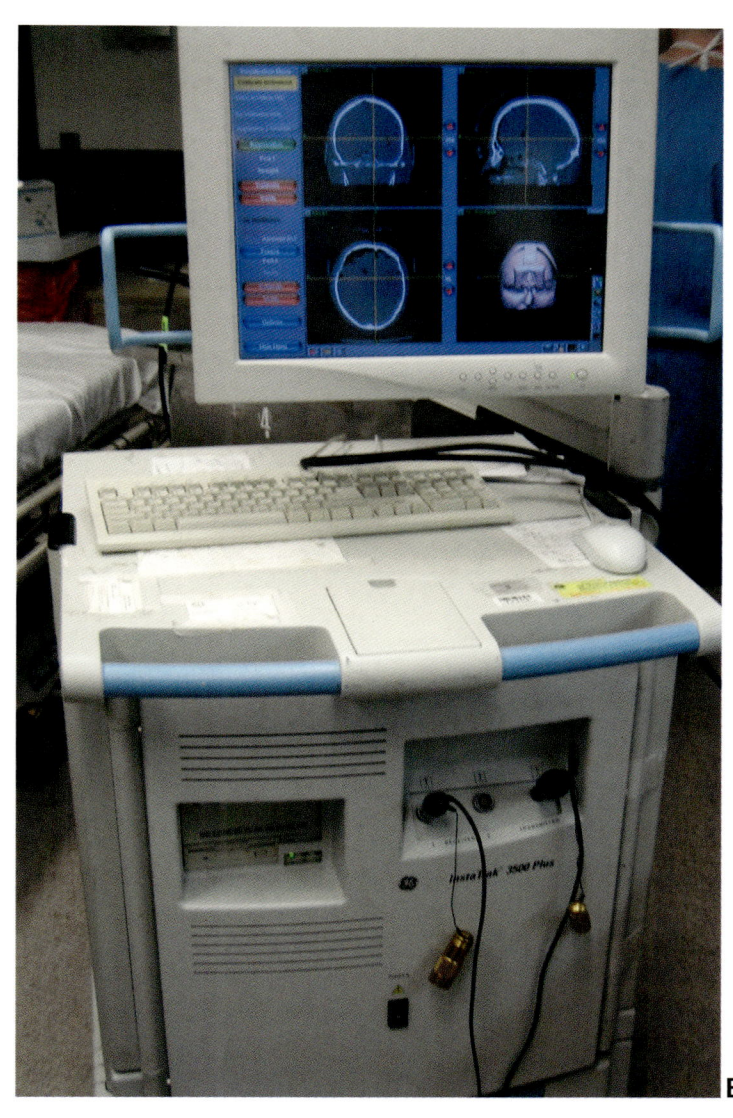

6 Navegação na Cirurgia Endoscópica Paranasal e Base do Crânio

Fig. 6.1 (**A**, **B**) Sistemas de cirurgia guiada por imagem (CGI) de dois diferentes fabricantes, com componentes de *hardware*, incluindo estação de trabalho com computador, sistema de rastreamento, interface e monitor de imagens.

lumoso, empregado na obtenção das imagens pré-operatórias, embora alguns estudos sugiram que a reutilização deste equipamento pouco afeta a precisão.[5,6]

Nos sistemas ópticos, o DLI é composto por um conjunto de diodos emissores de luz (rastreamento ativo) ou esferas refletoras (rastreamento passivo); a luz é capturada por uma câmera localizada acima da cabeça do paciente e é comparada a um grupo de marcadores presente no dispositivo cefálico. A limitação desse sistema é a organização da sala cirúrgica, já que seu arranjo deve propiciar uma visualização adequada da câmera colocada acima da cabeça do paciente.[3]

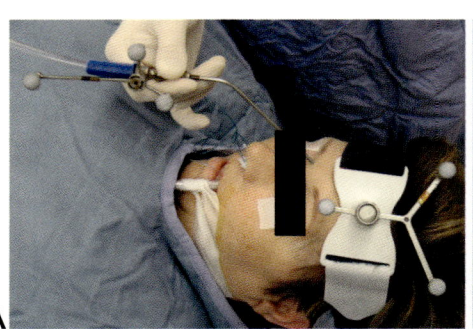

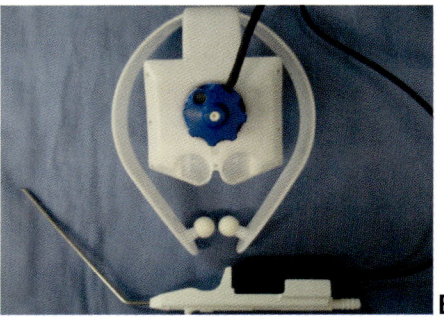

Fig. 6.2 Dispositivos cefálicos *(headsets)* e de localização intraoperatória (DLI). (**A**) DLI óptico com esferas refletoras de sucção direta. (**B**) Dispositivo eletromagnético em instrumento de sucção pré-fabricado.

Tabela 6.2 Componentes Comuns da Cirurgia Guiada por Imagem (CGI)

Hardware
   Estação de trabalho com computador
   Sistema de rastreamento
   Interface computacional
   Monitor de imagens
   Dispositivo de localização intraoperatória (DLI)
Mecanismo de rastreamento
   Óptico
      Passivo (esferas refletoras ou glíons)
      Ativo (diodos emissores de luz)
   Eletromagnético
Registro
   Registro de pontos pareados
   Registro automático
   Registro de contorno

■ Registro e Calibração

O registro corresponde ao processo de correlação entre o ponto de referência e seu correspondente no volume de dados. A calibração, entretanto, refere-se apenas à confirmação da relação entre a ponta do instrumento e o DLI.[3] Os paradigmas de registro são o de pontos pareados, com base no contorno, e o automático.

Os registros de pontos pareados e com base em contorno requerem o mapeamento intraoperatório manual dos pontos de referência que foram predefinidos no conjunto virtual de dados. No registro com base em contorno, em seguida há a aquisição de até 500 pontos fixos do contorno facial. O computador, então, calcula o registro através do alinhamento destes pontos em relação àqueles do conjunto virtual de dados.

Na aquisição automática é utilizado um dispositivo cefálico que incorpora os pontos de referência em uma posição fixa, permitindo que o *software* faça o registro automaticamente. Neste sistema, alterações no posicionamento do dispositivo cefálico reduzem a acurácia (**Tabela 6.2**).[3]

■ Acurácia Cirúrgica

Dada a proximidade das estruturas neurovasculares vitais nas cirurgias paranasais e de base de crânio, a precisão de navegação do sistema de CGI é de extrema importância. O grau de precisão basal depende da qualidade do conjunto de dados de imagens, bem como da estabilidade, do número e do posicionamento dos pontos de referência em relação ao volume cirúrgico total. Erros são inerentes ao processo de registro, levando a sutis diminuições de acurácia. O erro de registro de alvo (TRE) é a melhor medida da precisão de navegação e pode ser clinicamente avaliado por meio da comparação visual de um ponto de referência anatômico com suas coordenadas no conjunto de dados virtuais. O TRE é menor nas proximidades dos pontos de referência e pode deteriorar com o passar do tempo por movimentação destes pontos, deformação dos instrumentos e erros de rastreamento. Dessa forma, o TRE deve ser avaliado no período intraoperatório em três eixos, já que a imagem endoscópica bidimensional pode, erroneamente, interpretar o grau desse erro em um único eixo. Outras fontes de erro são o erro de localização dos pontos de referência (FLE) e o erro de registro dos pontos de referência (FRE).[1]

Os sistemas atuais apresentam, de modo geral, precisão de 1,5 a 2,4 mm.[2] Metson *et al.*[7] relataram precisão de 2 mm com o uso dos sistemas InstaTrack e Stealth Station, com degradação média de 0,89 mm durante o caso, apoiando a recomendação de avaliação do TRE durante todo o procedimento.

■ Planejamento Pré-Operatório

Uma das vantagens do sistema de CGI é a capacidade de realização de planejamento pré-operatório detalhado com rápida verificação de imagens sequenciais de alta resolução em múltiplos eixos, além de descrições com relevância clínica de variações anatômicas do recesso frontal. Isso permite que o cirurgião mapeie vias anatômicas complexas em três dimensões.[8]

Nas abordagens à base do crânio, a revisão pré-operatória facilita a localização da patologia e a seleção do melhor trajeto cirúrgico.[1] A capacidade de realização da reconstrução tridimensional é particularmente importante na caracterização de lesões de morfologia complexa na base do crânio. Rosahl *et al.*[9] relataram, em um estudo com 110 pacientes, que a reconstrução tridimensional virtual melhora o planejamento cirúrgico e auxilia na abordagem de estruturas obscurecidas no campo cirúrgico.

Os avanços da neuroimagem também permitiram a incorporação de dados relativos aos tecidos moles no estágio de planejamento pré-operatório. A resolução da TC não é adequada ao delineamento preciso de tecidos moles e estruturas neurovasculares. Este problema foi resolvido pelo advento do *software* de registro imagem a imagem (IIR), que permite a incorporação das imagens da RM aos dados da TC, usando pontos de referência anatômicos para criação de uma imagem fundida (**Fig. 6.3**).[10]

A vasculatura intracraniana também pode ser visualizada por meio da angiografia tridimensional por TC (3D-CTA), em que as imagens são capturadas conforme o contraste em *bolus* preenche o sistema carotídeo interno, o que permite a aquisição simultânea da anatomia vascular e óssea da base do crânio.[10] Leong *et al.*[11] realizaram a 3D-CTA em 18 casos, com precisão de 2 mm ou mais, levando-se à conclusão de que essa técnica permite avaliação precisa da localização da artéria carótida interna (ACI) e sua relação com o campo cirúrgico. A incorporação da RM ponderada por difusão e da tomografia por emissão de pósitrons (PET) também pode vir a auxiliar no planejamento da abordagem de tumores metabolicamente ativos.[1]

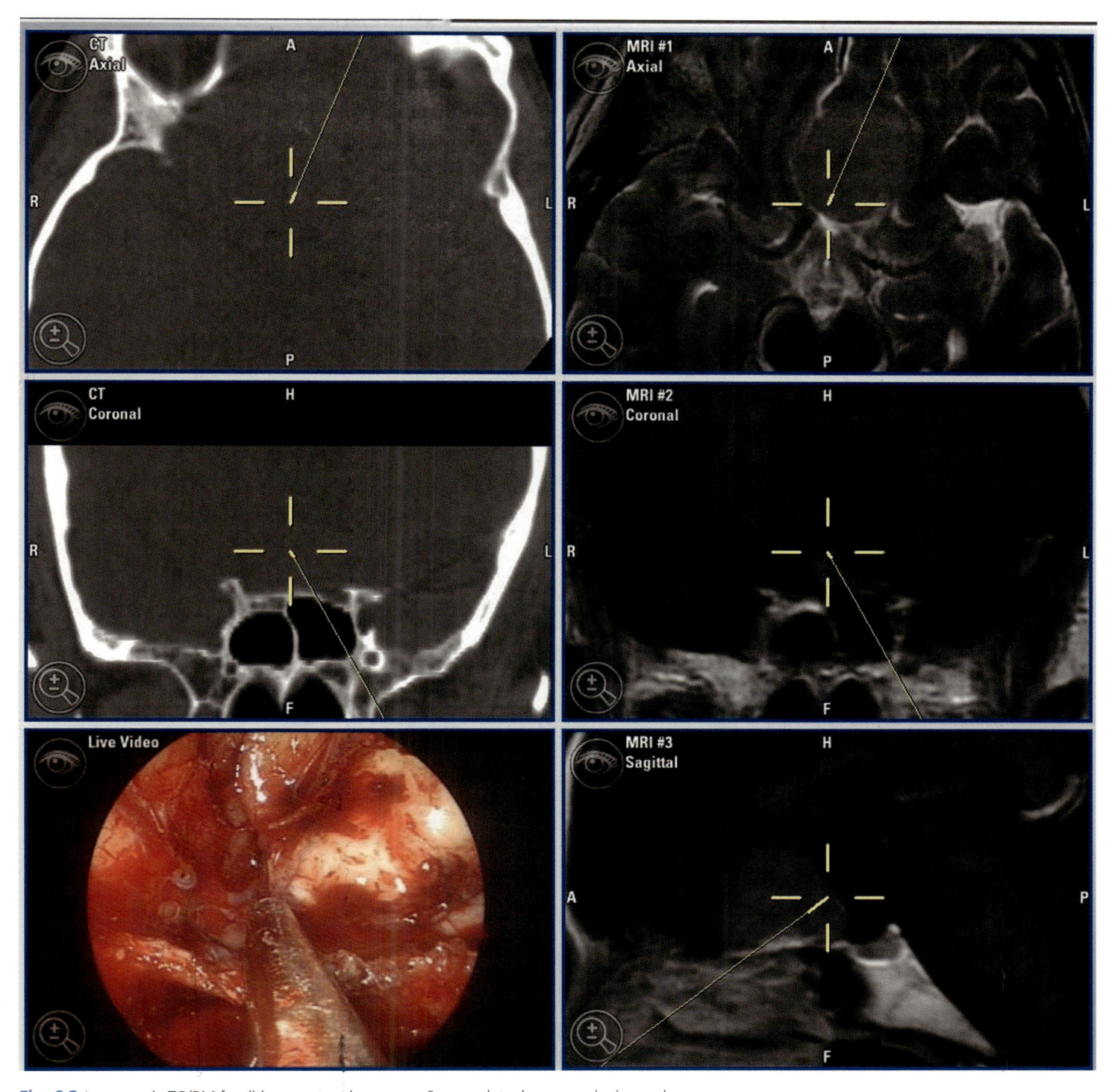

Fig. 6.3 Imagens de TC/RM fundidas, mostrando a ressecção completa de um meningioma planar.

■ Orientação Intraoperatória por Imagem

A literatura atual sugere que o uso intraoperatório da CGI reduz a desorientação cirúrgica,[6] melhora a completude cirúrgica e, talvez, diminua as taxas de complicações operatórias.[10] Estudos demonstraram que em 50% dos casos em que a CGI é utilizada, a estratégia cirúrgica é ajustada com base nos dados de navegação (**Fig. 6.4**).[12]

A cirurgia guiada por imagem é particularmente útil em casos revisionais, onde a anatomia pode estar distorcida ou ausente, tendo maior chance de complicações. Entretanto, em uma série de 110 pacientes submetidos à cirurgia sinusal com orientação por imagem, Kacker *et al.*[13] não observaram complicações mesmo em casos revisionais.

A monitorização cirúrgica com exames de imagem também é válida em cirurgias primárias ou revisionais do seio frontal, em que o cirurgião pode deparar-se com uma anatomia complexa e, consequentemente, gerar sinequias e tornar imprecisos os limites entre o recesso frontal e a órbita ou a base do crânio. Em um estudo, observou-se um aumento significativo no sucesso da sinusotomia frontal após o advento da CGI na revisão de 800 procedimentos.[14] As taxas de sucesso da sinusotomia frontal também tenderam a aumentar com a utilização da CGI.[15]

Abordagens externas também podem ser beneficiadas pelo uso da CGI, aumentando a precisão da osteotomia ou da trepanação frontal durante a confecção de retalhos osteoplásticos.[10] A utilização da CGI na obliteração do seio frontal foi relatada pela primeira vez por Carrau *et al.*,[16] que sugeriram que esta técnica era mais precisa do que a radiografia Caldwell de 60 cm, a transiluminação e a trepanação do seio com sonda.

Finalmente, a incorporação da fusão TC/RM e da 3D-CTA no conjunto de dados virtuais traz importantes informações durante abordagens a tumores e à base do crânio, principalmente em relação à extensão da ressecção neoplásica e à preservação de limites entre a patologia e os tecidos saudáveis adjacentes.[1]

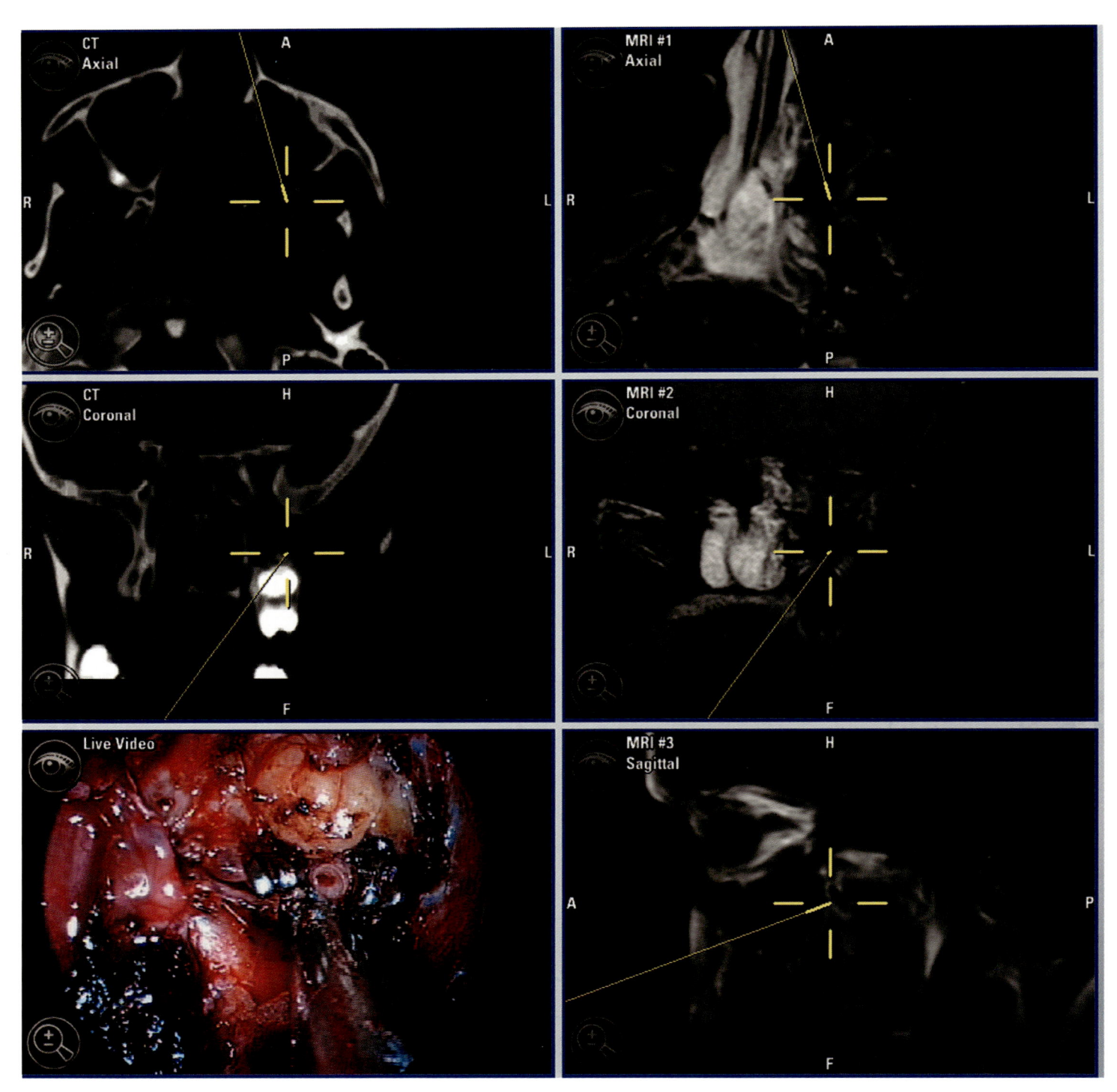

Fig. 6.4 Imagens de TC/RM triplanares fundidas, de um angiofibroma nasofaríngeo juvenil, mostrando a ligadura da artéria maxilar interna e a abordagem à extensão lateral do tumor na fossa infratemporal.

Atualização das Imagens Intraoperatórias

A teoria de registro de erros é com base na suposição de que a anatomia sinusal permanece estável da aquisição pré- operatória de imagens até o fim do procedimento. No entanto, durante a cirurgia, o osso é ressecado e tecidos moles adjacentes estão sujeitos a deslocamento secundário a forças gravitacionais, fisiológicas e hemodinâmicas. Diversos modelos de desvios de tecidos moles foram descritos, incluindo aqueles com base em elasticidade e modelos de elemento finito, que tentam prever as alterações volumétricas com base na deformação superficial, embora sua utilidade clínica ainda não tenha sido determinada.[17] Apesar de o julgamento cirúrgico permanecer sendo o principal fator na predição de discrepâncias entre os dados da CGI e o campo cirúrgico, o uso intraoperatório de TC e RM permitiu a aquisição de imagens em tempo real e a capacidade de atualização do conjunto de dados de navegação durante a realização da cirurgia.

A qualidade das imagens dos sistemas tomográficos intraoperatórios é um grande avanço em relação às primeiras tentativas da técnica fluoroscópica intraoperatória,[10] embora sua utilidade seja limitada à avaliação das alterações da anatomia óssea. Apesar da existência de poucos dados, relatos preliminares são favoráveis e uma série de casos observou a necessidade de procedimento cirúrgico adicional em 30% dos casos com monitorização tomográfica intraoperatória, metade dos quais consistiram na dissecção do recesso frontal.[18]

Diversas publicações investigaram o uso da RM intraoperatória em lesões de base de crânio, sugerindo que esta técnica permite a melhor ressecção dos tumores. Em um estudo retrospectivo, Nimsky et al.[19] relataram uma taxa de 27% de modificação cirúrgica em 200 pacientes, com base nos dados da RM intraoperatória. No entanto, em razão do custo destes sistemas, sua utilidade prática ainda precisa ser determinada.

Conclusão

Embora a realização de estudos prospectivos acerca do uso da CGI não seja factível, muitos dados retrospectivos apoiam o uso desta técnica em cirurgias dos seios paranasais e da base do crânio consideradas complexas. No entanto, a CGI deve ser empregada com cautela, já que erros inerentes a registro, precisão e distorção esférica do endoscópio bidimensional apenas podem ser percebidos e ajustados através do discernimento do cirurgião. Embora a CGI não substitua a habilidade cirúrgica, facilita o planejamento pré-operatório e melhora o desempenho cirúrgico.

Referências

1. Tabaee A, Schwartz TH, Anand VK. Image guidance in endoscopic skull base surgery. In: Anand VK, Schwartz TH. (Eds.). *Practical endoscopic skull base surgery*. San Diego: Plural, 2007. p. 57-69.
2. Bergstrom M, Greitz T. Stereotaxic computed tomography. *AJR Am J Roentgenol* 1976;127:167-70.
3. Citardi MJ, Batra PS. Image-guided sinus surgery. In: Kountakis SE. (Ed.). *Rhinologic and sleep apnea surgical techniques*. Heidelberg, Germany: Springer, 2007. p. 189-98.
4. American Academy of Otolaryngology Head and Neck Surgery. AAOHNS Policy on Intra-Operative Use of Computer Aided Surgery. http://www.entnet.org/Practice/policylntraOperativeSurgery.cfm
5. Javer AR, Kuhn FA, Smith D. Stereotactic computer-assisted navigational sinus surgery: accuracy of an electromagnetic tracking system with the tissue debrider and when utilizing different headsets for the same patient. *Am J Rhinol* 2000;14:361-65.
6. Metson R, Ung F. Image-guidance in frontal sinus surgery. In: Kountakis SE. (Ed.). *The frontal sinus*. Heidelberg, Germany: Springer, 2005. p. 201-9.
7. Metson R, Gliklich RE, Cosenza M. A comparison of image guidance systems for sinus surgery. *Laryngoscope* 1998;108 (8 Pt 1):1164-70.
8. Lee WT, Kuhn FA, Citardi MJ. 3D computed tomographic analysis of frontal recess anatomy in patients without frontal sinusitis. *Otolaryngol Head Neck Surg* 2004;131:164-73.
9. Rosahl SK, Gharabaghi A, Hubbe U *et al*. Virtual reality augmentation in skull base surgery. *Skull Base* 2006;16:59-66.
10. Citardi MJ, Batra PS. Revision functional endoscopic sinus surgery. In: Kountakis SE. (Ed.). Revision sinus surgery. Heidelberg, Germany: Springer; 2008. p. 251-67.
11. Leong JL, Batra PS, Citardi MJ. Three-dimensional computed tomography angiography of the internal carotid artery for preoperative evaluation of sinonasal lesions and intraoperative surgical navigation. *Laryngoscope* 2005;115:1618-23.
12. Strauss G, Koulechov K, Röttger S *et al*. Evaluation of a navigation system for ENT with surgical efficiency criteria. *Laryngoscope* 2006;116:564-72.
13. Kacker A, Tabaee A, Anand V. Computer-assisted surgical navigation in revision endoscopic sinus surgery. *Otolaryngol Clin North Am* 2005;38:473-82, vi.
14. Reardon EJ. Navigational risks associated with sinus surgery and the clinical effects of implementing a navigational system for sinus surgery. *Laryngoscope* 2002;112(7 Pt 2, Suppl 99):1-19.
15. Samaha M, Cosenza MJ, Metson R. Endoscopic frontal sinus drillout in 100 patients. *Arch Otolaryngol Head Neck Surg* 2003;129:854-58.
16. Carrau RL, Snyderman CH, Curtin HB *et al*. Computer-assisted frontal sinusotomy. *Otolaryngol Head Neck Surg* 1994;111:727-32.
17. Carter TJ, Sermesant M, Cash DM *et al*. Application of soft tissue modelling to image-guided surgery. *Med Eng Phys* 2005;27:893-909.
18. Jackman AH, Palmer JN, Chiu AG *et al*. Use of intraoperative CT scanning in endoscopic sinus surgery: a preliminary report. *Am J Rhinol* 2008;22:170-74.
19. Nimsky C, Ganslandt O, Von Keller B *et al*. Intraoperative high-field-strength MR imaging: implementation and experience in 200 patients. *Radiology* 2004;233:67-78.

Anestesia na Cirurgia Endoscópica da Base do Crânio e do Cérebro

Nelson Mizumoto

Dicas e Pérolas

- As características patológicas dos tumores, como edema, vascularização e produção de hormônios, orientam a escolha da técnica anestésica.
- A correlação da localização do tumor com as estruturas adjacentes da base do encéfalo alerta quanto às intercorrências que possam ocorrer.
- Condições desfavoráveis dos sistemas cardiovascular, respiratório, renal e locomotor interferem na anestesia para o sistema nervoso central (SNC).
- Boa monitorização hemodinâmica e da ventilação pulmonar é essencial para evitar e tratar complicações intraoperatórias.
- O anestesiologista deve conhecer os mecanismos fisiopatológicos do SNC e suas interações com anestésicos, e atuar sincronizado com a equipe cirúrgica.
- Alterações no sistema cardiovascular, pulmonar, osteomuscular e hidreletrolíticas podem ser decorrentes de distúrbios no sistema neuroendócrino, originadas por tumores produtores de hormônios ou em razão de grandes tumores que comprimem o neuroeixo hipotálamo-hipofisário, causando pan-hipopituitarismo.
- Arritmias cardíacas podem surgir com o manuseio cirúrgico de estruturas do SNC.
- A embolia aérea venosa ocorre quando existe lesão de vasos venosos em área cirúrgica que esteja mais elevada do que o nível do átrio direito do coração.
- A imobilidade é essencial para a cirurgia, embora a quantidade de relaxantes musculares necessárias nem sempre esteja relacionada com o peso do paciente.
- A associação de anestésicos de curta duração com de média duração fornece mais recursos do que o uso isolado destes.
- Existindo a possibilidade de fístula liquórica, deve-se evitar que ocorra a tosse no momento da extubação do paciente, pois o aumento da pressão intratorácica aumenta a pressão intracraniana (PIC) e propicia a saída de liquor pelo orifício na dura-máter que foi selado com enxerto.

Introdução

Os exames de neuroimagem, o aprimoramento de equipamentos cirúrgicos e os recursos na monitorização intra e pós-operatória possibilitaram a ressecção cirúrgica de tumores localizados na região da base do crânio através da abordagem transnasal endoscópica com menor morbidade. Por outro lado, em decorrência da localização próxima aos grandes vasos da base do encéfalo e das íntimas correlações com o neuroeixo hipotálamo-hipofisário, nervos cranianos, ponte e bulbo, o manuseio cirúrgico nesta região pode acarretar arritmias cardíacas, hipo/hipertensão arterial, bradi/taquicardia, depressão do nível de consciência, depressão dos centros respiratórios e alterações hidreletrolíticas. Além de lesões vasculares de difícil hemostasia e possibilidade de embolia aérea venosa.

Características dos Tumores que "Norteiam" a Anestesia

Os tumores de hipófise causam alterações de acordo com o neuro-hormônio envolvido.

Na doença de Cushing, o microadenoma na hipófise anterior produz hormônio adrenocorticotrófico (ACTH) em excesso e aumenta o cortisol plasmático, causando diversas alterações no organismo. A fragilidade vascular dificulta a obtenção de acesso venoso e arterial. A hipertensão arterial e a taquicardia dificultam a avaliação da profundidade da anestesia. O uso de beta-bloqueadores para tratamento de hipertensão arterial e taquicardia é útil, pois reduz a dose necessária de anestésicos. A monitorização com ECG e pressão arterial invasiva é complementada com monitorização da atividade eletroencefalográfica com *bispectral index* (BIS) na avaliação da profundidade anestésica. O deslocamento de cálcio dos ossos pelo cortisol leva à osteoporose, que torna necessário mobilizar o paciente com cuidado para que não ocorram fraturas ósseas. O hiperaldosteronismo e a alcalose hipocalêmica podem causar arritmias cardíacas, dificultando o diagnóstico de arritmias cardíacas originadas com o manuseio de áreas próximas ao hipotálamo. A conversão da proteína dos músculos em glicose reduz a massa muscular e reduz também a quantidade de curare necessário para manter a imobilidade. A hiperglicemia deve ser tratada, pois pode dificultar o despertar se evoluir para coma hiperglicêmico.

A acromegalia e o hormônio de crescimento (GH) aumentam a mandíbula, a cavidade oral e a língua, dificultando a laringoscopia na intubação traqueal. O aumento da massa muscular requerer maior quantidade de curare para relaxamento muscular, causando o aumento dos órgãos internos. O aumento do pulmão necessita de maior volume corrente durante a ventilação assistida. Pode ocorrer aumento da área cardíaca, entretanto ocorre fibrose intersticial e miocardite linfomononuclear infiltrativa que dificulta o trabalho adequado, podendo ocorrer isquemia coronariana. Maior débito cardíaco é necessário para perfundir a massa muscular e os órgãos que aumentaram de tamanho, mas apesar do aumento do coração, sua contratilidade está comprometida, podendo resultar em insuficiência cardíaca. A hiperglicemia é resultante do desenvolvimento de resistência à ação da insulina causada pelo GH. O paciente acromegálico deve estar totalmente desperto antes da extubação traqueal, pois a menor ventilação pulmonar decorrente da depressão parcial do encéfalo sob efeito residual dos anestésicos é agravada pela língua volumosa que obstrui as vias aéreas, prejudicando a respiração.

Pacientes com tumor de hipófise produtor de prolactina, tratados clinicamente com drogas agonistas da dopamina (p. ex.: bromocriptine), poderão sofrer efeitos cardiovasculares semelhantes à dopamina, como hipotensão arterial e arritmia cardíaca durante a anestesia.

Tumores hipofisários, sejam eles secretos ou não, ao atingirem volume importante, que comprima o neuroeixo hipotálamo-hipofisário, causam pan-hipopituitarismo. A redução de liberação de ACTH, GH e TSH torna o paciente mais sensível aos anestésicos e drogas depressoras cardiovasculares, dificultando a avaliação da profundidade da anestesia. Novamente, a monitorização com BIS parece ser útil.

A ablação cirúrgica da haste hipofisária causa hipotensão arterial repentina no período pós-operatório imediato, consequente à insuficiência suprarrenal causada pela redução de secreção de ACTH.

Lesões do eixo hipotálamo-hipófise podem causar *diabetes insipidus* (DI), com perda de água livre pelo rim e aumento do sódio plasmático causando hipernatremia. A diurese pode atingir o débito de 15-20 mL/kg/hora, tornando o paciente hipovolêmico e suscetível à hipotensão arterial. O sódio plasmático aumenta para 155-160 mEq/LA, aumentando a osmolaridade plasmática para 310-315 mEq/L. A administração de vasopressina deve ser imediata assim que confirmada a hipótese de DI.

O edema ao redor do tumor indica a perda da integridade da barreira hematoencefálica nesta região e possível redução da reatividade vascular arterial, sugerindo a utilização de anestésico que reduza a taxa metabólica e cause vasoconstrição cerebral. Anestésicos endovenosos, exceto a cetamina, reduzem o metabolismo do neurônio e causam vasoconstrição.

Em tumores vascularizados, como meningiomas e angiomas, a hipotensão arterial leve a moderada reduz o sangramento cirúrgico e ainda mantém o fluxo sanguíneo cerebral (FSC) se não existir hipertensão intracraniana (HIC). A hipertensão arterial aumenta, de modo significativo, o sangramento onde a autorregulação arterial está reduzida como no tumor ou na área peritumoral, pois não ocorre vasoconstrição arterial em resposta ao aumento da pressão arterial.

Características das Estruturas Adjacentes ao Tumor

A pressão arterial invasiva mostra alterações repentinas, como na hemorragia arterial grave com lesão das artérias da base do crânio envolvidas pelo tumor. A hipotensão arterial imediata deve ser obtida com aumento da dose de anestésicos ou uso de hipotensores arteriais, mas pode causar isquemia cerebral. Algumas drogas induzem a hipotensão arterial através da vasodilatação vascular sistêmica, mas também causam vasodilatação cerebral (p. ex.: nitroprussiato de sódio e anestésicos halogenados), aumento de volume sanguíneo encefálico e a hipertensão intracraniana. A compressão das artérias carótidas deve ser realizada caso seja necessário. Derivados de sangue devem estar disponíveis pois a hemorragia pode ser difícil de controlar.

A proximidade da via de acesso ao tumor pelos seios venosos pode causar lesão desses e resultar em embolia aérea venosa. As bolhas de ar alojadas na veia cava superior aumentam a pressão venosa central (PVC). Ao alcançarem as câmaras cardíacas, aumentam a pressão do átrio direito e dificultam a saída do sangue do ventrículo direito. As bolhas de ar, ao atingirem os capilares dos alvéolos pulmonares, também obstruem o fluxo sanguíneo. Ocorre hipotensão arterial e taquicardia. A perfusão pulmonar reduz, o que dificulta as trocas gasosas nos alvéolos, resultando em queda do CO_2 expirado (ET-CO_2) e saturação de O_2 no sangue arterial. O Doppler cardíaco detecta as bolhas de ar dentro da cavidade cardíaca. A profilaxia para evitar a entrada de ar consiste em reposição de volume, evitando o balanço negativo na reposição da volemia, e uso de 6 a 8 cm de H_2O de PEEP. O tratamento consiste em **alertar o cirurgião**, reduzir a elevação do dorso, aspirar as bolhas de ar através da inserção de cateter com os orifícios posicionados na veia cava superior e átrio direito, e, se necessário, infundir rapidamente volume e comprimir as veias jugulares. Se houver hipotensão, orienta-se administrar vasopressor.

Quando surgem arritmias cardíacas ou alterações da pressão arterial decorrentes do manuseio cirúrgico do hipotálamo ou do tronco cerebral, o cirurgião deve ser alertado imediatamente, para reduzir o estímulo nocivo ao SNC, pois quanto mais intenso é o estímulo, mais graves são as alterações cardiovasculares. Aprofundar a anestesia reduz a incidência de arritmias e alterações da pressão arterial, mas como o estímulo continua presente, uma lesão mais grave do SNC pode ocorrer com menos repercussão cardiovascular.

Alterações intensas na pressão arterial, como consequência da manipulação cirúrgica do tronco e bulbo podem indicar que ocorrerá mudança no padrão respiratório do paciente ao despertar, pois os centros respiratórios estão localizados próximos aos centros cardiovasculares do bulbo. A manipulação intensa do tronco cerebral pode comprometer o despertar do paciente, pois o sistema reticular ativador ascendente (SRAA) é responsável pelo estado de vigília.

Nos casos do tumor comprimir nervos cranianos, pode ser necessária a manutenção da intubação traqueal para evitar infecção pulmonar, pois o nervo glossofaríngeo (IX) e o hipoglosso (XII) são responsáveis pela sensibilidade da laringe, faringe e traqueia e pela motricidade brônquica. A disfunção destes nervos reduz a sensibilidade de qualquer substância na orofaringe e dificulta a deglutição, o que facilita a aspiração desta substância para traqueia e brônquios.

O manuseio excessivo do nervo oculomotor (III) causa dilatação pupilar, o que dificulta a avaliação neurológica. Neste caso, o despertar precoce é necessário para avaliar, também, o grau de consciência e a atividade motora.

Monitorização do Paciente

Eletrocardiograma permite identificar onde são geradas as arritmias cardíacas. Pressão arterial invasiva mostra hipo ou hipertensão arterial imediatamente. Pressão venosa central auxilia na reposição da volemia e no diagnóstico e tratamento de embolia aérea. Capnografia e saturação de oxigênio mostram as alterações na ventilação pulmonar e nas variações da relação ventilação/perfusão. Pressão intratorácica auxilia a adequação da ventilação e curarização. Doppler, BIS e monitorização da ação do curare podem auxiliar durante a anestesia.

Posicionamento do Paciente para o Acesso Transnasal

As condições que favorecem a drenagem venocerebral e reduzem a pressão intracraniana são as seguintes:

1. A cabeça deve estar mais elevada do que o átrio cardíaco para favorecer a drenagem venosa pela gravidade, porque o sistema venoso encefálico não tem válvulas.
2. A posição ideal para o acesso transnasal é decúbito dorsal com aproximadamente 20 graus de elevação da cabeceira e uma leve extensão do pescoço do paciente.
3. Deve-se evitar flexão e rotação do pescoço, pois pode ocorrer compressão da veia jugular interna.
4. É importante observar e remover fatores extrínsecos que comprimam o pescoço.
5. Deve-se evitar infusão excessiva de volume intravascular e aumento da pressão intratorácica a fim de prevenir elevação da pressão venosa central.
6. A área cirúrgica tem melhor exposição com o dorso elevado, além de diminuir o risco de hemorragia neste local. Porém, como esta região está acima do nível do coração, aumenta o risco de embolia aérea venosa. A cada 13 cm de altura acima do coração correspondem a redução de 10 mmHg na pressão de perfusão cerebral, assim, a distância entre a área cirúrgica e o coração deve ser considerada quando induzimos hipotensão arterial com a finalidade de diminuir a hemorragia arterial. Portanto, o transdutor de pressão arterial invasiva deve estar posicionado na região do ponto médio da cabeça.
7. Recomenda-se também posicionar o paciente com flexão da perna e rotação interna da coxa direita, caso seja necessário retirar enxerto da coxa para fechar fístula liquórica. Este movimento é feito com cuidado no paciente com doença de *Cushing* grave e rarefação óssea para evitar fraturas patológicas.

Ação dos Anestésicos

Os anestésicos escolhidos não devem contribuir para o aumento da pressão intracraniana se ela já estiver elevada. Os anestésicos reduzem a taxa metabólica neuronal, mas as concentrações necessárias para prover proteção encefálica podem ser bastante elevadas demais, deprimindo o sistema cardiovascular e causando hipotensão arterial sistêmica, o que reduz a perfusão cerebral. Nesta situação, a hipotensão arterial é tratada com infusão de volume e, se necessário, associa-se um vasopressor. Não se deve superficializar a anestesia para elevar a pressão arterial, pois a taxa metabólica aumenta e eleva a PIC.

Alguns anestésicos endovenosos (droperidol, barbitúricos, propofol, remifentanil) deprimem o sistema cardiovascular, mas não causam vasodilatação cerebral. Os anestésicos halogenados, embora reduzam a taxa metabólica, causam certo grau de vasodilatação cerebral, pois desacoplam o mecanismo intrínseco das artérias cerebrais entre a redução de metabolismo e a vasoconstrição. Assim, mesmo reduzindo o metabolismo dos neurônios, ocorre dilatação das artérias cerebrais em decorrência da ação do anestésico halogenado diretamente na fibra muscular dessas artérias. A vasodilatação cerebral aumenta o volume sanguíneo encefálico, propiciando o aumento da pressão intracraniana.

Alguns efeitos indesejados podem ocorrer no SNC. O fentanil em doses elevadas (200 micrograma/kg) pode aumentar a taxa metabólica, ativando o sistema límbico, e causando hiperatividade eletroencefalográfica semelhante à crise convulsiva. O etomidato em doses subclínicas pode aumentar a atividade eletroencefalográfica em pacientes portadores de crise convulsiva. Cetamina é o anestésico que mais aumenta a taxa metabólica do neurônio, podendo gerar crises convulsivas. Enflurano associado à hipocapnia profunda pode evocar atividade eletroencefalográfica semelhante à crise convulsiva.

Particularidades da Via Transnasal

Antes da indução da anestésica, deve-se observar as pupilas para observar uma possível lesão preexistente do nervo oculomotor. Os olhos devem estar protegidos com pomada ou gel que não possuam atropina na sua fórmula, para não causar midríase e não dificultar a avaliação neurológica posterior.

A sonda de intubação traqueal deve estar bem posicionada e fixada, evitando possível extubação durante a manipulação cirúrgica na via de acesso transnasal, ou a intubação seletiva de um pulmão na extensão do pescoço. Deve-se conferir a ventilação adequada auscultando os pulmões. A cavidade oral deve ser preenchida com pequena compressa para impedir que sangue ou soro escoem para a orofaringe, reduzindo o risco de direcionarem-se para a traqueia e os brônquios.

A infiltração com adrenalina nas partes moles na via de acesso é utilizada para reduzir o sangramento cirúrgico, porém, quantidade elevada de adrenalina pode ocasionar hipertensão arterial, taquicardia e extrassístole. Essas alterações cardiovasculares devem ser tratadas com infusão maior de anestésicos de curta duração e, se necessário, com associação de betabloqueadores e hipotensores arteriais.

A imobilidade é fundamental quando se propõe manuseio próximo a estruturas cerebrais tão importantes. A profundidade anestésica e o relaxamento muscular devem ser adequados conforme a compleição física do paciente.

Se houver necessidade da introdução de cateter no espaço subaracnoide para drenagem contínua de líquor no período pós-operatório, a fim de auxiliar no fechamento de fístula liquórica, o anestesiologista pode ser a pessoa mais apta a realizar esse procedimento. A drenagem do liquor pela fístula na dura-máter durante a cirurgia pode causar hipotensão liquórica e, assim, dificultar a localização do espaço subaracnoide na punção lombar. Quando isso ocorre, o paciente é colocado em posição lateral e com o dorso elevado para aumentar a pressão liquórica no saco dural, o que facilita a localização do espaço subaracnoide.

A prevenção da tosse durante a extubação é essencial, e deve ser feita assim que o paciente recobrar a consciência, pois a pressão intratorácica elevada aumenta o risco de fístula liquórica nos casos em que há lesão de dura-máter.

Bibliografia

Ali Z, Prabhakar H, Bithal PK et al. Bispectral index-guided administration of anesthesia for transsphenoidal resection of pituitary tumors: a comparison of 3 anesthetic techniques. *J Neurosurg Anesthesiol* 2009;21:10-15.

Arafah BM, Prunty D, Ybarra J et al. The dominant role of increased intrasellar pressure in the pathogenesis of hypopituitarism, hyperprolactinemia, and headaches in patients with pituitary adenomas. *J Clin Endocrinol Metab* 2000;85:1789-93.

Bauer DF, Youkilis A, Schenck C et al. The falcine trigeminocardiac reflex: case report and review of the literature. *Surg Neurol* 2005;63:143-48.

Colao A, Marzullo P, Di Somma C et al. Growth hormone and the heart. *Clin Endocrinol (Oxf)* 2001;54:137-54.

Duke DA, Lynch JJ, Harner SG et al. Venous air embolism in sitting and supine patients undergoing vestibular schwannoma resection. *Neurosurgery* 1998;42:1282-86, discussion 1286-87.

Ebrahim ZY, DeBoer GE, Luders H et al. Effect of etomidate on the electroencephalogram of patients with epilepsy. *Anesth Analg* 1986;65:1004-6.

Ferrer-Allado T, Brechner VL, Dymond A et al. Ketamineinduced electroconvulsive phenomena in the human limbic and thalamic regions. *Anesthesiology* 1973;38:333-44.

Krieger W, Copperman J, Laxer KD. Seizures with etomidate anesthesia. *Anesth Analg* 1985;64:1226-27.

Luchsinger A, Velasco M, Urbina A et al. Comparative effects of dopaminergic agonists on cardiovascular, renal, and renin-angiotensin systems in hypertensive patients. *J Clin Pharmacol* 1992;32:55-60.

Neigh JL, Garman JK, Harp JR. The electroencephalographic pattern during anesthesia with Ethrane: effects of depth of anesthesia, $PaCO_2$, and nitrous oxide. *Anesthesiology* 1971;35:482-87.

Rath GP, Chaturvedi A, Chouhan RS *et al.* Transient cardiac asystole in transsphenoidal pituitary surgery: a case report. *J Neurosurg Anesthesiol* 2004;16:299-301.

Schaller B. Trigemino-cardiac reflex during transsphenoidal surgery for pituitary adenomas. *Clin Neurol Neurosurg* 2005;107:468-74.

Shah S, Har-El G. Diabetes insipidus after pituitary surgery: incidence after traditional versus endoscopic transsphenoidal approaches. *Am J Rhinol* 2001;15:377-79.

Stober T, Sen S, Anstätt T *et al.* Correlation of cardiac arrhythmias with brainstem compression in patients with intracerebral hemorrhage. Stroke 1988;19:688-92.

Tempelhoff R, Modica PA, Bernardo KL *et al.* Fentanyl-induced electrocorticographic seizures in patients with complex partial epilepsy. *J Neurosurg* 1992;77:201-8.

Torpy DJ, Mullen N, Ilias I *et al.* Association of hypertension and hypokalemia with Cushing's syndrome caused by ectopic ACTH secretion: a series of 58 cases. *Ann N Y Acad Sci* 2002;970:134-44.

8 Cuidados Pós-Operatórios em Pacientes Submetidos à Cirurgia na Base do Crânio

Parul Goyal ▪ Devyani Lal ▪ Peter H. Hwang

> **DICAS E PÉROLAS**
>
> - Os cuidados pós-operatórios imediatos após procedimentos endoscópicos na base do crânio devem ser focados no monitoramento da ocorrência de complicações neurológicas, extravasamentos de liquor e distúrbios endócrinos.
> - Os pacientes devem ser monitorados em unidade de terapia intensiva após a cirurgia.
> - Os distúrbios endócrinos mais comumente observados após cirurgias na base do crânio envolvem alterações do equilíbrio hidreletrolítico. É importante, portanto, mensurar cuidadosamente a ingestão/administração de fluidos e sua excreção após a cirurgia.
> - Os cuidados pós-operatórios em consultório após a alta devem ter como objetivo a otimização da cicatrização cirúrgica e a permeabilidade dos óstios de drenagem dos seios paranasais.

■ Introdução

Os cuidados pós-operatórios após cirurgias endoscópicas na base do crânio são importantes para garantir melhores resultados. A princípio, os cuidados pós-operatórios são focados no diagnóstico e no tratamento dos problemas neurológicos, rinológicos e sistêmicos, que podem ser observados imediatamente após a cirurgia. A longo prazo, os cuidados pós-operatórios são necessários para manter a desobstrução e a função dos óstios sinusais.

■ Cuidados Gerais

Certos aspectos dos cuidados pós-operatórios começam antes mesmo que o paciente saia do centro cirúrgico. Ao término do procedimento, é importante comunicar-se com a equipe anestésica para que a recuperação e a extubação sejam as mais tranquilas possíveis. Evitar que o paciente tussa de forma excessiva ou tente expulsar o tubo endotraqueal auxilia a minimizar a ocorrência de sangramento e o risco de ruptura de enxertos nos locais de reconstrução. Em caso de colocação de dreno lombar para remoção de liquor após a reconstrução da base do crânio, o dreno deve ser mantido aberto no momento da extubação, a fim de se minimizar alterações na pressão intracraniana.

Na sala de recuperação, os pacientes devem ser cuidadosamente monitorados, com atenção especial ao estado neurológico. Nos pacientes submetidos a ressecções mais extensas na base do crânio, a observação pós-operatória em unidade de terapia intensiva pode ser indicada, facilitando o monitoramento do estado neurológico e do equilíbrio hidreletrolítico.

■ Curativos

Diversos materiais e protocolos de curativos foram descritos para utilização em pacientes submetidos a cirurgias endoscópicas na base do crânio, tanto para sustentação dos enxertos nos locais de reconstrução, quanto para promoção da hemostasia. Nos casos em que um pequeno defeito na base do crânio foi reparado, ou ainda na ausência de extravasamento de liquor, uma quantidade mínima de curativo absorvível é suficiente; esponjas de gelatina absorvível, cola de fibrina e hidrogel polimerizado são algumas das muitas opções de curativos absorvíveis. No entanto, após o reparo de defeitos extensos empregando enxertos compostos, pode ser desejável dar sustentação ao enxerto, utilizando outros curativos não absorvíveis. Um balão inflável no formato de uma sonda de Foley ou um curativo para epistaxes posteriores, por exemplo, pode ser colocado em contato com o enxerto, para sustentação do reparo da base do crânio por vários dias após a cirurgia. Esponjas ou gazes não absorvíveis também podem ser usadas. A remoção dos curativos deve ser realizada com extremo cuidado, para não danificar o reparo cirúrgico, e o desbridamento endoscópico do local do reparo deve ser feito depois de várias semanas, até que o fechamento definitivo da área seja iminente. Uma vez que os pacientes geralmente consideram a remoção dos curativos nasais um dos eventos mais desconfortáveis do processo pós-operatório, evitamos, sempre que possível, o uso de grandes quantidades de materiais na finalização de procedimentos endoscópicos, equilibrando assim a necessidade funcional dos curativos com o conforto do paciente.

■ Antibióticos

Não há recomendações padronizadas para a administração pós-operatória de antibióticos após a realização de cirurgias endoscópicas na base do crânio. Esses procedimentos são classificados como limpos-contaminados, já que os instrumentos e enxertos devem passar pelas narinas para chegar ao local cirúrgico, permitindo sua contaminação pela flora nasal. Esquemas antibióticos padronizados foram descritos para pacientes submetidos a procedimentos cirúrgicos abertos na base do crânio. Kraus *et al.*[1] investigaram o uso de um esquema antibiótico padronizado em pacientes submetidos a procedimentos cirúrgicos tradicionais (abertos) na base do crânio. Seu estudo incluiu 211 pacientes, dos quais 90 foram tratados com um esquema padrão de ceftazidima, metronidazol e vancomicina por, em média, 7,7 dias. Os pacientes submetidos a tal tratamento apresentaram, significativamente, menos complicações infecciosas do que aqueles tratados com diversos outros esquemas antibióticos.

Os dados existentes sugerem que os procedimentos endoscópicos na base do crânio podem estar associados à menor probabilidade de desenvolvimento de infecções pós-operatórias graves em relação aos procedimentos abertos, talvez pelas diferenças qualitativas entre essas duas técnicas. Assim, a cirurgia endoscópica da base do crânio pode ter diferentes esquemas antibióticos perioperatórios. Brown *et al.*[2] investigaram o papel da administração profilática de antibióticos na base do crânio. Este estudo foi conduzido com 90 pacientes acometidos por *tumores hipofisários, encefaloceles, meningiomas e craniofaringiomas*. A administração intravenosa de antibióticos foi instituída no momento da indução e mantida por 24 a 48 horas após a cirurgia, até a remoção do curativo nasal. Os autores não observaram infecções intracranianas ou meningites. No entanto, 21% dos pacientes precisaram ser submetidos à antibioticoterapia ambulatorial nos primeiros 3 meses pós-operatórios, para tratamento de infecções nasossinusais.

Em nossa rotina, os pacientes submetidos a procedimentos cirúrgicos endoscópicos na base do crânio recebem uma única dose intravenosa de antibióticos no período pré-operatório. No período pós-operatório, a administração de antibióticos depende da extensão de tecidos ressecados e da quantidade de curativos utilizados. Ressecções menores, como em tumores hipofisários, não são tratadas com antibióticos no pós-operatório, enquanto ressecções maiores da base do crânio são tratadas profilaticamente com um curso de 2 semanas de amoxicilina-clavulanato ou quinolonas. Isso pode ajudar a diminuir as taxas relativamente altas de infecções sinusais pós-operatórias descritas por Brown *et al.*[2] Os pacientes que desenvolvem sinusite são tratados de acordo com os resultados da cultura microbiana.

■ Fístula Liquórica

A reconstrução da base do crânio é uma etapa importante desses procedimentos cirúrgicos. O objetivo da reconstrução é a criação de um reparo à prova d'água, de modo a evitar a ocorrência de complicações associadas ao extravasamento persistente de liquor. Muitos algoritmos descrevem a reconstrução após a realização de procedimentos endoscópicos na base do crânio.[3-5] Embora existam evidências inadequadas favorecendo um algoritmo em relação a outro, a reconstrução com uso de retalho vascularizado permite o melhor fechamento de grandes defeitos na base do crânio. Ao término da cirurgia, a cuidadosa inspeção do local facilita a visualização da maioria das fístulas liquóricas. Ocasionalmente, pode ser difícil identificar um extravasamento de liquor durante a cirurgia, quando este fluido pode estar escurecido por sangue, coágulos ou secreções nasais. A administração intratecal de fluoresceína pode auxiliar na identificação e na localização de extravasamentos ocultos. No entanto, o papel dessa técnica como ferramenta diagnóstica intraoperatória é limitada pelo fato de que sua administração deve ser realizada antes do início do procedimento.

É importante avaliar a presença de fístula liquórica no período pós-operatório. Na maioria dos casos, os pacientes que apresentam esses eventos manifestam-nos nas primeiras 24 a 48 horas após a cirurgia. No entanto, é importante procurar por um extravasamento tardio quando o paciente é atendido em ambulatório, durante o acompanhamento pós-cirúrgico. Alguns pacientes com fístula liquórica pós-operatória podem apresentar óbvia rinorreia clara, facilitando o diagnóstico. Outros pacientes podem ter sinais sutis e, nestes casos, a realização de exames de diagnóstico por imagem (cisternograma por tomografia computadorizada) ou a reexploração cirúrgica pode ser indicada. A drenagem nasal passível de coleta pode ser enviada para detecção de β_2-transferrina, que diferencia o liquor das secreções nasais. Na maioria das vezes, este exame não é realizado pelo próprio laboratório do hospital, devendo ser enviado a outra instituição. De modo geral, não é prático esperar dias pelos resultados do exame; assim, o diagnóstico do extravasamento de liquor é estabelecido com base na anamnese e na suspeita clínica, antes da disponibilização desses dados laboratoriais.

Após o diagnóstico do extravasamento de liquor, as opções terapêuticas são a drenagem lombar para derivação do fluido ou a reexploração cirúrgica. Os casos em que foi realizada a meticulosa reconstrução em camadas da área cirúrgica, podem ser primeiramente tratados por meio da drenagem lombar, permitindo o fechamento de quaisquer pequenos focos de extravasamento. Os pacientes que continuam a apresentar extravasamento persistente entre 24 e 48 horas depois da drenagem lombar devem ser encaminhados à cirurgia, para nova exploração e revisão da reconstrução.

■ Sangramento

Embora algum grau de gotejamento de sangue após cirurgias endoscópicas na base do crânio seja inevitável, o sangramento geralmente pode ser controlado ao término do procedimento, com quantidades relativamente limitadas de curativos nasais (ou mesmo sem a utilização de curativos). Nossa rotina, portanto, é evitar o uso de grandes quantidades de curativos ao término de procedimentos endoscópicos. Previamente à cirurgia, os pacientes devem ser orientados sobre a possível ocorrência de sangramentos leves e de coágulos nas narinas no período pós-operatório.

Sangramentos intensos ocorridos no período pós-operatório são mais comumente relacionados com as lesões arteriais. Durante a cirurgia transesfenoidal, o ramo septal posterior da artéria esfenopalatina pode ser danificado. Da mesma maneira, a artéria etmoidal anterior e a artéria etmoidal posterior podem estar sujeitas à lesão durante cirurgias na base anterior do crânio. O sangramento arterial nasal pode ser tratado com curativos nasais, exploração cirúrgica e controle ou, ainda, em casos de hemorragia posterior, angiografia e embolia. Preferimos a exploração cirúrgica e o controle na maioria dos pacientes com suspeita de sangramento de ramos da artéria esfenopalatina. Caso o ponto hemorrágico consiga ser localizado, a área pode ser diretamente controlada por meio de cauterização bipolar. Alternativamente, técnicas endoscópicas podem ser usadas para ligar a artéria esfenopalatina em sua saída pelo forame esfenopalatino. Em nossa prática, esse método é preferido à embolia, devido a sua eficácia e baixa morbidade.

Lesões na artéria carótida são raras, mas podem ter consequências graves, sejam imediatas ou a longo prazo. Os pacientes frequentemente apresentam sangramento profuso. O reparo cirúrgico direto não é, de modo geral, exequível, e a melhor chance de controle é a realização de angiografia e tratamento endovascular.[6,7] Em caso de sangramento profuso, é importante controlar a hemorragia e estabilizar o paciente, aplicando pressão direta sobre o local acometido. Uma sonda de Foley grande ou outra forma de curativo nasal pode ajudar a controlar o sangramento adequadamente até a realização da angiografia.

■ Desbridamento Pós-Operatório

É importante manter os óstios dos seios paranasais pérvios após a realização dos procedimentos cirúrgicos na base do crânio, evitando-se a ocorrência de obstrução sinusal e sinusite no período pós-operatório. Em nossa rotina, realizamos uma endoscopia aproximadamente duas semanas após a cirurgia. *Debris* celulares e crostas podem ser removidas das áreas não adjacentes aos locais de reconstrução da base do crânio. É importante evitar o desbridamento agressivo, já que a manipulação pode remover enxertos colocados no local de reconstrução da base do crânio. Nas consultas seguintes, a endoscopia é utilizada para verificação da perviedade dos óstios sinusais e da cicatrização adequada da área cirúrgica. Após as primeiras semanas, irrigações nasais com soro fisiológico podem ser usadas para ajudar na remoção dos *debris* e das crostas.

■ Disfunção Endócrina

Os pacientes submetidos à cirurgia da base do crânio na região parasselar são frequentemente vulneráveis a alterações, transitórias ou permanentes no eixo hipotálamo-hipófise-adrenal.[8] Alterações no equilíbrio de água e sódio são provocadas por anomalias relacionadas com o hormônio antidiurético (ADH). Além disso, os pacientes acometidos por tumores hipofisários funcionais podem apresentar alterações hemodinâmicas e endócrinas únicas, associadas a doenças como a acromegalia, a doença de Cushing e a tirotoxicose.

Diabetes Insipidus

Diabetes insipidus (DI) é uma complicação comum após cirurgias hipofisárias transesfenoidais, ocorrendo em 0,5 a 25% dos casos.[9] DI geralmente se manifesta 1 a 2 dias após a cirurgia e é caracterizada por poliúria e diluição da urina. O volume de micção pode variar de 4 a 18 L/dia, com gravidade específica urinária inferior a 1,005.[10] Após a cirurgia endoscópica hipofisária, a maioria dos pacientes está desperta e consciente, com maior sede e polidipsia. Assim, hipernatremia grave (mais de 150 mmol/mL), intensa contração volumétrica e hiperosmolaridade raramente são observadas. DI é transitório na maioria dos pacientes e tende a resolver-se por volta do terceiro dia de pós-operatório.[10] Hensen et al.[11] diagnosticaram a DI em 31% dos pacientes no pós-operatório imediato e apenas 6% uma semana após a cirurgia. A ocorrência de DI permanente é incomum e deve-se à degeneração de 90% dos neurônios magnocelulares bilateralmente.[10]

A DI trifásica pode ser observada em alguns pacientes submetidos à ressecção completa da haste hipofisária.[10] A primeira fase da DI transitória, de 1 a 3 dias, é seguida por um período de antidiurese após 1 semana, devido à liberação de ADH pelos neurônios em degeneração. Nesta segunda fase, os pacientes podem apresentar hiponatremia e hipo-osmolaridade. A DI permanente se instala após essas duas fases.

O diagnóstico da DI é estabelecido pela mensuração da ingestão de fluidos e sua excreção, da osmolaridade plasmática seriada, da bioquímica sérica e da densidade específica da urina. O volume de micção superior a 250 mL/hora por duas horas consecutivas é indicativo de DI. Outras causas de aumento pós-operatório do volume de urina devem ser consideradas (**Tabela 8.1**). O aumento do peso corpóreo com concentração normal ou baixa de sódio e densidade específica urinária superior a 1,005 sugere o diagnóstico de diurese fluida pós-operatória. Essa é uma resposta homeostática autolimitante e não deve ser tratada. A hipernatremia acompanhada por densidade específica da urina inferior a 1,005 é observada na DI. A hiperglicemia é sugestiva de glicosúria.

Tabela 8.1 Diagnósticos Diferenciais da Poliúria após Cirurgias Hipofisárias

Causa	Características
Diabetes insípido (DI)	Densidade específica linear < 1,005
	Hipernatremia
Diurese de fluidos administrados por via intravenosa no período perioperatório	Densidade específica da urina > 1,005
	Níveis de sódio normais ou baixos
	Aumento do peso corporal
Glicosúria (diabetes melito)	Falsa elevação da osmolaridade sérica e urinária
	Aumento da concentração de glicose no soro e na urina
	Falsa redução dos níveis de sódio

O tratamento da DI é direcionado para restauração da homeostase eletrolítica. Pacientes com mecanismos de sede intactos e níveis de sódio e osmolaridade estáveis devem ser cuidadosamente monitorados, com medidas precisas da ingestão e excreção de fluidos e da concentração sérica de eletrólitos. O déficit de água deve ser calculado de forma precisa, e a reposição de fluidos pode ser realizada por via oral ou intravenosa, por um período de 24 a 48 horas. A instituição de tratamento com desmopressina [desamino-8-D-arginina vasopressina (DDAVP)], um análogo sintético do ADH, é considerado quando há significativa discrepância entre a ingestão e a excreção de fluido, concentração sérica de sódio acima de 145 mEq/L ou quando a poliúria interfere no sono do paciente.[9] A administração de DDAVP, por via intranasal, oral, subcutânea ou intravenosa, é rápida e eficaz. A dose inicial de 1 μg de DDAVP por via subcutânea tem eficácia equivalente à dose oral de 0,1 mg.[10] A monitorização da excreção de urina e da concentração sérica de eletrólitos é obrigatória, dada a possibilidade de desenvolvimento de hiponatremia.

Síndrome da Secreção Inadequada de Hormônio Antidiurético e outras Causas de Hiponatremia Pós-Operatória

Hiponatremia tardia é comumente observada após cirurgias hipofisárias, sendo diagnosticada em 9 a 25% dos pacientes.[10] Nesses pacientes, o ADH é secretado apesar da existência de hiponatremia. A ingestão de água livre excede sua excreção e há aumento da excreção urinária de sódio e da concentração da urina. A síndrome de secreção inadequada do hormônio antidiurético (SIADH) é diagnosticada pela presença de baixa concentração sérica de sódio (geralmente inferior a 135 mEq/L), baixa osmolaridade sérica, hiperosmolaridade urinária com excreção excessiva de sódio (acima de 40 mEq/L) e euvolemia. Os pacientes geralmente apresentam sintomas uma semana após a cirurgia, os quais incluem confusão, delírio, agitação, cefaleia, perda de apetite, náusea, vômitos e letargia. Caso os níveis de sódio caiam abaixo de 115 mmol/L, podem ser observadas convulsões.

Perda cerebral de sal (PCS), insuficiência suprarrenal, hipotireoidismo e hiperglicemia são outros fatores que podem contribuir para o desenvolvimento pós-operatório de hiponatremia. A SIADH tem aparecimento tardio, o que auxilia sua diferenciação de outras causas de hiponatremia (**Tabela 8.2**). A PCS é a perda renal de sódio que ocorre após cirurgias intracranianas, provocando hiponatremia e hipovolemia. A SIADH é caracterizada por euvolemia ou hipervolemia leve, com redução do nível de ácido úrico e níveis normais de ureia e creatinina. Em contraste, os pacientes acometidos por PCS apresentam contração volumétrica, níveis elevados de ureia e creatinina e, ocasionalmente, aumento da concentração de ácido úrico. Os pacientes com PCS perdem peso, enquanto os acometidos pela SIADH ganham peso.

É importante descartar a presença de insuficiência suprarrenal em caso de desenvolvimento precoce de hiponatremia no período pós-operatório. O cortisol inibe a secreção de ADH, e níveis deficientes ou ausentes de cortisol elevam a secreção de ADH, prejudicando a excreção de água livre.[12] A reposição de cortisol corrige a hiponatremia. O hipotireoidismo pode provocar hiponatremia, mas estes mecanismos são pouco compreendidos.[10] A hiperglicemia pode causar "pseudo"-hiponatremia, por trazer a água intracelular para o espaço extracelular, por aumento da carga osmótica intravascular.

O tratamento da hiponatremia é fundamentado em sua gravidade, intensidade e sintomas associados. Na SIADH a restrição de líquidos é fundamental, sendo a ingestão de líquidos restrita a menos de 1.000 mL/dia e a concentração sérica de eletrólitos monitorada pelo menos uma vez ao dia.[10] Caso os níveis de sódio não melhorem

Tabela 8.2 Causas de Hiponatremia após Cirurgias Hipofisárias

Causa	Características
Síndrome da secreção inadequada de hormônio antidiurético (SSIHA)	Aparecimento em 1 semana
	Euvolemia
Perda cerebral de sal	Aparecimento no início do período pós-operatório
	Hipovolemia
Insuficiência suprarrenal	Aparecimento no início do período pós-operatório
	Baixa concentração sérica de cortisol
	Hiponatremia responsiva à terapia com cortisol
Pseudo-hiponatremia	Aparecimento no início do período pós-operatório
	Falsa redução das concentrações de sódio em razão do aumento da glicemia (diabetes melito, doença de Cushing, acromegalia)

nos dias seguintes, a ingestão de líquidos passa a ser restrita a 600 mL/dia. Embora casos brandos de SIADH possam ser tratados ambulatorialmente, os pacientes com hiponatremia grave devem ser internados. A SIADH refratária ou a hiponatremia sintomática grave (< 120 mEq/L, com cefaleia, náusea, vômitos, alteração da consciência ou convulsões) podem necessitar da administração intravenosa de soro fisiológico hipertônico. Deve-se evitar a correção muito rápida da hiponatremia, para prevenção de mielinólise de pontina. A taxa de correção não deve ser superior a 1 mmol/L/h em casos agudos, e a 0,5 mmol/L/h em casos crônicos.[9,10] A terapia hipertônica não deve ser administrada por mais de 12 a 24 horas, devendo ser interrompida ao se obter a correção parcial e a resolução dos sintomas. A concentração sérica de eletrólitos deve ser frequentemente mensurada (a cada 6 horas). A administração intravenosa de ureia pode ser realizada como adjuvante terapêutico na hiponatremia grave.

A diabetes insípido e a SSIHA são as causas mais comuns de desequilíbrio hidreletrolítico no período pós-operatório, e suas características clínicas são resumidas na **Tabela 8.3**.

Outras Considerações Endócrinas e Tratamento Perioperatório

A administração de doses de estresse de glicocorticoides no período perioperatório é controversa. Esta estratégia terapêutica é baseada na suposição de que a cirurgia pode prejudicar o eixo hipotalâmico-hipofisário-suprarrenal (HHS). Em caso de deficiência pré-operatória de cortisol, a administração perioperatória de glicocorticoides está indicada. Doses de 50 a 100 mg de hidrocortisona, administradas por via intravenosa a cada 6 horas, e depois gradualmente reduzidas até as dosagens orais pré-operatórias, são frequentemente utilizadas. Os pacientes com síndrome de Cushing devem ser submetidos à mensuração pós-operatória dos níveis de cortisol, para determinação dos resultados da cirurgia; nestes indivíduos, a administração de glicocorticoides pode ser evitada.

A acromegalia está associada a maior morbimortalidade cardíaca. Cerca de metade dos pacientes acromegálicos apresenta hipertensão e insuficiência ventricular esquerda.[9] Disfunções diastólicas e cardiomiopatias, assim como anomalias de condução e coronariopatias, podem ser observadas. A obstrução das vias aéreas pode ser secundária à hipertrofia dos ossos da face e à estenose de tecidos moles ou da laringe, dificultando a intubação. A síndrome da apneia obstrutiva do sono (SAOS) é também comumente observada nestes indivíduos. No período pós-operatório, o cuidadoso monitoramento das vias aéreas e do sistema cardiovascular do paciente é importante. Os pacientes acromegálicos apresentam diurese logo após a ressecção tumoral, e a administração precoce de DDAPV deve ser evitada.[13]

Os pacientes acometidos pela doença de Cushing comumente apresentam hipertensão arterial sistêmica, anormalidades eletrocardiográficas e hipertrofia ventricular esquerda.[9] A SAOS também é frequente. A intolerância à glicose (em 60% dos pacientes) e a franco diabetes melito (em 1/3 dos indivíduos) são comuns. Estes pacientes devem ser submetidos a um controle glicêmico estrito, para correção da poliúria e diagnóstico de DI subjacente.

A tirotoxicose e o hipertireoidismo provocados por adenomas produtores de hormônio tireotrófico (TSH) são raros. No entanto, esses tumores são extensos e mais invasivos ao diagnóstico, em razão do tratamento inicial de outras causas de hipertireoidismo. Estes tumores, portanto, podem ser associados à maior perda sanguínea. O hipertireoidismo deve ser controlado no período pré-operatório.

Tabela 8.3 Características da Diabetes Insípido (DI) em Comparação à Síndrome da Secreção Inadequada de Hormônio Antidiurético

	DI	SSIHA
Aparecimento	1-2 dias após a cirurgia	1 semana após a cirurgia
Sintoma/sinal	Poliúria, polidipsia	Bioquímica: hiponatremia
		Sintomas raros
Osmolaridade sérica	Hipertônica (> 310 mOsm/L)	Hipotônica (< 275 mOsm/L)
Concentração sérica de sódio	Aumentada (> 145 mEq/L)	Diminuída (< 135 mEq/L)
Volume de urina	Alto (4-18 L)	Baixa
Osmolaridade urinária	Baixa (< 200 mOsm/L)	Alta (> 100 mOsm/L)
Tratamento	Suporte	Restrição de fluidos
	Hidratação	Soro fisiológico hipertônico
	Soro fisiológico hipertônico	

Fonte: Modificada de Nemergut EC, Dumont AS, Barry UT, Laws ER. Perioperative management of patients undergoing transsphenoidal pituitary surgery. Anesth Analg 2005;101(4):1170-1181.

Conclusão

A cirurgia endoscópica da base do crânio é um campo em amplo desenvolvimento, e as estratégias de tratamento pós-operatório continuam a evoluir. Há pouco consenso acerca do manejo pós-operatório destes pacientes. Os problemas mais comumente observados nesse período são as sequelas neurológicas, os distúrbios endócrinos, os sangramentos e a fístula liquórica. O cuidado pós-operatório deve ser direcionado ao cuidadoso monitoramento e tratamento dos pacientes em relação a tais problemas.

Referências

1. Kraus DH, Gonen M, Mener D et al. A standardized regimen of antibiotics prevents infectious complications in skull base surgery. *Laryngoscope* 2005;115:1347-57.
2. Brown SM, Anand VK, Tabaee A et al. Role of perioperative antibiotics in endoscopic skull base surgery. *Laryngoscope* 2007;117:1528-32.
3. Kassam A, Carrau RL, Snyderman CH et al. Evolution of reconstructive techniques following endoscopic expanded endonasal approaches. *Neurosurg Focus* 2005;19:E8.
4. Tabaee A, Anand VK, Brown SM et al. Algorithm for reconstruction after endoscopic pituitary and skull base surgery. *Laryngoscope* 2007;117:1133-37.
5. Sonnenburg RE, White D, Ewend MG et al. Sellar reconstruction: is it necessary? *Am J Rhinol* 2003;17:343-46.
6. Pepper JP, Wadhwa AK, Tsai F et al. Cavernous carotid injury during functional endoscopic sinus surgery: case presentations and guidelines for optimal management. *Am J Rhinol* 2007;21:105-9.
7. Lippert BM, Ringel K, Stoeter P et al. Stentgraft-implantation for treatment of internal carotid artery injury during endonasal sinus surgery. Am J Rhinol 2007;21:520-24.
8. Ciric I, Ragin A, Baumgartner C, Pierce D. Complications of transsphenoidal surgery: results of a national survey, review of the literature, and personal experience. *Neurosurgery* 1997;40:225-36, discussion 236-37.
9. Nemergut EC, Dumont AS, Barry UT et al. Perioperative management of patients undergoing transsphenoidal pituitary surgery. *Anesth Analg* 2005;101:1170-81.
10. Dumont AS, Nemergut EC II, Jane Jr JA et al. Postoperative care following pituitary surgery. *J Intensive Care Med* 2005;20:127-40.
11. Hensen J, Henig A, Fahlbusch R et al. Prevalence, predictors and patterns of postoperative polyuria and hy- ponatraemia in the immediate course after transsphenoidal surgery for pituitary adenomas. *Clin Endocrinol (Oxf)* 1999;50:431-39.
12. Raff H. Glucocorticoid inhibition of neurohypophysial vasopressin secretion. *Am J Physiol* 1987;252(4 Pt 2):R635-44.
13. Jane Jr JA, Thapar K, Kaptain GJ et al. Pituitary surgery: transsphenoidal approach. *Neurosurgery* 2002;51:435-42, discussion 442-44.

II Conceitos em Evolução na Área de Cirurgia Endoscópica da Base do Crânio e do Cérebro

9 Classificação das Abordagens Endonasais para a Base Anterior do Crânio

Carl H. Snyderman ▪ Harshita Pant ▪ Ricardo L. Carrau
Daniel M. Prevedello ▪ Paul A. Gardner ▪ Amin B. Kassam

Dicas e Pérolas

- Otorrinolaringologistas e neurocirurgiões colaboraram para a aplicação dos princípios endoscópicos no tratamento dos tumores da base do crânio.
- A base anterior do crânio pode ser dividida em unidades modulares, que podem ser abordadas individualmente, ou em conjunto, para propiciarem o acesso ao local de ocorrência de vários processos patológicos.
- Abordagem transfrontal proporciona acessos à porção mais anterior da fossa anterior craniana.
- Abordagem transcribriforme se estende da lâmina posterior do seio frontal até o plano esfenoidal e, ao longo do plano coronal, até a parede medial da órbita de cada lado.
- Abordagem *transplanum* é restrita, nas laterais, pelos canais ópticos, e, na parte anterior, pelas artérias etmoidais posteriores.
- Abordagem transelar consiste na abordagem padrão para a sela, embora possa ser utilizada para propiciar o acesso a outras áreas da base do crânio.
- Abordagem transclival se divide nos terços superior, mediano e inferior. O terço superior se refere ao dorso da sela. O terço mediano se relaciona com o recesso clival esfenoidal, entre as artérias carótidas internas (ACIs) clivais. O terço inferior é determinado pela região que parte do forame lácero até o forame magno.
- O corpo de C2 costuma constituir o limite inferior de exposição em uma abordagem transodontoide, que pode ser estimado por meio de uma linha que tange a margem inferior do osso nasal e o aspecto posterior do palato duro, projetado para a coluna cervical.
- O ponto mediano do teto orbital pode ser atingido por meio de uma ressecção da parede medial da órbita, e pelo deslocamento do conteúdo orbital.
- A dissecção intraconal de tumores orbitais é realizada entre os músculos retos mediano e inferior, com preservação da função motora extraocular.
- Abordagem transpterigóidea consiste em uma etapa preliminar para o acesso a outros músculos no plano coronal, nas fossas média e posterior.
- O seio cavernoso pode ser abordado em um plano mediano ou lateral em relação às ACIs cavernosas.
- O cavo de Meckel pode ser acessado por cima da ACI petrosa.
- As abordagens realizadas abaixo da ACI petrosa podem ser infrapetrosas, supracondilares e transcondilares. O forame jugular pode ser acessado na lateral do côndilo occipital.

▪ Introdução

Vivemos em uma era de cirurgias minimamente invasivas, onde muitas abordagens cirúrgicas abertas tradicionais estão sendo substituídas por abordagens endoscópicas. Na otorrinolaringologia, a cirurgia sinusal endoscópica tornou-se o tratamento-padrão para as doenças inflamatórias, assim como de muitos tumores nasossinusais, tanto benignos quanto malignos. Na neurocirurgia, os endoscópios haviam desempenhado um papel restrito e haviam sido utilizados, principalmente, como adjuvantes em procedimentos microscópicos abertos, incluindo a cirurgia para tumores na hipófise,[1,2] descompressão de nervos na fossa posterior, e aneurismas intracranianos. Nos últimos anos, otorrinolaringologistas e neurocirurgiões colaboraram para a aplicação dos princípios endoscópicos ao tratamento dos tumores da base do crânio.[3] O desenvolvimento da cirurgia da base do crânio pela via endonasal exigia a compreensão sobre a anatomia da base do crânio, a partir de uma perspectiva endoscópica, o desenvolvimento de tecnologias adaptadas ao uso intranasal, assim como o surgimento do conceito de uma equipe de cirurgia, onde um otorrinolaringologista e um neurocirurgião operassem simultaneamente e em sinergia.

A introdução de um novo conceito cirúrgico costuma atravessar três fases principais de desenvolvimento: viabilidade técnica, segurança e complicações, e perspectivas terapêuticas. Um exame crítico das perspectivas gera o incremento das inovações ou das modificações de técnicas, em um ciclo que se repete. Anteriormente, já havíamos relatado os aspectos técnicos da cirurgia da base do crânio por via endonasal e descrito novas abordagens cirúrgicas endoscópicas para a base anterior do crânio.[4-6] Nossa experiência com mais de 1.000 cirurgias totalmente endoscópicas ao longo da última década demonstrou que a cirurgia da base do crânio por via endonasal pode ser realizada com um nível aceitável de morbidade. O relato das perspectivas terapêuticas exige verificação e comparação entre as experiências em diversos centros de excelência. Uma comparação entre séries de cirurgias é dificultada pela variedade de abordagens cirúrgicas para a base anterior do crânio, pela diversidade de patologias e de estruturas biológicas, e pela ausência de padrões para a mensuração das perspectivas.

A cirurgia endonasal da base do crânio teve início com a cirurgia da hipófise,[1,2] e avançou gradativamente, até abranger as regiões vizinhas à base do crânio. O seio esfenoidal foi o ponto de partida para o acesso à área mais extensa da base do crânio, uma vez que contém estruturas anatômicas cruciais, incluindo os nervos ópticos e as artérias carótidas internas ACIs). Uma extensão cirúrgica que parta do seio esfenoidal até as áreas adjacentes à base anterior do crânio pode evoluir em todas as direções, com orientação básica ao longo dos planos coronal e sagital. Assim, a base anterior do crânio pode ser dividida em módulos anatômicos, passíveis de serem abordados individualmente ou em conjunto, de modo a fornecer acesso a vários locais de ocorrência de processos patológicos.[4-6]

À medida que as técnicas endonasais evoluem e se tornam mais difundidas, torna-se necessário um esquema de classificação para facilitar o aprendizado efetivo dessas técnicas, o planejamento pré-operatório, a comparação entre as séries cirúrgicas relatadas e, ainda, para aprimorar as técnicas cirúrgicas. Apresentaremos a seguir um sistema de classificação com base em nossa experiência cirúrgica na abordagem à base do crânio por via endonasal.

Métodos

Foi realizada uma análise retrospectiva de todos os pacientes submetidos a cirurgias na base do crânio, por via endonasal, para todos os tipos de patologias, no *University of Pittsburgh Medical Center*, no período de 1998 a 2006. Manteve-se um arquivo com o registro dos tumores de todos os pacientes, mediante a aprovação do comitê de ética em pesquisa da instituição. A base anterior do crânio foi dividida em subunidades anatômicas, com base no relacionamento entre essas e as estruturas anatômicas principais, como, por exemplo, a artéria carótida interna, o seio cavernoso, o nervo óptico e os marcos ósseos.

O esquema de classificação é apresentado na **Tabela 9.1**. No plano sagital, essas abordagens endoscópicas se estendem, na parte anterior, até o seio frontal; na parte inferior, até a segunda vértebra cervical; na parte lateral, até o forame jugular e a artéria carótida parafaríngea. Deve-se subcategorizar as abordagens no plano coronal que correspondam às fossas cranianas anterior, mediana e posterior. O plano coronal anterior estende-se a partir da linha mediana, percorrendo o teto das órbitas. O plano coronal mediano inclui o seio cavernoso, o ápice petroso, o cavo de Meckel e a base do crânio infratemporal, situada acima do nível da ACI petrosa. O plano coronal posterior inclui o côndilo occipital, estende-se ao longo da superfície inferior do osso petroso, abaixo do nível da ACI petrosa até o forame jugular, e inclui as estruturas extracranianas adjacentes (espaço parafaríngeo).

Tabela 9.1 Classificação das Abordagens Endonasais para a Base Anterior do Crânio

Plano sagital
Transfrontal
Transcribriforme
Transplanum (suprasselar)
Transelar
Transclival
Superior: dorso da sela
Mediana: clivo médio
Inferior: forame magno
Transodontoide
Plano coronal
Anterior (fossa anterior do crânio)
Supraorbital
Transorbital
Mediana (fossa média do crânio)
Transpterigoide
Transcavernosa
Mediana
Lateral
Ápice petroso mediano
Cavo de Meckel suprapetroso (fossa média)
Base do crânio infratemporal
Posterior (fossa posterior do crânio)
Transcondilar
Infrapetroso
Espaço parafaríngeo
Medial (forame jugular)
Lateral

Abordagens Cirúrgicas

Foram realizados mais de 1.000 procedimentos endonasais na base do crânio para o tratamento de uma variedade de patologias, incluindo os tumores intra e extracranianos. Foram incluídos os primeiros 700 pacientes. Embora a grande maioria dos pacientes apresentasse adenomas de hipófise (39%), esses eram, em sua maioria, macroadenomas hipofisários com extensão extrasselar. Havia mais de 50 pacientes pediátricos (< 18 anos). Aproximadamente 23% dos pacientes estavam abaixo dos 35 anos, e 25% acima dos 62 anos.

Utilizando o esquema de classificação apresentado na **Tabela 9.1**, as abordagens cirúrgicas foram categorizadas de acordo com a abordagem predominante (**Fig. 9.1**). O seio esfenoidal foi escolhido como sendo um ponto de partida para a maioria dos procedimentos endonasais, em razão das estruturas anatômicas principais que o cercam: ACI, nervos ópticos e quiasma, seios cavernosos, hipófise e artéria basilar. Muitos pacientes precisaram de um acesso cirúrgico via módulos anatômicos múltiplos, dependendo da extensão da patologia e da necessidade de expor as es-

9 Classificação das Abordagens Endonasais para a Base Anterior do Crânio

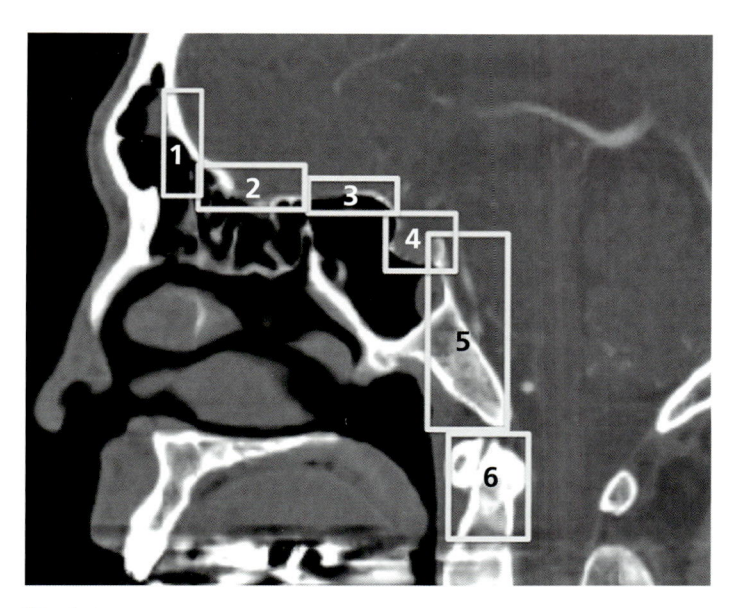

Fig. 9.1 Distribuição das abordagens cirúrgicas para endoscopia por via endonasal. Algumas das abordagens cirúrgicas estão agrupadas.
1: Transfrontal; 2: transcribriforme; 3: *transplanum*; 4: transelar; 5: transclival; 6: transodontoide.

truturas anatômicas fundamentais para a ressecção de tumores.

Plano Sagital

Abordagem Transfrontal (Fig. 9.2)

Uma abordagem transfrontal permite o acesso à fossa anterior do crânio. Ela se inicia pela separação do recesso frontal bilateral, por um acesso pela janela do septo superior, para facilitar um procedimento de Lothrop modificado endoscópico (LME), ou um procedimento Draf III, onde seja criado um único óstio frontal de tamanho máximo. A dissecção posterior à ligação entre o corneto médio e a base do crânio preserva o olfato e evita a ruptura da lâmina cribriforme e o desenvolvimento de fístula liquórica (LCR). As patologias que costumam exigir uma abordagem transfrontal incluem a sinusite frontal crônica, a mucocele do seio frontal, os tumores fibro-ósseos e os cistos dermoides nasais. Em pacientes pediátricos com cistos dermoides, a lesão é abordada na cavidade nasal e o septo nasal é ressecado até a base do crânio. O osso que cerca o trato sinusal é brocado até o nível da dura-máter, com a retirada completa do epitélio junto ao cisto.

Abordagem Transcribriforme (Fig. 9.3)

A ressecção cirúrgica final, realizada por meio dessa abordagem, é análoga à ressecção craniofacial clássica. A lâmina cribriforme costuma ser ressecada nos casos de malignidades nasossinusais (incluindo o estesioneuroblastoma) e o meningioma de goteira olfatória. Primeiramente, a porção intranasal do tumor sofre uma redução de volume no plano da base do crânio para delimitar a ligação à lâmina cribriforme e, em seguida, essa ligação é cauterizada por eletrocauterização bipolar. Realiza-se esfenotomia completa bilateralmente e um procedimento Draf III para delimitar a margem de ressecção anterior. O septo nasal é ressecado ao longo do plano sagital, partindo da crista *Galli*, na parte anterior ao rostro esfenoide, aproximadamente 1 cm inferior à ligação do tumor ao septo. Isso define a margem inferior da ressecção. O tumor é desvascularizado por meio de cauterização e procede-se à ligadura das artérias etmoidais anteriores e posteriores, ao longo da

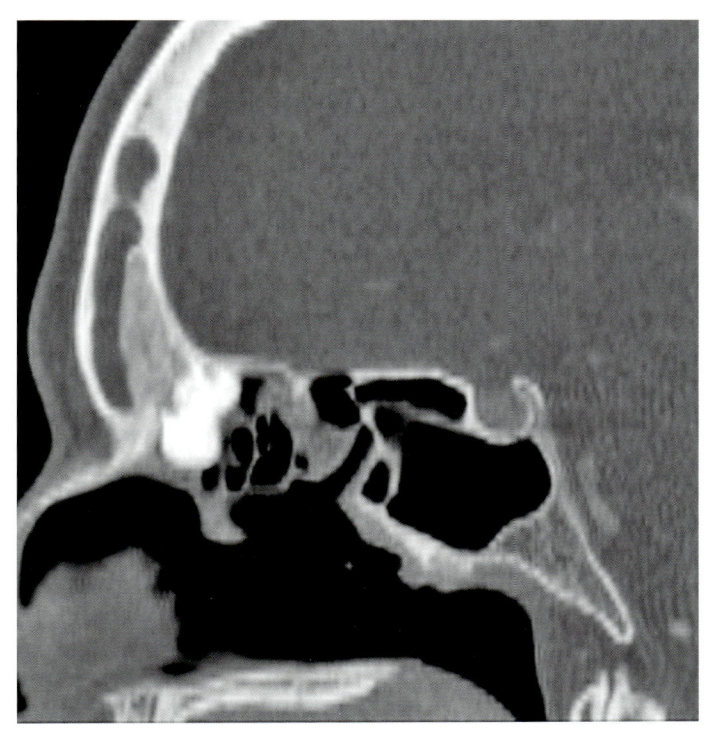

Fig. 9.2 Imagem de tomografia computadorizada (TC) no plano sagital, de um cisto dermoide nasal, com um trato que se estende através da base do crânio, no forame *cecum*. Esse é um exemplo de uma doença tratada com uma abordagem transfrontal.

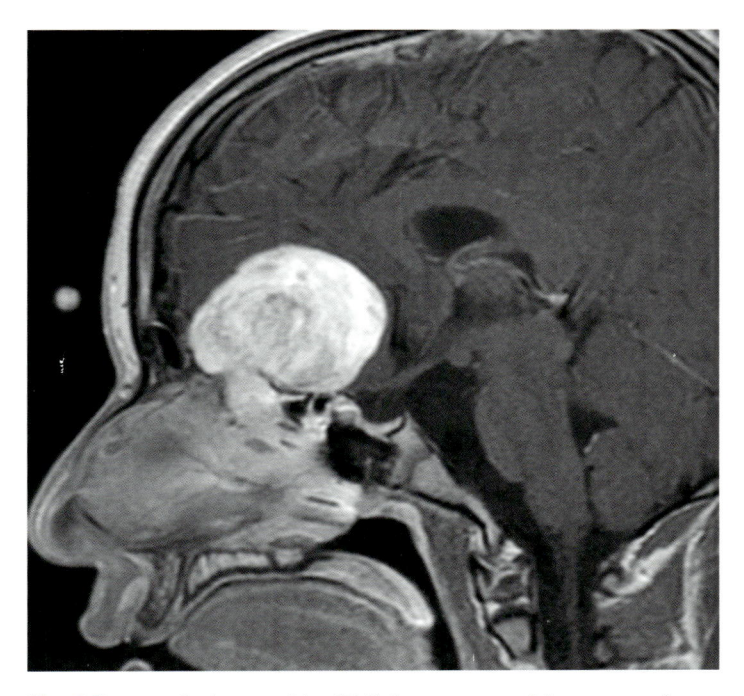

Fig. 9.3 Ressonância magnética (RM) de um extenso Schwannoma de goteira olfatória que foi completamente ressecado com o uso de uma abordagem transcribriforme por via endonasal.

fóvea etmoidal, na metade do seu curso, partindo da margem orbital e da lamela lateral. O osso da base anterior do crânio, na periferia do tumor, é afinado com uma broca de diamante espessa nas margens de ressecção, na parte anterior da lâmina posterior do seio frontal, posteriormente ao plano esfenoidal e lateralmente às paredes mediais da órbita. O osso afinado é fraturado delicadamente, e tracionado inferiormente, descolando da dura-máter adjacente.

A dura-máter é cauterizada e icnsiada longitudinalmente ao longo das margens orbitais laterais, cuidando-se para evitar lesões aos vasos corticais. A crista *Galli* é removida com uso do *drill*, e a foice a ela ligada é cauterizada e ressecada. Isso facilita a rotação posterior da dura-máter. A incisão dural ao longo da sua margem posterior permite a retirada da amostra dural inteira, em bloco. Sempre que houver indicação, os bulbos olfatórios e os nervos olfatórios são tracionados inferiormente, para fora da parte sobrejacente do cérebro, e ressecados no nível da margem dural posterior. No plano sagital, o defeito cirúrgico se estende a partir da lâmina posterior do seio frontal até o plano esfenoidal e, ao longo do plano coronal, até as paredes mediais da órbita em cada lado. Em casos específicos de pequenos tumores ipsilaterais, pode ser realizada uma ressecção ipsilateral da base anterior do crânio, com a preservação do olfato contralateral.

Abordagem *Transplanum* (Fig. 9.4)

Uma abordagem *transplanum* costuma ser combinada com abordagens transcribriformes e transelares, nos casos de tumores que afetam a lâmina cribriforme, ou de tumores suprasselares (craniofaringiomas, macroadenomas da hipófise). Visualizam-se os trajetos dos nervos ópticos e os recessos carótido-ópticos; o plano central é cuidadosamente afinado com uso do *drill*, com irrigação copiosa para evitar lesões térmicas aos nervos ópticos, e a dura-máter adjacente é exposta. O limite anterior para a ressecção é a fóvea etmoidal posterior e as lâminas cribriformes. É frequente a necessidade de retirada do suporte tubercular sobrejacente ao seio sagital superior. O seio intercavernoso superior é incisado para permitir a abertura da área suprasselar e a visualização da haste hipofisária e do quiasma óptico sempre que for necessário.

Abordagem Transelar (Fig. 9.5)

A abordagem transelar é a abordagem padrão para a sela, embora possa ser utilizada para o acesso a outras áreas da base do crânio. A face anterior da sela é removida até as margens do seio cavernoso, em todas as quatro direções. O osso sobrejacente à ACI e ao seio cavernoso pode ser removido a fim de permitir o deslocamento lateral da ACI. Os tumores da hipófise podem ser acompanhados até o interior do seio cavernoso mediano, posterior ao joelho anterior da ACI cavernosa.

Abordagem Transclival (Fig. 9.6)

O clivo se estende do dorso da sela até o forame magno. As abordagens transclivais podem ser classificadas em superiores, medianas e inferiores. Uma abordagem transclival propicia o acesso direto ao tronco cerebral e ao sistema arterial vertebrobasilar. Os tumores frequentes nesta área incluem os meningiomas e os cordomas. Um aneurisma que não puder ser tratado por meios endovasculares, ou que

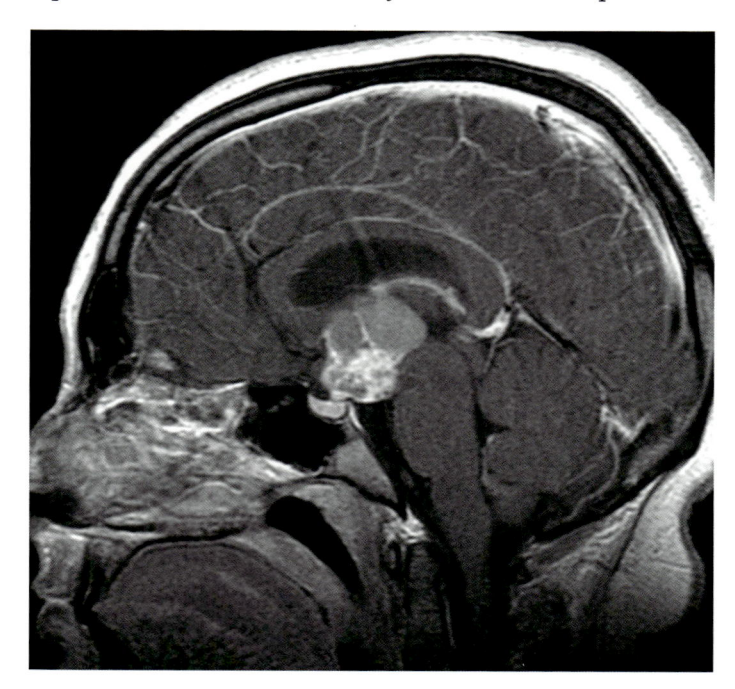

Fig. 9.4 RM pré-operatória de um tumor suprasselar (craniofaringioma), retirado com o uso de uma combinação entre as abordagens transelar e *transplanum*. Se a hipófise não tiver sido afetada, ela poderá ser preservada por meio de transposição da glândula.

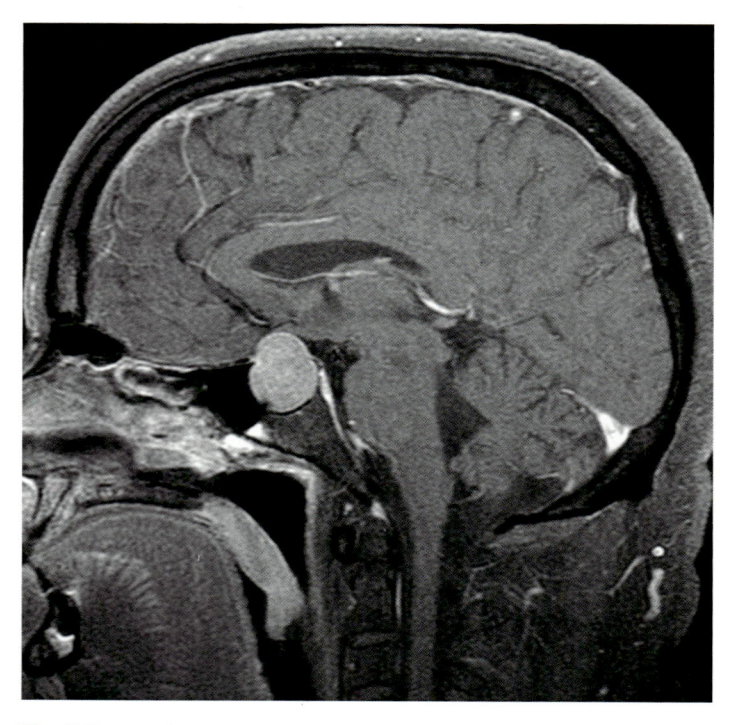

Fig. 9.5 RM pré-operatória de um macroadenoma hipofisário. Utiliza-se, predominantemente, abordagem transelar. O *tuberculum sellae* pode ser retirado para propiciar exposição suprasselar complementar, em casos específicos.

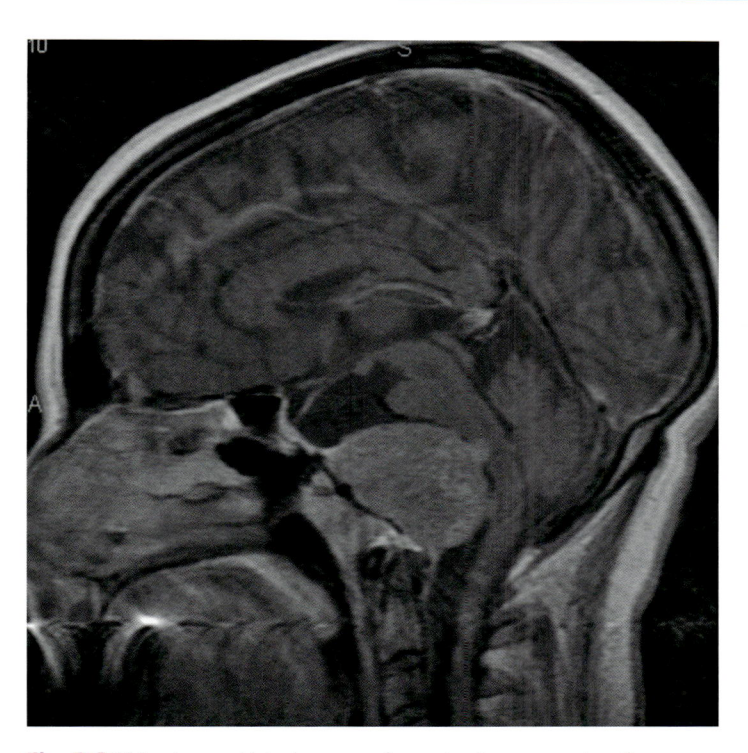

Fig. 9.6 RM pré-operatória de um cordoma de clivo, com extensão intracraniana. O tumor está localizado limítrofe à artéria basilar, deformando o tronco cerebral na parte posterior.

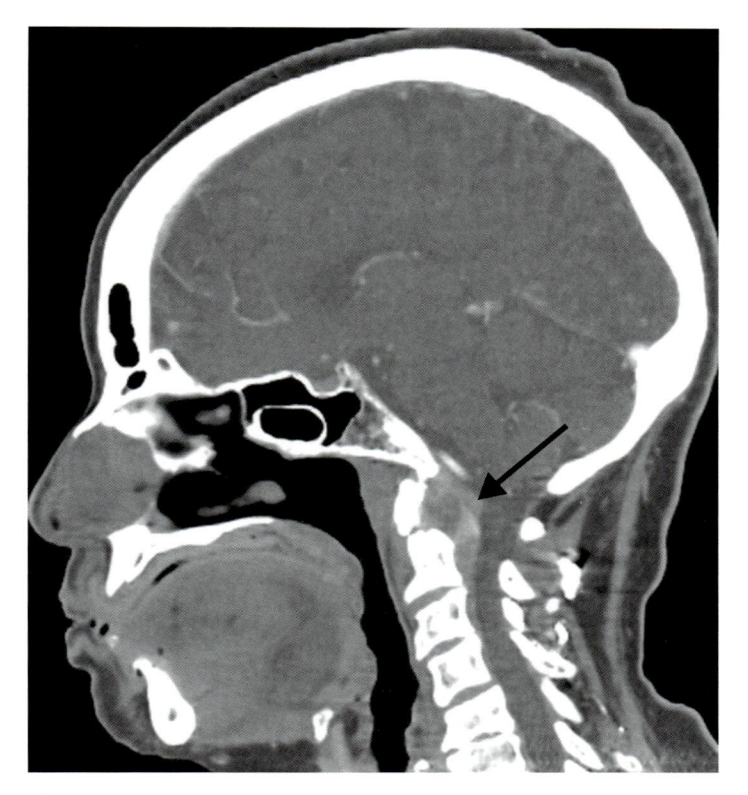

Fig. 9.7 TC pré-operatória de um paciente que apresenta compressão no tronco cerebral secundária a uma degeneração reumatoide *(seta)*. Alcança-se a descompressão por meio da ressecção do processo odontoide ligado ao corpo de C2, e da ressecção do *pannus*.

apresentar um efeito significativo de massa, dificilmente poderá ser acessado por essa abordagem e clampeado.[7] A hipófise também pode ser transposta, para que se possa acessar o clivo superior e os clinoides posteriores, com preservação da função hipofisária (abordagem transclival superior ou clinoide posterior). Tal abordagem poderá ser necessária nos casos de craniofaringiomas e meningiomas que surgirem na parte posterior do infundíbulo ou da glândula. Os ligamentos hipofisários (tecido conectivo fibroso lateral) são descolados, com a manutenção do fornecimento vascular, partindo das artérias hipofisárias superiores. A glândula é deslocada superiormente e pediculada na haste hipofisária. É necessário retirar o plano posterior, propiciando espaço para o deslocamento da glândula.

A retirada dos terços mediano e inferior do clivo exige uma identificação do curso da ACI nas laterais, em seu segmento paraclival. A artéria vidiana é uma zona útil para a identificação do segundo joelho da ACI petrosa/horizontal, em transição até a ACI vertical/paraclival/cavernosa).[8] O osso situado entre as carótidas paraclivais e abaixo da sela (recesso clival) é brocado. A fáscia faríngea e o osso inferior ao seio esfenoidal são retirados para permitir uma exposição complementar. O nervo abducente do canal de Dorello está exposto a um risco de lesão, ao nível das carótidas paraclivais, em decorrência de um dano direto ou térmico. Portanto, o amplo conhecimento da neurofisiologia é um instrumento importante para evitar esses tipos de lesão.

Abordagem Transodontoide (Fig. 9.7)

Utiliza-se, em geral, a abordagem transodontoide para descomprimir o tronco cerebral em pacientes com artrite reumatoide que apresentem uma degeneração da coluna cervical superior devido ao *pannus* compressivo.[9] O corpo de C2 constitui, normalmente, o limite inferior de exposição. O septo nasal posterior sofre uma ressecção até a base da cavidade nasal, para fornecer espaço à instrumentação bilateral. O seio esfenoidal é aberto, permitindo o direcionamento e a visualização do curso da ACI. A mucosa nasofaríngea, mediana às tubas auditivas, é cauterizada e ressecada, ao longo da musculatura adjacente. Deve-se tomar cuidado na manipulação lateral, pois a artéria carótida parafaríngea pode seguir um curso mediano profundo até as tubas auditivas. A fáscia faríngea densa é elevada a partir do osso cortical subjacente e ressecada. O osso clival é brocado até a margem inferior, no forame magno. O arco da vértebra C1 é identificado e retirado com uso de *drill*. A abertura é ampliada nas laterais, com pinças Kerrison, e o forame magno é ampliado por meio da retirada do terço inferior do clivo. Nesse ponto, o odontoide é exposto e o osso central é removido com o drill até restar uma fina camada. A seguir, ele é descolado em sua junção com o corpo de C2 e dissecado, sendo deixado livre de ligamentos. Em caráter alternativo, pode ser mais fácil dissecar a ponta do odontoide livre, antes do descolamento do corpo. A retirada do *pannus* através de dissecção ou com um aspirador ultrassônico, é realizada até que sejam observadas pulsações (indicando a descompressão adequada), ou até que a membrana tectorial seja ressecada.

Plano Coronal Anterior

Abordagem Supraorbital (Fig. 9.8)

Uma abordagem supraorbital propicia o acesso a tumores da base anterior do crânio, que se estendem lateralmente pelo teto da órbita. Os tumores mais comuns nessa área são os meningiomas e os tumores fibro-ósseos. O ponto mediano do teto da órbita pode ser alcançado por meio de ressecção de sua parede mediana e pelo deslocamento dos conteúdos orbitais. A lâmina papirácea é fraturada e elevada a partir da periórbita adjacente até o nível da base do crânio. As artérias etmoidais anteriores e posteriores são identificadas no lado orbital da base do crânio, cauterizadas e seccionadas. A elevação da periórbita prossegue ao longo do teto da órbita. O acesso lateral é facilitado por uma abordagem binarinária, com ressecção do septo nasal superior.

Abordagem Transorbital (Fig. 9.9)

Pode-se utilizar uma abordagem transorbital para o acesso a tumores localizados no interior da órbita. A dissecção pode ser extra ou intraconal. A dissecção intraconal de tumores orbitais é realizada entre os músculos retos mediano e inferior, com preservação da função motora extraocular. Este procedimento costuma ser facilitado graças à retração externa desses músculos, mediante o auxílio de um neuro-oftalmologista.

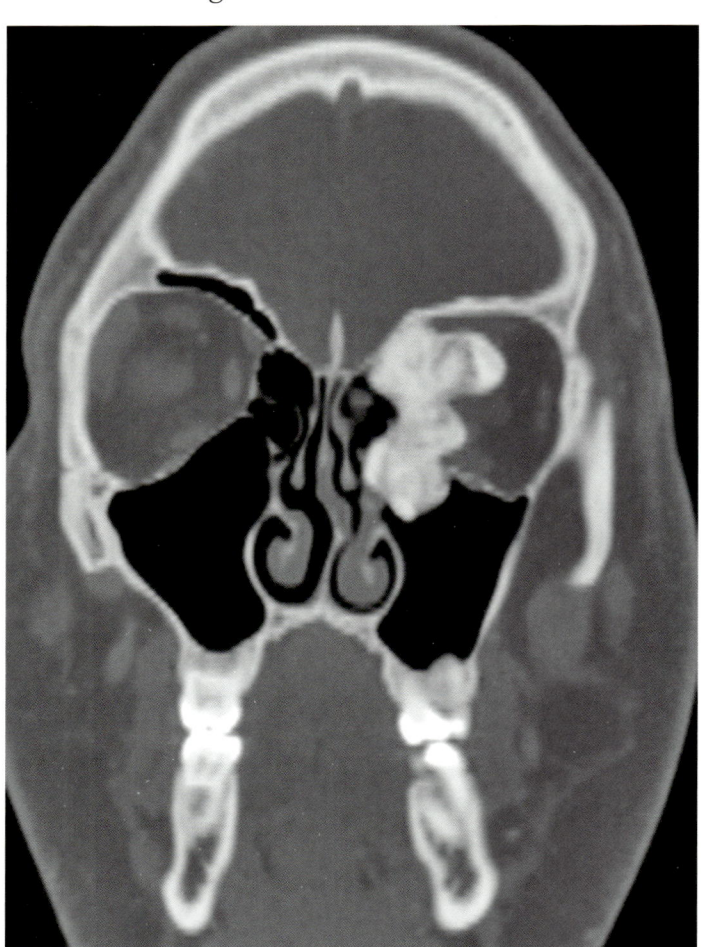

Fig. 9.8 TC no plano coronal evidenciando um tumor fibro-ósseo benigno na órbita esquerda.

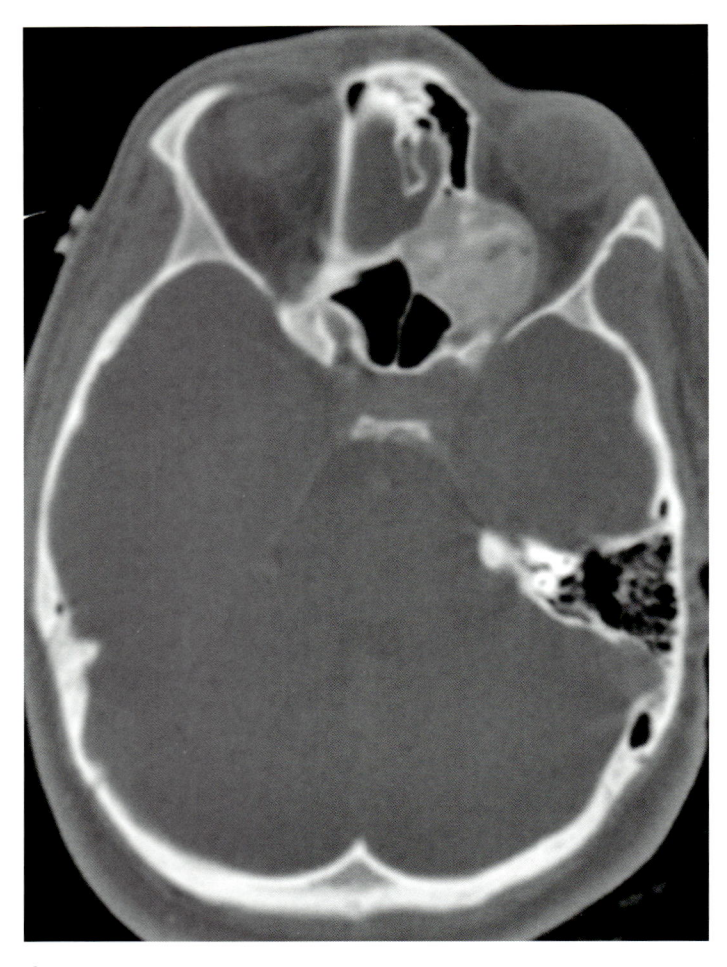

Fig. 9.9 TC no plano axial evidenciando um tumor fibro-ósseo benigno na órbita esquerda, superiormente, causando uma compressão do nervo óptico.

Plano Médio-Coronal

Abordagem Transpterigoide (Fig. 9.10)

Uma abordagem transpterigoide consiste em uma etapa preliminar para o acesso a outros módulos anatômicos no plano médio-coronal. Isoladamente, ela propicia a exposição do recesso lateral do seio esfenoidal, sobretudo nos casos em que há uma pneumatização extensa desse seio. A técnica é necessária ao tratamento de meningoceles do recesso lateral.[10,11] A abordagem transpterigoide consiste em uma primeira etapa da localização da ACI petrosa e permite o acesso à base anterior do crânio, nas partes superior e inferior à ACI petrosa. Realiza-se uma ampla antrostomia maxilar, concluindo-se com a esfenotomia. As artérias esfenopalatinas são identificadas em seu forame, ligadas e seccionadas. O osso delgado da parede posterior do maxilar é, em seguida, retirado com as pinças de Kerrison, e os conteúdos do espaço pterigopalatino são elevados a partir da base subjacente do osso pterigoide e deslocados em sentido lateral. O canal pterigoide (vidiano) e seus conteúdos são identificados na porção infralateral, até o recesso lateral do seio esfenoidal. O nervo infraorbital (segunda divisão do nervo trigêmeo) é identificado ao longo da base orbital e acompanhado até o forame redondo, supralateralmente ao recesso lateral do seio esfenoidal. O

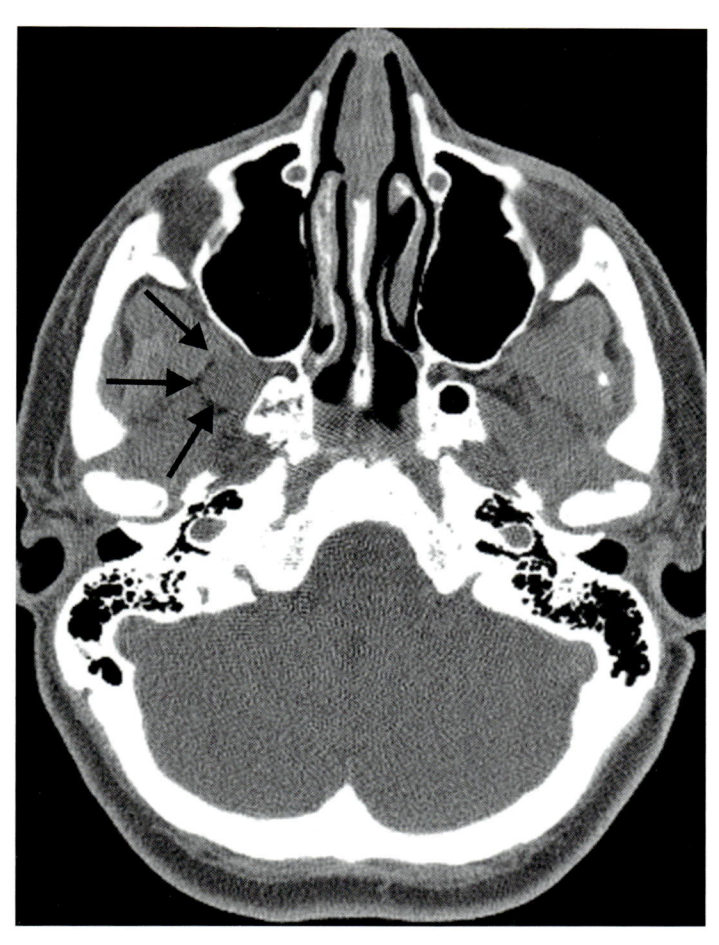

Fig. 9.10 TC no plano axial evidenciando uma lesão arredondada no aspecto mediano da fossa infratemporal *(setas)*. É necessário realizar uma abordagem transmaxilar, combinada com uma transpterigoide, para permitir a visualização direta, por endoscopia, da lesão, situada exatamente na lateral da fossa pterigopalatina.

osso residual é retirado com pinças a fim de permitir uma exposição plena do recesso lateral, e uma visualização da parede lateral sobrejacente à fossa média.

Abordagem Transcavernosa

O seio cavernoso pode ser abordado pela via mediana ou lateral até a ACI cavernosa. Os macroadenomas hipofisários, que se estendem posteriormente à ACI cavernosa, podem ser abordados diretamente, por meio de uma abordagem translar. A retirada do osso adjacente descomprime o seio cavernoso e a ACI, permite o deslocamento lateral da ACI e aumenta a capacidade de acesso posterior à ACI. Há indicações restritas para a realização de operações no seio cavernoso lateral. Em sua maioria, os tumores localizados nessa área são inseparáveis dos nervos cranianos e a dissecção do tumor leva à perda de função do nervo craniano. Sempre que for indicado, o acesso ao seio cavernoso lateral é alcançado graças ao uso de uma abordagem suprapetrosa para a fossa média do crânio (ver texto adiante).

Abordagem do Ápice Petroso (Fig. 9.11)

Lesões expansíveis do ápice petroso podem ser abordadas no plano mediano, através do seio esfenoidal, posterior à ACI paraclival.[12] As indicações para tal abordagem incluem a presença de granuloma de colesterol no ápice petroso, com uma expansão mediana para o interior do seio esfenoidal (mais comum), assim como tumores benignos e malignos específicos como, por exemplo, os condrossarcomas. Realiza-se uma esfenotomia ampla e identificam-se as áreas anatômicas. A expansão da lesão até o interior do seio costuma ser visível. Após a retirada da base esfenoide e das septações intrassinusais, o osso adjacente ao ápice petroso é afinado mediante o uso do *drill*, com movimentos verticais, paralelos à ACI paraclival. Se for necessário, o osso clival sobre o tronco cerebral poderá ser afinado para aumentar a abertura para o interior do ápice petroso. Uma concha estreita remanescente do osso é, em seguida, retirada com pinças Kerrison, até a margem da ACI. Os conteúdos da lesão são removidos por sucção e irrigação. Eventualmente será necessária a lateralização da ACI para aumentar a exposição, sempre que houver uma expansão medial mínima da lesão. Em tais casos, utiliza-se uma abordagem transpterigoide para identificar o curso paraclival da ACI.

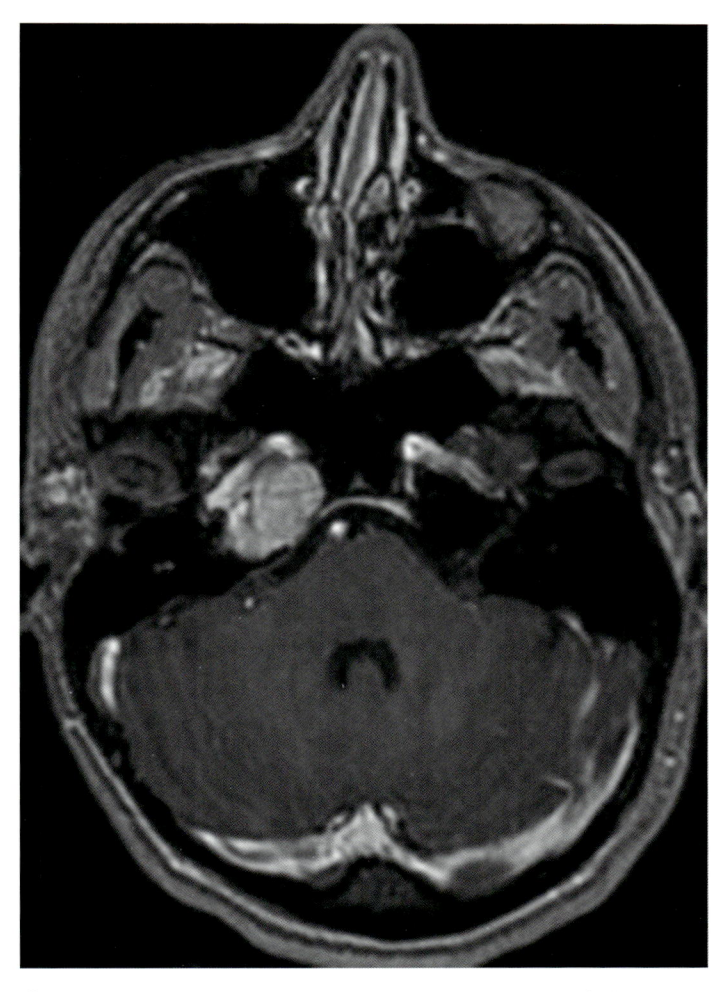

Fig. 9.11 RM com contraste de uma lesão no ápice petroso direito. Essa lesão, que já estava visível em T1, foi diagnosticada como um granuloma de colesterol. Ela foi removida por meio de uma abordagem endonasal até o ápice petroso.

Abordagem Suprapetrosa (Fossa Média) (Fig. 9.12)

Os tumores que apresentam extensão intracraniana ao longo do nervo trigêmeo, ou que afetam o cavo de Meckel, podem ser abordados com o uso de uma abordagem suprapetrosa, acima da ACI petrosa. Realiza-se inicialmente uma abordagem transpterigoide para identificar o curso da ACI e expor amplamente o recesso lateral do seio esfenoidal. A segunda divisão do nervo trigêmeo (V2, nervo maxilar) pode ser visualizada no teto do seio maxilar, e acompanhada, no plano posterior, até o forame redondo, superolateralmente ao canal pterigoide. O osso que cerca o canal pterigoide é cuidadosamente removido com uso do *drill*, em direção ao segundo joelho da ACI. Logo após a identificação do segundo joelho da ACI, o osso pode ser ainda mais afinado no ângulo entre o nervo vidiano e V2. A superfície da fossa média acima do cavo de Meckel é abordada à medida que se estreita o ângulo entre o nervo vidiano e V2.

Plano Coronal Posterior (Fig. 9.13)
Abordagem Infrapetrosa

Os tumores que afetam o ápice petroso e a base do crânio infratemporal podem ser abordados no plano inferior à ACI petrosa. Essa pode ser a abordagem preferencial para as lesões do ápice petroso que não se expandem em sentido mediano, nas quais há um espaçamento estreito entre o tronco cerebral e a ACI paraclival, e uma pneumatização deficiente do seio esfenoidal.[12] Seguindo uma abordagem transpterigoide, a curva da lâmina pterigoide lateral pode ser acompanhada lateralmente, até o forame oval, onde está localizada a terceira divisão do nervo trigêmeo (V3, nervo mandibular), na superfície da ACI petrosa, sendo uma zona relevante para a demarcação da ACI extracraniana. Em seguida, o osso inferior à ACI petrosa poderá ser retirado em toda a sua extensão, para permitir o acesso inferiormente ao ápice petroso.

Abordagem Transcondilar

A dissecção no plano coronal, no nível do forame magno, é realizada, com maior frequência, nos casos de condrossarcomas, cordomas e meningiomas. Realiza-se, primeiramente, uma abordagem transodontoide,[9] com a retirada do clivo da base do seio esfenoidal até o forame magno, e a identificação do arco da vértebra C1. Também pode ser necessária uma abordagem transpterigoide[11] para uma exposição mais lateral, com ressecção do aspecto mediano da tuba auditiva. A ressecção do côndilo medial, lateral ao forame magno, deve ser realizada com cuidado, com monitoramento intracirúrgico do nervo craniano XII (nervo hipoglosso). Um percentual de até 50% dos côndilos pode ser removido sem gerar qualquer instabilidade craniocervical. Os condrossarcomas e os cordomas podem estender-se lateralmente, ao longo da base do crânio, até afetar o canal do hipoglosso e, se alcançarem uma extensão lateral ainda maior, poderão afetar o forame jugular.

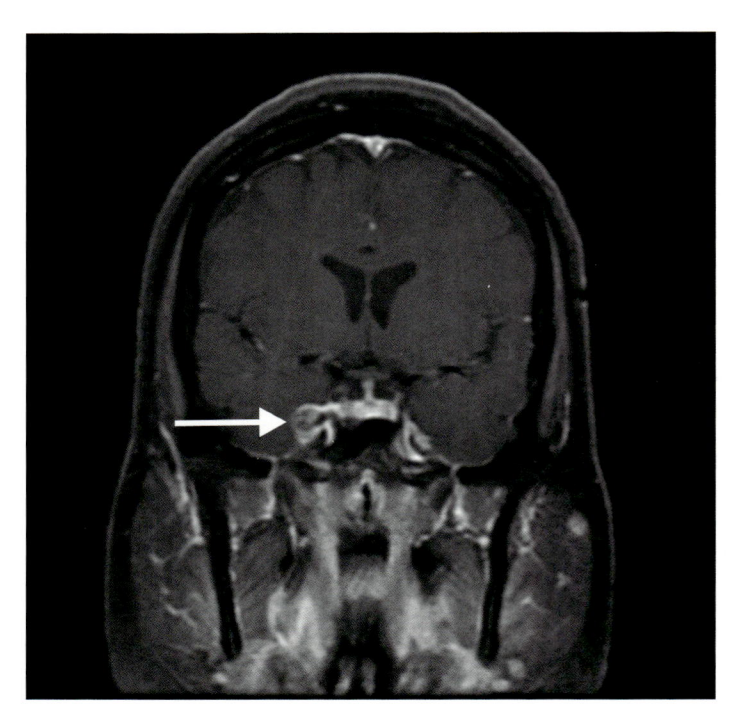

Fig. 9.12 RM pré-operatória de uma lesão na cavidade superior de Meckel, situada na lateral da artéria carótida interna direita *(seta única)*. Essa lesão pode ser acessada por uma abordagem endoscópica suprapetrosa, por via endonasal.

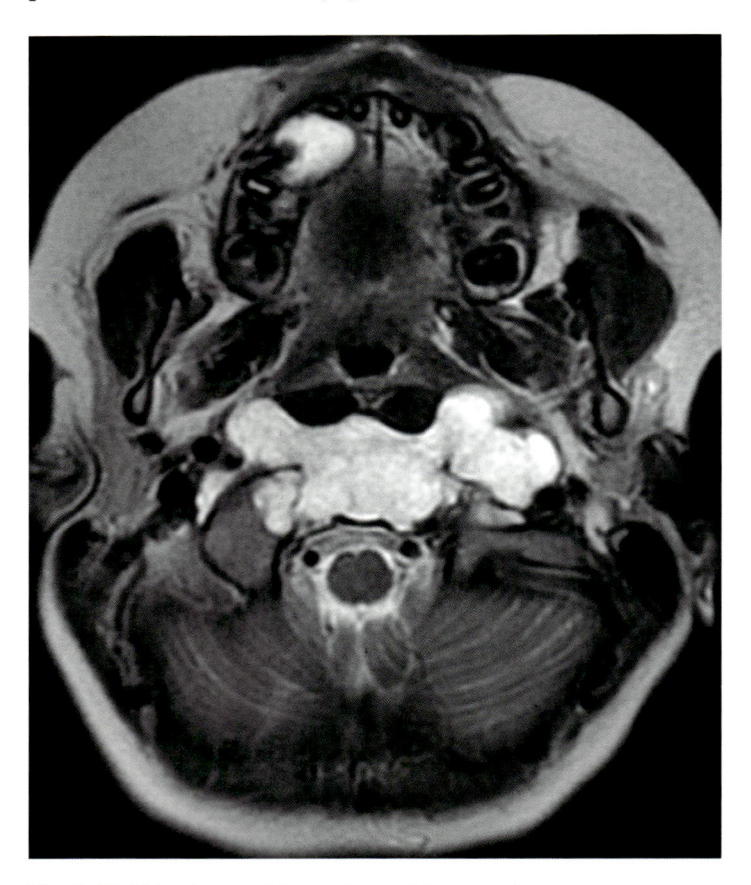

Fig. 9.13 RM pré-operatória no plano axial mostrando um extenso cordoma da base do crânio que atinge o clivo inferior e os côndilos occipitais, estendendo-se até o espaço parafaríngeo. Esse tumor foi ressecado com o uso de uma abordagem endoscópica endonasal, combinando os módulos da fossa posterior (transclival, transodontoide) e do plano coronal inferior (transcondilar).

Abordagem do Espaço Parafaríngeo

A abordagem do espaço parafaríngeo, por via endonasal, propicia o acesso às estruturas extracranianas situadas lateralmente ao espaço pterigopalatino e inferiormente à base do crânio infratemporal. É necessária uma maxilectomia média endoscópica para permitir uma exposição lateral e inferior adequada. A exposição lateral pode ser ampliada por meio da ressecção endonasal da abertura piriforme (abordagem de Denker). Em seguida, todas as paredes posteriores e laterais do seio maxilar poderão ser retiradas. As ligações entre os músculos pterigoides e a lâmina pterigoide lateral são seccionadas, e a margem posterior da lâmina pterigoide lateral é acompanhada até o forame oval. Se for necessário o isolamento da ACI parafaríngea, a porção mediana da tuba auditiva será seccionada e o canal cartilaginoso acompanhado lateralmente até a ACI. Em seguida, poderá ser dado prosseguimento à dissecção na área mediana ou lateral em relação à ACI parafaríngea. Uma abordagem mediana conduz ao forame jugular.[13,14]

■ DISCUSSÃO

A base anterior do crânio é anatomicamente complexa e abrange várias regiões distintas, incluindo o assoalho da fossa anterior do crânio (do seio frontal até a sela e, lateralmente, por sobre as órbitas), as paredes mediais e inferior da fossa média do crânio, a linha mediana da base do crânio da fossa posterior (dos clinoides posteriores até o forame magno), a junção craniovertebral anterior, e a base do crânio infratemporal (das lâminas pterigoides até o forame jugular, acompanhando a superfície inferior do osso petroso). A base anterior do crânio pode ser dividida em diversos módulos anatômicos para a cirurgia endoscópica, passíveis de serem identificados por meio de zonas ósseas bem definidas e de estruturas vasculares e neurais cruciais. O seio esfenoidal é o ponto de partida para tais abordagens, em razão da sua localização central nos planos sagital e coronal, e da relevância das suas zonas anatômicas.

A classificação das abordagens endonasais para a base anterior do crânio ajuda a organizar-nos e facilita a modificação das abordagens atuais, assim como proporciona o desenvolvimento de novas estratégias cirúrgicas. Esse esquema se baseia na anatomia endoscópica, sendo intuitivo, já que, em nossa rotina, visualizamos a anatomia da base do crânio nos planos sagital e coronal em imagens radiológicas e em sistemas de orientação intracirúrgicos. Da mesma forma, o ponto de partida para a maioria dos procedimentos na base do crânio é o seio esfenoidal, praticamente situado nos cruzamentos entre os planos sagital e coronal. Além disso, as regiões cirúrgicas são modulares e podem ser combinadas para abranger toda a extensão de uma patologia. O "imóvel" mais importante na base anterior do crânio é a ACI, um fator de restrição ao acesso a diversas estruturas e regiões, e esta classificação enfatiza a relevância dos relacionamentos anatômicos com a ACI. Entretanto, essa classificação tem algumas limitações. A combinação de vários módulos pode ser necessária para abordagem de um único tumor, e os módulos existentes são aplicáveis a todas as faixas etárias, inclusive a pacientes pediátricos.[15,16]

■ CONCLUSÃO

Esse sistema de classificação divide a base anterior do crânio em dois módulos anatômicos principais, com base em sua orientação nos planos sagital e coronal, tendo como epicentro o seio esfenoidal. Os módulos no plano sagital se estendem do seio frontal até a coluna cervical superior e, no plano coronal, da linha média até o forame jugular. Uma classificação das abordagens da base do crânio sob um ponto de vista anatômico permite um relato uniforme e uma comparação entre os resultados, além de facilitar o aprendizado das técnicas. A ênfase nas relações anatômicas estimula a preservação da função e evita complicações. O sistema de classificação em módulos anatômicos proporciona flexibilidade e permite uma adequação específica das abordagens cirúrgicas ao processo patológico.

Referências

1. Jho HD, Carrau RL, Ko Y. Endoscopic pituitary surgery. In: Rengachary SS, Wilkins RH. (Eds.). *Neurosurgical operative atlas.* vol. 4. New York: Thieme Medical, 1995.
2. Carrau RL, Kassam AB, Snyderman CH. Pituitary surgery. *Otolaryngol Clin North Am* 2001;34:1143-55, ix.
3. Mehta RP, Cueva RA, Brown JD et al. What's new in skull base medicine and surgery? Skull Base Committee Report. *Otolaryngol Head Neck Surg* 2006;135:620-30.
4. Kassam A, Snyderman CH, Mintz A et al. Expanded endonasal approach: the rostrocaudal axis. Part I. Crista galli to the sella turcica. *Neurosurg Focus* 2005;19:E3. Disponível em: http://www.aans.org/education/journal/neurosurgical/July05/19-1-3.pdf
5. Kassam A, Snyderman CH, Mintz A et al. Expanded endonasal approach: the rostrocaudal axis. Part II. Posterior clinoids to the foramen magnum. *Neurosurg Focus* 2005;19:E4. Disponível em: http://www.aans.org/education/journal/neurosurgical/July05/19-1-4.pdf
6. Kassam AB, Gardner P, Snyderman C et al. Expanded endonasal approach: fully endoscopic, completely transnasal approach to the middle third of the clivus, petrous bone, middle cranial fossa, and infratemporal fossa. *Neurosurg Focus* 2005;19:E6. Disponível em: http://www.aans.org/education/journal/neurosurgical/July05/19-1-6.pdf
7. Kassam AB, Mintz AH, Gardner PA et al. The expanded endonasal approach for an endoscopic transnasal clipping and aneurysmorrhaphy of a large vertebral artery aneurysm: technical case report. *Neurosurgery* 2006;59(1, Suppl 1):E162-65, discussion El62-65.
8. Vescan AD, Snyderman CH, Carrau RL et al. Vidian canal: analysis and relationship to the internal carotid artery. *Laryngoscope* 2007;117:1338-42.

9. Kassam AB, Snyderman C, Gardner P et al. The expanded endonasal approach: a fully endoscopic transnasal approach and resection of the odontoid process: technical case report. *Neurosurgery* 2005;57(1, Suppl):E213, discussion E213.
10. Tosun F, Carrau RL, Snyderman CH et al. Endonasal endoscopic repair of cerebrospinal fluid leaks of the sphenoid sinus. *Arch Otolaryngol Head Neck Surg* 2003;129:576-80.
11. Al-Nashar IS, Carrau RL, Herrera A et al. Endoscopic trans-nasal transpterygopalatine fossa approach to the lateral recess of the sphenoid sinus. *Laryngoscope* 2004;114:528-32.
12. Snyderman CH, Kassam AB, Carrau R et al. Endoscopic approaches to the petrous apex. *Operative Techniques in Otolaryngology* 2006;17:168-73.
13. Zimmer LA, Hirsch BE, Kassam A et al. Resection of a recurrent paraganglioma via an endoscopic transnasal approach to the jugular fossa. *Otol Neurotol* 2006;27:398-402.
14. Kassam AB, Gardner P, Snyderman C et al. Endoscopic, expanded endonasal approach to the jugular foramen. *Operative Techniques in Neurosurgery: Management of Jugular Foramen Tumors* 2005;8:35-41.
15. Kassam A, Thomas AJ, Snyderman C et al. Fully endoscopic expanded endonasal approach treating skull base lesions in pediatric patients. *J Neurosurg* 2007;106(2, Suppl)75-86.
16. Pirris SM, Pollack IF, Snyderman CH et al. Corridor surgery: the current paradigm for skull base surgery. *Childs Nery Syst* 2007;23:377-84.

10 Técnica Cirúrgica Bimanual Auxiliada por Endoscopia

Daniel B. Simmen ▪ Hans Rudolf Briner ▪ Nick Jones

> **Dicas e Pérolas**
>
> - A técnica bimanual expandiu o rol de tumores benignos e malignos que podem ser retirados.
> - A técnica bimanual permite ao cirurgião obter uma visualização ideal do campo cirúrgico.
> - O cirurgião pode manter o aspirador no campo cirúrgico, mantendo o campo cirúrgico sempre sem sangue, enquanto dispõe da outra mão livre para uma instrumentação precisa.
> - O segundo cirurgião é responsável pelo direcionamento do endoscópio e pela exibição de uma imagem estável do campo cirúrgico no monitor de vídeo.
> - Essa técnica alia as vantagens da técnica endoscópica às vantagens decorrentes da capacidade de operar com ambas as mãos.
> - Essa abordagem em equipe apresenta o potencial de aprimorar a qualidade da cirurgia.
> - Observa-se um incremento no ensino e na aprendizagem, pois ambos os cirurgiões podem interagir e prestar auxílio mútuo em todas as ocasiões.
> - Cirurgias que envolvam áreas interdisciplinares podem ser realizadas por neurocirurgiões ou cirurgiões maxilofaciais, e fazem parte da vivência de cada especialista.

■ Introdução

Atualmente a cirurgia endoscopia dos seios paranasais figura entre os procedimentos cirúrgicos nasais mais frequentes. Ela pode ser uma solução eficaz para pacientes com rinossinusite crônica e que tenham respondido de forma deficiente à terapia clínica.[1] As indicações para a cirurgia endoscópica dos seios paranasais têm sido constantemente ampliadas a tal ponto, que até mesmo procedimentos complexos nos seios frontais e na base anterior do crânio podem, atualmente, ser realizados por via endoscópica. Além das doenças inflamatórias, ampliou-se o rol de indicações para nele incluir a retirada de tumores benignos e malignos.

■ Princípios Básicos da Cirurgia Sinusal Endoscópica

As doenças dos seios paranasais são comuns e podem afetar a qualidade de vida dos pacientes. Com uma incidência variando entre 3 e 5%, a rinossinusite crônica é a doença que apresenta maior prevalência.[2] Muitos pacientes com rinossinusite crônica costumam apresentar uma resposta inadequada à terapia farmacológica. A cirurgia endoscópica dos seios paranasais oferece uma opção terapêutica eficaz para tais casos. Em decorrência disso, a cirurgia sinusal endoscópica figura, atualmente, entre os procedimentos cirúrgicos nasais mais amplamente praticados. Desde a primeira descrição da cirurgia sinusal endoscópica, há mais de 30 anos, já testemunhamos avanços impressionantes nas técnicas cirúrgicas. Os aperfeiçoamentos nos endoscópios, nas câmeras de vídeo e nos instrumentos cirúrgicos possibilitaram a visualização de todos os seios paranasais, assim como a realização dos procedimentos cirúrgicos através do orifício nasal natural.[3,4] As indicações para os procedimentos sinusais endoscópicos têm sido constantemente ampliadas. Atualmente, até mesmo procedimentos complexos na parede lateral nasal e no seio frontal são realizados por via endoscópica, assim como cirurgias específicas da base anterior do crânio e do clivo, através do seio esfenoidal e do plano intracraniano, podem ser realizadas por via endoscópica. Além dos estados inflamatórios, ampliou-se o rol de indicações para nele incluir a retirada de tumores benignos e malignos.

De acordo com a técnica clássica, o cirurgião segura o endoscópio com uma das mãos e utiliza a outra para realizar a cirurgia.[5-7] Essa técnica de uso de uma das mãos apresenta suas restrições. Sua utilização é particularmente complexa para a retirada de tecidos ósseos e tumorais, e para o controle de sangramentos com apenas uma das mãos.[8,9] Essas dificuldades geraram a necessidade de uso, pelo cirurgião, de ambas as mãos durante a cirurgia. De acordo com a técnica bimanual, um assistente segura o videoendoscópio, liberando, assim, ambas as mãos do cirurgião, para que ele possa desempenhar-se de forma mais eficaz nas situações desafiadoras que podem ocorrer nas cirurgias endoscópicas (**Fig. 10.1**). O assistente é responsável pelo direcionamento do endoscópio e pela exibição de uma imagem estável do campo cirúrgico no monitor de vídeo. Essa técnica se diferencia dos procedimentos realizados com microscópios. Embora o microscópio permita ao cirurgião operar com ambas as mãos, a técnica endoscópica é vantajosa, na medida em que proporciona uma visualização próxima e dinâmica de todos os seios

II Conceitos em Evolução na Área de Cirurgia Endoscópica da Base do Crânio e do Cérebro

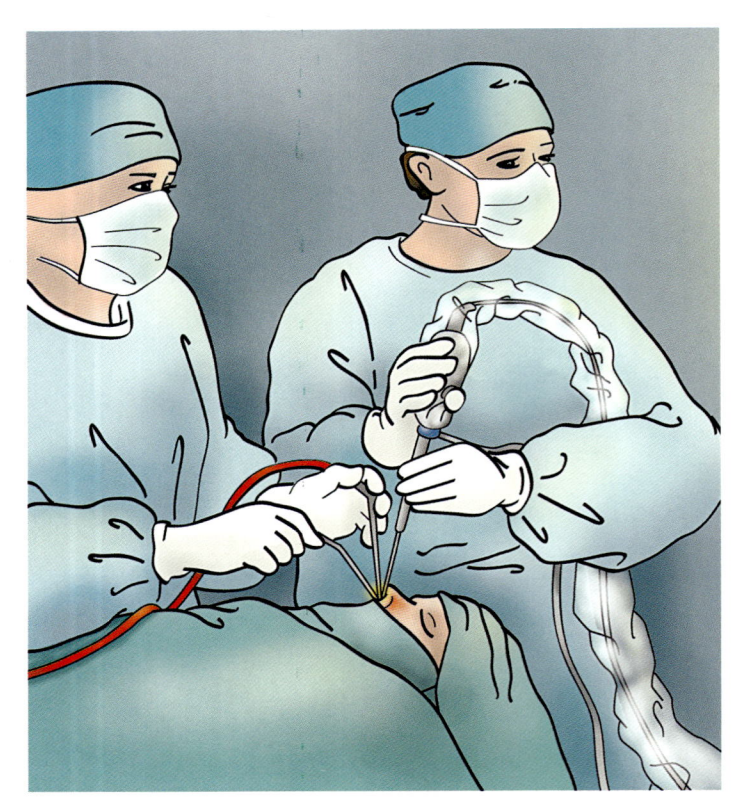

Fig. 10.1 Na técnica bimanual, um assistente segura o videoendoscópio, liberando, assim, ambas as mãos do cirurgião.

nual requer um assistente a mais. Os avanços tecnológicos como, por exemplo, a tecnologia que utiliza *drills* e os instrumentos dotados de canais de sucção embutidos, facilitaram a realização de cirurgias com uma das mãos. Contudo, as vantagens da técnica bimanual, e, sobretudo, o aperfeiçoamento na visualização do campo cirúrgico, graças à presença constante de um aspirador, possibilitam a realização de procedimentos mais complexos nos seios paranasais, com maior segurança e precisão. Essa observação se aplica, em particular, às formas mais graves de rinossinusite crônica, com polipose.

A técnica bimanual também é vantajosa para realização de procedimentos revisionais, realização de cirurgias na base do crânio e no cérebro e ressecção de tumores. Além disso, um estudo recente comprovou uma redução na duração da cirurgia, com o emprego dessa técnica.[10] O encurtamento na duração da cirurgia acarreta uma redução de custos, o que implica em uma economia maior do que as despesas de deslocamento e os custos adicionais com o outro assistente. Cirurgias complexas na base do crânio e no cérebro não seriam possíveis sem a utilização dessa técnica bimanual.

■ Vantagens da Técnica Cirúrgica Bimanual, Auxiliada por Endoscopia

Cirurgia com Ambas as Mãos

Usando a técnica bimanual auxiliada por endoscopia, o assistente segura e direciona o endoscópio, com a câmera de vídeo acoplada. A imagem é transmitida a um monitor de vídeo. O cirurgião observa o monitor e dispõe de ambas as mãos livres para manipular os instrumentos cirúrgicos (**Fig. 10.3**). Essa prática recria a sensação de uma cirurgia aberta com ambas as mãos, com a qual a maioria dos cirurgiões já está familiarizada, o que significa que as habilidades cirúrgicas já desenvolvidas podem ser aplicadas aos procedimentos endoscópicos na base do crânio.

paranasais. Ela também elimina o inconveniente da perda de luz, causada por instrumentos colocados na via do feixe de luz do microscópio, pois a fonte de luz endoscópica é sempre "localizada". Assim, a técnica bimanual auxiliada por endoscopia alia as vantagens da técnica endoscópica às vantagens do microscópio cirúrgico, a saber: a possibilidade de operar com ambas as mãos (**Fig. 10.2**). A técnica bimanual auxiliada por endoscopia foi descrita, pela primeira vez, por May *et al.*, em 1990. Apesar das vantagens da técnica bimanual, a técnica clássica com o uso de uma das mãos ainda é praticada com uma frequência maior. Uma das razões para isso é o fato de que a técnica bima-

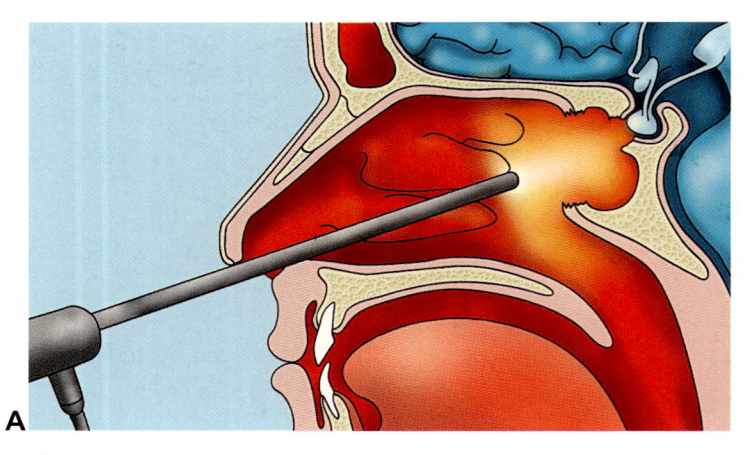

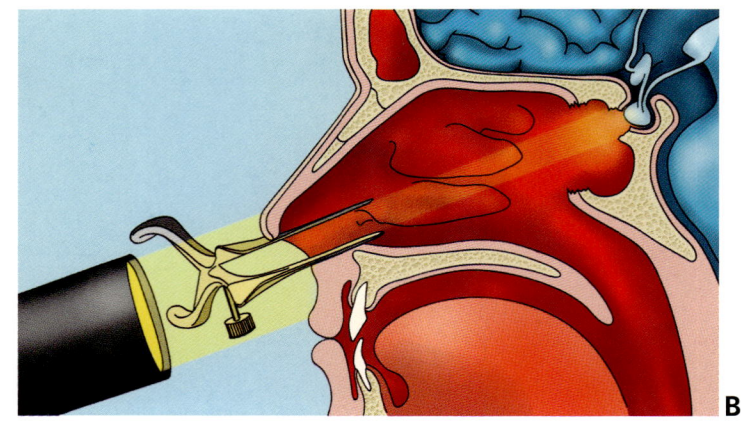

Fig. 10.2 A técnica bimanual assistida por endoscopia alia as vantagens da técnica endoscópica à vantagem do microscópio cirúrgico, a saber: a possibilidade de operar com ambas as mãos. O endoscópio facilita a condução do dispositivo óptico até as proximidades do campo cirúrgico, com imagem e qualidade de luz otimizadas (**A**), enquanto o microscópio só dispõe de um canal reto para a visualização óptica e perde um pouco de luz na entrada, no interior da narina (**B**).

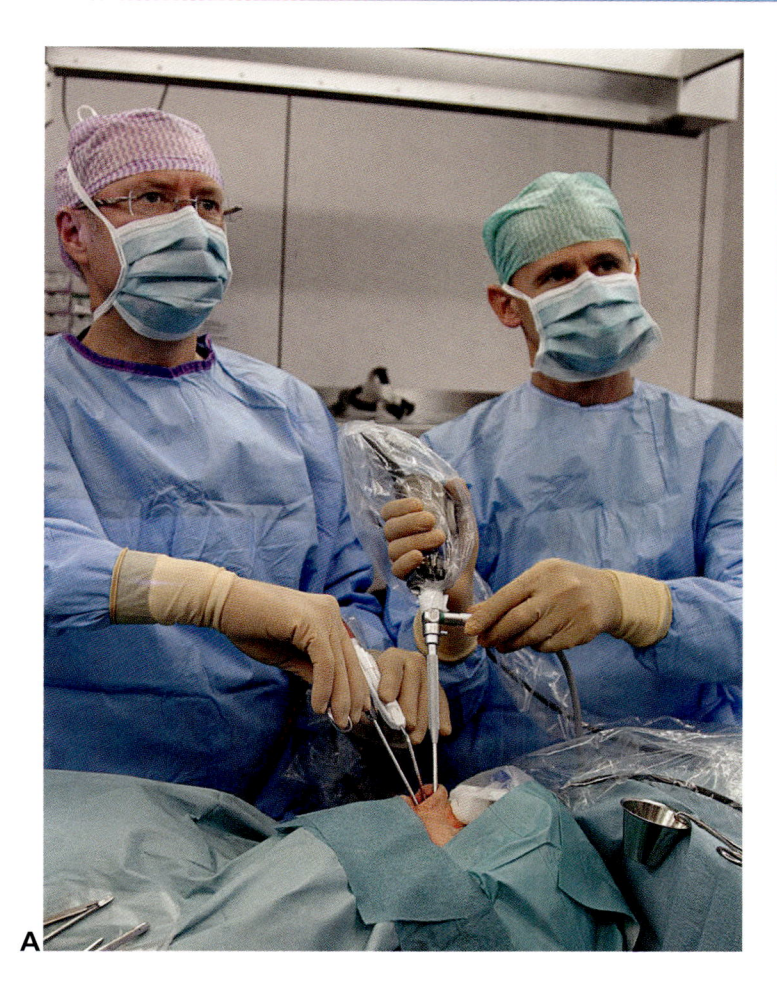

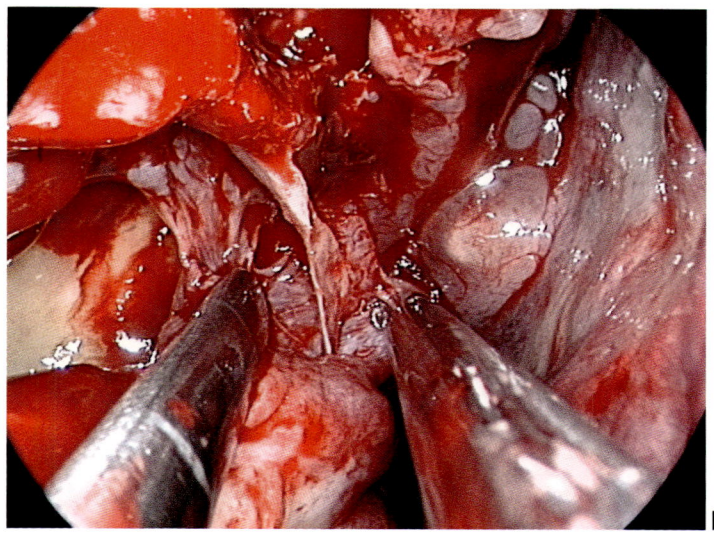

Fig. 10.3 Na técnica bimanual assistida por endoscopia, o assistente segura e direciona o endoscópio com a câmera de vídeo acoplada (**A**). O cirurgião dispõe de ambas as mãos livres para manipular os instrumentos cirúrgicos, como nesse exemplo, que expõe os ramos da artéria esfenopalatina no lado direito (**B**).

O Aspirador Permanece no Campo Cirúrgico; Há Menos Troca de Instrumentos

Os procedimentos cirúrgicos nos seios paranasais podem ocasionar um sangramento relativamente significativo, capaz de perturbar a visualização do campo cirúrgico pelo cirurgião. Uma visualização nítida do local da cirurgia é indispensável à orientação anatômica, razão pela qual o sangue extravasado deve ser retirado com a maior urgência possível. Na técnica clássica, com o uso de uma única mão, o cirurgião tem de retirar o instrumento cirúrgico com frequência e substituí-lo por um aspirador. Essas modificações frequentes no instrumental não apenas prolongam a duração da cirurgia, como também fazem com que as lentes distais do endoscópio possam ficar mais sujas ou embaçadas. Na técnica bimanual, o cirurgião pode manter o aspirador sempre no campo cirúrgico, enquanto dispõe da outra mão livre para manipular os tecidos. Dessa forma, o campo cirúrgico permanece sem sangue, o que leva a uma melhoria na visualização e na orientação anatômica, e à redução na necessidade de troca de instrumental. Essa é a principal razão pela qual o emprego da técnica bimanual torna a duração da cirurgia quase 20% mais curta, em comparação com a técnica de uso de uma única mão. A possibilidade de manter o aspirador no campo cirúrgico também facilita a retirada de tecido ósseo com o *drill*. O aspirador pode permitir uma retirada constante do fluido que irriga o *drill*, mantendo, assim, uma visualização nítida do campo cirúrgico e ocasionando um menor comprometimento da visão endoscópica pelo fluido irrigante.

Exposição Ideal

A técnica bimanual facilita uma melhoria na exposição cirúrgica, já que o segundo instrumento pode ser utilizado para expor os tecidos. Por exemplo, o aspirador pode ser usado para empurrar a concha média de forma delicada, em sentido medial, rumo ao septo nasal, facilitando a visualização no interior do etmoide e simplificando a cirurgia. Nos casos de ressecção de tumores, pode ser necessário retrair o tecido tumoral que estiver obstruindo a visualização de outras estruturas (**Fig. 10.4**).

Holding and Cutting

A técnica bimanual propicia maior precisão na manipulação e no corte de tecidos. Por exemplo, o cirurgião pode utilizar o aspirador para segurar o tecido, enquanto, simultaneamente, o secciona com uma tesoura (**Fig. 10.5**). Esse corte preciso ocasiona uma menor superfície de área cruenta do que aquela oriunda da remoção de tecidos pela aplicação de tração; essa manobra acarreta, ainda, um grau menor de hemorragia intracirúrgica. A técnica *hold-and-cut* elimina o risco de uma retirada excessiva de tecidos por avulsão, com um instrumento de apreensão.

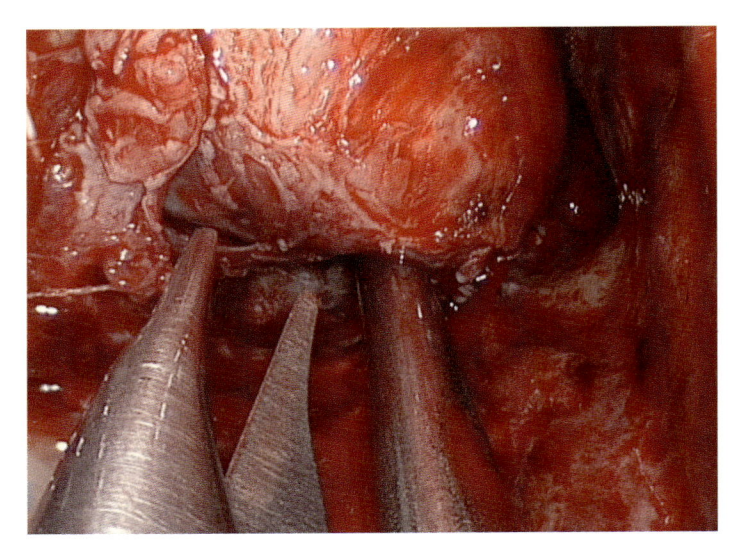

Fig. 10.4 Na ressecção de tumores, pode ser necessário seccionar um tecido tumoral que esteja obstruindo a visualização de outras estruturas, como nesse exemplo, que ilustra um neurinoma da fossa infratemporal no espaço do pterigopalatino, no lado direito.

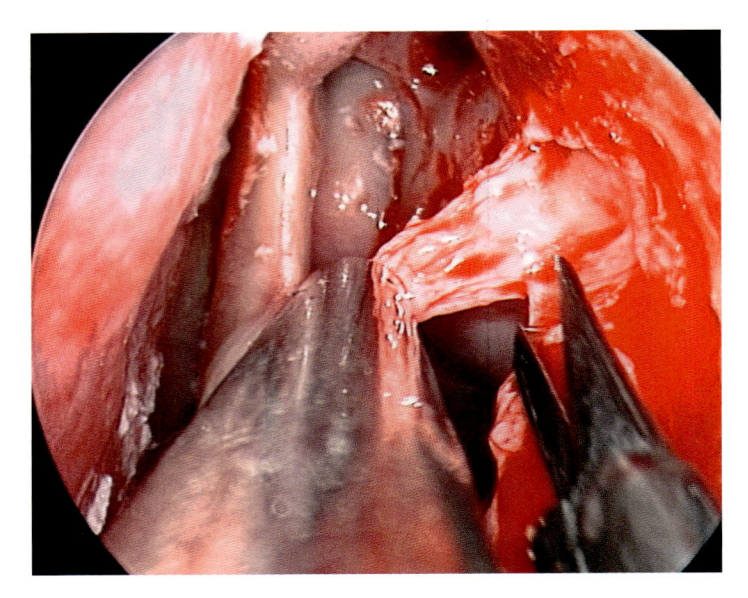

Fig. 10.5 O cirurgião pode utilizar o aspirador para segurar o tecido, enquanto o secciona com uma tesoura.

Trabalho em Equipe

A técnica bimanual auxiliada por endoscopia exige um assistente que participe ativamente do procedimento, controlando a posição da câmera. Esse aspecto pode ser vantajoso, já que oferece uma oportunidade constante para travar debates em equipe, sobre situações ocasionadas durante a cirurgia. Por exemplo, o segundo cirurgião pode atentar para estruturas anatômicas críticas que, de outro modo, poderiam passar despercebidas aos olhos do cirurgião por demais ocupado. Ao promover um intercâmbio constante e mútuo de informações sobre temas ligados à anatomia e aos conceitos cirúrgicos, essa estratégia em equipe permite um aprimoramento na qualidade da cirurgia. Além disso, uma equipe multidisciplinar pode realizar um procedimento em conjunto, aliando a abordagem de retirada de tumores ao fechamento do defeito, em uma única cirurgia. Cada etapa da cirurgia é realizada pelo profissional cuja especialização seja mais condizente com aquele aspecto específico da cirurgia.

Treinamento

A técnica bimanual é ideal para fins de treinamento. O cirurgião experiente pode auxiliar um colega inexperiente e assumir o controle do procedimento a qualquer momento. Isso incrementa a vantagem específica representada pela presença de dois cirurgiões atuando no caso, em todos os momentos da cirurgia.

■ Configuração do Cenário Cirúrgico e Aspectos Técnicos

A parte essencial do equipamento para a técnica cirúrgica bimanual auxiliada por endoscopia consiste em uma câmera de vídeo acoplada ao endoscópio. A imagem da câmera é transmitida ao monitor de vídeo, que fornece ao cirurgião a orientação necessária. O assistente segura o endoscópio, sendo responsável por manter uma exibição visual ótima do campo cirúrgico. A separação entre as duas tarefas – a de manter o campo cirúrgico na tela da câmera, e a de realizar a cirurgia – exige uma boa comunicação entre os cirurgiões. O cirurgião fornece ao assistente instruções sobre a parte do campo cirúrgico que deve ser enfocada. Embora isso exija algum grau de treinamento durante a formação inicial da equipe, a experiência nos mostrou a possibilidade de estabelecimento, dentro de um curto período e, frequentemente, em questão de minutos, de um clima ameno e eficiente para um trabalho em equipe.

Diversos anos de experiência com o emprego dessa técnica mostraram que a coordenação entre o cirurgião e o assistente funciona como um relógio, automaticamente, logo após algumas poucas sessões, e que a comunicação durante a cirurgia é direcionada, quase que por inteiro, aos detalhes sobre a própria cirurgia, e não a temas ligados à coordenação.

Na sala cirúrgica, o cirurgião e o assistente sentam ou ficam de pé, muito próximos um do outro. O monitor de vídeo é colocado do lado oposto, de modo que os cirurgiões possam observá-lo sem terem de girar suas cabeças. Essa é a melhor técnica sob o ponto de vista ergonômico e facilita a realização de uma cirurgia durante um período extenso, sem qualquer tensão no pescoço (**Fig. 10.6**). Um enfermeiro mantém os instrumentos cirúrgicos já preparados, nas proximidades do apoio da mesa, e perto do monitor de vídeo, fazendo com que possam ser manipulados durante o procedimento. Sempre que for possível, deve ser configurado um monitor complementar de vídeo para que o enfermeiro possa acompanhar o procedimento em maiores detalhes, e prever a necessidade de instrumentos em particular.

10 Técnica Cirúrgica Bimanual Auxiliada por Endoscopia

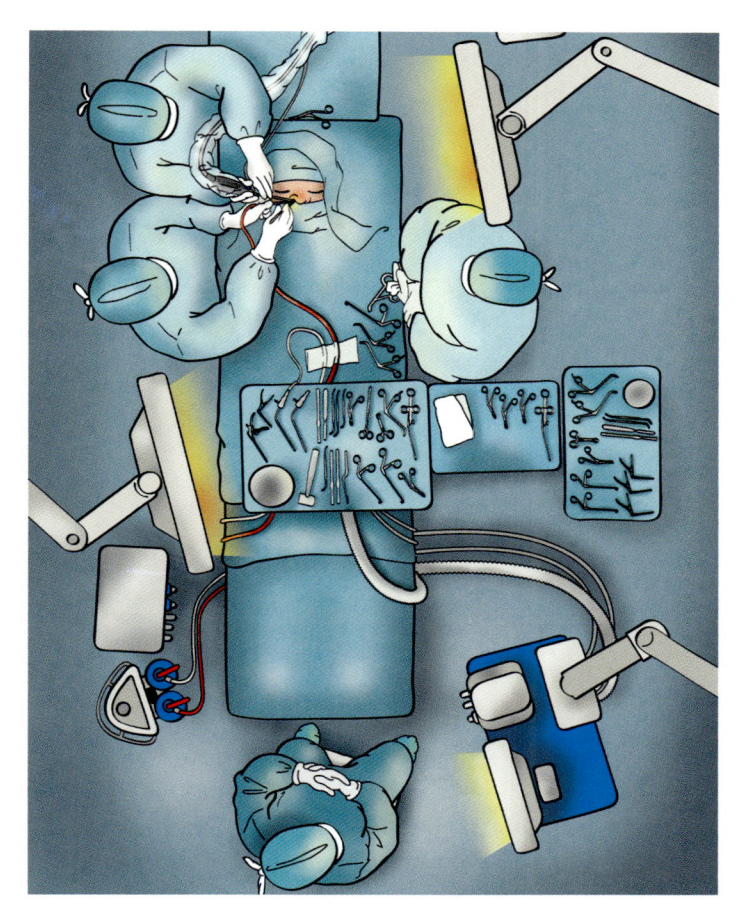

Fig. 10.6 Os dois cirurgiões permanecem sentados ou de pé, próximos um ao outro. O monitor de vídeo é colocado no lado oposto, para que os cirurgiões possam observá-lo sem terem de girar suas cabeças. Essa é a melhor alternativa sob o ponto de vista ergonômico e facilita a realização de cirurgias mais prolongadas, sem a necessidade de tensionar o pescoço.

Estabilizando o Endoscópio no Vestíbulo Nasal

A estabilidade na posição do endoscópio é essencial à manutenção de uma boa imagem de vídeo. Isso é alcançado graças a uma manobra delicada de suporte do endoscópio contra o teto do vestíbulo nasal (**Fig. 10.7**). Dessa forma, o assistente pode direcionar o endoscópio com maior precisão, eliminando os riscos de imagens instáveis. O cirurgião pode facilitar a inserção do endoscópio graças ao uso de ambos os instrumentos, de modo a estender e abrir, de forma delicada, o tecido no ponto mais estreito do vestíbulo nasal, a saber, na válvula nasal. Isso também evitará que a lente fique embaçada durante a inserção do endoscópio. Essa "abordagem por uma única narina" é a ferramenta mais útil para a maioria dos procedimentos rinocirúrgicos endonasais e rinoneurocirúrgicos.

Limpando o Endoscópio

Se a lente do endoscópio estiver levemente suja, ela pode ser limpa, com frequência, por meio de enxágue. Isso é feito com mais facilidade graças ao direcionamento do fluido irrigante ao longo da haste do endoscópio e à retirada do fluido com o aspirador, que está sempre no campo cirúrgico. Dessa forma, a lente pode ser limpa e pode-se dar prosseguimento imediato à cirurgia. Contudo, se a lente estiver mais suja, ela pode ser retirada e submetida a uma limpeza mecânica.

É vantajoso colocar o equipamento de anestesia na posição posterior da mesa cirúrgica, pois o espaço na posição anterior da mesa é restrito em razão da presença da equipe cirúrgica, dos instrumentos cirúrgicos e de equipamento técnico complementar (suporte para o vídeo, unidade de navegação).

■ Dicas Práticas

Manuseio Ergonômico do Endoscópio

O endoscópio pode ser segurado com uma ou com ambas as mãos, dependendo do que for mais cômodo para o cirurgião.

O cabo flexível de luz fria pode ser deslocado superiormente ou lateralmente do campo cirúrgico, para que ele não interfira no trabalho do primeiro cirurgião. Isso também se aplica ao cabo de conexão para a câmera de vídeo. A colocação da cabeça do paciente em posição levemente hiperestendida facilita o controle do endoscópio e também criará um espaço complementar para o cirurgião.

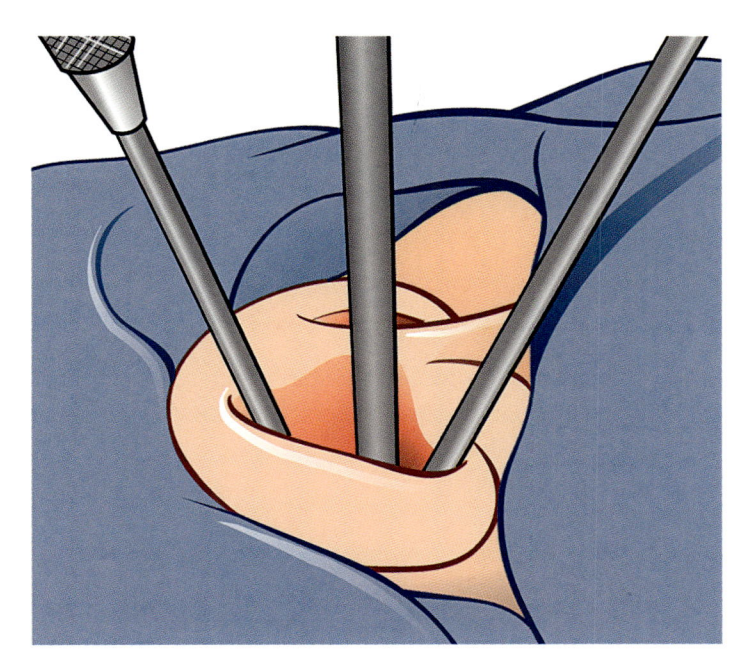

Fig. 10.7 A estabilidade na posição do endoscópio é essencial à manutenção de uma boa imagem de vídeo. Isso é alcançado pela manobra realizada ao pressionar, delicadamente, o endoscópio contra o teto do vestíbulo nasal (hipomóclio).

Segurando e Cortando

Ao trabalhar com ambas as mãos, o cirurgião é capaz de reparar o tecido em questão com um único instrumento (um aspirador ou um instrumento de apreensão), e cortá-lo com um segundo instrumento. Isso permite um elevado grau de precisão na cirurgia, provoca uma superfície de lesão menor do que aquela que seria produzida por tração com um instrumento de apreensão e ocasiona menos hemorragia. Essa técnica também reduz os riscos de retirada de um excesso de tecido (**Fig. 10.5**).

Deslocamento das Estruturas e dos Tecidos

Uma das dificuldades encontradas na cirurgia dos seios paranasais consiste nos limites estreitos das passagens anatômicas. Alterações de mucosa provocadas pela inflamação, assim como a presença de tecidos tumorais, muitas vezes, restringirão ainda mais o espaço disponível para o cirurgião. Com a técnica bimanual, um único instrumento (p. ex., o aspirador) poderá ser utilizado para promover a retração de tecidos. Isso aperfeiçoa a visualização e incrementa o grau de precisão cirúrgica (**Fig. 10.4**). De acordo com a nossa experiência, o deslocamento cuidadoso do corneto médio em direção ao septo nasal também facilita a atuação no etmoide.

Uso do *Drill* e do Aspirador

Costumam ser utilizados *drills* ou brocas para a retirada de ossos. Com a técnica bimanual, o aspirador pode permanecer no campo cirúrgico, de modo a poder ser utilizado a qualquer instante para desobstruir o campo, dele retirando fluido irrigante e os resíduos provenientes do uso do *drill*. Isso incrementa a visualização e reduz a sujeira na lente. O uso do *drill* por tempo prolongado no seio frontal ou no seio esfenoidal pode ser realizado sem dificuldades. Contudo, é importante que o assistente posicione o endoscópio com cuidado, de modo que a lente não seja danificada pela broca. Sobretudo no que se refere a cirurgias prolongadas da base do crânio, uma quantidade significativa de osso costuma ter de ser retirada para permitir o acesso a espaços mais profundos (**Fig. 10.8**).

Coagulação e Sucção

Não é incomum a ocorrência de hemorragias graves em cirurgias sinusais, particularmente em intervenções cirúrgicas nas proximidades dos ramos da artéria esfenopalatina. Essa hemorragia arterial tem de ser controlada por eletrocoagulação. Com a técnica bimanual, o aspirador permanece constantemente disponível, evitando que o sangue extravasado se acumule no campo cirúrgico. O vaso que estiver dando origem ao sangramento pode ser cauterizado com um instrumento monopolar ou bipolar convencional. A técnica bimanual também elimina os riscos de obstrução pelo sangue coagulado de um instrumento de cauterização, dotado de um canal embutido (**Fig. 10.9**).

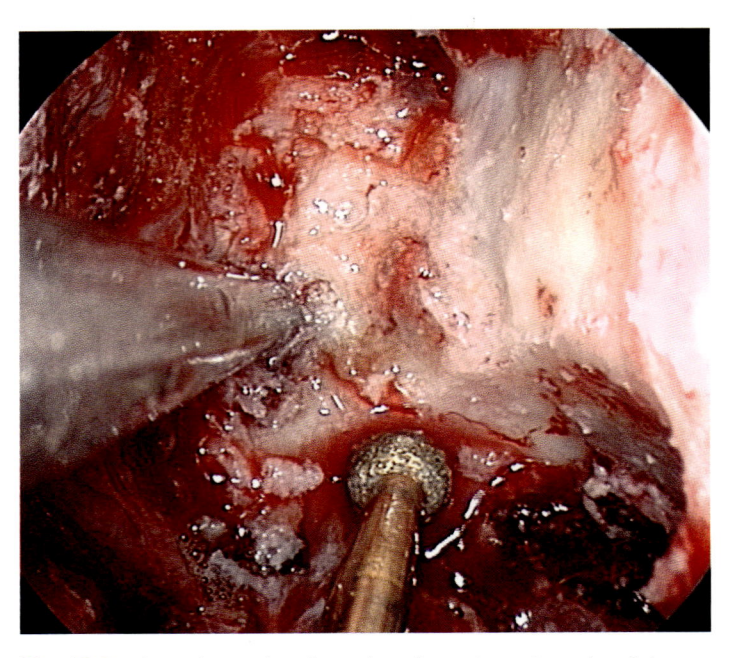

Fig. 10.8 Sobretudo em cirurgias mais prolongadas na base do crânio, costuma ter de ser retirada uma quantidade significativa de osso para permitir o acesso a espaços mais profundos, como nesse exemplo de displasia fibrosa da base posterior do crânio, ilustrando a descompressão da órbita e do nervo óptico no lado esquerdo.

Navegação e Uso do *Drill*

A técnica cirúrgica bimanual auxiliada por endoscopia também é vantajosa quando aliada a um sistema de navegação. O aspirador, por exemplo, pode funcionar como um instrumento de rastreamento para a navegação durante a cirurgia. Com base em nossa experiência, sabemos que o aspirador permanece, durante a maior parte do tempo, no campo cirúrgico, o que o torna um excelente sensor para a orientação em todas as fases da cirurgia (p. ex., brocando) em locais de anatomia desafiadora como, por exemplo, o seio frontal e o seio esfenoidal) (**Fig. 10.10**).

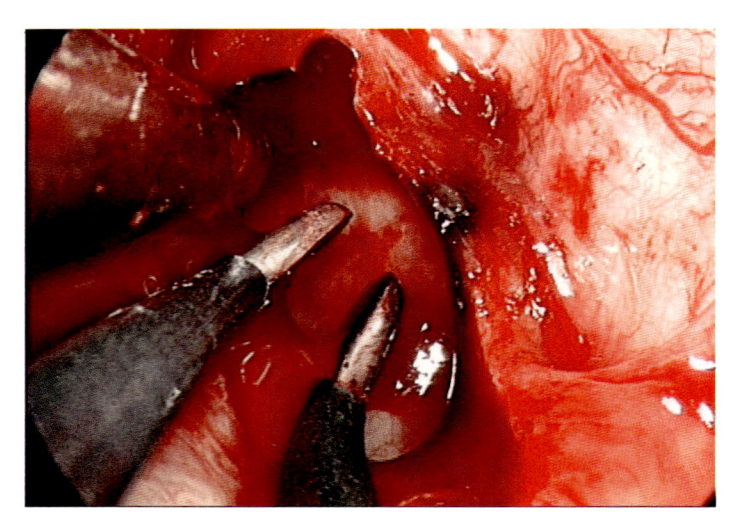

Fig. 10.9 A técnica bimanual também apresenta a vantagem de aspirar e coagular simultaneamente. Esse exemplo mostra uma hemorragia venosa significativa, partindo de um septo intersinusal no seio esfenoidal, e que é cauterizada sob uma visualização ideal, por meio de um dispositivo bipolar.

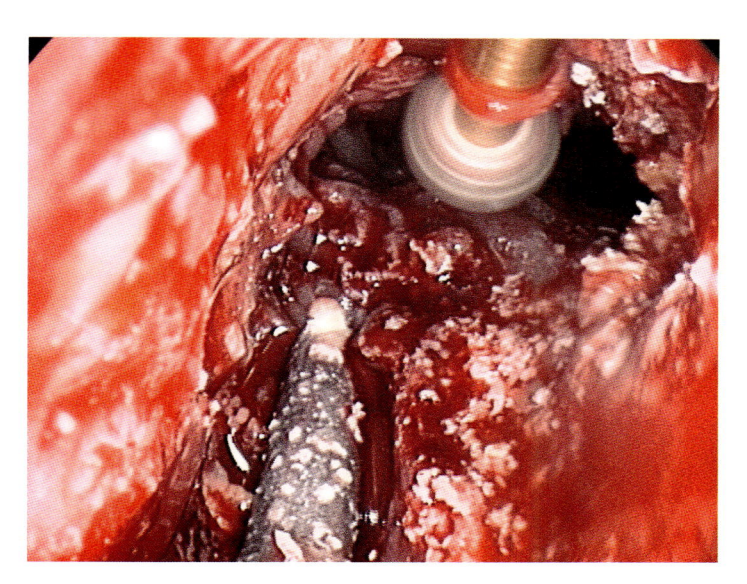

Fig. 10.10 A técnica bimanual também se mostra vantajosa quando aliada a um sistema de navegação. O aspirador pode, por exemplo, funcionar como um instrumento de rastreamento para a orientação na cirurgia. Nesse exemplo, o aspirador é posicionado na parede posterior do seio frontal, enquanto o uso do *drill* permite o acesso à base anterior do crânio.

Modificações na Abordagem-Padrão por uma Única Narina

Diferentes equipes cirúrgicas atuantes em cirurgias da base do crânio e em rinoneurocirurgias desenvolveram, ao longo do tempo, modificações adaptadas às suas habilidades e às suas experiências. Na base posterior do crânio, por meio da ressecção da parte posterior do septo, desenvolveu-se, ao longo do tempo, a chamada abordagem por duas narinas. Essa alteração específica permite o uso de um canal transnasal para a orientação do endoscópio, enquanto a outra via é reservada ao cirurgião. Essa configuração específica é ideal para uma atuação interdisciplinar e para procedimentos mais prolongados, sobretudo para os intracranianos. Para cirurgias na base anterior do crânio e no seio frontal, é obrigatório o uso de uma janela septal para levar a cabo uma abordagem por duas narinas. A vantagem dessa modificação consiste na expansão do ângulo e na travessia da linha mediana para alcançar áreas que não seriam passíveis de serem atingidas por meio da abordagem ipsilateral.

Dependendo da equipe cirúrgica envolvida, houve outras modificações em que dois cirurgiões sentam em lados opostos, de modo que cada um deles possua plena liberdade para movimentar-se e manipular os instrumentos, assim como o seu próprio monitor para atuar. A meta de todas as configurações modificadas deve sempre consistir no alcance da postura ergonômica ideal para ambos os cirurgiões, e para que cada cirurgião disponha da melhor posição para a sua atuação bimanual, ou para a orientação do endoscópio. Não há uma única configuração para a técnica bimanual assistida; cada equipe deve optar por uma configuração que seja adequada às suas exigências específicas e às possibilidades aplicáveis a cada sala de cirurgia (**Fig. 10.11**). Trata-se de um processo dinâmico que será sempre adaptado a novas invenções e aos desenvolvimentos técnicos, necessitando de uma equipe aberta e flexível, capaz de adequar a sua sala de cirurgia aos prin-

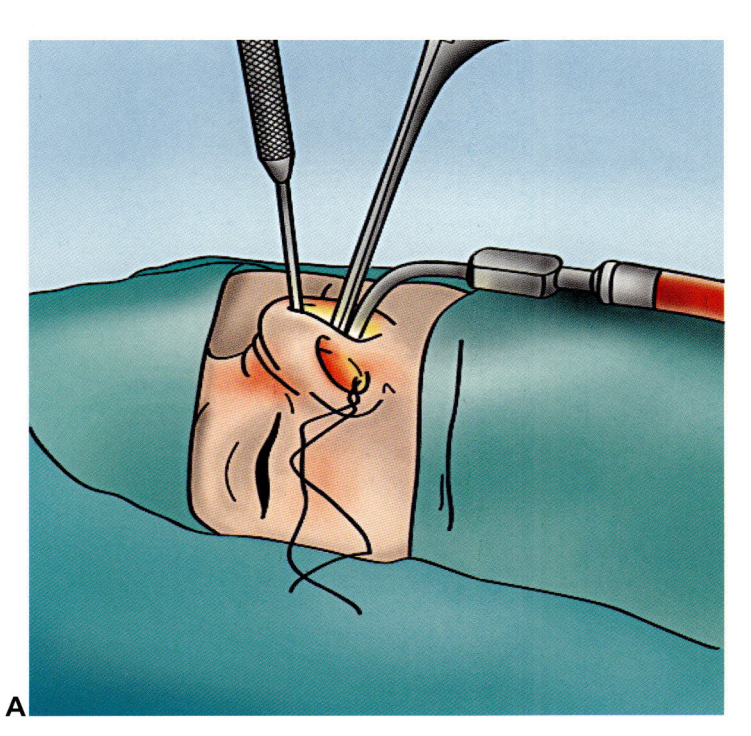

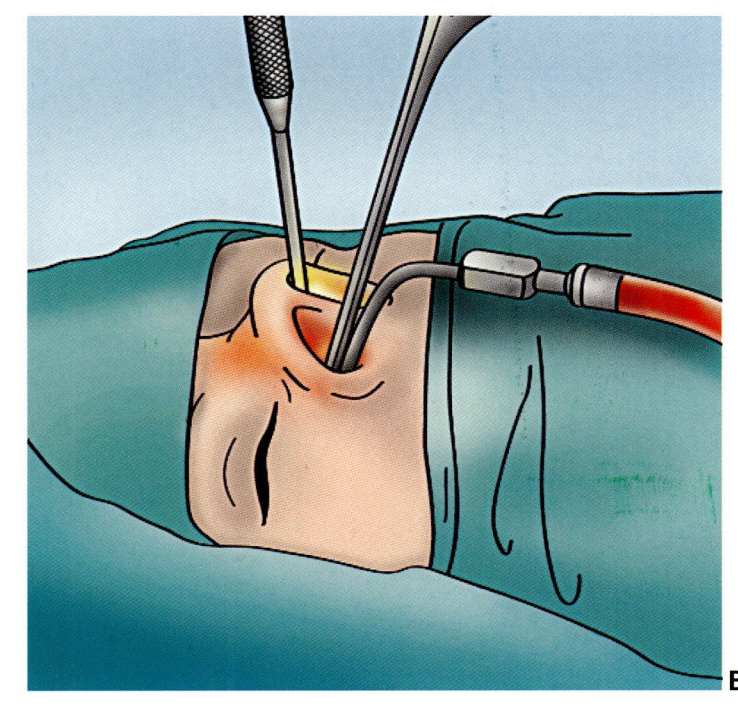

Fig. 10.11 A técnica bimanual pode sofrer vários tipos de alterações em relação à abordagem clássica através de uma única narina (**A**). Na base posterior do crânio, por meio da ressecção da parte posterior do septo, desenvolveu-se, ao longo do tempo, a chamada abordagem por duas narinas (**B**). Essa alteração específica permite o uso de um canal transnasal para a orientação do endoscópio, enquanto a outra via é reservada ao cirurgião. Essa configuração específica é ideal para uma atuação interdisciplinar e para procedimentos mais prolongados, sobretudo para os intracranianos.

cípios microcirúrgicos e, portanto, de aperfeiçoar a segurança e os resultados da cirurgia.

Conclusão

A técnica bimanual de cirurgia sinusal endoscópica leva a uma redução significativa na duração da cirurgia, nos casos de rinossinusite crônica. A técnica bimanual parece conferir mais benefícios nas situações mais complexas, e ser ainda mais benéfica em procedimentos mais complexos como, por exemplo, a retirada de tumores sinusais por via endoscópica, embora tal resultado ainda tenha de ser confirmado de modo objetivo. O paciente pode beneficiar-se de uma cirurgia mais curta; o cirurgião dispõe de uma visibilidade melhor, o que facilita a atuação mais precisa em microcirurgias; e, por sua vez, reduzindo a incidência de complicações. Pode haver vantagens econômicas em razão do uso mais eficiente dos equipamentos da sala de cirurgia.

Referências

1. Damm M, Quante G, Jungehuelsing M *et al*. Impact of functional endoscopic sinus surgery on symptoms and quality of life in chronic rhinosinusitis. *Laryngoscope* 2002;112:310-15.
2. Hedman J, Kaprio J, Poussa T *et al*. Prevalence of asthma, aspirin intolerance, nasal polyposis and chronic obstructive pulmonary disease in a population-based study. *Int J Epidemiol* 1999;28:717-22.
3. Krouse JH, Christmas Jr DA. Powered instrumentation in functional endoscopic sinus surgery. II: a comparative study. *Ear Nose Throat J* 1996;75:42-44.
4. Simmen D, Jones N. *Endoscopic sinus surgery and extended applications*. New York: Thieme Medical, 2005.
5. Kennedy DW. Functional endoscopic sinus surgery technique. *Arch Otolaryngol* 1985;111:643-49.
6. Rice DH. Basic surgical techniques and variations of endoscopic sinus surgery. *Otolaryngol Clin North Am* 1989;22:713-726.
7. Stammberger H. Endoscopic endonasal surgery—concepts in treatment of recurring rhinosinusitis. Part II. Surgical technique. *Otolaryngol Head Neck Surg* 1986;94:147-56.
8. Arnholt JL, Mair EA. A 'third hand' for endoscopic skull base surgery. *Laryngoscope* 2002;112:2244-49.
9. May M, Hoffmann DF, Sobol SM. Video endoscopic sinus surgery: a two-handed technique. *Laryngoscope* 1990;100:430-32.
10. Briner HR, Simmen D, Jones N. Endoscopic sinus surgery: advantages of the bimanual technique. *Am J Rhinol* 2005;19:269-73.

11 Inovações Técnicas e Cirurgia na Base do Crânio por Meio de Robótica

David W. Kennedy ▪ John M. Lee

Dicas e Pérolas

- Embora algumas cirurgias endoscópicas já fossem realizadas no início do século XX, foi realmente o desenvolvimento da óptica, com lentes em forma de bastonetes pelo Professor Harold H. Hopkins, que as tornaram efetivamente viáveis.
- Walter Messerklinger utilizou os endoscópios aperfeiçoados para examinar a *clearance* mucociliar nasal em cadáveres frescos, e para realizar endoscopias nasais de forma mais detalhada no final dos anos 1960 e início dos anos 1970.
- Vários cirurgiões começaram a realizar algumas cirurgias endoscópicas no final da década de 1970, e início da de 1980, na Europa. Kennedy pesquisou e modificou as técnicas e introduziu, nos Estados Unidos, o que veio a designar como cirurgia sinusal endoscópica funcional (FESS).
- A cirurgia na base do crânio começou a ser realizada no final dos anos 1980, mas prosseguiu em seu desenvolvimento graças ao aperfeiçoamento das tecnologias e das formas de correção de defeitos na base do crânio.
- Atualmente, instrumentos perfurocortantes e microdebridadores permitem a retirada de tecidos e de ossos, sem arrancar, inadvertidamente, a mucosa da cavidade nasal, com uma melhora acentuada das perspectivas de cura. O uso de microdebridadores curvos representou um auxílio significativo na conservação da mucosa do recesso frontal.
- A tecnologia de câmeras de alta definição permite, atualmente, a realização de cirurgias endoscópicas a partir de um monitor, com um grau excepcional de detalhes.
- A ponta do endoscópio pode ser mantida limpa graças a sistemas de limpeza acionados por pedais e às capas endoscópicas, com uma melhora da visualização.
- A orientação esterostática auxiliada por computadores, aliada à fusão de imagens obtidas por Tomografia Computadorizada (TC) e Ressonância Magnética (RM), no pré-operatório é útil à cirurgia endoscópica da base do crânio, e a realização de TC durante a cirurgia constitui, hoje em dia, uma opção viável para atualizações em tempo real de dados de orientação auxiliada por computadores.
- Os cautérios elétricos endonasais, tanto os monopolares quanto os bipolares, oferecem diversas opções para o controle da hemostasia, embora o cautério bipolar aspirador, ideal para uso intracraniano, ainda não esteja disponível no mercado.
- As brocas de alta velocidade facilitam a retirada rápida de tecido ósseo, e as brocas de sucção e irrigação facilitam a retirada segura de tecido ósseo em áreas críticas, proporcionando uma visualização excelente, assim como a possibilidade de uso de hastes com curvaturas diferentes.
- A cirurgia da base do crânio por robótica representa uma esperança de desenvolvimento para as cirurgias na base do crânio, graças ao aperfeiçoamento dos braços e dos instrumentos, permitindo a realização de manobras delicadas em áreas muito restritas e que, atualmente, são inviáveis.

▪ Introdução

A cirurgia intranasal sofreu alterações profundas e tem evoluído bastante ao longo do último século. Aliados à melhor compreensão sobre os aspectos anatômicos e fisiológicos, os avanços técnicos nas áreas de visualização, obtenção de imagens e instrumentação permitiram aos cirurgiões um acesso mais amplo ao tratamento de uma variedade de doenças nasossinusais. À medida que foram adquiridas mais experiência e capacitação, as fronteiras da cirurgia nasossinusal endoscópica se expandiram, chegando à base do crânio e à cavidade intracraniana. Esse capítulo destaca as principais inovações técnicas que forneceram o estímulo e as ferramentas para esse campo tão empolgante e em franca expansão.

▪ Histórico

As origens da endoscopia nasal remontam a 1901, ano em que Hirschmann utilizou cistoscópios modificados para examinar a cavidade sinonasal.[1,2] Estes cistoscópios consistiam em uma série de lentes de vidro intercaladas com ar. Em seguida, em 1902, Reichert adquiriu notoriedade, ao realizar a primeira cirurgia sinusal endoscópica, utilizando um endoscópio de 7 mm através de fístulas oroantrais, para executar manipulações nos seios dos maxilares.[3] Foi somente a partir de 1925 que Maltz promoveu a endoscopia diagnóstica da cavidade sinonasal, cunhando o termo "sinoscopia".[1] Contudo, aspectos relacionados com a iluminação e a profundidade do campo constituíram obstáculos à sua ampla aceitação e utilização. Talvez a inovação técnica mais significativa no histórico da cirurgia endonasal tenha sido o desenvolvimento, por Harold H. Hopkins, do sistema endoscópico por óptica com lentes em forma de bastonete, na década de 1960. Com o emprego de espaçadores de vidro entre uma série de lentes de vidro, houve um aperfeiçoamento significativo na qualidade óptica da imagem, com melhor resolução, profundidade de campo mais ampla, e aumento de 6 vezes na intensidade da luz. Esse sistema óptico com lentes em forma de bastonete foi, em seguida, apresentado a Karl Storz, cuja empresa de instrumentos médicos aperfeiçoou aquilo que viria a tornar-se o moderno endoscópio.[4,5]

Utilizando o endoscópio aperfeiçoado, Messerklinger estudou a *clearance* mucociliar nasal em cadáveres frescos, e escreveu um livro sobre diagnóstico clínico por endoscopia.[6] Pouco tempo antes de Messerklinger, Draf, Wigand e outros começaram a realizar procedimentos nasais endoscópicos.[7] Após visitar esses cirurgiões, Kennedy introduziu a endoscopia nos Estados Unidos e confirmou os princípios em um modelo em coelhos, desenvolvendo técnicas mais aprimoradas e dando origem à expressão "cirurgia sinusal endoscópica funcional" (FESS). Em conjunto com Heinz Stammberger, o primeiro curso realizado sobre cirurgia sinusal endoscópica funcional foi ministrado na John Hopkins University, em 1985.[8] Durante, pelo menos, as duas últimas décadas, a cirurgia sinusal endoscópica tornou-se o padrão de tratamento para doenças sinusais crônicas que se mostrassem refratárias à terapia clínica. À medida que foram adquiridas mais experiências e capacitação, tanto os otorrinolaringologistas quanto alguns neurocirurgiões de renome reconheceram as possibilidades de uso do endoscópio nas cirurgias na base do crânio e nas intracranianas. Embora os primeiros passos tímidos na área de cirurgias na base do crânio tenham sido dados nos anos 1980, depois de decorrida uma década, várias instituições começaram a popularizar o uso da endoscopia em cirurgias na hipófise, evoluindo a partir de uma técnica que combinava microscopia e endoscopia até uma abordagem transesfenoidal exclusivamente endoscópica.[9-13] Com o desenvolvimento das técnicas e das tecnologias, as fronteiras da cirurgia transnasal endoscópica se expandiram até a base anterior do crânio e as regiões parasselar e paraclival. Trazemos, abaixo, a descrição de algumas das inovações mais relevantes que permitiram essa evolução retumbante.

■ Visualização

Desde a invenção do sistema óptico com lentes em forma de bastonete tem havido mais refinamento do que propriamente uma evolução do endoscópio. A ampla variedade de endoscópios de zero grau e angulados, tanto em diâmetros de 4 quanto de 2,7 mm, proporciona ao cirurgião endoscopista inúmeras opções de navegação pela cavidade do seio paranasal. Contudo, talvez a evolução mais acentuada tenha ocorrido no desenvolvimento do endoscópio de angulação ampla, de 45 graus, permitindo tanto a visualização direta quanto um ângulo defletido de visualização, próximo daquele alcançado por um endoscópio de 70 graus e que ainda propicia melhoria na iluminação. Para os cirurgiões, sobretudo aqueles que, como os neurocirurgiões, estão menos familiarizados com a passagem de endoscópios por via intranasal, esses endoscópios facilitam a realização de cirurgias mediante um controle endoscópico. Uma desvantagem do endoscópio consiste na criação de uma imagem bidimensional monocular. Isso gerou algumas restrições por parte dos neurocirurgiões, que estão acostumados à visualização tridimensional (3D) binocular do microscópio. Foram feitas inúmeras tentativas bem-sucedidas e inovadoras de produzir imagens em 3D, seja com endoscópios de duplo canal ou por câmeras duplas, e até mesmo visualizações endoscópicas em 3D geradas por computador. O endoscópio de duplo canal permite a criação de imagens excelentes e, atualmente, essa tecnologia já foi incorporada como o braço-padrão de visualização em cirurgias por robótica.[14] Contudo, algumas questões técnicas, como o tamanho maior do endoscópio, a necessidade de óculos especiais de proteção ou de fones de ouvido e, sobretudo, a impossibilidade de girar, de forma adequada, uma imagem em 3D durante a rotação de um endoscópio angulado, constituíram obstáculos à sua adoção nas cirurgias endoscópicas transnasais típicas.[15] Embora esse último aspecto não seja problemático no caso da tecnologia endoscópica em 3D com canal único, a qualidade em 3D é inferior, razão pela qual, até o momento, não se comprovou qualquer vantagem significativa dessa técnica.

Uma área que sofreu avanços significativos em matéria de visualização foi a tecnologia de câmera, utilizada para projetar imagens em um monitor a partir do endoscópio. As câmeras tubulares originais apresentavam uma sensibilidade fraca à luz, sobretudo em um campo contendo sangue, assim como uma reprodução deficiente das cores geradas, fazendo com que o cirurgião, em muitos casos, dependesse da visualização direta através do endoscópio para realizar a cirurgia com segurança. No entanto, essas preocupações vieram a ser superadas com o uso de uma microcâmera de vídeo tipo CCD, de câmeras que geram melhor qualidade de imagens e, mais recentemente, de câmeras e monitores de alta definição que fornecem uma imagem excelente, permitindo a realização de cirurgias endoscópicas de rotina, a partir de um monitor, com detalhes excepcionais. Além do aprimoramento na capacidade de ensinar técnicas endoscópicas, a realização de cirurgias a partir de uma tela também facilita a adoção de técnicas a serem empregadas por dois cirurgiões e, possivelmente, a quatro mãos, o que é de grande valia na área de cirurgias na base do crânio (**Fig. 11.1**).

■ Instrumentos Perfurocortantes e Microdebridadores

Embora as primeiras cirurgias sinusais endoscópicas tenham reduzido a duração do procedimento, em comparação com as abordagens tradicionais externas ou com as técnicas transnasais por lanternas, os primeiros instrumentos consistiam, em sua maioria, em pinças de Blakesley, que tendiam a romper a mucosa, gerando cicatrizes pós-cirúrgicas extensas e inflamação persistente.[7,16] Foram desenvolvidos instrumentos perfurocortantes finos para uso intranasal originários das cirurgias ortopédicas. Os instrumentos de corte reto e em 45 graus permitiram que os cirurgiões cortassem tanto ossos quanto mucosa, evitando, ainda, que o epitélio da cavidade nasal fosse inadvertidamente rompido. Esses instrumentos também se

11 Inovações Técnicas e Cirurgia na Base do Crânio por Meio de Robótica

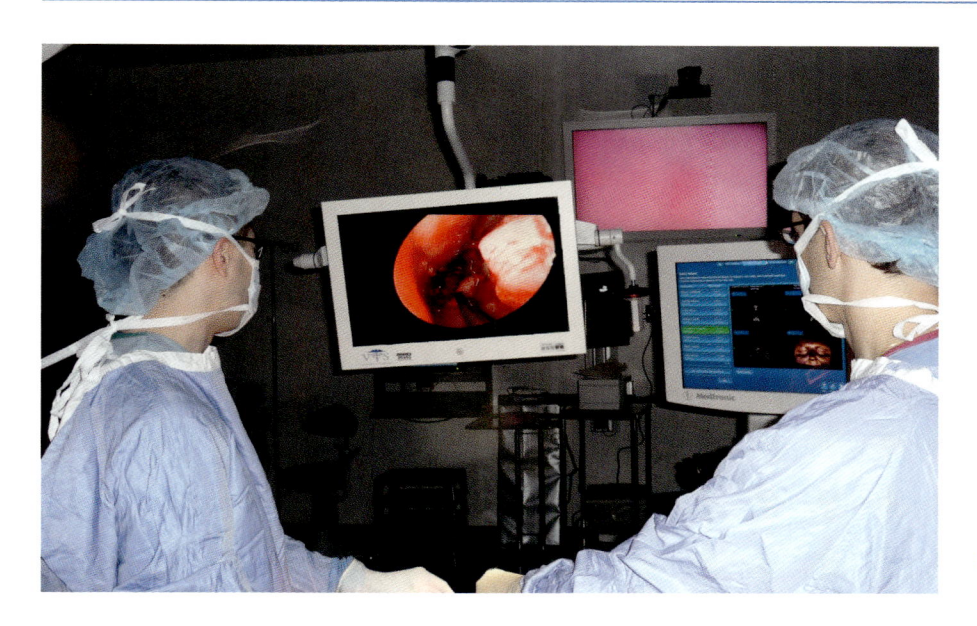

Fig. 11.1 Técnica de cirurgia endoscópica na base do crânio, realizada por duas pessoas, a quatro mãos.

mostraram especialmente importantes na remoção de partículas ósseas ao longo da base do crânio, e também no interior do recesso frontal e do seio esfenoidal.[17] A manipulação brusca dos septos ósseos adjacentes à base do crânio ou à artéria carótida interna pode levar a resultados desastrosos, se surgirem falhas ósseas imprevisíveis. Mais recentemente começou a ser desenvolvida uma instrumentação manual para cirurgias na base do crânio e intracranianas por via intranasal. Essa cirurgia exige instrumentos muito finos e, em certa medida, mais longos, assim como dispositivos para sucção atraumática. Além disso, a ponta do instrumento não deve se deslocar quando da ativação deste, como pode ocorrer com algumas das pinças e tesouras tradicionais projetadas para cirurgias sinusais. É previsto um aprimoramento contínuo da gama de instrumentos projetados para a craniectomia transnasal.

O conceito de instrumentos perfurocortantes também se desenvolveu graças ao advento da instrumentação movida à energia. Originalmente, os microdebridadores foram desenvolvidos para artroscopias em pequenas articulações e para a retirada de articulações. Em 1996, Setliff[18] e Parsons[19] introduziram esse dispositivo em procedimentos nasais, facilitando, assim, a retirada de tecido sinusal e ósseo. Posteriormente, os aperfeiçoamentos na tecnologia de lâminas e de materiais movidos a energia, assim como o advento de lâminas anguladas, revolucionaram, significativamente, as nossas técnicas cirúrgicas (**Fig. 11.2**). A combinação das técnicas de remoção de tecidos por instrumentos cortantes e de sucção permite uma excelente visualização, contribuindo, ainda, para a redução dos riscos de rompimento de mucosa. Além da retirada de agentes benignos causadores de doenças inflamatórias, essa tecnologia tem sido útil adjuvante na redução de volume, em estágio inicial, de certos tumores como, por exemplo, papilomas invertidos e outras lesões, tanto as benignas quanto as malignas, permitindo, assim, a identificação cuidadosa dos locais de adesão. Contudo, além dos limites ósseos da cavidade sinonasal, a possibilidade de lesões da órbita, intracranianas e vasculares reduz os níveis de segurança e restringe a utilidade do microdebridador.

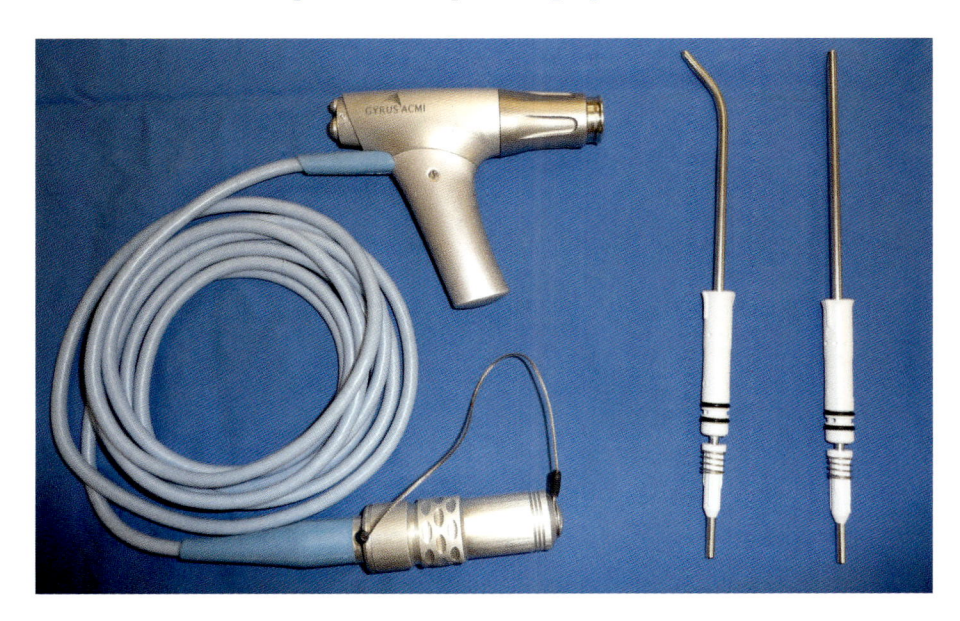

Fig. 11.2 Instrumentos movidos a energia: Microdebridadores Cyrus ACMI (South-borough, MA).

Dispositivos Elétricos

Nas primeiras cirurgias sinusais endoscópicas, acreditava-se que os *lasers* pudessem ser uma ferramenta excelente para a retirada de tecido sinonasal e para a manutenção do controle hemostático. Embora tenha sido testada uma ampla variedade de *lasers*, incluindo o KTP (*potassium titanyl phosphate*) e o YAG (*yttrium-aluminum-garnet*), logo percebeu-se que os efeitos colaterais dos *lasers* constituíam um problema significativo, acarretando um aumento nas cicatrizes e períodos longos de recuperação.[20,21] Contudo, houve algumas inovações-chave que, desde então, evoluíram com o uso de *lasers*. Schuman e Pineyro[22] modificaram a técnica com YAG, por meio da irrigação isotônica constante a quente. O seu achado de que a irrigação com água morna causa vasoconstrição nasal consiste em um conceito ainda hoje bastante empregado, sobretudo no campo das cirurgias especificamente vasculares.[23] Além disso, o hólmio impulsionado pelo *laser* YAG, conforme sugerido por Shapshay *et al.*, costumava levar ao respingo de sangue por sobre as lentes sempre que o *laser* era ligado. Então, Shapshay *et al.*[24] desenvolveram um dispositivo precursor que viria a ser, mais tarde, modificado, transformando-se na bomba e capa Endo-Scrub, que irriga e limpa a ponta do endoscópio (**Fig. 11.3**).[24] Essa tornou-se uma contribuição relevante para o equipamento endoscópico, já que facilita a obtenção de uma boa visualização, apesar de um campo cirúrgico sanguinolento.

No campo do controle hemostático, alguns dispositivos de cauterização também foram adaptados para a utilização endonasal. A cauterização monopolar por sucção é útil em casos de sangramento localizado na cavidade nasal inferior. Os receios de uma transmissão térmica, passível de acarretar efeitos colaterais, restringem seu uso nas proximidades da base do crânio, órbita e da artéria carótida interna. Para alcançar essas áreas, foram desenvolvidos diversos dispositivos bipolares de cauterização endonasal (**Fig. 11.4**). Quando conjugados com a sucção, esses dispositivos elétricos mostraram-se particularmente úteis, tanto no controle de hemorragias, quanto na dissecção e

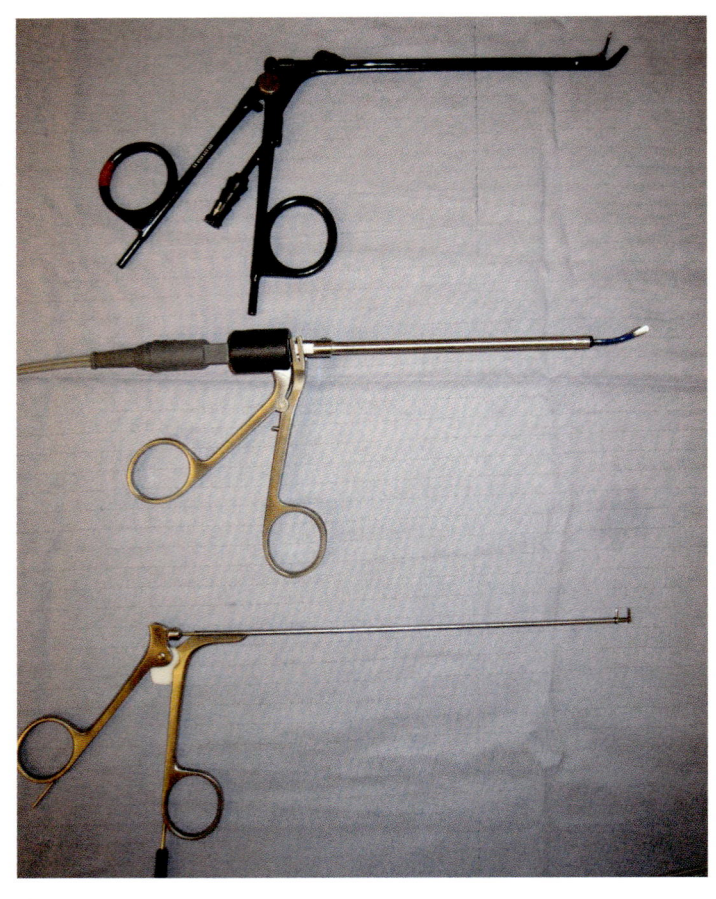

Fig. 11.4 Dispositivos bipolares de cauterização endonasal.

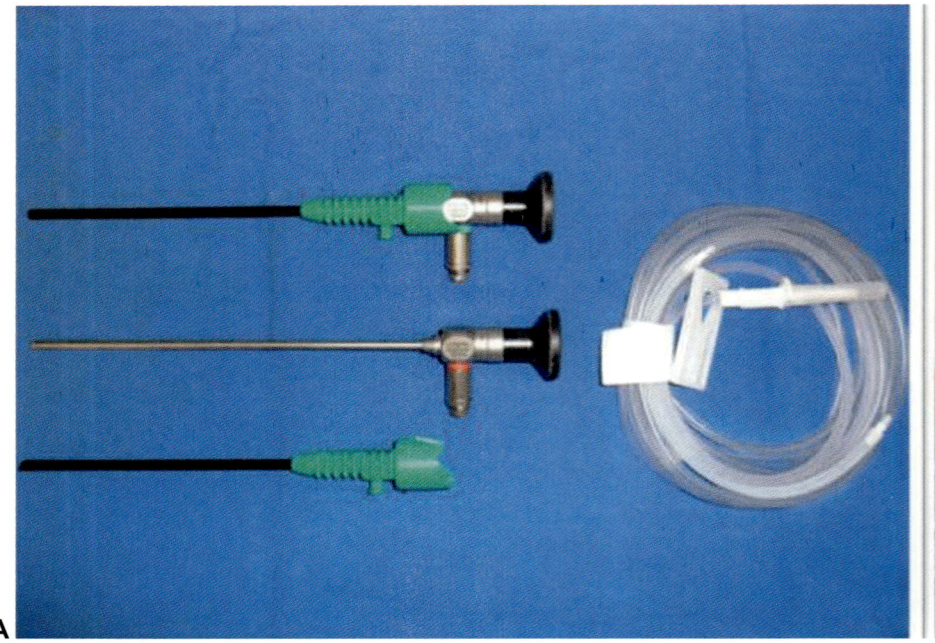

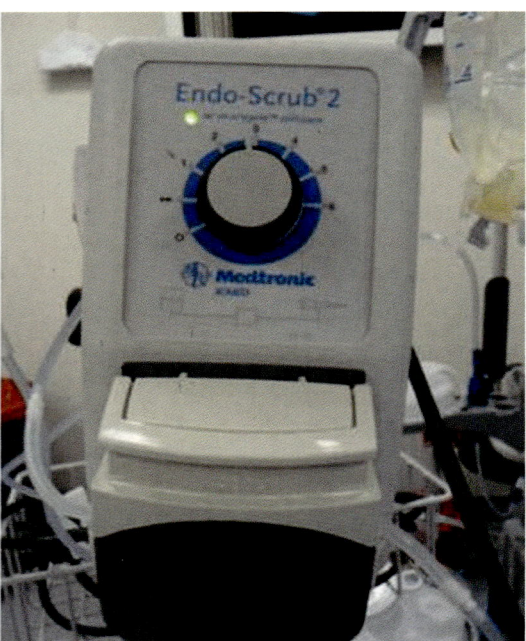

Fig. 11.3 (**A**, **B**) Endo-Scrub Medtronic (Jacksonville, FL).

ressecção de tumores. Contudo, o dispositivo bipolar de cauterização ideal para uso intracraniano por via transnasal ainda precisa ser desenvolvido.

■ Brocas para Sucção e Irrigação

À medida que foram adquiridos novos conhecimentos graças ao uso da cirurgia sinusal endoscópica, tornou-se claro que havia estruturas como, por exemplo, lesões osteíticas espessas e neoplasias ósseas que não poderiam ser retiradas apenas por meio de instrumentos manuais. O surgimento das brocas para sucção e irrigação permitiu ao cirurgião lançar mão de um único instrumento para brocar ossos, irrigar o local com solução salina e sugar o campo cirúrgico. Essa inovação facilitou a brocagem segura em áreas críticas, deixando que a outra mão manipule o endoscópio. Ao longo dos anos, essas brocas foram sendo modificadas, adquirindo um torque mais forte, diferentes graus de angulação e uma ampla variedade de brocas, que permitem ao cirurgião o acesso a certas áreas como, por exemplo, o seio frontal e a base do crânio.[25]

■ Geração de Imagens (Orientação por Imagens e Imagens durante a Cirurgia)

A geração interativa de imagens com o auxílio do computador tornou-se uma inovação técnica significativa para procedimentos realizados no interior da cavidade sinonasal. A anatomia complexa e variável, conjugada ao fato de que as paredes ósseas dos seios paranasais propiciam fronteiras confiáveis durante a cirurgia, enquanto se mantém a dissecção no interior da rígida estrutura óssea, foram fatores que tornaram tal tecnologia ideal para uma aplicação precoce. A base de todos os sistemas de orientação por imagem envolve um registro, por meio do qual as imagens computadorizadas obtidas na fase pré-cirúrgica são relacionadas a zonas anatômicas fixas. Em seguida, a calibragem dos instrumentos determina a precisão na orientação interativa durante a cirurgia. Na área de sistemas de orientação por imagens, existem, hoje em dia, duas tecnologias principais, a saber, com base em óptica ou em dispositivos eletromagnéticos de rastreamento. Embora nenhum sistema seja infalível, a orientação por imagens com o auxílio do computador pode ser particularmente útil no planejamento pré-operatório, graças às visualizações triplanares (**Fig. 11.5**).[26,27] Na área das cirurgias na base do crânio, a orientação por imagens, em conjunto com imagens obtidas por ressonância magnética (RM) e tomografia computadorizada (TC) no pré-operatório podem fornecer informações incrivelmente relevantes para uma cirurgia intracraniana.

Toda a tecnologia atual de geração de imagens com o auxílio do computador se baseia nas imagens obtidas du-

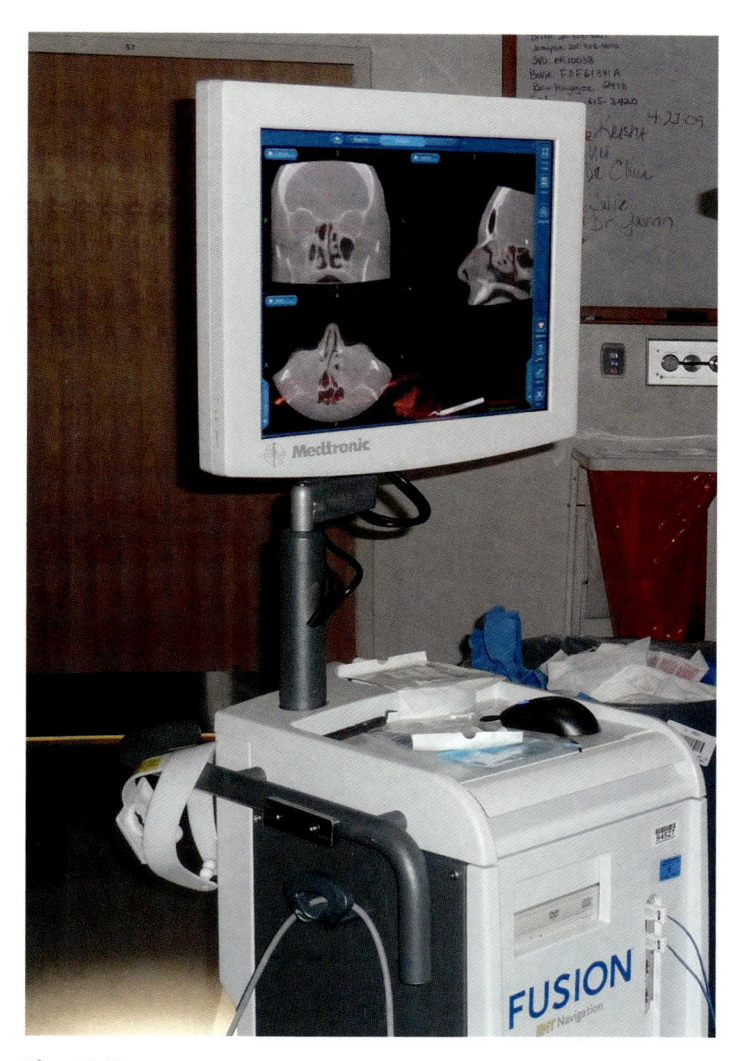

Fig. 11.5 Sistema Medtronic de orientação de imagens fundidas (Jacksonville, FL).

rante o pré-operatório. Recentemente, TCs realizadas durante a cirurgia se tornaram uma opção viável e já demonstraram sua utilidade para os procedimentos cirúrgicos endoscópicos (**Fig. 11.6**).[28] Embora a realização de imagens no intraoperatório prolongue a duração da cirurgia, elas mostram porções ósseas residuais que possam vir a ser deixadas até mesmo por cirurgiões com experiência em procedimentos sinusais, e, em casos mais complexos, permitem atualizações em tempo real, durante a cirurgia, na geração de imagens auxiliadas por computador. Em um futuro próximo, deverão ser disponibilizadas no mercado unidades isoladas, que conjuguem a realização de TCs durante a cirurgia a um sistema de orientação por imagens. Além de agilizarem a atualização do sistema de orientação por imagens durante a cirurgia, essas unidades, ao fornecerem imagens por TC antes do início do procedimento, contornarão a necessidade de registro acerca da orientação por imagens.

A próxima fronteira na área da geração de imagens em cirurgias endonasais diz respeito à criação de centros cirúrgicos que sejam capazes de incorporar sistemas de obtenção de imagens por TC e RM durante a cirurgia, as-

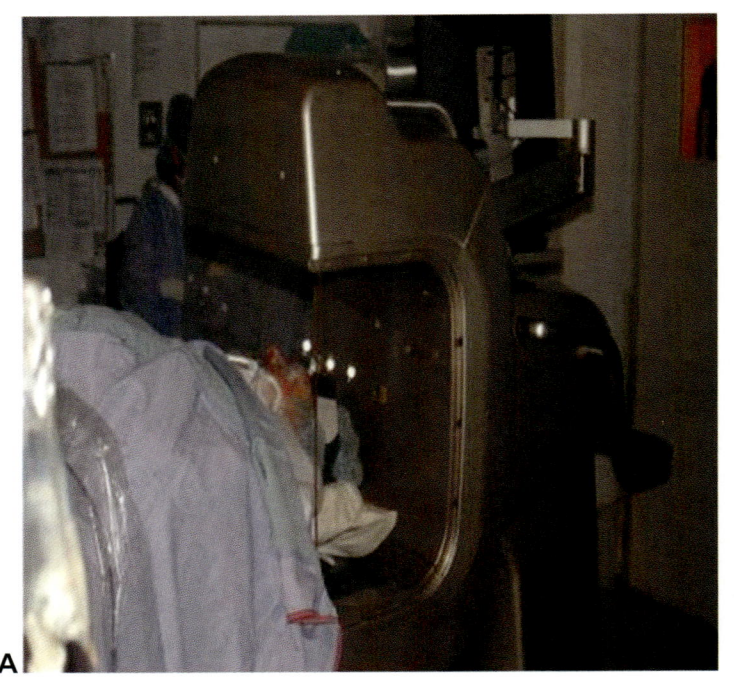

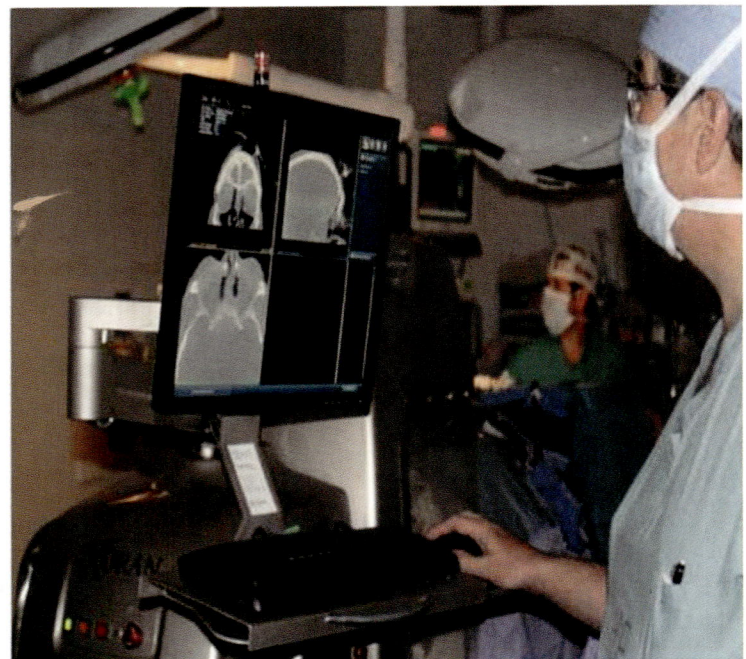

Fig. 11.6 (**A**, **B**) Exame por TC (tomografia computadorizada por raios X) em tomógrafo Xoran (Ann Arbor, MI) durante a cirurgia.

sim como tecnologias de orientação por imagem. Apesar das preocupações em relação aos custos elevadíssimos de um instrumental para RM que não seja ferromagnético, as atualizações dos dados de RM em tempo real permitirão que os cirurgiões se certifiquem quanto à adequação da ressecção de tumores da base do crânio e intracranianos, localizados em tecidos moles. Contudo, em decorrência dos custos com esses sistemas, eles têm sido, até o momento, empregados em escala muito reduzida.

■ Cirurgia na Base do Crânio por Meio de Robótica

Empregado originariamente em cirurgias cardíacas, o robô cirúrgico tem sido mais amplamente utilizado em cirurgias de próstata. Contudo, trata-se de um método promissor para o futuro das cirurgias na base do crânio.[14] Essa tecnologia coloca o cirurgião em uma estação remota, com uma visualização tridimensional (3D) do campo cirúrgico e controles capazes de manipular os braços do robô que realiza a cirurgia (**Fig. 11.7**). No domínio das cirurgias de cabeça e pescoço, a cirurgia transoral por robótica (TORS) propiciou um acesso excelente a muitas áreas do trato aerodigestório superior.[29-32] Contudo, a limitação da TORS em relação às cirurgias na base do crânio consiste no fato de que o endoscópio e os braços do robô são colocados em sentido transoral, restringindo, assim, o acesso rostral ao palato mole. O telescópio e, em particular, o tamanho dos braços do robô ainda são, atualmente, grandes demais para o uso em cirurgias na base do crânio por via transnasal. Embora uma pesquisa pré-clínica tenha mostrado que o acesso à base do crânio pode ser aperfeiçoado por meio de uma incisão no palato mole e, simultaneamente, de uma ressecção do palato duro, assim como graças à colocação dos braços do robô em sentido transcervical, existem, atualmente, algumas restrições significativas ao uso da robótica nas cirurgias na base do crânio.[33] Também já foi descrita uma abordagem com base no uso de abordagens sublabiais bilaterais para o acesso transantral do robô à base do crânio, cuja viabilidade com o uso do instrumental atual já foi demonstrada em modelo cadavérico.[34]

O potencial na área da cirurgia na base do crânio e da neurocirurgia por robótica é enorme. O robô facilita manipulações delicadas, que são simplesmente inviáveis em uma cirurgia com as mãos livres. Por exemplo, os braços articulados podem ser manobrados para a aplicação de grampos vasculares, retirada de tumores ou cauterização de sangramentos em ângulos de difícil acesso, de maneira que não pode ser realizada com o instrumental atual. Além disso, elimina-se o risco de qualquer tremor, bastante crucial na realização de cirurgias em áreas anatômicas vitais, com instrumentos longos. Finalmente, já foi demonstrada a possibilidade de fechamento da dura-máter por meio da robótica. A evolução contínua do instrumental, a redução ainda maior do tamanho dos braços do robô e a disponibilização de endoscópios estereoscópicos de 5 mm facilitariam o acesso transnasal. Essa inovação deverá ampliar significativamente o potencial da cirurgia intracraniana transnasal, assim como de outros tipos de neurocirurgias, acarretando uma redução significativa na necessidade de retração do cérebro e, portanto, no surgimento de morbidades correlatas.

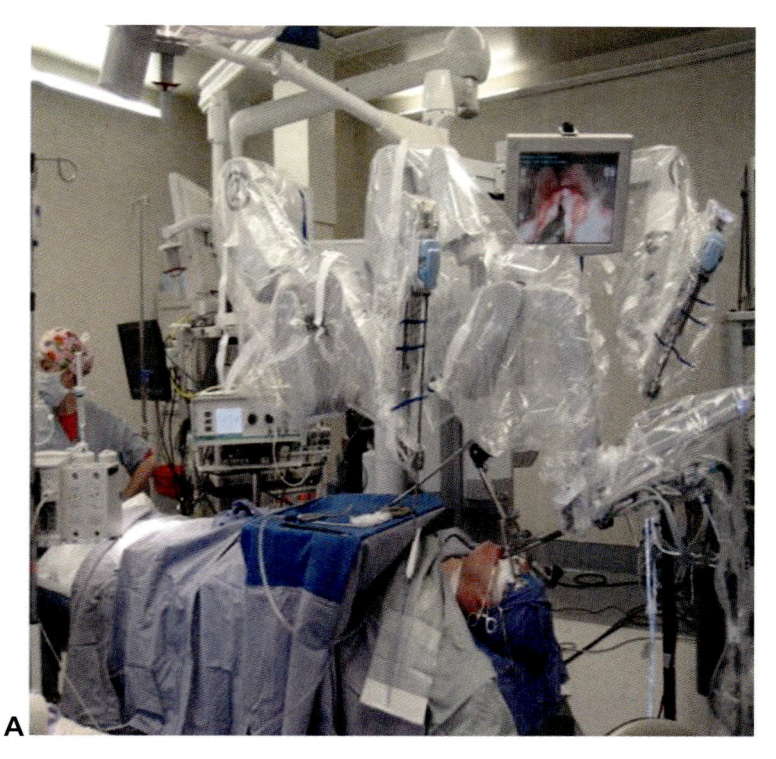

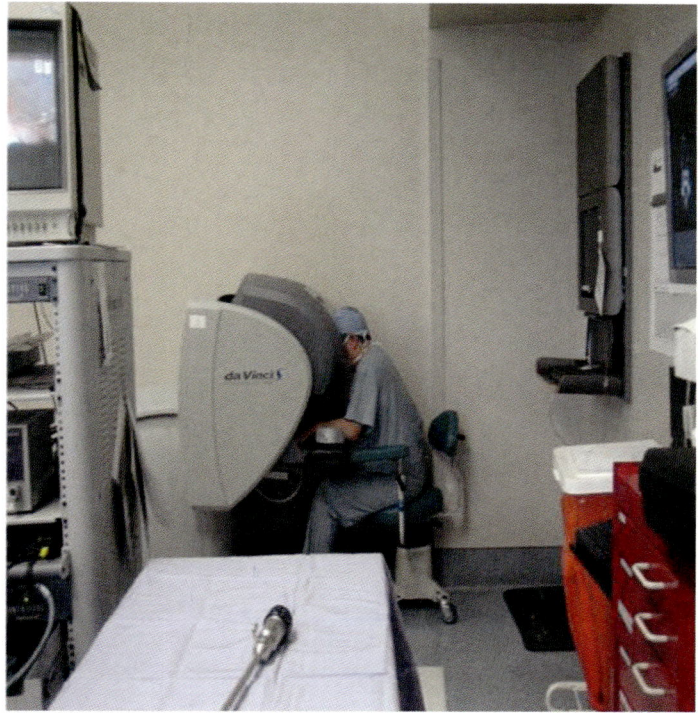

Fig. 11.7 (A, B) Robô cirúrgico: o sistema cirúrgico DaVinci, da Intuitive Surgical, Inc. (Sunnyvale, CA).

■ Conclusão

Desde o seu surgimento, na metade dos anos 1980, a gama de cirurgias endoscópicas intranasais passou por etapas de evolução, partindo do tratamento de doenças inflamatórias benignas até chegar à ressecção da base do crânio e de tumores intracranianos. A maioria desses avanços pode estar relacionada com as inovações técnicas ocorridas na visualização, na instrumentação e na geração de imagens. Contudo, igualmente importante tem sido a aquisição concomitante de um grau de refinamento e aperfeiçoamento nas técnicas cirúrgicas, incluindo a nossa capacidade de sanar defeitos na base do crânio. Como as fronteiras da cirurgia endonasal continuam em franca expansão, as restrições no acesso e no instrumental representam desafios que estimularão a inovação técnica e o desenvolvimento, visando à meta de continuar reduzindo a morbidade entre os pacientes.

Referências

1. Jacobs JB. 100 years of frontal sinus surgery. *Laryngoscope* 1997;107(11 Pt 2):1-36.
2. Woodham J. History of the development of surgery for sinuses. In: *The Sinuses*. New York: Raven; 1995:3-14.
3. Pownell PH, Minoli JJ, Rohrich RJ. Diagnostic nasal endoscopy. *Plast Reconstr Surg* 1997;99:1451-58.
4. Jennings CR. Harold Hopkins. *Arch Otolaryngol Head Neck Surg* 1998;124:1042.
5. Morgenstern L. Harold Hopkins (1918-1995): "let there be light...". *Surg Innov* 2004;11:291-92.
6. Messerklinger W. *Endoscopy of the nose*. Baltimore: Urban & Schwarzenberg, 1978.
7. Hosemann W. Surgical treatment of nasal polyposis in patients with aspirin intolerance. *Thorax* 2000;55(Suppl 2):S87-90.
8. Vining EM, Kennedy DW. The transmigration of endoscopic sinus surgery from Europe to the United States. *Ear Nose Throat J* 1994;73:456-58, 460.
9. Yaniv E, Rappaport ZH. Endoscopic transseptal transsphenoidal surgery for pituitary tumors. *Neurosurgery* 1997;40:944-46.
10. White DR, Sonnenburg RE, Ewend MG et al. Safety of minimally invasive pituitary surgery (MIPS) compared with a traditional approach. *Laryngoscope* 2004;114:1945-48.
11. Nasseri SS, Kasperbauer JL, Strome SE et al. Endoscopic transnasal pituitary surgery: report on 180 cases. *Am J Rhinol* 2001;15:281-87.
12. Cappabianca P, Cavallo LM, Colao A et al. Endoscopic endonasal trans-sphenoidal approach: outcome analysis of 100 consecutive procedures. *Minim Invasive Neurosurg* 2002;45:193-200.
13. Jho HD, Carrau RL, Ko Y et al. Endoscopic pituitary surgery: an early experience. *Surg Neurol* 1997;47:213-22, discussion 222-23.
14. Ballantyne GH, Moll F. The da Vinci telerobotic surgical system: the virtual operative field and telepresence surgery. *Surg Clin North Am* 2003;83:1293-304, vii.
15. Kennedy DW. Technical innovations and the evolution of endoscopic sinus surgery. *Ann Otol Rhinol Laryngol Suppl* 2006;196:3-12.
16. Moriyama H. Healing process of sinus mucosa after endoscopic sinus surgery. *Am J Rhinol* 1996;10:61-66.
17. Kennedy DW, Bolger WE, Zinreich Si. *Diseases of the sinuses: diagnosis and management*. Hamilton, Canada: BC Decker, 2001. p. 197-210.

18. Setliff RC I11. The hummer: a remedy for apprehension in functional endoscopic sinus surgery. *Otolaryngol Clin North Am* 1996;29:95-104.
19. Parsons DS. Rhinologic uses of powered instrumentation in children beyond sinus surgery. *Otolaryngol Clin North Am* 1996;29:105-14.
20. Berci G, Cuschieri A. Karl Storz, 1911-1996. A remembrance. *Surg Endosc* 1996;10:1123.
21. Knappe V, Frank F, Rohde E. Principles of lasers and biophotonic effects. *Photomed Laser Surg* 2004;22:411-17.
22. Schuman DM, Pineyro R. Functional Aqualaser sinuscopy: a safe technique for the treatment of severe nasal polyposis. *J Clin Laser Med Surg* 1994;12:333-37.
23. Kassam A, Snyderman CH, Carrau RL *et al*. Endoneuro-surgical hemostasis techniques: lessons learned from 400 cases. *Neurosurg Focus* 2005;19:E7.
24. Shapshay SM, Rebeiz EE, Bohigian RK *et al*. Holmium: yttrium aluminum garnet laser-assisted endoscopic sinus surgery: laboratory experience. *Laryngoscope* 1991;101:142-49.
25. Chandra RK, Schlosser R, Kennedy DW. Use of the 70-degree diamond burr in the management of complicated frontal sinus disease. *Laryngoscope* 2004;114:188-92.
26. Anon JB, Klimek L, Mosges R *et al*. Computer-assisted endoscopic sinus surgery. An international review. *Otolaryngol Clin North Am* 1997;30:389-401.
27. Palmer JN, Kennedy DW. Historical perspective on image-guided sinus surgery. *Otolaryngol Clin North Am* 2005;38:419-28.
28. Jackman AH, Palmer JN, Chiu AG *et al*. Use of intraoperative CT scanning in endoscopic sinus surgery: a preliminary report. *Am J Rhinol* 2008;22:170-74.
29. Weinstein GS, O'Malley Jr BW, Snyder W *et al*. Transoral robotic surgery: supraglottic partial laryngectomy. *Ann Otol Rhinol Laryngol* 2007;116:19-23.
30. Weinstein GS, O'Malley Jr BW, Snyder W *et al*. Transoral robotic surgery: radical tonsillectomy. *Arch Otolaryngol Head Neck Surg* 2007;133:1220-1226.
31. O'Malley Jr BW, Weinstein GS, Snyder W *et al*. Transoral robotic surgery (TORS) for base of tongue neoplasms. *Laryngoscope* 2006;116:1465-72.
32. Genden EM, Desai S, Sung CK. Transoral robotic surgery for the management of head and neck cancer: a preliminary experience. *Head Neck* 2009;31:283-89.
33. O'Malley Jr BW, Weinstein GS. Robotic anterior and midline skull base surgery: preclinical investigations. *Int J Radiat Oncol Biol Phys* 2007;69(2, Suppl)S125-28.
34. Hanna EY, Holsinger C, DeMonte F *et al*. Robotic endoscopic surgery of the skull base: a novel surgical approach. *Arch Otolaryngol Head Neck Surg* 2007;133:1209-14.

III Dicas e Pérolas nas Abordagens dos Seios Paranasais

12 Seios Maxilar e Etmoidal na Cirurgia da Base do Crânio

Nobuyoshi Otori ▪ Kiyoshi Yanagi ▪ Hiroshi Moriyama

Dicas e Pérolas

- Uma cirurgia maxilar e etmoidal apropriada facilita a subsequente realização da cirurgia da base do crânio.
- O seio maxilar é uma grande cavidade única, porém, o seio etmoidal é dividido em pequenas células aeradas.
- A lâmina papirácea é perpendicular em sua porção anterior, porém, inclina-se para dentro em sua porção posterior.
- Pinças de corte são primariamente utilizadas para preservação eficaz da mucosa do seio, prevenção de lesão e melhora do processo de cicatrização da mucosa.
- É importante o conhecimento da localização do processo uncinado (1ª lamela basal), bula etmoidal (2ª lamela basal), lamela da concha média (3ª lamela basal), e corneto superior (4ª lamela basal), pois estas lamelas servem como uma referência anatômica durante a cirurgia.
- Os septos ósseos nas células aeradas etmoidais são adequadamente excisados, deixando-os o mais plano possível, e uma cavidade única é criada.
- Se o seio maxilar é aberto antes da cirurgia etmoidal posterior, a metade inferior do seio etmoidal é ampliada, o sangramento é menos problemático, e a abertura mais posterior do seio etmoidal é facilitada.
- O seio maxilar é inspecionado com um endoscópio oblíquo de 70 graus e, depois, uma pinça curva é inserida através da fontanela e um pequeno orifício é feito através do meato nasal inferior.

▪ Introdução

A primeira etapa da cirurgia endoscópica da base do crânio consiste na realização da cirurgia endoscópica maxilar e etmoidal. As células aeradas etmoidais são removidas, tornando o seio etmoidal uma cavidade única. O óstio do seio maxilar é aberto, criando uma extensa comunicação com a cavidade nasal. Estas operações facilitam a subsequente realização da cirurgia da base do crânio.

Este capítulo descreve a anatomia e as técnicas básicas da cirurgia sinusal endoscópica do seio etmoidal e o seio maxilar.

▪ Anatomia do Seio Etmoidal e do Seio Maxilar

O seio maxilar é uma grande cavidade única, porém o seio etmoidal é dividido em 10 a 20 pequenas células aeradas. Portanto, quando a cirurgia aborda a base do crânio via seio etmoidal, é necessário transformar o seio etmoidal em uma cavidade única removendo uma parte destas pequenas células aeradas.[1-3]

O trato aéreo do seio frontal, seio etmoidal anterior e seio maxilar são denominados de complexo ostiomeatal (COM) ou unidade ostiomeatal (UOM) (**Fig. 12.1**). Este complexo inclui o óstio do seio frontal, o ducto nasofrontal, o óstio do seio maxilar, o infundíbulo etmoidal, o hiato semilunar e o meato médio.[4]

A lâmina papirácea é perpendicular em sua porção anterior, porém inclina-se para dentro em sua porção posterior.[4] Além disso, a porção anterior da lâmina papirácea é mais notável do que a porção posterior.

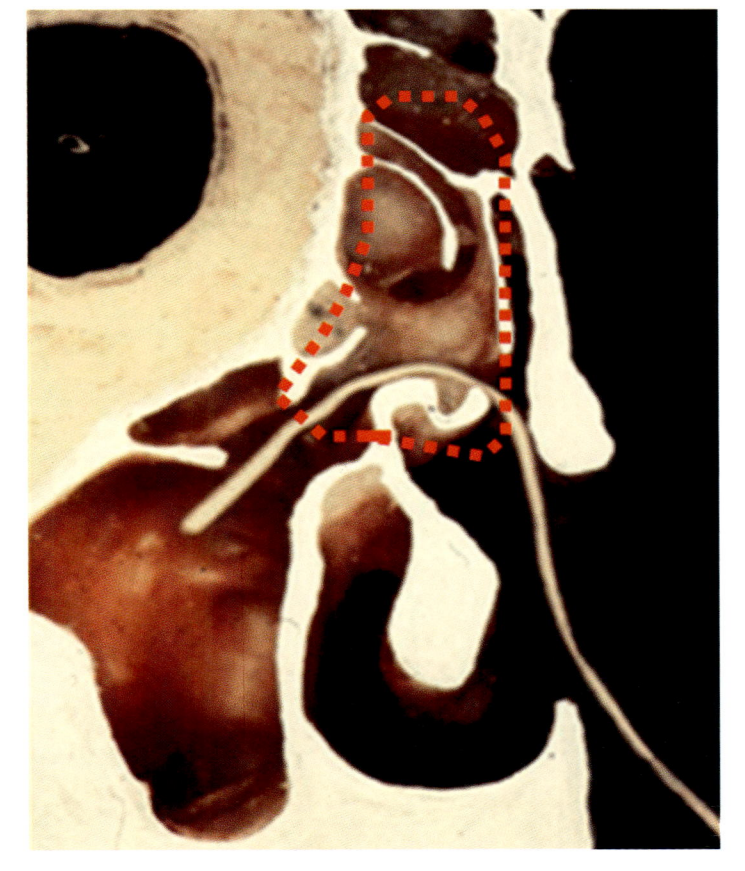

Fig. 12.1 O complexo ostiomeatal.

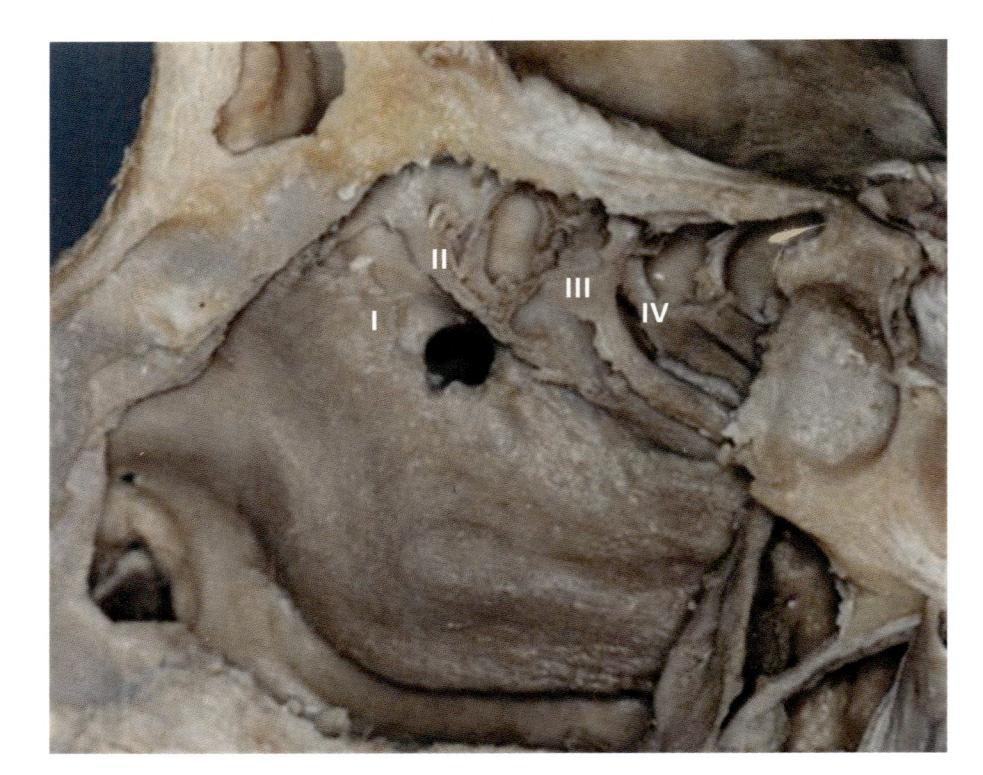

Fig. 12.2 Lamela basal I à IV na parede lateral da cavidade nasal.

O seio etmoidal anterior é composto pelo processo uncinado (1ª lamela basal) e da bula etmoidal (2ª lamela basal). Há uma lamela da concha média (3ª lamela basal) atrás do seio etmoidal anterior.[3] A parte posterior da lamela da concha média é um seio etmoidal posterior. Quando a cirurgia avança para o seio etmoidal posterior, a base do crânio pode ser visualizada acima. A próxima lamela é uma concha superior (4ª lamela basal). A parte posterior da lamela é a parede anterior do seio esfenoidal (**Fig. 12.2**).

Há o forame esfenopalatino na extremidade da 3ª lamela basal, e a artéria esfenopalatina flui da 3ª lamela basal para o interior da cavidade nasal. Adicionalmente, a artéria etmoidal anterior está localizada na margem anterior da lamela da concha média.

Quando o seio etmoidal posterior invade a parede superior do seio esfenoidal, uma célula de Onodi é formada. Neste caso, o canal óptico se comunica com a parede posterior do seio etmoidal posterior[3,4] (**Fig. 12.3**).

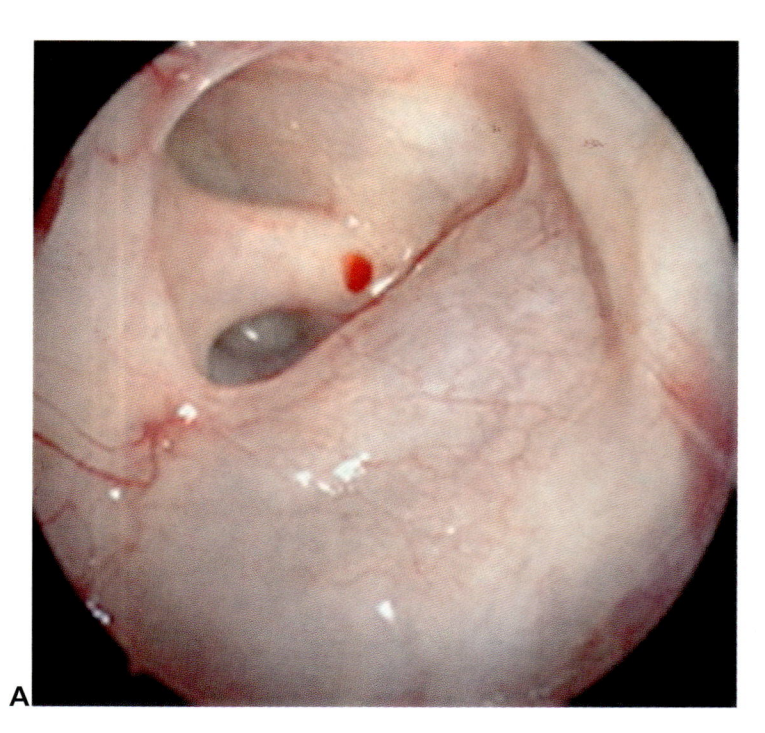

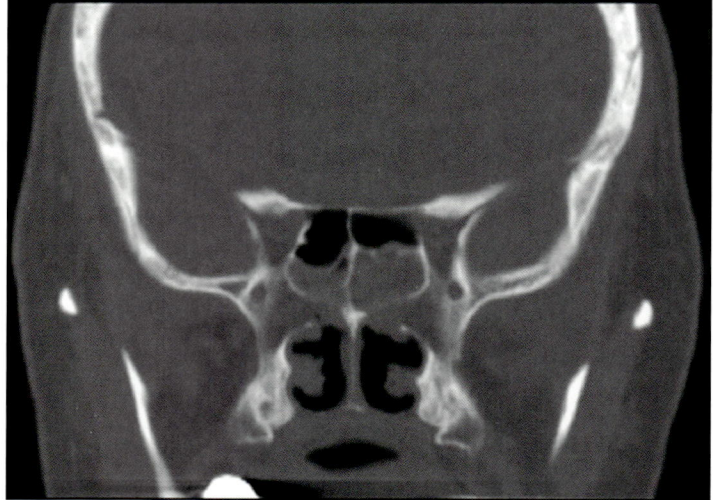

Fig. 12.3 Visão endoscópica (**A**) e tomografia computadorizada (TC) (**B**) do canal óptico na célula de Onodi.

▪ Equipamento e Pinças Utilizadas na Cirurgia Etmoidal e Maxilar

As cirurgias etmoidal e maxilar não podem ser adequadamente realizadas somente com o uso de pinças convencionais.[5-7] Além da pinça de Grunwald, uma pinça fina, pinça curva e um microdebridador também são preparados. Estes instrumentos facilitam o tratamento de lesões de vários sítios e possibilitam uma cirurgia segura e precisa. Além das sondas convencionais, sondas de aspiração curvas e flexíveis são utilizadas. Endoscópios rígidos, de 0 e 70 graus com um diâmetro de 4 mm, são os mais utilizados, e endoscópios de 30 e 45 graus são ocasionalmente utilizados.

A seleção da pinça é importante não somente para uma operação segura e precisa, como também para obter bons resultados pós-operatórios. As pinças de corte são primariamente utilizadas (**Fig. 12.4**). Elas são preferíveis em decorrência da preservação eficaz da mucosa e prevenção da lesão. Morfologicamente, a órbita e o cérebro são separados dos seios paranasais por uma parede óssea ultrafina e, periodicamente, parte destas separações ósseas apresentarão deiscência (**Fig. 12.5**). Consequentemente, puxar a mucosa, lamela e placa óssea com uma pinça saca-bocado é extremamente perigoso. Pinças de corte são utilizadas para uma manipulação segura na abertura do orifício do seio maxilar e para remoção da mucosa e lamela do seio etmoidal.

▪ Técnicas Cirúrgicas[5,6]

É importane reconhecer o local e as variações da concha média, pois o mesmo fornece uma referência anatômica durante a cirurgia. Uma vez confirmado, a concha média é pressionada medialmente para ampliar o meato nasal médio, e os seios etmoidais anterior/posterior são abertos a partir do meato nasal médio. Em pacientes com pneumatização da concha média ou concha bolhosa, a parede externa da concha média é removida e, então, as células aéreas aeradas da concha média são abertas.

Se a concha média é removida, gradualmente ocorre um crescimento compensatório da mucosa septal para preencher o espaço da estrutura excisada. Ocasionalmente, esta hiperplasia da mucosa se torna a causa de rinorreia e gotejamento pós-nasal. No entanto, em pacientes com

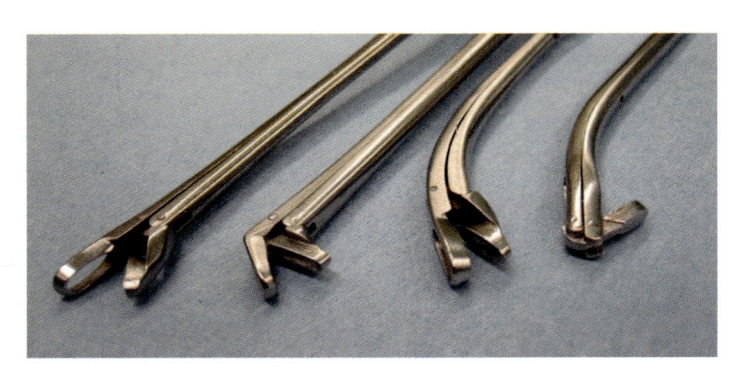

Fig. 12.4 Pinças de corte.

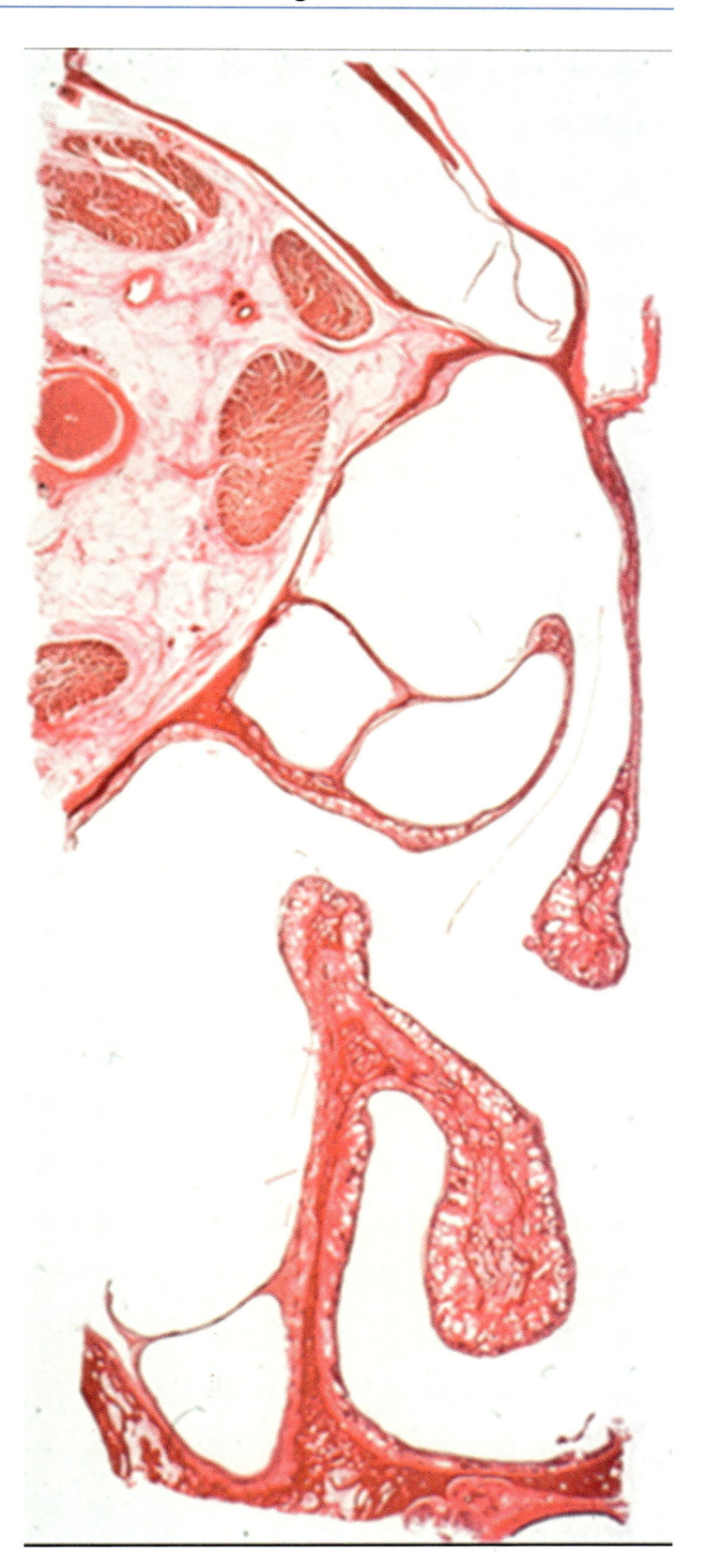

Fig. 12.5 Visão microscópica do corte coronal.

um nariz estreito (a cavidade nasal superior é estreita), somente a extremidade anterior do corneto médio é excisada para evitar aderência pós-operatória (aderência da concha média com a parede lateral) e proteger o meato nasal médio.

Cada etapa é detalhadamente descrita abaixo.

Etapa 1
As células eradas etmoidais anteriores são amplamente abertas nas direções superior e inferior, através da remoção do processo uncinado e da bula etmoidal (**Fig. 12.6**).

Etapa 2
A lamela da concha média é excisada, iniciando em sua parte inferomedial, e o seio etmoidal posterior é penetrado (**Fig. 12.7**). A pinça de corte é direcionada para cima, na direção lateral superior, e a lamela da concha média é excisada; neste momento, a presença de um espaço atrás da lamela poderá ser confirmada, e apenas aquela parte deverá ser removida.

Em seguida, a parte restante da lamela é excisada usando uma pinça de corte, um perfurador ósseo e um microdebridador (**Fig. 12.8**). Para evitar formação cicatricial pós-operatória, os septos ósseos no seio etmoidal são adequadamente excisados para torná-los o mais plano possível, e uma cavidade única é criada. A mucosa da parede limitante no seio etmoidal deve ser deixada intacta, e a superfície óssea não deve ser exposta. Esta precaução é realizada para o alcance de uma epitelização pós-operatória precoce. Ao realizar uma cirurgia no seio etmoidal, convém prestar especial atenção à parede óssea fina (lâmina papirácea ou parede medial da órbita) que separa a órbita. Em cirurgia do seio paranasal, lesões na parede medial da órbita são as mais frequentes. Quando uma pinça de corte é utilizada, a lâmina papirácea não é lesionada, mesmo se a pinça for manipulada em ângulo reto à lâmina papirácea. Se o uso de uma pinça saca-bocado for necessário, a mesma deve ser segurada paralela à lâmina papirácea; em pacientes com boa pneumatização e um teto etmoidal alto, a pinça é segurada anteriormente, onde o teto etmoidal é especialmente alto e a parede lateral da placa cribriforme é fina e exibe uma elevação acentuada. É necessário cautela em razão da presença da artéria e do nervo etmoidal ao longo desta região. Além disso, atenção constante é necessária para a presença superolateral do canal óptico.

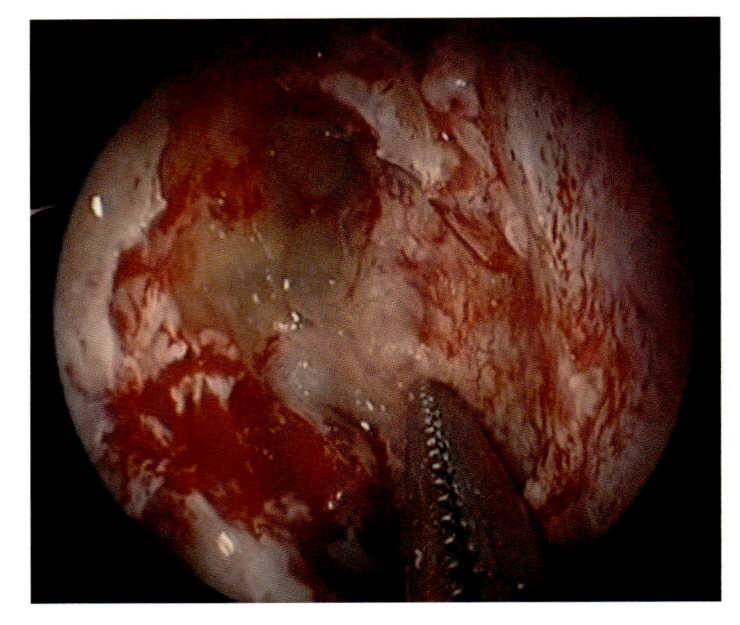

Fig. 12.7 Excisar a lamela da concha média.

Etapa 3
A 4ª lamela basal é aberta nesta etapa. Em seguida, a célula etmoidal mais posterior é penetrada. Porém, se o seio maxilar é aberto primeiro, a metade inferior do seio etmoidal é ampliada, o sangramento é menos problemático e a abertura da célula etmoidal mais posterior é facilitada. Além

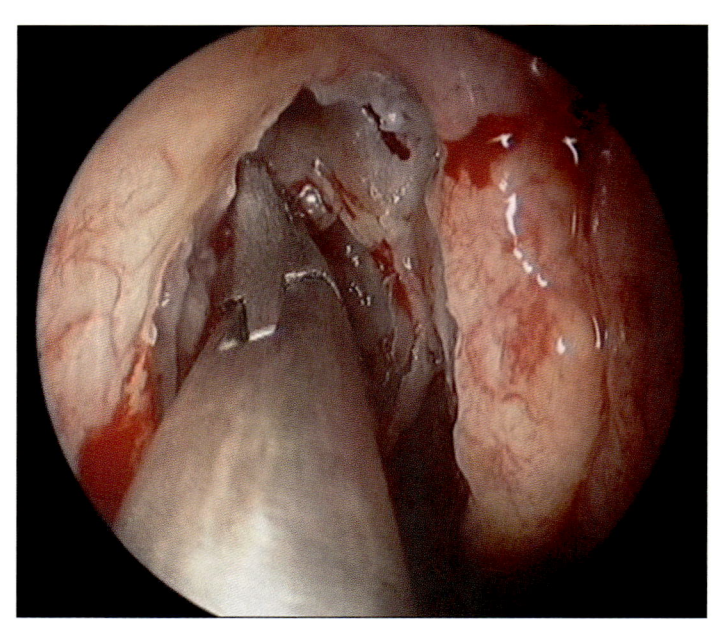

Fig. 12.6 Remover a bula etmoidal.

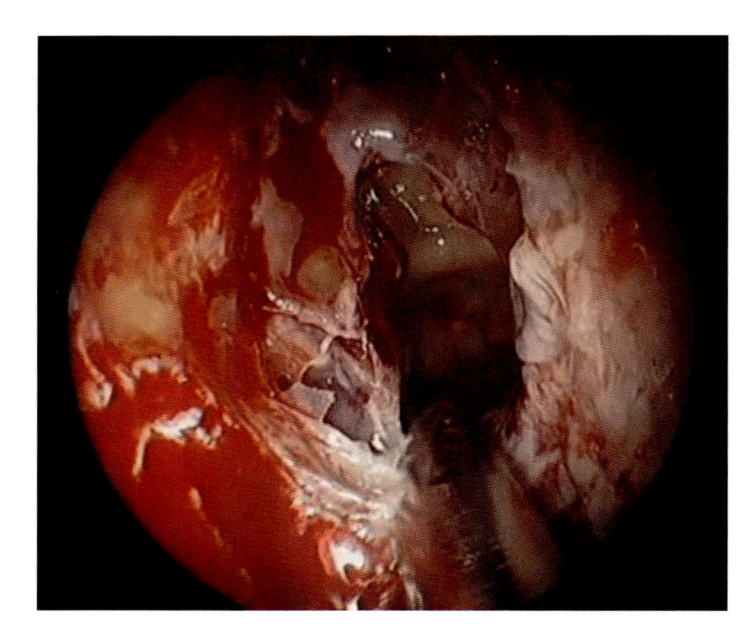

Fig. 12.8 Remover a lamela da concha média e penetrar no seio etmoidal posterior.

12 Seios Maxilar e Etmoidal na Cirurgia da Base do Crânio

disso, devido à confirmação da posição da parede posterior do seio maxilar, a localização da profundidade da célula etmoidal mais posterior e do seio esfenoidal é realizada mais facilmente. Portanto, a abertura da fontanela do seio maxilar antes da abertura da 4ª lamela basal é uma abordagem alternativa.

Etapa 4

Utilizando um bisturi afiado, a fontanela do seio maxilar é incisada para estabelecer uma via de comunicação com o seio maxilar. A metade posterior da fontanela é removida usando uma pinça de corte curva; a metade anterior é removida usando uma pinça saca-bocado, e a região transitória entre os seios maxilar e etmoidal é aplainada removendo os septos com uma pinça lateral. A fontanela é aberta o máximo possível com uma pinça saca-bocado curva, quando estiver localizada lateralmente. A cavidade do seio maxilar é inspecionada com um endoscópio oblíquo de 70 graus. Dependendo da situação, um pequeno orifício é realizado pelo meato nasal inferior. Uma pinça é inserida através deste orifício, assim como da fontanela, e a mucosa afetada (nas paredes anterior e inferior) é excisada (**Fig. 12.9**).

Uma outra abordagem ao seio maxilar é o implante de um cateter a partir da gengiva. O endoscópio e a pinça são inseridos pelo cateter. Além disso, uma maxilectomia medial, ou seja, a remoção da parede medial do seio maxilar junto com a concha inferior, é outra abordagem. Em comparação com a abordagem endonasal habitual, o campo de visão endoscópica e a manipulação melhoram.

■ Tratamento da Mucosa do Seio

Na medida do possível, a excisão da mucosa deve ser evitada. Para alterações patológicas reversíveis, a mucosa alterada é preservada e sua normalização, através da melhora na aeração e drenagem, é esperada. Nas lesões irreversíveis exibindo grave edema e hipertrofia, as lesões subepiteliais são excisadas com um instrumento cortante, e o mucoperiósteo é deixado intacto (exposição da superfície óssea deve ser evitada) (**Fig. 12.10**). Com este método, há resolução da inflamação do tecido subepitelial preservado, e o epitélio mucoso saudável é regenerado.[8] A cavidade paranasal original deverá ser mantida.

Quando a superfície óssea é exposta em razão da eliminação da mucosa e periósteo, o tecido edematoso primeiro cobre a superfície óssea exposta e, logo em seguida, sofre cicatrização. Neste tecido, a regeneração do epitélio mucoso é tardia, e um longo período de tempo é necessário para que o tecido seja coberto com epitélio mucoso adjacente. O epitélio mucoso que se regenera após a eliminação de toda a mucosa possui apenas um pequeno número de células ciliadas e, portanto, sua função excretora é deficiente.[8] Consequentemente, os contornos periféricos do seio etmoidal e seio maxilar, como a mucosa do teto etmoidal, parede medial da órbita, assoalho orbital e parede lateral do seio maxilar, deverão ser deixados intactos o quanto possível. Uma fina camada de tecido conectivo

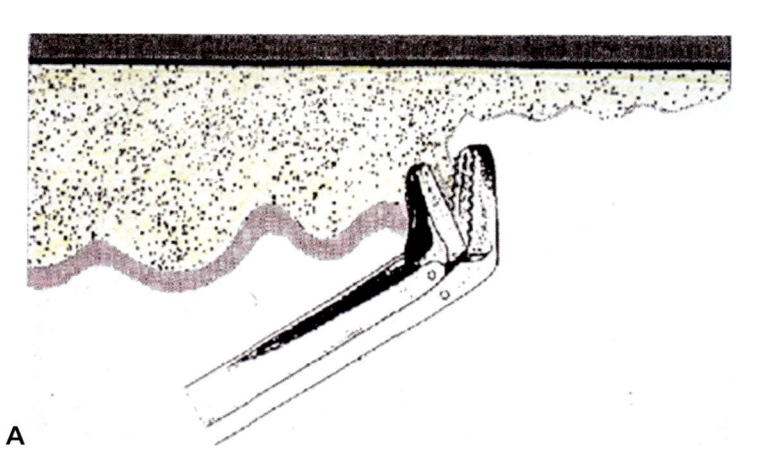

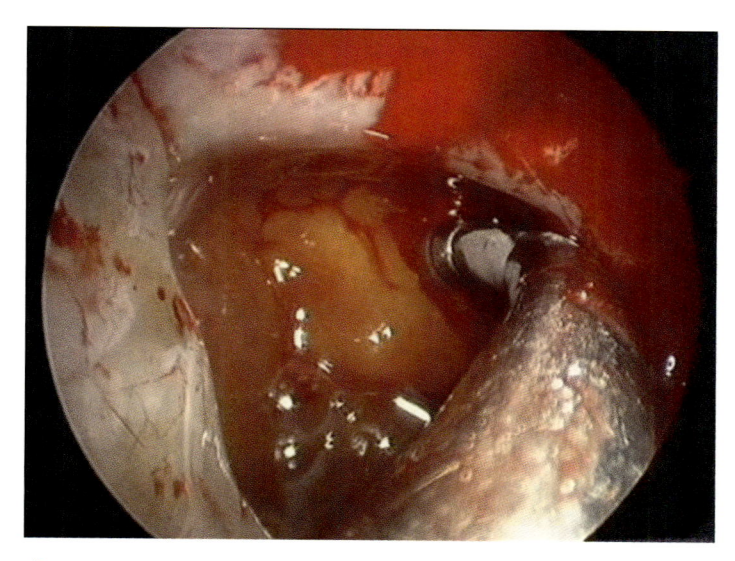

Fig. 12.9 Cirurgia maxilar sob a visualização de um endoscópio de 70 graus.

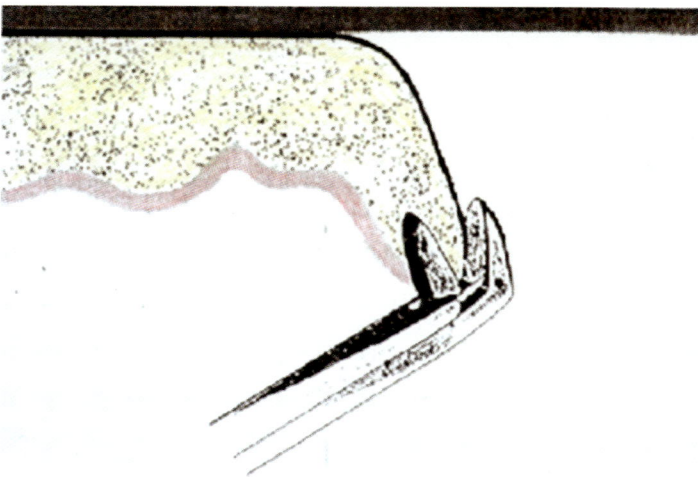

Fig. 12.10 (**A**) Preservação da mucosa com pinça de corte. (**B**) A mucosa não é preservada com uma pinça saca-bocado.

deve ser deixada sobre a superfície óssea; a superfície periférica do limite ósseo também não deve ser exposta. Esse tratamento facilita a epitelização ciliada da mucosa, com subsequente recuperação da função ciliar.[9]

Referências

1. Takahashi K. Vorlaufige Mitteilung uber die Erforsdiung des Luftstromweges in dcr Nase des Menschcn in vivo. *Z Laryngol Rhinol Otol* 1992;11:203-208.
2. Takahashi R. Intranasal operation of chronic ethmoiditis. (in Japanese) *Shujutsu* 1950;4:134-45.
3. Takahashi R. Intranasal operation of chronic ethmoiditis. In: Takahashi R. (Ed.). *A Collection of ENT Studies*. Tokyo: Department of ORL, Jikei University School of Medicine, 1971. p. 372-89.
4. Ashikawa R, Ohkushi H, Ohmae T. Clinical effects of endonasal sinusectomy with reconstruction of the nasal cavity (Takahashi's method). *Rhinology* 1981;19:93-100.
5. Moriyama H, Ozawa M, Honda Y. Endoscopic endonasal sinus surgery. Approaches and post-operative evaluation. *Rhinology* 1991;29:93-98.
6. Moriyama H, Ozawa M, Honda Y. Technique for endoscopic endonasai sinus surgery. *Am J Rhinol* 1991;5:137-41.
7. Ohnishi T, Esaki S, Iwasaki M *et al*. Endoscopic microsurgery of the ethmoid sinus. *Am J Rhinol* 1990;4:119-27.
8. Moriyama H, Yanagi K, Ohtori N *et al*. Healing process of sinus mucosa after endoscopic sinus surgery. *Am J Rhinol* 1996;10:61-66.
9. Asai K, Haruna S, Otori N *et al*. Saccharin test of maxillary sinus mucociliary function after endoscopic sinus surgery. *Laryngoscope* 2000;110:117-22.

13 Abordagem do Seio Frontal na Cirurgia da Base do Crânio

Kristin Seiberling ▪ Peter-John Wormald

Dicas e Pérolas

- A exposição de toda a base craniana é necessária para remoção de tumores da base do crânio localizados próximo ao seio frontal. Normalmente, uma esfenoetmoidectomia total é realizada primeiro com desobstrução da base do crânio.
- Um procedimento de Lothrop modificado (Draf III ou cirurgia endoscópica do seio frontal) é realizado quando as lesões estão localizadas anteriormente à artéria etmoidal anterior. Aquelas lesões posteriores à artéria etmoidal anterior podem ser removidas com exposição do óstio do seio frontal sem um procedimento de Lothrop modificado.
- Lesões localizadas na região do plano esfenoidal podem ser removidas sem exposição do óstio do seio frontal.
- O procedimento de Lothrop modificado envolve a remoção da porção superior do septo, do assoalho do seio frontal e do septo intersinusal.
- Trépanos podem ser introduzidos no seio frontal para ajudar a guiar a dissecção durante o procedimento de Lothrop modificado.
- Em média, ao longo do tempo ocorre estenose do óstio do seio frontal em aproximadamente 30% dos casos; portanto, a maior abertura possível deve ser realizada durante o procedimento de Lathrop modificado.

▪ Introdução

A abordagem endonasal de tumores da base do crânio requer um total conhecimento da anatomia endoscópica da base do crânio e estruturas adjacentes. A base anterior do crânio consiste em osso frontal, fóvea etmoidal e placas cribriformes intermediárias. A fóvea etmoidal se liga ao plano esfenoidal posteriormente. A primeira etapa na remoção endonasal dos tumores da base do crânio é a completa desobstrução de toda a base do crânio. Isto é realizado com uma esfenoetmoidectomia bilateral, seguida pela exposição do seio frontal. A abordagem cirúrgica do seio frontal durante a remoção de tumores da base do crânio depende da extensão e do local da lesão.

Antes do planejamento da cirurgia, o cirurgião deve revisar as imagens pré-operatórias e avaliar a extensão do tumor ao longo do plano parassagital. Lesões localizadas anteriormente ao longo da base do crânio requerem máxima visualização do seio frontal e da base do crânio, sendo necessária a realização de um procedimento de Lothrop endoscópico modificado (LEM) (**Fig. 13.1A**).

Embora cada caso deva ser individualizado, um procedimento LEM deve ser realizado quando o tumor se aproximar da região da artéria etmoidal anterior. A artéria

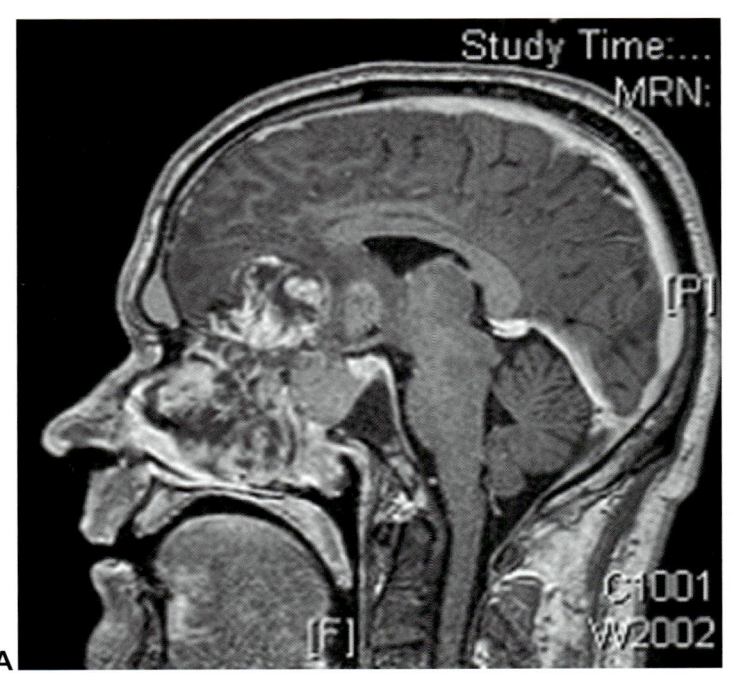

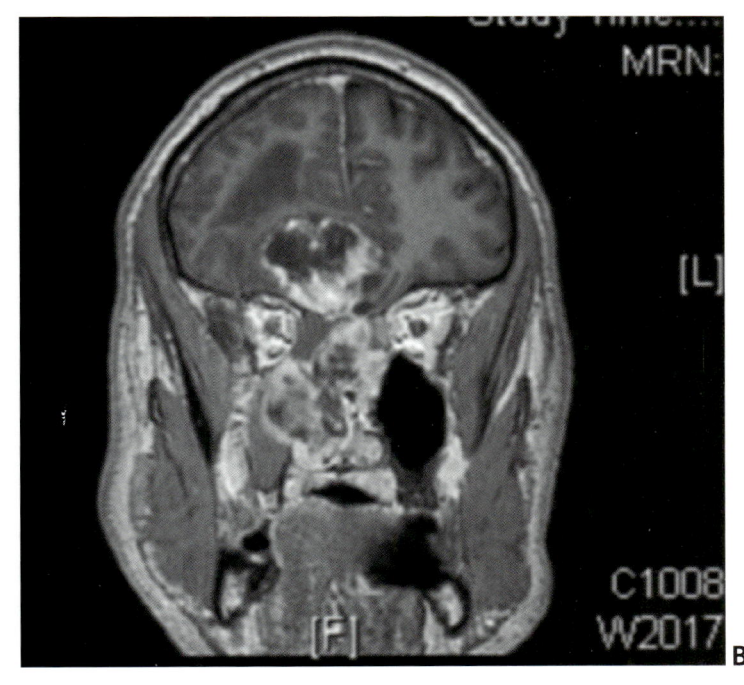

Fig. 13.1 A imagem por ressonância magnética (RM) parassagital (**A**) e coronal (**B**) demonstra um grande carcinoma T4 aproximando-se da superfície posterior do seio frontal.

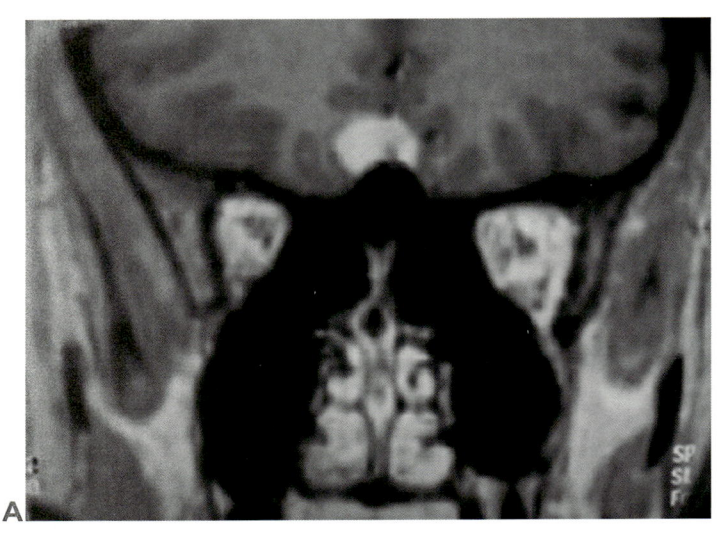

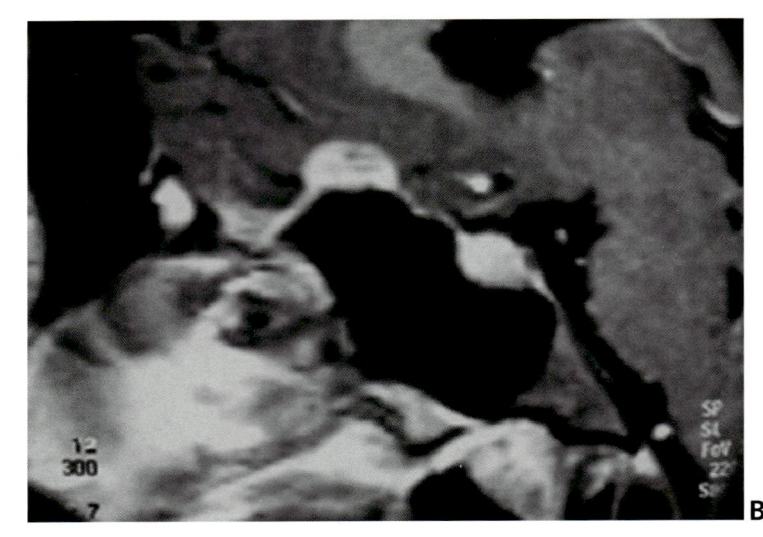

Fig. 13.2 RM parassagital (**A**) e coronal (**B**) de um pequeno meningioma da fossa posterior.

etmoidal anterior está localizada entre o óstio do seio frontal e a face anterior da bolha etmoidal (**Fig. 13.1B**). O LEM facilita a delineação precisa da base do crânio anteriormente, ao nível da fossa olfatória. Lesões localizadas na região posterior da base anterior do crânio podem ser removidas com a identificação de ambos os óstios do seio frontal sem um LEM (**Fig. 13.2**). A identificação dos óstios do seio frontal pode não ser necessária quando o tumor não ultrapassa o plano esfenoidal (**Fig. 13.3**).

■ **Anatomia Cirúrgica**

O recesso/seio frontal é uma área desafiadora de abordar cirurgicamente, devido à sua proximidade à fina placa cribriforme medialmente, à órbita lateralmente e à artéria etmoidal anterior posteriormente. Para acessar o seio frontal, primeiro é preciso compreender a relação da via de drenagem do seio frontal com as estruturas adjacentes.

Além disso, para realizar um procedimento LEM, é necessário compreender a relação do recesso frontal e do seio frontal com o processo frontal da maxila, o septo nasal, concha média, saco lacrimal e a fossa olfatória. O osso espesso do processo frontal da maxila, também conhecido como frontal *beak*, forma a parede anterior do recesso frontal.

Anteriormente ao corneto médio, este osso continua recobrindo o saco lacrimal. A órbita é encontrada posterior à axila da concha média. Contanto que a dissecção seja realizada anterior ou superior à axila, a órbita não está em risco. Outra área preocupante durante a brocagem rea-

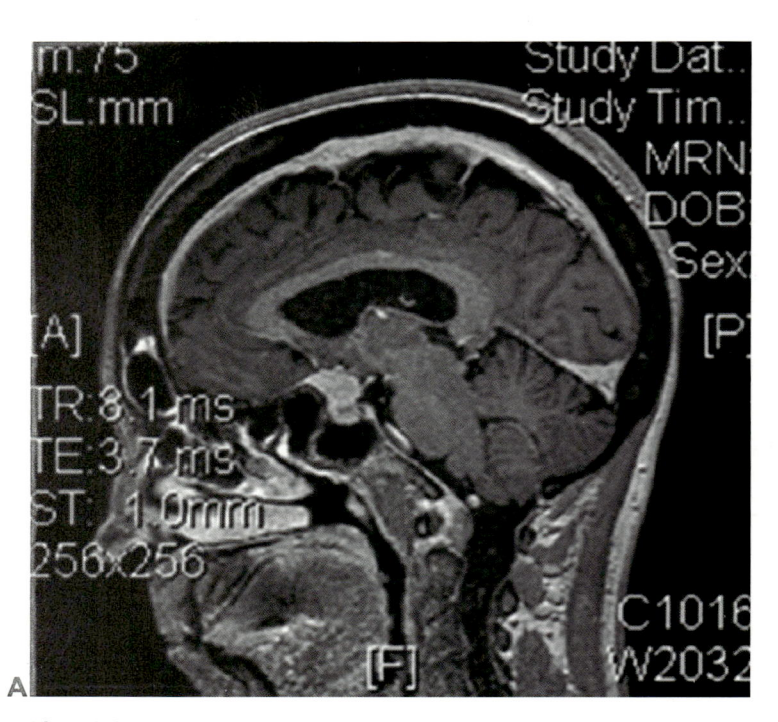

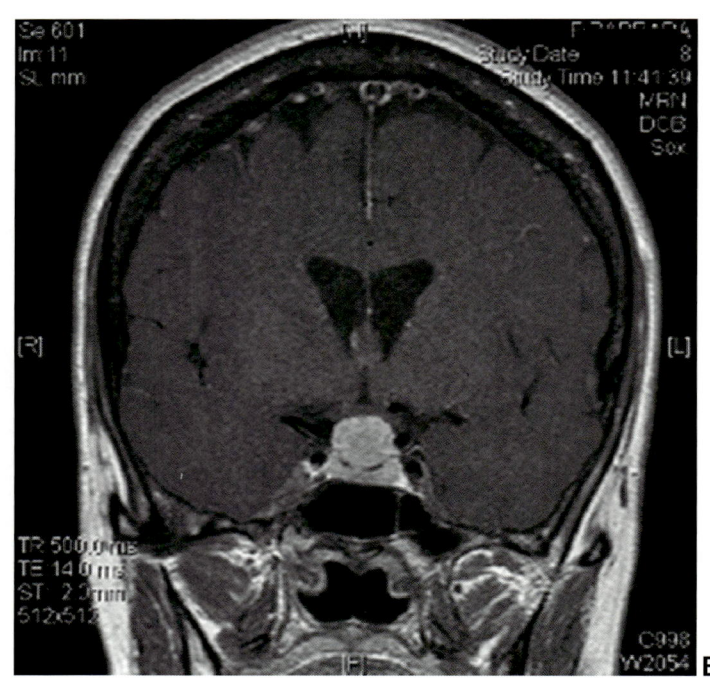

Fig. 13.3 RM parassagital (**A**) e coronal (**B**) de um meningioma suprasselar. Este tumor não ultrapassou o plano esfenoidal, possibilitando sua remoção sem dissecção do recesso frontal.

13 Abordagem do Seio Frontal na Cirurgia da Base do Crânio

lizada em um procedimento LEM é a base do crânio na região da fossa olfatória.

Para realizar com segurança um procedimento LEM, é necessário um grande conhecimento da anatomia da projeção frontal da base do crânio, onde forma o T frontal. O T frontal está localizado no sítio onde o corneto médio se liga à base do crânio na extremidade anterior da fossa olfatória, caracterizando o ponto de entrada onde os neurônios olfatórios são encontrados. Os neurônios olfatórios são marcadores confiáveis do nível da base do crânio, sendo utilizados durante o procedimento LEM.

■ Lothrop Endoscópico Modificado (Draf III ou Cirurgia Endoscópica do Seio Frontal)

O procedimento LEM (também conhecido como Draf III ou cirurgia endoscópica do seio frontal) foi originalmente descrito por Lothrop[1] em 1914, e revisado por Draf[2] em 1991 e Gross et al.[3] em 1995. Este procedimento envolve a remoção da porção superior do septo, do assoalho do seio frontal e do septo intersinusal, criando a maior abertura possível entre o seio frontal e a cavidade nasal (**Fig. 13.4**). Esta técnica, eficazmente, expõe a superfície posterior do seio frontal e identifica o nível da base do crânio em seu extremo anterior.

Em pacientes que possuem tumores que ocupam a base anterior do crânio, um LEM é realizado para delinear o nível da base anterior do crânio em relação ao tumor. Isto possibilita que toda a base do crânio seja esqueletizada, facilitando a remoção do tumor.

■ Técnica Cirúrgica

Antes de iniciar o procedimento, TCs relevantes são revisadas para a anatomia do recesso frontal e dimensões do seio frontal. Uma revisão das imagens axiais, coronais e parassagitais é necessária para determinar a anatomia e o óstio do seio frontal. O sistema guiado por computador é configurado e utilizado durante o procedimento. Regularmente usamos o sistema guiado por computador em todos os nossos procedimentos LEM e da base do crânio. A cirurgia assistida por computador possibilita a confirmação da posição dos primeiros neurônios olfatórios, nos quais marcam o nível da base do crânio na região da fossa olfatória.

A cirurgia é iniciada com um endoscópio de zero grau, que é utilizado para a maior parte do procedimento. Este é trocado para um endoscópico de 30 graus somente no final do procedimento, quando o frontal *beak* é removido. O septo nasal e a região da axila da concha média são injetados com anestésico local.

Usando um microdebridador, a mucosa sobre o processo frontal da maxila superior e lateral à axila da concha média é removida até o teto do nariz. Subsequentemente, uma janela septal de 2 × 3 cm é criada, possibilitando a utilização de instrumentos a partir de ambos os lados do nariz, facilitando a dissecção.

A referência anatômica posterior para a janela septal é a borda anterior da concha média (**Fig. 13.5**). A janela septal é ampliada superiormente até o teto do nariz e inferiormente, até que os instrumentos possam ser passados facilmente de um lado para outro do nariz. O cirurgião deve ser capaz de introduzir os instrumentos pela janela septal e sob a axila da concha média contralateral. O septo é removido na porção anterior, até que ambos, conchas médias, axila e o processo frontal da maxila sejam claramente visualizados (**Fig. 13.6**).

Após a criação da janela septal, o seio frontal é abordado. Um minitrépano pode ser introduzido no seio frontal para ajudar a identificar a via de drenagem e guiar a dissecção. Esta etapa é rotina para os casos de cirurgia endoscópica do seio, porém frequentemente omitida para casos de cirurgia da base do crânio. Antes de inserir o mi-

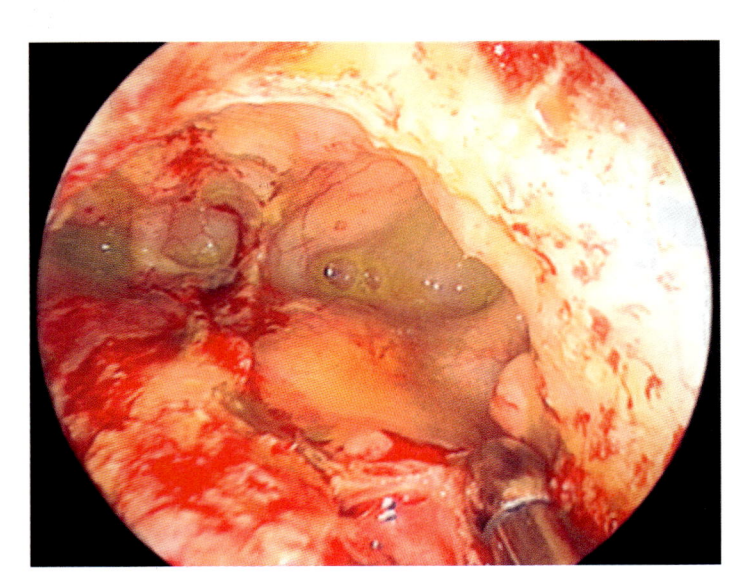

Fig. 13.4 Visão endoscópica do seio frontal após um Lothrop modificado.

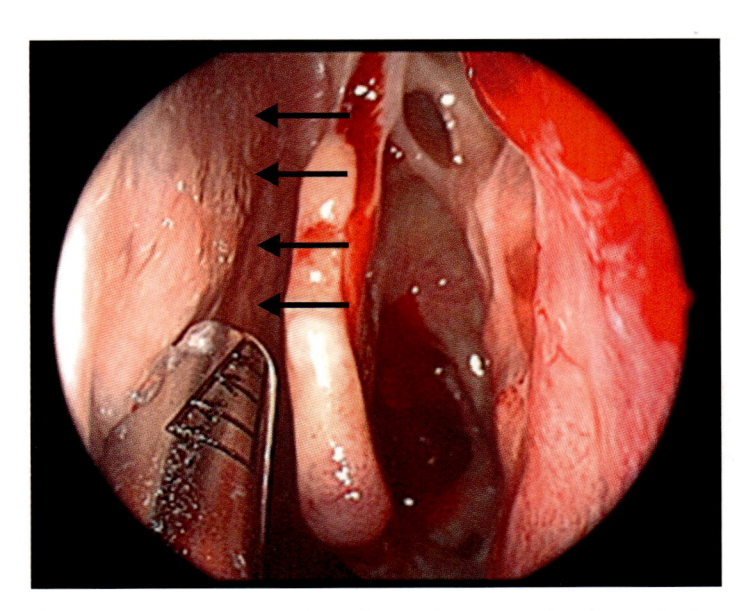

Fig. 13.5 A borda posterior da janela septal começa na borda anterior da concha média *(setas pretas)*.

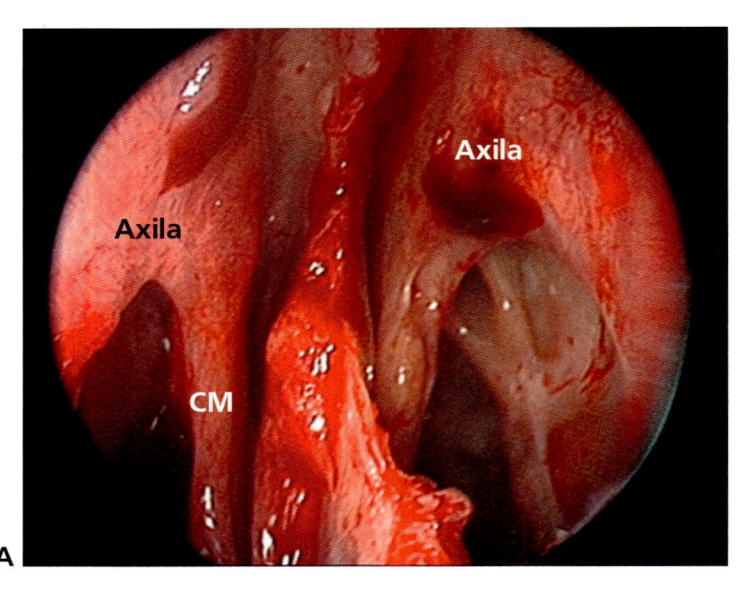

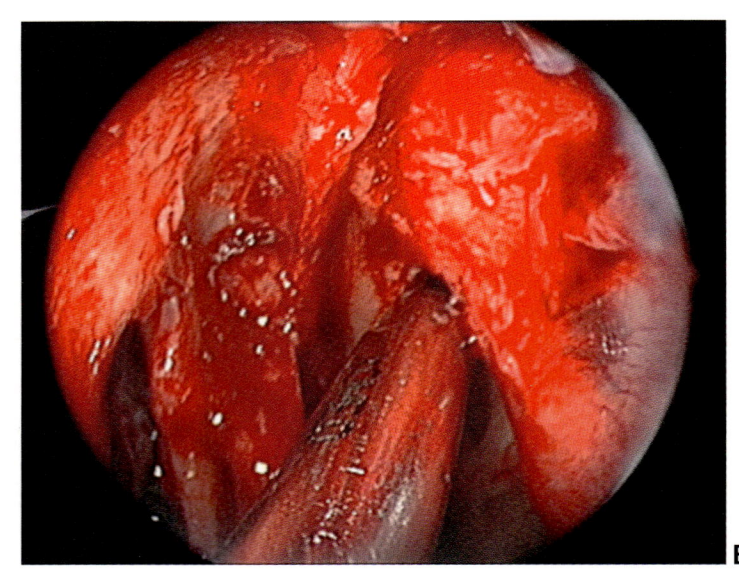

Fig. 13.6 (**A**) Visão através da janela septal demonstra a axila de ambas as conchas médias (CM). (**B**) Através da janela septal, o microdesbridador é facilmente introduzido sob a axila da concha média contralateral.

nitrépano, a tomografia computadorizada (TC) em plano coronal é revisada para determinar a extensão lateral de pneumatização do seio frontal.

Pode ocorrer penetração intracraniana se o trépano é introduzido a um nível mais alto do que a extensão da aeração do seio frontal. Na maioria dos pacientes, um minitrépano pode ser seguramente introduzido ao nível da margem orbital superior ou face medial da sobrancelha. As referências cutâneas para a inserção do trépano podem ser visualizadas desenhando uma linha horizontal imaginária desde a face medial de uma sobrancelha até a outra. O ponto médio desta linha é marcado, e um ponto de 1 cm lateral à linha média é estimado ao longo desta linha (**Fig. 13.7**).

Neste momento, a pele é infiltrada com anestésico local e uma incisão é realizada com uma lâmina de bisturi n° 15. A incisão pode ser realizada em linhas de expressão existentes ou nos pelos da sobrancelha; no entanto, a pele deve ser esticada até o ponto correspondente às referências anatômicas mencionadas acima. A incisão é ampliada com uma tesoura Íris e o guia de broca é inserido e firmemente ancorado no osso. Simultâneo à uma leve irrigação, a broca é inserida no guia e empurrada para dentro e para fora à medida que toca o osso.

Este movimento evita o aquecimento excessivo da broca e queimaduras da pele e do osso. A penetração da parede anterior do seio frontal pode ser sentida à medida que a broca penetra no seio. Um fio-guia é introduzido no seio e a cânula frontal é girada sobre o fio-guia e firmemente ancorada no osso. Solução salina corada com fluoresceína em uma seringa é colocada na cânula, e o posicionamento correto do trépano é verificado aspirando-se ar, sangue, muco ou pus.

Uma vez confirmada a correta posição do trépano, a solução salina corada com fluoresceína é injetada na cavidade nasal. A solução salina com fluoresceína cria uma via que pode ser seguida diretamente até o seio frontal. Além disso, durante a perfuração da região do seio frontal, a solução salina com fluoresceína frequentemente é injetada para marcar a extensão posterior da dissecção (base do crânio).

Após determinação da via de drenagem do recesso frontal, uma broca cortante 3,2 (Medtronic ENT, Jacksonville, FL, USA) é utilizada para remover o osso do processo frontal da maxila diretamente acima e lateral à axila. Para facilitar a dissecção da parede nasal lateral, o instrumento é introduzido pela perfuração septal pela narina contralateral.

O osso é removido lateralmente até que uma pequena porção de pele ou o saco lacrimal seja exposto. A pele exposta marcará a extensão lateral da dissecção. A dissecção é realizada superior e lateralmente, seguindo a via corada pela fluoresceína até o interior do seio frontal. O assoalho do seio frontal é removido com uma broca cortante.

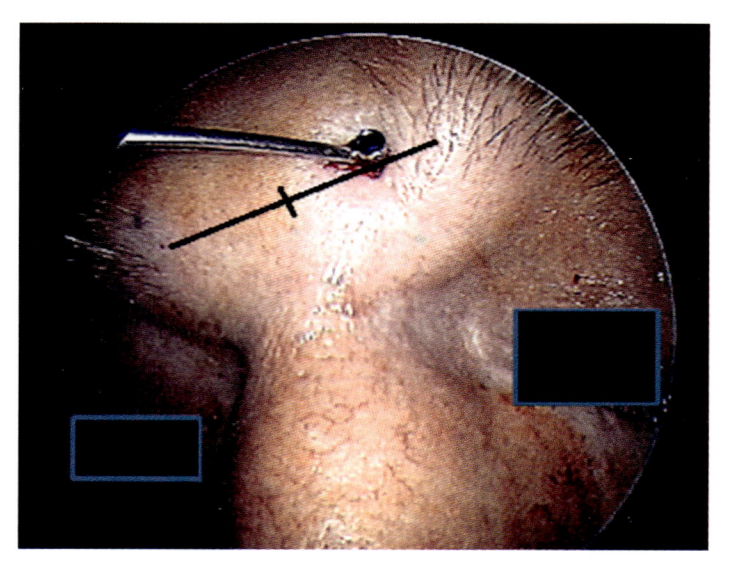

Fig. 13.7 A referência anatômica para o minitrépano é demonstrada por uma linha desenhada desde a face medial da sobrancelha esquerda e direita e um ponto 1 cm lateral ao ponto médio daquela linha.

O osso anterior ao óstio frontal, o frontal *beak*, é removido com cuidado, para não dissecar medialmente, pois isto colocaria a base do crânio em risco. Grande parte desta dissecção é realizada com uma broca cortante reta 3.2; no entanto, ocasionalmente, uma broca curva facilitará a remoção do assoalho e da parede anterior (frontal *beak*).

Após penetração do assoalho do seio frontal em um lado, as mesmas etapas são repetidas no lado oposto. Até este ponto nenhuma dissecção medial foi realizada. A dissecção é realizada medialmente somente após exposição da pele lateralmente em ambos os lados e abertura do assoalho do seio frontal.

Antes de iniciar a dissecção, é preciso delinear a extensão anterior da fossa olfatória na base do crânio. A cureta de sucção (Medtronic ENT) é utilizada para empurrar a mucosa na fossa olfatória posteriormente, expondo o primeiro neurônio olfatório. Isto marca a extensão anterior da base do crânio e a região do T frontal. Esta referência anatômica é confirmada por um sistema assistido por computador.

Neste momento, a dissecção pode ser realizada na porção anterior à projeção frontal da base do crânio sem colocar a base do crânio em risco. Isto é realizado com um endoscópio de 30 graus e broca cortante curva de 40 graus (Medtronic ENT). Os seios frontais são conectados e o septo intersinusal é removido completamente. O osso frontal anterior é removido até que haja uma transição suave entre o seio frontal e a cavidade nasal sem a presença de cristas. A etapa final da dissecção é a remoção do osso sobre a projeção frontal da base do crânio no T frontal. Para isso, a posição exata da base do crânio é novamente identificada usando orientação por imagens (imagens axiais), e a posição é confirmada identificando o primeiro neurônio olfatório.

Normalmente, a primeira estrutura visualizada é o nervo etmoidal anterior, seguido pelo primeiro neurônio olfatório. Usando uma broca diamantada de 5 mm ou uma broca redonda cortante de 3,2 mm (ambas disponíveis na Medtronic ENT), o osso sobre a fossa olfatória é removido até 1 mm do nervo. No final do LEM, um óstio em forma oval é criado. Embora o tamanho final seja imposto pela anatomia individual do paciente, um óstio mais amplo possível deve ser criado para evitar cicatrização circunferencial e estenose pós-operatória. Como estimativa aproximada, ao longo do tempo ocorre estenose do óstio em 30% dos casos.[4]

Abordagem dos Tumores na Base Anterior do Crânio

Nos tumores da base anterior do crânio, a base do crânio deve ser totalmente desobstruída desde o plano esfenoidal até o seio frontal. Isto é realizado com uma esfenoetmoidectomia total e um procedimento de Lothrop modificado, tal como descrito acima. O septo é removido para expor completamente a base do crânio (**Fig. 13.8**).

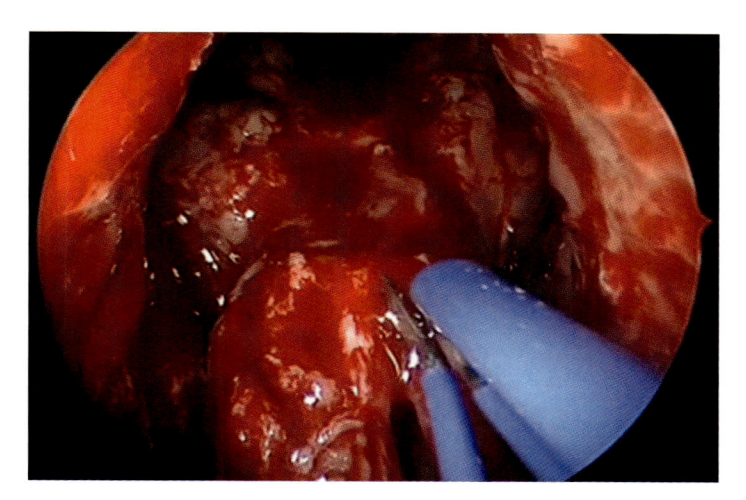

Fig. 13.8 O óstio do seio frontal foi aberto com um procedimento de Lothrop modificado, expondo a base do crânio. A cânula de sucção bipolar é observada no T frontal.

As artérias etmoidais anterior e posterior são identificadas e cauterizadas. Osteotomias são realizadas ao redor do tumor e o local de aderência da foice cerebral à crista *Galli* é cortado. A base do crânio é levada para a cavidade nasal e o tumor é removido. Após a remoção do tumor, um defeito permanece desde a superfície posterior do seio frontal até o plano esfenoidal. O defeito é mensurado e um enxerto de fáscia lata é coletado.

Um fechamento em múltiplas camadas é realizado, colocando duas camadas de fáscia lata no espaço subdural (underlay) e sobre a dura-máter (onlay), seguido por um retalho nasosseptal pediculado de Hadad.[5] A primeira camada da fáscia lata é inserida entre a dura-máter e o defeito na base do crânio. Para ancorar o enxerto anteriormente, dois pequenos orifícios são realizados com uma broca e o enxerto é firmemente puxado através dos mesmos (**Fig. 13.9**).

Para facilitar a colocação do enxerto através do orifício, um fio de sutura é colocado na borda do enxerto e a agulha é utilizada para passar o enxerto através do buraco. Os fios de sutura são atados para fixar o enxerto no local. A segunda camada da fáscia é colocada sobre a dura-máter (onlay), seguido pelo retalho nasosseptal pediculado, cola de fibrina, Gelfoam e tampão nasal impregnado com BIPP (pasta de parafina com iodofórmio e bismuto). O tampão nasal é removido após 7 a 10 dias. Este fechamento facilita a patência do óstio frontal à medida que a base do crânio cicatriza no pós-operatório.

Abordagem dos Tumores Localizados Posteriormente na Base Anterior do Crânio

A abordagem ao seio frontal nos tumores na base do crânio localizados posteriormente depende da localização do tumor em relação ao plano esfenoidal. Tal como discutido acima, os tumores localizados posteriormente ao longo da base do crânio não requerem a realização de um procedimento LEM para exposição do seio frontal (**Fig. 13.2**).

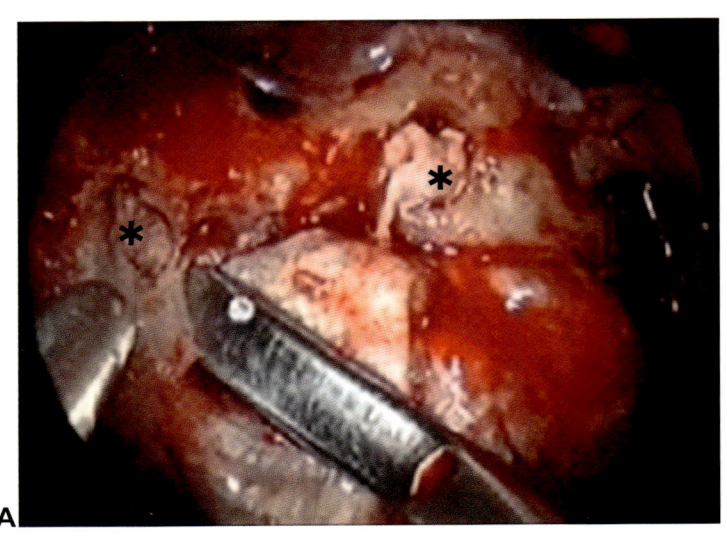

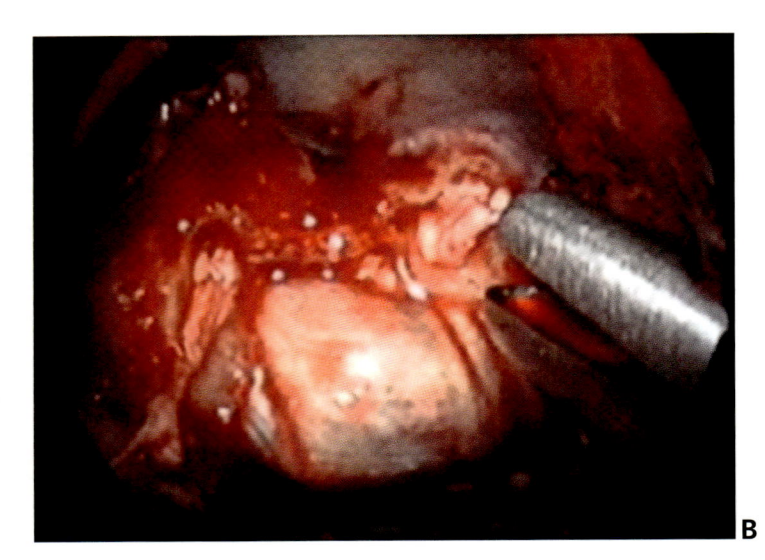

Fig. 13.9 (A, B) Técnica para fechamento da base anterior do crânio. Os orifícios são indicados por asteriscos.

No entanto, a maioria destes tumores requer a abertura do óstio do seio frontal e a desobstrução da região adjacente da base do crânio. Isto é realizado com uma sinusotomia frontal. Antes da abertura do seio frontal, uma esfenoetmoidectomia total bilateral com desobstrução da base do crânio é realizada.

Este procedimento é seguido por uma uncifectomia e retalho axilar da concha média (*axillary flap*) para expor a célula *agger nasi*. A parede anterior da célula *agger nasi* é removida com pinça de Hajek Koffler (Karl Storz Endoscopy, Flanders, NJ). A via de drenagem do seio frontal é revisada nas imagens axiais, coronais e parassagitais. Células intermediárias são removidas e o óstio do seio frontal é identificado e exposto bilateralmente sem a realização do procedimento LEM (**Fig. 13.10**).

É necessária a exposição e a desobstrução dos óstios frontais, visto que toda a base do crânio até, e incluindo, os óstios frontais precisa ser visualizada durante a ressecção da base posterior do crânio. A visibilidade da região da base do crânio a ser removida é reduzida quando as células etmoidais são deixadas intactas e, quando deixadas intactas, os espaços mucosos estreitos da via de drenagem do seio frontal podem ser comprometidos com estenose ou oclusão dos óstios frontais no período pós-operatório. A parte posterior do septo nasal é removida.

Osteotomias são realizadas ao redor do tumor, permitindo que a base do crânio desça até a cavidade nasal. O tumor é removido e o defeito reparado com um fechamento em múltiplas camadas com fáscia lata, retalho nasosseptal pediculado, cola de fibrina e Gelfoam. A abordagem difere nos tumores que não ultrapassam o plano esfenoidal (**Fig. 13.3**).

O seio frontal não precisa ser dissecado nos tumores localizados na região suprasselar, que não ultrapassam o plano anteriormente.

Referências

1. Lothrop HA. Frontal sinus suppuration: the establishment of permanent nasal drainage; the closure of external fistulae; epidermization of sinus. *Ann Surg* 1914;59:937-57.
2. Draf W. Endonasal micro-endoscopic frontal sinus surgery, the Fulda concept. *Oper Tech Otolaryngol-Head Neck Surg* 1991;2:225-34.
3. Gross WE, Gross CW, Becker D et al. Modified transnasal endoscopic Lothrop procedure as an alternative to frontal sinus obliteration. *Otolaryngol Head Neck Surg* 1995;113:427-34.
4. Tran KN, Beule AG, Singal D et al. Frontal ostium restenosis after the endoscopic modified Lothrop procedure. *Laryngoscope* 2007;117:1457-62.
5. Hadad G, Bassagasteguy L, Carrau RL et al. A novel reconstructive technique after endoscopic expanded endonasal approaches: vascular pedicle nasoseptal flap. *Laryngoscope* 2006;116:1882-86.

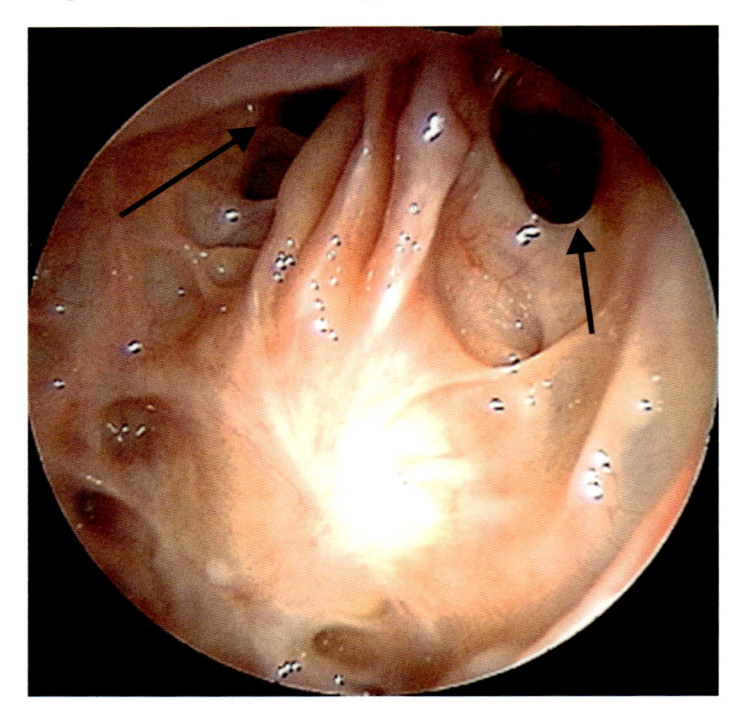

Fig. 13.10 Visão pós-operatória de ambos os óstios do seio frontal *(setas pretas)* e do septo nasal residual intermediário após remoção de um meningioma na porção posterior da base do crânio.

14 Seio Esfenoidal em Cirurgia da Base do Crânio

**Aldo Cassol Stamm ▪ Shirley S. N. Pignatari ▪ Daniel Timperley
Fernando Oto Balieiro ▪ Fábio Pires Santos**

Dicas e Pérolas

- Os seios esfenoidais possuem um papel crítico na cirurgia da base ventral do crânio devido à sua localização central estratégica e sua estreita ligação com estruturas neurovasculares vitais do sistema nervoso central.
- O acesso ao seio esfenoidal é a primeira etapa na cirurgia endoscópica transesfenoidal da base do crânio, pois o seio esfenoidal fornece acesso e orientação à base ventral do crânio e estruturas neurovasculares.
- Um bom conhecimento da anatomia do seio esfenoidal e das estruturas adjacentes, e uma avaliação pré-operatória detalhada são essenciais antes da cirurgia transesfenoidal da base do crânio.
- A TC é a técnica mais adequada para avaliar pequenos detalhes ósseos e lesões fibro-ósseas. A RM é mais adequada para avaliação de tecidos moles, particularmente na diferenciação de tecido neoplásico ou inflamatório e secreções retidas, e para lesões agressivas e disseminação perineural. As duas modalidades são complementares e utilizadas em conjunto para muitas lesões da base do crânio.
- Estudos angiográficos (ressonância magnética, angio-TC e angiografia convencional) são úteis para avaliação dos sistemas carotídeo interno e vertebrobasilar.
- Uma ampla exposição do esfenoide melhora a visualização e facilita o acesso de dois cirurgiões.

▪ Introdução

Nos últimos anos, a evolução das técnicas de imagem (principalmente tomografia computadorizada [TC], ressonância magnética [RM] e da cirurgia transnasal assistida por endoscopia) contribuiu para o progresso realizado na capacidade de acessar a base do crânio através da cavidade nasal.

Os seios esfenoidais são o ponto inicial para abordagens à base ventral do crânio, fornecendo acesso e orientação a relevantes estruturas neurovasculares.[1] A localização privilegiada e as relações anatômicas na base do crânio possibilitam que uma grande variedade de lesões da base do crânio, tradicionalmente abordadas pela via transcraniana, sejam tratadas pela via transesfenoidal.

Foram desenvolvidas diversas abordagens transnasais da base do crânio. A técnica apropriada depende da natureza, localização anatômica e extensão da lesão, o instrumental disponível, e as habilidades e experiência do cirurgião.

A abordagem transesfenoidal assistida por endoscopia (TAE) é uma técnica comumente utilizada na cirurgia da base do crânio para alcançar o clivo, a região selar e parasselar, o seio cavernoso, e até mesmo o ápice petroso.[2]

▪ Abordagens aos Seios Esfenoidais

O acesso ao seio esfenoidal é a primeia etapa na cirurgia TAE da base do crânio. Múltiplas abordagens endoscópicas foram descritas, incluindo transeptal, transnasal, transetmoidal, transmaxilar/transpterigoide, e transnasal com remoção do septo nasal posterior. Recentemente, Stamm e Pignatari[2] descreveram uma nova abordagem endoscópica transeptal/transnasal sem perfuração do septo nasal posterior e com a utilização de um retalho da mucosa do septo nasal posterior irrigado pela artéria esfenopalatina, que é posteriormente discutida no Capítulo 19. A abordagem utilizada depende da extensão anatômica da patologia, e uma combinação de técnicas frequentemente é utilizada, por exemplo, transnasal em um lado combinada com transetmoidal ou transpterigoide no outro lado. Independente da escolha da abordagem, a reconstrução deve ser considerada neste estágio do procedimento. Se um retalho vascularizado é necessário, o retalho e seu pedículo devem ser preservados, geralmente confeccionando-se o retalho no início do procedimento e armazenando-o na nasofaringe ou no seio maxilar.[3]

Abordagem Transeptal (Fig. 14.2)

Esta é a clássica abordagem neurocirúrgica microscópica; entretanto, também pode ser realizada sob visualização endoscópica. Classicamente, uma incisão septal anterior é realizada; alternativamente, a abordagem pode ser modificada para usar uma incisão septal posterior. Retalhos mucopericondrais/periosteais são elevados, e o septo ósseo posterior removido, preservando a inserção superior da cartilagem quadrangular à lâmina perpendicular do etmoide para prevenir a ocorrência de nariz em sela. Os retalhos são elevados sobre o rostro esfenoidal para identificar os óstios naturais, e o rostro é removido usando um osteótomo, pinças Kerrison ou uma broca.[4] As vantagens desta abordagem são a de ser uma abordagem na linha mediana e que, geralmente, evita perfuração septal. No entanto, a exposição é limitada quando comparada com aquela de

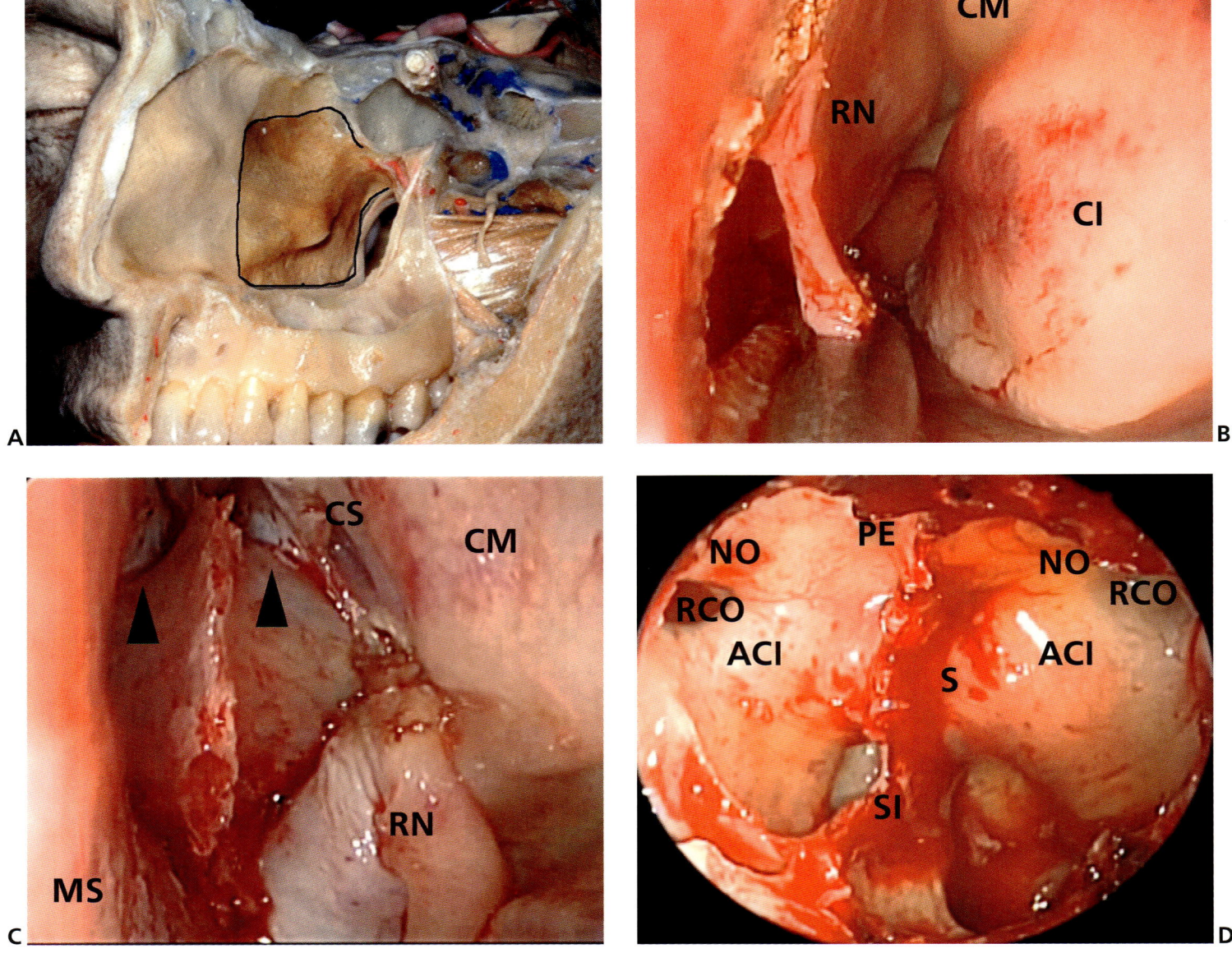

Fig. 14.1 Abordagem transeptal modificada (binasal). (**A**) Uma incisão hemitransfixante é realizada, geralmente no lado direito, e um retalho nasosseptal será desenvolvido no lado contralateral (contornado). (**B**) Após elevação dos retalhos mucopericondral/mucoperiosteal intranasal bilateral e ressecção do septo ósseo posterior, o retalho nasosseptal é confeccionado. Diatermia monopolar é utilizada para iniciar o retalho e as incisões são concluídas, conforme necessário, com tesoura. (**C**) O retalho é posicionado na nasofaringe. O acesso é através da incisão hemitransfixante, no lado direito, e através da cavidade nasal, do lado esquerdo. O rostro esfenoidal e os óstios do seio esfenoidal são expostos (pontas de seta). O seio é aberto da mesma forma que na abordagem transeptal padrão usando um osteótomo, pinças Kerrison ou uma broca. (**D**) Ampla exposição do seio esfenoidal é obtida. ACI: artéria carótida interna; SI: septo intersinusal; CI: corneto inferior; CM: corneto médio; RN: retalho nasosseptal; RCO: recesso carótido-óptico; NO: nervo óptico; PE: plano esfenoidal; S: sela túrcica; MS: mucoperiósteo do septo nasal direito; CS: corneto superior.

outras abordagens, e o acesso é através de uma única narina, limitando severamente a capacidade de usar técnicas bimanuais ou com dois cirurgiões.

Abordagem Transnasal Direta (Fig. 14.3)

O óstio do seio esfenoidal encontra-se medial à inserção do corneto superior. O corneto médio geralmente é lateralizado e a metade inferior do corneto superior removida. Se o acesso é estreito, a porção posterior do corneto médio também é removida. O óstio esfenoidal é identificado e aberto usando uma pinça Kerrison. Acesso bilateral pode ser obtido criando uma janela septal posterior e removendo o rostro esfenoidal.[4] Esta abordagem apresenta a vantagem de ser familiar aos cirurgiões otorrinolaringologistas (ORL) e simples de realizar, fornecendo ampla exposição do esfenoide quando realizada bilateralmente. As principais desvantagens são o potencial para a formação de sinequias nasais e a necessidade de uma perfuração septal posterior.

Abordagem Transetmoidal (Fig. 14.4)

A abordagem transetmoidal envolve a ressecção do seio etmoidal. Em geral, o corneto médio é parcial ou completamente removido, e uma septectomia posterior faci-

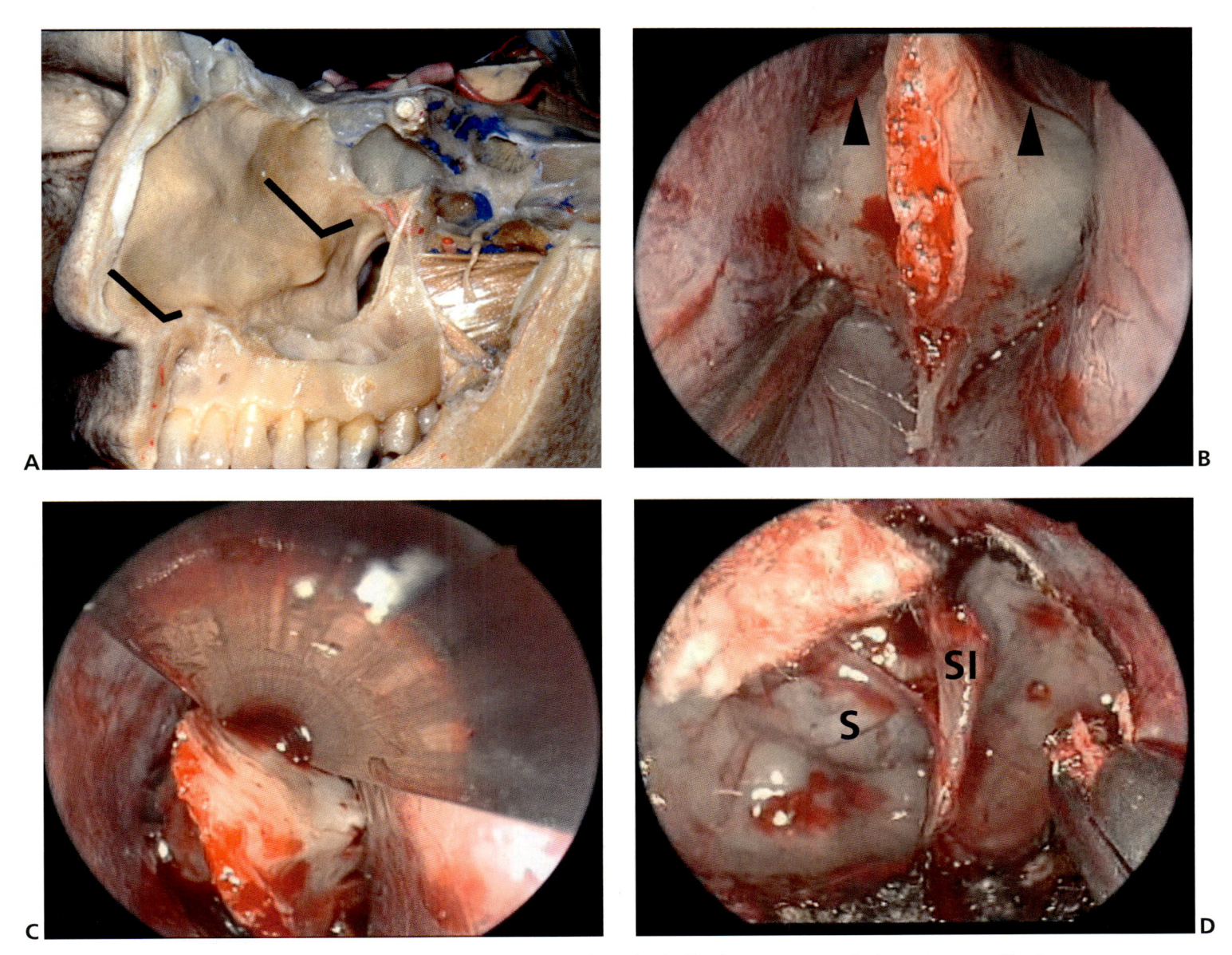

14 Seio Esfenoidal em Cirurgia da Base do Crânio 129

Fig. 14.2 Abordagem transeptal. (**A**) Tradicionalmente, uma incisão septal anterior é utilizada; no entanto, a técnica pode ser modificada para usar uma incisão posterior. (**B**) Retalhos mucopericondrais/mucoperiosteais bilaterais foram elevados e o septo ósseo posterior removido para expor o rostro esfenoidal. Os retalhos são elevados para identificar os óstios do seio esfenoidal *(pontas de seta)*. (**C**) Incisões ósseas são realizadas usando o osteótomo. Incisões verticais são feitas a partir dos óstios naturais dos seios esfenoidais até o arco coanal. Em seguida, as incisões verticais são unidas inferior e superiormente entre o óstios. (**D**) Após remoção do rostro esfenoidal, a sela é visível. A abertura pode ser ampliada usando uma pinça Kerrison. SI: septo intersinusal; S: sela túrcica.

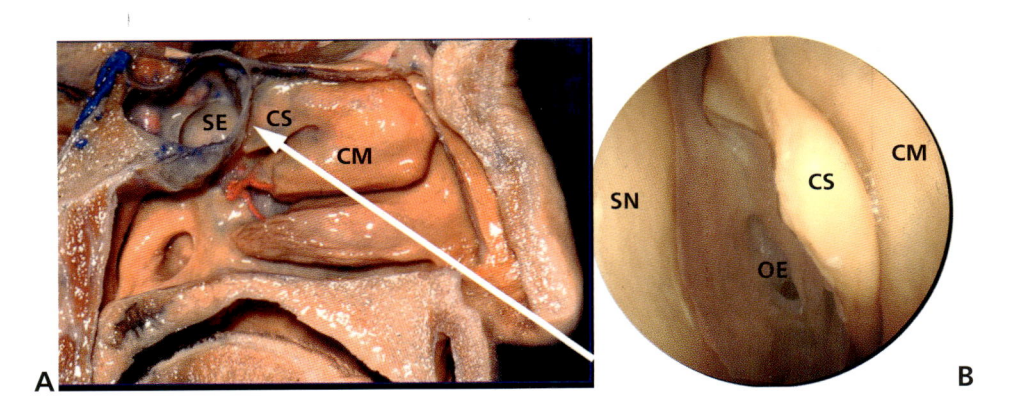

Fig. 14.3 Abordagem transnasal direta (lado esquerdo). O corneto superior é lateralizado ou parcialmente ressecado para revelar o óstio esfenoidal medial e posterior ao corneto superior (ou supremo). (**A**) Dissecção cadavérica da cavidade nasal esquerda demonstra o trajeto da abordagem transnasal direta *(seta)*. (**B**) O corneto superior foi lateralizado para revelar o óstio do seio esfenoidal esquerdo. CM: corneto médio; SN: septo nasal; OE: óstio do seio esfenoidal; SE: seio esfenoidal; CS: corneto superior.

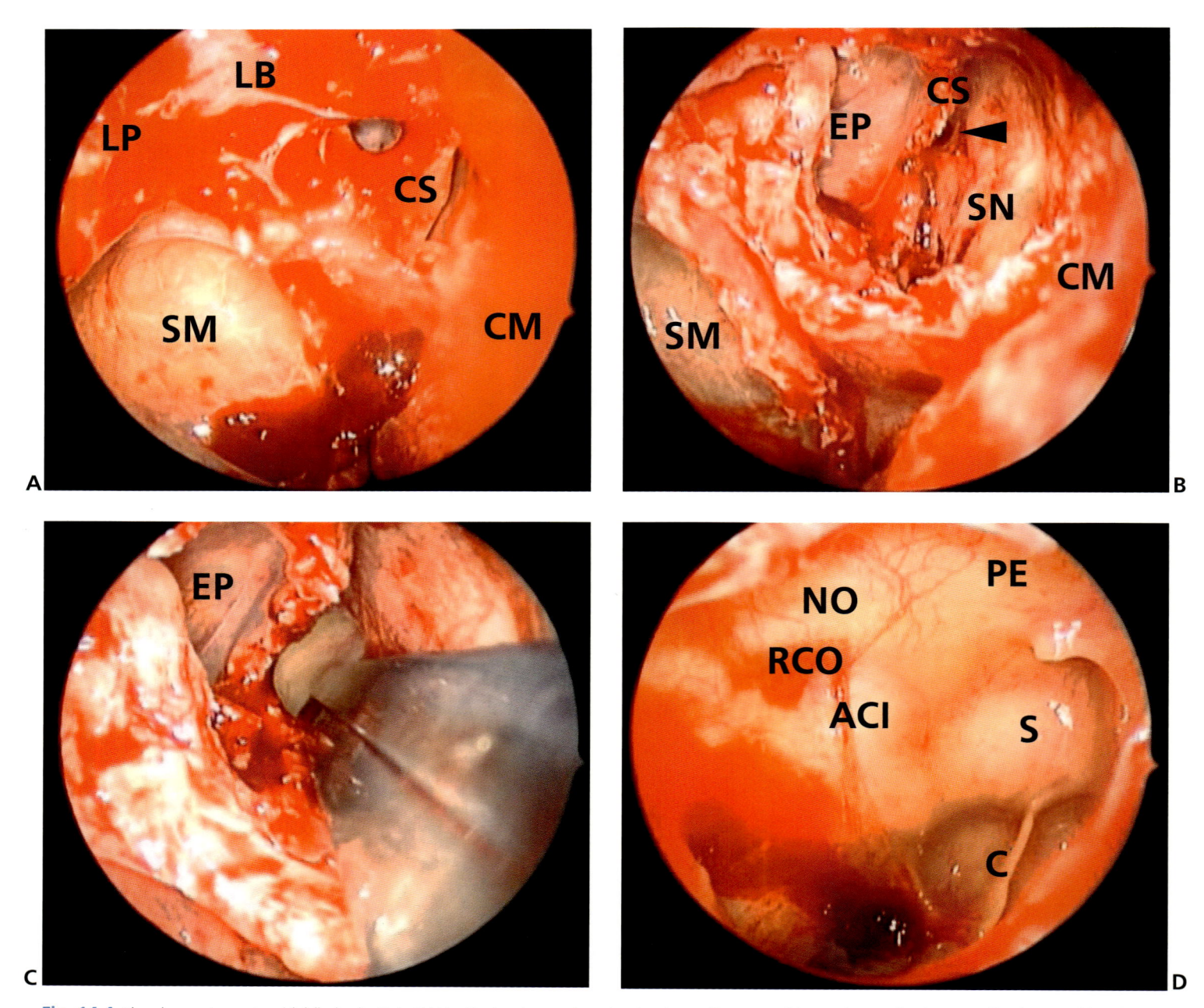

Fig. 14.4 Abordagem transetmoidal (lado direito). (**A**) Uncifectomia, ampla antrostomia maxilar e etmoidectomia anterior foram realizadas com identificação da lâmina papirácea, assoalho orbital e parede posterior do seio maxilar. A lamela basal do corneto médio foi aberta, revelando o corneto superior. (**B**) Ressecção da parte inferior do corneto superior revela o óstio esfenoidal *(ponta de seta)* posicionado medial à sua inserção. (**C**) O óstio esfenoidal é aberto usando uma pinça Kerrison. (**D**) Amplo acesso ao esfenoide é obtido. LB: lamela basal do corneto médio (cortado); C: clivo; ACI: artéria carótida interna; LP: lâmina papirácea; SM: seio maxilar (parede posterior); CM: corneto médio; SN: septo nasal; RCO: recesso carótido-óptico; NO: nervo óptico; EP: etmoide posterior; PE: plano esfenoidal; S: sela túrcica; CS: corneto superior.

lita o acesso binasal. Uncifectomia, antrostomia maxilar e remoção da bula etmoidal possibilitam a identificação do assoalho orbital, da lâmina papirácea e da parede posterior do seio maxilar. A lamela do corneto médio é aberta e o corneto superior identificado. Ressecção da metade inferior do corneto superior revela o óstio esfenoidal posicionado medial à sua inserção. O óstio pode, então, ser amplamente aberto e a base do crânio identificada. As células etmoidais restantes são removidas conforme necessário.[4] A vantagem desta abordagem é a criação de uma grande cavidade, facilitando o movimento dos instrumentos e melhorando o acesso lateral. Esta abordagem é tecnicamente mais complexa e demorada do que as abordagens transeptal e transnasal, embora devesse ser familiar aos cirurgiões otorrinolaringologistas. Desde que a mucosa não tenha sido removida, a cicatrização geralmente é rápida, com mínimo encrostamento ou risco de formação de aderências.

Abordagem Transpterigoide (Fig. 14.5)

A abordagem transpterigoide é utilizada em conjunto com uma abordagem transetmoidal para ganhar acesso ao recesso esfenoidal lateral, seio cavernoso, cavo de Meckel e ápice petroso. Uma ampla antrostomia maxilar é realizada, abrindo o seio maxilar desde o óstio natural até a parede posterior, e desde o assoalho orbital até o corneto inferior ou o assoalho nasal (como uma maxilectomia medial modificada). Em seguida, o mucoperiósteo é elevado a partir da lâmina vertical do osso palatino para identificar o forame esfenopalatino posicionado atrás da crista etmoidal. A extremidade distal de uma pinça Kerrison de 2 mm pode ser introduzida no forame, empurrando o periósteo posteriormente, e o osso é então removido. Alternativamente, a parede maxilar posterior pode ser aberta diretamente usando uma broca ou cureta, e a abertura é ampliada em um plano subperiosteal usando a pinça Kerrison. A artéria maxilar e seus ramos são deslocados ou ligados e divididos para ganhar acesso ao processo pterigóideo, no qual é então removido, conforme necessário, com pinças ou uma broca.[5] Quando possível, cuidado é tomado para preservar o nervo maxilar, o nervo vidiano, e o gânglio pterigopalatino e seus ramos. O nervo vidiano é uma referência útil para o forame lacerado e a porção petrosa da artéria carótida, e seu trajeto pode ser acompanhado posteriormente.

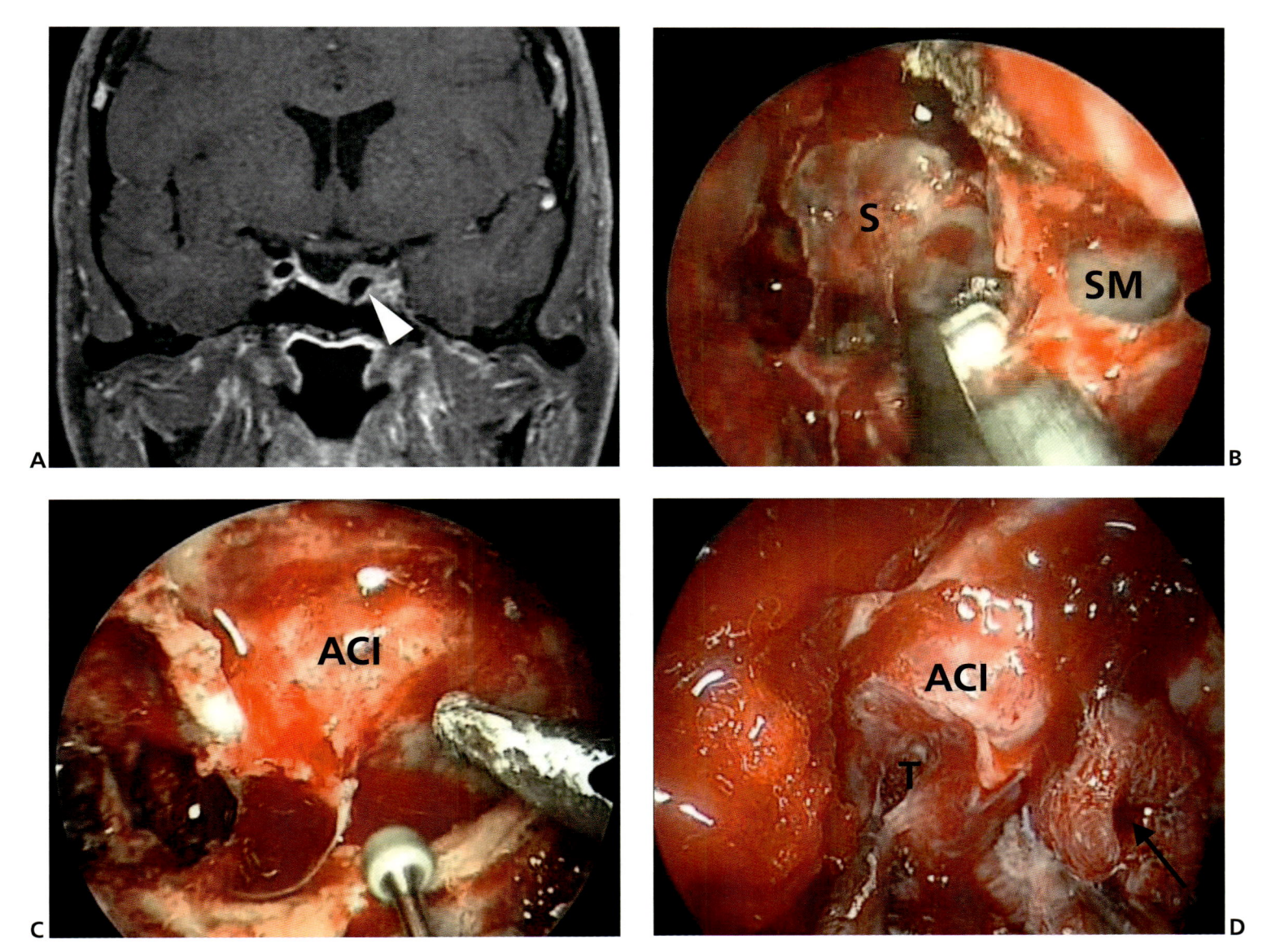

Fig. 14.5 Abordagem transpterigoide (lado esquerdo). (**A**) Ressonância magnética (RM) coronal demonstra um tumor selar circundando a artéria carótida interna esquerda *(ponta de seta)*. Uma sela vazia também é observada. (**B**) A parede posterior do seio maxilar é removida usando a pinça Kerrison, iniciando no forame esfenopalatino. (**C**) O processo pterigóideo é parcialmente removido usando a broca. (**D**) Acesso ao seio cavernoso, tanto medial como lateral à artéria carótida interna, é obtido. ACI: artérica carótida interna; SM: seio maxilar; S: sela túrcica; T: tumor invadindo a ACI posteriormente.

Abordagem Transeptal Modificada (Binasal) (Fig. 14.1)

A abordagem binasal é inicialmente realizada como uma abordagem transeptal. Após elevação dos retalhos mucopericondrais/mucoperiosteais e remoção do septo nasal posterior, um retalho nasosseptal é desenvolvido no lado contralateral à incisão septal e posicionado na nasofaringe. Portanto, o acesso é obtido pela incisão septal em um lado (geralmente o direito) e pela cavidade nasal no outro lado. Esta abordagem possui a vantagem de fornecer um excelente acesso bilateral, evitando perfuração septal e incluindo a confecção de rotina de um retalho nasosseptal vascularizado.[2] A abordagem binasal é discutida no Capítulo 25.

A característica comum destas abordagens é a entrada no seio esfenoidal para acesso da base do crânio. Independente da abordagem utilizada, a face anterior do esfenoide deve ser amplamente aberta para facilitar acesso com o endoscópio e até três instrumentos simultaneamente. A visualização panorâmica das referências cirúrgicas ajuda na orientação durante o procedimento cirúrgico, e amplas aberturas permitem que dois cirurgiões operem simultaneamente, sem cruzamento dos instrumentos.[6] Em contraste, pequenas aberturas limitam a visualização e a capacidade de usar uma técnica com dois cirurgiões, encorajando o uso de curetas e técnicas de curetagem às cegas, em vez de uma dissecção capsular com intrumentos cortantes, e limitam a capacidade de controlar o sangramento.

■ Anatomia

Um conhecimento abrangente da anatomia do seio esfenoidal e estruturas adjacentes é essencial antes para a realização da cirurgia TAE da base do crânio.

O osso esfenoide está localizado na base do crânio, anterior aos ossos occipital e temporal e posterior aos seios etmoidais. Os seios esfenoidais (esfenoide), contidos no corpo do osso esfenoide, são extremamente variáveis em tamanho e forma e em sua relação com a sela.

O grau de pneumatização é altamente variável e pode ser classificado como pós-selar, pré-selar ou conchal. Os seios pós-selares são bem pneumatizados, com abaulamento do assoalho selar para o interior do seio. Nos seios pré-selares, a pneumatização não ultrapassa a lâmina perpendicular do tubérculo selar. No tipo conchal, o seio esfenoidal não é pneumatizado e a área abaixo da sela é um bloco ósseo sólido.[7]

Os seios esfenoidais geralmente são divididos por um ou mais septos verticais, que são frequentemente assimétricos. Ocasionalmente, os septos parassagitais menores (septos acessórios) estão inseridos na protuberância óssea sobre o nervo óptico ou a artéria carótida interna (7% e 40%, respectivamente),[7] necessitando cautela durante remoção para evitar lesão à artéria carótida interna (ACI).

Em alguns pacientes, pode ocorrer pneumatização das células etmoidais posteriores sobre o seio esfenoidal, formando uma variação anatômica conhecida como célula de Onodi. Esta variante deve ser identificada na TC pré-operatória, pois o nervo óptico, e até mesmo a ACI, podem passar pela célula de Onodi (**Fig. 14.6**).[7-9]

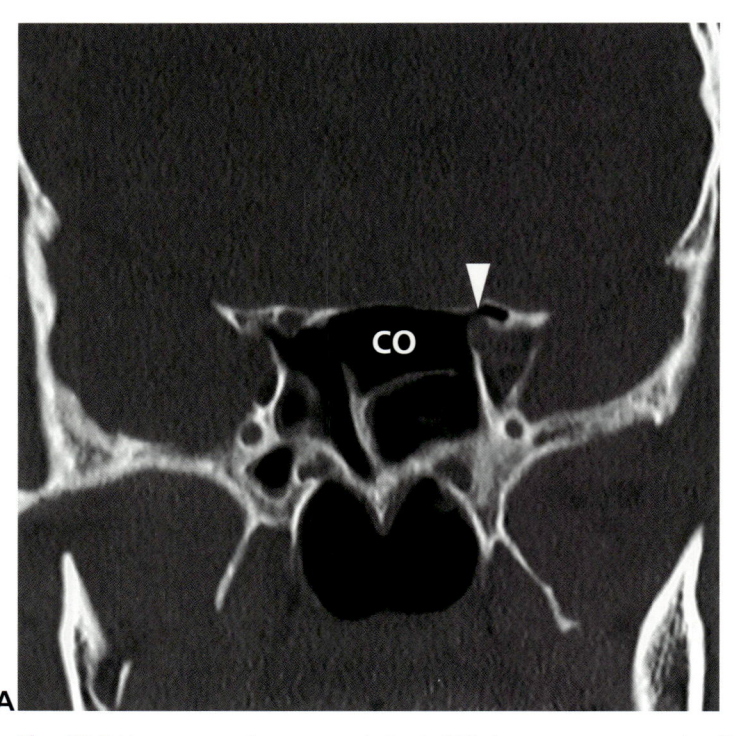

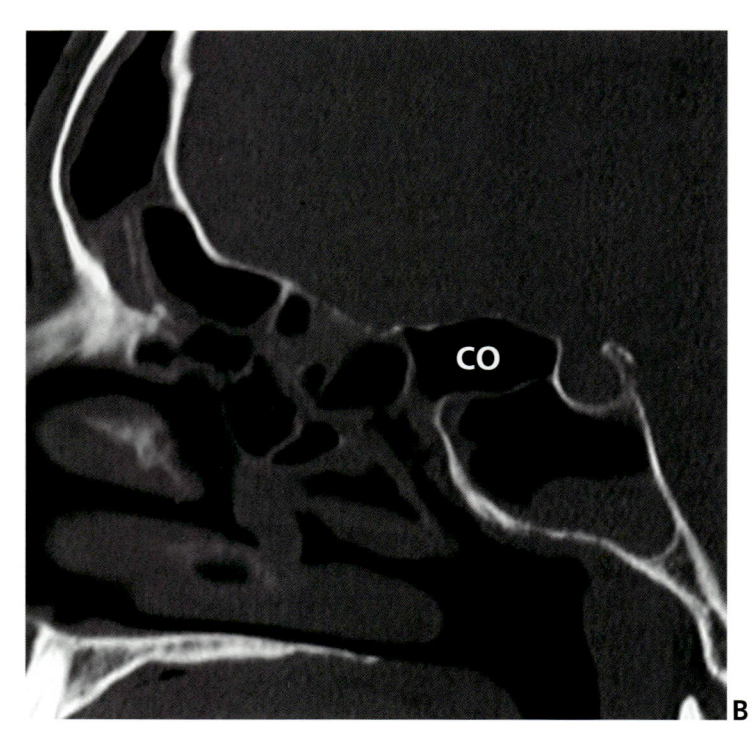

Fig. 14.6 Uma tomografia computadorizada (TC) demonstra uma grande célula de Onodi (CO). (**A**) Imagem coronal. O nervo óptico esquerdo encontra-se no interior da célula de Onodi e há uma deiscência óssea *(ponta de seta)*. (**B**) Imagem sagital exibindo a célula de Onodi estendendo-se acima do seio esfenoidal.

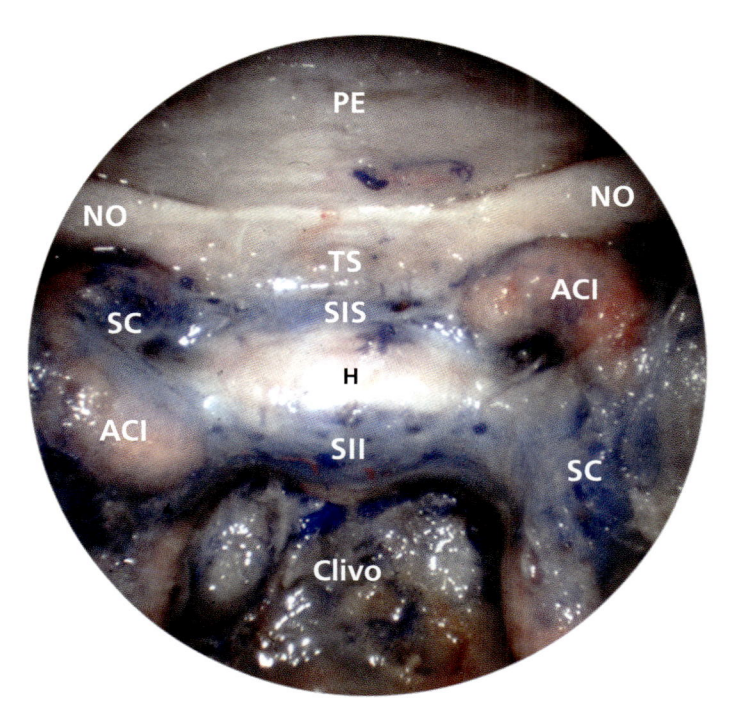

Fig. 14.7 Visão endoscópica da dissecção do seio esfenoidal. SC: seio cavernoso; ACI: artéria carótida interna; SII: seio intercavernoso inferior; NO: dura-máter recobrindo o nervo óptico; H: hipófise; PE: plano esfenoidal; SIS: seio intercavernoso superior; TS: tubérculo selar.

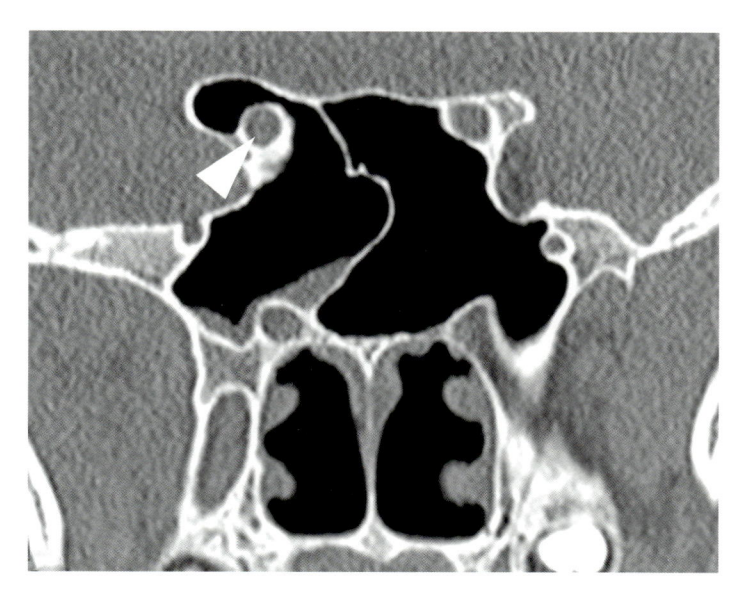

Fig. 14.8 TC coronal demonstra o canal óptico (ponta de seta) parcialmente circundado pelo seio esfenoidal.

A superfície anterior do seio contém seu óstio natural, localizado no recesso esfenoetmoidal, medial aos cornetos nasais superiores ou supremos. O óstio esfenoidal natural varia de 1 a 4 mm em tamanho e se encontra cerca de 15 mm acima da margem superior da coana.[8]

Em um seio esfenoidal bem desenvolvido, visualizando-se por uma abordagem TAE, sua parede lateral é a parede medial do seio cavernoso. O seio cavernoso é formado pelos folhetos durais e está localizado imediatamente lateral à sela no espaço parasselar. O seio cavernoso contém a artéria carótida interna e os nervos cranianos III, IV, V_1 e, mais medialmente, VI. Os seios cavernosos pareados são unidos pelos seios intercavernosos (superior e inferior), formando o seio venoso circular (**Fig. 14.7**). Lateralmente, posteroinferiormente e adjacente à face inferior do seio cavernoso, encontra-se o cavo de Meckel, com o gânglio trigeminal na superfície superior do ápice petroso.[10]

A porção intracavernosa da ACI é a estrutura mais medial no seio cavernoso, podendo produzir um abaulamento ósseo serpiginoso denominado proeminência carotídea. A proeminência carotídea é dividida nos segmentos pré-selar, infrasselar e retrosselar.[11]

Geralmente, o canal óptico é parcialmente envolto pelo seio esfenoidal (**Fig. 14.8**) e cria um abaulamento ósseo na porção anterossuperior de sua parede lateral. A depressão óssea entre o canal óptico e o segmento pré-selar da proeminência carotídea é chamado de recesso carótido-óptico, que varia em profundidade e representa a pneumatização do processo clinoide anterior (**Fig. 14.9**).[10]

A parede óssea do seio esfenoidal lateral sobre a ACI e o nervo óptico geralmente é muito fina e pode estar ausente em algumas áreas. Embora Lang[8] tenha observado que o canal do nervo óptico era deiscente em 6% dos casos, Seibert[12] constatou que 57% dos nervos ópticos avançam para o interior do seio esfenoidal e 1% não possuía canal ósseo. Seibert também observou que a porção horizontal da artéria carótida intracavernosa se estendia, proeminentemente, para o seio esfenoidal em 67% dos casos e seu revestimento ósseo era deiscente em 6%. Em seu estudo, o nervo maxilar era proeminente no seio esfenoidal em 48% das amostras, e

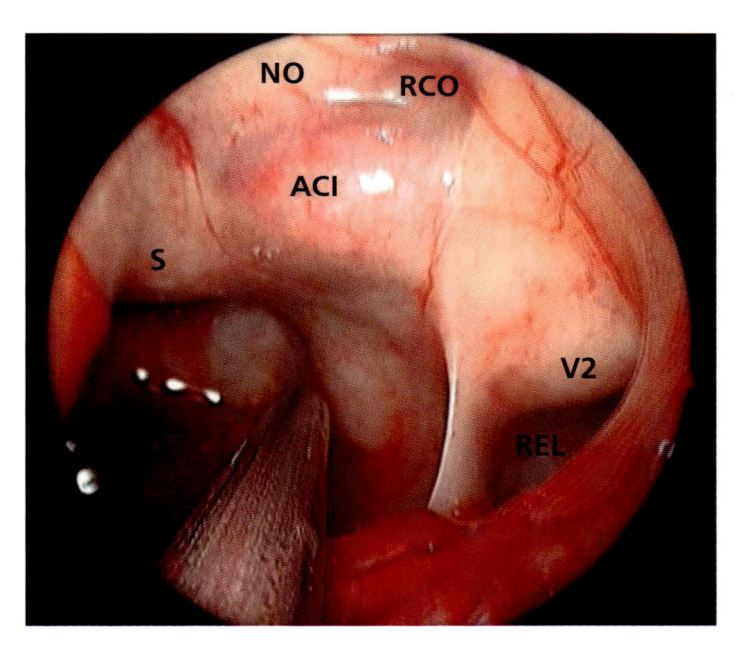

Fig. 14.9 Visão intraoperatória do seio esfenoidal esquerdo demonstra as relações entre a artéria carótida interna e os nervos óptico e maxilar. ACI: artéria carótida interna; REL: recesso esfenoidal lateral; RCO: recesso carótido-óptico; NO: nervo óptico; S: sela; V2: nervo maxilar.

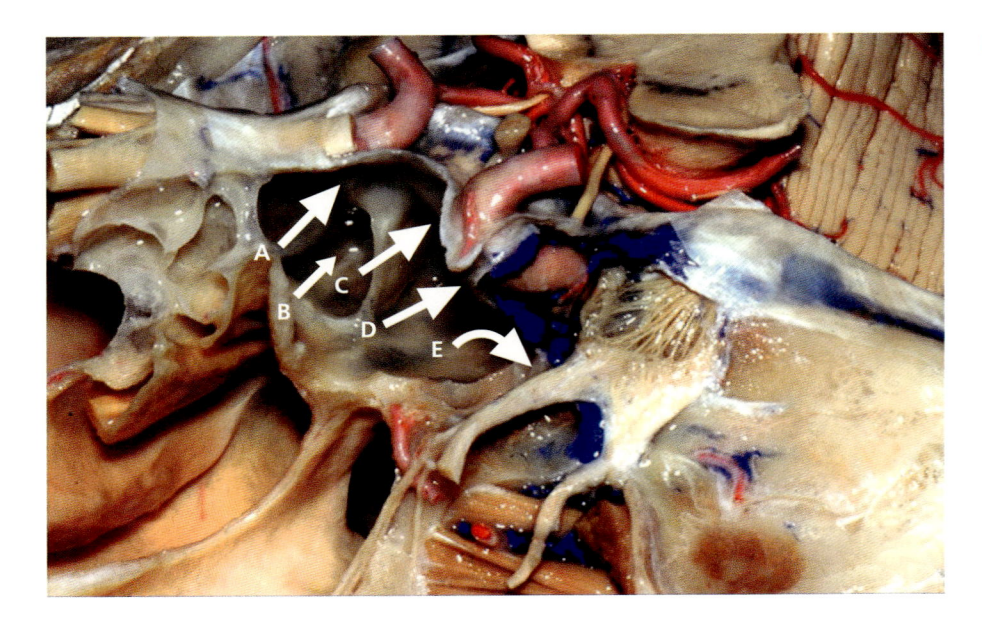

Fig. 14.10 Dissecção cadavérica (visão oblíqua) ilustrando as abordagens transesfenoidais:
A: transplano; B: seio cavernoso; C: selar; D: transclival; E: ápice petroso (posterior à artéria carótida interna).

deiscente em 5% e o nervo pterigóideo (vidiano) era proeminente em 18% dos casos (**Fig. 14.9**).

O teto do seio esfenoidal é o plano esfenoidal, e a junção do teto com a fossa hipofisária possui uma indentação conhecida como tubérculo selar. Imediatamente abaixo do tubérculo selar, onde elas são mais próximas uma da outra, a distância média entre as artérias carótidas internas esquerda e direita é de 13,9 mm (variando de 10 a 17 mm). Na parede anterior da sela, as artérias carótidas são separadas por 20 mm (variando de 13 a 26,5 mm), e na região do clivo a distância entre elas é de 17,4 mm (variando de 10,5 a 26,5 mm).[11]

A sela túrcica contém os lobos anterior e posterior da hipófise e a porção distal da haste hipofisária. É recoberto por uma reflexão da dura-máter, o diafragma selar, no qual se liga aos processos clinoides e possui uma pequena deiscência, facilitando a transmissão do infundíbulo hipofisário e sua aracnoide adjacente.

O terço superior do clivo está ao nível do seio esfenoidal e é formado pela porção posterior do corpo esfenoidal, incluindo o dorso da sela (basisfenoide) e a parte basilar do osso occipital (basioccipital).[4]

A descrição acima indica que o seio esfenoidal fornece acesso a múltiplas áreas: posteriormente ao clivo e fossa posterior, posterossuperiormente à sela, superiormente às estruturas suprasselares, e lateralmente ao seio cavernoso, gânglio trigeminal e ápice petroso (**Fig. 14.10**). Portanto, o seio esfenoidal pode ser considerado a porta de entrada para estas áreas, e a capacidade de obter adequada exposição do seio é fundamental para a cirurgia endoscópica da base do crânio.

■ Indicações

A cirurgia transesfenoidal assistida por endoscopia da base do crânio é indicada para tumores hipofisários, mucoceles esfenoidais, meningoenceloceles, lesões na região do clivo, meningiomas, granulomas de colesterol do ápice petroso, descompressão do nervo óptico, patologias na junção craniocervical e doença dos seios cavernosos, entre outros.

■ Contraindicações

As abordagens transesfenoidais assistidas por endoscopia (atualmente) podem não ser adequadas para grandes lesões com extensão suprasselar anterior ou grande extensão lateral para o interior do seio cavernoso, seios esfenoidais do tipo conchal e grandes lesões retroclivais.

■ Exames Diagnósticos

Uma avaliação radiográfica e exame endoscópico pré-operatório extenso e detalhado dos seios esfenoidais, da anatomia da base do crânio e suas fronteiras é essencial para o planejamento do trajeto transesfenoidal e orientação intraoperatória. A TC e a RM fornecem informações complementares.

A avaliação radiológica deve incluir reconstruções coronais, axiais e sagitais dos cortes de TC dos seios e base do crânio como partes essenciais da avaliação de todas as lesões da base do crânio. A TC possibilita a avaliação de informações anatômicas críticas, como a presença e a extensão de erosão da base do crânio; integridade e grau de aeração dos seios esfenoidais; localização e presença de septos intersinusais; posição da ACI, nervos ópticos e seios cavernosos; e a presença de uma célula de Onodi. Quando utilizada em conjunto com um sistema de neuronavegação, a TC também pode facilitar a reconstrução tridimensional da região da base do crânio do paciente durante a cirurgia.[4] A TC é mais adequada na avaliação de detalhes ósseos discretos e avaliação de lesões fibro-ósseas.[13]

A imagem por ressonância magnética é importante para demonstrar a morfologia dos tecidos moles e a presença de fluido, porém, não é útil na avaliação da arquitetura óssea. A RM é mais adequada para distinguir tecido neoplásico ou inflamatório e secreções retidas e para clarificar o diagnóstico de uma malformação da base do crânio, como uma meningoencefalocele. Lesões agressivas e disseminação perineural são melhor visualizadas com a RM, que também é valiosa em pacientes que possuam erosão da parede esfenoidal lateral.[4,13] RM e TC fornecem informações complementares e são utilizadas em conjunto na avaliação de muitas lesões da base do crânio.

A angio-RM avalia a estrutura das artérias de médio e grande calibre e deveria ser considerada para visualização da relação entre as artérias basilar e ACI em pacientes com erosão das paredes esfenoidais lateral e posterior.

A angio-TC fornece simultânea visualização das estruturas ósseas e vasculares e é especialmente útil na avaliação dos sistemas carotídeo interno e vertebrobasilar. As estruturas venosas de particular interesse cirúrgico são o seio cavernoso, os seios intercavernosos inferior e superior e o plexo venoso basilar. Esta tecnologia é particularmente útil em procedimentos envolvendo as regiões paraesfenoidais e da base anterior do crânio.[4]

A angiografia convencional fornece informações essenciais em uma lesão envolvendo, invadindo ou deslocando a ACI, particularmente quando a abordagem transnasal transesfenoidal é contemplada. Embora não seja rotineiramente realizada, também é útil para verificar a integridade funcional do polígono de Willis e determinar a extensão de uma oclusão ou estreitameto da artéria carótida.[4]

■ Conclusão

Os seios esfenoidais possuem um papel crítico na cirurgia da base ventral do crânio em decorrência de sua localização central estratégica e de sua estreita ligação com estruturas neurovasculares vitais do sistema nervoso central.

Portanto, um total conhecimento da anatomia complexa, combinado com imagens pré-operatórias, possibilita o reconhecimento das referências anatômicas e variaçãos anatômicas, que são essenciais ao planejamento cirúrgico e para evitar complicações intraoperatórias. Além disso, treinamento e experiência em cirurgia endoscópica são vitais para um resultado bem-sucedido.

Referências

1. Zanation AM, Snyderman CH, Carrau RL *et al.* Endoscopic endonasal surgery for petrous apex lesions. *Laryngoscope* 2009;119:19-25.
2. Stamm AC, Pignatari S, Vellutini E *et al.* A novel approach allowing binostril work to the sphenoid sinus. *Otolaryngol Head Neck Surg* 2008;138:531-32.
3. Harvey RJ, Nogueira Jr JF, Schlosser RJ *et al.* Closure of large skull base defects after endoscopic transnasal craniotomy. Clinical article. *J Neurosurg* 2009;111:371-79.
4. Stamm AC, Pignatari SS, Vellutini E. Transnasal endoscopic surgical approaches to the clivus. *Otolaryngol Clin North Am* 2006;39:639-56, xi.
5. Bolger WE, Osenbach R. Endoscopic transpterygoid approach to the lateral sphenoid recess. *Ear Nose Throat J* 1999;78:36-42.
6. Stamm AC, Vellutini E, Harvey RJ *et al.* Endoscopic transnasal craniotomy and the resection of craniopharyngioma. *Laryngoscope* 2008;118:1142-48.
7. Sethi DS, Stanley RE, Pillay PK. Endoscopic anatomy of the sphenoid sinus and sella turcica. *J Laryngol Otol* 1995;109:951-55.
8. Lang J. *Clinical anatomy of the nose, nasal cavity, and paranasal sinuses*. Stuttgart, New York: Thieme Medical, 1989.
9. Elwany S, Elsaeid I, Thabet H. Endoscopic anatomy of the sphenoid sinus. *J Laryngol Otol* 1999;113:122-26.
10. Stamm AC. Transnasal endoscopy-assisted skull base surgery. *Ann Otol Rhinol Laryngol Suppl* 2006;196:45-53.
11. Fujii K, Chambers SM, Rhoton Jr AL. Neurovascular relationships of the sphenoid sinus. A microsurgical study. *J Neurosurg* 1979;50:31-39.
12. Seibert DR. *Estudo anatômico de seios esfenoidais em brasileiros adultos*. Thesis presented at the Universiy of Sao Paulo, Sao Paulo, Brazil, 1992.
13. Branstetter BF IV, Weissman JL. Role of MR and CT in the paranasal sinuses. *Otolaryngol Clin North Am* 2005;38:1279-99, x.

IV Dicas e Pérolas em Cirurgia Orbitária e do Nervo Óptico

15 Anatomia da Órbita e Estruturas Correlatas

Helder Tedeschi ▪ Albert L. Rhoton, Jr.

Dicas e Pérolas

- Efetue uma investigação radiológica pré-operatória minuciosa das paredes orbitárias, uma vez que uma espessura óssea excessiva pode impedir a via de acesso cirúrgica escolhida.
- Acessar lesões intraconais por via endonasal exige manipulação dos músculos extraoculares. Os ramos nervosos que suprem os músculos oculomotores correm na superfície medial dos músculos. Assim, procure evitar afastamento excessivo dos músculos extraoculares a fim de evitar paresia muscular inadvertida.
- A gordura orbitária é dividida em compartimentos distintos por septos de tecido conectivo. Embora seja difícil preservar a integridade da gordura, procure dissecar em torno destes septos de tecido conectivo.
- O conteúdo de gordura da órbita quase sempre diminui à medida que se aproxima da região intraconal do ápice, no entanto, o espaço também fica mais apertado.
- Dedique especial atenção à artéria central da retina ao operar lesões mais posteriores e mediais, uma vez que quase sempre a artéria origina-se no aspecto ventral do nervo óptico e a seguir corre embaixo da sua superfície inferior antes de penetrá-lo a uma curta distância do ápice orbitário.

■ Introdução

A endoscopia inaugurou uma nova era no tratamento das lesões localizadas na base do crânio. O conceito de cirurgia minimamente invasiva foi ampliado pelo uso do endoscópio, e muitas das chamadas áreas cirurgicamente inacessíveis podem, agora, ser atingidas com segurança, com morbidade consideravelmente mais baixa. Novas técnicas de reconstrução também diminuíram substancialmente as complicações cirúrgicas. Estando em estreita proximidade ao nariz e aos seios paranasais, o canal óptico e as paredes medial e inferior da órbita podem ser cirurgicamente acessadas com a ajuda do endoscópio cirúrgico.

Este capítulo descreve de maneira abrangente a anatomia microcirúrgica do conteúdo orbitário, importante para as várias vias de acesso cirúrgicas dirigidas para a órbita.

■ Anatomia da Órbita

A órbita é um grupo complexamente organizado de estruturas neurais, vasculares, musculares, ligamentares e ósseas, que se abre para a face e o mundo exterior para coletar e fornecer informação visual binocular ao cérebro.

Quase todos os ossos que formam a base anterior e média do crânio contribuem para a formação das paredes das órbitas. A órbita se comunica, posteriormente, com as fossas cranianas anterior e média e, inferiormente, com a fossa pterigopalatina e infratemporal. Os nervos e vasos que entram e saem da órbita passam pelo canal óptico e fissura orbitária superior, que são parcialmente circundados por um tendão anular, a partir do qual se originam os músculos retos.

O fato de que muitas das estruturas neurais e vasculares que entram na órbita passam através não apenas de um canal ósseo, mas também pelo tendão anular cria uma complexidade adicional ao se considerarem vias de acesso à órbita, e especialmente aquelas que envolvem o ápice orbitário. A órbita pode ser acessada por cirurgia, anteriormente, através da face e conjuntivas, ou através de qualquer uma das suas paredes, intracranialmente. As vias de acesso neurocirúrgicas mais comuns são dirigidas através das paredes superior e lateral para lesões localizadas profundamente na órbita, perto do ápice ou envolvendo o canal óptico, fissura orbitária superior e áreas adjacentes.[1-3] Vias de acesso endoscópicas são um tanto restritas às estruturas da órbita que são relacionadas com os seios paranasais, que incluem o canal óptico e as paredes medial e inferior da órbita.

■ Relações Ósseas

As paredes da órbita são formadas por sete ossos: frontal, zigomático, esfenoide, lacrimal, etmoide e palatino da maxila (**Fig. 15.1**). A margem superior da abertura orbitária é formada pelo osso frontal, que é fenestrado ou é o local de um ou vários pequenos forames que transmitem os nervos e vasos supraorbitário e supratroclear. A margem lateral da abertura orbitária é formada pelo processo frontal do osso zigomático, exceto a parte superior, que é formada pelo processo zigomático do osso frontal. A margem inferior da abertura orbitária é formada, lateralmente, pelo osso zigomático e, medialmente, pela maxila. A parte superior da margem medial é formada pelo osso frontal, e a parte inferior é formada pelo processo frontal da maxila. A parte medial da margem superior contém o seio frontal. A parte anterior do teto da órbita é formada pela lâmina orbitária do osso frontal, e a parte posterior é formada pela asa me-

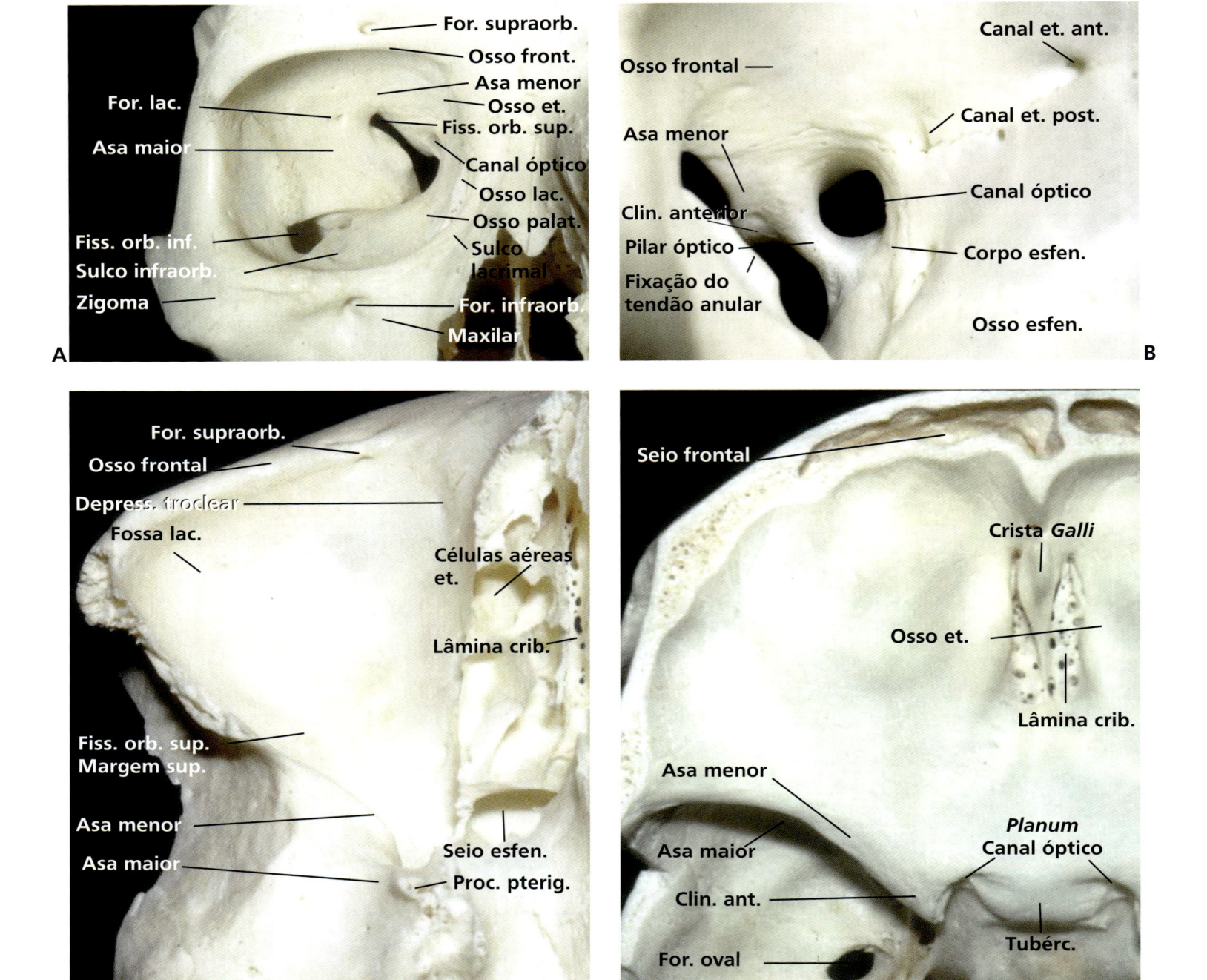

Fig. 15.1 Relações ósseas da órbita. (**A**) Vista anterior da órbita direita. (**B**) Aspecto anterior do canal óptico direito. (**C**) Teto da órbita direita visto de baixo. (**D**) Aspecto superior do assoalho das fossas cranianas anteriores que formam o teto de ambas as órbitas.

nor do osso esfenoide, a qual também forma a crista esfenoidal (**Figs. 15.1** e **15.2**). Os ossos esfenoide e etmoide situam-se interpostos entre os tetos orbitários. O osso etmoide é o local da lâmina cribriforme da crista *Galli* que se projeta para cima, na qual a foice está inserida. Anteriormente, o osso frontal divide-se em duas lâminas, que encerram os seios frontais. A fossa lacrimal, a depressão na qual repousa a glândula lacrimal, é localizada abaixo da parte anterolateral do teto.

Outra pequena depressão na parte anteromedial do teto, a fossa troclear, serve como a fixação da tróclea do músculo oblíquo superior. O assoalho da órbita é formado pela lâmina orbitária da maxila, superfície orbitária do osso zigomático, e pelo processo orbitário do osso palatino. O assoalho orbitário, que é muito fino, forma o teto do seio maxilar. O assoalho é contínuo com a parede medial, exceto na parte mais anterior, onde o assoalho é perfurado pelo canal nasolacrimal. A parte anterior do assoalho é contínua com a parede lateral, mas, posteriormente, o assoalho e a parede lateral são separados pela fissura orbitária inferior. O sulco infraorbitário, que transmite o ramo infraorbitário do nervo maxilar, dirige-se para frente, para

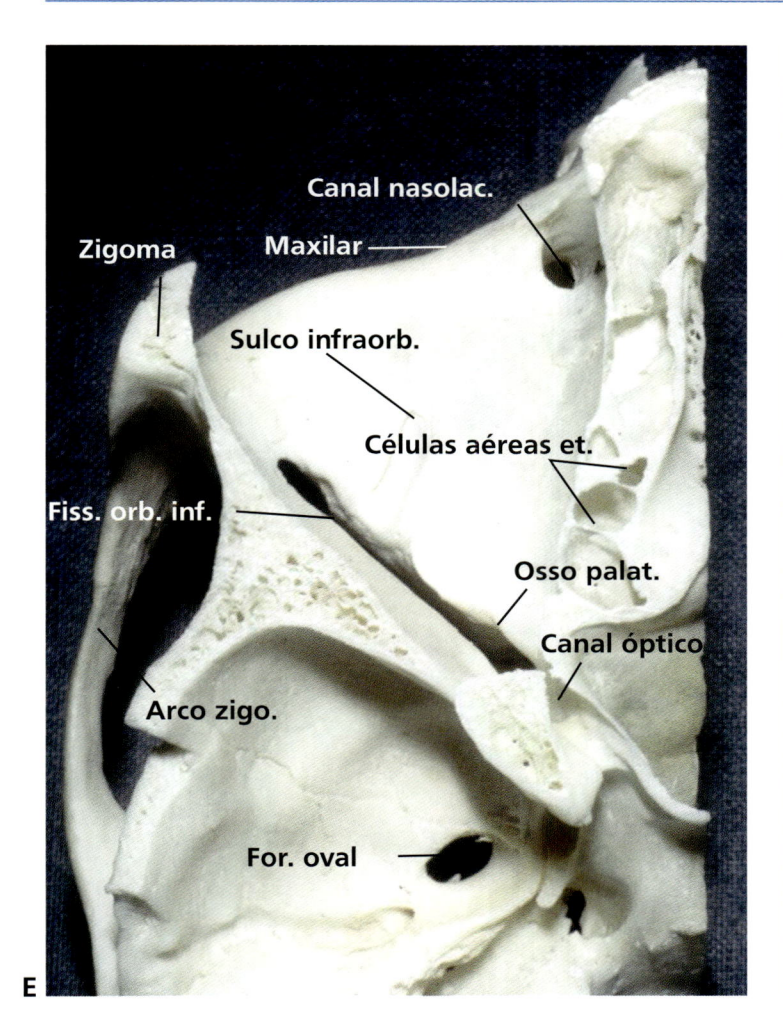

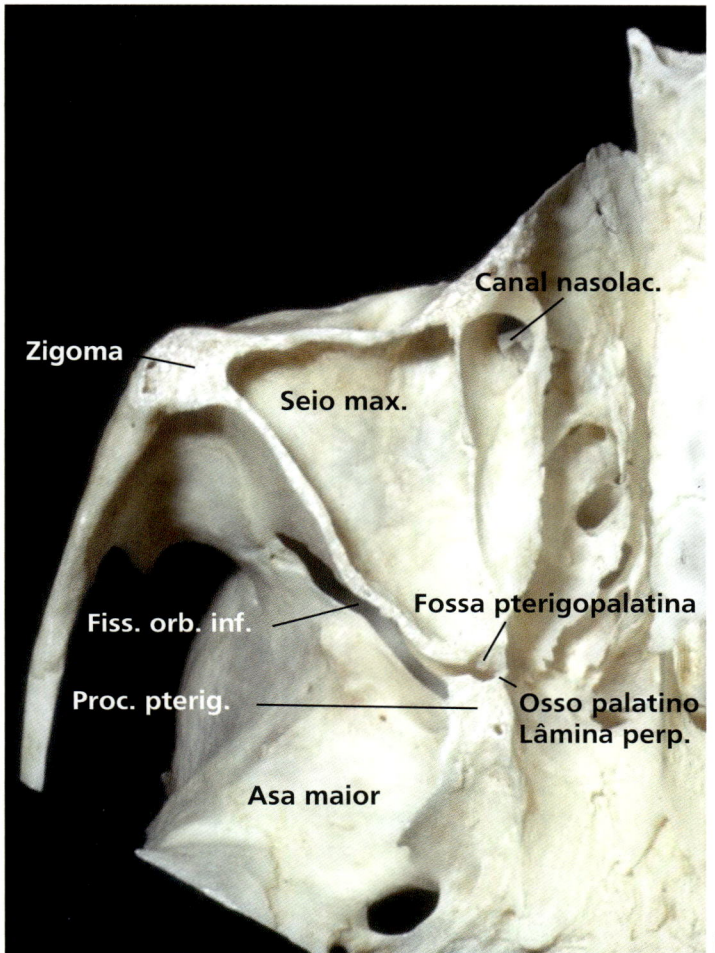

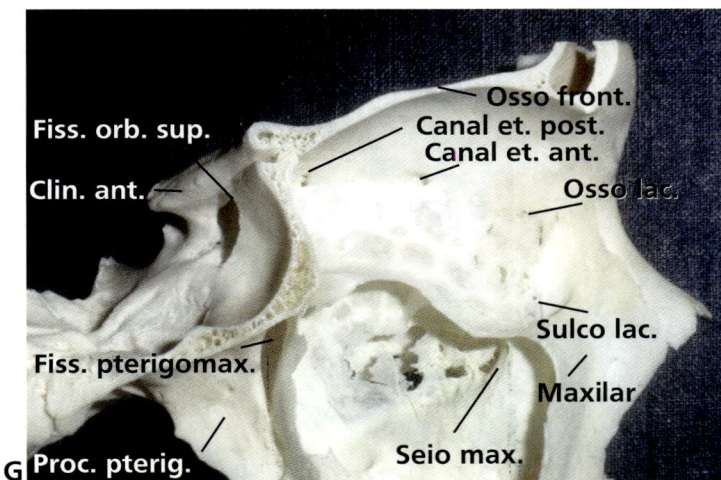

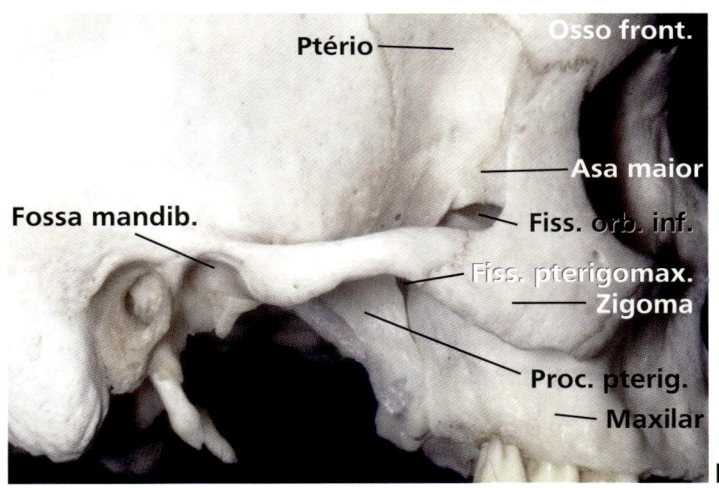

15 Anatomia da Órbita e Estruturas Correlatas 141

Fig. 15.1 *(Cont.)* (**E**) Assoalho da órbita direita visto de cima. (**F**) Aspecto inferior do teto do seio maxilar, que também forma o assoalho da órbita. (**G**) Vista lateral da parede medial da órbita direita. (**H**) Aspecto lateral da parede lateral da órbita direita. *(Continua.)*

fora da fissura orbitária inferior para cruzar o assoalho a fim de alcançar o canal infraorbitário, que termina abaixo da margem orbitária inferior no forame infraorbitário. A parede lateral consiste, predominantemente, na asa maior do esfenoide e no processo frontal do osso zigomático. A asa maior do esfenoide também forma grande parte do assoalho da fossa média e o teto da fossa infratemporal. Superiormente, a parte anterior da parede orbitária lateral é contínua com o teto, mas a parte posterior da parede lateral é separada do teto pela fissura orbitária superior.

O forame lacrimal, que transmite o ramo meníngeo recorrente da artéria oftálmica, está localizado anterior à fissura orbitária superior ao longo da margem superior da parede lateral. Os forames zigomático-orbitários na parte anterolateral da superfície intraorbitária da parede lateral transmitem os nervos zigomaticofacial e zigomaticotem-

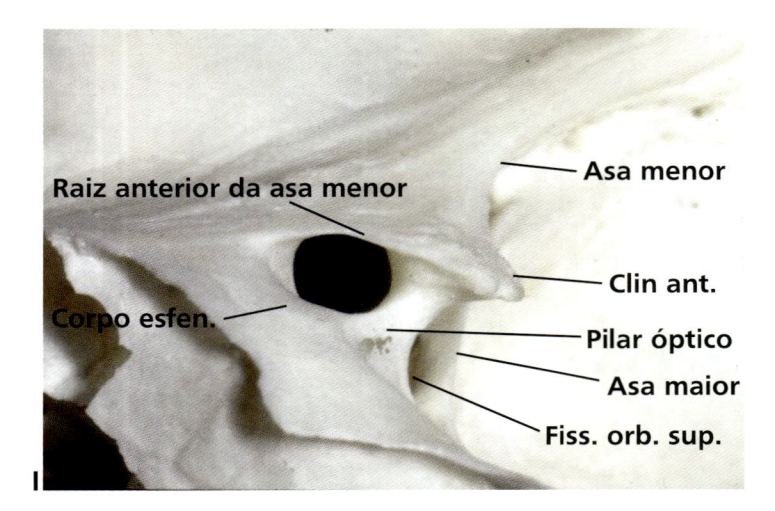

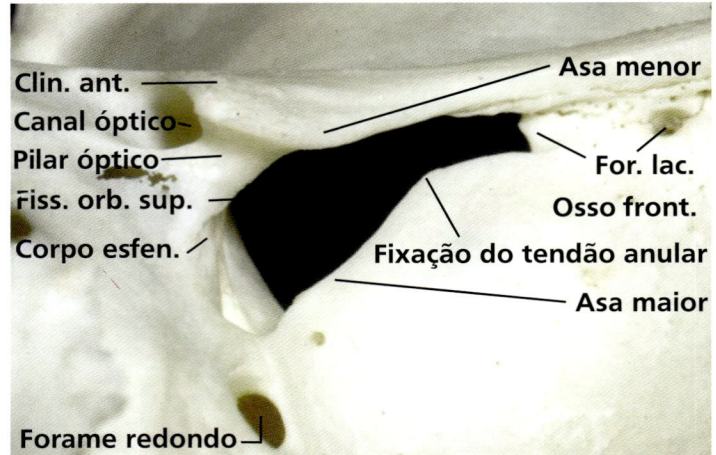

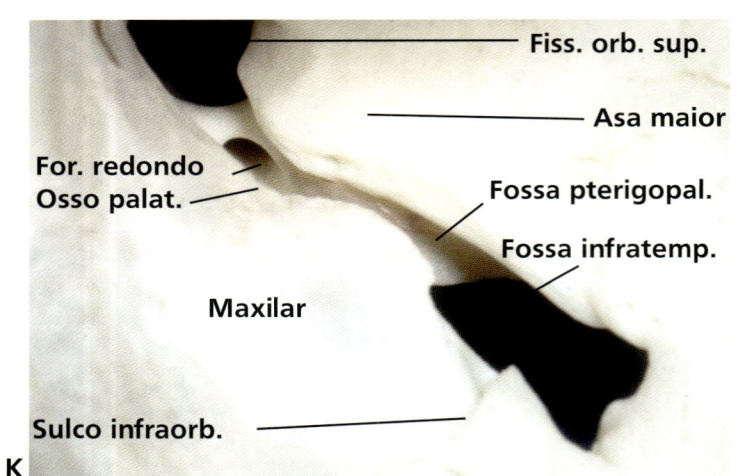

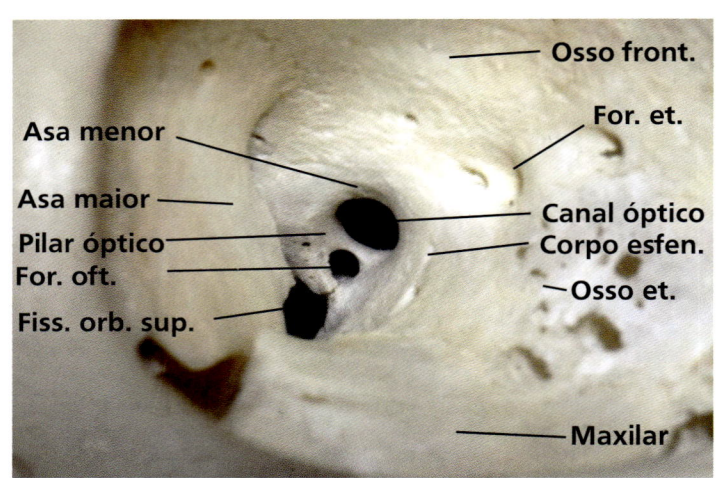

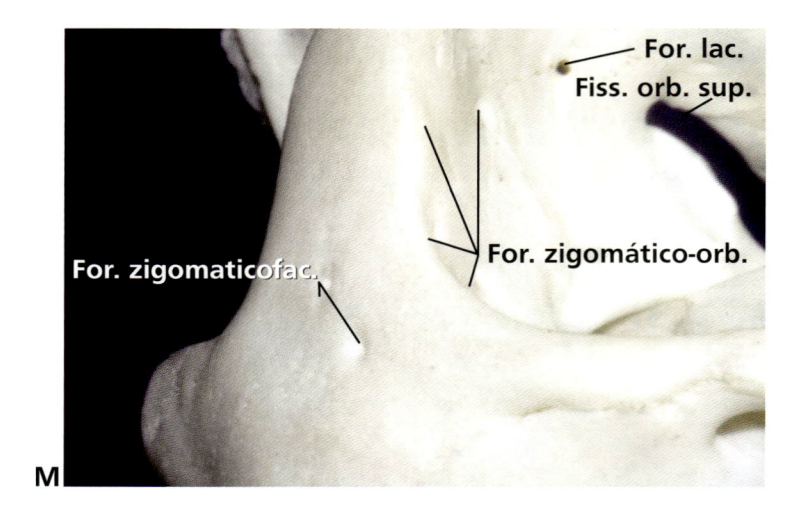

Fig. 15.1 *(Cont.)* (**I**) Aspecto intracraniano do canal óptico direito. (**J**) Aspecto intracraniano da fissura orbitária superior direita. (**K**) Aspecto orbitário da fissura orbitária inferior direita. (**L**) Aspecto anterior do canal óptico direito e um forame oftálmico anômalo. (**M**) Vista anterolateral dos forames zigomaticofaciais direitos. Clin.: clinoide; ant.: anterior; car.: carótico; crib.: cribriforme; Depress.: depressão; et.: etmoide, etmoidal; Fiss.: fissura; For.: forame; front.: frontal; inf.: inferior; infraorb.: infraorbitário; infratemp.: infratemporal; lac.: lacrimal; mandib.: mandibular; max.: maxilar; nasolac.: nasolacrimal; oft.: oftálmico; orb.: orbitário; palat.: palatino; perp.: perpendicular; post.: posterior: Proc.: processo; pterig.: pterigoide; pterigomax.: pterigomaxilar; pterigopal.: pterigopalatino; esfen.: esfenoidal; sup.: superior; supraorbit.: supraorbitário; Tubérc.: tubérculo; zigo.: zigomático; zigomaticofac.: zigomaticofacial; zigomático-orb.: zigomático-orbitário.

poral, que saem pela superfície externa do zigoma nos foramos zigomaticofacial e zigomaticotemporal para alcançar a pele da bochecha e têmpora. A parede medial é formada, de anterior a posterior, pelo processo frontal da maxila, o osso lacrimal, a lâmina orbitária do osso etmoide e o corpo do osso esfenoide. A parede medial é extremamente fina, especialmente na área da lâmina orbitária do osso etmoide, que separa a órbita e as células aéreas etmoidais. O saco lacrimal, que se localiza no sulco lacrimal formado pelo processo frontal da maxila, anteriormente, e o osso lacrimal, posteriormente, abre-se para dentro da cavidade nasal através do canal nasolacrimal. Os forames etmoidais anterior e posterior, que transmitem os ramos etmoidais anterior e posterior da artéria oftálmica e o nervo nasociliar, estão localizados na junção do teto e parede medial da órbita e passam pela sutura frontoetmoidal ou a parte adjacente do osso frontal e se abrem para a fossa craniana anterior, ao longo da margem lateral da lâmina cribriforme.

O canal óptico, através do qual passam o nervo óptico e a artéria oftálmica, abre-se no canto superomedial do ápice orbitário, na junção do teto e parede medial. O canal óp-

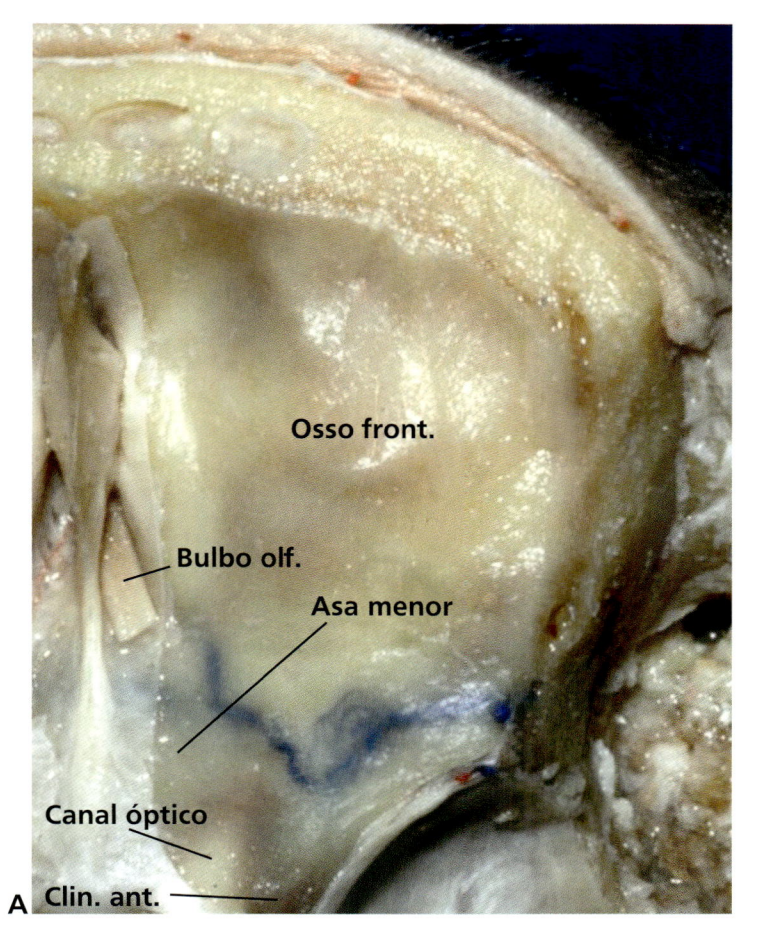

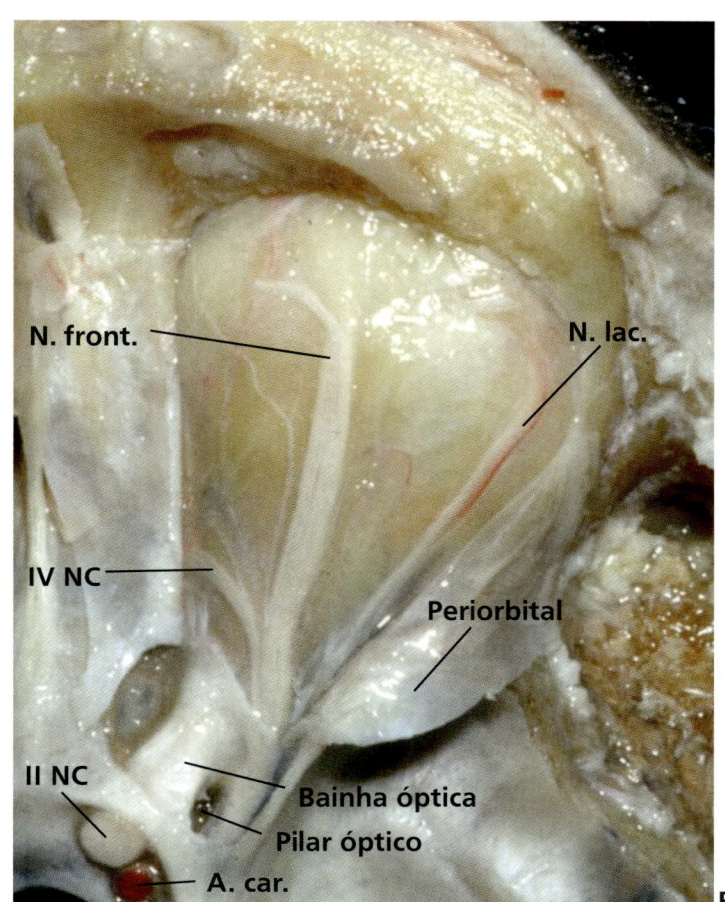

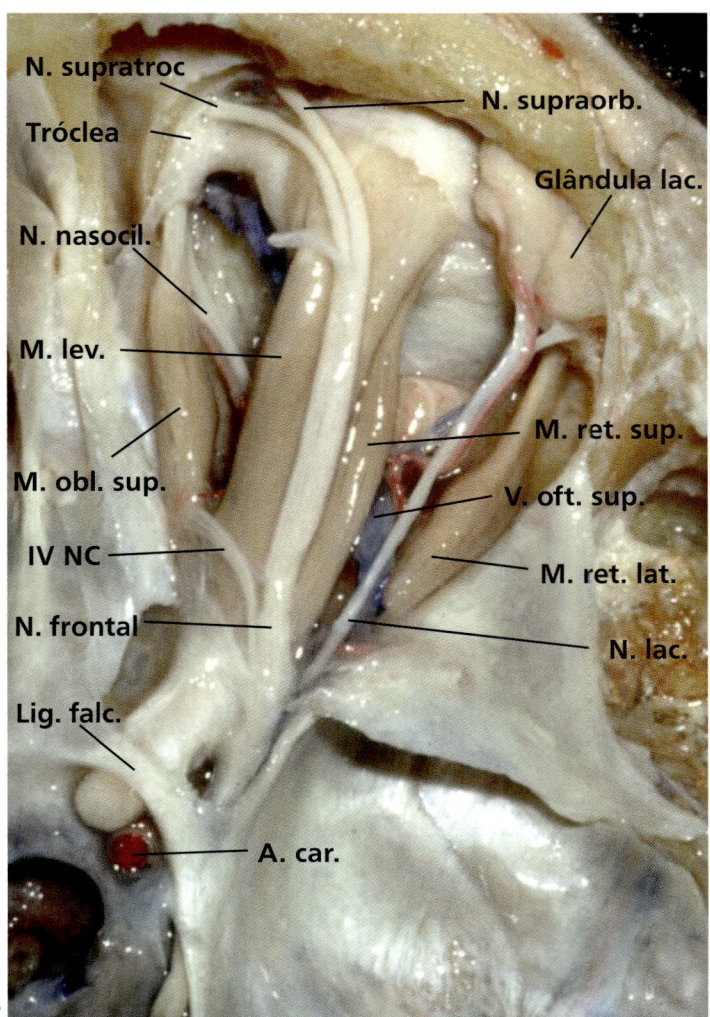

Fig. 15.2 Vista superior de uma dissecção por degraus das estruturas neurais na órbita e fissura orbitária superior. (**A**) A dura-máter foi removida da parte dos ossos frontal e esfenoide, que formam o teto orbitário. (**B**) A órbita e o canal óptico tiveram seu teto retirado, o processo clinoide anterior foi removido, e a periórbita aberta para expor os nervos troclear, frontal e lacrimal correndo na gordura orbitária imediatamente embaixo da periórbita. (**C**) A gordura orbitária foi removida. *(Continua.)*

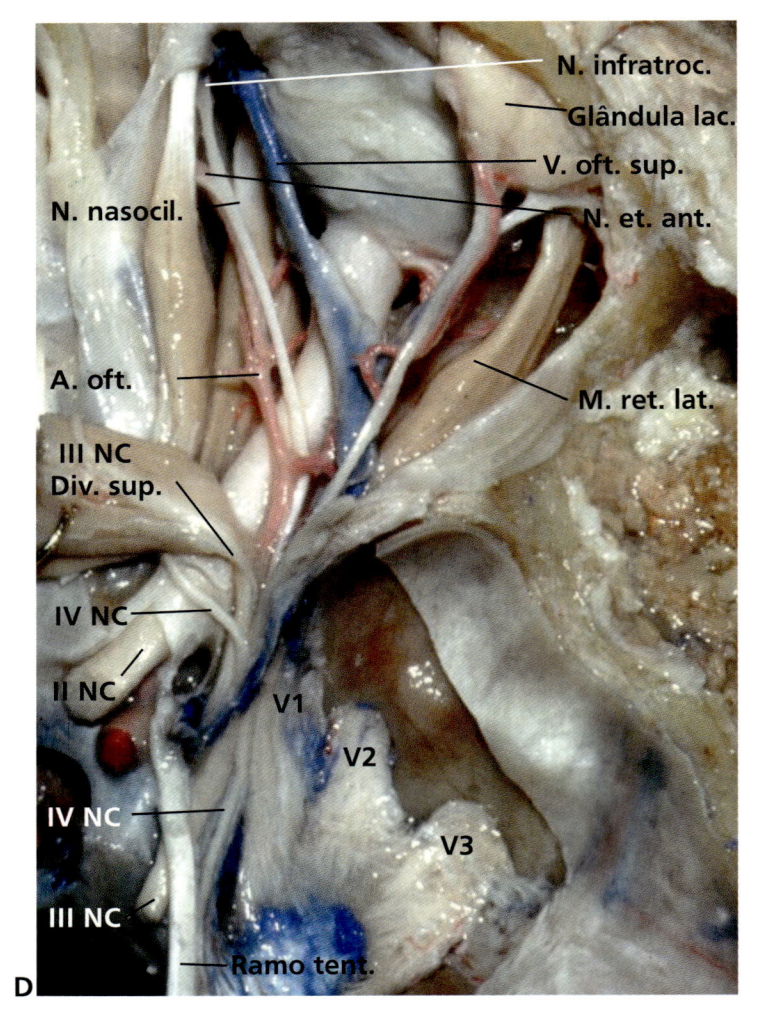

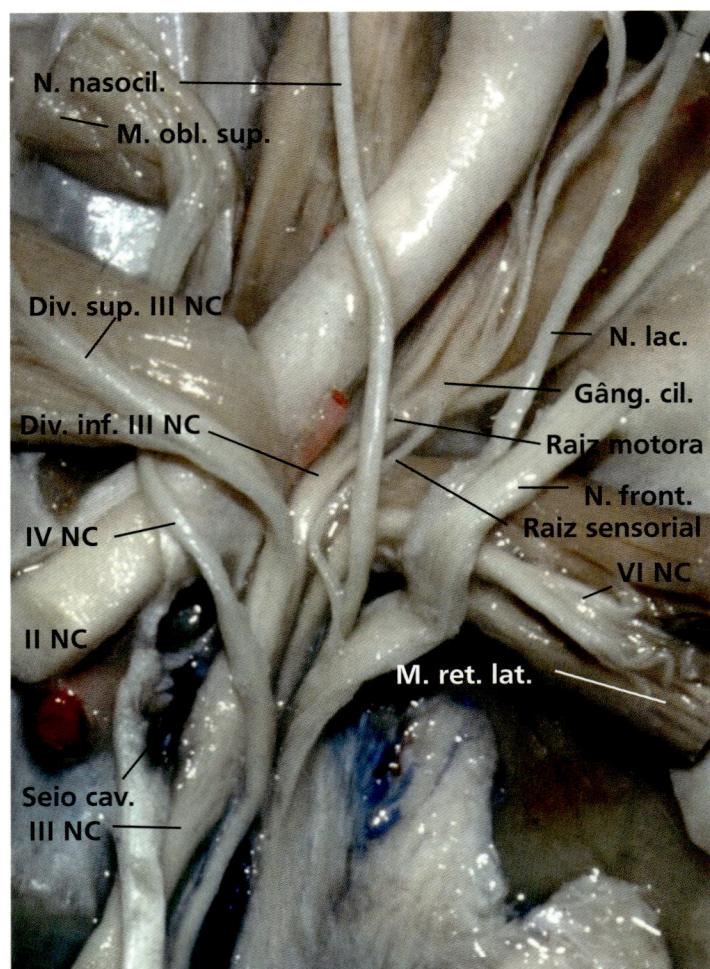

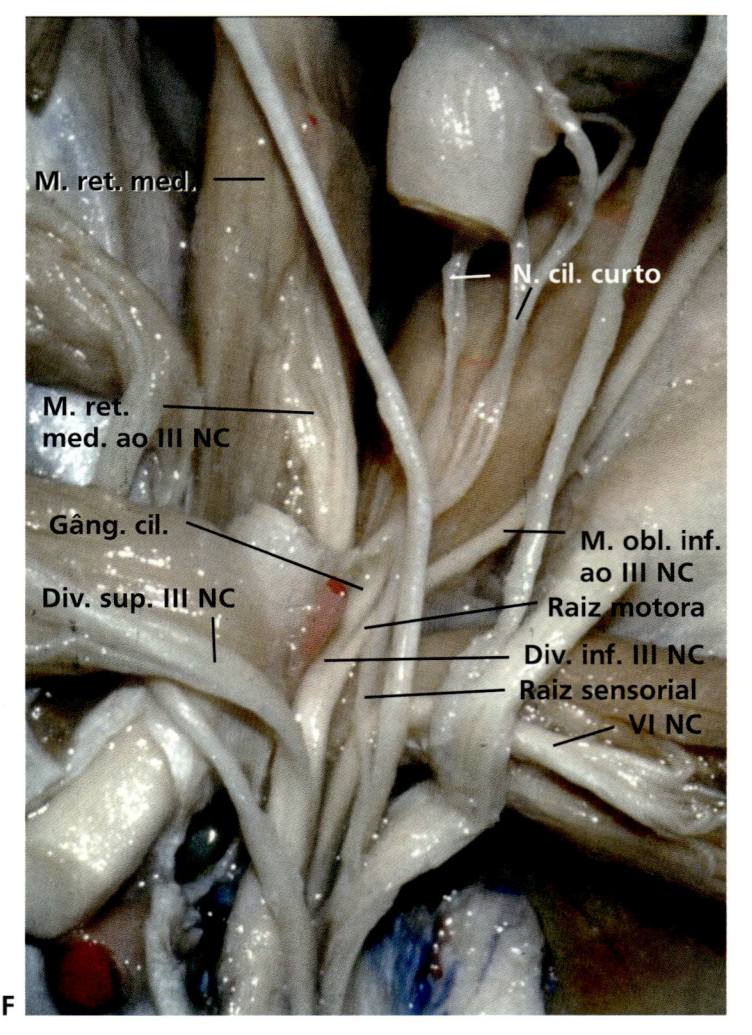

Fig. 15.2 *(Cont.)* (**D**) O nervo frontal e os músculos levantador e reto superior foram divididos e refletidos para expor a veia oftálmica superior, artéria oftálmica, e nervo ciliar quando eles passam acima do nervo óptico. (**E**) O tendão anular foi dividido no intervalo entre a origem dos músculos retos superior e lateral. (**F**) Um segmento da porção orbitária do nervo óptico foi removido. Isto expõe o ramo da divisão inferior do nervo oculomotor, que passa embaixo do nervo óptico e entra no músculo reto medial. A.: artéria; ant.: anterior; car.: carótida; cav.: cavernoso; cil.: ciliar; Clin.: clinoide; NC: nervo craniano; Div.: divisão; et.: etmoidal; falc.: falciforme; front.: frontal; Gâng.: gânglio; inf.: inferior; infratroc,: infratroclear; lac.: lacrimal; lat.: lateral; lev.: levantador; Lig.: ligamento; M.: músculo; med.: medial; N.: nervo; nasocil.: nasociliar; obl.: oblíquo; olf.: oftálmica; ret.: reto; sup.: superior; supraorb.: supraorbitário; supratroc.: supratroclear; tent.: tentorial; V.: veia.

tico está situado na junção da asa menor com o corpo do osso esfenoide. Ele encontra-se separado da fissura orbitária superior pelo pilar óptico, uma ponte de osso também conhecida como raiz posterior da asa menor, que se estende da margem inferior da base do processo clinoide anterior ao corpo do esfenoide. O anel tendinoso (tendão anular) do qual se originam os músculos retos superior, inferior, medial e lateral é fixado na margem superior, inferior e medial do canal óptico. O processo clinoide anterior se projeta para trás, a partir da asa menor do osso esfenoide, para dentro do espaço entre onde o nervo óptico entra no canal óptico e onde o nervo oculomotor entra na fissura orbitária superior. A extremidade intracraniana do canal óptico tem uma forma ovoide com um diâmetro ligeiramente maior na dimensão mediolateral do que na dimensão superoinferior. Ele está situado medial ao processo clinoide e ao pilar óptico.

A margem medial é formada pelo corpo do osso esfenoide. A superior é formada pela raiz anterior da asa menor do osso esfenoide. A lateral é formada pelo pilar óptico. A margem inferior do forame é formada pelo pilar óptico e a parte adjacente do corpo do osso esfenoide. O pilar óptico se funde superolateralmente com a base do processo clinoide anterior e inferior e medialmente com o corpo do osso esfenoide. A dobra anterior do segmento intracavernoso da artéria carótida interna repousa contra a superfície posterior do pilar óptico e ascende sobre o lado medial do processo clinoide anterior. O corpo do osso esfenoide contém o seio esfenoidal. O sulco quiasmático é um sulco raso situado sobre a superfície intracraniana do esfenoide, formado pela superfície lateral do pilar óptico, e a parte inferior é formada pelo corpo do osso esfenoide. A parte anterior do sulco carótico, o sulco raso que marca o curso do segmento intracavernoso da artéria carótida, está situada exatamente dentro e atrás da margem medial da fissura e continua para cima, ao longo da margem posterior do pilar óptico e ao lado medial do processo clinoide anterior. A margem inferior da fissura é formada pela junção da asa maior com o corpo do esfenoide e está localizada próxima à margem inferior do seio cavernoso e do assoalho da fossa média. A margem inferior da fissura é separada do forame redondo por uma ponte estreita de osso, chamada pilar maxilar. A extremidade inferior da fissura orbitária superior está localizada acima e se funde na extremidade medial da fissura orbitária inferior. A fissura orbitária inferior é uma fenda estreita com margens longas anterior e posterior e extremidades estreitas medial e lateral. A margem posterior é formada pela asa maior do osso esfenoide. A parede anterior longa é formada pela superfície orbitária da maxila, exceto um curto segmento formado pelo processo orbitário do osso palatino. A extremidade lateral estreita é formada pelo osso zigomático, e a extremidade medial estreita é formada pelo corpo do esfenoide. A parte posteromedial da fissura comunica-se embaixo, com a fossa pterigopalatina, e a parte anterolateral comunica-se com a fossa infratemporal, que está localizada embaixo da asa maior do esfenoide. As estruturas que passam através da fissura são o zigomático e os ramos infraorbitário e zigomático do nervo maxilar, alguns ramos da artéria maxilar interna e os ramos da veia oftálmica inferior, que se comunicam com o plexo pterigóideo. O músculo liso orbitário abrange a parte superior da fissura. A fissura pterigomaxilar é a fenda estreita entre a superfície posterior da maxila e a superfície anterior do processo pterigoide do osso esfenoide. A fissura pterigomaxilar se abre para a fossa pterigopalatina, que está localizada abaixo e se comunica, pela parte medial da fissura orbitária inferior com o ápice orbitário. A parte superior do processo pterigoide é penetrada pelo forame redondo, através do qual o nervo maxilar passa para atingir a fossa pterigopalatina, onde ele dá origem aos nervos infraorbitário e zigomático, que correm no assoalho e na parede orbitária lateral. O óstio do canal vidiano, que transmite o nervo vidiano, está localizado abaixo do forame redondo. A parede medial da fossa pterigopalatina é formada pela lâmina perpendicular do osso palatino.

■ Periórbita, Dura-Máter e Tendão Anular

Na fissura orbitária superior, a dura-máter que cobre a fossa média e o seio cavernoso se funde na periórbita do ápice orbitário e para dentro do tendão anular, a partir do qual se originam os músculos retos (**Fig. 15.3**). O tendão anular rodeia a extremidade orbitária do forame óptico e a parte adjacente da fissura orbitária superior. Os componentes fibrosos, que se fundem para formar o tendão anular, são a periórbita, que cobre o ápice orbitário, a dura-máter que reveste a fissura orbitária superior e canal óptico, e a bainha óptica. O tendão anular é fixado ao longo das margens superior, medial e inferior do canal óptico – a uma proeminência óssea na parte média da margem lateral da fissura orbitária superior, na junção das partes lateral estreita e medial maior da fissura. O tendão anular não rodeia a fissura orbitária superior inteira, mas abrange apenas a porção supero-medial, que está situada lateral ao pilar óptico e forame óptico. A parte inferior do tendão anular, o local de origem do músculo reto inferior, estende-se, horizontalmente, a partir do osso esfenoide abaixo do pilar óptico e forame óptico a uma inserção na margem lateral da fissura.

A partir da sua fixação na asa maior, o tendão anular é dirigido para cima, para se fundir dentro da periórbita e da dura-máter, que se encontram na margem inferior da asa menor do esfenoide. O segmento do tendão anular passando da asa maior para a menor separa a estreita parte lateral da fissura da parte medial maior e serve como o local de origem do músculo reto lateral. O tendão anular e a camada de tecido conectivo estendendo-se para trás divi-

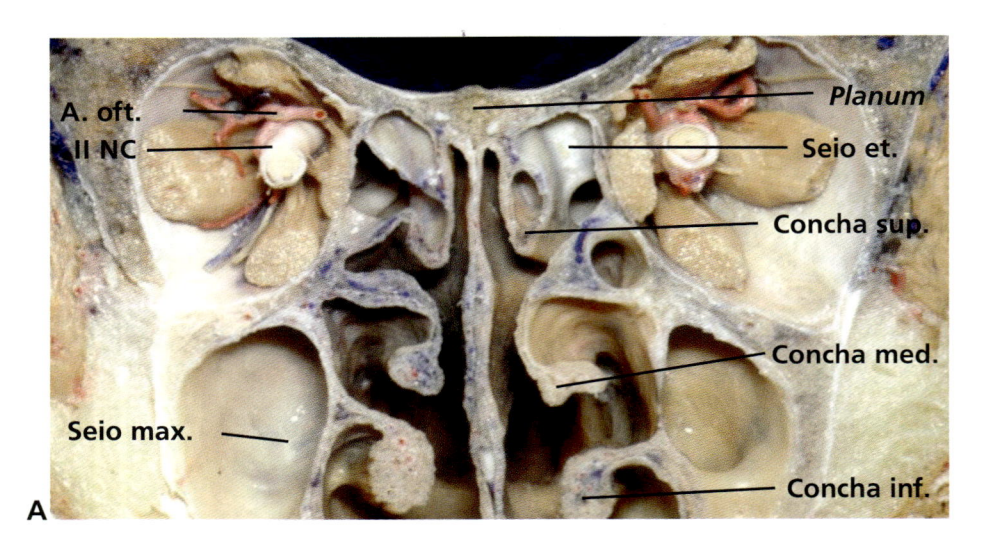

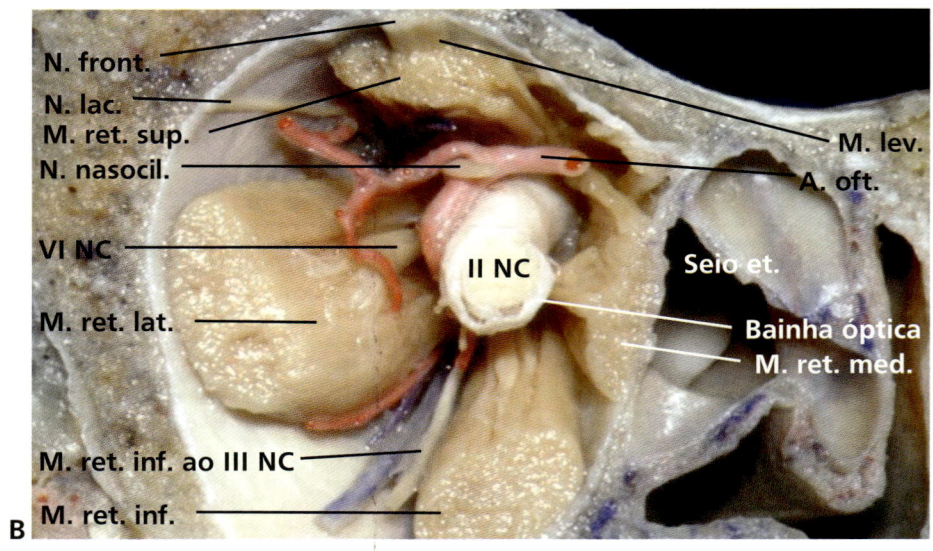

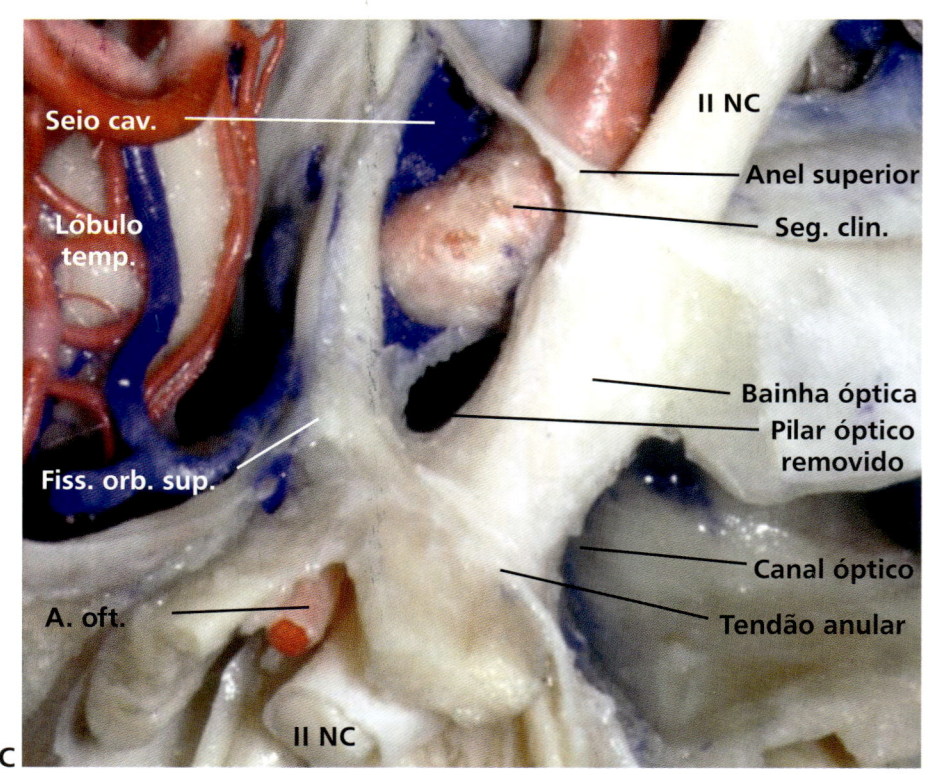

Fig. 15.3 (A) Corte coronal das órbitas e base do crânio anterior ao ápice orbitário. (B) Vista aumentada do lado direito mostrado em A. (C) Vista anterossuperior mostrando a relação do ápice orbitário ao pilar óptico, canal óptico e fissura orbitária superior.

15 Anatomia da Órbita e Estruturas Correlatas

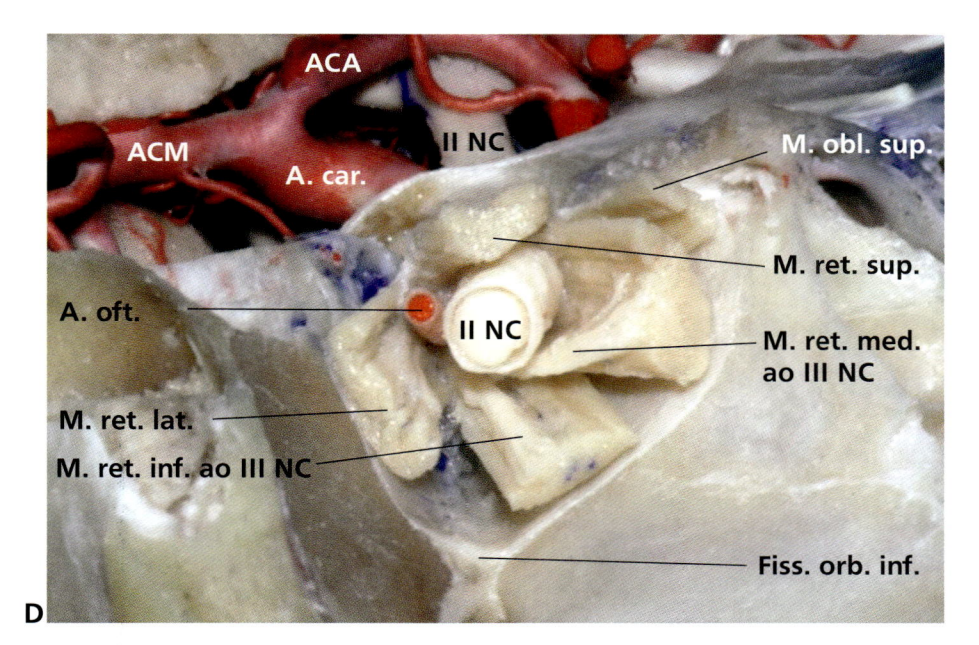

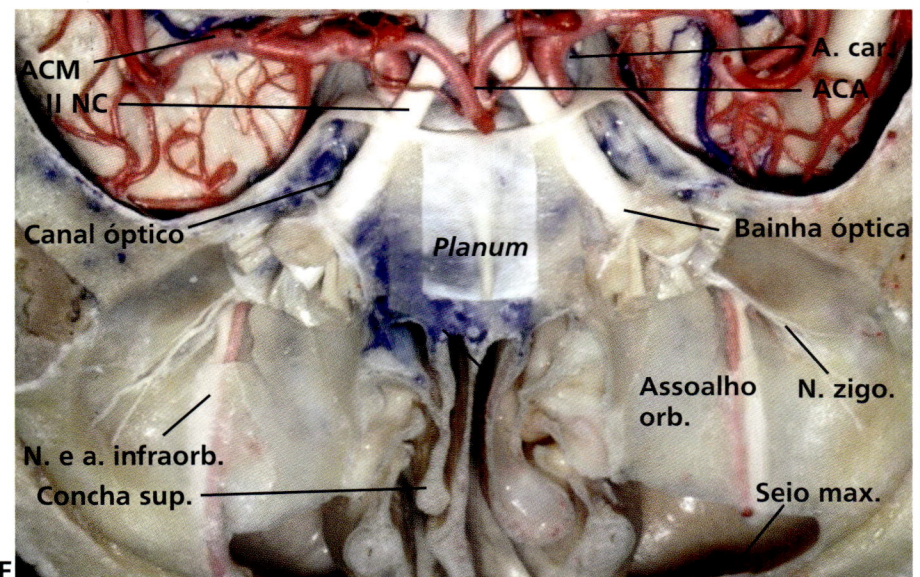

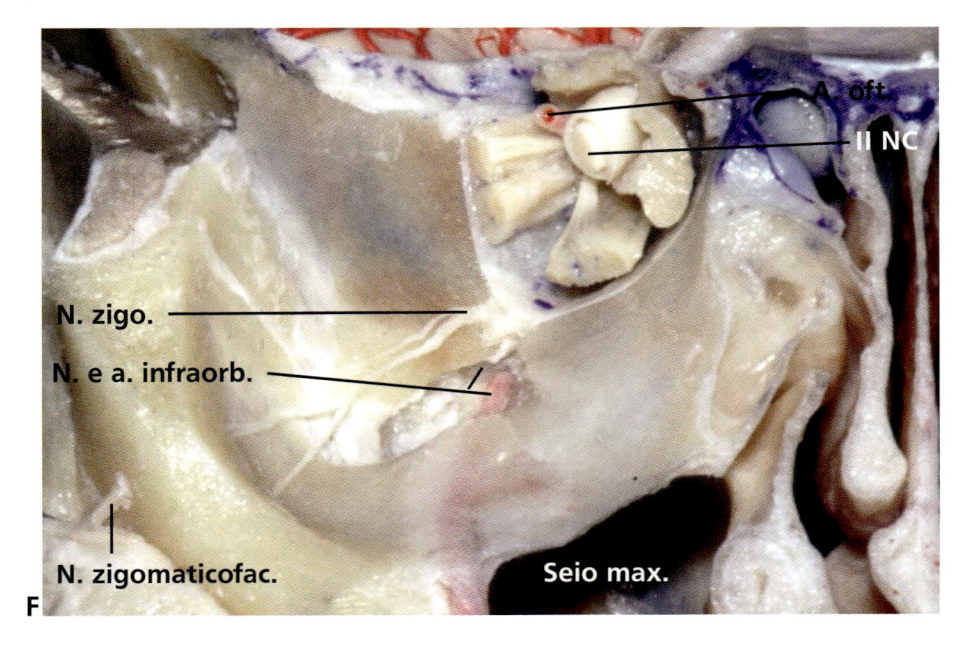

Fig. 15.3 *(Cont.)* (**D**) Corte transversal da órbita direita imediatamente à frente do ápice orbitário. (**E**) Vista superior do assoalho de ambas as órbitas. O teto do seio maxilar forma os assoalhos orbitários. (**F**) Vista aumentada da órbita direita mostrando o trajeto ao longo das paredes orbitárias tomado pelos nervos zigomaticofacial, zigomaticotemporal e infraorbitário. *(Continua.)*

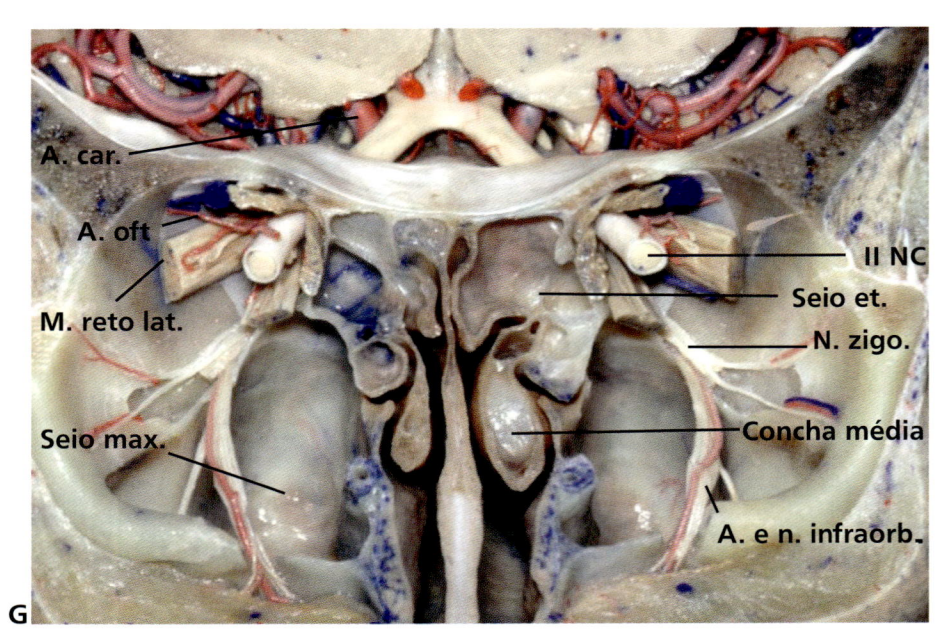

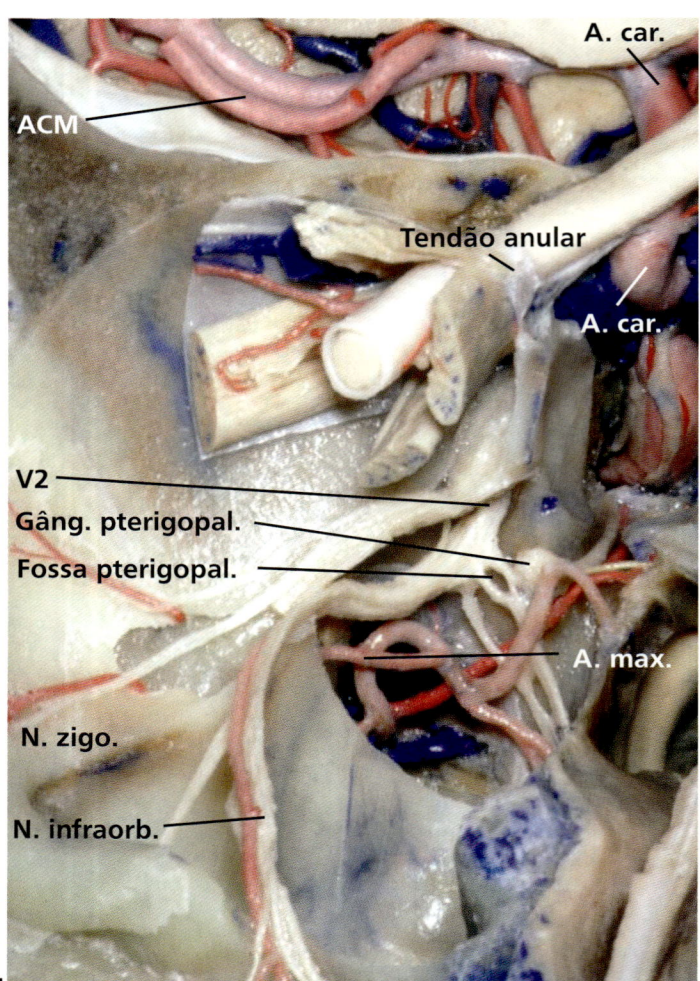

Fig. 15.3 *(Cont.)* (**G**) Vista anterior de ambas as órbitas em outra peça. Uma parte do assoalho de ambas as órbitas foi removida para expor o seio maxilar, ao mesmo tempo preservando os nervos infraorbitário e zigomático. (**H**) Vista aumentada. Uma porção da parede posterior do seio maxilar foi removida para expor a fossa pterigopalatina e a origem dos nervos infraorbitário e zigomático a partir do nervo maxilar. A.: artéria; ACA: artéria cerebral anterior; car.: carótida; cav.: cavernoso; clin.: clinoide; NC: nervo craniano; et.: etmoide; Fiss.: fissura; front.: frontal; Gâng.: gânglio; inf.: inferior; infraorb.: infraorbitário; lac.: lacrimal; lat.: lateral; lev.: levantador; M.: músculo; max.: maxilar; ACM: artéria cerebral média; med.: medial; N.: nervo; nasocil.: nasociliar; obl.: oblíquo; oft.: oftálmico; orb.: orbitário; pterigopal.: pterigopalatino; ret.: reto; Seg.: segmento; sup.: superior; temp.: temporal; zigo.: zigomático; zigomaticofac.: zigomaticofacial.

dem a fissura orbitária superior em três setores: lateral, central e inferior. O setor lateral é muito estreito, sendo limitado, acima, pela asa menor do osso esfenoide, abaixo pela parte da asa maior lateral ao local de fixação do tendão anular e, medialmente, pelo tendão anular e a origem do músculo reto lateral.

O setor lateral transmite os nervos troclear, frontal e lacrimal, todos os quais passando pela fissura por fora do tendão anular. O nervo lacrimal ocupa a parte mais lateral da fissura; o nervo frontal é mais medial. O nervo troclear passa pela fissura sobre a margem superomedial do nervo frontal. A veia oftálmica superior também passa através deste setor, correndo ao longo do lado inferior dos nervos lacrimal e frontal para atingir o seio cavernoso. O setor central da fissura orbitária superior, chamado forame oculomotor porque é a parte da fissura pela qual o nervo oculomotor passa, é limitado acima, pelo tendão anular e a parte adjacente da asa menor, medialmente, pelo pilar óptico e corpo do esfenoide, lateralmente, pelo tendão anular e a proeminência na margem lateral da fissura à qual o tendão anular se fixa, e, embaixo, pelo segmento do tendão anular que abrange o intervalo entre o corpo do esfenoide e a proeminência óssea na margem lateral da fissura. O músculo reto inferior origina-se do tendão anular na margem inferior deste setor. Os nervos oculomotor, nasociliar e abducente e as raízes sensitiva e simpática do gânglio ciliar passam por este setor. O nervo óptico e a artéria oftálmica passam medialmente ao forame oculomotor através da parte do tendão anular fixada às margens superior, inferior e medial do forame óptico. A membrana de tecido conectivo, que se estende posteriormente a partir do tendão anular, separa os nervos que passam através dos setores lateral e central da fissura. Este tecido conectivo se estende para trás, a partir do anel entre o ramo frontal do nervo oftálmico, que passa através do setor lateral por fora do tendão anular, e o nervo nasociliar, que passa pelo setor central e o tendão anular.

O setor inferior da fissura orbitária superior é situado abaixo do tendão anular. Ele é limitado abaixo pela junção do corpo e a asa maior do osso esfenoide, acima pelo tendão anular, lateralmente pela asa maior, abaixo da fixação do tendão anular, e medialmente pelo corpo do esfenoide. O músculo reto inferior origina-se do tendão anular na margem superior deste setor. Gordura orbitária se estende para trás embaixo do músculo reto inferior para dentro desta parte da fissura. A margem inferior deste setor contém uma extensão posterior do músculo liso orbitário, que abrange a margem superior da fissura orbitária inferior. A gordura orbitária estende-se para trás entre o músculo reto inferior e o músculo liso orbitário e medial ao segmento dos nervos abducente e nasociliar, passando pela fissura. A remoção desta gordura expõe os finos ramos do plexo simpático carotídeo entrando na órbita, alguns dos quais formam a raiz simpática do gânglio ciliar.

■ Relações Neurais

Nervo Óptico

O nervo óptico é dividido em quatro partes: intraocular, intraorbitária, intracanalicular e intracraniana (**Figs. 15.2** a **15.5**). A parte intracanalicular, localizada no canal óptico, e a porção intraorbitária do nervo óptico são rodeadas pela dura-máter e pela aracnoide. O espaço subaracnóideo rodeando a parte intracraniana do nervo estende-se para frente e se comunica com o espaço subaracnóideo em torno das porções intracanalicular e intraorbitária do nervo. O nervo óptico passa pela parte medial do tendão anular e abaixo dos músculos levantador e reto superior. A bainha dural em torno do nervo óptico se funde suavemente na periórbita na extremidade anterior do canal óptico. Depois de passar pelo canal óptico, que forma uma proeminência na parte superior do seio esfenoidal imediatamente à frente da sela túrcica e ao longo do aspecto medial do processo clinoide anterior, a porção intracraniana do nervo é dirigida posterior, superior e medialmente na direção do quiasma óptico. A porção intraocular do nervo óptico, que inclui o disco óptico, situa-se dentro da esclera. A porção intraorbitária do nervo óptico é rodeada por gordura orbitária e segue um trajeto ligeiramente tortuoso. Os nervos

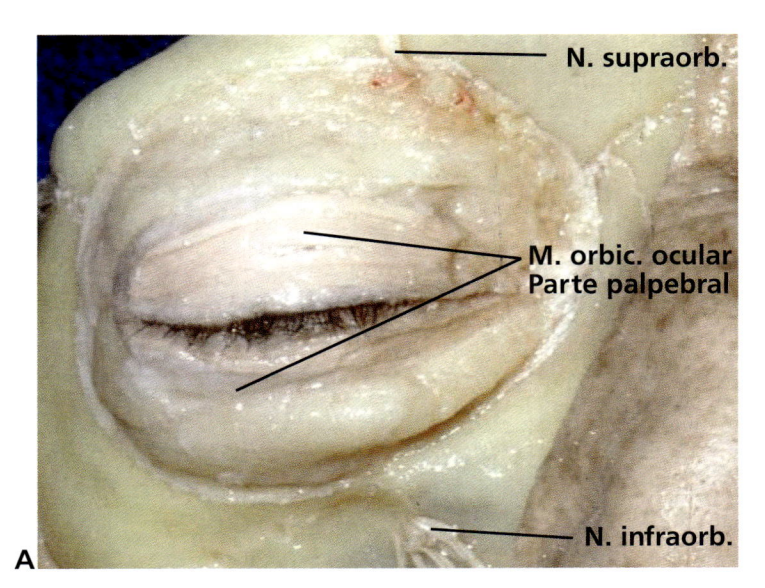

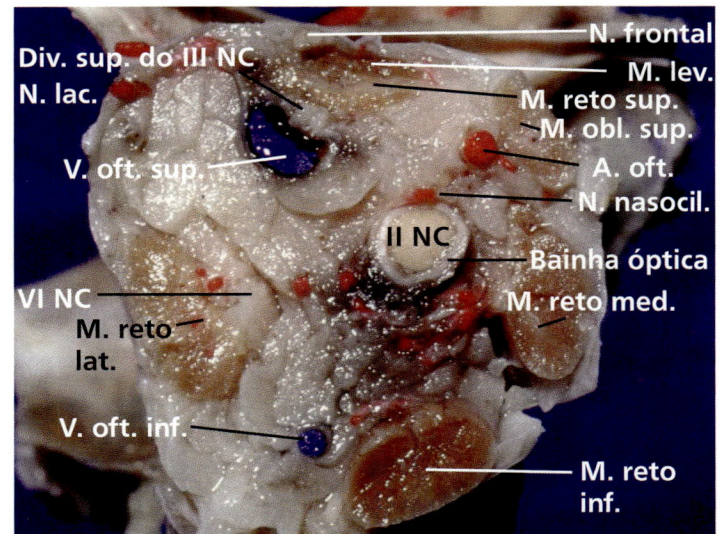

Fig. 15.4 (**A**) A parte orbitária do músculo orbicular do olho foi removida e a parte palpebral preservada. (**B-H**) Vistas anteriores de cortes transversais da órbita em níveis progressivamente mais profundos. (**B**) Aspecto anterior de um corte coronal pela órbita direita imediatamente posterior ao globo e o músculo oblíquo inferior. *(Continua.)*

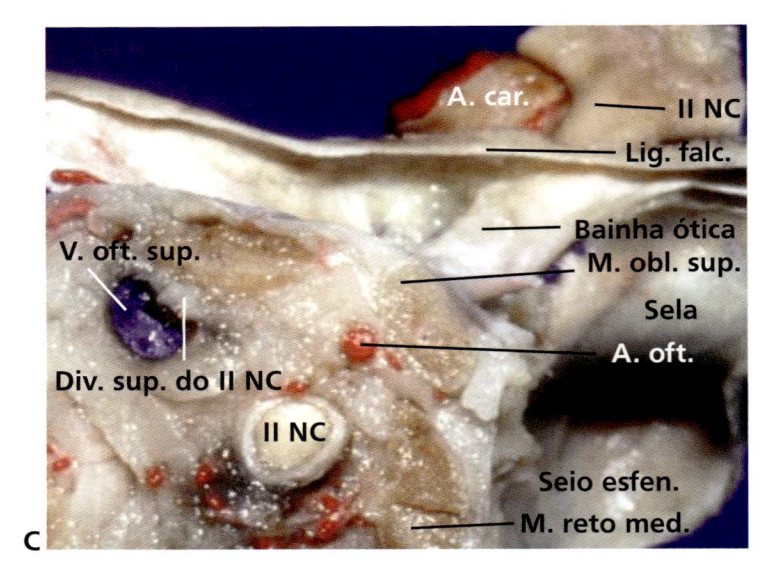

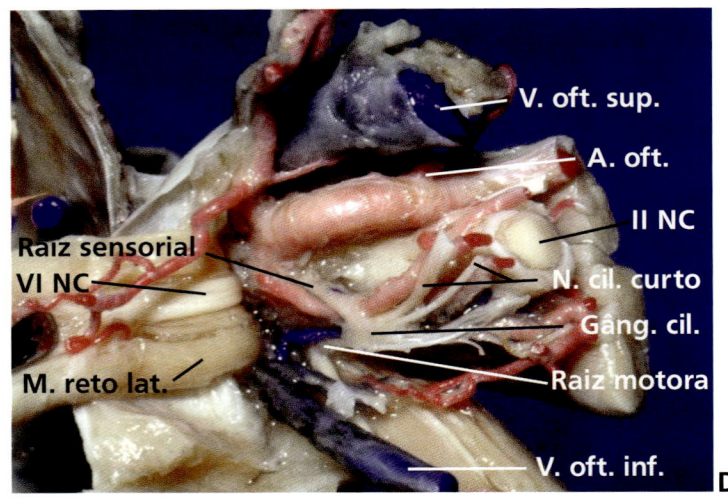

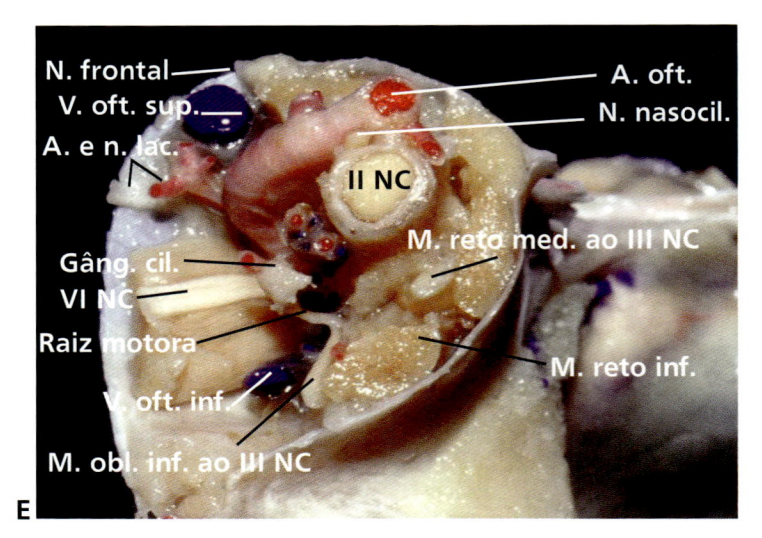

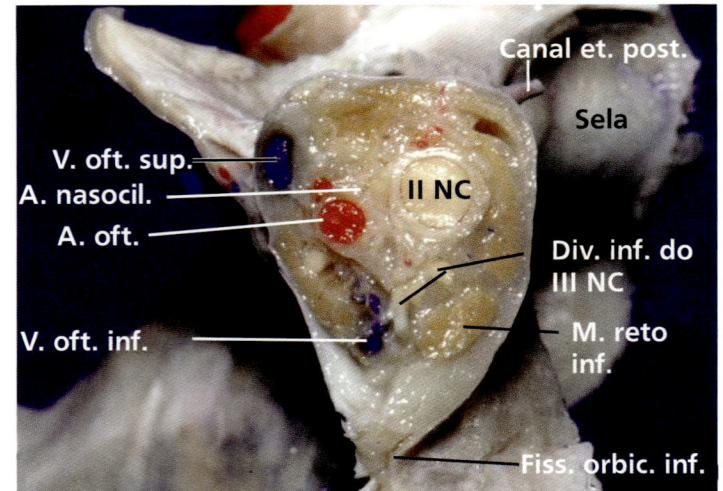

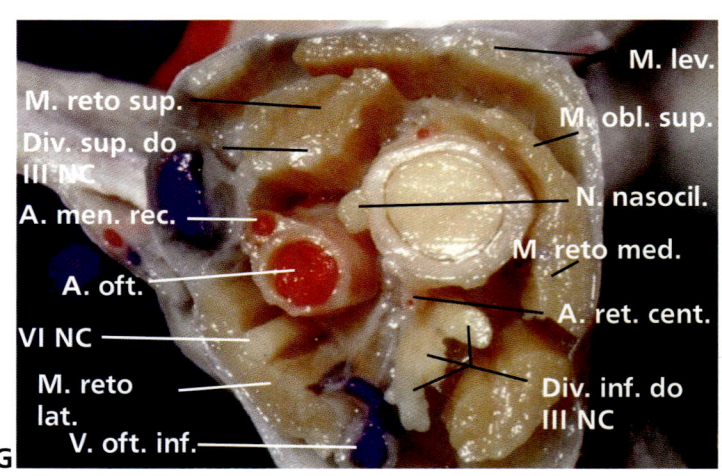

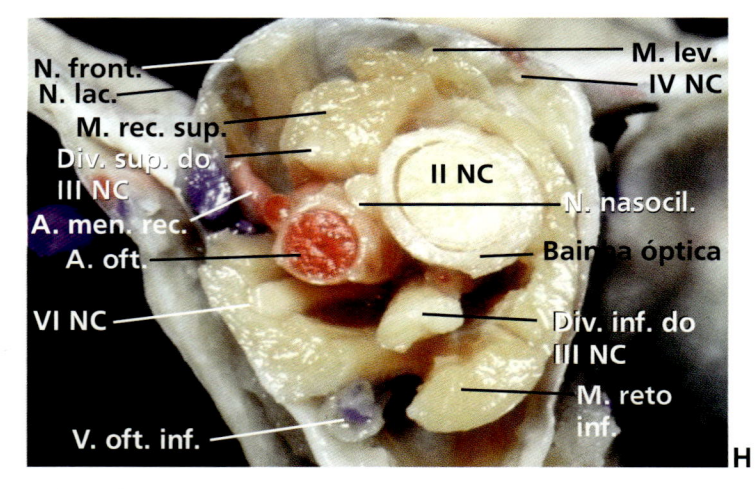

Fig. 15.4 *(Cont.)* (**C**) Vista aumentada de **B** para mostrar a relação dos segmentos cisternal e canalicular do nervo óptico com a parte intraorbitária. (**D**) A gordura orbitária foi removida e o músculo reto lateral foi refletido para expor o gânglio ciliar, que está localizado inferolateral ao nervo óptico. (**E**) Aspecto anterior de um corte coronal ao nível do gânglio ciliar. (**F**) Corte localizado imediatamente anterior ao extremo lateral da fissura orbitária superior na região do canal etmoidal. A este nível, a artéria oftálmica corre sobre o lado lateral do nervo óptico e o nervo nasociliar corre entre o nervo óptico e a artéria oftálmica. (**G**) Vista aumentada do corte mostrado em **F** depois da remoção da gordura orbitária. Neste nível, o nervo oculomotor se separou em uma divisão superior que supre os músculos reto superior e levantador e uma divisão inferior que inerva os músculos reto inferior, reto medial, e oblíquo inferior. (**H**) Corte através do ápice orbitário imediatamente à frente da fissura orbitária superior. A.: artéria; car.: carótida; cent.: central; cil.: ciliar; NC: nervo craniano; Div.: divisão; falc.: falciforme; front.: frontal; Gâng.: gânglio; inf.: inferior; infraorb.: infraorbitário; lac.: lacrimal; lat.: lateral; lev.: levantador; Lig.: ligamento; M.: músculo; med.: medial; men.: meníngeo; N.: nervo; nasocil.: nasociliar; obl.: oblíquo; óft.: oftálmico; orbic.: orbicular; rec.: recorrente; ret.: retiniana; esfen.: esfenoidal; sup.: superior; supraorb.: supraorbitário; V.: veia; Fiss.: fissura; et.: etmoidal; post.: posterior.

15 Anatomia da Órbita e Estruturas Correlatas

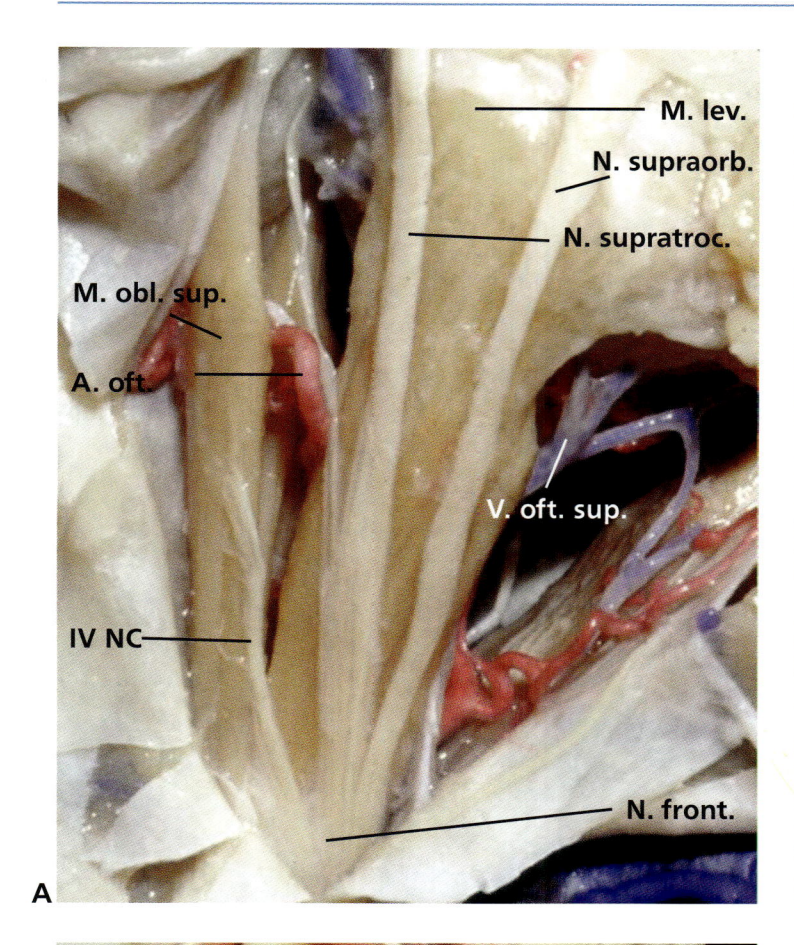

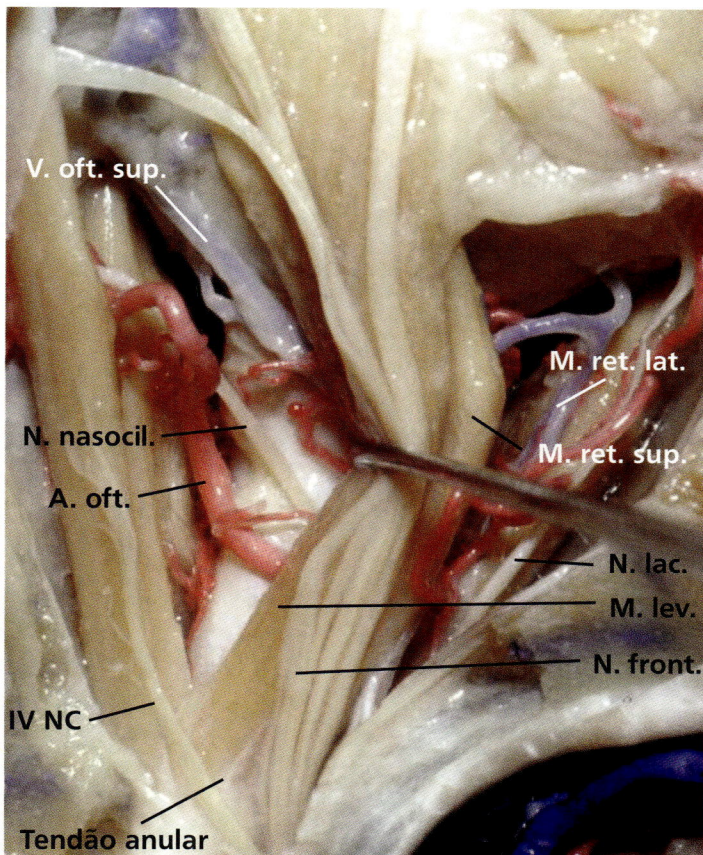

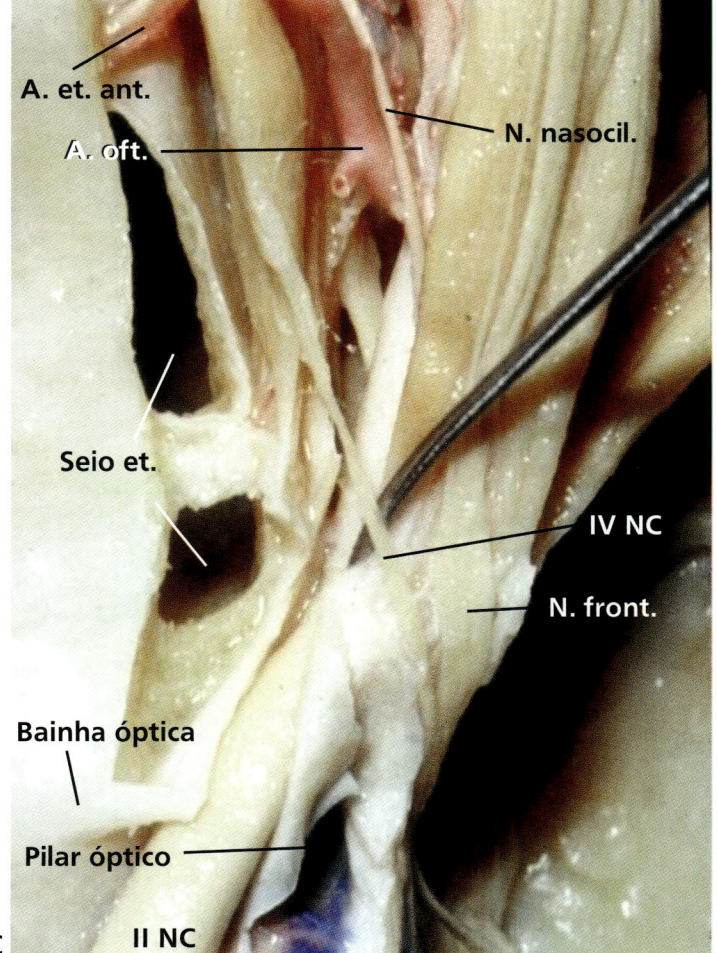

Fig. 15.5 Vista superior da órbita direita. (**A**) A periórbita foi aberta e a gordura orbitária removida para expor o nervo troclear, os ramos supraorbitário e supratroclear do nervo frontal, e os músculos levantador e oblíquo superior. (**B**, **C**) Via de acesso medial ao nervo óptico. (**B**) A via de acesso medial é dirigida através do intervalo entre os músculos oblíquo superior e levantador. (**C**) Uma incisão foi estendida para trás através do tendão anular entre os músculos retos superior e medial e através da bainha óptica para expor a extensão completa do nervo óptico. *(Continua.)*

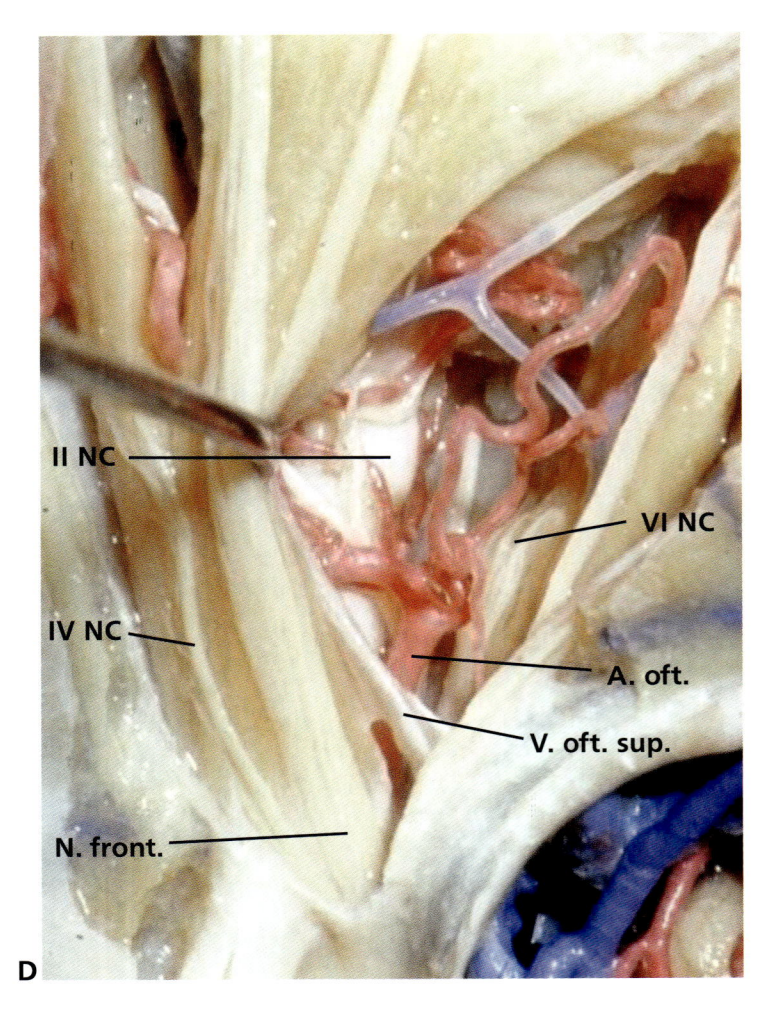

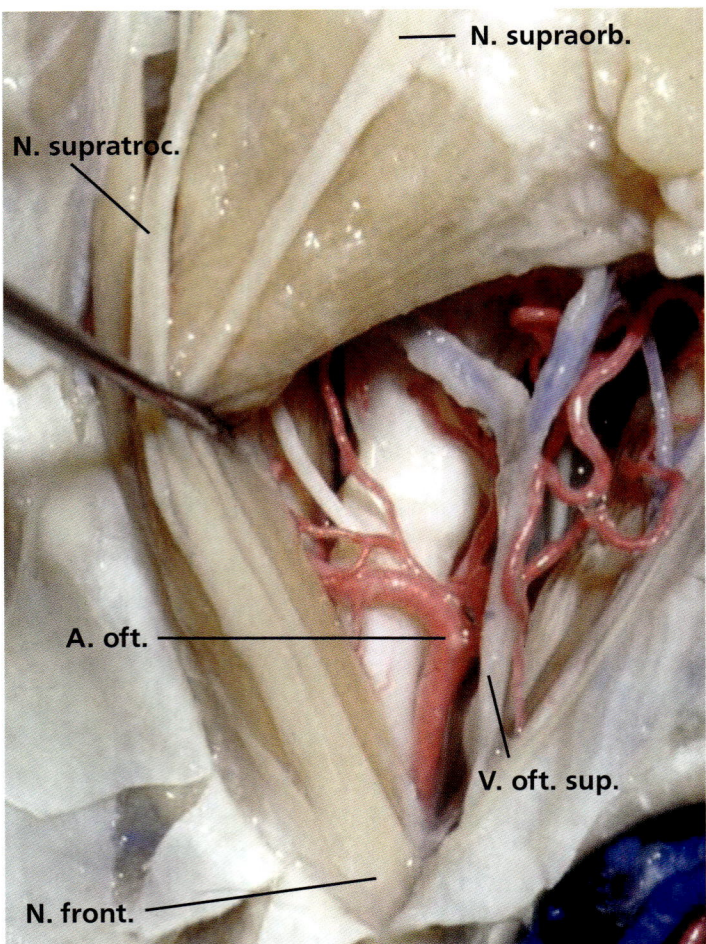

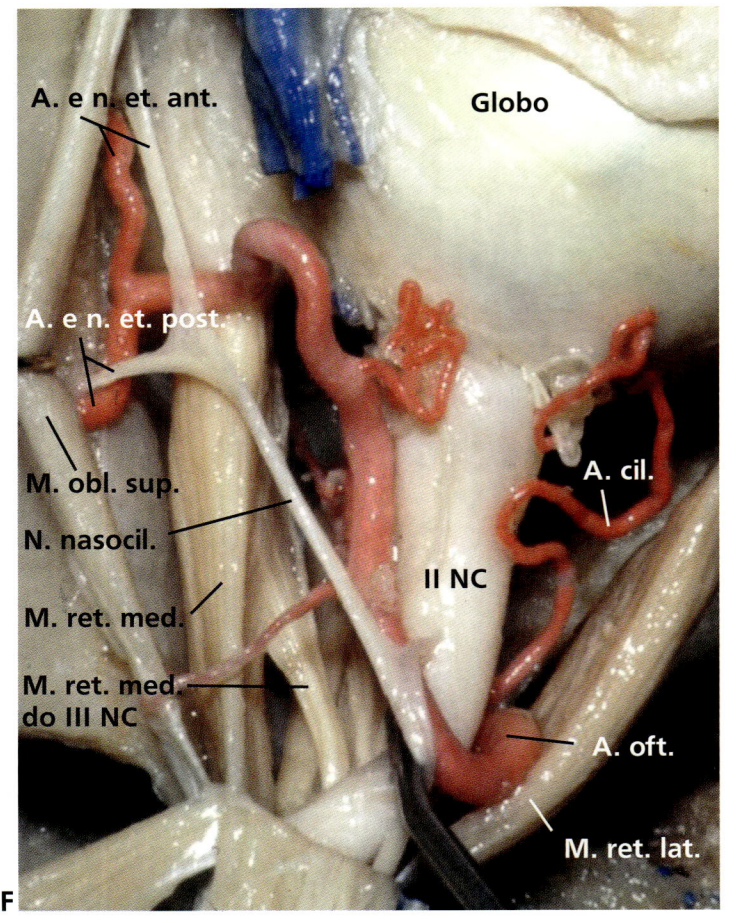

Fig. 15.5 *(Cont.)* (**D**, **E**) Via de acesso lateral à area intraconal e apical. (**D**) Os músculos levantador e reto superior e a veia oftálmica superior foram afastados medialmente para expor a parte intraorbitária do nervo óptico. (**E**) A veia oftálmica superior foi desviada lateralmente para expor a área apical profunda. (**F**) Os músculos levantador, reto superior e oblíquo superior foram refletidos para expor a artéria oftálmica correndo em cima do nervo óptico. M.: músculo; lat.: lateral; lev.: levantador; med.: medial; obl.: oblíquo; ret.: reto; sup.: superior; oft.: oftálmico(a); front.: frontal; supraorb.: supraorbitário; supratroc.: supratroclear; nasocil.: nasociliar; lac.: lacrimal; ant.: anterior; et.: etmoide; post.: posterior; cil.: ciliar; N.: nervo; A.: artéria; V.: veia.

e artérias ciliares perfuram a esclera na área em torno do nervo óptico. A artéria oftálmica entra na órbita no lado lateral do nervo e passa acima do nervo para alcançar os lados mediais da órbita. A veia oftálmica superior origina-se na parte anteromedial da órbita e cruza por cima do nervo para atingir o ápice orbitário. Ambas, a artéria e a veia, correm entre o músculo reto superior e o nervo óptico. O ramo da divisão inferior do nervo oculomotor para o músculo reto medial passa abaixo do nervo óptico aproximadamente ao mesmo nível que a artéria oftálmica, e o nervo nasociliar passa acima do nervo óptico.

Nervos Oculomotor, Troclear e Abducente

O nervo oculomotor entra na órbita passando pela parte medial da fissura sobre a superfície lateral do pilar óptico (**Fig. 15.2**). Ao nível da margem posterior da fissura, na área medial aos nervos troclear e nasociliar, o nervo oculomotor se separa em divisões superior e inferior que correm uma acima da outra à medida que passam pelo setor central da fissura e o forame oculomotor no lado medial dos ramos do nervo oftálmico. A divisão superior do nervo oculomotor entra na órbita, abaixo da inserção do músculo reto superior, no tendão anular e envia seus ramos para cima lateralmente ao nervo óptico para atingir a superfície inferior dos músculos reto superior e levantador. A divisão inferior corre inferior e, medialmente, enquanto prossegue pela fissura no lado medial dos nervos nasociliar e abducente. No ápice orbitário, separa-se em três ramos individuais: dois são dirigidos para frente para alcançar os músculos reto inferior e oblíquo inferior, e um passa medialmente embaixo do nervo óptico para entrar no músculo reto medial. Adicionalmente, o ramo para o músculo oblíquo inferior dá a raiz motora (parassimpática) para o gânglio ciliar. As fibras parassimpáticas fazem sinapse no gânglio ciliar, que dá origem aos nervos ciliares curtos que perfuram a esclera para alcançar o corpo ciliar e a íris.

O nervo troclear corre na parede lateral do seio cavernoso abaixo do nervo oculomotor e acima do nervo oftálmico. Ele passa pela margem superior da parte lateral da fissura orbitária superior, por fora do tendão anular, e passa medialmente acima do nervo frontal e o músculo levantador para chegar ao músculo oblíquo superior.

O nervo abducente viaja para frente, no seio cavernoso, no lado medial do nervo oftálmico e desvia-se lateralmente abaixo do nervo nasociliar ao passar através da fissura orbitária superior e tendão anular para entrar na superfície medial do músculo reto lateral. No ápice da órbita, o nervo nasociliar e a divisão inferior do nervo oculomotor se curvam medialmente à medida que o nervo abducente se desvia lateralmente para entrar na superfície medial do músculo reto lateral. Algumas fibras do plexo simpático carotídeo passam para e correm dentro do nervo abducente no seio cavernoso.

Nervo Trigêmeo

O ramo oftálmico do nervo trigêmeo é a menor das três divisões trigeminais (**Figs. 15.2 e 15.5**). Ele é inclinado para cima quando passa para frente perto da superfície medial da dura-máter, formando a parte inferior da parede lateral do seio cavernoso para alcançar a fissura orbitária superior. Ele é achatado na parede do seio cavernoso, mas na fissura orbitária superior assume uma configuração oval. O nervo oftálmico se divide nos nervos lacrimal, frontal e nasociliar ao se aproximar da fissura orbitária superior. O nervo lacrimal origina-se ao nível ou imediatamente atrás da fissura orbitária superior a partir da margem lateral do nervo oftálmico e passa pela margem lateral da fissura no lado lateral do nervo frontal e acima da veia oftálmica superior. Ao entrar na órbita, o nervo lacrimal corre ao longo da margem superior do músculo reto lateral, onde ele recebe fibras secretórias transportadas inicialmente no nervo zigomático, a partir do gânglio pterigopalatino e distribuídas através do nervo lacrimal para a glândula lacrimal. O nervo lacrimal transmite sensibilidade da área na frente da glândula lacrimal.

O resto do nervo oftálmico se divide no nervo frontal, que passa através do setor lateral da fissura, e o nervo nasociliar, que passa através do setor central no lado medial da origem do músculo reto lateral a partir do tendão anular. O ramo frontal do nervo oftálmico origina-se na parede lateral do seio cavernoso e passa através da parte lateral estreita da fissura orbitária superior no lado medial do nervo lacrimal e veia oftálmica superior e abaixo do nervo troclear. O nervo frontal corre por fora e superolateral ao tendão anular e se divide nos nervos supratroclear e supraorbitário dentro da órbita. O nervo supratroclear corre anteriormente acima da tróclea do músculo oblíquo superior com a artéria supratroclear. O nervo supraorbitário corre acima do músculo levantador com a artéria supraorbitária. Ele transmite sensibilidade da pálpebra superior e testa e pode, também, carregar algumas fibras simpáticas para o globo e o dilatador da pupila. O nervo nasociliar origina-se do lado medial do nervo oftálmico e está situado acima e lateral ao nervo abducente na parte anterior do seio cavernoso.

Ambos os nervos abducente e nasociliar correm mediais à parte do nervo oftálmico da qual se originam os nervos lacrimal e frontal. Ao nível da fissura, o nervo nasociliar, delicadamente, ascende lateralmente à divisão inferior do nervo oculomotor e, a seguir, cruza medialmente entre as duas divisões do nervo oculomotor e acima do nervo óptico para atingir a parte medial da órbita, onde ele dá origem aos nervos etmoidais anterior e posterior e infratroclear. A raiz sensitiva do gânglio ciliar origina-se da margem inferior do nervo nasociliar durante passagem através da parede lateral do seio cavernoso ou dentro da fissura. A raiz sensitiva pode, infrequentemente, originar-se tão longe à frente quanto à margem anterior da fissura. Dentro da fissura, ela corre entre o nervo abducente lateralmente e a divisão oculomotora inferior, medialmente, e passa para frente para juntar-se à margem posterior do gânglio ciliar. As fibras a partir da raiz sensitiva são distribuídas para o globo com os nervos ciliares curtos e transmitem sensibilidade da córnea e do globo. O nervo nasociliar também dá origem aos nervos ciliares longos que entram na esclera em torno do nervo óptico com os nervos ciliares curtos. O nervo ciliar longo transmite fibras simpáticas para o globo e o dilatador pupilar e também pode carregar alguma sensibilidade a partir do globo e córnea.

O nervo maxilar passa pelo forame redondo para entrar na fossa pterigopalatina, onde ele dá origem aos nervos infraorbitário e zigomático e ramos comunicantes para o gânglio esfenopalatino. Os ramos infraorbitário e zigomático passam através da fissura orbitária inferior para correr dentro da órbita. O nervo infraorbitário corre ao longo do assoalho orbitário, no sulco e canal infraorbitários, para alcançar o forame infraorbitário, onde seus ramos são distribuídos para a bochecha. O ramo zigomático passa pela fissura orbitária inferior e corre imediatamente pelo lado de dentro da parede lateral da órbita, onde se divide em ramos zigomaticofacial e zigomaticotemporal. Estes ramos entram nos forames zigomático-orbitários na superfície intraorbitária do zigoma, e saem do zigoma, nos forames zigomaticofacial e zigomaticotemporal para alcançar a pele da bochecha e da têmpora, respectivamente.

Gânglio Ciliar

O gânglio ciliar fica situado no aspecto inferolateral do nervo óptico e no lado medial do músculo reto lateral (**Figs. 15.2 e 15.4**). Ele recebe três ramos: a raiz motora (parassimpática) da divisão inferior do nervo oculomotor, a raiz sensitiva do nervo nasociliar, e fibras simpáticas a partir do plexo, em torno da artéria carótida interna. As fibras simpáticas, algumas vezes, se misturam à raiz sensitiva na órbita. As fibras parassimpáticas fazem sinapse no gânglio ciliar. As fibras simpáticas se originam nos gânglios simpáticos cervicais e passam pelo gânglio ciliar sem fazer sinapse. Os nervos ciliares curtos passam do gânglio para o globo.

Fibras Simpáticas

As fibras simpáticas ascendem sobre a superfície da artéria carótida interna, passam pela parte medial da fissura orbitária superior e forame oculomotor, e correm com os nervos abducente e oftálmico no seio cavernoso e também com a artéria oftálmica. Algumas destas fibras se coletam juntas para formar a raiz simpática do gânglio ciliar, que corre como um ramo independente rodeado por gordura orbitária. As fibras que formam a raiz simpática correm para frente e para cima ao longo da margem medial do nervo abducente para alcançar a área lateral à divisão inferior do nervo oculomotor, onde elas passam através do setor central da fissura orbitária superior. Algumas fibras simpáticas juntam-se à divisão oftálmica e são distribuídas para a pupila, na raiz ciliar longa e sensitiva do gânglio ciliar, ambas se originam do nervo nasociliar. Outras passam diretamente pela fissura e órbita para o globo. Algumas fibras simpáticas a partir do plexo carotídeo acompanham a artéria oftálmica.

Nervo Vidiano e Gânglio Pterigopalatino

O nervo vidiano, formado pela união do ramo petroso maior do nervo facial e nervo petroso profundo a partir do plexo carotídeo, sai do canal vidiano e entra no aspecto posterior do gânglio esfenopalatino na fossa pterigopalatina. Fibras parassimpáticas são transportadas no nervo petroso maior e fibras simpáticas são transmitidas no nervo petroso profundo. Ramos comunicantes, tipicamente em número de dois, originam-se da porção inferior do nervo maxilar e descem para se juntar ao gânglio esfenopalatino, que está localizado anterior à abertura do canal vidiano. As fibras parassimpáticas fazem sinapse no gânglio, e as fibras simpáticas passam através do gânglio sem fazer sinapse. Fibras saindo do gânglio juntam-se aos nervos nasal, nasopalatino e palatino para transmitir impulsos secretórios às glândulas nasais e palatinas. As fibras secretórias para a glândula lacrimal passam a partir do gânglio via o nervo maxilar para se juntar ao nervo zigomático, que envia uma comunicação à glândula por via do nervo lacrimal. Ademais, fibras sensitivas que passam pelo gânglio pterigopalatino atingem o nervo maxilar e transmitem sensibilidade a partir dos seios etmoidal e esfenoidal, cavidade nasal, septo nasal, palato duro e teto da faringe.

Relações Arteriais

Artéria Carótida Interna

O joelho anterior do segmento intracavernoso da artéria carótida interna corre ao longo da borda posterior da margem medial da fissura orbitária superior e repousa contra a superfície posterior do pilar óptico (**Fig. 15.3**). Depois de ascender ao longo da margem posterior do pilar óptico, a artéria vira para cima, ao longo da margem medial do processo clinoide anterior, para alcançar o espaço subaracnóideo. O segmento da artéria que corre ao longo da margem medial do processo clinoide é denominado segmento clinóideo.

Artéria Oftálmica

A artéria oftálmica quase sempre se origina imediatamente acima do seio cavernoso, da metade medial do aspecto superior do joelho anterior da artéria carótida (**Figs. 15.3 a 15.6**). Sua origem é localizada embaixo da parte medial do nervo óptico, imediatamente atrás do canal óptico. No canal óptico, a artéria oftálmica corre dentro da bainha óptica, abaixo do nervo, e através do tendão anular. Ela sai do canal óptico e penetra a bainha óptica para entrar no ápice orbitário no aspecto inferolateral do nervo óptico. No canal óptico, a artéria oftálmica às vezes cria um ramo recorrente para o segmento intracraniano do nervo óptico. Aproximadamente 8% das artérias oftálmicas originam-se no seio cavernoso em vez de no espaço subaracnoideo.[4] As artérias oftálmicas originadas no seio cavernoso passam pela fissura orbitária superior, em vez do canal óptico para alcançar a órbita.

Em alguns casos, nos quais a artéria oftálmica de maior tamanho passa pela fissura orbitária superior, uma segunda artéria oftálmica, menor ou hipoplásica, pode se originar na área supraclinóidea e correr da maneira usual pelo forame óptico para chegar à órbita. Em outros casos, com uma artéria oftálmica de tamanho normal passando pelo forame óptico, uma artéria menor que se origina da carótida intracavernosa pode passar pela fissura, em geral suprindo o território normalmente suprido pela artéria lacrimal. A artéria oftálmica também pode se originar sob a forma de artérias em duplicata de tamanho aproximadamente igual.[3] A artéria duplicada superior em geral se origina da porção supraclinóidea da artéria carótida interna e passa através do canal óptico para entrar no ápice orbitário, no lado lateral do nervo óptico. A artéria duplicada inferior quase sempre se origina da artéria carótida interna no seio cavernoso e passa através da fissura orbitária superior, entre o nervo oculomotor lateralmente, e os nervos abducente e oftálmico, medialmente. Ambas, em geral, cruzam o nervo óptico, uma acima e uma abaixo, para atingir a parte medial da órbita. A artéria oftálmica pode, infrequentemente, se originar do segmento clinóideo, caso em que passa pela fissura orbitária superior para chegar à órbita. Algumas passarão por um forame acessório, chamado forame oftálmico, que perfura o pilar óptico (**Fig. 15.1L**). Também pode, infrequentemente, originar-se como um ramo da artéria meníngea média.[5]

A artéria oftálmica, depois de passar pelo forame óptico e tendão anular e alcançar o aspecto lateral do nervo óptico, pode dar origem a uma artéria meníngea recorrente que passa para trás, através da fissura orbitária superior, para atingir a dura-máter. A artéria oftálmica passa acima do nervo óptico em aproximadamente 85% das órbitas. Nas restantes, passa abaixo do nervo. Depois de passar o nervo óptico, a artéria corre entre os músculos oblíquo superior, e o reto medial, onde dá origem às artérias etmoidais anterior e posterior, que passam pelos canais etmoidais anterior e posterior. A artéria oftálmica dá origem às artérias central da retina, lacrimal, ciliar longa e curta, supraorbitária, palpebral medial, infratroclear, supratroclear, e nasal dorsal, mais ramos musculares para os músculos extraoculares e ramos meníngeos, que passam pelos forames etmoidais ou lacrimais ou fissura orbitária superior para alcançar as meninges. Os ramos palpebrais da artéria oftálmica e os ramos supratroclear, infratroclear, supraorbitário, nasal dorsal e lacrimal suprem a pele e tecidos moles das pálpebras e área em torno da rima orbitária. A artéria central da retina, que é o primeiro e um dos menores ramos da artéria oftálmica, origina-se medial ao gânglio ciliar, perfura a superfície inferior do nervo e corre uma curta distância dentro da bainha dural do nervo e para frente, para a retina no centro do nervo. A artéria central da retina é um ramo terminal sem conexões anastomóticas. Sua perda resulta em cegueira.

A artéria lacrimal, um dos maiores e mais iniciais ramos da artéria oftálmica, acompanha o nervo lacrimal e é distribuída à glândula lacrimal e à parte lateral das pálpebras e conjuntiva. Um ramo recorrente também pode-se originar da artéria lacrimal ou parte adjacente da artéria oftálmica e passar pela fissura orbitária superior para atingir a dura-máter, apenas para retornar à periórbita passando através do forame lacrimal localizado lateral à fissura orbitária superior na asa maior do esfenoide. A artéria supraorbitária origina-se da artéria oftálmica quando ela cruza o nervo óptico e corre ao longo do lado medial dos músculos levantador e reto superior para correr com os nervos supraorbitários. A artéria supratroclear corre com o nervo supratroclear. As artérias ciliares posteriores curta e longa se originam da artéria oftálmica, correm com os nervos ciliares curto e longo, perfuram a esclera em torno do nervo óptico, e suprem a capa corioide e processos ciliares. As artérias ciliares anteriores são derivadas dos ramos para os músculos extraoculares e correm na frente do globo com os tendões dos músculos extraoculares, onde elas perfuram a esclera e terminam no círculo arterial maior da íris. Os ramos etmoidais anterior e posterior da artéria oftálmica, dos quais o anterior é o maior, originam-se embaixo do músculo oblíquo superior e passam pelo canal etmoidal anterior e posterior para alcançar a dura-máter junto à lâmina cribriforme (**Figs. 15.2 e 15.5**). A artéria etmoidal anterior cruza próximo à margem posterior da lâmina cribriforme, alguns milímetros anterior ao extremo à extremidade orbitária do canal óptico. Quando a artéria etmoidal anterior passa pelo assoalho da fossa craniana anterior próximo da lâmina cribriforme, ela dá origem à artéria anterior da foice, que corre entre e supre a porção anterior da foice e paredes do seio sagital superior. As artérias etmoidais anterior e posterior, então, passam através da área da lâmina cribriforme para suprir os seios etmoidais, o infundíbulo do seio frontal, a cavidade nasal anterior e a pele sobre a parte cartilaginosa do nariz. Artérias que suprem as margens da fissura orbitária superior e podem ser recrutadas para suprir tumores na região incluem o ramo anterior da artéria meníngea média, os ramos meníngeos recorrentes das artérias oftálmica e lacrimal, os

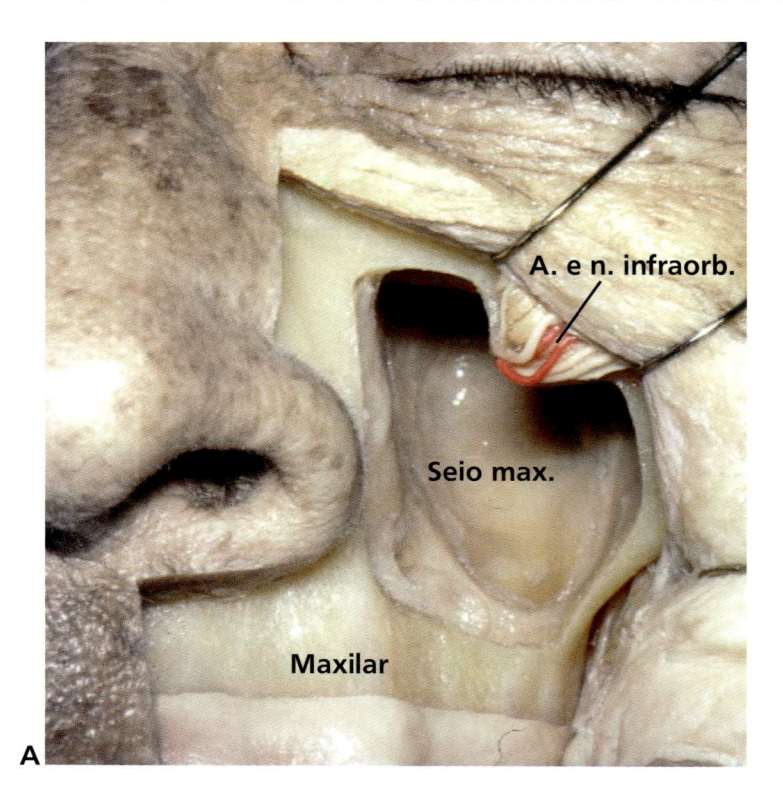

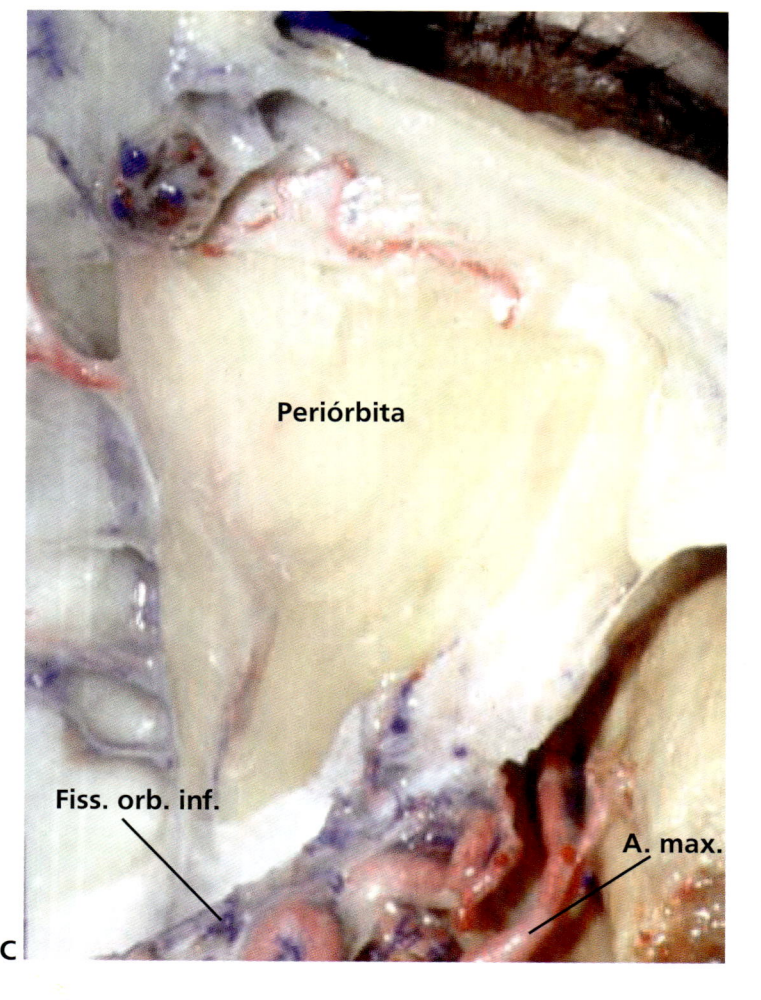

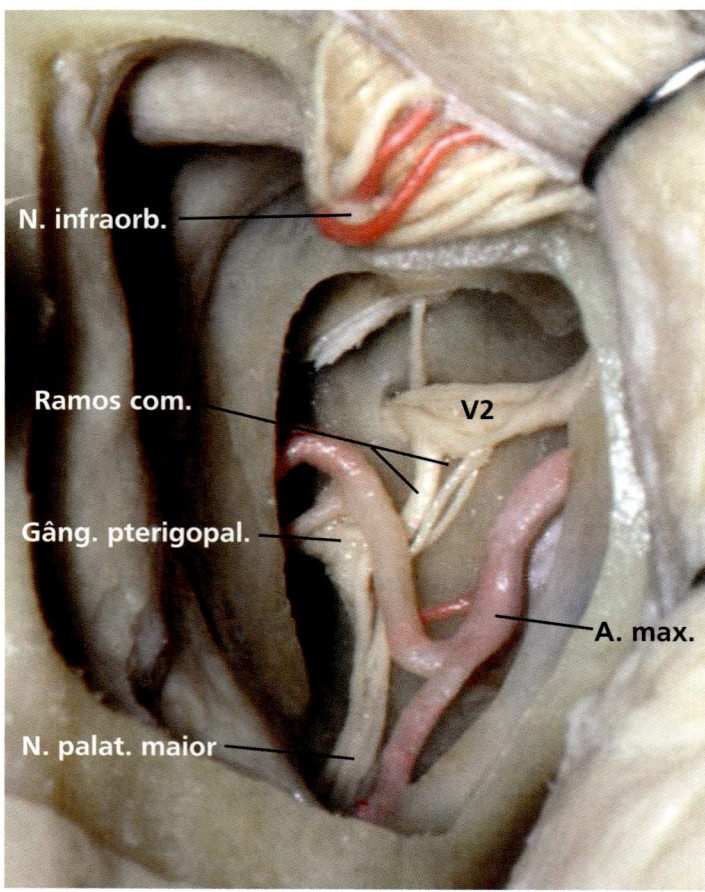

Fig. 15.6 Exposição transmaxilar da órbita. (**A**) Esta via de acesso usualmente é utilizada por uma incisão de "desenluvamento" na junção bucogengival através de uma incisão ao longo da margem do nariz. O lábio superior e retalho da bochecha foram refletidos lateralmente e a parede anterior da maxila foi aberta para expor o seio maxilar. (**B**) Vista aumentada. A parede posterior do seio maxilar foi removida para expor a fossa pterigopalatina. (**C**) Vista inferior de outra órbita depois que o assoalho orbitário foi removido e o nervo infraorbitário refletido posteriormente para expor a periórbita e a gordura orbitária.

15 Anatomia da Órbita e Estruturas Correlatas

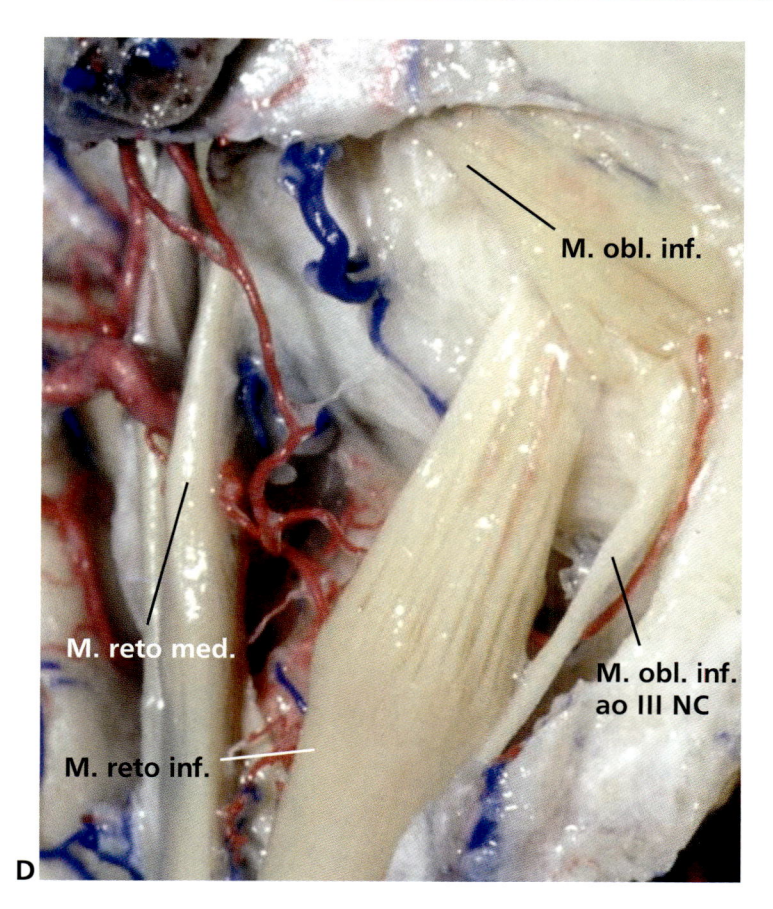

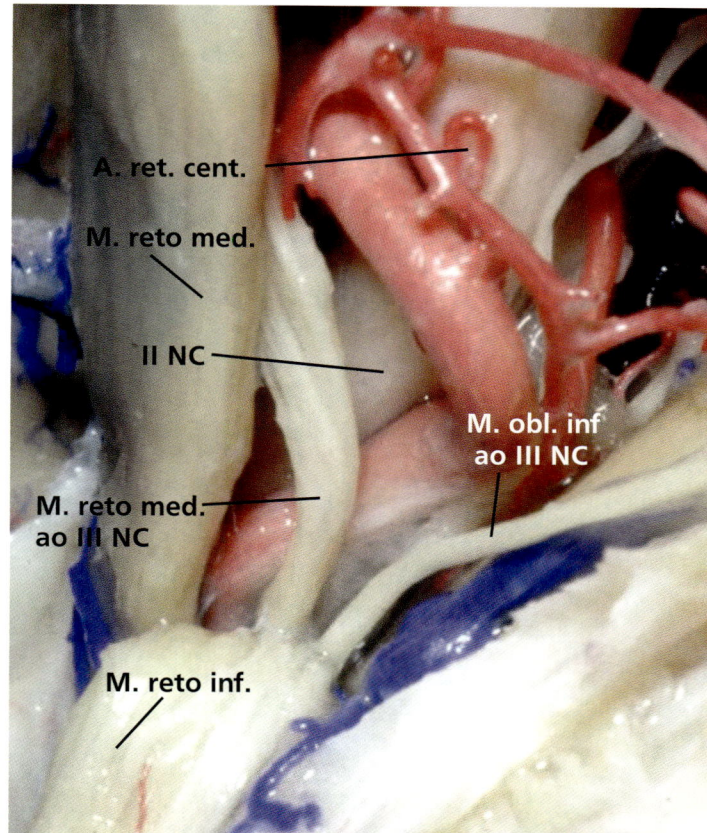

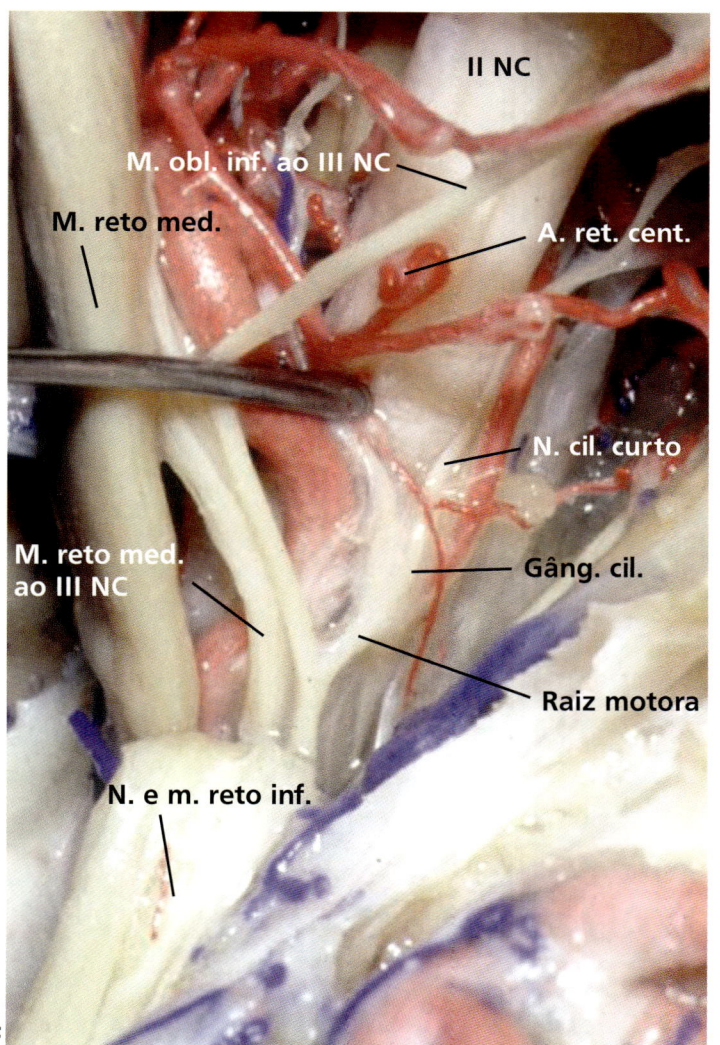

Fig. 15.6 *(Cont.)* (**D**) A gordura orbitária foi removida para expor os músculos retos medial e inferior e oblíquo inferior. (**E**) O músculo reto inferior foi dividido e refletido para trás. (**F**) A artéria oftálmica foi afastada medialmente para expor a origem da raiz motora parassimpática para o gânglio ciliar, que corre a partir do ramo da divisão oculomotora inferior para o oblíquo inferior. A.: artéria; cent.: central; cil.: ciliar; NC: nervo craniano; com.: comunicante; Fiss.: fissura; Gâng.: gânglio; inf.: inferior; infraorb.: infraorbitário; M.: músculo; max.: maxilar; med.: medial; N.: nervo; obl.: oblíquo; orb.: orbitário; palat.: palatino; pterigopal.: pterigopalatino; ret.: retiniana.

ramos meníngeos da artéria carótida interna, o ramo tentorial do tronco meningo-hipofisário, o ramo anterior do tronco inferolateral, e os ramos terminais da artéria maxilar interna.

■ Relações Venosas

Os espaços venosos do seio cavernoso enchem a margem posterior da fissura orbitária superior e podem-se estender para frente, ao longo das margens medial e inferior da fissura (**Fig. 15.2**). As veias que passam pela fissura drenam para o seio cavernoso. Os seios durais dentro dos quais as veias sylvianas drenam comumente, passam embaixo da crista esfenoidal e ao longo da borda intracraniana da margem lateral da fissura orbitária superior para atingir o seio cavernoso. Estes seios são encontrados em exposições dirigidas à margem lateral da fissura. A veia oftálmica superior origina-se de tributárias na parte superomedial da órbita, e a veia oftálmica inferior se origina de tributárias na parte inferolateral da órbita (**Figs. 15.2 e 15.4**). Estas veias são conectadas ao longo da margem anterior da órbita por grandes canais anastomóticos formados pelas veias facial e angular. Esta veia oftálmica inferior pode drenar diretamente dentro do seio cavernoso, porém, mais comumente, une-se à veia oftálmica superior para formar um tronco comum que drena para o seio cavernoso. A veia oftálmica superior origina-se na parte medial superior da órbita, passa para trás sobre o lado lateral do músculo oblíquo superior, e cruza acima do nervo óptico para atingir a parte lateral da órbita. Ela sai do cone muscular, passando entre as cabeças dos músculos retos superior e lateral e por fora do tendão anular, através da parte lateral estreita da fissura orbitária superior. Passa para baixo, ao longo da margem lateral do tendão anular na região da fissura orbitária superior, onde comumente recebe a junção da veia oftálmica inferior para formar um tronco comum que entra na parte anteroinferior do seio cavernoso.

Ambas, a veia oftálmica superior e a artéria oftálmica, correm ao longo do aspecto superolateral do nervo óptico, no ápice orbitário, mas a veia passa por fora do tendão anular e pela parte lateral estreita da fissura orbitária superior, enquanto a artéria passa pelo tendão anular e o forame óptico. A veia oftálmica superior é ancorada no canto lateral da fissura orbitária superior por várias bandas fibrosas que formam uma rede em torno da veia, criando um obstáculo a vias de acesso à parte lateral do ápice orbitário. A veia oftálmica inferior origina-se das tributárias, na parte anterior do assoalho e parede lateral da órbita. Ela drena os músculos reto inferior e oblíquo inferior, o saco lacrimal e pálpebras. Corre medial e posteriormente entre os músculos retos lateral e inferior com o ramo do nervo oculomotor para o músculo oblíquo inferior. Comunica-se com o plexo venoso pterigoide pela fissura orbitária inferior. Sai do cone muscular passando entre a origem dos músculos retos lateral e inferior e a órbita, correndo abaixo do tendão anular e através do setor inferior da fissura orbitária superior. Ela comumente se junta à veia oftálmica superior no aspecto lateral do tendão anular ao passar através da fissura orbitária superior. O tronco comum passa para trás para entrar na parte anteroinferior do seio cavernoso.

■ Relações Musculares e Tendinosas

O músculo orbicular do olho circunda a circunferência da órbita e se espalha sobre a têmpora e a bochecha (**Fig. 15.7**). Ele tem 3 partes: orbitária, palpebral e lacrimal. A parte orbitária se espalha em uma banda larga em torno da margem da órbita. A parte palpebral está localizada nas margens das pálpebras. A parte orbitária origina-se do processo nasal do osso frontal, o processo frontal da maxila, e o ligamento palpebral medial. No lado lateral, ele se mistura com os músculos occipitofrontal e corrugador. Muitas das fibras orbitárias superiores são inseridas na pele e tecidos subcutâneos do supercílio. A parte palpebral se origina do ligamento palpebral medial e do osso acima e abaixo do ligamento. Algumas das suas fibras situam-se perto da margem da pálpebra, atrás dos cílios. A parte lacrimal se estende atrás do saco lacrimal e se fixa no osso lacrimal. A parte orbitária é o músculo esfíncter das pálpebras. A porção palpebral fecha as pálpebras. As ações da parte lacrimal são importantes no transporte da lágrima. Os tarsos são duas placas finas de tecido fibroso denso situadas profundamente à parte palpebral do músculo orbicular do olho. Os tarsos são colocados por dentro e dão suporte e forma a cada pálpebra. Algumas das fibras do músculo levantador são fixadas ao tarso superior. As extremidades mediais dos tarsos são fixadas por uma banda tendinosa, o ligamento palpebral medial, à parte superior da crista lacrimal e à parte adjacente do processo frontal da maxila na frente da crista lacrimal. As extremidades laterais dos tarsos são presas por uma banda, o ligamento palpebral lateral, a um tubérculo no osso zigomático imediatamente dentro da margem orbitária.

O septo orbitário é uma folha membranosa afixada à margem orbitária onde ela é contínua com o periósteo ao longo da margem anterior da órbita. Ele separa as estruturas faciais das orbitárias. Na pálpebra superior, o septo se funde com a parte superficial da aponeurose do levantador superior, e na pálpebra inferior, ele se funde com a superfície anterior do tarso. Os ligamentos medial e lateral da bochecha limitam as ações dos músculos retos lateral e medial. Os quatro músculos retos se originam do tendão anular e formam um cone em torno das estruturas neurais e vasculares que passam pelo anel. O tendão anular é aderente à bainha dural do nervo óptico e o periósteo acima, embaixo e medial ao canal óptico e à margem lateral da fissura orbitária superior. O músculo reto superior origina-se do tendão anular, passa para frente e se fixa à

15 Anatomia da Órbita e Estruturas Correlatas

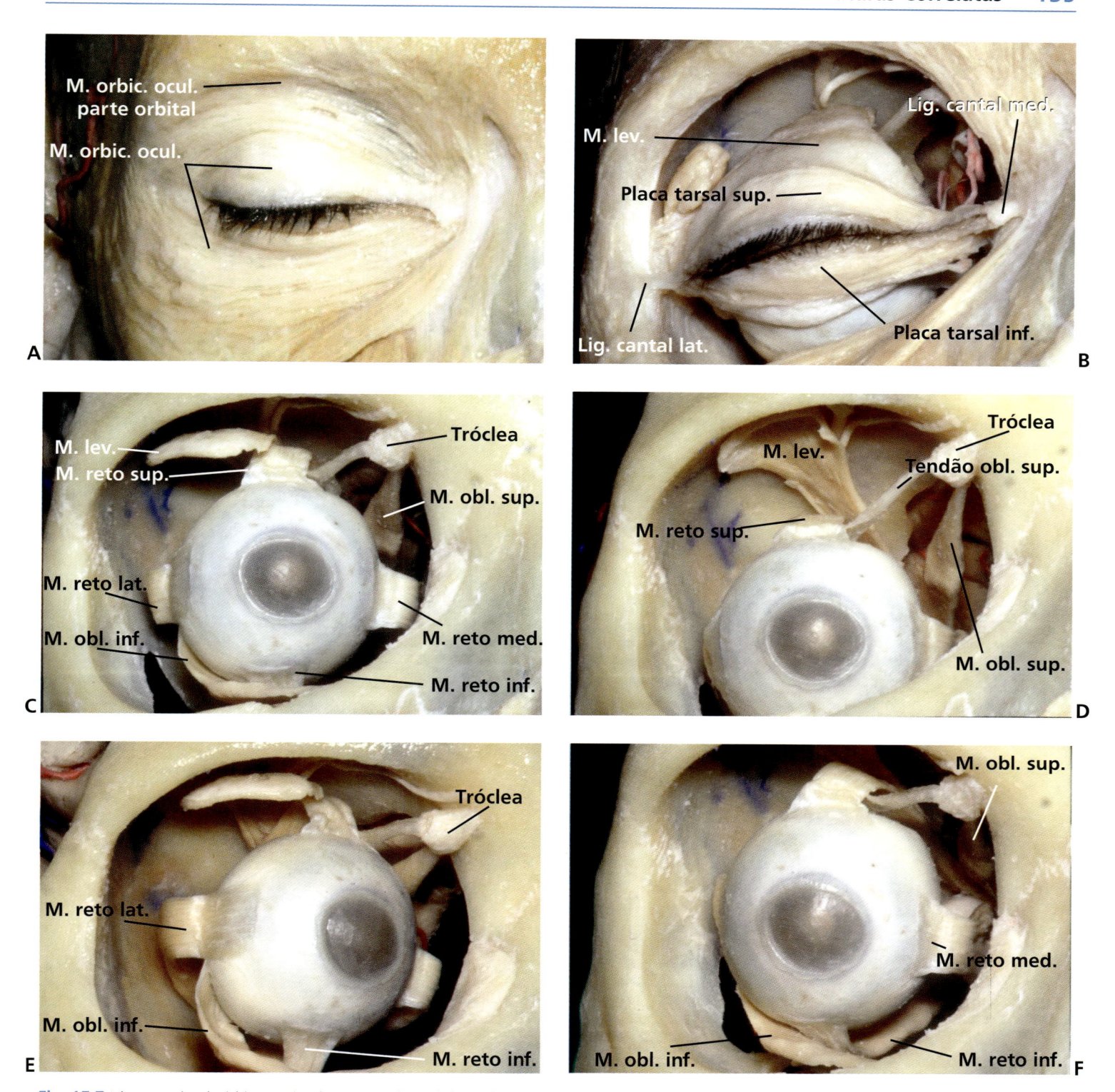

Fig. 15.7 Vista anterior da órbita e músculos extraoculares. (**A**) A pele em torno da órbita direita foi removida para expor o músculo orbicular do olho. (**B**) O músculo orbicular foi removido para expor os tarsos superior e inferior, placas delgadas de tecido fibroso denso situadas profundas em relação à parte palpebral do músculo orbicular do olho. (**C**) O globo e o nervo óptico são rodeados pelos quatro músculos retos, o levantador e dois oblíquos. (**D**) Globo afundado para mostrar a inserção do músculo reto superior e da tróclea e tendão distal do músculo oblíquo superior. (**E**) Globo aduzido para mostrar a inserção do músculo reto lateral. (**F**) Globo posicionado para mostrar a relação dos músculos reto inferior e oblíquo inferior. Lig.: ligamento; inf.: inferior; lat.: lateral; lev.: levantador; M.: músculo; med.: medial; obl.: oblíquo; orbic.: orbicular; ocul.: ocular; sup.: superior.

esclera posterior à margem da córnea. A linha de inserção é ligeiramente oblíqua e curva. O músculo oblíquo superior origina-se da periórbita que cobre o corpo do osso esfenoide superomedial ao canal óptico e corre para frente, terminando em um tendão que faz uma alça através da tróclea, um tendão redondo que se fixa na fossa troclear do osso frontal. Depois de fazer a alça através da tróclea, o tendão passa lateral e, posteriormente, embaixo do músculo reto superior para se inserir na esclera entre os músculos retos superior e lateral. O músculo reto lateral origina-se do tendão anular e da parte adjacente da asa maior do esfenoide e tem uma linha vertical de fixação na esclera posterior à margem da córnea. O músculo reto inferior se origina do tendão anular e tem uma linha oblíqua de inserção, com o lado medial ligeiramente anterior ao lado lateral de fixação. O músculo oblíquo inferior origina-se do tendão anular e tem uma linha oblíqua de inserção, com o lado medial ligeiramente anterior ao lado lateral de fixação. O músculo oblíquo inferior origina-se da parte do assoalho orbitário formada pela superfície orbitária da maxila na área imediatamente lateral ao ducto nasolacrimal, não do ápice orbitário. Ele corre lateral e posteriormente, passando entre o músculo reto inferior e o assoalho orbitário, e, a seguir, entre os músculos retos superior e lateral perto da inserção do músculo oblíquo superior. O músculo reto medial origina-se do tendão anular, corre para frente e tem uma linha vertical de inserção na esclera. O músculo liso orbitário (músculo de Müller) abrange a margem superior da fissura orbitária inferior e se funde dentro da periórbita, o periósteo do osso maxilar, e o perinêurio do nervo infraorbitário.

Considerações Cirúrgicas

Os mais antigos relatos de cirurgia de lesões orbitárias envolveram vias de acesso dirigidas pela parede lateral da órbita.[6,7] O primeiro relato de uma via de acesso transcraniana à órbita foi publicado em 1922 por Dandy.[8] Desde então, tanto acessos extra quanto intracranianos a lesões orbitárias foram desenvolvidos.[9–11] A via de acesso transcraniana é comumente selecionada para tumores localizados no ápice orbitário e/ou canal óptico, ou envolvendo tanto a órbita quanto áreas intracranianas adjacentes.[8,12,13] Tumores confinados à periórbita e aos 2/3 anteriores da órbita podem, frequentemente, ser acessados extracranialmente, mas os localizados na área apical, e especialmente aqueles no lado medial do nervo óptico, frequentemente exigem uma via de acesso transcraniana. Uma via de acesso dirigida através da parede orbitária lateral, envolvendo uma osteotomia da margem e parede laterais, é comumente selecionada para tumores limitados ao compartimento superior, lateral ou inferior da órbita e àqueles na parte lateral do ápice.[6,7] Uma via de acesso dirigida ao longo da parede orbitária medial pode ser usada para tumores localizados medialmente ao nervo óptico, que não são localizados profundamente no ápice.[7,14,15] As vias de acesso cirúrgicas transcranianas à órbita podem ser arbitrariamente divididas em dois tipos com base em a margem orbitária ser ou não removida na exposição da lesão orbitária. As primeiras vias de acesso envolveram remoção de um retalho ósseo frontal ou frontotemporal, com preservação da margem supraorbitária, e abertura da órbita atrás da margem.[10,16–22] A via de acesso transcraniana pode ser adaptada ao local da lesão. Para lesões limitadas, uma via de acesso dirigida por uma pequena craniotomia frontal ou craniotomia frontotemporal, com remoção do teto orbitário e/ou parede lateral, dará acesso. Entretanto, para lesões maiores, é vantajoso elevar a margem orbitária com o retalho ósseo conforme é executado na via de acesso orbitofrontal ou orbitozigomática. Na via de acesso orbitofrontal, só a margem superior da órbita é elevada, e na via de acesso orbitozigomática, as partes superior e lateral da margem orbitária são elevadas. A craniotomia orbitofrontal seria selecionada para lesões comprometendo o canal óptico e ápice orbitário. A craniotomia orbitozigomática seria selecionada para lesões orbitárias comprometendo a fossa média ou a fissura orbitária superior em adição à órbita.

Via de Acesso Orbitofrontal Medial

A via de acesso é dirigida pelo espaço entre o músculo oblíquo superior, que é afastado medialmente, e os músculos levantador e reto superior, ambos sendo afastados lateralmente (**Fig. 15.5B**). Esta via de acesso expõe o nervo óptico em todo o intervalo, desde o globo até o canal óptico. Ela é a via de acesso cirúrgica mais direta à parte apical do nervo óptico.

As seguintes estruturas ficam no lado medial do nervo óptico: anteriormente, perto do globo, a artéria oftálmica, o nervo nasociliar e a veia oftálmica superior; e posteriormente, perto do ápice orbitário, o nervo troclear e a artéria etmoidal posterior. O intervalo entre as estruturas situadas anterior e posteriormente é livre de estruturas importantes, proporcionando assim uma via ao nervo óptico. A via de acesso medial é selecionada para lesões localizadas superomediais ao nervo óptico ou para casos nos quais haja uma necessidade de expor o nervo óptico desde o canal óptico até o globo. Ela é a via de acesso mais comumente selecionada para tumores da bainha óptica ou nervo óptico. A via de acesso medial não é adequada para lesões localizadas no lado lateral do nervo óptico ou para aquelas comprometendo a fissura orbitária superior e o seio cavernoso.

Vias de Acesso Orbitofrontal Central e Lateral

Na via de acesso central, o músculo levantador é afastado medialmente e o músculo reto superior é afastado lateralmente. A via de acesso central, que é a menos usada das três vias de acesso dirigidas através de uma craniotomia orbitofrontal, é o caminho mais direto e mais curto à porção média do segmento intraorbitário do nervo óptico (**Fig. 15.5**).

Para a via de acesso lateral, o nervo óptico é acessado entre o músculo reto lateral, que é afastado lateralmente, e os músculos reto superior e levantador, ambos sendo afastados medialmente. A via de acesso lateral fornece um espaço de trabalho maior do que a via de acesso medial ou a central. O ângulo mais amplo de abordagem permite que a via de acesso seja dirigida por todas as partes da exposição orbitofrontal. Ela é a melhor das três vias orbitofrontais para expor a área apical profunda no lado lateral do nervo óptico.

Via de Acesso Transmaxilar

A via de acesso transmaxilar, dirigida através do assoalho orbitário, é mais comumente efetuada usando-se uma incisão sublabial na margem gengivobucal em vez de através de uma incisão na face.[23,24] Tecidos moles são elevados para expor a superfície anterior da maxila direita (**Figs. 15.6 e 15.8**). A via de acesso pode ser completada sem dividir o nervo infraorbitário no forame infraorbitário, mas se ele for dividido, pode ser ressuturado no momento do fechamento. Remover a parede anterior do seio maxilar expõe o canal infraorbitário no teto do seio, que forma o assoalho orbitário. Abrir o assoalho orbitário expõe a periórbita, cobrindo o assoalho orbitário e a artéria e o nervo infraorbitários. Estruturas que podem ser expostas incluem os músculos retos inferior e medial e oblíquo inferior, a divisão inferior do nervo oculomotor e seus ramos, o gânglio ciliar e suas raízes, juntamente com os nervos ciliares curtos, que se originam no gânglio ciliar e perfuram a es-

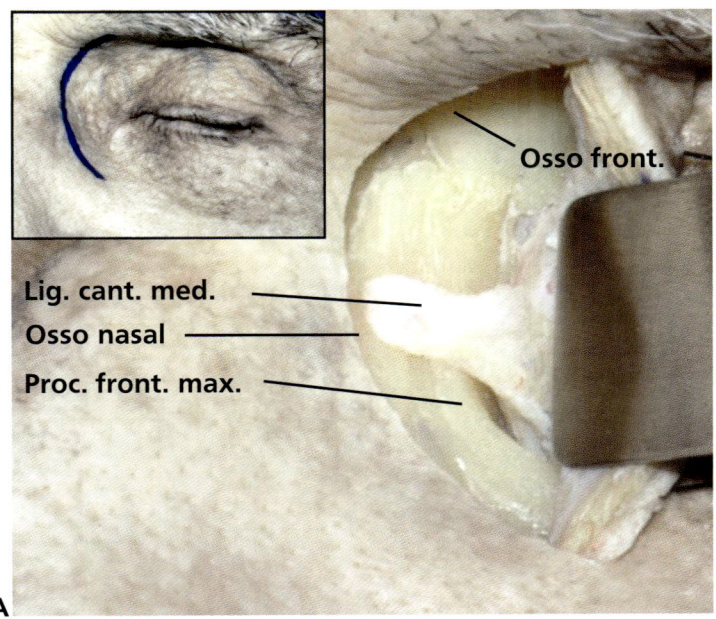

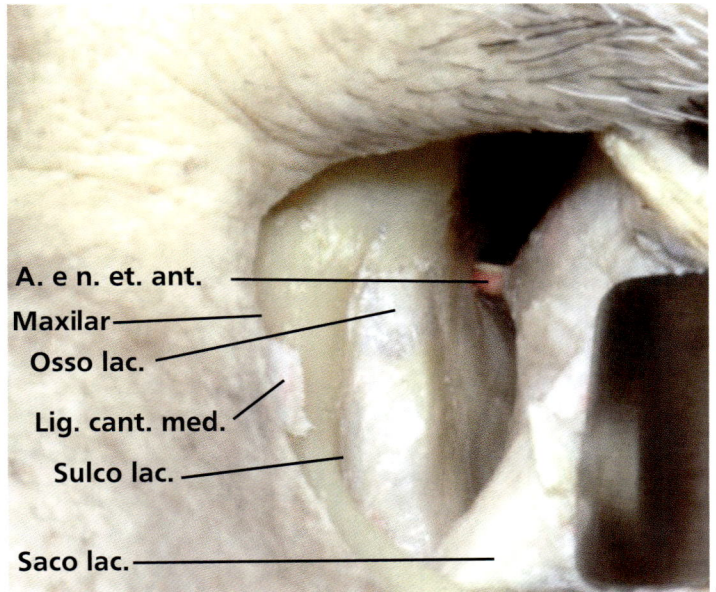

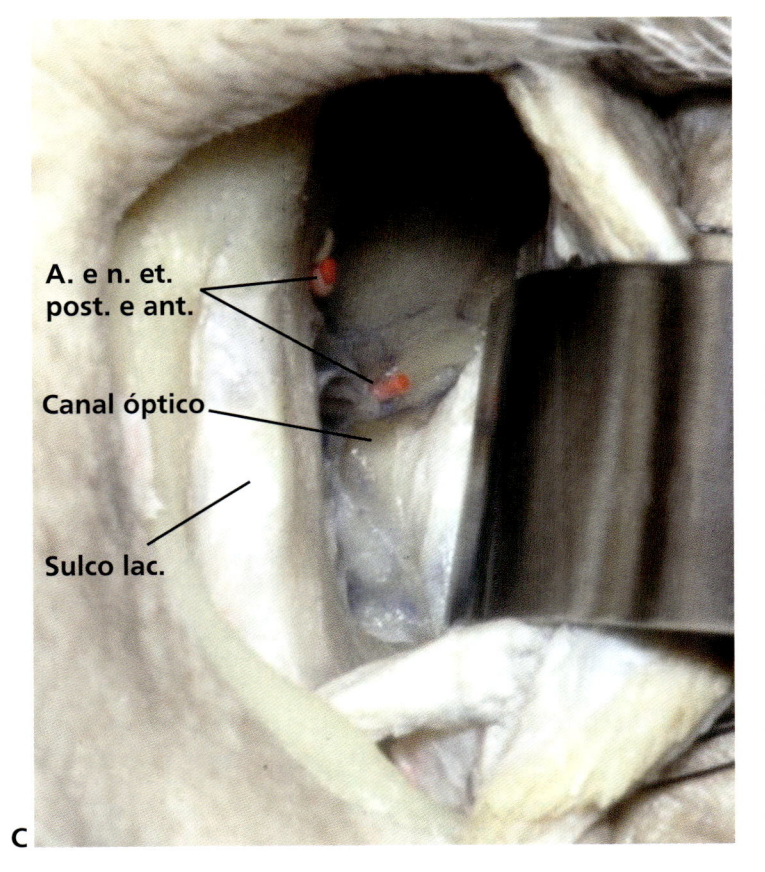

Fig. 15.8 Via de acesso orbitária medial. (**A-C**) Exposição orbitária medial. (**A**) A incisão orbitária medial no lado esquerdo é mostrada no detalhe. A via de acesso expõe a parede orbitária medial, células aéreas etmoidais e seio esfenoidal para trás, até o nível do canal óptico. A periórbita foi elevada do processo frontal do osso maxilar e osso frontal adjacente, que formam a parte medial da margem orbitária para expor o ligamento cantal medial, o qual, se dividido, deve ser reaproximado ao término do procedimento para manter o equilíbrio cantal. (**B**) O ligamento palpebral medial foi dividido e as margens do ligamento dividido foram preservadas para reaproximação ao término do procedimento. O saco lacrimal foi afastado lateralmente. A exposição se estende para trás, ao longo dos ossos lacrimal e etmoide, até o nível onde a artéria etmoidal anterior entra no canal etmoidal anterior. (**C**) A exposição foi ampliada para trás, ao longo dos ossos etmoide, lacrimal e frontal, para além do nível onde as artérias etmoidais anterior e posterior entram no canal etmoidal anterior e posterior, até o ápice orbitário e a extremidade anterior do canal óptico. As células aéreas etmoidais mediais e parte adjacente do seio esfenoidal podem ser removidas para expor o nervo no canal óptico. Esta via de acesso é usada, às vezes, para descomprimir o canal óptico. (*Continua.*)

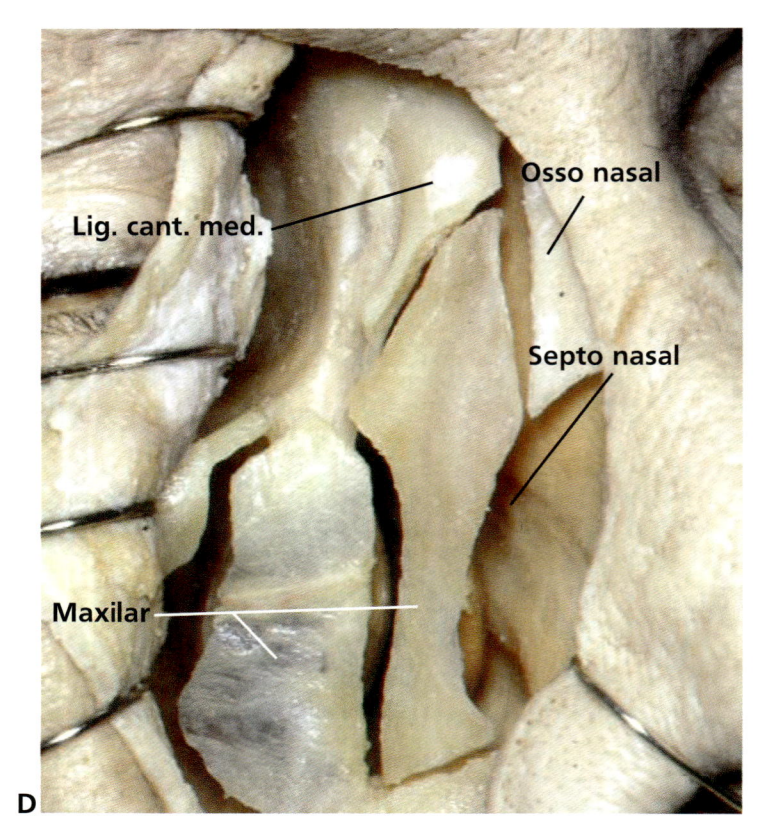

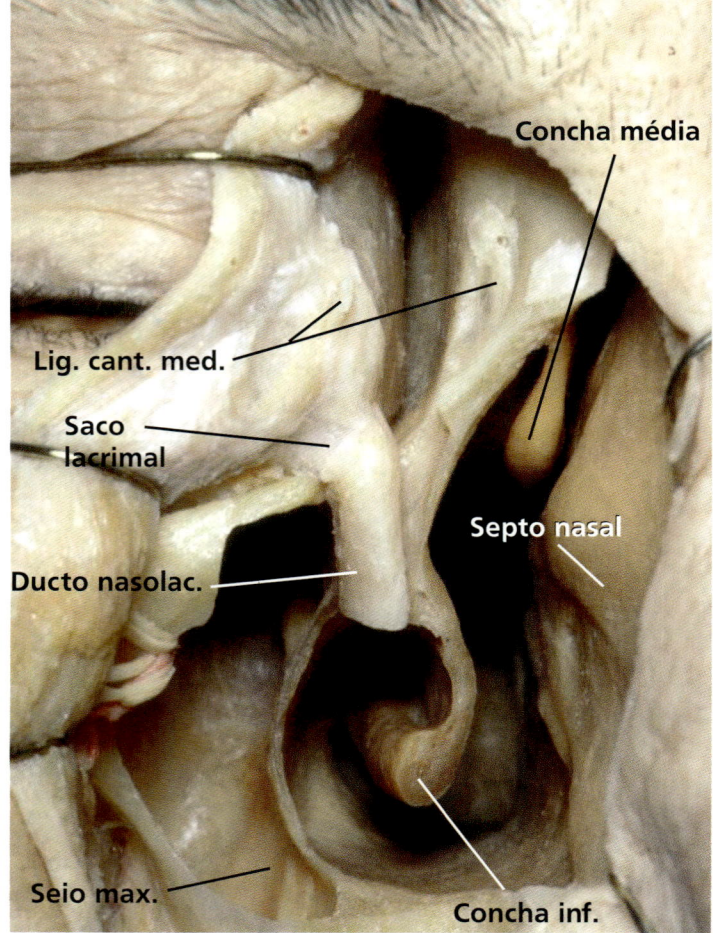

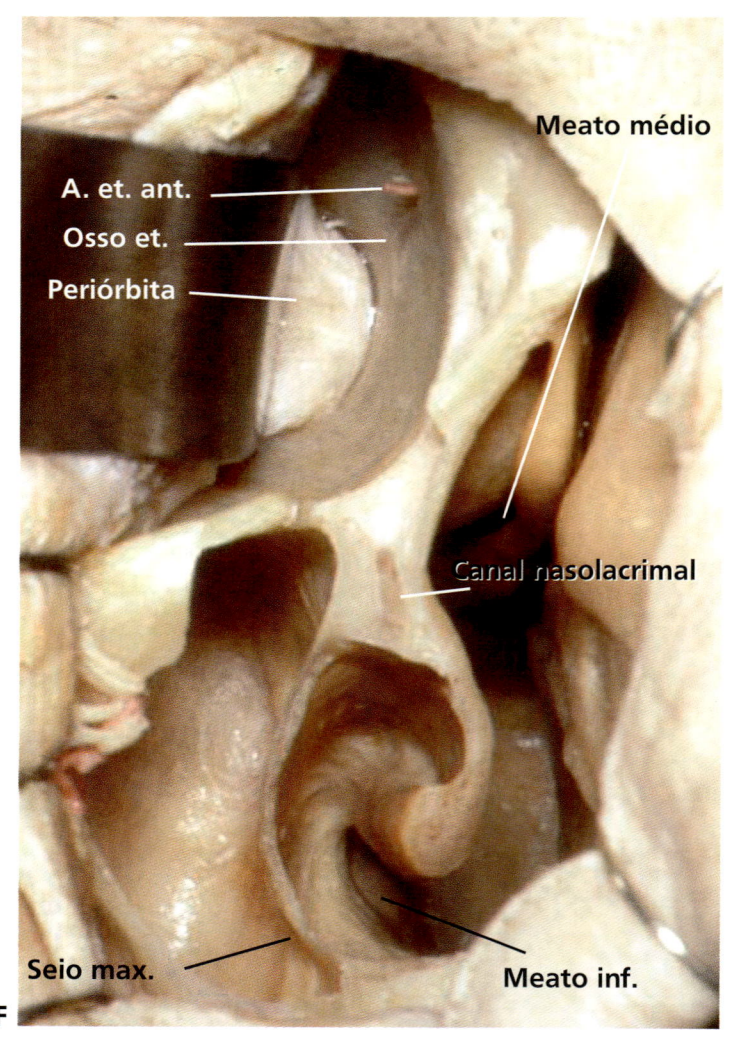

Fig. 15.8 *(Cont.)* (**D-F**) Exposições combinadas orbitária medial e maxilar. (**D**) A exposição inclui não apenas a parede orbitária medial, mas também a parte adjacente do assoalho. Duas pequenas osteotomias maxilares foram completadas. A medial inclui a parte da maxila que forma a parede anterior da cavidade nasal. A osteotomia lateral expõe a parte anterior do seio maxilar. O ligamento palpebral medial foi dividido para expor a parede medial da órbita. (**E**) Remoção do fragmento medial da osteotomia expõe a cavidade nasal e o septo nasal e as conchas inferior e média. Remoção do fragmento lateral da osteotomia expõe o seio maxilar, parte medial do assoalho orbitário, e o ducto nasolacrimal, que corre ao longo da parede maxilar medial e se abre abaixo da concha inferior para dentro do meato inferior. (**F**) O ducto nasolacrimal e o saco lacrimal foram afastados lateralmente e a exposição foi ampliada ao longo da parede orbitária medial para a área posterior, onde a artéria etmoidal anterior foi dividida. A parte posterior, do canal nasolacrimal ósseo foi exposta.
A.: artéria; ant.: anterior; cant.: cantal; et.: etmoidal; front.: frontal; inf.: inferior; lac.: lacrimal; Lig.: ligamento; max.: maxilar; med.: medial; N.: nervo; nasolac.: nasolacrimal; post.: posterior; Proc.: processo.

clera em torno do nervo óptico e a artéria central da retina. Esta via de acesso pode ser usada para reconstruir o assoalho orbitário após trauma ou para abrir o assoalho para descompressão orbitária.

Vias de Acesso Orbitárias Mediais e Transetmoidais

A incisão orbitária medial pode ser usada para fornecer acesso à área lateral aos ossos lacrimal e etmoide para trás até o ápice orbitário, e com remoção de algumas das células aéreas etmoidais e do seio esfenoidal dando face à órbita, o canal óptico pode ser exposto ou descomprimido (**Fig. 15.8**).[23,24] A incisão orbitária medial se estende entre a órbita medial e o nariz ao longo do processo frontal do osso maxilar. A exposição é ampliada usando-se dissecção subperióstica e subperiorbitária, exceto no ligamento cantal medial, que se insere nas margens anterior e posterior do sulco lacrimal, e que deve ser dividido ou elevado de tal maneira que possa ser preservado e reaproximado, se dividido. O saco lacrimal, que se localiza no sulco lacrimal, pode usualmente ser elevado. Atrás deste, o ramo etmoidal anterior da artéria oftálmica é encontrado quando ele penetra na periórbita para entrar no canal etmoidal anterior. Esta artéria é dividida, se uma exposição maior for necessária. À medida que a exposição prossegue, posteriormente ao longo da lâmina orbitária do etmoide, é encontrada a artéria etmoidal posterior entrando no canal etmoidal posterior. Ela passa medialmente ao longo do plano esfenoidal e pode ser dividida. O canal óptico é encontrado aproximadamente 7 mm atrás do canal etmoidal posterior.[24] Remoção de parte da lâmina etmoidal e da parte adjacente do seio esfenoidal exporá o nervo óptico no canal óptico. Extensão da incisão orbitária medial para baixo, lateral ao nariz, proporciona acesso à parte anterior da maxila. Remoção da parte medial da parede anterior do seio maxilar, que faz limite com a cavidade nasal, fornece acesso ao assoalho orbitário medial.

Referências

1. Natori Y, Rhoton Jr AL. Transcranial approach to the orbit: microsurgical anatomy. *J Neurosurg* 1994;81:78-86.
2. Natori Y, Rhoton Jr AL. Microsurgical anatomy of the superior orbital fissure. *Neurosurgery* 1995;36:762-75.
3. Rhoton Jr AL, Natori Y. *The orbit and sellar region: microsurgical anatomy and operative approaches.* New York: Thieme Medical, 1996. p. 3-25.
4. Harris FS, Rhoton Jr AL. Anatomy of the cavernous sinus. A microsurgical study. *J Neurosurg* 1976;45:169-80.
5. Liu Q, Rhoton Jr AL. Middle meningeal origin of the ophthalmic artery. *Neurosurgery* 2001;49:401-6, discussion 406-7.
6. Krönlein RU. Zur pathologie and operativen Behandlung der dermoidcysten der orbita. *Beitr Klin Chir* 1889;4:149-63.
7. Maroon JC, Kennerdell JS. Surgical approaches to the orbit. Indications and techniques. *J Neurosurg* 1984;60:1226-35.
8. Dandy WE. Prechiasmal intracranial tumors of the optic nerves. *Am J Ophthalmol* 1922;5:169-88.
9. Al-Mefty O, Fox JL. Superolateral orbital exposure and reconstruction. *Surg Neurol* 1985;23:609-13.
10. Housepian EM. Surgical treatment of unilateral optic nerve gliomas. *J Neurosurg* 1969;31:604-7.
11. Jane JA, Park TS, Pobereskin LH et al. The supraorbital approach: technical note. *Neurosurgery* 1982;11:537-42.
12. Hassler W, Eggert HR. Extradural and intradural microsurgical approaches to lesions of the optic canal and the superior orbital fissure. *Acta Neurochir (Wien)* 1985;74:87-93.
13. Housepian EM. Microsurgical anatomy of the orbital apex and principles of transcranial orbital exploration. *Clin Neurosurg* 1978;25:556-73.
14. Kelman SE, Heaps R, Wolf A et al. Optic nerve decompression surgery improves visual function in patients with pseudotumor cerebri. *Neurosurgery* 1992;30:391-95.
15. Niho S, Niho M, Niho K. Decompression of the optic canal by the transethmoidal route and decompression of the superior orbital fissure. *Can J Ophthalmol* 1970;5:22-40.
16. Frazier CH. I. An Approach to the hypophysis through the anterior cranial fossa. *Ann Surg* 1913;57:145-50.
17. Hamby WB. Pterional approach to the orbits for decompression or tumor removal. *J Neurosurg* 1964;21:15-18.
18. Jackson H. Orbital tumours. *Proc R Soc Med* 1945;38:587-94.
19. Love JG, Benedict WL. Transcranial removal of intraorbital tumors. *JAMA* 1945;129:777-84.
20. MacCarty CS, Brown DN. Orbital tumors in children. *Clin Neurosurg* 1964;11:76-93.
21. McArthur LL. An aseptic surgical access to the pituitary body and its neighborhood. *JAMA* 1912;58:2009-11.
22. Naffziger HC. Progressive exophthalmos following thyroidectomy: Its pathology and treatment. *Ann Surg* 1931;94:582-86.
23. Hitotsumatsu T, Rhoton Jr AL. Unilateral upper and lower subtotal maxillectomy approaches to the cranial base: microsurgical anatomy. *Neurosurgery* 2000;46:1416-52, discussion 1452-53.
24. Hitotsumatsu T, Matsushima T, Rhoton Jr AL. Surgical anatomy of the midface and the midline skull base. In: Spetzler RF. (Ed.). *Operative techniques in neurosurgery.* Philadelphia: WB Saunders, 1999. p. 160-80, vol. 2.

16 Cirurgia Endoscópica Periorbitária e do Nervo Óptico e Ressecções Intraorbitárias

Richard J. Harvey ▪ Raymond Sacks ▪ Aldo Cassol Stamm
João Flávio Nogueira

> **Dicas e Pérolas**
>
> - É essencial encontrar o eixo orbitário, via assoalho orbitário, em uma esfenotomia ampla com identificação da parede lateral.
> - Patologia lateral ao eixo neural (lateral aos nervos óptico e infraorbitário) usualmente exige uma via de acesso externa.
> - Preservação do recesso frontal e antrostomia ampla é importante para assegurar função nasossinusal pós-operatória normal.
> - O músculo reto medial situa-se posteriormente, mas próximo à periórbita.
> - A artéria oftálmica é inferior no canal ao se incisar a bainha do nervo óptico.
> - Identificar as artérias etmoidais, de modo transorbitário ou transetmoidal, é fundamental para acesso ao teto da órbita.

■ Introdução

Vias de acesso externas à órbita são essenciais para manejo de patologias laterais ao nervo óptico e ao globo ocular (o eixo neural). Para as lesões que são mediais ao eixo neural ou que desviam as estruturas neurais lateralmente, as vias de acesso endoscópicas oferecem uma abordagem sem necessidade de incisão. Além disso, há preservação da fisiologia nasossinusal nessa via de acesso para patologias orbitárias e periorbitárias. As vias de acesso endoscópicas também incluem acessos endoscópico-assistidos transcaruncular, transconjuntival[1,2] (ao assoalho), transblefaroplastico[3] (ao teto) à órbita, e craniotomia transupraorbitária.[4] Entretanto, este capítulo enfatiza a cirurgia endoscópica transnasal/sinusal.

As técnicas endoscópicas dependem das condições da cavidade operatória a ser abordada. Espaços distensíveis são criados na cirurgia laparoscópica e, similarmente, cavidades sinusais proporcionam o campo operatório em cirurgia sinusal. Entretanto, a gordura intraorbitária impede o fácil acesso à órbita. A distensão dos tecidos intraconais é limitada em razão dos limites ósseos da órbita. Embora a orbitotomia lateral possa ser realizada para permitir temporariamente, o deslocamento lateral das estruturas intraorbitárias, limitações significativas permanecem quanto à capacidade de criar um espaço para trabalhar dentro da gordura orbitária.

Utilizar os seios maxilar, etmoidal e esfenoidal para definir o eixo orbitário e criar um espaço de trabalho constitui uma parte fundamental da nossa cirurgia orbitária endoscópica (**Fig. 16.1**). Dissecção subperiosteal (subperiorbital) adicional pode ser realizada superior e inferiormente ao conteúdo orbitário a fim de ganhar acesso à patologia. Independente da abertura da periórbita, o desvio prévio da gordura orbital pela patologia é importante para ter um campo operatório adequado. A gordura orbitária pode ser deslocada ou removida para alcançar a patologia, porém, os músculos intraconais e as estruturas neurovasculares pertencentes à órbita fazem disso um desafio. A falta de espaço morto em decorrência das septações intermusculares e gordura podem obscurecer a visualização.

■ Indicações e Vantagens

A via endoscópica é uma excelente opção para acessos posteriores a patologias próximas ao ápice orbitário. Uma

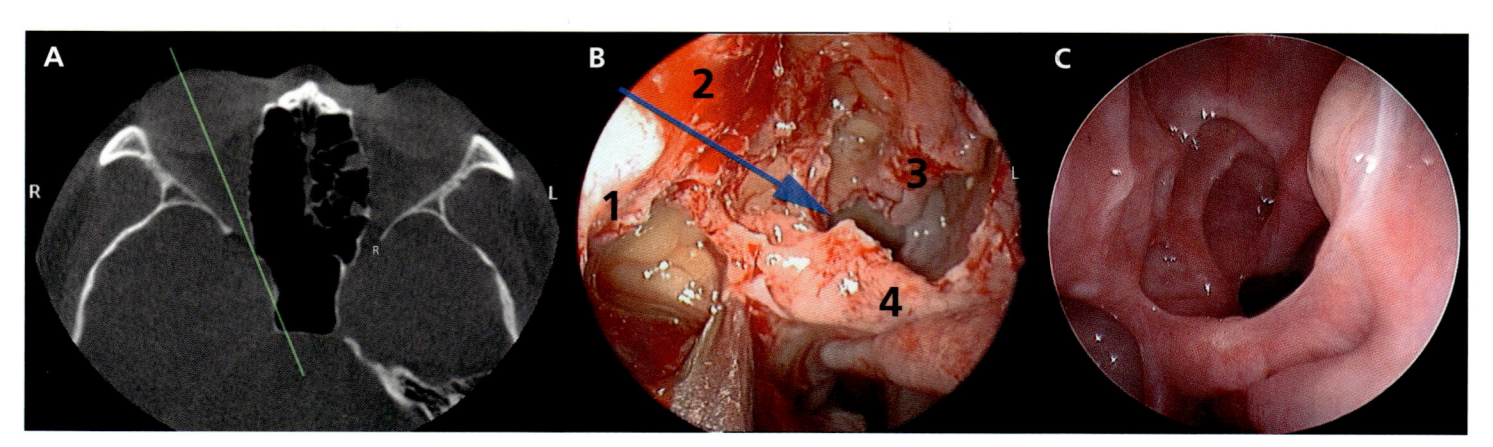

Fig. 16.1 Eixo orbitário. Definir a linha da órbita em cirurgia endoscópica é importante (**A**, **B**). Também possibilita fácil acompanhamento pós-operatório (**C**).

visão próxima permite fácil identificação da transição do nervo óptico para o ápice da órbita e o anel fibroso. Vias de acesso endoscópicas também evitam ruptura do músculo orbicular do olho, bomba lacrimal e ligamento cantal. O acesso final a qualquer patologia orbitária deve ser feito, especificamente, para cada paciente e para cada lesão. Entretanto, o objetivo sempre deve ser preservar a função ocular e tratar efetivamente a patologia. Os esforços combinados do oftalmologista e do rinologista são essenciais para assegurar um ótimo resultado para a cirurgia orbitária endoscópica ampliada.[5-7]

Um resumo de indicações comuns para cirurgia orbitária endoscópica é apresentado abaixo. Oftalmopatias da tireoide e patologias inflamatórias, como abscessos subperiosteais, não serão discutidas neste capítulo.[8,9] Entretanto, o tratamento cirúrgico dessas lesões utiliza os mesmos princípios para tratar patologias extensas. Contraindicações absolutas à abordagem endoscópica são patologias laterais ao eixo neural, ausência de equipamento especializado e inexperiência. Uma contraindicação relativa é a presença de sinusite aguda ou subaguda. Essas condições devem ser manejadas clinicamente, se possível, previamente a qualquer intervenção. Rinossinusite crônica não consiste em uma contraindicação, uma vez que muitas das alterações mucosas persistentes nessa condição são inflamatórias e não infecciosas. Patologias crônicas da mucosa frequentemente são observadas na abordagem dessas lesões, porque a disfunção nasossinusal muitas vezes ocorre a partir dos efeitos locais de grandes massas.

Indicações Comuns
Patologia Extraconal
Neoplásica
Meningioma[10]
    Osteoma[11]
    Papiloma invertido[12]
    Tumor fibroso solitário[13]
    Doença maligna[14]
    Condrossarcoma
    Trauma do nervo óptico (excisão da bainha)[15-17]
    Fibroma ossificante[18]

Patologia Intraconal
Hemangioma[19,20]
    Schwannoma
    Remoção de corpo estranho[21]

Estudo Diagnóstico
Avaliação Radiológica
A avaliação orbitária é baseada na combinação de imageamento por ressonância magnética (RM) e tomografia computadorizada (TC). O uso de sequências com supressão de gordura em RM ajuda na delimitação da patologia intraorbitária.

Avaliação Oftalmológica
Avaliação de acuidade e campos visuais é necessária para identificar qualquer déficit, incluindo papiledema. Avaliação visual clássica é realizada por um oftalmologista. Outras neuropatias cranianas necessitam ser documentadas.

Cirurgia
Instrumentos
Há diversos instrumentos cirúrgicos adicionais aos da cirurgia sinusal endoscópica padrão quando é feita abordagem de patologia orbitária. Esses incluem broca diamantada, bisturi bipolar, instrumento cortante de ângulo reto e aspirador dissector.

A broca de diamante é essencial para três áreas. Primeira, a junção da parede orbitária medial à parede lateral do esfenoide resulta em uma camada de osso espessa (tubérculo óptico[22]), sendo necessária remoção controlada de osso e subsequente exposição do canal óptico na parede lateral do esfenoide. O canal óptico é muito estreito para que os saca-bocados sejam usados para remoção de osso. Segunda, a parede medial da órbita é comumente bastante espessa para simplesmente fraturar e descobrir a periórbita. Adelgaçamento do osso previamente à sua remoção é importante para preservar a periórbita e possibilitar dissecção adicional. Pequenas quantidades de gordura exposta no campo cirúrgico terão pouco significado funcional, mas transformam, drasticamente, as condições do campo cirúrgico. A saliência de gordura no campo operatório poderá obscurecer a visão, aumentando a probabilidade de trauma adicional por instrumentos (brocas/desbridadores). Terceira, o osso em torno da porção superior do saco lacrimal frequentemente é espesso para ser removido unicamente com um saca-bocado. Muitas vezes é necessária exposição completa do aparelho lacrimal no acesso e na reconstrução durante cirurgia orbitária.

A pinça bipolar é essencial para controlar vasos intraorbitários, especialmente as artérias etmoidais anterior e posterior e controlar vascularização periorbitária. As pinças neurocirúrgicas baionetadas frequentemente não são apropriadas nessa abordagem em função do longo campo operatório da cirurgia endoscópica de base de crânio. Instrumentação bipolar especializada é essencial. A disponibilidade de materiais e técnicas hemostáticas é importante, mas os princípios de hemostasia em cirurgia endoscópica diferem um pouco daqueles em cirurgia aberta. Prevenção de sangramento é a melhor solução. Redução de volume tumoral, dissecção cortante extracapsular, e contratração usando aspiração delicada ainda se constituem no fundamento do controle vascular.[23]

Incisar cuidadosamente a periórbita, saco lacrimal ou nervo óptico exige uma lâmina afiada. Bisturis frios muitas vezes não são suficientes, e lâminas cirúrgicas nº 11 podem ser grandes demais e não permitir liberdade de movimento adequado para realização de cortes angulados. Usualmente são necessárias lâminas de ceratótomo retas e de ângulo reto, lâminas especiais de dacriocistorrinostomia (DCR), ou lâminas *beaver* usualmente são necessárias. Finalmente, dissecção no espaço subperióstico da órbita frequentemente é facilitada por um dissector de aspiração ou maleável. Quando a periórbita é elevada, os canais haversianos ósseos expostos inicialmente fornecem um campo cirúrgico estreito e sangrante que, eventualmente, se resolverá. Instrumentos com aspiração podem ser de valor nessa elevação inicial.

Preparo

Craniectomia transnasal endoscópica é realizada sob anestesia geral hipotensiva controlada sem fixação de Mayfield. Anestesia intravenosa total é associada a melhor hemostasia mucosa.[24,25] Tiras de algodão contendo adrenalina 1:1.000 são colocadas na cavidade nasal sobre as áreas de acesso cirúrgico durante 10 minutos antes do procedimento cirúrgico. A parede nasal lateral e o septo são infiltrados com Naropin 1% e adrenalina 1:100.000.

Via de Acesso

Lesões Extraconais

Realiza-se uncifectomia, antrostomia ampla e etmoidectomia anterior e posterior. A antrostomia é ampliada superiormente para assegurar fácil visualização do teto do seio maxilar. Isso define o assoalho orbitário, permite esqueletização mais fácil da parede medial da orbitária e expõe o canal infraorbitário, sendo um marco anatômico importante para definir o nível da base do crânio, posteriormente. Uma linha paralela ao assoalho nasal a partir do teto do seio maxilar facilita a remoção segura de volume do tumor e acesso ao seio esfenoidal (**Fig. 16.2**). A metade inferior da concha superior é ressecada para dar acesso à totalidade da parede anterior do seio esfenoidal. Deve ser removida a maior quantidade possível da parede anterior, começando-se no óstio esfenoidal. O seio esfenoidal é o ponto-chave para a orientação, uma vez que seu teto define a base do crânio e sua parede lateral define o canal do nervo óptico.

Antes de qualquer remoção de patologia, o eixo completo da órbita usualmente é definido (**Fig. 16.1**). A identificação da artéria esfenopalatina pode ser necessária para ajudar na hemostasia. Acesso adicional ao assoalho orbitário pode ser obtido usando-se outras vias. Uma trepanação maxilar pela intersecção entre o ponto mediopupilar e a linha transversa, estendendo-se desde o bordo nasal, permitirá uma entrada adicional para endoscópio ou outro instrumento. Com a utilização desses limites pode-se tornar mínima a lesão de nervo dentário ou alveolar superior anterior.[26–28] A maxilectomia medial modificada[29] foi originalmente descrita para tratar doença inflamatória recalcitrante,[30,31] mas se tornou uma técnica útil para aumentar o acesso ao seio maxilar e assoalho orbitário.

Acesso acima do conteúdo orbitário e do teto ósseo da órbita é limitado pela linha da sutura frontoetmoidal e as estruturas neurovasculares que a atravessam.[32] As artérias etmoidais anterior e posterior necessitam ser expostas ou a partir do seu canal ósseo (**Fig. 16.3**) ou no lado orbitário, para permitir dissecção lateral adicional no teto orbitário.[33]

Comprometimento do Sistema Lacrimal por Tumor

Anteriormente, a patologia orbitária pode comprometer o sistema lacrimal. Dependendo da extensão do comprometimento do sistema lacrimal pelo tumor, várias opções re-

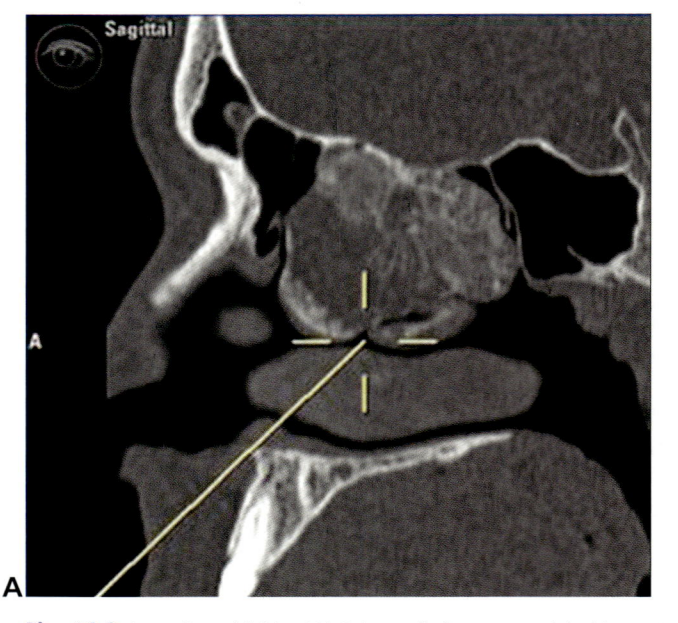

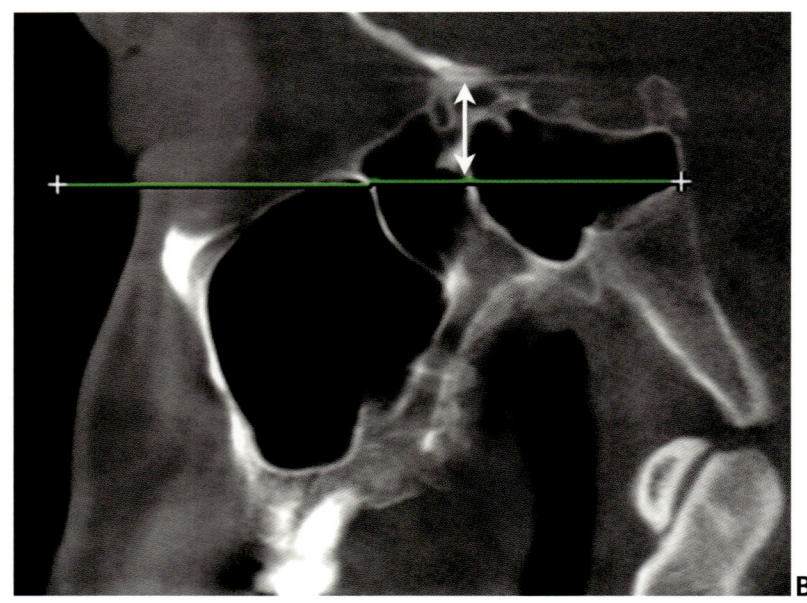

Fig. 16.2 Assoalho orbitário. (**A**) Orientação intraoperatória é importante no caso de grande patologia como este condrossarcoma do etmoide. (**B**) Uma linha a partir do teto do seio maxilar (paralela em referência ao assoalho nasal) possibilita identificação segura da base do crânio, posteriormente, e oferece uma entrada para o seio esfenoidal. Abertura da parede esfenoidal lateral inteira em cirurgia orbitária é essencial.

16 Cirurgia Endoscópica Periorbitária e do Nervo Óptico e Ressecções Intraorbitárias

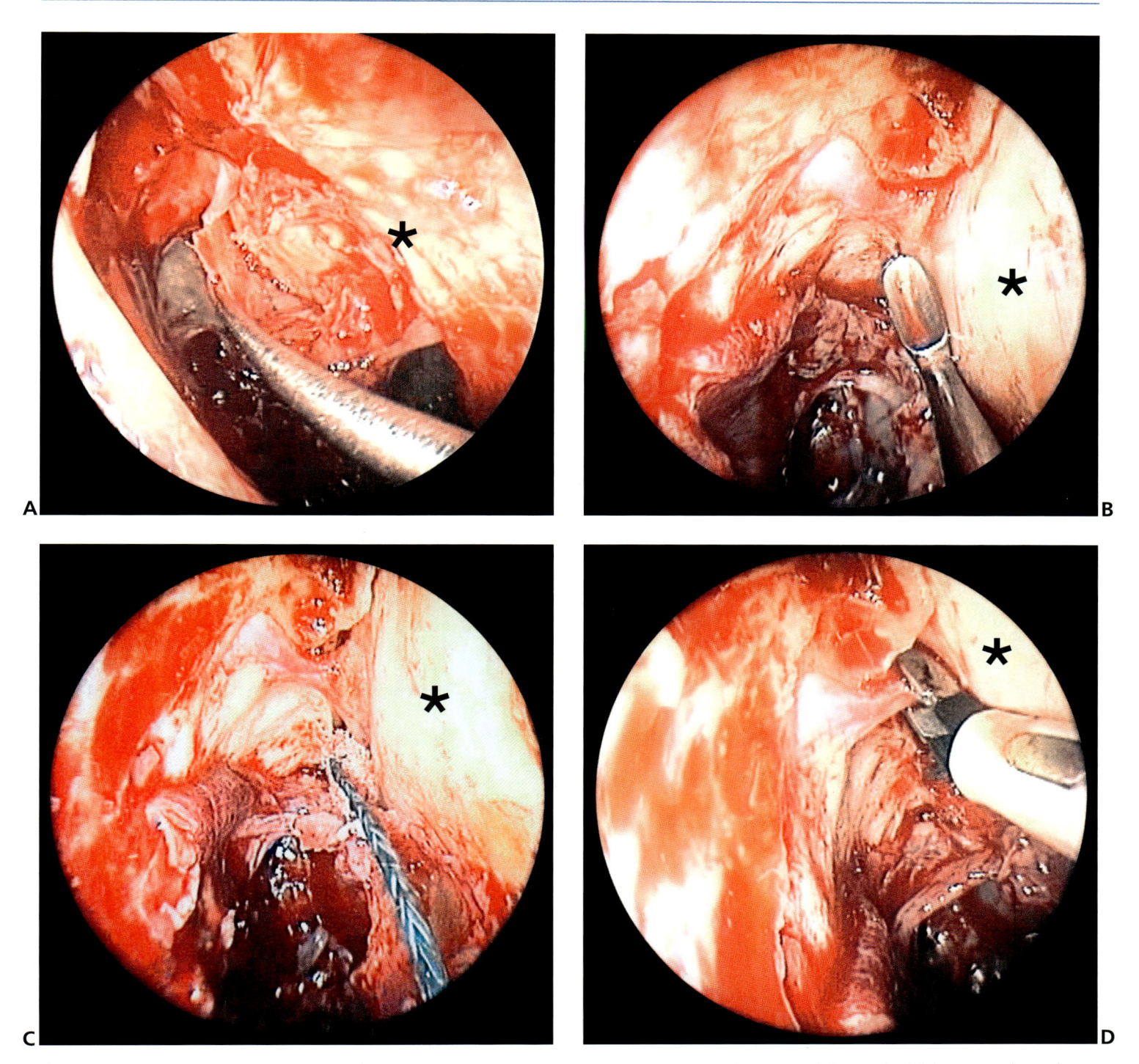

Fig. 16.3 Controle da artéria etmoidal anterior (AEA): ligadura da AEA esquerda. (**A**) Remoção da parede orbitária medial (*, *periórbita*). (**B**) Remoção do canal ósseo da AEA com uma cureta ou broca de diamante. (**C**) Mobilização de um segmento longo, o que (**D**) possibilita clipes ou pinça bipolar para controlar o vaso.

construtivas são possíveis. Quando o tumor envolve o ducto nasolacrimal, este último pode ser completamente ressecado juntamente com o tumor e, classicamente, nenhuma reconstrução formal é necessária. Depois de ser definida a margem cirúrgica, o ducto remanescente pode simplesmente ser marsupializado. Caso o ducto restante tenha menos de 5 mm, uma DCR é preferida (**Fig. 16.4A**). Para tumores que comprometem o saco lacrimal, é necessário realizar DCR endoscópica com remoção óssea ampla. A parede medial do saco lacrimal pode, seguramente, ser removida e a DCR realizada conforme a técnica padrão. Ocasionalmente a mucosa lateral do saco lacrimal necessitará ser res-

secada, e a reconstrução deverá ser realizada para colocação de um enxerto livre de mucosa. Um *punch* de biópsia é usado em uma pinça de Blakesley para preservar a abertura do canalículo comum e sua mucosa, sendo o restante do saco removido. Uma perfuração central do enxerto é criada com o mesmo instrumento de biópsia de 3 mm. O enxerto é colocado para fornecer aposição aproximadamente completa da mucosa, preservando o canalículo comum. Colocação de *stent* e, a seguir, um curativo com Gelfoam é usado para fixar o enxerto (**Fig. 16.4B**). Finalmente, quando um tumor compromete o canalículo comum, o saco inteiro e o canalículo comum necessitam ser ressecados, e será necessária a reconstrução através da inserção de um tubo de vidro de Jones através do canto medial (**Fig. 16.4C**). Isto é mais bem realizado em combinação de um cirurgião plástico ocular e um cirurgião endoscopista.

Lesões Intraconais

Lesões intraconais são mais difíceis em decorrência das limitações do campo operatório e, dentre essas lesões, os hemangiomas cavernosos (HCs) são os tumores intraorbitários mais comuns em adultos.[34] Outras lesões, como pseudotumores orbitários, também podem ser encontradas. Embora histologicamente benignos, esses tumores podem invadir estruturas intraorbitárias ou adjacentes e serem considerados anatomicamente malignos.[34,35] A maioria destes tumores é unilateral e pode aumentar o volume intraorbitário devido ao efeito de massa. Comprometimento da acuidade ou de campo visual, diplopia e disfunção da musculatura extrínseca ocular ou pupilar podem resultar da compressão do conteúdo intraorbitário. A morbidade associada com HC orbitário é a ameaça de neuropatia óptica compressiva, disfunção de músculos extrínsecos oculares e desfiguração cosmética.[34,35]

A maioria dos HCs não exige intervenção, mas especialmente quando há comprometimento visual, a cirurgia é indicada. A via de acesso é determinada pela localização do tumor dentro da órbita. As vias de acesso tipicamente descritas são orbitotomia lateral, transconjuntival ou frontotemporal.[34–36] O tratamento puramente endoscópico pode ser efetuado para lesões mediais, confirmadas por tomografia computadorizada (TC) e ressonância magnética (RM) (**Fig. 16.5**), iniciando-se a cirurgia conforme previamente descrito. Na presença de célula de Onodi, torna-se necessário cuidado especial para identificação do canal do nervo óptico.

Depois de uma exposição ampla, a artéria carótida interna, o nervo orbital, o recesso carótido-óptico e a lâmina papirácea devem todos ser identificados. Uma broca diamantada pode ser usada para remover o osso e expor adequadamente essas estruturas. Atenção deve ser dada ao calor produzido pela broca, necessitando de irrigação constante com soro fisiológico. Após a realização desses passos, a periórbita apresenta-se aberta. Gordura orbitária e músculo reto medial devem ser identificados. Entretanto, em alguns casos isso pode ser difícil, sendo preciso o uso de um sistema de monitoramento por imagem. Depois de uma dissecção cuidadosa, a lesão é identificada e removida com instrumentos cortantes afiados (**Fig. 16.6**). Se houver necessidade de a bainha do nervo ser incisada, a posição da artéria deverá ser observada (**Fig. 16.7**). A cavidade nasal é tamponada com material hemostático reabsorvível. O paciente geralmente tem alta no dia seguinte. Lavagens nasais são realizadas para evitar obstrução ou infecção. Outra campimetria ocular deve ser realizada 1 semana depois da cirurgia para verificar a possível recuperação da acuidade visual.

Pacientes que apresentam HC clinicamente significativo, em geral, são de meia-idade e a queixa principal é de uma alteração na acuidade visual.[34] Uma história clínica cuidadosa é fundamental aos diagnósticos diferenciais,

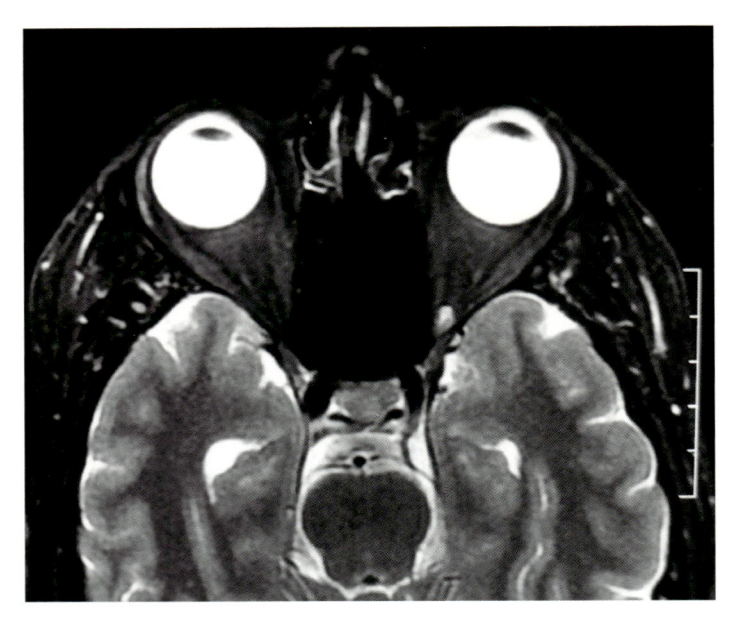

Fig. 16.5 Hemangioma cavernoso. Imageamento de ressonância magnética ponderado para T2, vista axial, demonstra massa hiperintensa no ápice orbitário.

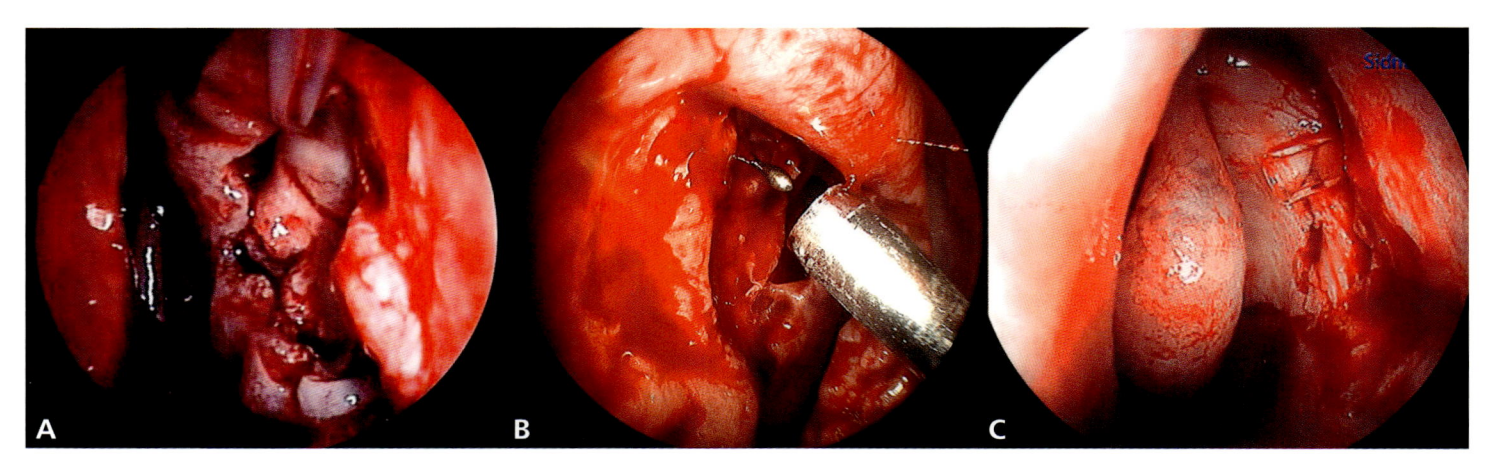

Fig. 16.4 Tratamento lacrimal. (**A**) Dacriocistorrinostomia formal esquerda. (**B**) Remoção do saco direito inteiro, exceto o canalículo comum por biópsia com *punch*. (**C**) Tubo de Jones esquerdo *in situ*.

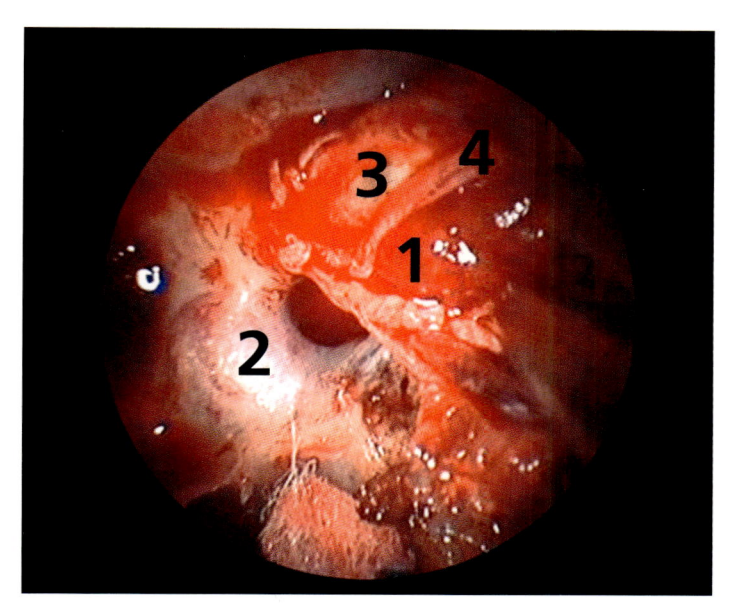

Fig. 16.6 Ressecção endoscópica de hemangioma cavernoso. Vista endoscópica com um endoscópio de 0°, 5 mm, do campo cirúrgico.
1: Hemangioma cavernoso orbitário; 2: artéria carótida interna esquerda; 3: nervo óptico exposto; 4: músculo reto medial.

que devem incluir meningioma, histiocitoma fibroso e hemangiopericitoma, entre outros tumores orbitários. As características radiológicas e clínicas são os pontos mais importantes para a hipótese diagnóstica pré-operatória.[34,35] A presença de massa orbitária com preenchimento progressivo e homogênio da órbita na RM contrastada com gadolínio é um sinal patognomônico de HC.[35] A maioria dos HCs são encontrados entre o nervo óptico e os músculos extrínsecos oculares dentro do espaço intraconal, classicamente na porção medial da órbita. Eles, tradicionalmente, são operados através de uma orbitotomia medial através da pálpebra superior ou com base transcaruncular. Vias de acesso endoscópicas também podem ser executadas; entretanto, esta cirurgia exige extenso conhecimento anatômico e habilidades em cirurgia endoscópica.

Após exposição adequada, uma lesão bem circunscrita, púrpura, encapsulada, é vista com vasos distintos sobre sua superfície. Dissecção delicada possibilita remoção em bloco depois que todos os vasos foram identificados e cauterizados com cautério bipolar.[36-38] Embora vias de acesso externas proporcionem exposição direta da lesão, elas são associadas à importante morbidade. A ressecção transnasal totalmente endoscópica de tumores intraorbitários é exequível e pode oferecer algumas vantagens quando comparada aos acessos tradicionais. Entretanto, é fundamental possuir instrumentos especializados, como brocas e pinças bipolares longas e sistema de câmera de boa qualidade, bem como um cirurgião endoscópico experiente, especialmente para controlar lesões vasculares e potenciais complicações que ameacem a vida do paciente.

■ Tratamento Pós-Operatório

Gelfoam® ou Surgiflo® é usado para cobrir o osso exposto. Isso aumenta a formação de tecidos de granulação e a reepitelização das superfícies cruentas, reduzindo a formação de crostas. Quando a periórbita permanece intacta, irrigações com alto volume de soro fisiológico melhoram o campo cirúrgico pós-operatório. Isso remove debris celulares e muco, que normalmente tornam-se residuais durante o período de disfunção mucociliar pós-operatória. Entretanto, quando a órbita é aberta, um *spray* de soro fisiológico é usado para manter úmida a cavidade, diminuindo com isso a necessidade de assoar o nariz. O potencial de extrusão de soro fisiológico para dentro da cavidade orbitária é muito maior.[39-41] Depois de uma a duas semanas, é usada irrigação com alto volume sob pressão positiva conforme discutido previamente. Antibióticos orais são administrados por duas semanas no pós-operatório em razão da alteração na fisiologia nasossinusal. Se o sistema lacrimal for reconstruído, deverão ser usadas gotas de dexametasona e antibiótico ocular. Pomadas à base de parafina e vaselina são evitadas na cavidade orbitária aberta em decorrência do risco de reações inflamatórias de corpo estranho.[42-44]

■ Conclusão

Ressecções amplas das patologias orbitárias são possíveis por meio de vias de acesso endoscópicas transnasais. Exposição cirúrgica e hemostasia adequadas são princípios importantes para uma cirurgia bem-sucedida. Definir a extensão completa do acesso orbitário é um passo fundamental em todos os casos.

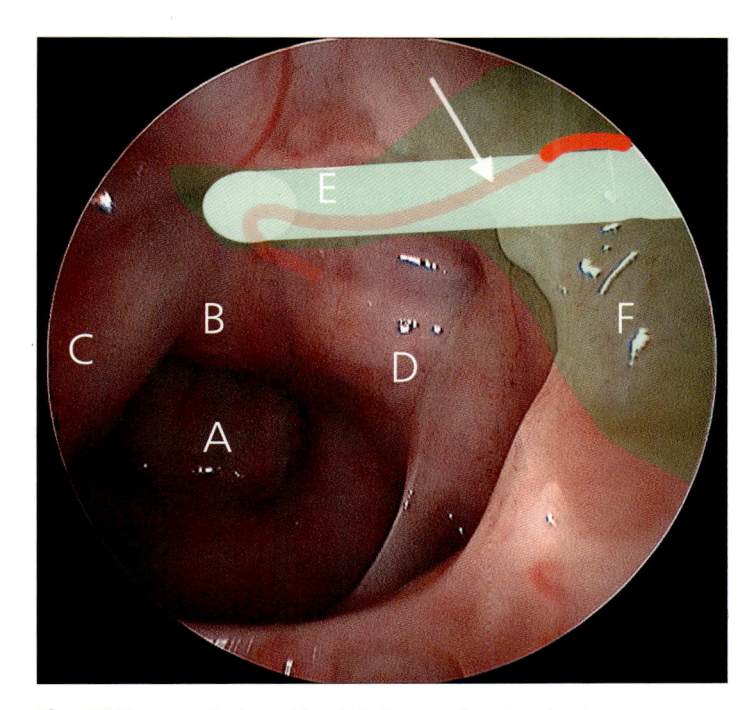

Fig. 16.7 Anatomia da artéria oftálmica. A: Clivo; B: sela; C: septo intersinusal esfenoidal; D: carótida interna clival; E: canal óptico esquerdo; F: ápice orbitário. Seta: posição da artéria.

Referências

1. Pillai P, Lubow M, Ortega A et al. Endoscopic transconjunctival surgical approach to the optic nerve and medial intraconal space: a cadaver study. *Neurosurgery* 2008;63(4, Suppl 2)204-8, discussion 208-9.
2. Sillers MJ, Cuilty-Siller C, Kuhn FA et al. Trans-conjunctival endoscopic orbital decompression. *Otolaryngol Head Neck Surg* 1997;117:5137-41.
3. Knipe TA, Gandhi PD, Fleming JC et al. Transblepharoplasty approach to sequestered disease of the lateral frontal sinus with ophthalmologic manifestations. *Am J Rhinol* 2007;21:100-4.
4. Düz B, Secer HI, Gonul E. Endoscopic approaches to the orbit: a cadaveric study. *Minim Invasive Neurosurg* 2009;52:107-13.
5. Tsirbas A, Kazim M, Close L. Endoscopic approach to orbital apex lesions. *Ophthal Plast Reconstr Surg* 2005;21:271-75.
6. Lund VJ. Extended applications of endoscopic sinus surgery–the territorial imperative. *J Laryngol Otol* 1997;111:313-15.
7. Rose GE. Endoscopic removal of periorbital lesions - where next? *Orbit* 2002;21:261-62.
8. Leong SC, Karkos PD, Macewen CJ et al. A systematic review of outcomes following surgical decompression for dysthyroid orbitopathy. *Laryngoscope* 2009;119:1106-15.
9. Lund VJ, Larkin G, Fells P et al. Orbital decompression for thyroid eye disease: a comparison of external and endoscopic techniques. *J Laryngol Otol* 1997;111:1051-55.
10. Lund VJ, Rose GE. Endoscopic transnasal orbital decompression for visual failure due to sphenoid wing meningioma. *Eye (Lond)* 2006;20:1213-19.
11. Pletcher SD, Metson R. Endoscopic optic nerve decompression for non-traumatic optic neuropathy. *Arch Otolaryngol Head Neck Surg* 2007;133:780-83.
12. Golub JS, Parikh SL Budnick SD et al. Inverted papilloma of the nasolacrimal system invading the orbit. *Ophthal Plast Reconstr Surg* 2007;23:151-53.
13. Miller NR, Agrawal N, Sciubba JJ et al. Image-guided transnasal endoscopic resection of an orbital solitary fibrous tumor. *Ophthal Plast Reconstr Surg* 2008;24:65-67.
14. Gerencer RZ, Patel U, Hunter C et al. The role of endoscopic sinus surgery in the diagnosis and treatment of metastatic orbital carcinoid tumors. *Ear Nose Throat J* 2007;86:157-61.
15. Li H, Zhou B, Shi J et al. Treatment of traumatic optic neuropathy: our experience of endoscopic optic nerve decompression. *J Laryngol Otol* 2008;122:1325-29.
16. Luxenberger W, Stammberger H, Jebeles JA et al. Endoscopic optic nerve decompression: the Graz experience. *Laryngoscope* 1998;108:873-82.
17. Pletcher SD, Sindwani R, Metson R. Endoscopic orbital and optic nerve decompression. *Otolaryngol Clin North Am* 2006;39:943-58.
18. Naraghi M, Kashfi A. Endonasal endoscopic resection of ethmoido-orbital osteoma compressing the optic nerve. *Am J Otolaryngol* 2003;24:408-12.
19. Karaki M, Kobayashi R, Mori N. Removal of an orbital apex hemangioma using an endoscopic transethmoidal approach: technical note. *Neurosurgery* 2006;59(1, Suppl 1):159-60, discussion 159-60.
20. Herman P, Lot G, Silhouette B et al. Transnasal endoscopic removal of an orbital cavernoma. *Ann Otol Rhinol Laryngol* 1999;108:147-50.
21. Feichtinger M, Zemann W, Karcher H. Removal of a pellet from the left orbital cavity by image-guided endoscopic navigation. *Intl Oral Maxillofac Surg* 2007;36:358-61.
22. Wormald PJ. *Endoscopic sinus surgery: anatomy, three-dimensional reconstruction, and surgical technique.* New York: Thieme Medical, 2005.
23. Kassam A, Snyderman CH, Carrau RL et al. Endoneurosurgical hemostasis techniques: lessons learned from 400 cases. *Neurosurg Focus* 2005;19:E7.
24. Eberhart LH, Folz BJ, Wulf H et al. Intravenous anesthesia provides optimal surgical conditions during microscopic and endoscopic sinus surgery. *Laryngoscope* 2003;113:1369-73.
25. Wormald PJ, van Renen G, Perks J et al. The effect of the total intravenous anesthesia compared with inhalational anesthesia on the surgical field during endoscopic sinus surgery. *Am J Rhinol* 2005;19:514-20.
26. Sathananthar S, Nagaonkar S, Paleri V et al. Canine fossa puncture and clearance of the maxillary sinus for the severely diseased maxillary sinus. *Laryngoscope* 2005;115:1026-29.
27. Robinson SR, Baird R, Le T et al. The incidence of complications after canine fossa puncture performed during endoscopic sinus surgery. *Am J Rhinol* 2005;19:203-6.
28. Robinson S, Wormald PJ. Patterns of innervation of the anterior maxilla: a cadaver study with relevance to canine fossa puncture of the maxillary sinus. *Laryngoscope* 2005;115:1785-88.
29. Harvey RJ, Sheahan PO, Schlosser RJ. Surgical management of benign sinonasal masses. *Otolaryngol Clin North Am* 2009;42:353-75, x.
30. Cho DY, Hwang PH. Results of endoscopic maxillary mega-antrostomy in recalcitrant maxillary sinusitis. *Am J Rhinol* 2008;22:658-62.
31. Woodworth BA, Parker RO, Schlosser RJ. Modified endoscopic medial maxillectomy for chronic maxillary sinusitis. *Am J Rhinol* 2006;20:317-19.
32. Floreani SR, Nair SB, Switajewski MC et al. Endoscopic anterior ethmoidal artery ligation: a cadaver study. *Laryngoscope* 2006;116:1263-67.
33. Pletcher SD, Metson R. Endoscopic ligation of the anterior ethmoid artery. *Laryngoscope* 2007;117:378-81.
34. Cohen AJ, Mercandetti M, Weinberg DA. Hemangioma, cavernous. http://emedicine.medscape.com/article/1218120-overview. 2009
35. Wilms G, Raat H, Dom R et al. Orbital cavernous hemangioma: findings on sequential Gd-enhanced MRI. *J Comput Assist Tomogr* 1995;19:548-51.
36. Scheuerle AF, Steiner HH, Kolling G et al. Treatment and long-term outcome of patients with orbital cavernomas. *Am J Ophthalmol* 2004;138:237-44.
37. Cheng JW, Wei RL, Cai JP et al. Transconjunctival orbitotomy for orbital cavernous hemangiomas. *Can J Ophthalmol* 2008;43:234-38.
38. Kiratli H, Bulur B, Bilgiç S. Transconjunctival approach for retrobulbar intraconal orbital cavernous hemangiomas. Orbital surgeon's perspective. *Surg Neurol* 2005;64:71-74.
39. Rodriguez MJ, Dave SP, Astor FC. Periorbital emphysema as a complication of functional endoscopic sinus surgery. *Ear Nose Throat J* 2009;88:888-89.
40. Rubinstein A, Riddell CE, Akram I et al. Orbital emphysema leading to blindness following routine functional endoscopic sinus surgery. *Arch Ophthalmol* 2005;123:52.
41. Tzifa KT, Skinner DW. Peri-orbital surgical emphysema following functional endoscopic sinus surgery, during extubation. *J Laryngol Otol* 2001;115:916-17.
42. Castro E, Seeley M, Kosmorsky G et al. Orbital compartment syndrome caused by intraorbital bacitracin ointment after endoscopic sinus surgery. *Am J Ophthalmol* 2000;130:376-78.
43. Keefe MA, Bloom DC, Keefe KS et al. Orbital paraffinoma as a complication of endoscopic sinus surgery. *Otolaryngol Head Neck Surg* 2002;127:575-77.
44. Rosner M, Kurtz S, Shelah M et al. Orbital lipogranuloma after sinus surgery. *Eur J Ophthalmol* 2000;10:183-86.

V Dicas e Pérolas na Via de Acesso Transcribriforme

17 Via de Acesso Endonasal para Meningiomas da Base Anterior do Crânio

**Amin B. Kassam ▪ Daniel M. Prevedello ▪ Paul A. Gardner
Juan C. Fernandez-Miranda ▪ Ricardo L. Carrau ▪ Carl H. Snyderman**

Dicas e Pérolas

- Os acessos endonasais endoscópicos (AEEs) podem proporcionar vias cirúrgicas adequadas para o tratamento de meningiomas localizados na base mediana do crânio (da crista Galli ao clivo e junção cervicomedular).
- Uma vantagem importante dos AEEs para o tratamento de meningiomas é a capacidade de desvascularização precoce do tumor, iniciando-se com a ligadura das artérias etmoidais, remoção da base mediana do crânio e coagulação da dura-máter na base do tumor.
- Os limites laterais dos AEEs são as artérias carótidas internas (ACIs) e nervos ópticos no espaço supraselar, e o plano orbital médio na fossa anterior (anterior ao plano esfenoidal).
- Acesso a tumores da fossa anterior que se estendem lateralmente, até o plano médio-orbitário, requerem a remoção da lâmina papirácea. Isto possibilita desviar dos tecidos moles orbitários.
- Meningiomas que se originam no tubérculo da sela e no plano esfenoidal podem-se estender através do canal óptico. Sua extensão mais comum é para a porção medial do canal do nervo óptico. Esta extensão medial é mais bem acessada com um AEE do que com uma craniotomia anterolateral, uma vez que ela não exige afastamento ou desvio do nervo óptico.
- Os AEEs para meningioma estão associados a menor de risco de déficit visual pós-operatório.
- A complexidade técnica e a morbidade dos AEEs para a remoção de um meningioma são determinadas pela sua relação com vasos circundantes (artéria cerebral anterior).
- Meningiomas que são associados a uma porção de córtex cerebral protegendo a vascularização são os tumores mais simples e seguros para tratar com AEEs.
- Tumores em contato dorsal direto com a vascularização são mais complexos, e a dissecção segura da sua cápsula exige um nível mais alto de habilidade e experiência da equipe cirúrgica endoscópica.
- Tumores com envolvimento vascular (artéria cerebral anterior) são os mais complicados e implicam mais alto risco. Estes exigem uma equipe muito experiente de AEE para, com segurança, acessar, dissecar e controlar estes vasos críticos.
- Reconstrução após AEE para um meningioma é mais bem realizada com um retalho vascularizado tal como o retalho nasosseptal pediculado.

▪ Introdução

O tratamento dos tumores da base do crânio evoluiu significativamente[1-4] desde que Dandy[5] descreveu, pela primeira vez, a remoção de um tumor da base do crânio/orbitário via craniotomia em 1941. Este esforço inicial foi seguido pela descrição, por Smith et al.,[6] de uma via de acesso combinada transfacial-transcraniana para a remoção de um tumor da base do crânio originado no seio frontal. Então em 1960 Ketcham et al.[7,8] descreveram a primeira ressecção craniofacial usando uma incisão coronal e craniotomia combinadas com incisões faciais para remoção de tumores sinusais. Ao longo das décadas subsequentes, as técnicas cirúrgicas foram refinadas, mas o campo da cirurgia da base do crânio mudou lentamente. Em 1997, Yuen et al.[9] descreveram uma ressecção craniofacial endoscópico-assistida aplicando os princípios e instrumentos desenvolvidos para cirurgia sinusal endoscópica inflamatória para combater uma neoplasia maligna. Em 1999, Stammberger et al.[10] descreveram a ressecção endoscópica de um estesioneuroblastoma. Desde então, múltiplas séries de casos descreveram bons resultados após ressecção endoscópica de estesioneuroblastomas e outras neoplasias da base do crânio.[11-15]

As vias de acesso transesfenoidais obedeceram a uma evolução semelhante. Guiot et al.,[16] em 1963, propuseram usar o endoscópio para procedimentos transesfenoidais, e Apuzzo et al.[17] revisaram este conceito em 1977. Em 1984, Griffith e Veerapen[18] utilizaram a técnica endonasal pura para acessar a região da sela e remover um adenoma hipofisário. Jho e Carrau[19] estabeleceram, decisivamente, esta como uma técnica puramente endoscópica em 1997, e, subsequentemente, o grupo de De Divitiis e Cappiabianca[20,21] expuseram as vantagens das nuances dessa via de acesso. Em 2001, Jho[22] descreveu o primeiro paciente a se submeter a uma ressecção endoscópica, endonasal de um meningioma intracraniano que comprimia o nervo óptico. O grupo de Kelly,[23] em 2004, descreveu três pacientes nos quais a via endonasal com suporte endoscópico foi usada para ressecar meningiomas supraselares, alcançando bons resultados a curto prazo.

Os objetivos de uma ressecção na base do crânio, endoscópica ou aberta, permanecem os mesmos: extirpação completa do tumor com margens negativas nos casos oncológicos, e separação entre cavidade craniana e extensão nasossinusal.[24] Independente da via de acesso, ao lidar com doença benigna, como meningiomas, o cirurgião precisa minimizar morbidades cirúrgicas como sequelas neurológicas, déficit visual ou comprometimento cognitivo. Cosmese, embora não seja o principal objetivo, é uma preocupação importante, especialmente quando se submetendo a procedimentos abertos extensos. Técnicas endoscópicas avançadas facilitam ressecções extensas sem a necessidade de incisões externas.[25-27]

Atualmente, a literatura não possui uma revisão sistemática comparando técnicas abertas com técnicas endoscópicas para meningiomas. Uma revisão sistemática recente comparou técnicas endoscópicas e abertas para tratamento de papilomas invertidos sinunasais.[28] Em pacientes tratados endoscopicamente, a taxa de recorrência foi significativamente mais baixa do que naqueles tratados não endoscopicamente (12% *versus* 20%). Casler *et al.*[29] compararam técnicas endoscópicas e abertas para cirurgia hipofisária em um estudo de coorte, e observaram que os pacientes submetidos à ressecção endoscópica transesfenoidal de adenomas experimentaram menos dor, menor perda sanguínea, menos complicações, e duração mais curta da estada na unidade de terapia intensiva e no hospital. Benefícios adicionais incluem superior visualização, ausência de incisões, uma redução no edema, e dor e sangramento diminuídos.[30,31] Entretanto, as indicações cirúrgicas para acessos endoscópicos e abertos não são necessariamente as mesmas, e comparar estes grupos heterogêneos de pacientes pode fornecer conclusões enganosas. Mesmo assim, acreditamos que existe uma vantagem crítica na ressecção endonasal de tumores como meningiomas, que se originam na base do crânio mediana e não se estendem lateralmente para comprometer estruturas neurovasculares importantes.

■ Indicações e Vantagens

Os meningiomas da base anterior do crânio, incluindo aqueles originados na goteira olfatória, plano esfenoidal e no tubérculo da sela são tumores difíceis apesar de vias de acesso transcranianas bem descritas. Estes tumores são, muitas vezes, associados a importante edema cerebral e distorção do aparelho óptico, desse modo, exigindo algum grau de afastamento e manipulação do aparelho óptico para seu acesso e ressecção. Além disso, estes tumores se originam diretamente na base do crânio, e assim estão sempre em contato direto com o teto dos seios. O acesso endoscópico endonasal (AEE) aproveita esta relação anatômica para possibilitar ressecção do meningioma sem afastamento cerebral.[32]

Uma vez executada a via de acesso, estes tumores da base do crânio são tratados de maneira similar àquela usada para meningiomas de convexidade. O suprimento sanguíneo principal do tumor é coagulado antes da dissecção. Nos meningiomas da goteira olfatória, as artérias etmoidais anterior e posterior são coaguladas ou ligadas precocemente durante a exposição, e a dura-máter é largamente coagulada antes da abertura dural. As artérias de McConnell são coaguladas antes de acessar meningiomas do tubérculo da sela. Em resumo, há manipulação diminuída de tecido neurológico e os tumores são desvascularizados precocemente durante o acesso endonasal (**Figs. 17.1 e 17.3**).[25]

■ Contraindicações

A via endonasal endoscópica acessa a patologia da base anterior do crânio a partir de uma trajetória medial, anterior e inferior; portanto, há limites cirúrgicos potenciais lateral, posterior e superiormente. Na realidade, estas limitações podem ser minimizadas desde que a segurança e o controle vascular sejam mantidos.

O limite lateral de ressecção para meningiomas do sulco olfatório é o plano médio-orbitário (**Figs. 17.1A, B e 17.2A**). A remoção da lâmina papirácea possibilita o afastamento dos tecidos moles orbitários para fornecer acesso ao teto orbitário lateralmente. As lesões que apresentam uma extensão lateral além do plano médio orbitário não devem ser acessadas com uma via de acesso endonasal pura.

O limite posterior para um AEE é essencialmente o mesmo que para qualquer via de acesso à base anterior do crânio – o quiasma óptico e a circulação cerebral. Os meningiomas tendem a desviar os nervos, lateralmente, o quiasma, posteriormente, e, na maioria dos casos, as artérias cerebral anterior e comunicante são desviadas superior e posteriormente (**Fig. 17.2B**). Tumores laterais aos nervos ópticos não devem ser ressecados a partir de uma via de acesso endonasal mediana.

Os tumores muito altos podem ser difíceis de acessar e será preciso tomar cuidado para não removerem demasia cápsulas inferior e anterior antes que o ápice do tumor tenha sido diminuído de tamanho. Os lobos frontais podem descer para dentro do campo, obscurecendo a visão. Algumas vezes, estes tumores necessitam ser ressecados

---

Fig. 17.1 Meningioma de goteira olfatória de tamanho moderado. (**A**) Corte coronal de ressonância magnética (RM) ponderado para T1 pré-operatório ao nível da lâmina cribriforme. (**B**) Corte coronal ponderado para T1 pré-operatório na região anterior do plano esfenoidal. (**C**) Corte coronal ponderado para T1 com seis meses de pós-operatório mostrando ressecção completa do tumor e remoção da lâmina cribriforme e crista *Galli*. Observar o contraste natural do retalho nasosseptal usado para reconstrução do defeito da base anterior do crânio. (**D**) Corte coronal ponderado para T1 em pós-operatório mostrando ressecção completa do tumor e mínima encefalomalacia. O tumor foi removido sem qualquer necessidade de afastamento ou manipulação cerebral. (**E**) Corte axial de sequência de recuperação de inversão com anulação do líquor (FLAIR) pré-operatória mostrando alteração importante de sinal no lobo frontal direito. (**F**) Corte axial de sequência FLAIR pós-operatória mostrando resolução praticamente completa das alterações de sinal.

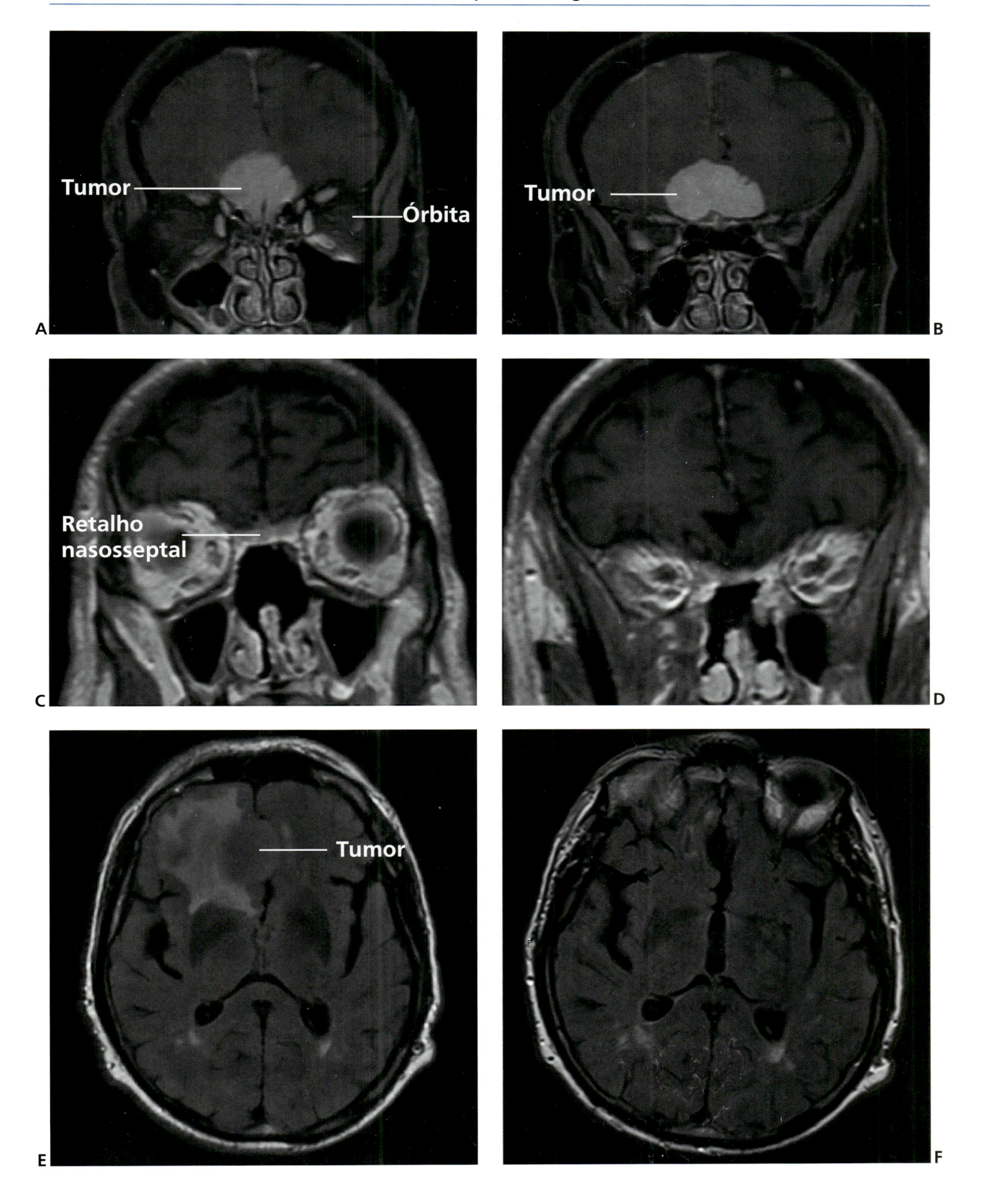

17 Via de Acesso Endonasal para Meningiomas da Base Anterior do Crânio

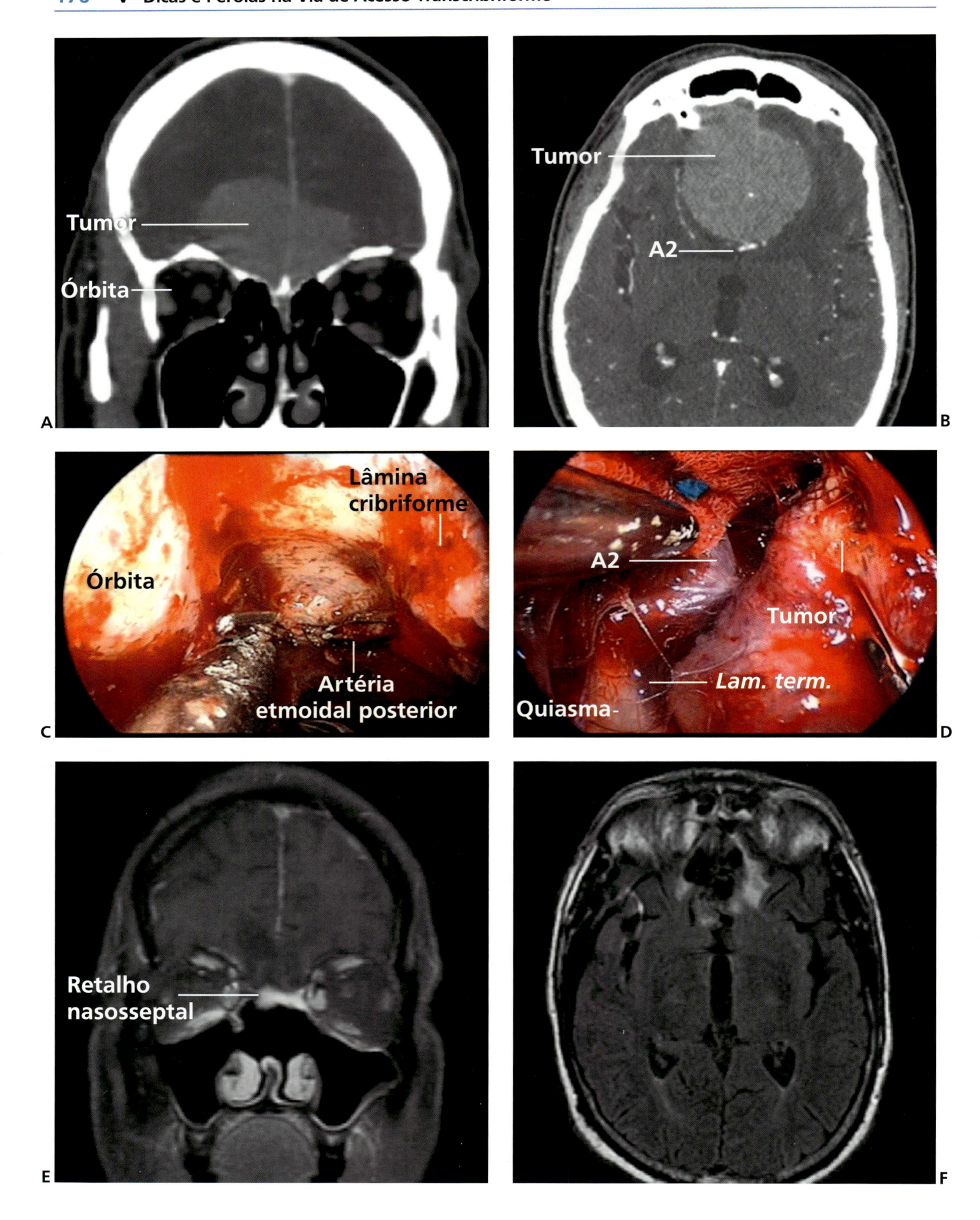

176 V Dicas e Pérolas na Via de Acesso Transcribriforme

A — Tumor; Órbita

B — Tumor; A2

C — Órbita; Lâmina cribriforme; Artéria etmoidal posterior

D — A2; Tumor; Quiasma; *Lam. term.*

E — Retalho nasosseptal

F

por tempos, depois que uma diminuição inicial significativa permitir a descida do tumor. A equipe cirúrgica necessita sentir-se confortável com o uso de endoscópios angulados. Comumente, a maior parte da dissecção de um meningioma da fossa anterior é efetuada com um endoscópio de 45°.

■ Estudo Diagnóstico

O exame físico deve incluir uma avaliação neurológica com foco especial na função dos nervos cranianos. O olfato é comprometido pela maioria dos meningiomas da goteira olfatória, mas sua função deve ser documentada no pré-operatório. Avaliação endoscópica da cavidade nasal é recomendada para visualizar quaisquer lesões nasais e documentar integridade septal, desvios septais e quaisquer achados anatômicos. Um exame oftalmológico completo é obrigatório nos meningiomas da fossa anterior e deve incluir a avaliação dos campos visuais. Sinais de hipertensão intracraniana detectados por papiledema devem ser tratados previamente à cirurgia. Estes casos frequentemente exigem drenagem pré-operatória do líquido cefalorraquidiano (LCR com drenagem ventricular externa (DVE) ou *shunt* ventriculoperitoneal (VP) para controlar a pressão e para proteção da visão.

Imageamento

Os pacientes fazem uma Angiotomografia Computadorizada (ATC) e Ressonância Magnética (RM) pré-operatórias, que são fundidas para imagens estereotáxicas durante o procedimento (Stryker-Leibinger Corp., Kalamazoo, MI).

■ Cirurgia

Instrumentação

Instrumentação apropriada é vital para a via de acesso endonasal endoscópica à fossa anterior. O equipamento crítico inclui endoscópios de lentes de haste cilíndrica de alta qualidade (0, 45 e 70°); equipamento de vídeo (câmera e monitor); pinça bipolar endoscópica longa; brocas de alta velocidade longas e delicadas incluindo brocas híbridas de 3 e 4 mm; instrumentos longos de dissecção; e materiais hemostáticos.

Montagem Operatória

Em seguida à intubação orotraqueal, o paciente é colocado sobre um apoio cefálico de três pinos posicionado com a cabeça virada para a direita e ligeiramente inclinada à esquerda. Esta manobra ajuda a mover o corpo do paciente para longe, fornecendo mais espaço para os cirurgiões.

Preparação

O nariz é descongestionado com oximetazolina 0,05% aplicada usando-se *cotonoide* de 1/2 × 3 pol. Uma solução de povidine é aplicada nas áreas perinasal e periumbilical (para o caso de um enxerto autólogo livre de gordura ser necessário para reconstrução).

Acesso Nasal

A reconstrução após a remoção de um meningioma por uma via de acesso endonasal endoscópica exige uma reconstrução usando tecido vascularizado. Um retalho vascularizado pediculado separa a cavidade craniana do trato sinusal, evitando, assim, uma fístula liquórica pós-operatória e suas complicações infecciosas associadas. A confecção do retalho nasosseptal para reconstrução necessita ser efetuada como primeiro passo da exposição. Seu pedículo é com base na artéria nasal posterior, e se não fosse elevado no início do procedimento, ele seria danificado durante as esfenotomias ou remoção do septo posterior. Uma vez confeccionado, o retalho é guardado na nasofaringe.[33–35]

Para meningiomas suprasselares, são executadas esfenotomias amplas e etmoidectomias posteriores bilaterais. Para meningiomas da goteira olfatória, abrir o acesso cirúrgico envolve uncifectomias bilaterais, anstrostomias maxilares, etmoidectomias anteriores e posteriores e, em alguns casos, sinusotomias frontais bilaterais (Draf III). A ressecção uni ou bilateral das conchas médias pode ser realizada conforme necessário.

Para exposição completa da base anterior do crânio, os recessos frontais são identificados e um procedimento de Lothrop endoscópico (Draf III) é efetuado. Isto envolve remoção do septo intersinusal dos seios frontais, seus respectivos assoalhos e o septo nasal superior.[25,36,37] Uma parte do septo nasal superior é removida desde a parede anterior do seio frontal até o rostro do esfenoide, posteriormente.

Fig. 17.2 Grande meningioma da goteira olfatória. (**A**) Imagem da angiotomografia de cortes finos pré-operatório (corte coronal). (**B**) Corte axial mostrando íntima relação do bordo posterior do tumor com ambas as artérias cerebrais anteriores no segmento A2 proximal. (**C**) Imagem intraoperatória. A lâmina papirácea direita foi removida para expor a periórbita e fornecer acesso ao teto orbitário. As artérias etmoidais anterior e posterior são coaguladas e seccionadas para expor a base anterior do crânio e proporcionar desvascularização precoce do tumor. (**D**) Imagem intraoperatória. Uma vez que o tumor tenha sido extensamente reduzido, é efetuada delicada dissecção extracapsular. O tumor está aderido às artérias cerebrais anteriores e necessita ser meticulosamente dissecado usando técnica microcirúrgica. O quiasma óptico foi empurrado para baixo pelo tumor, facilitando a identificação da *lamina terminalis*. (**E**) RM ponderada para T1 pós-operatória (corte coronal), mostrando ressecção completa do tumor, lâmina cribriforme, e crista *Galli*. A base anterior do crânio foi reconstruída com o retalho nasosseptal. (**F**) RM de sequência FLAIR pós-operatória (corte axial) mostrando resolução quase completa das alterações de sinal e mínima encefalolamacia. A2: artéria cerebral anterior; *Lam. term.*: *lamina terminalis*.

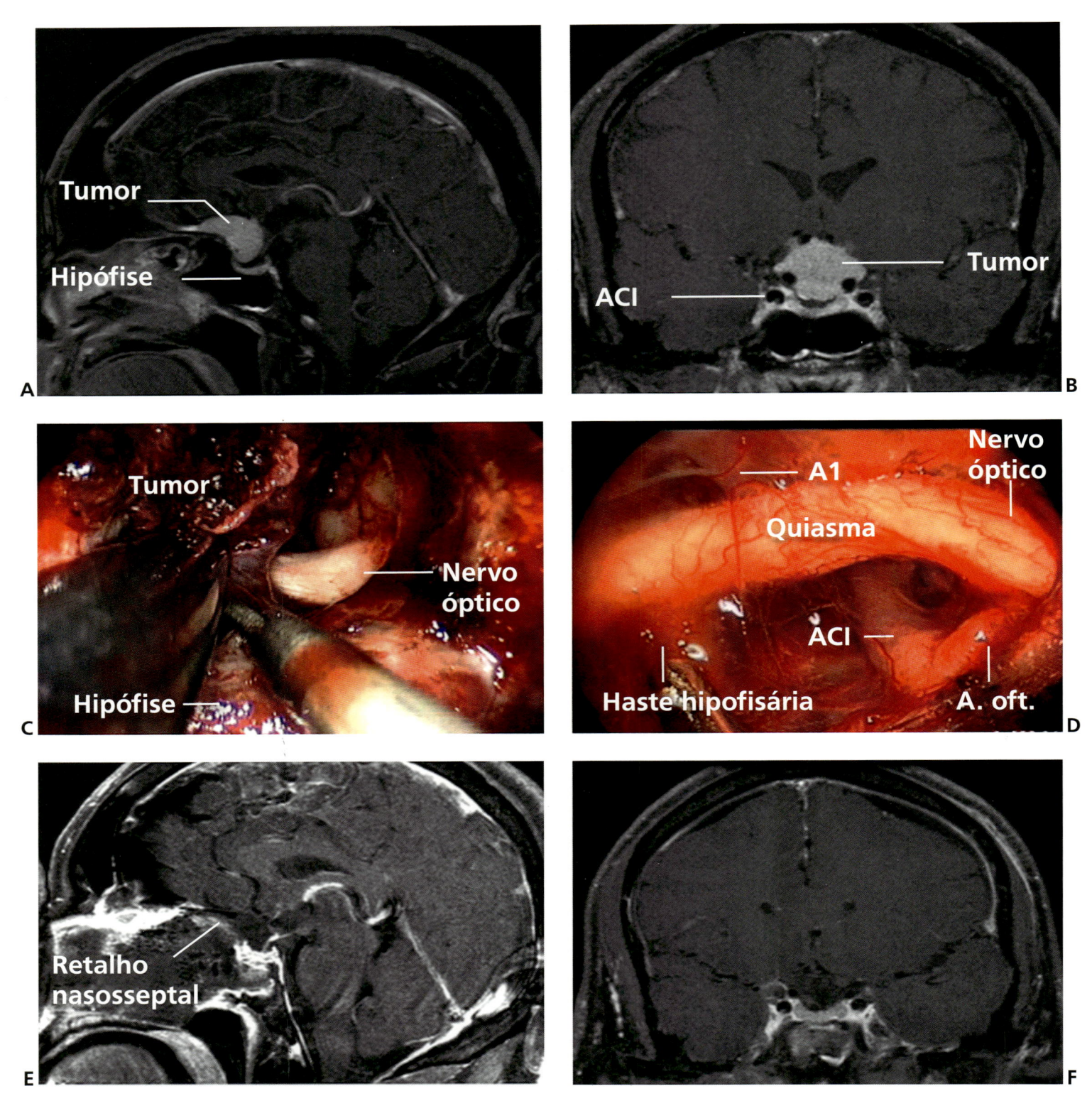

Fig. 17.3 Meningioma do tubérculo da sela. (**A**) Corte sagital de RM ponderada para T1 pré-operatório. (**B**) Corte coronal. (**C**) Imagem intraoperatória. Depois do desbastamento do tumor, é empreendida a dissecção extracapsular. O primeiro passo é a identificação da artéria carótida interna e do nervo óptico. (**D**) Imagem intraoperatória. O nervo óptico é seguido até o quiasma ser encontrado. Depois da ressecção completa, os nervos e o quiasma óptico, o pedículo hipofisário, artérias hipofisárias superiores, artérias cerebrais anteriores, artérias carótidas internas, e artérias oftálmicas (se localizadas medialmente, como no caso apresentado) são identificados. Observar a preservação das membranas aracnóideas que formam as cisternas suprasselar e quiasmática. (**E**) RM ponderada para T1 pós-operatória (corte sagital) mostrando ressecção completa do tumor e reconstrução da base do crânio com o retalho nasosseptal. (**F**) RM ponderada para T1 pós-operatória (corte coronal). A1: artéria cerebral anterior; ACI: artéria carótida interna; oft.: oftálmica.

A ligadura das artérias etmoidais (**Fig. 17.2C**) diminui o suprimento sanguíneo do tumor, o que, por sua vez, diminui o sangramento durante a dissecção. A remoção parcial da lâmina papirácea é recomendada para facilitar a identificação das artérias etmoidais e possibilitar ressecção adicional do teto orbitário e ampla exposição lateral.

As artérias etmoidais são coaguladas com cautério bipolar ou ligadas com clipes cirúrgicos.[25]

Depois de obter exposição apropriada, as osteotomias da base do crânio são adaptadas à extensão da doença com ajuda da orientação por imagem. Em geral, para meningiomas suprasselares, diafragmáticos e do tubérculo da sela, a porção anterior da sela, seu tubérculo e a porção posterior do plano esfenoidal são desbastados com a exposição da dura-máter. Meningiomas da goteira olfatória, no entanto, requerem a remoção da fóvea etmoidal e da lâmina cribriforme.

Ressecção do Tumor

Os princípios de ressecção tumoral por meio de AEE são idênticos àqueles de uma via de acesso microcirúrgica padrão. O tumor é diminuído internamente antes de cuidadosa dissecção extracapsular usando técnicas microcirúrgicas padrão. Há algumas modificações de instrumentação necessárias para fornecer alcance estendido, incluindo microtesouras, bipolares e dissectores.

Uma vez que a dura-máter seja coagulada, diminuindo ainda mais o suprimento vascular do tumor, ela é então aberta. Para meningiomas da goteira olfatória, a citorredução do tumor tem início ao abrir-se a dura-máter em qualquer dos lados da foice e desbastando-se o tumor até a foice, bilateralmente. As pequenas arteríolas que nutrem o tumor podem ser coaguladas. Sacrificá-las precocemente na dissecção fornece mais desvascularização do tumor. Uma vez que a foice esteja isolada em ambos os lados, ela pode ser coagulada com bipolar e cuidadosamente cortada com tesoura ou instrumentos cortantes de lado a lado em sua porção mais anterior. Isto é repetido de forma sequencial mais profundamente ao tumor, até a foice ser transeccionada anteriormente. Cuidado deve ser tomado para assegurar que as A2's e seus ramos não estejam aderidos à superfície do tumor sobrejacente à foice. O tumor não deve ser destacado anteriormente até que sua citorredução tenha sido efetiva, uma vez que o lobo frontal pode descer e interferir na visualização. Isto é especialmente verdadeiro para tumores que se estendem na dimensão vertical (tumores altos).

Uma vez que a cápsula seja desconectada da foice, anteriormente, ela pode ser dissecada do córtex sobrejacente e estruturas associadas, como as artérias cerebrais anteriores (ACAs) e o sistema óptico (**Fig. 17.2D**). O tumor e a cápsula são desbastados à medida que eles são sequencialmente expostos usando uma combinação de dissecção romba e cortante e usando a mesma técnica que a dos acessos microcirúrgicos.

A ressecção de grandes meningiomas de fossa anterior pode ser feita em diferentes tempos sem aumentar a morbidade. Durante a reabordagem cirúrgica, ou segundo tempo, o retalho nasosseptal é facilmente removido da base do crânio, fornecendo acesso direto ao tumor dentro de alguns minutos. Curiosamente, o retalho pode ser reutilizado para a reconstrução. A cirurgia em tempos proporciona que tumores altos e largos desçam ou enchem a cavidade tumoral, o que pode facilitar uma ressecção completa.

As artérias comunicantes anterior e cerebrais anteriores são, muitas vezes, associadas ou mesmo envolvidas por meningiomas que crescem na área suprasselar (**Fig. 17.3**). A capacidade de evitar e controlar uma lesão arterial importante durante um acesso endonasal endoscópico é crítica. Para uma equipe cirúrgica experiente, esta situação pode ser controlada pela mesma via cirúrgica tão efetivamente quanto por um acesso aberto. Em tumores suprasselares, cuidado especial deve ser tomado ao dissecar o tumor das artérias hipofisárias superiores, uma vez que elas suprem o componente cisternal dos nervos ópticos. Dissecção seguida de técnica microcirúrgica cuidadosa de contratação ajuda a evitar esta lesão.

A fim de evitar lesões arteriais, é necessário uma compreensão cuidadosa do imageamento pré-operatório e relações tumorais/vasculares. O direcionamento por imagem usando TCA é ideal para esta finalidade (**Fig. 17.2B**). Identificação precoce dos nervos ópticos, ACIs, ACAs e seus ramos é essencial durante a dissecção extracapsular (**Fig. 17.3C, D**).

Reparo

A reconstrução deve ser planejada antes de lidar com o tumor. Preferimos usar tecido vascularizado, mais comumente na forma de um retalho nasosseptal, que é levantado ao começo do procedimento. O retalho é acomodado na nasofaringe até o término da dissecção do tumor.

A reconstrução começa com uma camada sobreposta de uma membrana de matriz colágena. Isto fornece uma diminuição importante no fluxo de LCR através do defeito.

Diferentemente da reconstrução de AEE para tumores nasossinusais, a mucosa septal não é invadida pelo meningioma, e a preservação do olfato não é um problema; assim, a extensão completa da mucosa septal pode ser elevada e usada para a reconstrução. Em casos que envolvem a exposição da fossa craniana anterior inteira, muitas vezes necessitamos suplementar o retalho nasosseptal. Algumas alternativas incluem o uso de um enxerto livre de gordura para obliteração do seio esfenoidal, possibilitando a colocação do retalho nasosseptal em cima do enxerto de gordura para, a seguir, cobrir a fossa anterior, e o uso de enxertos de membrana como fáscia lata ou derme acelular para aumentar a área coberta pelo retalho.

■ Complicações

Dos nossos primeiros 400 pacientes com meningiomas da base anterior do crânio, 5% sofreram piora da sua visão. Um paciente sofreu uma lesão intraoperatória de A2 e, apesar de se obter controle adequado sem consequências imediatas, ela eventualmente levou a um subsequente sangramento de pseudoaneurisma associado a déficits neurológicos permanentes. Não houve mortalidade em até 30 dias.

A complicação pós-operatória mais comum foi fístula liquórica (LCR). As taxas de Fístula LCR diminuíram significativamente de um índice inicial em torno de 40%, para taxas menores que 6%, uma vez que o retalho nassosseptal vascularizado tornou-se rotina para a reconstrução.[33] Outras complicações encontradas em 124 pacientes que receberam AEE para ressecções de meningiomas incluíram embolia pulmonar/trombose venosa profunda (4,8%), convulsões (5,6%), disfunção hipofisária (3,2%), novo déficit de nervo craniano (outro que não visão, 1,6%), meningite bacteriana (1,6%) e infarto do miocárdio (0,8%).

■ Tratamento Pós-Operatório

Setenta por cento dos pacientes que se apresentaram com comprometimento da visão no pré-operatório tiveram melhora importante na função visual, definida como melhora de duas ou mais linhas da acuidade visual de Snellen, ou melhora no déficit de campo visual.

Nossa orientação é levar os pacientes de volta à sala cirúrgica para exploração e reparo de fístula LCR, se necessário, com qualquer suspeita da mesma durante o período pós-operatório. Em nossa série, o emprego de um dreno lombar na esperança de que a drenagem de líquido cefalorraquidiano (LCR) cessasse espontaneamente comprovou aumentar o risco de meningite precocemente. Com o uso de tecido vascularizado para reconstrução e nossa orientação de exploração e reparo agressivos, conseguimos diminuir a taxa de meningite pós-operatória para menos de 1%.

■ Conclusão

A via de acesso endonasal endoscópica para a ressecção de meningiomas da base anterior do crânio/goteira olfatória constitui uma abordagem exequível e segura. Ela encerra o potencial de redução das complicações visuais e talvez, mesmo, déficits neurocognitivos. A seleção adequada dos casos é imprescindível, questões como controle vascular, manutenção da visualização para dissecção microcirúrgica, e a reconstrução podem ser desencorajadas diante de alguns meningiomas. A equipe cirúrgica deve ter experiência em vias de acesso endonasais endoscópicas e padrão para oferecer o melhor acesso possível para cada tumor específico e para satisfazer às necessidades do paciente.

Referências

1. Har-El G, Casiano RR. Endoscopic management of anterior skull base tumors. *Otolaryngol Clin North Am* 2005;38:133-44, ix ix.
2. Lund VJ, Howard DJ, Wei WI et al. Craniofacial resection for tumors of the nasal cavity and paranasal sinuses-a 17-year experience. *Head Neck* 1998;20:97-105.
3. Patel SG, Singh B, Polluri A et al. Craniofacial surgery for malignant skull base tumors: report of an international collaborative study. *Cancer* 2003;98:1179-87.
4. Shah JP, Kraus DH, Arbit E et al. Craniofacial resection for tumors involving the anterior skull base. *Otolaryngol Head Neck Surg* 1992;106:387-93.
5. Dandy W. *Orbital tumour: results following the transcranial operative attack*. New York: Oskar Priest, 1941. p. 168-88.
6. Smith RR, Klopp CT, Williams JM. Surgical treatment of cancer of the frontal sinus and adjacent areas. *Cancer* 1954;7:991-94.
7. Ketcham AS, Hoye RC, Van Buren JM et al. Complications of intracranial facial resection for tumors of the paranasal sinuses. *Am J Surg* 1966;112:591-96.
8. Ketcham AS, Wilkins RH, Vanburen JM et al. A combined intracranial facial approach to the paranasal sinuses. *Am J Surg* 1963;106:698-703.
9. Yuen AP, Fung CF, Hung KN. Endoscopic crianionasal resection of anterior skull base tumor. *Am J Otolaryngol* 1997;18:431-33.
10. Stammberger H, Anderhuber W, Walch C et al. Possibilities and limitations of endoscopic management of nasal and paranasal sinus malignancies. *Acta Otorhinolaryngol Belg* 1999;53:199-205.
11. Snyderman CH, Carrau RL, Kassam AB et al. Endoscopic skull base surgery: principles of endonasal ontological surgery. *J Surg Oncol* 2008;97:658-64.
12. Snyderman CH, Pant H, Carrau RL et al. What are the limits of endoscopic sinus surgery? The expanded endonasal approach to the skull base. *Keio J Med* 2009;58:152-60.
13. Casiano RR, Numa WA, Falquez AM. Endoscopic resection of esthesioneuroblastoma. *Am J Rhinol* 2001;15:271-79.
14. Folbe A, Herzallah I, Duvvuri U et al. Endoscopic endonasal resection of esthesioneuroblastoma: a multicenter study. *Am J Rhinol Allergy* 2009;23:91-94.
15. Castelnuovo PG, Dela G, Sberze F et al. Esthesioneuroblastoma: endonasal endoscopic treatment. *Skull Base* 2006;16:25-30.
16. Guiot J, Rougerie J, Fourestier M et al. Intracranial endoscopic explorations. *Presse Med* 1963;71:1225-28.
17. Apuzzo ML, Heifetz MD, Weiss MH et al. Neurosurgical endoscopy using the side-viewing telescope. *J Neurosurg* 1977;46:398-400.
18. Griffith HB, Veerapen R. A direct transnasal approach to the sphenoid sinus. Technical note. *J Neurosurg* 1987;66:140-42.
19. Jho HD, Carrau RL. Endoscopic endonasal transsphenoidal surgery: experience with 50 patients. *J Neurosurg* 1997;87:44-51.
20. Cappabianca P, Alfieri A, Colao A et al. Endoscopic endonasal trans-sphenoidal surgery in recurrent and residual pituitary adenomas: technical note. *Minim Invasive Neurosurg* 2000;43:38-43.
21. Cappabianca P, Cavallo LM, Colao A et al. Endoscopic endonasal trans-sphenoidal approach: outcome analysis of 100 consecutive procedures. *Minim Invasive Neurosurg* 2002;45:193-200.
22. Jho HD. Endoscopic endonasal approach to the optic nerve: a technical note. *Minim Invasive Neurosurg* 2001;44:190-93.
23. Cook SW, Smith Z, Kelly DF. Endonasal transsphenoidal removal of tuberculum sellae meningiomas: technical note. *Neurosurgery* 2004;55:239-44, discussion 244-46.

24. Kaplan MJ, Fischbein NJ, Harsh GR. Anterior skull base surgery. *Otolaryngol Clin North Am* 2005;38:107-31, ix.
25. Gardner PA, Kassam AB, Thomas A *et al.* Endoscopic endonasal resection of anterior cranial base meningiomas. *Neurosurgery* 2008;63:36-52, discussion 52-54.
26. Kassam AB, Prevedello DM, Carrau RL *et al.* The front door to Meckel's cave: an anteromedial corridor via expanded endoscopic endonasal approach-technical considerations and clinical series. *Neurosurgery* 2009;64(3, Suppl):71-82, discussion 82-83.
27. Prevedello DM, Fernandez-Miranda JC, Gardner P *et al.* The transclival endoscopic endonasal approach (EEA) for prepontine neuroenteric cysts: report of two cases. *Acta Neurochir (Wien)* 2010;152:1223-29.
28. Busquets JM, Hwang PH. Endoscopic resection of sinonasal inverted papilloma: a meta-analysis. *Otolaryngol Head Neck Surg* 2006;134:476-82.
29. Casler JD, Doolittle AM, Mair EA. Endoscopic surgery of the anterior skull base. *Laryngoscope* 2005;115:16-24.
30. Krouse JH. Endoscopic treatment of inverted papilloma: safety and efficacy. *Am J Otolaryngol* 2001;22:87-99.
31. Baruah P, Deka RC. Endoscopic management of inverted papillomas of the nose and paranasal sinuses. *Ear Nose Throat J* 2003;82:317-20.
32. Prevedello DM, Doglietto F, Jane Jr JA *et al.* History of endoscopic skull base surgery: its evolution and current reality. *J Neurosurg* 2007;107:206-13.
33. Zanation AM, Carrau RL, Snyderman CH *et al.* Nasoseptal flap reconstruction of high flow intraoperative cerebral spinal fluid leaks during endoscopic skull base surgery. *Am J Rhinol Allergy* 2009;23:518-21.
34. Pinheiro Neto CD, Prevedello DM, Carrau RL *et al.* Improving the design of the pedicled nasoseptal flap for skull base reconstruction: a radioanatomic study. *Laryngoscope* 2007;117:1560-69.
35. Kassam AB, Thomas A, Carrau RL *et al.* Endoscopic reconstruction of the cranial base using a pedicled nasoseptal flap. *Neurosurgery* 2008;63(1, Suppl 1):ONS44-52, discussion ONS52-53.
36. Prevedello DM, Thomas A, Gardner P *et al.* Endoscopic endonasal resection of a synchronous pituitary adenoma and a tuberculum sellae meningioma: technical case report. *Neurosurgery* 2007;60(4, Suppl 2):E401, discussion E401.
37. Fernandez-Miranda JC, Gardner PA, Prevedello DM *et al.* Expanded endonasal approach for olfactory groove meningioma. *Acta Neurochir (Wien)* 2009;151:287-88, author reply 289-90.

18 Tratamento Endoscópico da Meningoencefalocele da Base Anterior do Crânio

Daniel Timperley ■ Rodney J. Schlosser ■ Richard J. Harvey

> **Dicas e Pérolas**
>
> - É preciso procurar sinais clínicos e radiográficos de hipertensão intracraniana benigna em pacientes com meningoencefalocele espontânea e instituir o tratamento apropriado.
> - Um grande saco herniário de meningoencefalocele deve ser aberto para permitir tanto a visualização das alças vasculares potenciais como possibilitar que parte da parede do saco seja utilizada na reconstrução final.
> - Deve-se considerar a reconstrução antes do início da abordagem de forma que retalhos pediculados possam ser preservados, se necessário.
> - O envolvimento do recesso frontal deve ser tratado como parte do reparo e uma segunda cirurgia do mesmo recesso deve ser evitada.
> - Drenos lombares são desnecessários para o fechamento bem-sucedido até mesmo de defeitos muito grandes na fossa craniana anterior. Entretanto, podem ter função na hipertensão intracraniana benigna (HIB) ou após a radioterapia.
> - O reparo endoscópico possibilita rápida recuperação, porém o potencial de complicações intracranianas graves continua o mesmo da abordagem aberta.

■ Introdução

As meningoencefaloceles de base anterior do crânio são herniações de tecido cerebral e meníngeo para a região do nariz ou seios paranasais. O tratamento dessas lesões evoluiu bastante da abordagem aberta para a transnasal endoscópica. A abordagem endoscópica é eficaz[1-3] e apresenta potencial para diminuir a morbidade[4] e a permanência hospitalar[5] em comparação com as abordagens abertas.

■ Etiologia

As meningoencefaloceles podem ser congênitas ou adquiridas, resultantes do aumento da pressão intracraniana (PIC) ou de trauma acidental ou cirúrgico.

Congênita

As meningoencefaloceles frontoetmoidais originam-se entre os ossos frontal e etmoide anterior ou no forame cego, apresentando-se externamente desde a região da glabela até a columela, muitas vezes, em associação a cistos nasais dermoides. Os tipos basais se apresentam na região intranasal, em qualquer local, sendo que, em estudos anatômicos[6], 14% dos ossos etmoides demonstram deiscências ósseas. Sob o ponto de vista clínico, relata-se que os locais mais comuns constituem a região cribriforme adjacente à fixação da concha nasal média e a parede lateral e superior do esfenoide (**Fig. 18.1**).[6,7] As encefaloceles transesfenoidais estão associadas a outras anomalias na linha média.[6,8] O tempo ideal do reparo ainda precisa ser determinado, devendo consistir no equilíbrio entre o crescimento da criança para melhorar o acesso cirúrgico e o risco de meningite ou deformidade estética. O risco de meningite antes dos 5 anos de idade na ausência de fístulas liquóricas parece ser baixo, logo, deformidades estéticas ou fístulas liquóricas constituem as indicações para o reparo precoce, tendo sido o sucesso do reparo endoscópico relatado por volta dos 23 meses de idade.[9]

Pressão Intracraniana Aumentada e Hipertensão Intracraniana Benigna

A maioria das meningoencefaloceles idiopáticas ou espontâneas está associada a evidências de PIC aumentada e, hoje em dia, acredita-se que seja uma manifestação clínica da hipertensão intracraniana em um espectro que varia de hipertensão intracraniana benigna (HICB) a pseudotumor cerebral.[10-12]

Em geral, os pacientes com HICB são mulheres obesas de meia-idade, que podem apresentar cefaleia, zumbido pulsátil, problemas de equilíbrio e distúrbios visuais. Entretanto, na presença de fístula liquórica ativa, a PIC pode, falsamente, diminuir. É possível que esses sintomas apenas se manifestem após o fechamento da fístula com o aumento subsequente da PIC.[12-14]

Presume-se que o mecanismo seja a erosão da base do crânio nos pontos de fraqueza estrutural decorrente da pressão pulsátil constante.[12] A lâmina cribriforme e o recesso lateral do esfenoide pneumatizado são locais comuns de encefaloceles espontâneas. Em geral, aquelas no recesso lateral do esfenoide ocorrem lateralmente ao forame redondo (**Fig. 18.2**) e canal pterigoide em pacientes com extensa pneumatização esfenoidal.[15] Alguns autores descrevem que essas lesões ocorrem pelo canal craniofaríngeo lateral (Sternberg), porém foi descrito posteromedial ao forame redondo, argumentando que o defeito da base craniana é resultante dos efeitos da PIC aumentada em uma base craniana delgada.[12,16]

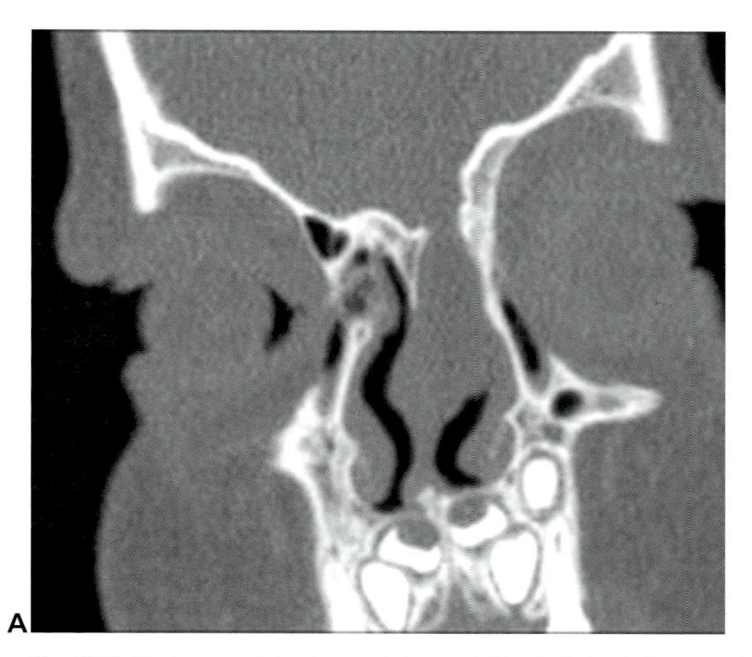

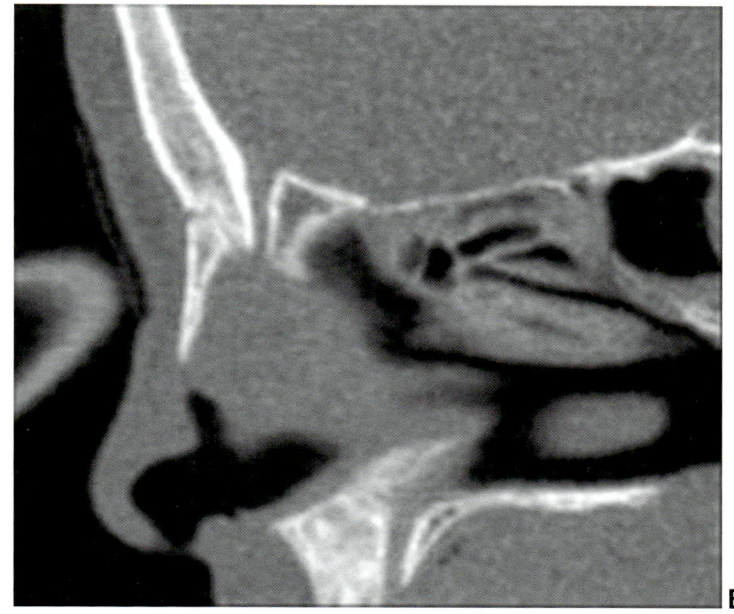

Fig. 18.1 Meningoencefalocele congênita por defeito à direita da fontanela frontal. (A) Incidência coronal. (B) Incidência sagital.

■ Marcha Diagnóstica

Investigações Laboratoriais

Nos pacientes com suspeita de rinoliquorreia, o diagnóstico deve ser confirmado pelo teste da amostra da secreção nasal. A $β_2$-transferrina é formada pela ativação da $β_1$-transferrina, pela neuraminidase cerebral no LCR. É encontrada apenas no LCR, humor vítreo e perilinfa, e o teste pode ser realizado com apenas 0,5 mL do líquido.[17]

A β-traço proteína é uma prostaglandina D sintase encontrada no LCR e um marcador alternativo do LCR, que tem sido usada, principalmente, em partes da Europa. Requer uma amostra maior que para a $β_2$-transferrina, porém possui custo de processamento menor e a avaliação é mais rápida (15 a 20 minutos).[13] Nos pacientes com fístulas espontâneas, a punção lombar para diminuição da pressão (variação normal, 5 a 195 mmH$_2$O)[18] pode ser útil no pré-operatório com o objetivo de orientar o tratamento perioperatório. No entanto, diversas séries grandes

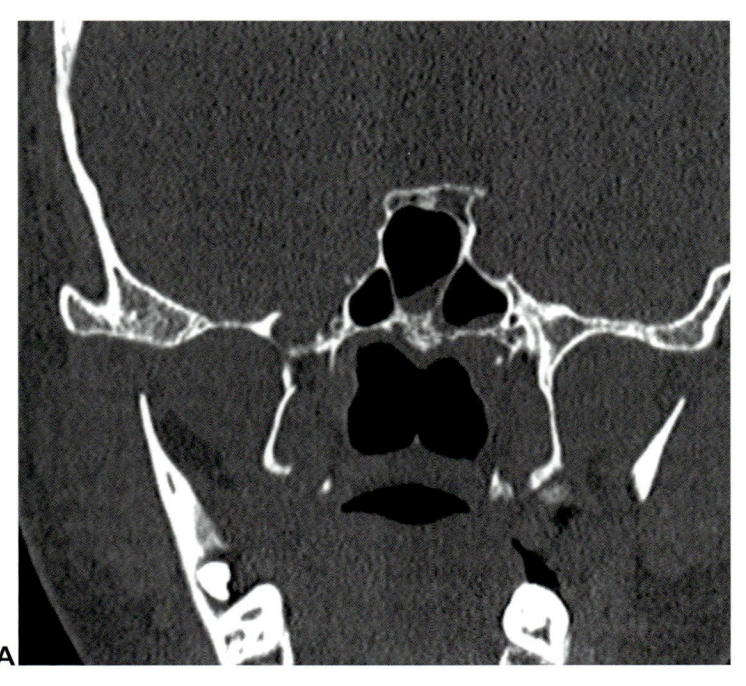

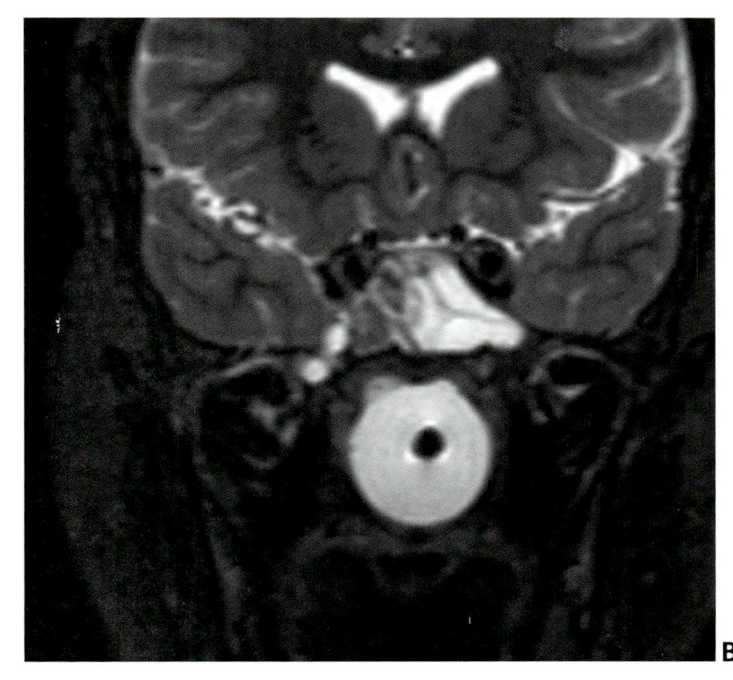

Fig. 18.2 Depressões e pequenos divertículos no V2 direito e forame redondo. (A) Tomografia computadorizada (TC). (B) Imagem de ressonância magnética (RM) ponderada em T2.

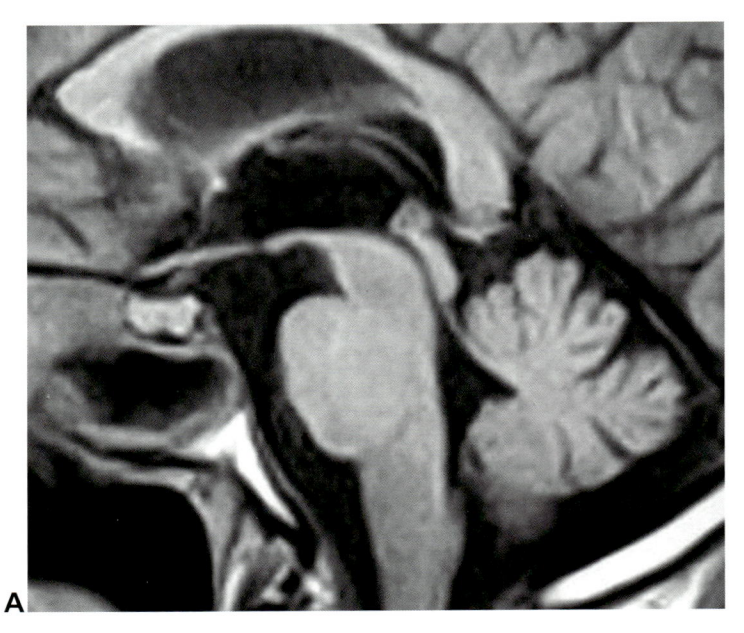

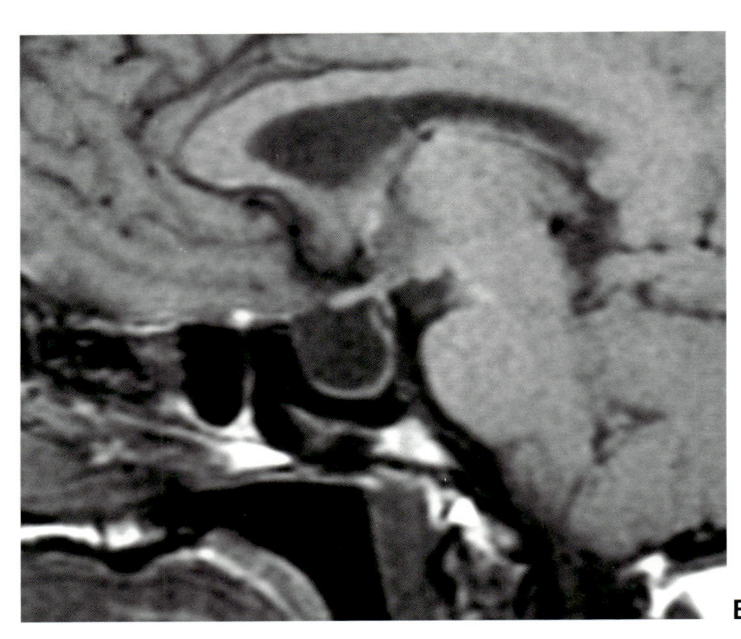

Fig. 18.3 Sela normal (**A**) e sela vazia (**B**) na RM ponderada em T1.

têm mostrado excelentes resultados apenas com o manejo pós-operatório da PIC aumentada.[1,12,19]

Imagem

As imagens da tomografia computadorizada (TC) coronal, axial e parassagital com janela óssea dos seios paranasais e da base craniana são essenciais para definir o defeito ósseo e a anatomia para a cirurgia, porém não são capazes de distinguir a encefalocele das secreções ou pólipos nasais.

A ressonância magnética (RM) e a cisternografia por RM (usando imagens altamente ponderadas em T2 sem contraste intratecal) são úteis na determinação dos conteúdos do saco, diferenciando muco e mucosa sinusal da meningoencefalocele e demonstrando sinais de aumento da PIC.[20] As evidências radiográficas de PIC aumentada incluem sela total ou parcialmente vazia; anormalidades no complexo óptico; ectasia dural, com mais frequência na cavidade trigeminal; e escavações aracnoides, que constituem pequenas depressões na base do crânio que se hipotetiza, que ocorrem no local das granulações aracnoides em decorrência da elevação da pressão do LCR (**Figs. 18.2 e 18.3**). As anormalidades do complexo óptico englobam tortuosidade vertical do nervo óptico, aumento do espaço subaracnoide ao redor do nervo óptico (liberdade total de LCR maior que o diâmetro do nervo) e aplanamento da esclera. A formação em si de meningoencefalocele, em especial múltipla (**Fig. 18.4**), é considerada um sinal de HICB.[11,12,14,21] A angiotomografia ou angiorressonância (RMA) pode ser usada, em particular em grandes lesões para mostrar os vasos dentro do saco (**Fig. 18.5**). A cisternotomografia pode ajudar a definir a meningoencefalocele e mostrar o local de uma fístula liquórica ativa quando existe necessidade de mais informações diagnósticas (**Fig. 18.6**).[20,21]

■ Abordagem Endoscópica

Indicações e Vantagens

O reparo é indicado para separar a cavidade craniana da nasal. O índice de complicações intracranianas nas meningoencefaloceles sem fístulas é desconhecido. No entanto, se existe uma fístula liquórica associada, o risco é elevado, com relato de 13,9 a 41% dos pacientes com complicação intracraniana em séries diferentes, caindo para menos de 1% após o reparo bem-sucedido.[1] A abordagem endoscópica permite o tratamento da meningoencefalocele sem retração cerebral ou incisões externas. De modo geral, o olfato é preservado e as sequelas da retração cerebral, como epilepsia pós-operatória, evitadas.

Contraindicações

A sinusite bacteriana aguda ou subaguda ativa é a principal contraindicação, devendo ser tratada antes do reparo. As alterações sinusais inflamatórias crônicas não evitam o fechamento bem-sucedido, porém o tratamento deve ser otimizado antes da cirurgia. Lesões laterais ao seio frontal (lateral à parede medial da órbita) ou nas células etmoidais supraorbitais podem ser de difícil acesso transnasal e requerem trepanação frontal auxiliar ou uma abordagem aberta. A falta de uma equipe multidisciplinar e de equipamentos especializados deve ser considerada uma contraindicação.

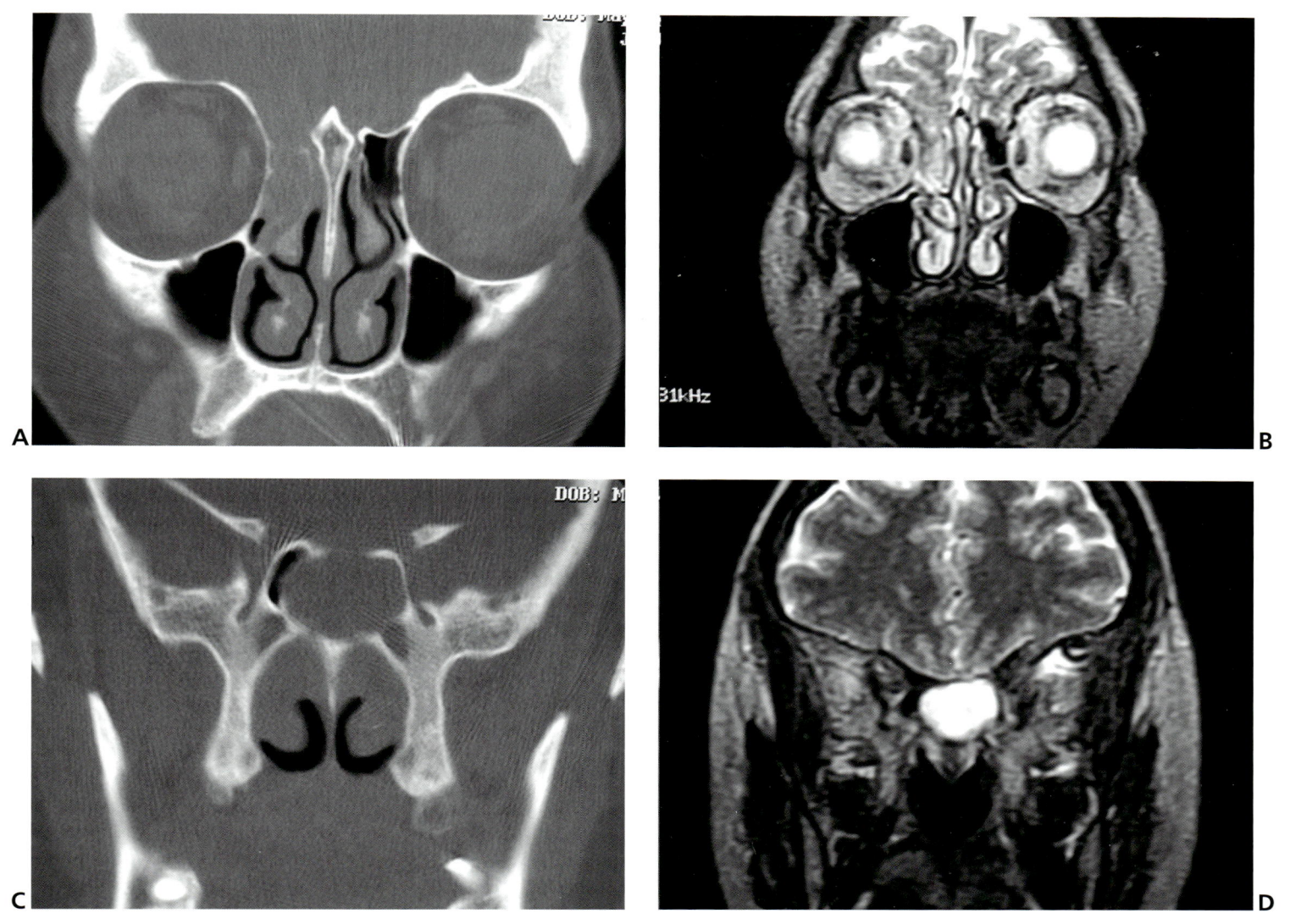

Fig. 18.4 Meningoencefaloceles múltiplas são um marco da hipertensão intracraniana benigna. TC (**A**, **C**) e RM (**B**, **D**) evidenciando defeito cribriforme à direita no mesmo paciente com defeito esfenoidal.

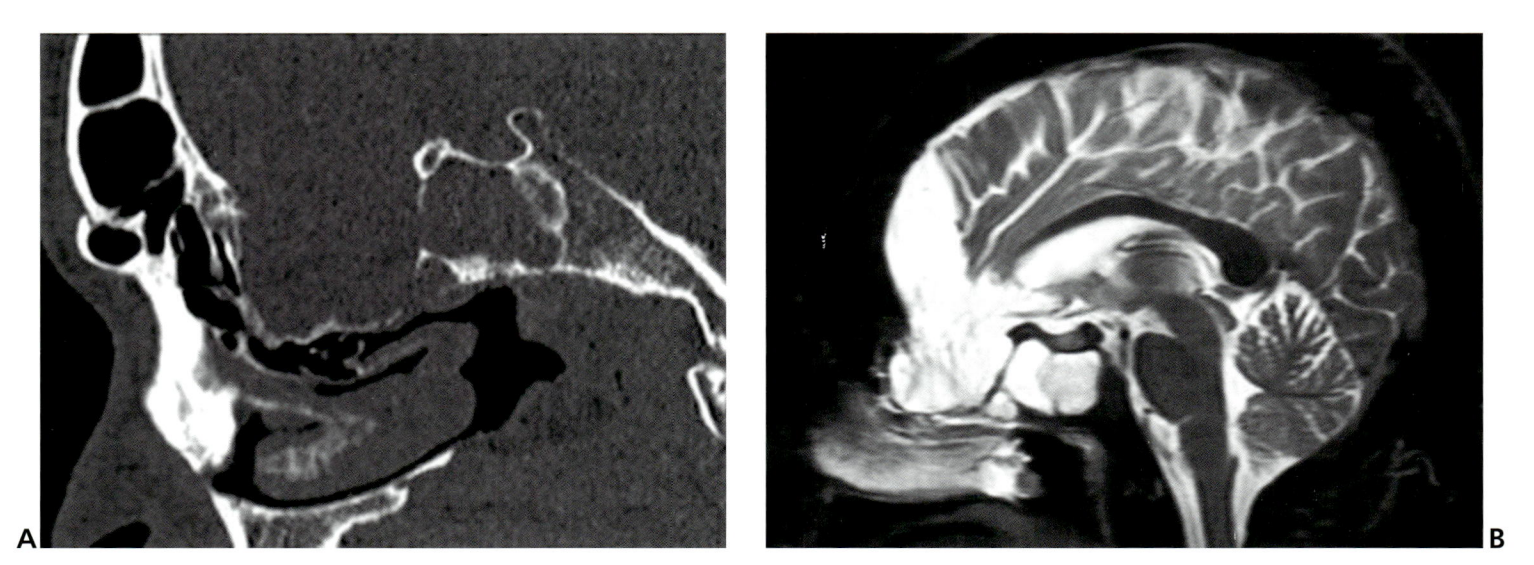

Fig. 18.5 Alça vascular dilatada pode ser parte do conteúdo do saco herniário com defeitos muito grandes e deve ser avaliada tanto por TC (**A**) quanto por RM (**B**).

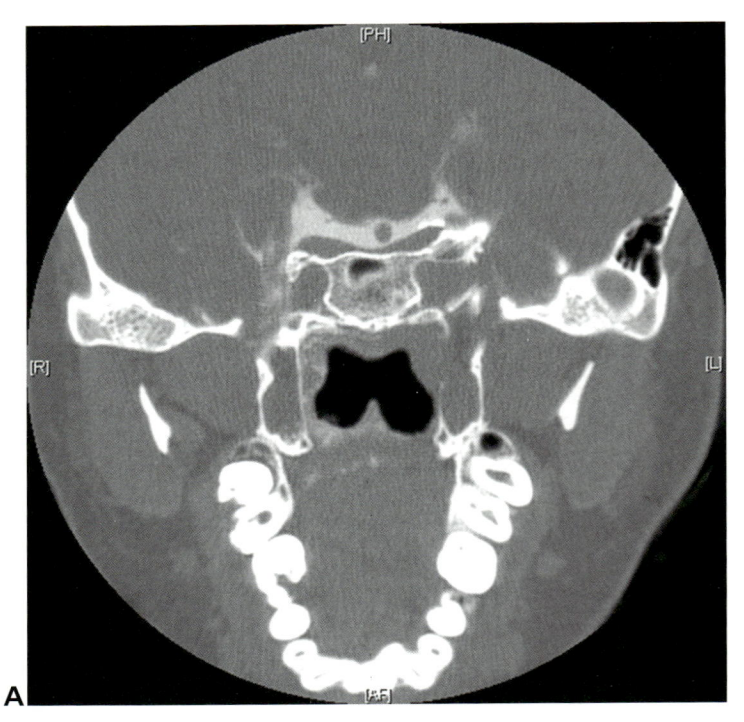

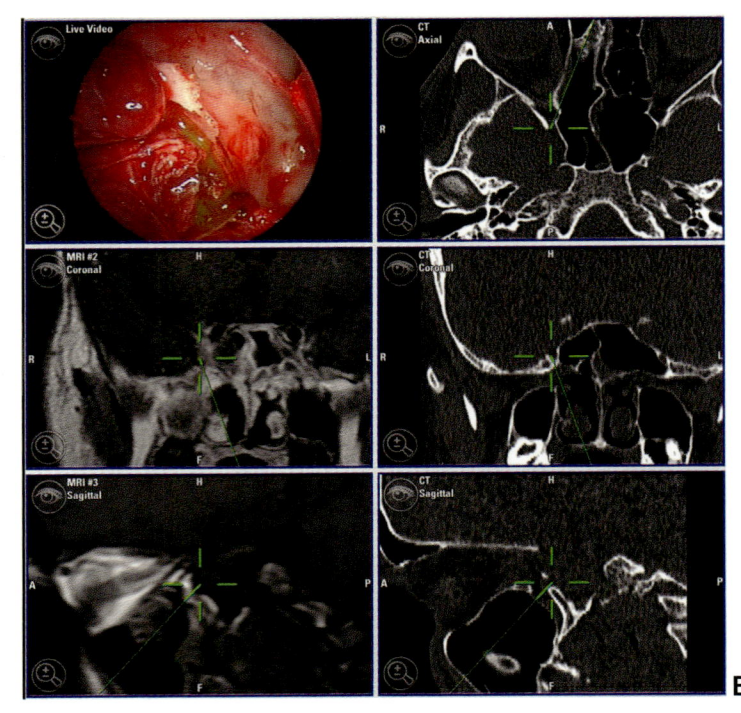

Fig. 18.6 A cisternografia com contraste (A) e a fluoresceína intratecal (B) podem ser muito úteis na identificação de fístulas liquóricas incomuns. Neste paciente, o contraste e o LCR drenaram para a nasofaringe a partir de um defeito no forame redondo direito.

■ Cirurgia

Instrumentação

O aparato endoscópico padrão é necessário. Cautério bipolar e instrumentos para acesso da região frontal (quando necessários) são adições fundamentais aos equipamentos. Sistemas de orientação de imagem, embora não essenciais em todos os casos, são extremamente úteis conforme a abordagem vai se tornando mais complexa.

Aparato Operatório

O paciente é posicionado em supino, na posição de Trendelenburg invertida, com a cabeça voltada ligeiramente para o cirurgião. Antibióticos intravenosos como cefazolina são administrados na indução da anestesia. É preferível a anestesia intravenosa total bradicárdica e hipotensiva para reduzir o sangramento, em geral com infusões de remifentanil e propofol.[22,23] Aplica-se epinefrina tópica 1: 1.000 em cotonoides por 10 minutos antes de se dar início ao procedimento, cessando, porém, quando a dura-máter é alcançada.

O cateter da cisterna lombar possibilita a medida da pressão liquórica, assim como instilação de fluoresceína e drenagem lombar pós-operatória, se necessária. A fluoresceína intratecal no cenário de encefalocele pode ser útil na identificação de um local difícil de drenagem de liquor (Fig. 18.6), confirmando o fechamento da fístula liquórica e mostrando outras fístulas no caso de múltiplos defeitos (Fig. 18.4). A dose de 0,1 mL de fluoresceína a 10% diluída em 10 mL de LCR instilados por 10 minutos é segura, embora não aprovada pelo *Food and Drug Administration* (FDA).[21,24,25]

Abordagem

Antes de começar a abordagem, a natureza do reparo planejado deve ser determinada de forma que retalhos locais possam ser preservados quando houver necessidade.

Seio Frontal

A abordagem do recesso frontal pode ser suficiente ou pode haver necessidade de um procedimento Lothrop endoscópico, tanto para conseguir acesso para o reparo quanto para assegurar a drenagem pós-operatória adequada do seio frontal a fim de evitar subsequente formação de mucocele. Para defeitos no seio frontal laterais à parede orbital medial, pode haver necessidade de trepanação frontal como procedimento adjunto, ou um retalho osteoplástico pode ser necessário.[26] Obliteração e abordagens ablativas devem ser evitadas, uma vez que o risco de sequelas a longo prazo é muito alto. O potencial para criação de mucocele neste cenário é significante.[27,28] Pode sentenciar o paciente a uma vida de sinusites frontais crônicas, cefaleias, complicações intracranianas e deformidades estéticas da fronte. Infelizmente, essas condições iatrogênicas apenas se revelam aos 8 ou 10 anos de idade[29] após a obliteração. Sempre que possível, deve-se manter a ventilação do seio frontal. Defeitos envolvendo o seio frontal podem ser classificados em três importantes grupos de tratamento com base na localização anatômica, causando impactos na abordagem cirúrgica (Tabela 18.1).[26]

Tabela 18.1 Classificação das Fístulas Liquóricas e Defeitos no Seio Frontal

Tipo A	Defeitos totalmente dentro do seio frontal (medial ou lateral à lâmina papirácea)
Tipo B	Defeitos que envolvem qualquer parte do recesso frontal
Tipo C	Defeitos fora do recesso frontal, porém anatomicamente adjacente a ele

Lâmina Cribriforme/Teto do Etmoide

A etmoidectomia fornece acesso ao teto etmoidal e à lamela lateral e, quando combinada à ressecção da concha nasal média, acessa-se a região da lâmina cribriforme. Se a concha nasal média for ressecada, isso deve ser feito o mais alto possível para possibilitar que o enxerto se acomode de forma plana na base do crânio e evite a lateralização e a obstrução do recesso frontal. Tipicamente, o osso cribriforme é muito fino e fragmentado. É comum a criação de um defeito ósseo final muito maior que o original da meningoencefalocele para definir as fronteiras do reparo.

Esfenoide

As lesões localizadas próximas à linha média podem ser acessadas pela abordagem transnasal ou transetmoidal com ampla esfenotomia, com ou sem remoção do septo posterior e remoção do septo intersinusal. O recesso lateral normalmente requer uma abordagem transpterigóidea (**Fig. 18.7**). Etmoidectomia, remoção de toda face frontal do esfenoide, e ampla antrostomia meatal média são realizadas e o forame esfenopalatino identificado. A parede posterior do seio maxilar é removida, expondo a fossa pterigopalatina e infratemporal. A artéria maxilar e seus ramos são identificados, clipados e divididos, ou transpostos inferiormente para permitir o acesso à raiz pterigoide. O restante da face frontal do esfenoide, lateralmente, é removido para expor o defeito. É preciso cuidado para preservar o nervo maxilar, o gânglio pterigopalatino e os ramos, em particular os nervos palatinos descendentes, que se encontram em risco durante essa abordagem. O nervo do canal pterigóideo e suas fibras parassimpáticas que se unem ao V2 são preservados, se possível, para evitar o risco de olho seco no pós-operatório.[11,30,31]

Ressecção e Preparação

A encefalocele é ressecada com cuidado por trás do defeito da base do crânio por diatermia bipolar. Alternativamente, o saco herniário pode ser aberto e o defeito definido de dentro para fora. O mucoperiósteo circundante é removido para preparar o local do enxerto. Na lâmina cribriforme, muitas vezes, isso não é possível e, em vez disso, a mucosa é removida.[15] Os fascículos ascendentes olfatórios evitam a raspagem da mucosa. Se um dreno lombar for usado, a remoção de 10 a 15 mL de LCR com drenagem contínua de 5 a 10 mL/hora pode facilitar a redução da encefalocele intracraniana.[13,21] A maioria dos enxertos *underlay*[15] é subdural, mas as margens da dura-máter podem ser cuidadosamente elevadas alguns milímetros ao redor do defeito, se uma camada intracraniana extradural for necessária.

■ Reconstrução

Uma grande variedade de materiais e técnicas tem sido descrita no reparo dos defeitos da base craniana com bons resultados. Nossa preferência é pelo reparo em múltiplas camadas, com enxerto dentro do espaço subdural e um retalho ou enxerto *overlay* na cavidade nasal.[1,2,32] A fossa cribriforme é uma área difícil para o enxerto *underlay*.[15] A crista etmoidal evita a fácil colocação medial e o apoio ao enxerto *underlay*. Os enxertos nessa área são cuidadosamente posicionados para seguir a crista e foice do cérebro. Tecido adiposo, fáscia temporal ou fáscia lata, osso, Alloderm (LifeCel [LifeCell Corp., Branchburg, NJ], derme humana acelular) e Duragen (Integra Lifesciences, Plainsboro NJ, esponja de colágeno de origem bovina) constituem materiais de enxerto usados. A mucosa não deve ser usada dentro do crânio em razão do risco de meningite e formação de mucocele intracraniana.[21]

Defeitos pequenos (< 1 cm) são fechados com Duragen ou gordura.[33] Em seguida, um enxerto mucoso livre é posicionado e sustentado por múltiplas camadas de Gelfoam.

Para fístulas de alta pressão, alguns autores apoiam o uso de osso do septo, mastoide ou conchas nasais como

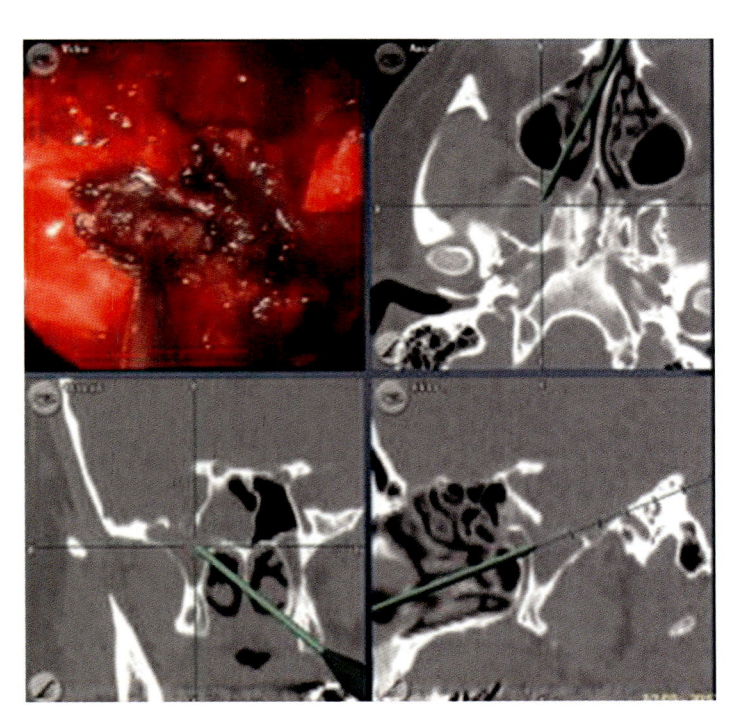

Fig. 18.7 Defeitos esfenoidais muito laterais são, muitas vezes, mais bem reparados pela abordagem transpterigóidea. Esse acesso toma uma rota direta por trás do seio maxilar em vez de usar endoscópios angulados e instrumentos por meio de uma esfenotomia.

base para fornecer rigidez, embora outros não tenham constatado sucesso maior ou sugiram que o osso interfere na obtenção do fechamento impermeável.[12,13,34,35]

Para defeitos grandes (1 cm ou mais) ou após radioterapia, preferimos usar um retalho vascularizado para cobrir o enxerto *underlay*. O retalho nasosseptal é o mais versátil, sendo capaz de cobrir quase todos os defeitos da base anterior do crânio (**Fig. 18.8**).[1,2,32,36-38] Alternativas incluem o retalho pediculado posterior da concha nasal inferior, retalho septal contralateral, retalho de concha nasal média, retalho pericraniano e retalho temporoparietal transpterigóideo.[2,39-41] Duraseal (Confluent Surgical Inc., Waltham MA) é uma cola sintética com dois componentes que formam um hidrogel de polietilenoglicol quando misturados pelo aplicador. Pode ser armazenado em temperatura ambiente e apresenta prazo de validade longo. Tisseel (Baxter Healthcare, Deerfield, IL) é uma cola de fibrina com dois componentes de origem humana, que é armazenada congelada, mas que precisa ser descongelada antes do uso. Grandes quantidades de cola entre as camadas do reparo podem evitar que o material do enxerto entre em contato com o leito da ferida, levando ao subsequente extravasamento de liquor. Aplicamos o componente de fibrinogênio ao retalho final e depois Gelfoam encharcado na solução de trombina para fixação das bordas do retalho.

O tamponamento nasal é usado em camadas para fornecer suporte ao reparo. O tamponamento não promove compressão suficiente para evitar o vazamento de LCR, o que não substitui a necessidade do reparo forte e impermeável. Usamos múltiplas camadas de Gelfoam com sustentação de uma esponja de Merocel ou de um balão, como o cateter de Foley ou Epistat (Xomed Inc., Jacksonville, FL). No esfenoide, evita-se o tamponamento com tecido adiposo, uma vez que geralmente é impossível remover toda a mucosa e obliterar o seio.[21]

Cuidado Pós-Operatório

Em nossa prática, utilizamos antibióticos mais pelo grande uso de tampões de absorção, da resultante disfunção sinusal e da cicatrização secundária exposta do local do enxerto do que para prevenção de complicações intracranianas. Continuamos com os antibióticos após a remoção dos tampões nasais não absorvíveis por 14 dias.

Pacientes sem drenos lombares são posicionados com a cabeça elevada a 30 graus e instruídos a evitar apneia e manobras de Valsalva. Laxantes e supressores da tosse podem ser usados. A mobilização suave é iniciada no 2º dia e o paciente pode voltar às atividades normais em 6 semanas.

A drenagem lombar pós-operatória é desnecessária.[1,2,19,32,42] Tradicionalmente, muitos autores usavam-na de forma rotineira pelas primeiras 24 a 48 horas.[7,43,44] No entanto, a prática moderna sugere que a drenagem lombar é necessária apenas em cenários específicos (**Tabela 18.2**).

Tabela 18.2 Indicações para Dreno Lombar/Uso na Instituição do Autor

- Pressão intracraniana elevada
- Após radioterapia
- Fístula pós-operatória precoce nos primeiros 2 ou 3 dias

Nos pacientes com aumento da PIC ou suspeita de HICB, bons resultados foram demonstrados com a utilização de drenagem lombar para monitorização da pressão do LCR em conjunto com a acetazolamida, um inibidor da anidrase carbônica que reduz a produção de LCR. Além disso, tratamento cirúrgico ou conservador a longo prazo da PIC aumentada pode ajudar a prevenir recorrência de fístulas em outros locais da base do crânio.[12,43]

Complicações

Em geral, o insucesso da reconstrução final se apresenta com fístula liquórica nas primeiras 24 horas, entretanto, fístulas tardias são possíveis, em especial nos pacientes com HICB, podendo desenvolver fístulas em outros locais. Outras complicações precoces incluem sangramento nasal ou intracraniano ou infecção. Complicações a longo prazo estão tipicamente relacionadas com a abordagem e incluem lesões de nervos cranianos, em particular o olfatório, V2 e do canal pterigóideo; sinequia nasal; formação de crostas e mucoceles. As taxas de complicação de meningite, abscessos cranianos e hematoma subdural constituem menos de 1% e complicações tardias são raras.[1,3]

Os índices relatados do fechamento bem-sucedido das fístulas liquóricas variam entre 90 e 98%, embora a

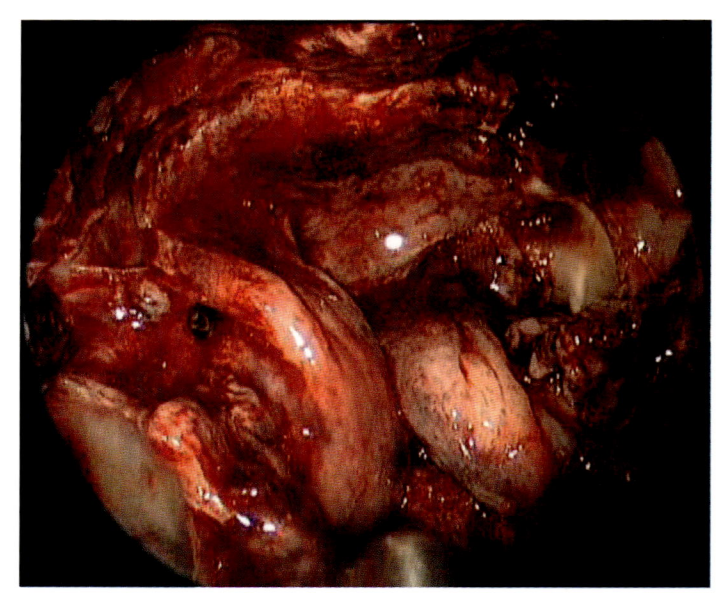

Fig. 18.8 Retalhos septais pediculados formando a base da maioria dos nossos reparos de grandes defeitos. Retalhos bilaterais são usados para cobrir um defeito de 4 cm ou mais do plano esfenoidal e cribriforme.

maioria dos estudos não faça diferença entre os pacientes com e sem encefalocele.[1,3,19,42,45-47] Em casos de reconstrução secundária, a presença de pneumoencéfalo e de fístulas espontâneas, comumente associadas à formação de encefalocele, apresentam índice de sucesso menor, porém grandes séries relatam taxa de 95% com tratamento perioperatório cuidadoso da PIC.[1,12,19,42]

Conclusão

O tratamento endoscópico da encefalocele de base craniana é eficaz e seguro, é o tratamento de escolha na maioria dos casos. A avaliação e o tratamento da pressão intracraniana elevada são importantes, em particular nos casos espontâneos.

Referências

1. Harvey RJ, Smith JE, Wise SK et al. Intracranial complications before and after endoscopic skull base reconstruction. *Am J Rhinol* 2008;22:516-21.
2. Harvey RJ, Nogueira JF, Schlosser RJ et al. Closure of large skull base defects after endoscopic transnasal craniotomy. Clinical article. *J Neurosurg* 2009;111:371-79.
3. Hegazy HM, Carrau RL, Snyderman CH et al. Transnasal endoscopic repair of cerebrospinal fluid rhinorrhea: a meta-analysis. *Laryngoscope* 2000;110:1166-72.
4. Batra PS, Citardi MJ, Worley S et al. Resection of anterior skull base tumors: comparison of combined traditional and endoscopic techniques. *Am J Rhinol* 2005;19:521-28.
5. Casler JD, Doolittle AM, Mair EA. Endoscopic surgery of the anterior skull base. *Laryngoscope* 2005;115:16-24.
6. Woodworth BA, Schlosser RJ, Faust RA et al. Evolutions in the management of congenital intranasal skull base defects. *Arch Otolaryngol Head Neck Surg* 2004;130:1283-88.
7. Lund VJ. Endoscopic management of cerebrospinal fluid leaks. *Am J Rhinol* 2002;16:17-23.
8. Locatelli D, Rampa F, Acchiardi I et al. Endoscopic endonasal approaches to anterior skull base defects in pediatric patients. *Childs New Syst* 2006;22:1411-18.
9. Woodworth B, Schlosser RJ. Endoscopic repair of a congenital intranasal encephalocele in a 23 months old infant. *Int J Pediatr Otorhinolaryngol* 2005;69:1007-9.
10. Schlosser RJ, Bolger WE. Significance of empty sella in cerebrospinal fluid leaks. *Otolaryngol Head Neck Surg* 2003;128:32-38.
11. Schlosser RJ, Bolger WE. Management of multiple spontaneous nasal meningoencephaloceles. *Laryngoscope* 2002;112:980-85.
12. Woodworth BA, Prince A, Chiu AG et al. Spontaneous CSF leaks: a paradigm for definitive repair and management of intracranial hypertension. *Otolaryngol Head Neck Surg* 2008;138:715-20.
13. Bleier B, Govindaraj S, Palmer JN. State of the art cerebrospinal fluid leak and encephalocele repair. *Oper Tech Otolaryngol* 2006;17:49-57.
14. Silver RI, Moonis G, Schlosser RJ et al. Radiographic signs of elevated intracranial pressure in idiopathic cerebrospinal fluid leaks: a possible presentation of idiopathic intracranial hypertension. *Am J Rhinol* 2007;21:257-61.
15. Woodworth BA, Bolger WE, Schlosser RJ. Nasal cerebrospinal fluid leaks and encephaloceles. *Oper Tech Otolaryngol* 2006;17:111-16.
16. Barañano CF, Cure J, Palmer JN et al. Sternberg's canal: fact or fiction? *Am J Rhinol Allergy* 2009;23:167-71.
17. Papadea C, Schlosser RJ. Rapid method for beta2-transferrin in cerebrospinal fluid leakage using an automated immunofixation electrophoresis system. *Clin Chem* 2005;51:464-70.
18. Han CY, Backous DD. Basic principles of cerebrospinal fluid metabolism and intracranial pressure homeostasis. *Otolaryngol Clin North Am* 2005;38:569-76.
19. Wise SK, Harvey RJ, Neal JG et al. Factors contributing to failure in endoscopic skull base defect repair. *Am J Rhinol Allergy* 2009;23:185-91.
20. Lund VJ, Savy L, Lloyd G et al. Optimum imaging and diagnosis of cerebrospinal fluid rhinorrhoea. *J Laryngol Otol* 2000;114:988-92.
21. Schlosser RJ, Bolger WE. Endoscopic management of cerebrospinal fluid rhinorrhea. *Otolaryngol Clin North Am* 2006;39:523-38, ix.
22. Eberhart LHJ, Folz BJ, Wulf H et al. Intravenous anesthesia provides optimal surgical conditions during microscopic and endoscopic sinus surgery. *Laryngoscope* 2003;113:1369-73.
23. Wormald PJ, van Renen G, Perks J et al. The effect of the total intravenous anesthesia compared with inhalational anesthesia on the surgical field during endoscopic sinus surgery. *Am J Rhinol* 2005;19:514-20.
24. Tabaee A, Placantonakis DG, Schwartz TH et al. Intrathecal fluorescein in endoscopic skull base surgery. *Otolaryngol Head Neck Surg* 2007;137:316-20.
25. Keerl R, Weber RK, Draf W et al. Use of sodium fluorescein solution for detection of cerebrospinal fluid fistulas: an analysis of 420 administrations and reported complications in Europe and the United States. *Laryngoscope* 2004;114:266-72.
26. Woodworth BA, Schlosser RJ, Palmer JN. Endoscopic repair of frontal sinus cerebrospinal fluid leaks. *J Laryngol Otol* 2005;119:709-13.
27. Chandra RK, Kennedy DW, Palmer JN. Endoscopic management of failed frontal sinus obliteration. *Am J Rhinol* 2004;18:279-84.
28. Weber R, Draf W, Keerl R et al. Osteoplastic frontal sinus surgery with fat obliteration: technique and long-term results using magnetic resonance imaging in 82 operations. *Laryngoscope* 2000;110:1037-44.
29. Bockmühl U, Kratzsch B, Benda K et al. Surgery for paranasal sinus mucocoeles: efficacy of endonasal micro-endoscopic management and long-term results of 185 patients. *Rhinology* 2006;44:62-67.
30. Woodworth BA, Neal JG, Schlosser RJ. Sphenoid sinus cerebrospinal fluid leaks. *Oper Tech Otolaryngol* 2006;17:37-42.
31. Schwartz TH, Fraser JF, Brown S et al. Endoscopic cranial base surgery: classification of operative approaches. *Neurosurgery* 2008;62:991-1002, discussion 1002-5.
32. Stamm AC, Vellutini E, Harvey RJ et al. Endoscopic transnasal craniotomy and the resection of craniopharyngioma. *Laryngoscope* 2008;118:1142-48.
33. Wormald PJ, McDonogh M. 'Bath-plug' technique for the endoscopic management of cerebrospinal fluid leaks. *J Laryngol Otol* 1997;111:1042-46.
34. Zweig JL, Carrau RL, Celin SE et al. Endoscopic repair of cerebrospinal fluid leaks to the sinonasal tract: predictors of success. *Otolaryngol Head Neck Surg* 2000;123:195-201.

35. Wormald PJ. Cerebrospinal fluid leak closure. In: *Endoscopic sinus surgery-anatomy, three dimensional reconstruction, and surgical technique*. New York: Thieme Medical, 2005. p. 109-19.
36. Hadad G, Bassagasteguy L, Carrau RL *et al*. A novel reconstructive technique after endoscopic expanded endonasal approaches: vascular pedicle nasoseptal flap. *Laryngoscope* 2006;116:1882-86.
37. Kassam AB, Thomas A, Carrau RL *et al*. Endoscopic reconstruction of the cranial base using a pedicled nasoseptal flap. *Neurosurgery* 2008;63(1, Suppl 1):ONS44-52, discussion ONS52-53.
38. Pinheiro-Neto CD, Prevedello DM, Carrau RL *et al*. Improving the design of the pedicled nasoseptal flap for skull base reconstruction: a radioanatomic study. *Laryngoscope* 2007;117:1560-69.
39. Harvey RJ, Sheahan PO, Schlosser RJ. Inferior turbinate pedicle flap for endoscopic skull base defect repair. *Am J Rhinol Allergy* 2009;23:522-26.
40. Fortes FSG, Carrau RL, Snyderman CH *et al*. The posterior pedicle inferior turbinate flap: a new vascularized flap for skull base reconstruction. *Laryngoscope* 2007;117:1329-32.
41. Carrau RL, Snyderman CH, Kassam AB. The management of cerebrospinal fluid leaks in patients at risk for high-pressure hydrocephalus. *Laryngoscope* 2005;115:205-12.
42. Wise SK, Harvey RJ, Patel SJ *et al*. Endoscopic repair of skull base defects presenting with pneumocephalus. *J Otolaryngol Head Neck Surg* 2009;38:509-16.
43. Schlosser RJ, Wilensky EM, Grady MS *et al*. Cerebrospinal fluid pressure monitoring after repair of cerebrospinal fluid leaks. *Otolaryngol Head Neck Surg* 2004;130:443-48.
44. Casiano RR, Jassir D. Endoscopic cerebrospinal fluid rhinorrhea repair: is a lumbar drain necessary? *Otolaryngol Head Neck Surg* 1999;121:745-50.
45. Banks CA, Palmer JN, Chiu AG *et al*. Endoscopic closure of CSF rhinorrhea: 193 cases over 21 years. *Otolaryngol Head Neck Surg* 2009;140:826-33.
46. Kirtane MV, Gautham K, Upadhyaya SR. Endoscopic CSF rhinorrhea closure: our experience in 267 cases. *Otolaryngol Head Neck Surg* 2005;132:208-12.
47. Schick B, Ibing R, Brors D *et al*. Long-term study of endonasal duraplasty and review of the literature. *Ann Otol Rhinol Laryngol* 2001;110:142-47.

VI Dicas e Pérolas de Abordagem
Transplanum

19 Craniectomia Transnasal Endoscópica e Ressecção de Craniofaringioma Extenso

Richard J. Harvey ▪ Aldo Cassol Stamm ▪ Daniel Timperley
Eduardo Vellutini

Dicas e Pérolas

- A técnica hemostática mais importante, especialmente em sangramentos venosos, deve ser a paciência.

■ Introdução

O craniofaringioma é um tumor benigno incomum, responsável por 2 a 5% de todas as neoplasias intracranianas.[1] A distribuição por idade é bimodal, com pico de incidência em crianças de 5 a 14 anos, e em adultos de 65 a 74 anos de idade, com incidência de 0,14 a 2 em cada 100.000.[2,3] Embora a remoção cirúrgica completa seja o objetivo do tratamento, o craniofaringioma é um tumor de excisão total difícil. A morbidade do tumor intrapial aderente ao pedículo hipofisário, hipotálamo e vasos cerebrais anteriores sempre ditou a totalidade da ressecção. O envolvimento tumoral dessas estruturas, combinado aos acessos cirúrgicos inadequados, instrumentação restrita para dissecção e visualização limitada das relações anatômicas, muitas vezes, impedem a dissecção, independentemente da abordagem. O uso de endoscópios na cirurgia dessas lesões tem obtido bastante sucesso, permitindo mínima morbidade operatória, acesso direto à patologia e avaliação visual detalhada da anatomia e dos limites da ressecção. Para o craniofaringioma, o tratamento seguro e eficaz dessas lesões que envolvem a base do crânio ainda é um desafio.

Muito se discute a respeito do tipo histológico dos craniofaringiomas. Hoje em dia, três teorias são amplamente aceitas e, a partir delas, derivam as variantes adamantinomatosa, papilar escamosa e mista. São elas:

- *Teoria embriogenética:* o tipo adamantinomatoso ("adamantinoma") surge dos remanescentes epiteliais da bolsa de Rathke ou dos precursores da migração da adeno-hipófise e do infundíbulo. Os remanescentes podem ocorrer da faringe até a sela túrcica e terceiro ventrículo.
- *Teoria metaplásica:* o tipo papilar escamoso resulta, secundariamente, da metaplasia de restos das células epiteliais escamosas, que se originam de coleções de células escamosas do pedículo hipofisário e junção das partes distais.
- *Variante do cisto congênito da linha média:* a variante é um tumor congênito na linha média não fundamentalmente diferente de um cisto epidermoide.

De modo geral, os craniofaringiomas são compostos por componentes sólidos e císticos. As paredes dos cistos são revestidas por epitélio escamoso estratificado com formações esbranquiçadas de queratina. Uma camada mais externa é a de epitélio colunar. As calcificações ocorrem em 90% das crianças e 40% dos adultos. Com frequência, o líquido cístico tem aparência semelhante a "óleo de motor".

Craniotomias subfrontais e pterionais constituem as abordagens tradicionais aos extensos craniofaringiomas com extensão suprasselar.[4] Antes, a rota transesfenoidal era reservada para tumores puramente intrasselares. O acesso endoscópico[5] transesfenoidal *transplanum* estendido pode beneficiar pacientes com extensos craniofaringiomas (**Fig. 19.1**), facilitando o acesso direto à patologia, minimizando a retração cerebral e reduzindo a manipulação do quiasma óptico, a internação hospitalar[6] e a morbidade.[7]

A morbidade decorrente das abordagens externas pode ser significativa, especialmente quando a ressecção cirúrgica não é total. O equilíbrio da morbidade cirúrgica e controle a longo prazo é uma decisão para o paciente e a

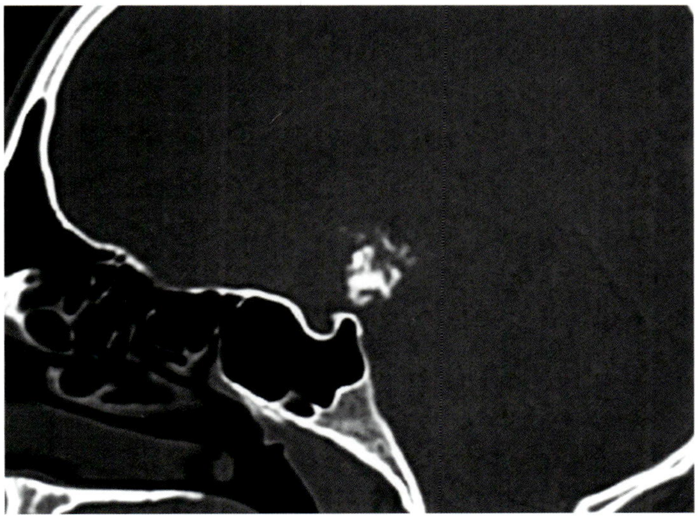

Fig. 19.1 Craniofaringioma suprasselar extenso à tomografia computadorizada (TC). Corte sagital. Observe a calcificação, fato comum em tumores grandes.

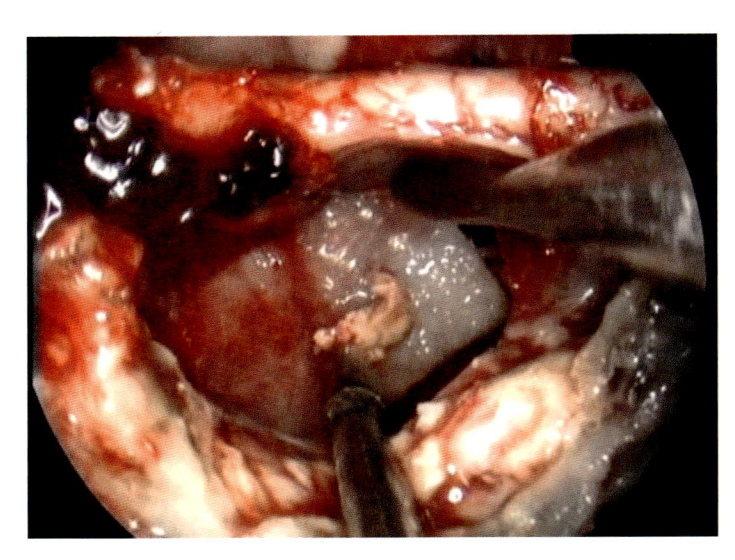

Fig. 19.2 Visualização via craniectomia transnasal endoscópica. A dissecção é feita por dois cirurgiões. Observe o quiasma óptico e o tumor residual sendo removido.

equipe cirúrgica. Karavitaki et al.[8] revisaram recentemente a literatura a respeito dos resultados a longo prazo dos casos de craniofaringioma. Após a ressecção total, foram constatadas taxas de sobrevida de 10 anos livres de recorrência de 74 a 81%, de 41 a 42% após a remoção parcial, e de 83 a 90% após cirurgia (definida como ressecção parcial ou mínima) e radioterapia. A agressividade do craniofaringioma em adultos em comparação com crianças vem sendo bastante discutida; parece que existem poucas evidências que respaldam a diferença substancial no comportamento de coortes maiores.[8-10]

A abordagem transesfenoidal estendida tem sido descrita com dissecção microcirúrgica[11-17] e os tumores não adenomatosos extensos têm sido tratados com essas técnicas. Essas séries descrevem o uso de uma abertura selar estendida através da remoção do plano esfenoidal e tubérculo da sela.[13] Muitas vezes, a rota é a primeira opção até mesmo para lesões suprasselares.[17] As abordagens transesfenoidais ganharam grande aceitação, pois oferecem acesso direto ao local do tumor e evitam a morbidade da cirurgia transcraniana clássica. Em consequência, a abordagem transesfenoidal evoluiu para a cirurgia transnasal totalmente endoscópica.[18] Uma ampla craniectomia transnasal evita o uso de um corredor longo e estreito, onde a visão e os instrumentos cirúrgicos disputavam este espaço (**Fig. 19.2**). A visualização pode ser superior com a abordagem endoscópica em comparação ao acesso microcirúrgico.[19]

■ Indicações e Vantagens

Em geral, os objetivos da craniectomia transnasal para craniofaringioma devem incluir:

- Remoção da doença e prevenção da recidiva.
- Alívio da hidrocefalia.
- Descompressão dos nervo e quiasma ópticos.

- Déficit funcional mínimo:
  - Visão.
  - Integridade de outros nervos cranianos.
  - Função do hipotálamo/hipófise.
  - Função da órbita.

A compreensão das significativas complicações associadas à cirurgia, sejam elas neurológicas, orbitais, endócrinas ou infecciosas, é fundamental para uma discussão informada com o paciente que será submetido à ressecção do craniofaringioma.

■ Contraindicações

As contraindicações incluem:

- Sinusite aguda/subaguda.
- Indisponibilidade de equipe multidisciplinar.
- Falta de equipamento especializado.

As situações relativas que podem produzir resultados ruins incluem tamanho tumoral > 4 cm, idade do paciente < 5 anos, disfunção hipotalâmica grave no pré-operatório, e abordagem cirúrgica excessivamente focada na ressecção total, sem ponderação do impacto da morbidade.

■ Diagnóstico

Avaliação Radiológica

A classificação tumoral é baseada na imagem por ressonância magnética (RM), tomografia computadorizada (TC) e nos achados intraoperatórios. O tamanho, a posição em relação ao quiasma óptico (pré ou pós-quiasmático) e a extensão vertical são registrados. A extensão vertical é definida como uma combinação de selar, suprasselar e ventricular. A extensão suprasselar ou intracraniana pode ser categorizada como C, D, E ou F pela classificação de Yasargil.[20]

Avaliação Endocrinológica

Todos os pacientes devem ser submetidos à avaliação de um endocrinologista. Esta avaliação deve incluir:

- Hormônio adrenocorticotrófico (ACTH ou corticotrofina).
- Hormônio do crescimento (GH) e fator de crescimento insulina símile (IGF-1).
- Cortisol.
- Prolactina.
- Tireotrofina (hormônio estimulante da tireoide [TSH]).
- Tri-iodotironina (T_3).
- Tiroxina (T_4).
- Hormônio luteinizante (LH).
- Hormônio foliculoestimulante (FSH).

O diagnóstico de diabetes insípido pré-operatório deve ser feito por meio da osmolaridade e dos níveis séricos de sódio, juntamente com a osmolaridade e a gravidade específica da urina. A lesão hipotalâmica, inclusive alteração do apetite e comportamento violento devem ser avaliados. Todas as anormalidades devem ser corrigidas antes da cirurgia; no mínimo, os baixos níveis de cortisol e diabetes insípido devem ser tratados antes de qualquer procedimento cirúrgico.

Avaliação Oftalmológica

A avaliação da acuidade e do campo visual é necessária para delinear déficits, inclusive papiledema. A avaliação visual formal é realizada por um oftalmologista. Outras neuropatias cranianas precisam ser documentadas.

■ Cirurgia

Uma ampla craniectomia transnasal forma a base do nosso procedimento endoscópico intradural, fornecendo visualização ideal da patologia (**Fig. 19.3**) e anatomia essencial, implicando menos manipulação do tecido cerebral e fácil acesso a diversos instrumentos. Isso é fundamentalmente diferente das pequenas aberturas do assoalho selar, que são descritas na maioria das cirurgias dos adenomas de hipófise.[21] A abordagem mais ampla também possibilita que dois cirurgiões trabalhem de maneira concomitante, binasalmente, sem a confusão constante dos instrumentos. A rota do endoscópio também pode oferecer planos cirúrgicos não operados quando múltiplas abordagens abertas anteriores já tiverem sido realizadas.

Instrumentos

A ressecção endoscópica é altamente dependente de instrumentação especializada, sendo a ausência desses equipamentos uma contraindicação absoluta à cirurgia. *Drills* e instrumentos de dissecção apropriadamente longos o suficiente para realizar a dissecção além do seio esfenoidal são essenciais. Da mesma maneira, são necessários equipamentos de vídeo e endoscópios de alta qualidade. Não é adequado realizar a cirurgia da base do crânio (CBC) endoscópica sem equipamento de vídeo. A equipe cirúrgica precisa ter informações visuais do estado da cirurgia. Um segundo cirurgião, para dissecção bimanual, e uma equipe na sala cirúrgica devem se envolver de forma ativa. A capacidade de manter a hemostasia e o campo cirúrgico trabalhável durante a cirurgia prolongada é um aspecto importante em cirurgias endoscópicas extensas. Pinças bipolares endoscópicas longas e materiais hemostáticos como Surgicel e Avitene são fundamentais para esse procedimento.[22]

Esta cirurgia não deve ser realizada com curetas de hipófise simples. Uma dissecção minuciosa precisa ser realizada para remover o tumor sem lesão vascular.

Preparação

A craniectomia endoscópica transnasal é realizada com o paciente sob anestesia geral hipotensiva controlada sem fixação Mayfield. A anestesia intravenosa total está associada à melhor hemostasia mucosa.[23,24] Cotonoides contendo adrenalina (1: 1000) são colocados na cavidade nasal, sobre as áreas do acesso cirúrgico, por 10 minutos antes do procedimento. O septo é infiltrado com lidocaína com adrenalina na proporção 1:100.000.

A disponibilidade de técnicas e materiais hemostáticos é importante. Os princípios da hemostasia na cirurgia endoscópica diferem um pouco daqueles da era da microcirurgia. A prevenção da hemorragia é, obviamente, a melhor solução. A citorredução do tumor, a dissecção extracapsular e a contratração usando sucção suave formam a base do controle cerebrovascular. Muitas vezes, baionetas neurocirúrgicas padrão não são apropriadas ao longo corredor cirúrgico da cirurgia endoscópica da base do crânio. Cautérios bipolares especializados são fundamentais.

Abordagem

Faz-se uma uncifectomia e ampla antrostomia com etmoidectomia anterior e posterior. A metade inferior da concha nasal superior é ressecada para possibilitar acesso a toda parede anterior do seio esfenoidal. Em seguida, toda a parede anterior é removida, começando no óstio esfenoidal. A esta altura, um retalho nasosseptal pediculado no ramo septal da artéria esfenopalatina é confeccionado bilateralmente (**Fig. 19.4**). Depois disso, é feita uma septectomia posterior. Em seguida, repete-se a mesma exposição no lado contralateral.

A mucosa da parede esfenoidal posterior é deslocada lateralmente. Faz-se a brocagem do espesso osso da sela do tubérculo da sela (**Fig. 19.5**). A área de toda extensão intracarótida é afinada a uma espessura de casca de ovo, com *drill* de alta velocidade e, em seguida, removida. Uma pinça Kerrison pode ser usada para remoção óssea adicional. Trata-se de uma área muito mais larga e alta do que aquela exposta na cirurgia convencional da hipófise. A remoção óssea continua ao longo do plano esfenoidal. Em seguida, o seio intercavernoso é coagulado ou ligado. A dura-máter é aberta acima e abaixo do seio intercaverno-

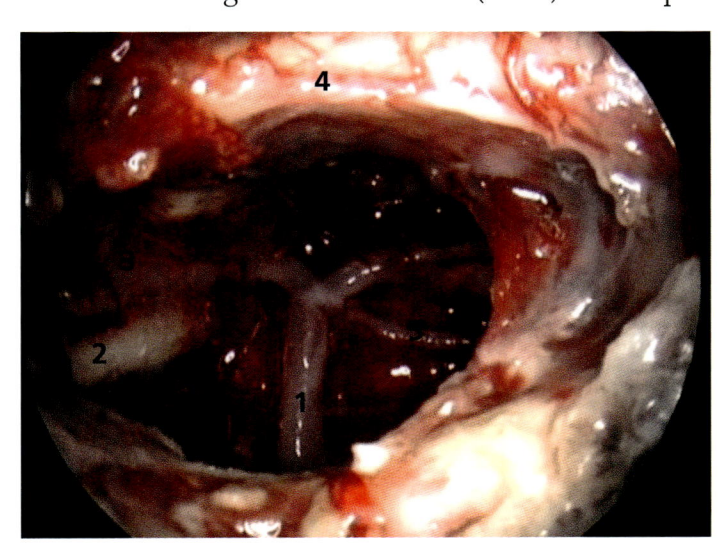

Fig. 19.3 Craniectomia transnasal ampla. 1: Artéria basilar; 2: terceiro nervo craniano; 3: artéria cerebral posterior; 4: quiasma óptico; 5: artéria cerebelar superior.

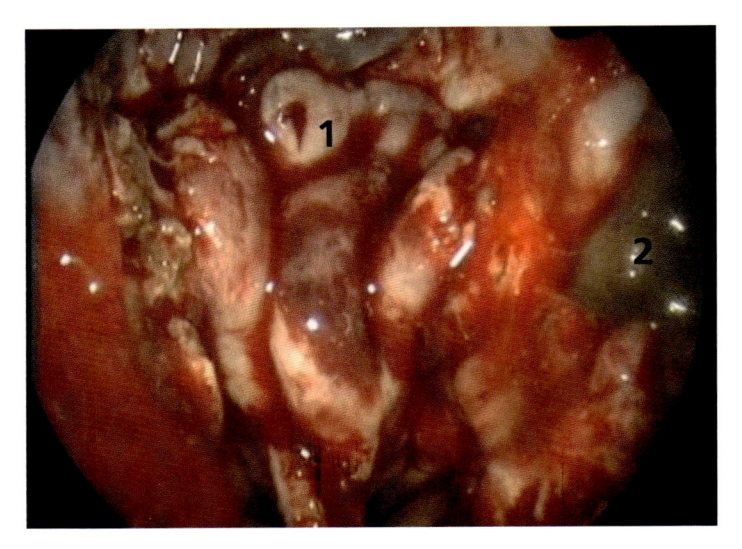

Fig. 19.4 Retalho nasosseptal pediculado no ramo septal da artéria esfenopalatina (1). 2: Seio maxilar.

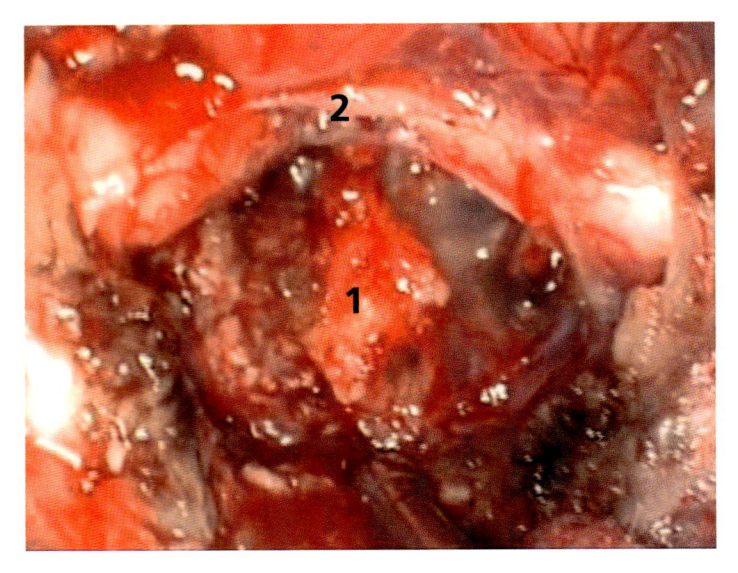

Fig. 19.6 Exposição e dissecção do tumor. 1: Craniofaringioma; 2: quiasma óptico.

so, expondo a região suprasselar e o quiasma óptico. A dissecção fina extra-aracnóidea do tumor procede com técnica de cirurgiões (**Fig. 19.6**).

Mesmo com a melhor avaliação por imagem pré-operatória, a relação do tumor com as estruturas intracranianas pode ser difícil de ser demonstrada. Além disso, é extremamente complicado avaliar antes da cirurgia se alguns tumores são extra-aracnoidais, extrapiais-subaracnoidais ou parcialmente intraparenquimatosos-subpiais.[25] Isso pesa muito nas considerações para obtenção da ressecção completa. Muitas vezes, as patologias suprasselares, como craniofaringiomas, englobam o pedículo hipofisário ou envolvem o hipotálamo. A ressecção do pedículo hipofisário acarreta considerável morbidade, com reposição hormonal e disfunção reprodutiva para os adultos, além de impactos ainda maiores no crescimento e desenvolvimento das crianças. A lesão hipotalâmica pode acarretar sequelas graves, incapacitantes e potencialmente fatais, como adipsia, obesidade mórbida, distúrbios do sono e distúrbios comportamentais e cognitivos.[26] A decisão de tentar a remoção tumoral completa, quando a ressecção ou lesão dessas estruturas é inevitável, deve ser discutida com o paciente antes da cirurgia, e não deixada para ser um dilema intraoperatório frente ao surgimento dessas circunstâncias.[27]

■ Revisão Cirúrgica

A cirurgia endoscópica revisional pode ser necessária, sendo, em muitos centros,[28] o tratamento padrão nos casos de adenoma hipofisário. Existem três implicações importantes da cirurgia prévia nesta área. Primeiro, o quiasma óptico pode estar localizado superior ou inferiormente à sua posição original e, muitas vezes, haverá tecido adiposo decorrente de um reparo anterior aderente na posição pré-quiasmática. Segundo, os vasos cerebrais anteriores podem-se encontrar aderidos à reconstrução prévia pela abordagem *transplanum*. Se as artérias estão aderentes ao tecido adiposo ou fáscia, pode ser prudente deixar uma área de tecido fibroso no vaso em vez de tentar a dissecção. Por fim, a vasculatura da hipófise pode ser facilmente danificada, se existir tecido fibroso envolvendo o pedículo. E, o mais importante, uma artéria hipofisária recorrente superior pode repousar na vascularização do pedículo hipofisário, podendo, a lesão, resultar em dano na hipófise ou no nervo óptico.[29,30]

■ Reparo

O retalho nasosseptal pediculado forma a base do reparo do defeito realizado na base central do crânio.[31,32] Este retalho é elevado do septo e apoiado no ramo septal da artéria esfenopalatina. O retalho é elevado uni ou bilateralmente no início da cirurgia. Em seguida, é protegido contra o trauma subsequente promovido por sua relocação no seio maxilar ipsilateral ou na nasofaringe, até a reconstrução posterior.

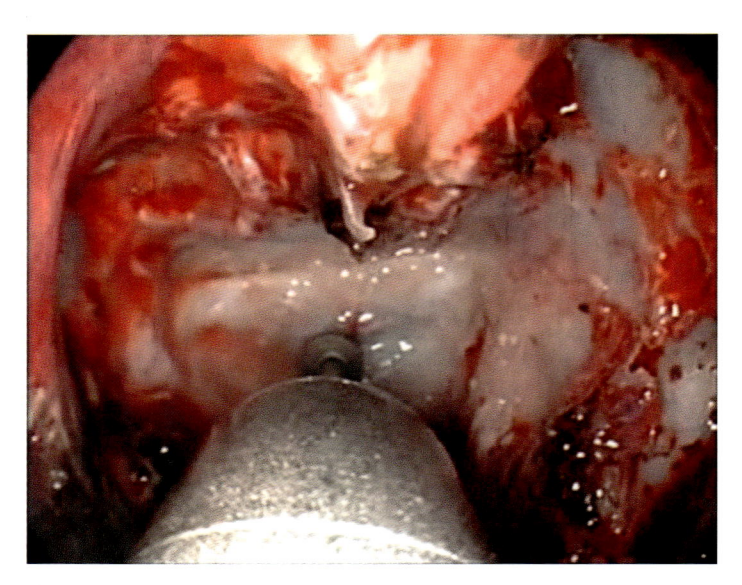

Fig. 19.5 Brocagem do espesso osso do tubérculo da sela.

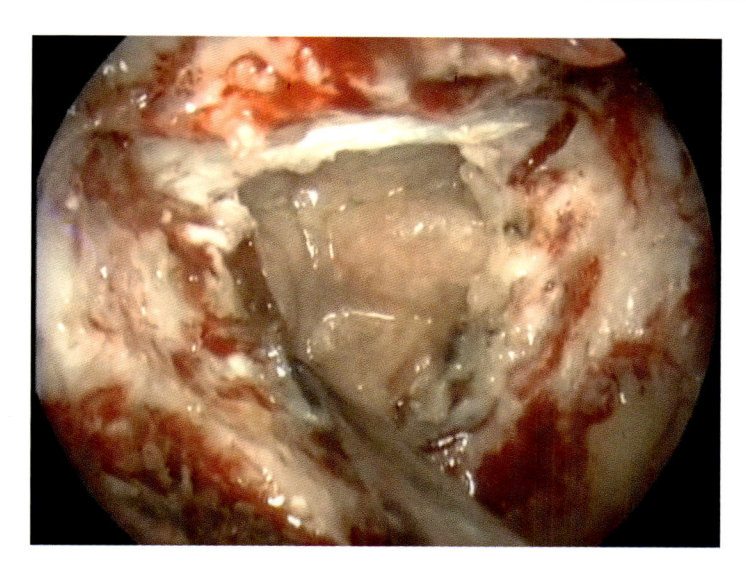

Fig. 19.7 Duragen é usado para preencher o espaço morto e formar um anteparo.

Utiliza-se Duragen para preencher espaço morto e formar anteparo para o enxerto (**Fig. 19.7**). Cola de fibrina é usada para fixar o reparo. Gelfoam é aplicado em camadas à área com ou sem gazes. O tamponamento é sustentado por um cateter de balão Epistat ou de Foley.

■ Complicações

A recuperação endócrina não tem sido muito relatada após a ressecção e é provável que seja bastante rara.[8] Os efeitos compressivos ou vasculares na hipófise e no hipotálamo podem ser potencialmente irreversíveis e muitas das sequelas a longo prazo podem ser predeterminadas antes da intervenção cirúrgica. Os índices publicados de ganho de peso/hiperfagia e de manifestações de lesão hipotalâmica grave aos 10 anos de idade são de aproximadamente 39%.[8] Mesmo que a visualização endoscópica da relação entre o tumor e a anatomia essencial possa ser precisa, a avaliação pré-operatória cuidadosa realizada por um endocrinologista, integrante da equipe multidisciplinar, quanto à disfunção hipofisária e hipotalâmica, é fundamental no planejamento cirúrgico desses pacientes.[26,33,34] A deterioração visual após a ressecção deve ser evitada e representa rompimento da vascularização do quiasma.

As principais complicações incluem:

- Morte.
- Infecção (meningite, ventriculite, abscesso subdural).
- Sangramento intracraniano (aracnóideo ou subdural).
- Distúrbios endócrinos (diabetes insípido, hipofisário).
- Neurológico (déficits de nervo craniano, acidentes cerebrovasculares, disfunção hipotalâmica).
- Pneumocéfalo.

■ Cuidado Pós-Operatório

A recuperação requer observação neurológica com o paciente em estado de alta dependência. A TC é realizada em nossa instituição no primeiro dia pós-operatório, examinando evidências de hemorragia. Antibióticos são usados durante a cirurgia e continuados no pós-cirúrgico, enquanto o tamponamento nasal permanece. O tampão é mantido no lugar por 3 a 7 dias, uma vez que a maioria dos enxertos adere ao osso em 1 semana[35]. A instalação do diabetes insípido é monitorada por mensurações séricas e urinárias do sódio/osmolaridade. Os pacientes permanecem no leito por 48 horas, com 30 graus de elevação da cabeça, evitando esforços e manobras de Valsalva, além de assoar o nariz. Meias de compressão são usadas. Drenos lombares não são usados, a não ser que existam comorbidades como hipertensão intracraniana elevada ou período antes de radioterapia. De maneira geral, a secreção nasal aumenta entre 3 a 5 dias após a cirurgia e uma RM é feita precocemente para obtenção da avaliação de base, o que é muito importante, já que os sinais da RM pós-operatória muitas vezes são de difícil interpretação.[36]

■ Conclusão

A capacidade de fechar grandes defeitos da base do crânio por endoscopia tem aumentado a confiabilidade da abordagem endoscópica nos casos de extensos craniofaringiomas.[31,32] Não se deve tentar trabalhar por uma pequena abertura na sela com técnicas que utilizam cureta, mas sim, em lugar disso, demonstrar amplamente o campo anatômico e remover, de forma precisa, a doença, como se faz pelas técnicas abertas. A avaliação direta do envolvimento vascular, hipofisário e hipotalâmico deve reduzir a morbidade com essa abordagem. Apesar do fato de que os dados que respaldam a mudança demorarão a aparecer, o tipo de abordagem à doença deve depender da habilidade e dos recursos da equipe no tratamento. Resultados de recorrência do craniofaringioma variam muito, dependendo da filosofia da equipe cirúrgica.[8]

Referências

1. Nelson JS, Parisi JE, Schochet SS. *Principles and practice of neuropathology*. St. Louis: Mosby, 1993.
2. Garre ML, Cama A. Craniopharyngioma: modern concepts in pathogenesis and treatment. *Curr Opin Pediatr* 2007;19:471-79.
3. Haupt R, Magnani C, Pavanello M *et al*. Epidemiological aspects of craniopharyngioma. *J Pediatr Endocrinol Metab* 2006;19(Suppl 1):289-93.
4. de Divitiis E, Cavallo LM, Cappabianca P, Esposito F. Extended endoscopic endonasal transsphenoidal approach for the removal of supra-sellar tumors: Part 2. *Neurosurgery* 2007;60:46-58, discussion 58-59.
5. Snyderman C, Kassam A, Carrau R *et al*. Acquisition of surgical skills for endonasal skull base surgery: a training program. *Laryngoscope* 2007;117:699-705.

6. Casler JD, Doolittle AM, Mair EA. Endoscopic surgery of the anterior skull base. *Laryngoscope* 2005;115:16-24.
7. Batra PS, Citardi MJ, Lanza DC. Isolated sphenoid sinusitis after trans-sphenoidal hypophysectomy. *Am J Rhinol* 2005;19:185-89.
8. Karavitaki N, Brufani C, Warner JT *et al*. Craniopharyngiomas in children and adults: systematic analysis of 121 cases with long-term follow-up. *Clin Endocrinol (Oxf)* 2005;62:397-409.
9. Petito CK, DeGirolami U, Earle KM. Craniopharyngiomas: a clinical and pathological review. *Cancer* 1976;37:1944-52.
10. Manaka S, Teramoto A, Takakura K. The efficacy of radiotherapy for craniopharyngioma. *J Neurosurg* 1985;62:648-56.
11. Dumont AS, Kanter AS, Jane Jr JA *et al*. Extended transsphenoidal approach. *Front Horm Res* 2006;34:29-45.
12. Chakrabarti I, Amar AP, Couldwell W *et al*. Long-term neurological, visual, and endocrine outcomes following transnasal resection of craniopharyngioma. *J Neurosurg* 2005;102:650-57.
13. Couldwell WT, Weiss MH, Rabb C *et al*. Variations on the standard transsphenoidal approach to the sellar region, with emphasis on the extended approaches and parasellar approaches: surgical experience in 105 cases. *Neurosurgery* 2004;55:539-47, discussion 547-50.
14. Dusick JR, Esposito F, Kelly DF *et al*. The extended direct endonasal transsphenoidal approach for nonadenomatous suprasellar tumors. *J Neurosurg* 2005;102:832-41.
15. König A, Lüdecke DK, Herrmann HD. Transnasal surgery in the treatment of craniopharyngiomas. *Acta Neurochir (Wien)* 1986;83:1-7.
16. Kouri JG, Chen MY, Watson JC *et al*. Resection of suprasellar tumors by using a modified transsphenoidal approach. Report of four cases. *J Neurosurg* 2000;92:1028-35.
17. Maira G, Anile C, Albanese A *et al*. The role of transsphenoidal surgery in the treatment of craniopharyngiomas. *J Neurosurg* 2004;100:445-51.
18. Stamm AM. Transnasal endoscopy-assisted skull base surgery. *Ann Otol Rhinol Laryngol Suppl* 2006;196:45-53.
19. Catapano D, Sloffer CA, Frank G *et al*. Comparison between the microscope and endoscope in the direct endonasal extended transsphenoidal approach: anatomical study. *J Neurosurg* 2006;104:419-25.
20. Yasargil MG, Curcic M, Kis M *et al*. Total removal of craniopharyngiomas. Approaches and long-term results in 144 patients. *J Neurosurg* 1990;73:3-11.
21. Sethi DS, Leong JL. Endoscopic pituitary surgery. *Otolaryngol Clin North Am* 2006;39:563-83, x.
22. Kassam A, Snyderman CH, Carrau RL *et al*. Endoneurosurgical hemostasis techniques: lessons learned from 400 cases. *Neurosurg Focus* 2005;19:E7.
23. Eberhart LH, Folz BJ, Wulf H *et al*. Intravenous anesthesia provides optimal surgical conditions during microscopic and endoscopic sinus surgery. *Laryngoscope* 2003;113:1369-73.
24. Wormald PJ, van Renen G, Perks J, Jones JA, Langton-Hewer CD. The effect of the total intravenous anesthesia compared with inhalational anesthesia on the surgical field during endoscopic sinus surgery. *Am J Rhinol* 2005;19:514-20.
25. Frank G, Pasquini E, Doglietto F *et al*. The endoscopic extended trans-sphenoidal approach for craniopharyngiomas. *Neurosurgery* 2006;59(1, Suppl 1):ONS75-83, discussion ONS75-83.
26. Spoudeas HA, Saran F, Pizer B *et al*. A multi-modality approach to the treatment of craniopharyngiomas avoiding hypothalamic morbidity: a UK perspective. *J Pediatr Endocrinol Metab* 2006;19(Suppl 1):447-51.
27. Frank G, Sciarretta V, Calbucci F *et al*. The endoscopic transnasal transsphenoidal approach for the treatment of cranial base chordomas and chondrosarcomas. *Neurosurgery* 2006;59(1, Suppl 1):ONS50-57, discussion ONS50-57.
28. Carrau RL, Kassam AB, Snyderman CH. Pituitary surgery. *Otolaryngol Clin North Am* 2001;34:1143-55, ix.
29. van Overbeeke J, Sekhar L. Microanatomy of the blood supply to the optic nerve. *Orbit* 2003;22:81-88.
30. Krisht AF, Barrow DL, Barnett DW *et al*. The micro-surgical anatomy of the superior hypophyseal artery. *Neurosurgery* 1994;35:899-903, discussion 903.
31. Harvey RJ, Nogueira JF, Schlosser RJ *et al*. Closure of large skull base defects after endoscopic transnasal craniotomy. Clinical article. *J Neurosurg* 2009;111:371-79.
32. Stamm AC, Vellutini E, Harvey RJ *et al*. Endoscopic transnasal craniotomy and the resection of craniopharyngioma. *Laryngoscope* 2008;118:1142-48.
33. Puget S, Garnett M, Wray A *et al*. Pediatric craniopharyngiomas: classification and treatment according to the degree of hypothalamic involvement. [see comment] *J Neurosurg* 2007;106(1, Suppl)3-12.
34. May JA, Krieger MD, Bowen I *et al*. Craniopharyngioma in childhood. *Adv Pediatr* 2006;53:183-209.
35. Schlosser RJ, Bolger WE. Endoscopic management of cerebrospinal fluid rhinorrhea. *Otolaryngol Clin North Am* 2006;39:523-38, ix.
36. Anand VK, Arrowood Jr JP, Patel RB *et al*. Significance of MRI changes after surgery of the skull base. *Otolaryngol Head Neck Surg* 1993;109:35-45.

20 Acesso Transtubérculo

Gurston G. Nyquist ▪ Vijay K. Anand ▪ Theodore H. Schwartz

> **Dicas e Pérolas**
>
> - Macroadenomas hipofisários gigantes, cistos da fenda de Rathke, craniofaringiomas e meningiomas do tubérculo da sela ou plano esfenoidal constituem lesões comuns da região suprasselar.
> - Acesso transtubérculo *transplanum* fornece a rota mais direta às lesões da linha média da cisterna suprasselar, não interpõe estruturas neurovasculares críticas entre o cirurgião e a lesão, evita a necessidade da retração cerebral e permite que o cirurgião interrompa o suprimento sanguíneo da lesão precocemente durante a cirurgia, e realize a descompressão bilateral dos canais ópticos.
> - A capacidade restrita de remoção da patologia lateralmente às artérias carótidas internas é uma limitação dessa abordagem.
> - A abertura óssea do tubérculo e plano esfenoidal é facilitada pela delimitação das margens da lesão por meio de orientação por imagem estereotáxica.
> - A dissecção extracapsular precisa ajuda a garantir a ressecção cirúrgica completa e segura.

■ Introdução

As abordagens transesfenoidais endoscópicas estendidas foram adaptadas para acessar várias lesões além das patologias intrasselares (**Fig. 20.1**).[1-6] A cisterna suprasselar é uma região localizada acima do diafragma da sela e as lesões na linha média, nessa área, são especialmente passíveis de abordagem endoscópica transesfenoidal, *transplanum* e transtubérculo. A aplicação da abordagem transesfenoidal estendida no tratamento de patologias suprasselares representa o passo seguinte no desenvolvimento da cirurgia endoscópica da base do crânio após o cirurgião ter apreendido a abordagem transelar transesfenoidal.

É fundamental definir, de maneira clara, os objetivos operatórios antes da cirurgia, o que depende das características biológicas da lesão. Cistos da fenda de Rathke constituem lesões benignas congênitas derivadas de remanescentes da bolsa de Rathke. O efeito de massa local dessas lesões pode produzir cefaleia, disfunção hipofisária decorrente da compressão da glândula ou haste hipofisária e comprometimento visual secundário à compressão do quiasma óptico. Embora a excisão total do cisto seja possível, quase sempre, o objetivo da cirurgia é a descompressão do cisto para alívio sintomático e realização de biópsia da parede cística.[7]

O craniofaringioma é um tumor cístico calcificado de células escamosas e de crescimento lento, que surge dos remanescentes do ducto craniofaríngeo e/ou da fenda de Rathke (**Fig. 20.1B**). Os craniofaringiomas são tumores disontogênicos, com histologia benigna e comportamento maligno, uma vez que apresentam tendência a invadir as estruturas circunjacentes. Em geral, o craniofaringioma se manifesta na forma de um grande cisto único ou de múltiplos cistos cheios de material turvo e proteináceo, de cor amarela-amarronzada devido ao alto conteúdo de cristais de colesterol. Surge com mais frequência na haste hipofisária e se projeta para o hipotálamo e terceiro ventrículo.

As opções de tratamento do craniofaringioma incluem ressecção tumoral total ou descompressão cística para alívio sintomático seguido de radioterapia. A reação inflamatória torna o tumor aderente a estruturas neurovasculares críticas e tentativas de ressecção total podem lesionar de forma significativa o eixo hipotálamo-hipofisário. Déficits psicossociais graves também são possíveis com a lesão hipotalâmica, portanto, a preservação da função do hipotálamo é fundamental. Os objetivos da cirurgia incluem ressecção total do tumor, quando possível, preservação da capacidade do paciente em manter o funcionamento social independente, prevenção da recorrência sintomática e sobrevivência.

Muitas vezes, macroadenomas hipofisários se estendem para a cisterna suprasselar; no entanto, essas lesões quase sempre podem ser removidas com ampla abertura da sela óssea (**Fig. 20.1A**). A remoção minuciosa e sistemática das porções selares do adenoma facilita a descida do diafragma e de porções suprasselares do tumor no campo cirúrgico. Entretanto, a remoção completa do tumor suprasselar pode requerer abordagem transtubérculo *transplanum*. Por fim, os meningiomas surgem das células aracnoides, localizando-se, com frequência, ao longo do plano esfenoidal (**Fig. 20.1C**) e tubérculo da sela (**Fig. 20.1D**). Os objetivos da cirurgia para esses tumores são conseguir a máxima ressecção e descompressão de estruturas críticas (nervos ópticos), causando morbidade mínima.

■ Sequência Diagnóstica

A anamnese e o exame físico detalhado são necessários, incluindo o exame dos nervos cranianos, avaliação oftalmológica, juntamente com teste de campo visual, análise da função cognitiva, exame endocrinológico abrangente e endoscópico da cavidade nasal. As imagens da tomografia computadorizada (TC) fornecem informações importan-

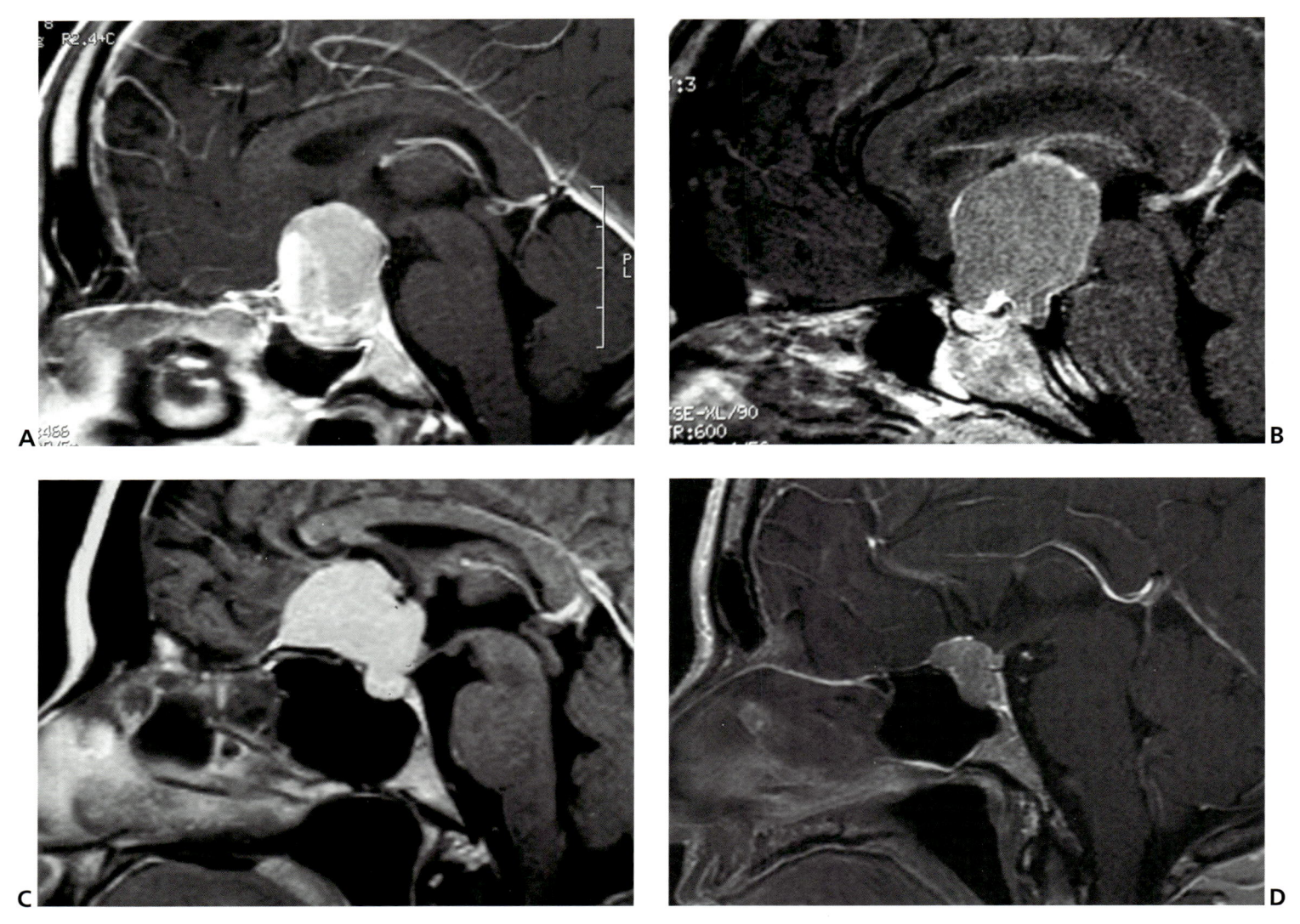

Fig. 20.1 Exemplos de patologias que se adequam à cirurgia transesfenoidal endoscópica endonasal estendida que requer remoção do tubérculo da sela e do plano esfenoidal. (**A**) Macroadenoma hipofisário com significativa extensão suprasselar. (**B**) Craniofaringioma com grande cisto suprasselar acima de uma sela de tamanho normal. (**C**) Meningioma do jugo esfenoidal. (**D**) Meningioma do tubérculo da sela.

tes sobre a anatomia óssea dos seios paranasais e da base craniana, e as imagens da ressonância magnética (RM) são essenciais para demonstrar a morfologia dos tecidos moles. A angiografia pode ser indicada antes da cirurgia, se houver suspeita de comprometimento da artéria carótida ou se a integridade funcional do círculo de Willis requerer avaliação. A angiotomografia e a angiorressonância geralmente fornecem informações suficientes sobre a anatomia vascular para o planejamento cirúrgico.

■ Vantagens e Indicações

O acesso transtubérculo *transplanum* é adequada para acessar as lesões suprasselares da linha média, que incluem macroadenomas hipofisários gigantes, cistos da fenda de Rathke, craniofaringiomas, meningiomas do plano esfenoidal ou tubérculo da sela e tumores raros como hemangioblastomas, epidermoides, germinomas, gliomas e tumores malignos da hipófise. Mais importante que a histopatologia da lesão é a sua localização e extensão lateral.

O acesso transtubérculo *transplanum* oferece rota direta a essas lesões, o que evita a necessidade de retração cerebral. Além disso, diferentemente da abordagem transcraniana, não coloca estruturas neurovasculares críticas como os nervos ópticos e artérias carótidas entre o cirurgião e o tumor. A abordagem transtubérculo *transplanum* facilita a descompressão total do canal óptico bilateralmente sem manipulação do nervo óptico comprimido. Além do mais, a abordagem desses tumores por baixo possibilita que o cirurgião remova o osso na base do tumor, o que constitui um local comum para recorrência de meningioma, e interrompa o suprimento vascular dural no início da cirurgia, possibilitando a dissecção relativamente sem sangramento.

O uso de endoscópios angulados possibilita a visão panorâmica e a inspeção dos cantos para assegurar a ressecção total. No caso de craniofaringiomas, todo o terceiro ventrículo pode ser visualizado pelo endoscópio, o que não é possível na abordagem transcraniana. Por fim, a abordagem transnasal não requer incisões externas.

■ Contraindicações e Considerações

As comorbidades do paciente que impedem a anestesia prolongada constituem contraindicações gerais a qualquer abordagem transesfenoidal estendida. A extensão lateral do tumor deve ser avaliada com cuidado. Estudos realizados com cadáveres apontaram uma extensão do plano esfenoidal, entre as lâminas orbitais do osso etmoide, de 26 ± 4 mm, estreitando-se para 16 ± 3 mm no aspecto posterior do tubérculo da sela.[8] O tumor imediatamente lateral a essa área pode ser mobilizado para o campo cirúrgico; no entanto, a extensão lateral importante deve ser abordada por craniotomia, caso o objetivo seja a ressecção total. A abordagem transesfenoidal estendida é a via de escolha quando o tumor é medial a essas estruturas, expondo, de maneira ideal, o aspecto medial do canal óptico. O envolvimento de estruturas neurovasculares críticas, como o nervo óptico, a artéria carótida interna (ACI) e a artéria comunicante anterior (ACA), não é uma contraindicação absoluta a essa abordagem. Assim como a abordagem transcraniana, o cirurgião deve julgar sua habilidade de dissecar com segurança o tumor dessas estruturas e ter um plano para o caso de uma emergência cirúrgica como lesão da ACI.

A pneumatização óssea do seio esfenoidal é outra consideração. Nos pacientes em que a pneumatização do seio for do tipo pré-selar, os limites ósseos dos nervos ópticos e ACIs não são identificados com facilidade, sendo alto o risco de lesão. Além disso, se a sela for pequena ou a distância entre as artérias carótidas internas for pequena, o cirurgião poderá não ter o acesso adequado com a abordagem transesfenoidal. Por fim, os pacientes com cicatrização problemática de feridas podem apresentar uma reconstrução bem-sucedida da base craniana, o que os coloca em risco de persistência de fístula liquórica. Isso inclui pacientes com osteorradionecrose ou que sofrem de doenças sistêmicas como diabetes melito descompensado ou imunossupressão.

■ Abordagem

Um retalho do septo nasal pode ser elevado no início do procedimento e guardado na nasofaringe até a parte de extirpação do procedimento terminal. Os óstios esfenoidais são identificados bilateralmente e bem abertos por uma pinça cogumelo (*mushroom punch*). Em seguida, o terço posterior do septo ósseo é ressecado e um pedaço de osso do vômer é coletado como anteparo rígido para a reconstrução da base do crânio. O rostro esfenoidal é aberto amplamente por broca cortante de alta velocidade, sendo feitas etmoidectomias posteriores bilaterais. A mucosa do seio esfenoidal é removida, e a sela, os nervos ópticos e as ACIs são identificados com orientação por imagem estereotáxica sem arco (**Fig. 20.2**). Um endoscópio rígido de 0 grau e 4 mm é introduzido na narina esquerda pelo cirurgião assistente ao mesmo tempo em que o cirurgião principal trabalha bimanualmente pela narina direita ou ambas.

O tubérculo da sela é adelgaçado por broca diamantada de alta velocidade sob constante irrigação. A abertura se estende entre os clinoides mediais dos dois lados. A extensão inferior da remoção óssea continua até metade do percurso, para baixo, até a sela, a não ser que a mobilização da hipófise seja necessária. O osso adelgaçado é removido

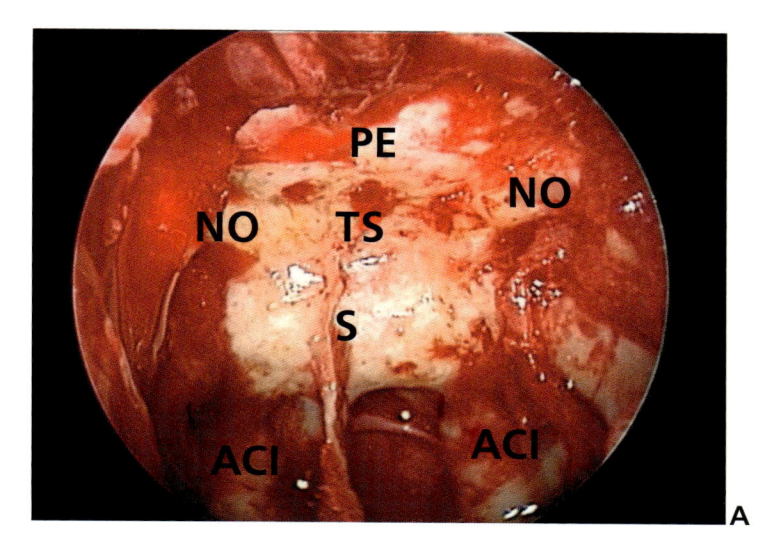

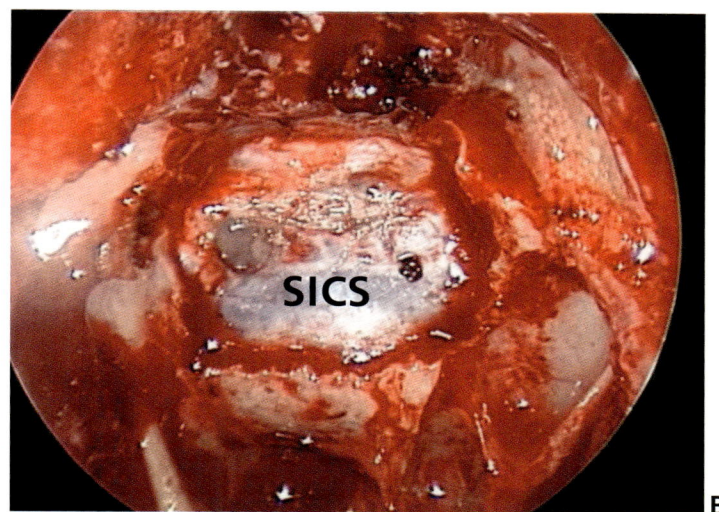

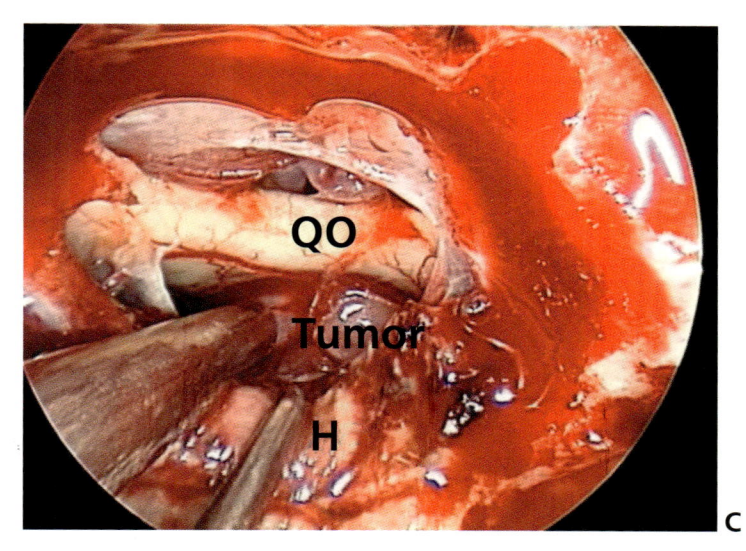

Fig. 20.2 (**A-C**) Projeções endoscópicas da abordagem suprasselar. No seio esfenoidal, é possível observar as impressões ósseas das artérias carótidas internas (ACI), sela (S), tubérculo da sela (TS), plano esfenoidal (PE) e nervos ópticos (NO), QO: quiasma óptico; H: hipófise; SICS: seio intercavernoso superior.

com uma cureta e pinça de Kerrison. A remoção óssea continua ao longo do plano esfenoidal até obtenção do acesso adequado para a identificação total do tumor. O uso de orientação por imagem estereotáxica ajuda a determinar o tamanho da abertura óssea. O osso adicional deve ser removido ao longo dos nervos ópticos nos casos de meningiomas com envolvimento intracanalicular.

A dura-máter acima e abaixo do seio intracavernoso superior (SICS) é aberta de maneira cruzada, com uma foice (*sickel knife*) (**Fig. 20.2**). O SICS é isolado, cauterizado com cautério bipolar e transeccionado. Neste momento, há 4 vias disponíveis para acesso das lesões da cisterna suprasselar. O primeiro corredor passa em frente ao quiasma óptico e é adequado para meningiomas do plano e tubérculo da sela. O segundo consiste em uma abordagem pré-quiasmática ao terceiro ventrículo. Essa abordagem passa entre o quiasma e a ACA pela lâmina terminal e fornece acesso à patologia alta no terceiro ventrículo. O corredor seguinte passa por baixo do quiasma e acima da hipófise. Se a haste estiver na linha média, pode ser gentilmente deslocado para o lado para que o acesso seja obtido. Este é o método preferencial para lesões císticas que se originam no infundíbulo e se estendem para o terceiro ventrículo. O quarto corredor passa por baixo da hipófise e requer mobilização superior da glândula. A face óssea anterior e o assoalho da sela, juntamente com o dorso da sela, clivo superior e, muitas vezes, os clinoides posteriores, devem ser removidos. Esse corredor oferece acesso a lesões como craniofaringiomas, cordomas e meningiomas petroclivais localizados atrás da hipófise e do infundíbulo.

■ Ressecção

Meningiomas do plano esfenoidal e tubérculo são acessados pela primeira via e imediatamente visualizados assim que a dura-máter é aberta. A dura-máter é cauterizada para interromper o suprimento sanguíneo para o tumor. As implantações durais e ósseas do meningioma são ressecadas para evitar a recorrência. A descompressão interna é realizada, muitas vezes, com a assistência de um aspirador cirúrgico ultrassônico Cavitron ou cautério de Ellman. Em seguida, faz-se a liberação da cápsula tumoral de maneira metódica, começando pelo nervo óptico (**Fig. 20.3**). A ACI é identificada imediatamente lateral e inferior ao nervo óptico, e o tumor é dissecado até o quiasma, ao longo do nervo óptico contralateral, até que a ACI associada seja identificada e fique livre do tumor. A ultrassonografia Doppler é bastante valiosa no mapeamento do curso de estruturas vasculares como a ACI. Para meningiomas do tubérculo da sela, o diafragma da sela também precisa ser removido (**Fig. 20.3**). Estruturas importantes como o complexo ACA, a artéria recorrente de Heubner, os vasos perfurantes subquiasmáticos, nervos ópticos e o pedículo hipofisário são preservados pela dissecção cortante da cápsula tumoral. Artérias que parecem envolvidas podem, muitas vezes, ser dissecadas do tumor (**Fig. 20.4**). O leito de ressecção é examinado por endoscópios angulados, especialmente para garantir que os canais e nervos ópticos estejam livres do tumor. As bainhas e os canais ópticos podem ser abertos para remover tumor intracanalicular (**Fig. 20.4**).

Tumores císticos pós-quiasmáticos, tanto craniofaringiomas quanto cistos da fenda de Rathke, se originam do pedículo hipofisário. A abordagem mais comum a essas lesões é através de uma via acima da hipófise e abaixo do quiasma óptico. Se o cisto for pequeno o suficiente, a dissecção externa à cápsula é iniciada. Caso contrário, a parede cística anterior é aberta de forma cortante e o cisto é drenado para facilitar a dissecção extracapsular. O pedículo é identificado no nível do diafragma e a dissecção cortante da lesão a partir da haste hipofisária é realizada (**Fig. 20.5**). Se a lesão for transinfundibular ou retroinfundibular, pode demandar trabalho nos dois lados da haste hipofisária para liberação da parede cística lateral. Esta manobra é facilitada pela divisão do SICS e por uma ampla abertura óssea da sela para ajudar na manipulação da hipófise. Instrumentos rombos e cortantes são usados para liberar o tumor do quiasma óptico, artérias carótidas, complexo ACA e artérias perfurantes do quiasma e hipotálamo. Na maioria dos casos, as lesões se estendem para o terceiro ventrículo e a dissecção cuidadosa aqui e ao longo do hipotálamo é essencial para evitar a lesão. Embora nem sempre seja possível, a preservação da haste hipofisária é o objetivo da cirurgia (**Fig. 20.5**). Embora a ressecção total do tumor seja o resultado ideal, em algumas situações, como em crianças ou mulheres jovens com função hipofisária normal com desejo de engravidar, a biópsia tumoral no pedículo pode ser seguida por radiação fracionada (**Fig. 20.6**).

■ Reparo

A reconstrução começa com a obliteração do espaço morto por tecido adiposo para evitar o acúmulo de líquido cefalorraquidiano (LCR) no defeito ósseo, exceto nos pacientes em que o terceiro ventrículo é amplamente aberto, já que existe risco maior de migração de tecido adiposo e hidrocefalia obstrutiva. Em seguida, é feito o fechamento por camadas.[9] Essa técnica de reconstrução consiste em um enxerto de tecido mole (fáscia *lata*, Allorderm) centralizado sobre o defeito com as bordas excedendo o defeito ósseo de modo circunferencial (**Fig. 20.3**). Em seguida, um pedaço de material rígido (vômer, Medpore) é modelado para ter, aproximadamente, o tamanho do defeito ósseo. O enxerto rígido é centralizado no enxerto de tecido mole, de forma que haja excesso de enxerto circunferente no enxerto rígido. O enxerto rígido é gentilmente escarificado no defeito ósseo, formando uma vedação impermeável no enxerto rígido. Depois disso, um retalho nasosseptal é rodado para cobrir o defeito e um selante (DuraSeal) é usado para fixar o enxerto de múltiplas camadas no local (**Fig. 20.3**).

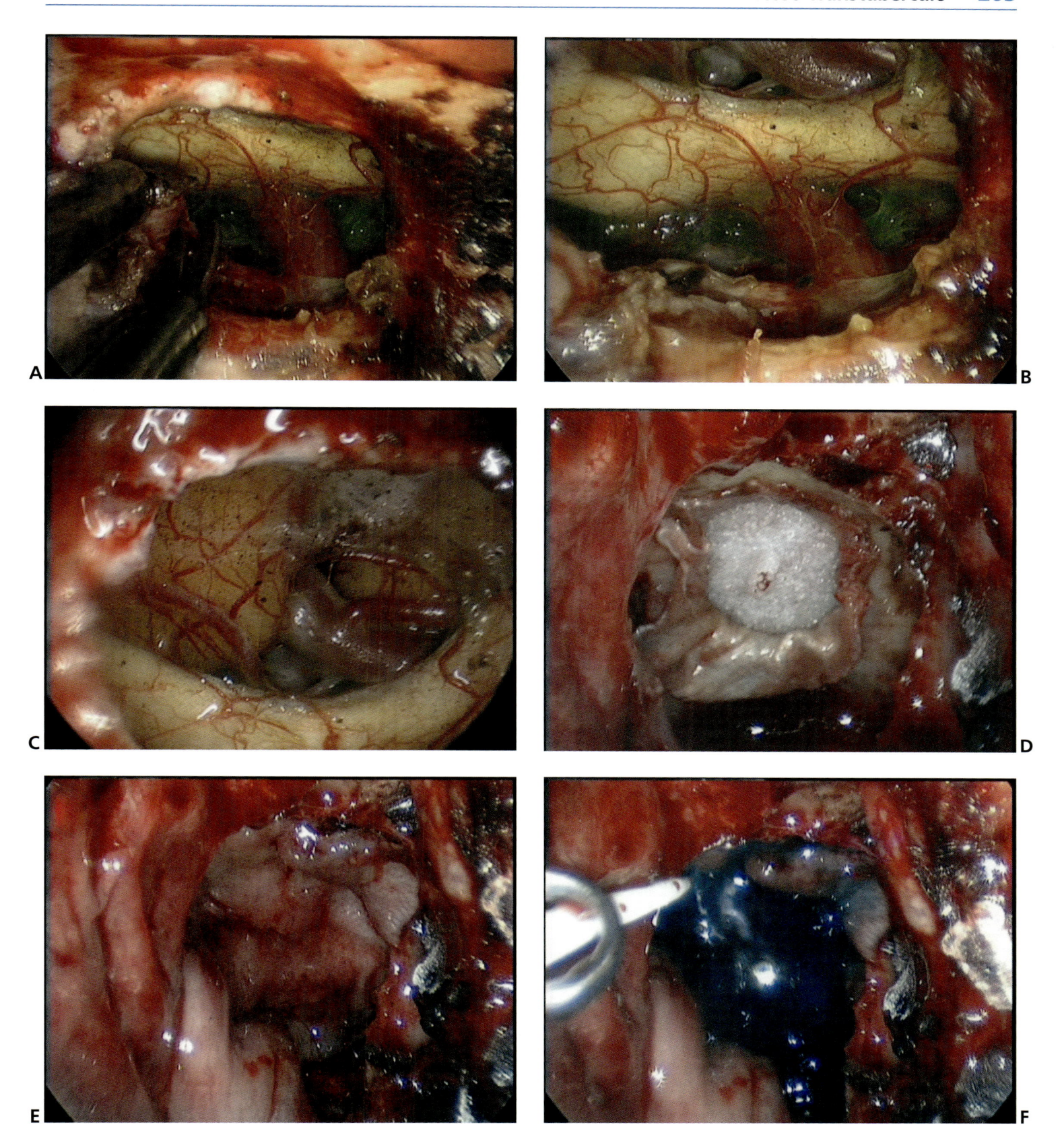

Fig. 20.3 Ressecção do meningioma e reparo da base do crânio. (**A**) O tumor é dissecado dos nervos e do quiasma óptico. Em geral, há um plano aracnoide. O diafragma da sela é precisamente removido. (**B**) O quiasma e o pedículo hipofisário devem ser completamente liberados do tumor. (**C**) Olhando acima do quiasma, as artérias cerebrais anteriores estão preservadas, bem como o giro reto. (**D**) O fechamento é realizado pela técnica por camadas usando fáscia lata e Medpore. (**E**) Um retalho nasosseptal, confeccionado no início da cirurgia, cobre o fechamento camadas. (**F**) DuraSeal é usado para manter o retalho no lugar durante o processo de cicatrização inicial.

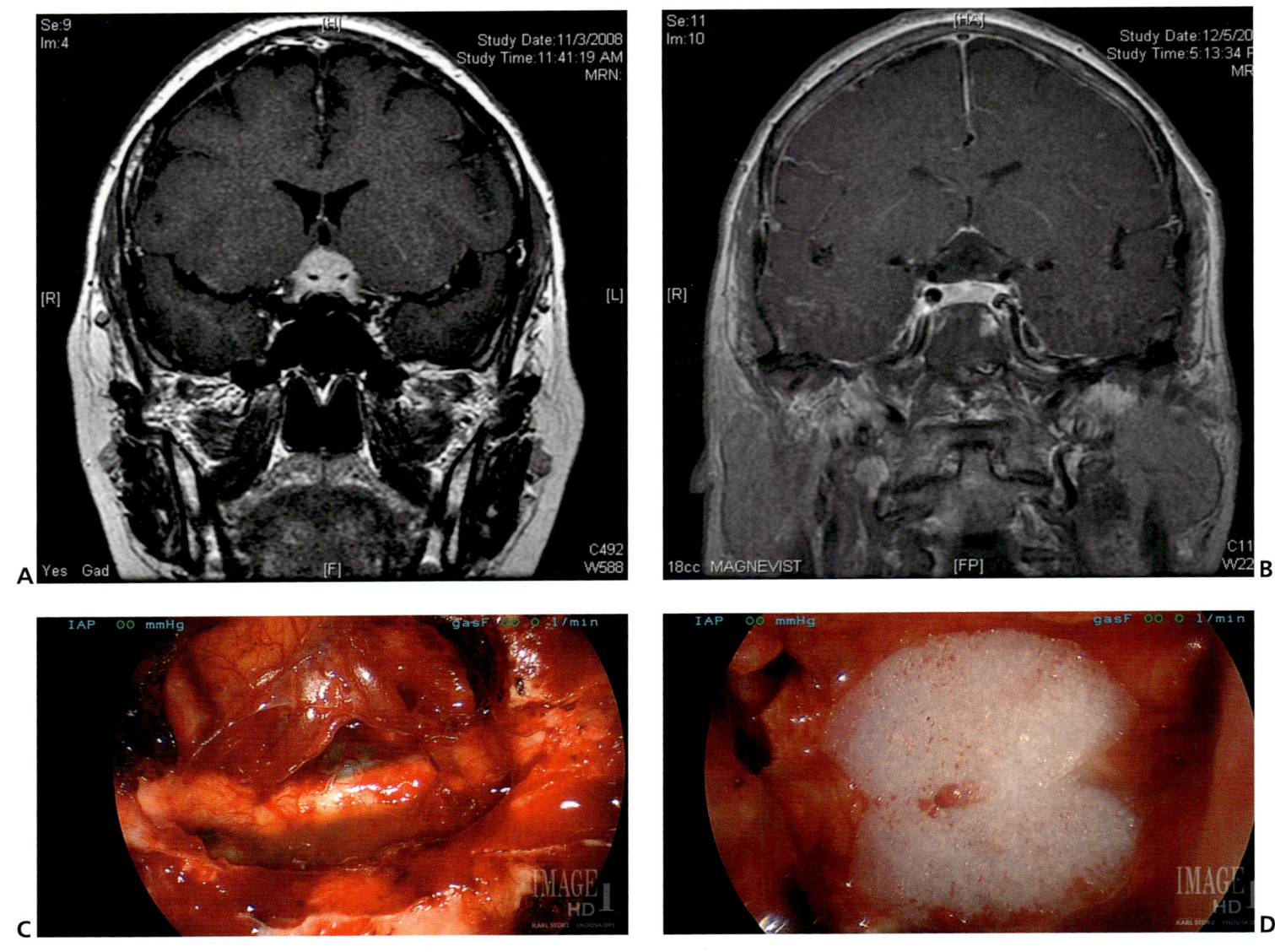

Fig. 20.4 Meningiomas podem invadir os canais ópticos e envolver os vasos. (**A**) A ressonância magnética (RM) coronal realçada por contraste pré-operatória demonstra as artérias cerebrais anteriores envolvidas pelo tumor, bem como a invasão dos canais ópticos. (**B**) No pós-operatório, o tumor foi completamente removido. (**C**) A imagem intraoperatória revela o leito pós-ressecção após a abertura dos canais ópticos e a remoção do tumor intracanalicular de dentro do seio esfenoidal, além de mostrar as ACAs livres de tumor. (**D**) Fechamento por camadas ainda pode ser usado nesta situação, porém, Medpore precisa ser cortado para não comprimir os nervos ópticos. Nesta imagem, o Medpore se encontra sobre a fáscia lata, mas ainda não foi adaptado na cavidade.

■ Complicações

As complicações intraoperatórias potenciais incluem sangramento arterial (artéria carótida interna, artéria oftálmica) ou venoso, lesão de nervo craniano e dano à hipófise, pedículo hipofisário ou hipotálamo. A identificação rápida e o tratamento das complicações pós-operatórias como fístula liquórica, meningite, formação de hematoma, sinusite e formação de sinequia é obrigatória.

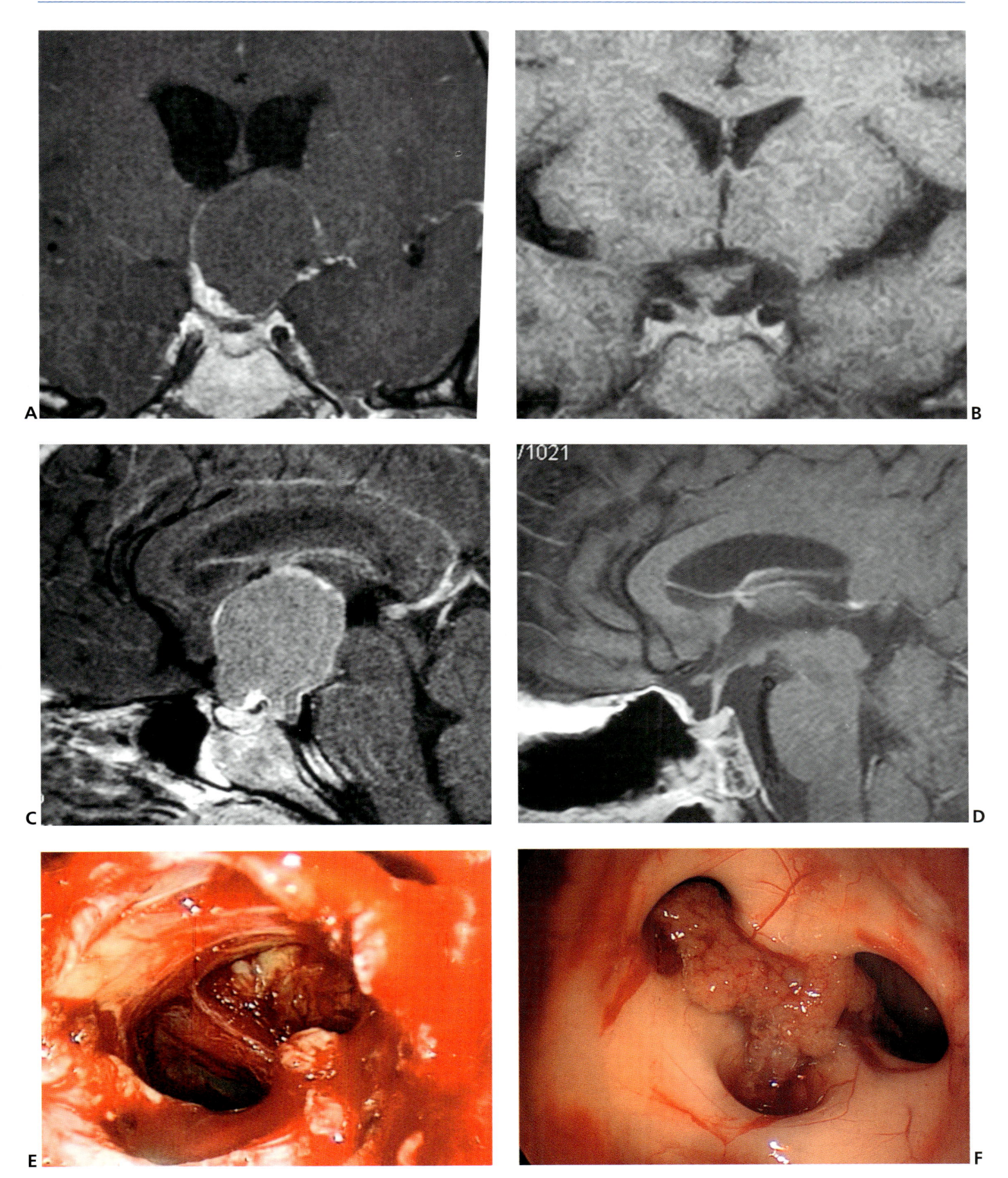

Fig. 20.5 Preservação da haste hipofisária no caso de craniofaringioma cístico grande. As imagens pré-operatórias da RM coronal (**A**) e sagital (**C**) realçadas por contraste revelam um grande craniofaringioma cístico se estendendo para o terceiro ventrículo. As imagens pós-operatórias coronais (**B**) e sagitais (**D**) realçadas por contraste da RM mostram a remoção completa do tumor com preservação da haste hipofisária. (**E**) Visualizações endoscópicas intraoperatórias revelam o pedículo preservado após a cirurgia entre o quiasma óptico e a hipófise. (**F**) Visão endoscópica intraoperatória do teto do terceiro ventrículo, forames de Monro, plexo coroide e fórnices.

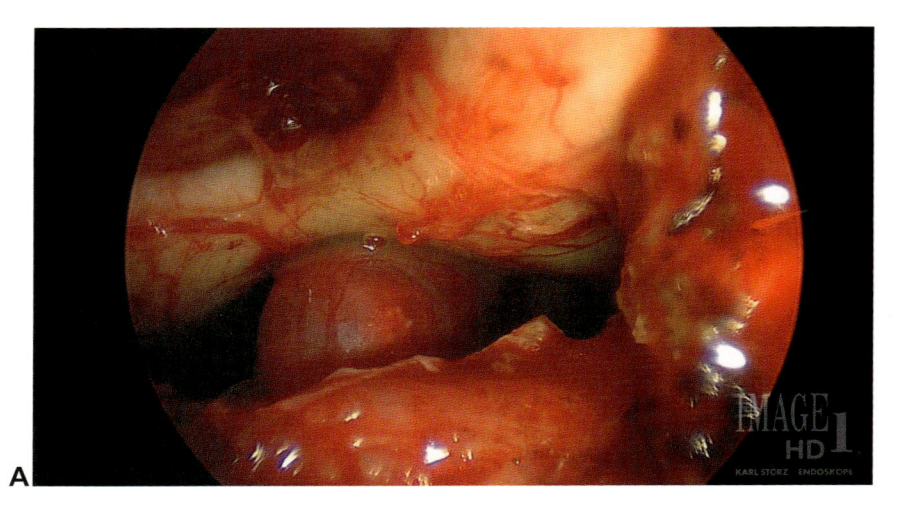

Fig. 20.6 Biópsia do tumor. (**A**) Craniofaringioma que se infiltra na haste hipofisária pode não ser removível sem causar estado de pan-hipopituitarismo pós-operatório. (**B**) Em algumas situações, a biópsia do tumor seguida por radiação pode ser preferível.

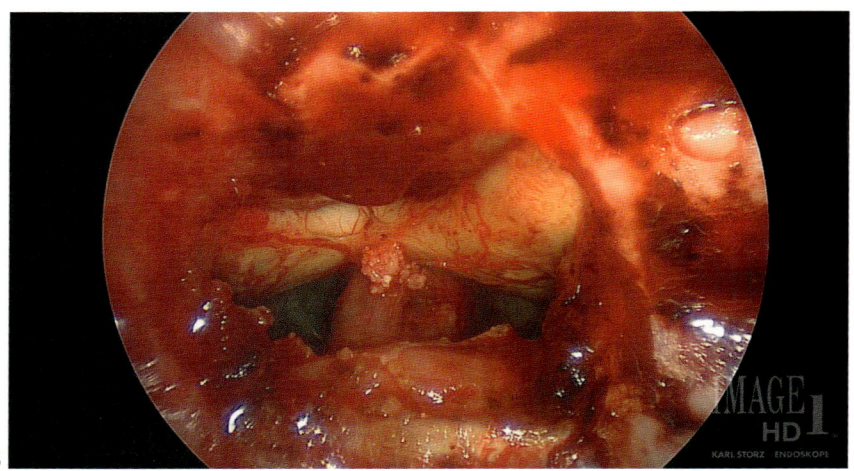

Referências

1. Kaptain GJ, Vincent DA, Sheehan JP et al. Transsphenoidal approaches for the extracapsular resection of midline suprasellar and anterior cranial base lesions. *Neurosurgery* 2001;49:94-100, discussion 100-1.
2. Frank G, Sciarretta V, Mazzatenta D et al. Transsphenoidal endoscopic approach in the treatment of Rathke's cleft cyst. *Neurosurgery* 2005;56:124-28, discussion 129.
3. Laufer I, Anand VK, Schwartz TH. Endoscopic, endonasal extended transsphenoidal, transplanum transtuberculum approach for resection of suprasellar lesions. *J Neurosurg* 2007;106:400-6.
4. de Divitiis E, Cavallo LM, Cappabianca P et al. Extended endoscopic endonasal transsphenoidal approach for the removal of suprasellar tumors: Part 2. *Neurosurgery* 2007;60:46-58, discussion 58-59.
5. Kassam AB, Gardner PA, Snyderman CH et al. Expanded endonasal approach, a fully endoscopic transnasal approach for the resection of midline suprasellar craniopharyngiomas: a new classification based on the infundibulum. *J Neurosurg* 2008;108:715-28.
6. Gardner PA, Kassam AB, Thomas A et al. Endoscopic endonasal resection of anterior cranial base meningiomas. *Neurosurgery* 2008;63:36-52, discussion 52-54.
7. Ross DA, Norman D, Wilson CB. Radiologic characteristics and results of surgical management of Rathke's cysts in 43 patients. *Neurosurgery* 1992;30:173-78, discussion 178-79.
8. Jho HD, Ha HG. Endoscopic endonasal skull base surgery: Part 1—The midline anterior fossa skull base. *Minim Invasive Neurosurg* 2004;47:1-8.
9. Leng LZ, Brown S, Anand VK et al. "Gasket-seal" watertight closure in minimal-access endoscopic cranial base surgery. *Neurosurgery* 2008;62(5, Suppl 2):E342-43, discussion E343.

21 Acesso Endonasal Transtubérculo *Transplanum* em Adenomas de Hipófise

**Giorgio Frank ▪ Diego Mazzatenta ▪ Vittorio Sciarretta ▪ Matteo Zoli
Giovanni Farneti ▪ Ernesto Pasquini**

Dicas e Pérolas

- A abordagem endonasal transtubérculo *transplanum* em adenomas de hipófise é uma via de acesso alternativa à abordagem transcraniana para tumores suprasselares selecionados que não se adequam ao procedimento transesfenoidal padrão.
- Em adenomas da hipófise, as principais indicações são adenomas ectópicos da haste hipofisária, com os adenomas tendo um crescimento transdiafragmático em direção à área peri-infundibular, e adenomas na linha média se estendendo até a região subfrontal.
- Além das fístulas liquóricas, que são inerentes a esse tipo de intervenção, a morbidade é mais alta do que no procedimento transfenoidal. Essa é a razão pela qual são necessárias cautela e reflexão ao adotá-la.

Introdução

Em 1987, Weiss,[1] usando uma abordagem microscópica sublabial, foi quem primeiro descreveu o acesso transtubérculo *transplanum*. Sua aplicabilidade usando a técnica microcirúrgica foi confirmada e popularizada por outros autores.[2-8] O advento da técnica endoscópica ajudou na redução das dificuldades relacionadas com um campo cirúrgico estreito e profundo e ajudou a superar a visão periférica reduzida normalmente associada ao microscópio.[9] Isso tornou seu uso mais frequente e aplicável a uma variedade de patologias (craniofaringiomas, meningiomas e adenomas).[10-13] Em teoria, o uso de abordagem endonasal *transplanum* transtubérculo, em comparação com a abordagem transfenoidal padrão, aumenta a margem de ressecção do tumor e reduz a morbidade com relação à abordagem intracraniana. De fato, a abordagem cirúrgica dos adenomas de hipófise raramente requer uma via de acesso transcraniana [(...) menos de 10% nas séries de Buchfelder e Kreutzer,[14] em 2008] e somente uns poucos casos muito seletos são adequados para uma abordagem endonasal transtubérculo *transplanum*. O tratamento cirúrgico de escolha para adenomas de hipófise ainda é a via transfenoidal, porque é segura, bem tolerada e eficaz.[12] A abordagem transesfenoidal facilita uma adenomectomia seletiva endocapsular, que significa remoção seletiva de tumor com preservação da hipófise.

A abordagem endonasal transtubérculo *transplanum* leva o cirurgião da hipófise a empreender duas ações que são contrárias à prática: a penetração intencional do espaço subaracnoide e a dissecção extracapsular do tumor. A primeira torna inevitável um extravasamento intraoperatório do líquido cefalorraquidiano (LCR) e aumenta os riscos de rinoliquorreia e meningite pós-operatória. No entanto, o ganho de experiência no reparo de fístula liquórica, usando técnicas modernas que são bastante eficazes (principalmente reparo plástico, multicamadas ou um retalho pediculado vascularizado[15,16]) tornou essa condição mais fácil de controlar, tornando o extravasamento intraoperatório de líquido cefalorraquidiano um risco aceitável. A taxa de extravasamento pós-operatório de líquido cefalorraquidiano caiu para menos de 6%.[17] Uma dissecção extracapsular do tumor possibilita uma remoção mais radical às custas de incluir tecido hipofisário normal na excisão. Inversamente, sabe-se que em cirurgia de hipófise uma remoção parcial com preservação funcional é, com frequência, preferível a uma remoção radical com insuficiência hipofisária.

A decisão de mudar a abordagem de um adenoma de hipófise de uma via transesfenoidal padrão para uma estendida não é fácil e deve ser restrita a uns poucos casos selecionados. Alguns desses casos teriam sido previamente considerados para uma abordagem transcraniana.[14] É bem aceito que a abordagem endonasal estendida comparada com uma abordagem transcraniana tem a vantagem de ser uma abordagem minimamente invasiva, dando acesso direto à lesão sem risco de manipulação do cérebro e dissecção neurovascular.

As características que tornam um adenoma de hipófise operável por via endonasal endoscópica transtubérculo *transplanum*, como alternativa à abordagem transcraniana, são os fatores anatômicos e a localização em linha média do tumor.[11] Os fatores anatômicos que favorecem uma abordagem endonasal são: (1) um seio esfenoidal bem pneumatizado; (2) uma distância intercarótida adequada; (3) ausência de anomalias vasculares associadas, como aneurismas; e (4) ausência de envolvimento vascular pelo tumor (**Fig. 21.1**).

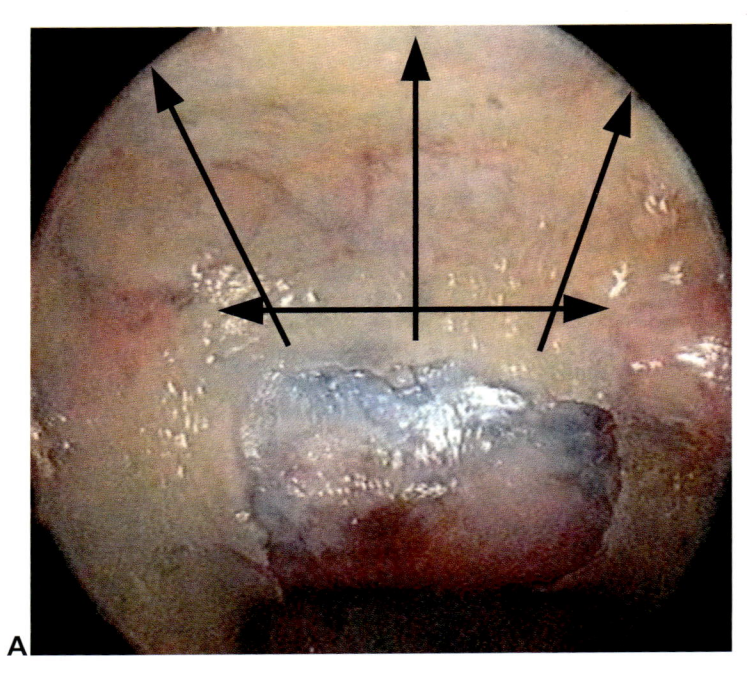

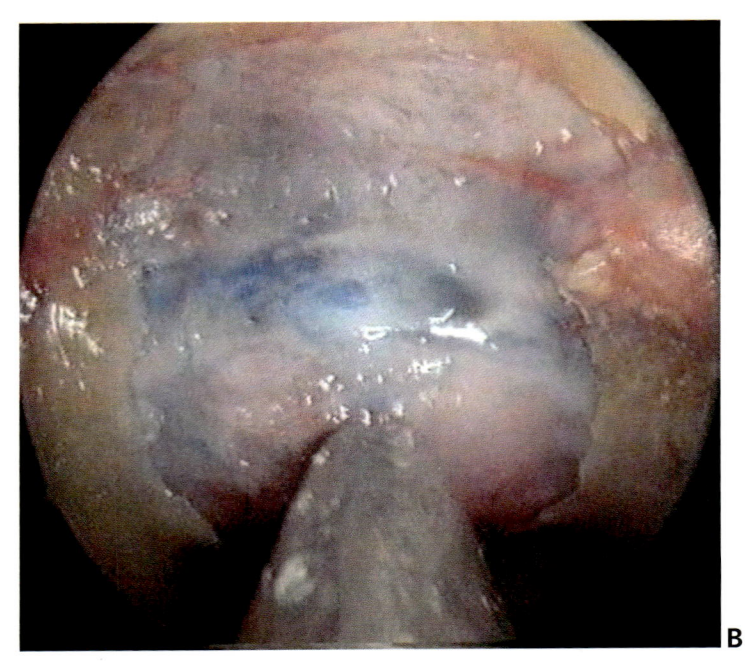

Fig. 21.1 (**A, B**) Dissecção anatômica em um espécime injetado. Após a remoção do osso da sela, a próxima etapa é a remoção do osso do plano seguindo a direção indicada pelas setas em **A**. A extensão da remoção óssea está relacionada com a pneumatização esfenoidal, tamanho do tumor e distância intercarótida.

Atualmente estamos convencidos de que a abordagem endonasal transtubérculo *transplanum* é o procedimento de escolha para microadenomas do hormônio adrenocorticotrófico (ACTH) ectópico da haste hipofisária.[8]

Em macroadenomas, essa decisão pode ser facilitada pela presença de insuficiência hipofisária e distúrbios visuais, porque, sob essas circunstâncias, o papel da adenomectomia seletiva é menos importante em relação à descompressão opticoquiasmática. Acreditamos que uma abordagem endonasal transtubérculo *transplanum* deve ser considerada em adenomas com uma extensão frontal na linha média, em adenomas invasivos que se estendem acima do diafragma selar, e em tumores fibrosos.

■ Nota Técnica

Descrevemos, anteriormente, nossa técnica de abordagem endonasal transtubérculo *transplanum* em diversas publicações.[10,18] Vamos enfatizar aqui algumas particularidades do nosso procedimento. Colocamos o paciente em posição semissentada, que acreditamos oferecer a vantagem de um campo operatório mais limpo devido ao sangramento reduzido e à drenagem de sangue e de fluido de irrigação induzida pela gravidade para longe do campo operatório. Uma desvantagem é o fluxo aumentado de líquido cefalorraquidiano e o risco também aumentado de pneumoencéfalo pós-operatório. Durante a fase crítica do procedimento, colocamos o endoscópio em um suporte me-

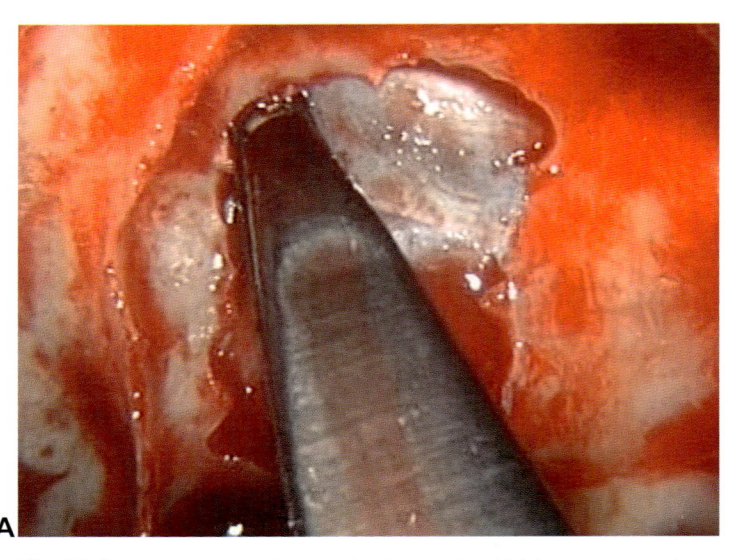

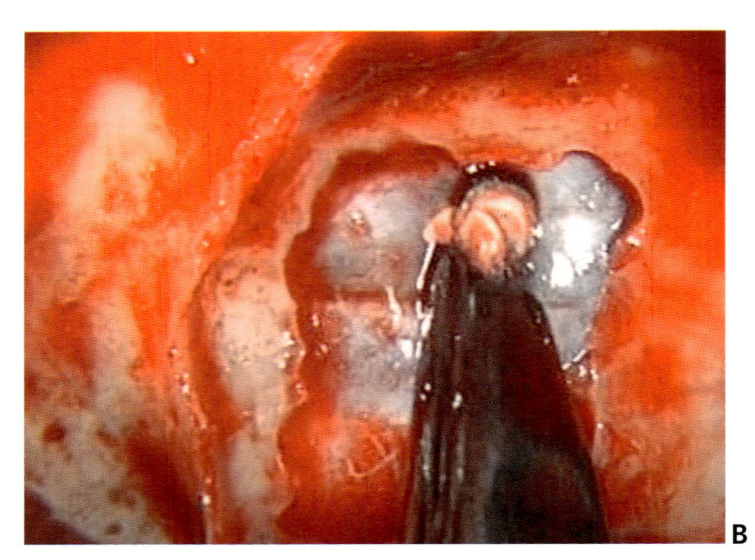

Fig. 21.2 (**A, B**) Remoção do osso do plano esfenoidal é possível usando uma broca ou um instrumento cortante, como uma pinça Kerrison. Quando o osso está fino, preferimos usar um instrumento cortante para reduzir o risco de dano térmico pelo calor gerado por uma broca diamantada de alta velocidade.

cânico. Isso dá aos cirurgiões a habilidade de realizar uma dissecção bimanual do tumor. Para aumentar a margem de manobra dos instrumentos através do canal cirúrgico estreito, realizamos uma turbinectomia média unilateral no início e deslocamos lateralmente a concha média contralateral. Ao fazer isso, evitamos também dano ao mucoperiósteo da concha média, que é necessária no fechamento em múltiplas camadas. Uma esfenotomia anterior ampla é realizada então e, dependendo do tamanho do seio esfenoidal, uma etmoidectomia uni ou bilateral posterior, algumas vezes, pode ser necessária para obter controle adequado do assoalho da base craniana anterior. A remoção do osso é adequada à lesão. Começa na região selar e se estende para o tubérculo e para o plano esfenoidal (**Fig. 21.1**).

Normalmente, preferimos remover o osso usando uma pinça Kerrison, com a intenção de evitar dano térmico ao tecido pelo calor gerado por uma broca diamantada de alta velocidade (**Fig. 21.2**). Um limite absoluto à extensão lateral da abertura do osso é o aspecto medial dos recessos carótido-ópticos (**Figs. 21.1 e 21.2**): nesses pontos, a remoção do osso deve parar para evitar lesão ao nervo óptico ou à artéria carótida, mantendo em mente que uma abertura ampla e desnecessária aumenta a dificuldade do fechamento final impermeável. A abertura dural é em forma de H horizontal, com as duas pernas horizontais do H localizadas na dura selar e na dura frontal, respectivamente, conectadas por um corte curto vertical na linha média. A incisão vertical é feita após o seio intercavernoso superior (SICS) ser coagulado ou clipado (**Figs.**

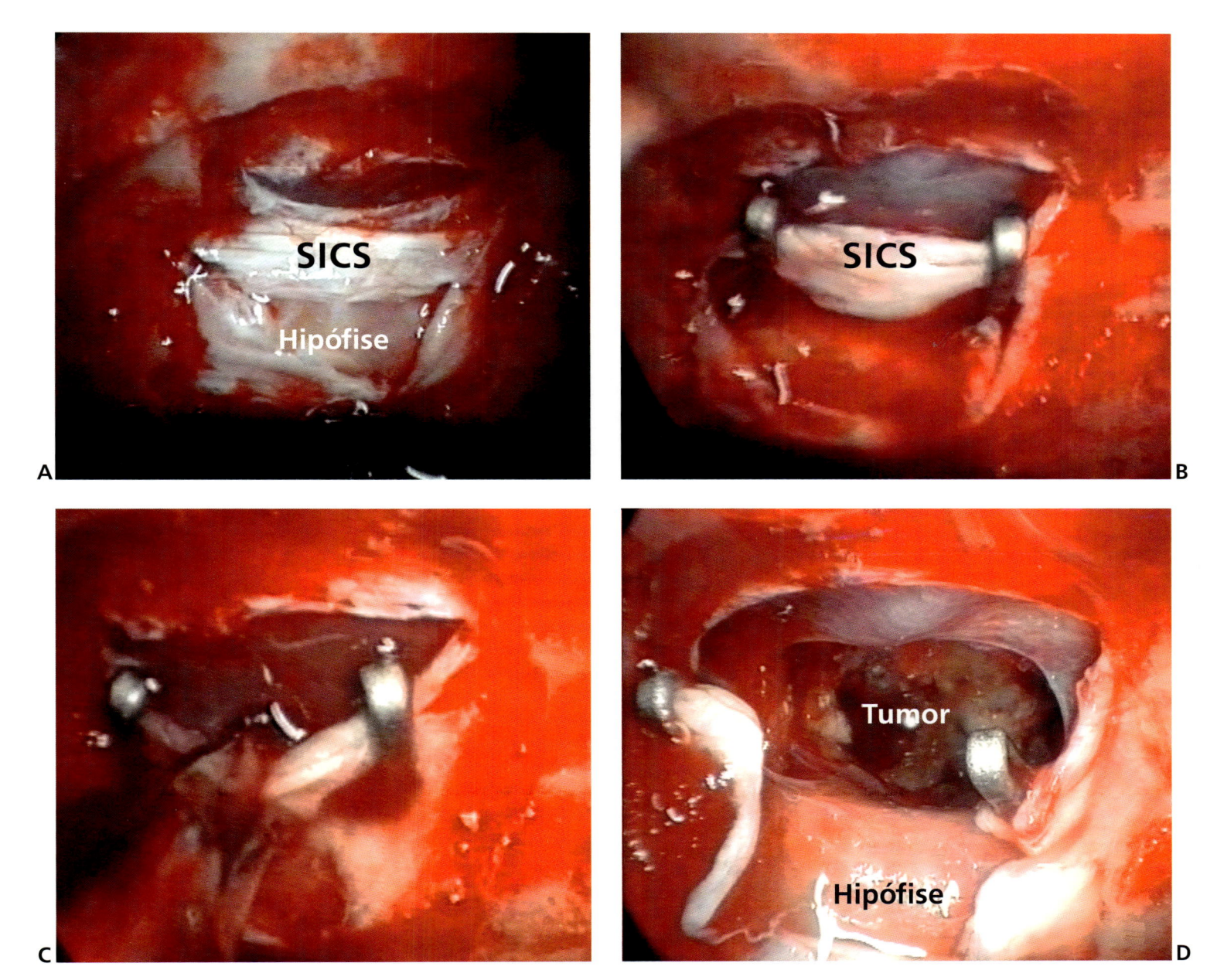

Fig. 21.3 A abertura dural está em forma de H horizontal, com as duas pernas horizontais do H sendo as incisões da dura selar e da dura frontal, respectivamente (**A**, **B**), conectadas por uma incisão curta na linha média (**C**, **D**). A incisão vertical é feita após o seio intercavernoso superior (SICS) ter sido coagulado ou clipado (**B**).

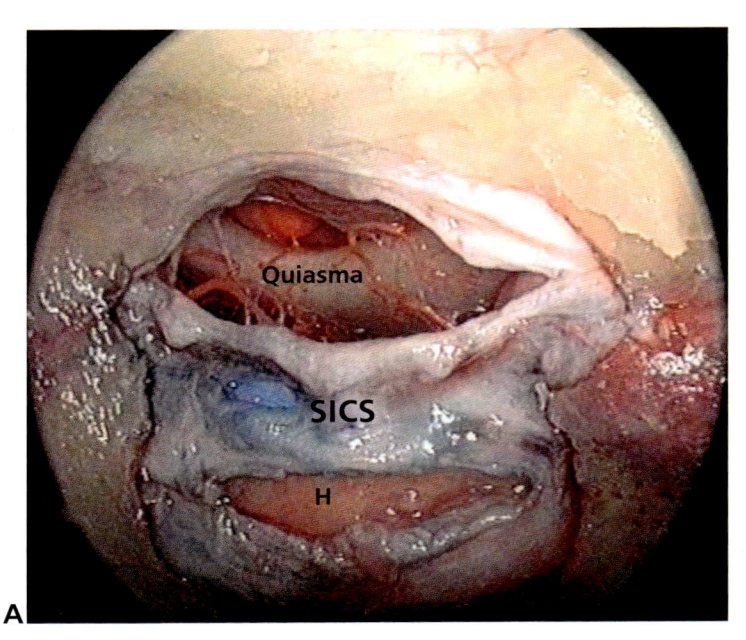

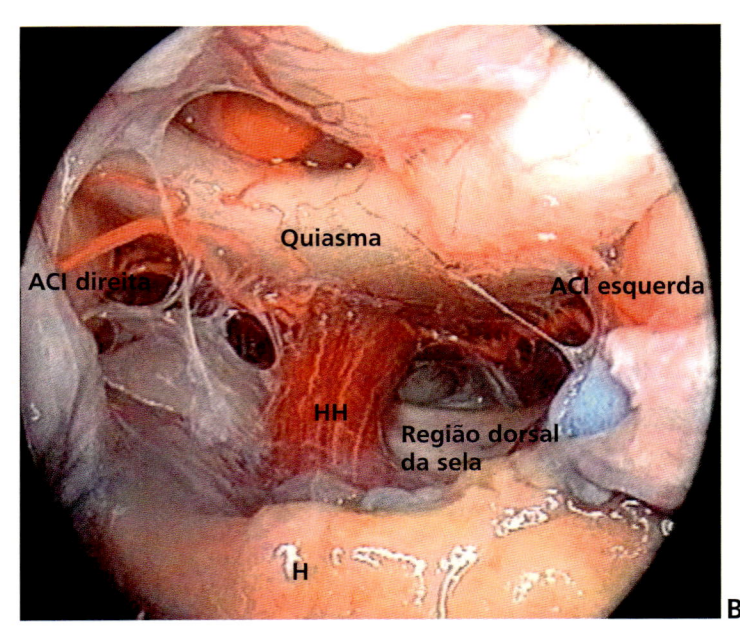

Fig. 21.4 (A, B) Dissecção anatômica em um espécime injetado. O espaço supradiafragmático é exposto após a abertura dural com duas incisões horizontais, uma acima e outra abaixo do SICS (**A**), e uma incisão vertical no SICS. A haste hipofisária (HH) está na linha média rodeada por um plano aracnóideo, que deve ser respeitado durante a dissecção. O quiasma e o nervo óptico estão na posição superior. Os segmentos da artéria carótida interna (ACI) superior são os limites laterais deste espaço estreito. H: hipófise.

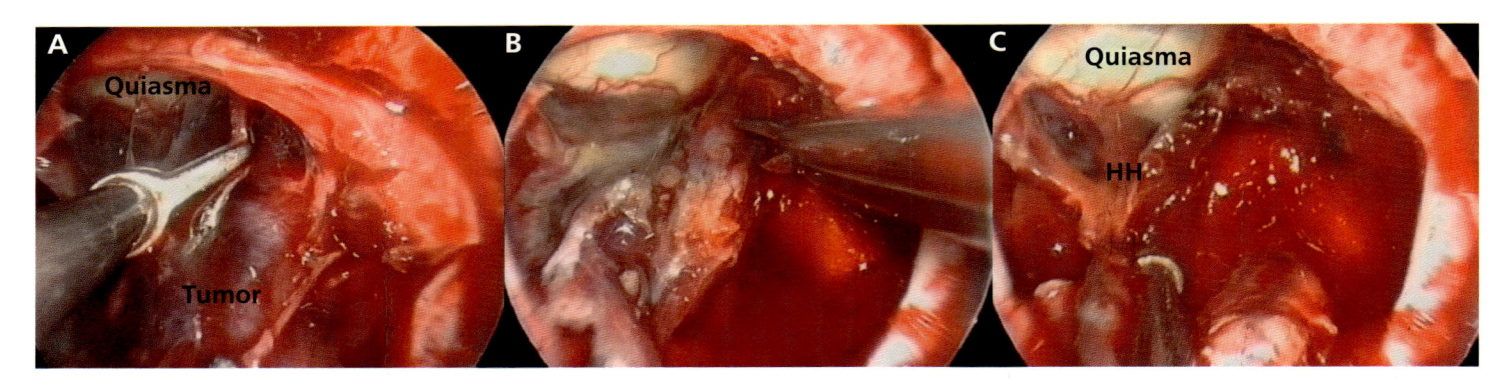

Fig. 21.5 Adenoma recorrente após uma abordagem por craniotomia. O tumor é aderido ao diafragma. Dissecção subaracnóidea e extracapsular do tumor é inevitável. Coagulação meticulosa dos vasos (**A**) em seguida a uma dissecção precisa (**A**) e fechada (**B**) é obrigatória para obter uma remoção radical do tumor e para reduzir o risco de hemorragia intra e pós-operatória. Esses tipos de tumores têm um alto risco de hemorragia cerebral pós-operatória (3 a 4 horas) resultante de tumores residuais supradiafragmáticos/intradurais. HH: haste hipofisária.

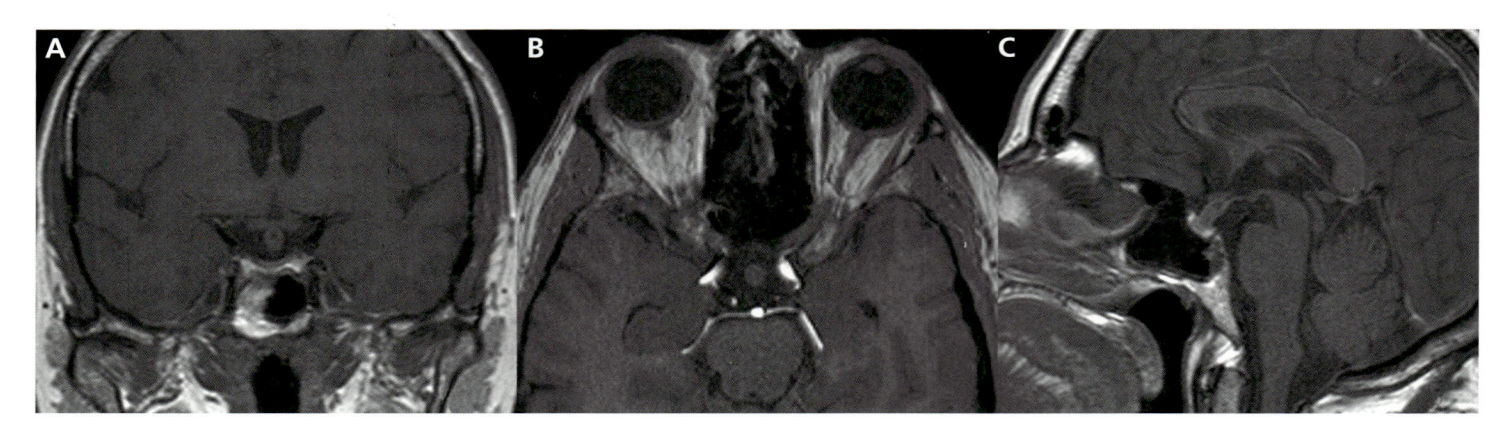

Fig. 21.6 Imagem por ressonância magnética (RM) pré-operatória em visualizações coronal (**A**), axial (**B**) e sagital (**C**) em um paciente com microadenoma do hormônio adrenocorticotrófico (ACTH) ectópico na haste hipofisária. A haste hipofisária é aumentada pelo tumor entre o quiasma até a hipófise.

21.3 e 21.4). Dessa forma, o espaço subdural é adentrado com segurança. O plano aracnóideo deve ser preservado e dissecado com precisão do domo do tumor. O domo ou "cápsula" do tumor é composto pela extensão dural do diafragma da sela[4,19] (Fig. 21.5).

Há duas razões para preservar o plano aracnóideo: (1) os vasos são subaracnóideos, e trabalhar no espaço extra-aracnóideo evita lesão vascular; (2) o plano aracnóideo, mesmo que parcialmente preservado, ajuda durante a reconstrução agindo como uma barreira ao deslocamento intradural do enxerto. Quando o alvo do procedimento é a haste hipofisária, é necessário incisar a dura-máter do diafragma da sela após a divisão do seio intercavernoso superior até atingir o hiato da haste hipofisária. Dessa forma, a haste hipofisária é exposta no epicentro do campo operatório[8] (Figs. 21.6 a 21.8).

Normalmente, reconstruímos um defeito dural usando uma técnica de camadas múltiplas. A primeira camada de fáscia lata é inserida intracranial e intraduralmente, e deve ser pelo menos 30% maior do que o defeito na dura. Uma segunda camada de fáscia lata é aplicada intracranial e extraduralmente entre a dura e o osso. Esse enxerto tem que ser adaptado ao defeito ósseo. Se o osso ou a cartilagem estiverem disponíveis, é possível posicionar um deles

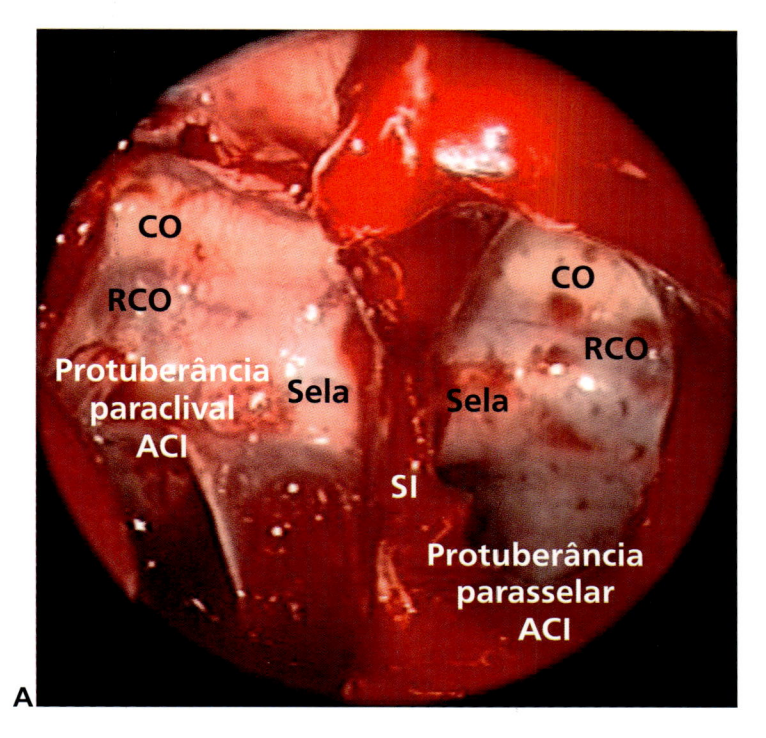

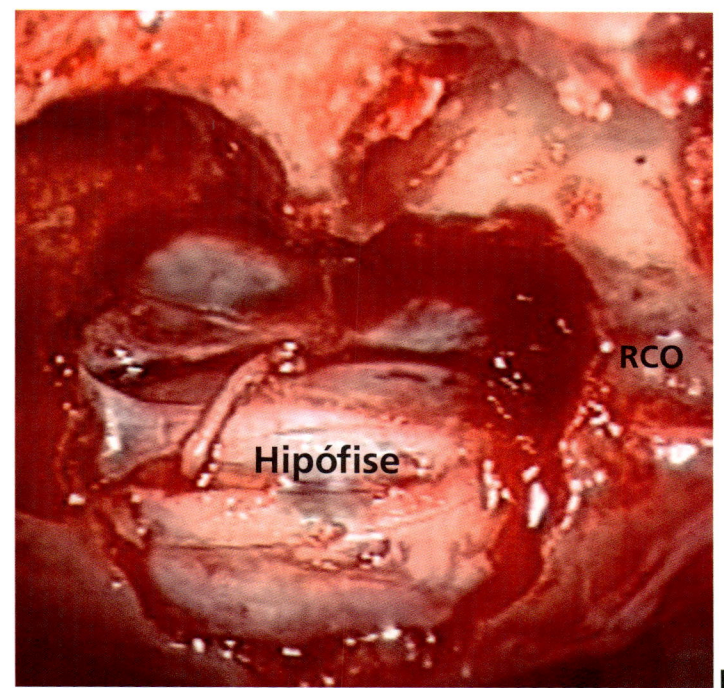

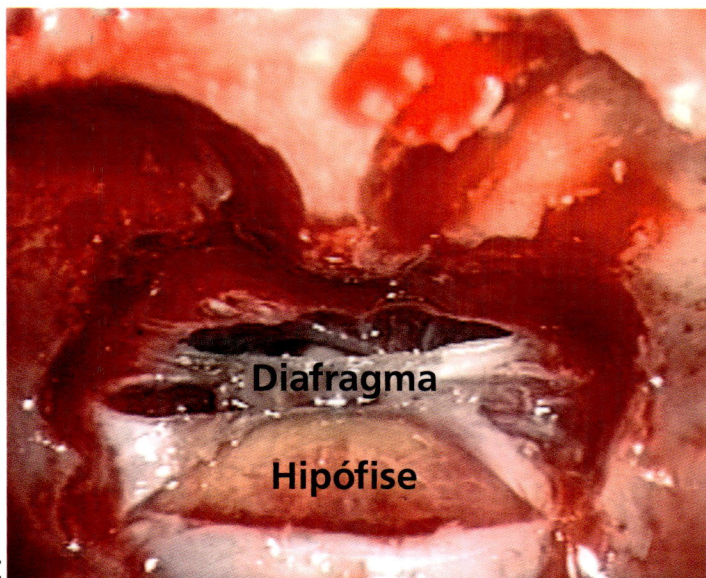

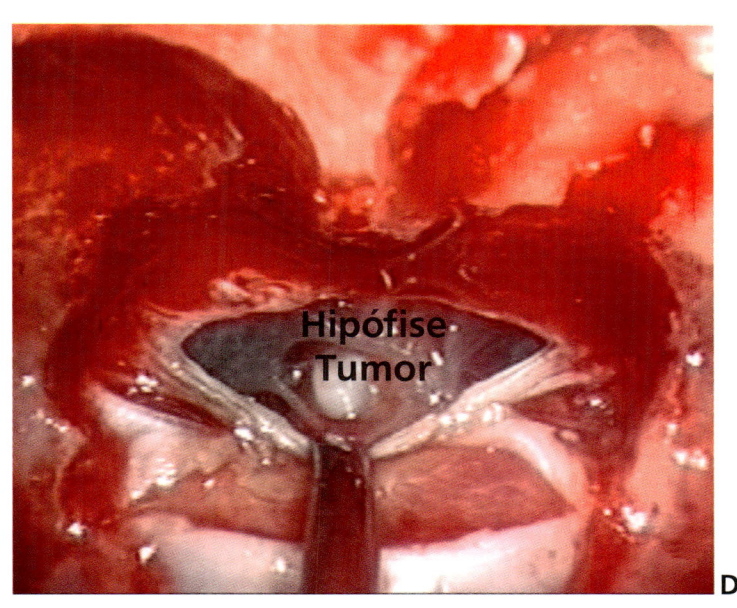

Fig. 21.7 O mesmo paciente da Figura 21.6 com microadenoma de ACTH ectópico na haste hipofisária. (A) Uma ampla esfenotomia bilateral é realizada com remoção de toda a parede anterior do seio esfenoidal e da parte superior dos septos intersinusais (SI). Os pontos de referência, bastante visíveis no seio esfenoidal bem pneumatizado são o canal óptico (CO), o recesso carótido-óptico (RCO) e as protuberâncias parasselar e paraclival da artéria carótida interna. Após incisões horizontais, a primeira abaixo e a segunda acima do SICS (B, C), é possível expor a haste hipofisária, frontalmente, e localizar o microadenoma dentro dessa estrutura (D).

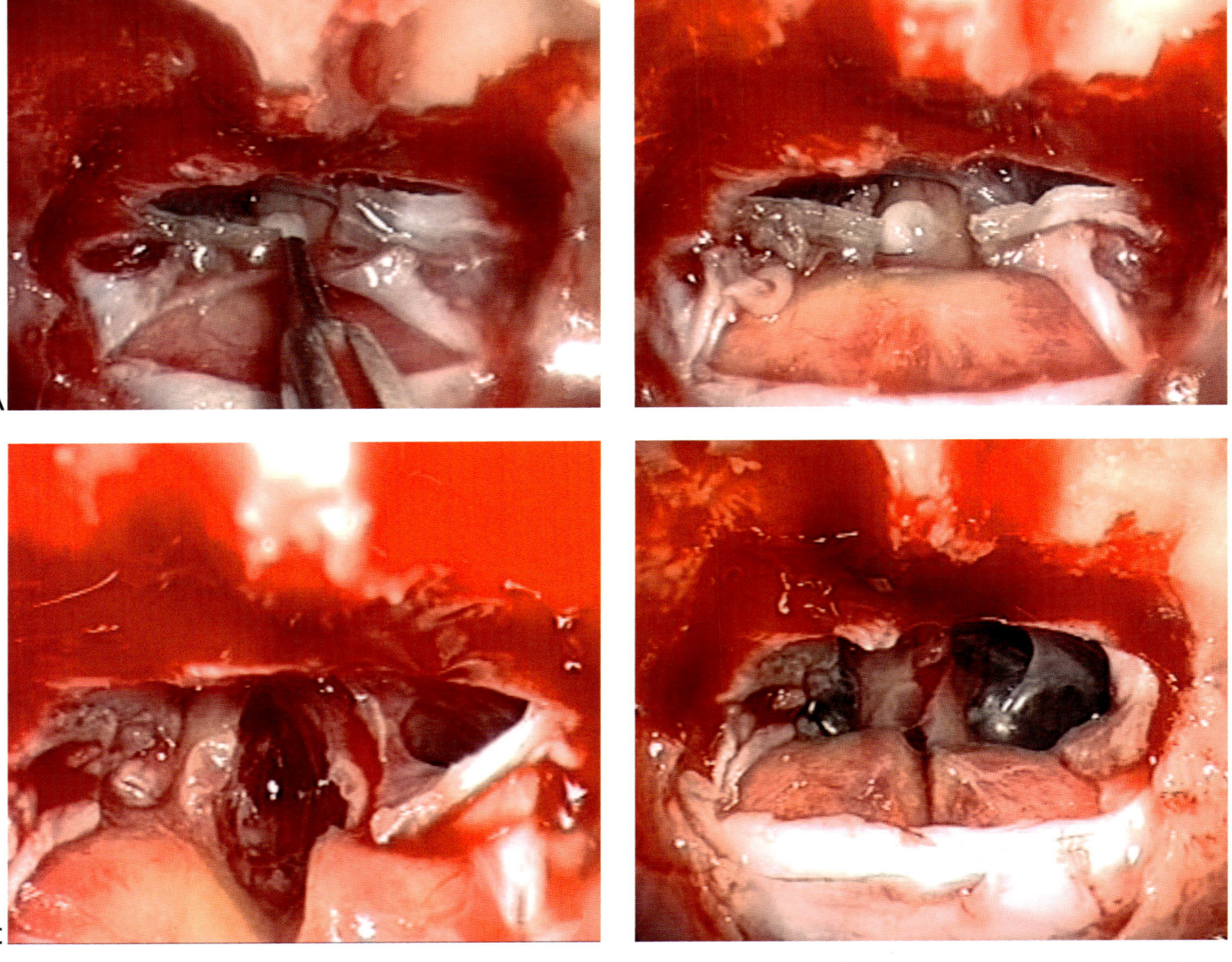

Fig. 21.8 O mesmo paciente das Figuras 21.6 e 21.7 com microadenoma de ACTH ectópico na haste hipofisária. Após coagulação do SICS, uma incisão vertical do diafragma é realizada (**A**) para obter exposição completa e frontal da haste hipofisária (**B**). A incisão vertical é continuada na haste hipofisária e, parcialmente, na hipófise para fácil e radicalmente remover o tumor ectópico (**C**). Quando possível, tentamos preservar a haste hipofisária para manter a hipófise funcionante (**D**). Infelizmente, a integridade anatômica nem sempre significa preservação funcional; no entanto, reduz o dano cirúrgico, possibilita um reparo duraplástico fácil e reduz o risco de fístula liquórica pós-operatória.

na segunda camada, de maneira a evitar o deslocamento do enxerto. A terceira camada é aplicada extraduralmente em posição sobreposta. Geralmente preferimos o mucoperiósteo da concha média, mas se não estiver disponível, o mucoperiósteo do septo ou a fáscia lata também podem ser utilizados (**Fig. 21.9**). Somente Gelfoam é usado para sustentar o enxerto. Evitamos o uso de corpo estranho no reparo. Drenagem lombar é usada, se houver hipertensão liquórica preexistente ou se o assoalho do terceiro ventrículo for aberto durante o procedimento.

■ Resultados e Complicações

Apesar de descritas na literatura há mais de 20 anos, a aplicação das abordagens estendidas é limitada a algumas poucas patologias como craniofaringiomas, meningiomas, e alguns poucos adenomas. Isso corrobora com o fato de que uma abordagem estendida é indicada somente em alguns poucos casos selecionados de adenomas de hipófise. Além disso, os trabalhos focam os detalhes técnicos dos procedimentos, misturando todos os tipos de abordagens estendidas, a saber, a abordagem transtubérculo *transplanum* e as várias abordagens ao seio cavernoso e ao clivo. Atualmente, apenas casos esporádicos de adenomas de hipófise são tratados usando a abordagem endonasal endoscópica *transplanum* transtubercular.[20] Também nesses poucos casos, resultados de exames endocrinológicos e visuais estão bem detalhados. A complicação mais frequente foi a fístula liquórica variando em torno de 38,5%.[20]

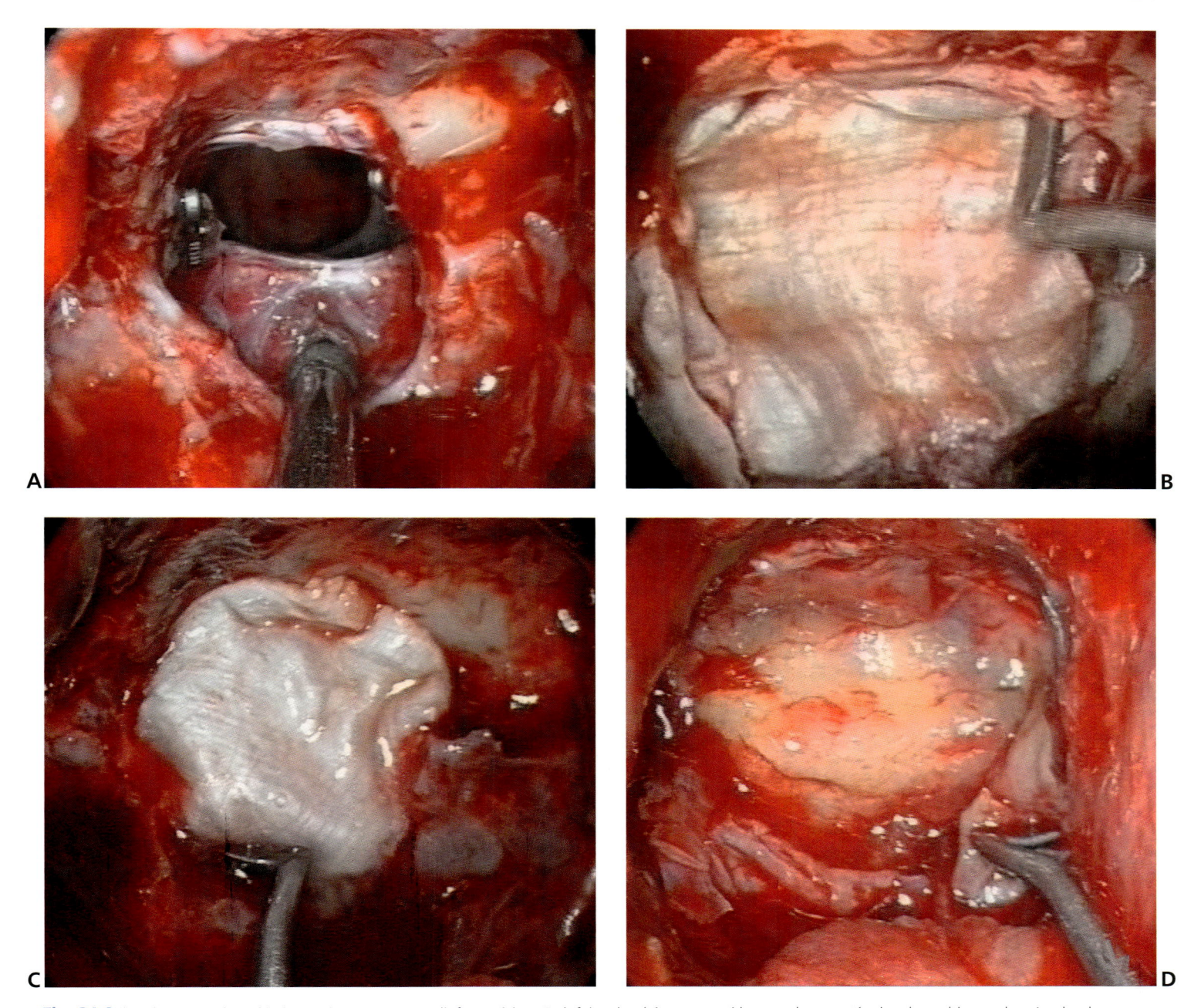

Fig. 21.9 (A-D) Reparo duraplástico após acesso supradiafragmático. O defeito dural é reconstruído usando uma técnica de multicamadas. A primeira camada de fáscia lata é inserida intracranial e intraduralmente; esse enxerto deve ser, aproximadamente, 30% maior do que o defeito (**B**). Uma segunda camada é aplicada intracranial e extraduralmente entre a dura-máter e o osso; esse enxerto é customizado ao redor do defeito ósseo e nem sempre é fácil de ser posicionado, porque a dura-máter não é dissecável perto da ACI. Se o osso ou a cartilagem estiverem disponíveis, é aplicada uma segunda camada para evitar o deslocamento anterior do enxerto. Finalmente, aplicamos uma terceira camada em uma posição de revestimento. Normalmente preferimos usar o mucoperiósteo colhido da concha média, mas quando não estiver disponível, uma terceira camada de fáscia lata pode ser usada também. Essa terceira camada tem que ser pelo menos 30% maior que o defeito ósseo, e ser colocada sobre uma superfície óssea sem irregularidades ou grandes septações.

Desses trabalhos preliminares, concluímos que é impossível obter dados confiáveis sobre os resultados esperados e complicações. Infelizmente, mesmo se revisarmos as várias séries assistidas microscópica[2,5-8,17,19] e endoscopicamente,[3] a questão persiste.

Dois estudos da literatura merecem menção especial. Um é o excelente estudo de Mason et al.,[8] que trata da abordagem transtubercular para ACTH ectópico da haste hipofisária; 10 pacientes foram tratados e foi obtida remissão do estado de hipercortisolismo com baixa taxa de complicações (uma hemianopsia bitemporal e um pan-hipopituitarismo permanente). O segundo é o estudo de Fatemi et al.,[3] em que as taxas de complicação da abordagem transesfenoidal padrão e da abordagem estendida foram comparadas, demonstrando o aumento na mortalidade e da morbidade na abordagem estendida.

Conclusão

Resultados preliminares com abordagem endonasal endoscópica transtubérculo *transplanum* em adenomas de hipófise são insuficientes para elaborar um argumento convincente a favor da segurança e da eficácia do procedimento. Atualmente, acreditamos que a indicação mais convincente para seu uso consista nos raros casos de adenomas de haste hipofisária ectópicos.

Para outras circunstâncias nas quais a abordagem endonasal endoscópica transtubérculo *transplanum* pode ser sugerida (adenomas com extensão subfrontal na linha média, adenomas invasivos se estendendo acima do diafragma da sela, e adenomas fibrosos), a indicação é baseada na convicção ainda não comprovada de que obtemos resultados semelhantes ao de uma craniotomia usando uma abordagem menos invasiva.

Certamente, em adenomas de hipófise, a seleção da abordagem endonasal endoscópica transtubérculo *transplanum* deve ser cuidadosamente avaliada, e o procedimento deve ser realizado por cirurgiões com bom treino em técnica endoscópica e com excelente conhecimento do procedimento, com as habilidades para lidar com possíveis complicações.

Referências

1. Weiss MH. The transnasal transsphenoidal approach. In: Apuzzo MLJ. (Ed.). *Surgery of the third ventricle.* Baltimore: Williams & Wilkins, 1987. p. 476-94.
2. Couldwell WT, Weiss MH, Rabb C *et al.* Variations on the standard transsphenoidal approach to the sellar region, with emphasis on the extended approaches and parasellar approaches: surgical experience in 105 cases. *Neurosurgery* 2004;55:539-47, discussion 547-50.
3. Fatemi N, Dusick JR, de Paiva Neto MA *et al.* The endonasal microscopic approach for pituitary adenomas and other parasellar tumors: a 10-year experience. *Neurosurgery* 2008;63(4, Suppl 2):244-56, discussion 256.
4. Hashimoto N, Handa H, Yamagami T. Transsphenoidal extracapsular approach to pituitary tumours. *J Neurosurg* 1986;64:16-20.
5. Kato T, Sawamura Y, Abe H *et al.* Transsphenoidal-transtuberculum sellae approach for supradiaphragmatic tumours: technical note. *Acta Neurochir (Wien)* 1998;140:715-18, discussion 719.
6. Kouri JG, Chen MY, Watson JC *et al.* Resection of suprasellar tumors by using a modified transsphenoidal approach. Report of four cases. *J Neurosurg* 2000;92:1028-35.
7. Maira G, Anile C, Rossi GF *et al.* Surgical treatment of craniopharyngiomas: an evaluation of the transsphenoidal and pterional approaches. *Neurosurgery* 1995;36:715-24.
8. Mason RB, Nieman LK, Doppman JL *et al.* Selective excision of adenomas originating in or extending into the pituitary stalk with preservation of pituitary function. *J Neurosurg* 1997;87:343-51.
9. Jho HD, Carrau RL. Endoscopic endonasal transsphenoidal surgery: experience with 50 patients. *J Neurosurg* 1997;87:44-51.
10. Cappabianca P, Frank G, Pasquini E *et al.* Extended approach to the suprasellar region and planum sphenoidale. In: de Divitiis E, Cappabianca P. (Eds.). *Endoscopic endonasal transsphenoidal surgery.* New York: Springer, 2003. p. 176-82.
11. de Divitiis E, Cavallo LM, Cappabianca P *et al.* Extended endoscopic endonasal transsphenoidal approach for the removal of supra-sellar tumors: Part 2. *Neurosurgery* 2007;60:46-58, discussion 58-59.
12. Frank G, Pasquini E, Doglietto F *et al.* The endoscopic extended trans-sphenoidal approach for craniopharyngiomas. *Neurosurgery* 2006;59(1, Suppl 1):ONS75-83, discussion ONS75-83.
13. Jho HD, Ha HG. Endoscopic endonasal skull base surgery: Part 1 — The midline anterior fossa skull base. *Minim Invasive Neurosurg* 2004;47:1-8.
14. Buchfelder M, Kreutzer J. Transcranial surgery for pituitary adenomas. *Pituitary* 2008;11:375-84.
15. Castelnuovo P, Locatelli D, Mauri S *et al.* Anterior cranial base CSF leaks. In: de Divitiis E, Cappabianca P. (Eds.). *Endoscopic endonasal transsphenoidal surgery.* New York: Springer; 2003:137-58.
16. Hadad G, Bassagasteguy L, Carrau RL *et al.* A novel reconstructive technique after endoscopic expanded endonasal approaches: vascular pedicle nasoseptal flap. *Laryngoscope* 2006;116:1882-86.
17. Zhao B, Wei YK, Li GL *et al.* Extended transsphenoidal approach for pituitary adenomas invading the anterior cranial base, cavernous sinus, and clivus: a single-center experience with 126 consecutive cases. *J Neurosurg* 2010;112:108-17.
18. Frank G, Pasquini E, Farneti G *et al.* The endoscopic versus the traditional approach in pituitary surgery. *Neuroendocrinology* 2006;83:240-48.
19. Kaptain GJ, Vincent DA, Sheehan JP *et al.* Transsphenoidal approaches for the extracapsular resection of midline suprasellar and anterior cranial base lesions. *Neurosurgery* 2001;49:94-100, discussion 100-1.
20. Ceylan S, Koc K, Anik I. Extended endoscopic approaches for midline skull-base lesions. *Neurosurg Rev* 2009;32:309-19, discussion 318-19.

VII Dicas e Pérolas nas Abordagens Selar e Parasselar

22 Anatomia Microcirúrgica e Endoscópica da Região Parasselar

**Carolina Martins ▪ Alexandre Yasuda ▪ Alvaro Campero
Luiz Felipe de Alencastro ▪ Kohei Inoue ▪ Albert L. Rhoton Jr.**

Dicas e Pérolas

- Os seios cavernosos estão localizados nas regiões parasselares, formadas pela união da parte lateral do corpo do esfenoide e o ápice petroso do osso temporal, em cada lado.
- Os limites do seio cavernoso são o ápice petroso e o dorso da sela posteriormente, a fissura orbital superior, anteriormente, o seio cavernoso, que se estende do nível do forame redondo, inferiormente, até o nível do processo clinóideo, superiormente.
- Cada seio cavernoso tem quatro paredes.
- O teto do seio cavernoso divide-se em triângulo anterior (clinóideo) e posterior (oculomotor) e é comumente usado durante clinoidectomias anterior e posterior ou abordagens transcavernosas.
- A parede medial tem duas partes: selar (superior) e esfenoidal (inferior). Essa parede pode ser deslocada por tumores selares ou usada cirurgicamente para abordar o conteúdo do seio cavernoso durante as abordagens endonasal ou transesfenoidal transmaxilar.
- A parede lateral do seio cavernoso é exposta durante o *peeling* da fossa média e divide-se em três triângulos – supratroclear, infratroclear e anteromedial – que servem como portas de entrada específicas para o interior do seio.

▪ Introdução

A região parasselar é parte da fossa média localizada entre a sela e a fossa temporal. A região parasselar é considerada a menor área da base do crânio com maior concentração de estruturas neurais e vasculares importantes, já que abriga o seio cavernoso, em cada lado.

Os seios cavernosos estão limitados pelo ápice petroso e o dorso selar, posteriormente, e pela fissura orbital superior, anteriormente. Eles se estendem do nível do forame redondo, inferiormente, ao nível dos processos clinóideos. Cada seio cavernoso tem quatro paredes. O teto encara as cisternas da base do crânio. A parede posterior do seio cavernoso limita a porção superior da fossa posterior. A parede medial, que separa o seio cavernoso do conteúdo selar e do seio esfenoidal, é formada por uma camada dural fina – possibilitando que tumores selares se estendam em direção aos seios cavernosos. A parede lateral tem relação com o lobo temporal medial, possui uma inclinação de medial para lateral e é contínua com o assoalho da fossa temporal.

Por possuir uma extremidade anterior aguda e pela forma de sua porção posterior, o seio cavernoso tem sido comparado a um barco.[1] Ademais, o seio cavernoso também pode ser comparado a uma tenda, em que estruturas fixas são cobertas por um tecido para criar um compartimento. No seio cavernoso, essas estruturas fixas são reparos ósseos que pertencem à base do crânio, enquanto o tecido acima delas é a dura-máter.

O conhecimento dessa arquitetura especial é de máxima importância para realizar cirurgias na região parasselar. A necessidade de entender melhor o seio cavernoso tem sido um esforço contínuo, iniciado por uma série de contribuições anatômicas importantes[2-4], que pavimentaram o caminho para a compreensão moderna dessa região.[5-8]

▪ Estruturas Ósseas na Região Parasselar

A região parasselar é formada por uma combinação de estruturas dos ossos temporal e esfenoide (**Fig. 22.1**). O osso temporal contribui para a região parasselar, oferecendo o ápice petroso, medial à impressão trigeminal. O ápice petroso está defronte à língula do osso esfenoide e forma o lábio posterior da abertura do canal carótico. No crânio articulado, tanto a língula quanto o ápice petroso estão ligados pelo ligamento petrolingual, que separa a porção petrosa da primeira porção (vertical) da carótida cavernosa. O osso esfenoide, o principal responsável ósseo no suporte aos seios cavernosos, oferece à região parasselar o processo clinóideo anterior e a porção lateral do corpo esfenoidal, ao longo da qual a asa maior do esfenoide se insere.

As asas esfenoidais menores se unem ao longo do plano esfenoidal. Suas bordas posteriores, as cristas esfenoidais, terminam medialmente como processos clinóideos anteriores. Medial aos processos clinóideos anteriores estão as aberturas intracranianas dos canais ópticos e, entre elas, o sulco quiasmático. Os tubérculos selares separam o sulco quiasmático e o plano esfenoidal da sela. Na parte mais lateral dessa área, o processo clinóideo médio pode estar presente. Em alguns casos, esse processo está ligado ao clinoide anterior, formando o forame carótico-clinóideo, através do qual a artéria carótida passa. Os tubérculos

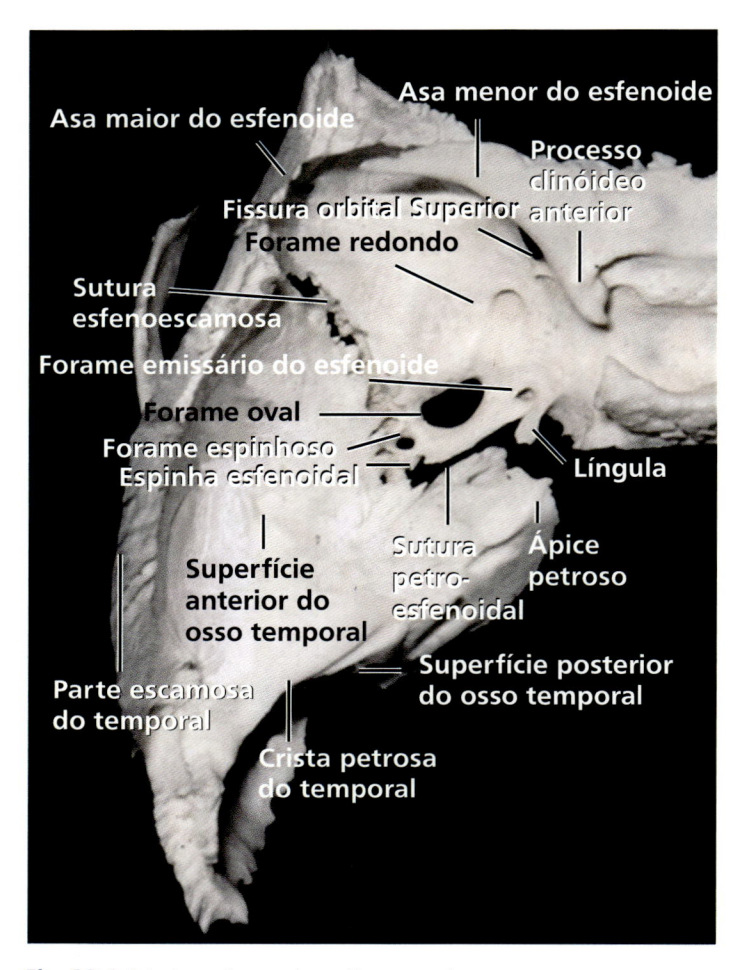

Fig. 22.1 Estruturas ósseas da região parasselar.

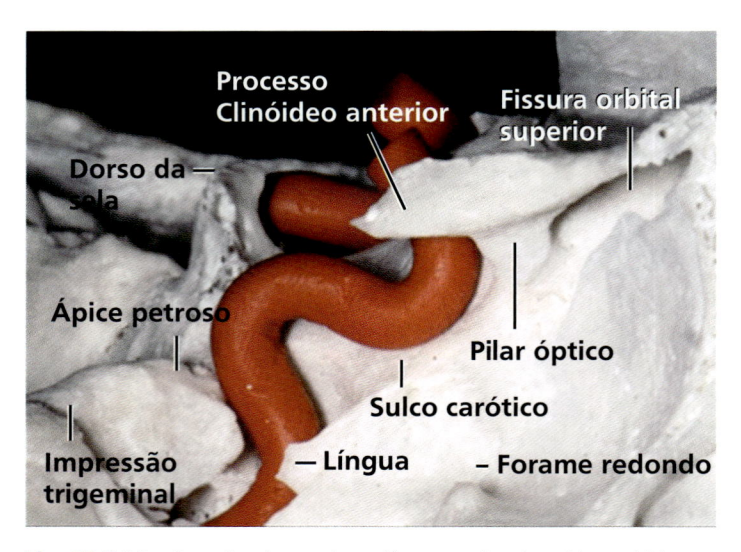

Fig. 22.2 Vista lateral ao longo da região parasselar. A artéria carótida interna foi representada em vermelho. A porção lateral do corpo do esfenoide apresenta o sulco carótico, a impressão deixada no corpo do esfenoide pela artéria carótida.

selares vão de encontro com a região dorsal da mesma. A cada lado do dorso estão os processos clinóideos posteriores.

A parte lateral do corpo do esfenoide forma a porção inferior da parede medial do seio cavernoso, que se estende do ápice petroso à fissura orbital superior. A porção superior da parede medial, que se estende até o nível dos processos clinóideos, está diretamente relacionada com o conteúdo selar. A porção do corpo do esfenoide relacionada com a parede medial do seio cavernoso carótico apresenta o sulco carótico. O sulco carótico cursa ao longo da superfície lateral do corpo do esfenoide, a partir de sua parte posterior, próximo à língula, onde é mais profundo, até a fissura orbital superior, onde o sulco desaparece na superfície do pilar óptico. O sulco carótico é a impressão deixada no corpo do esfenoide pela artéria carótida (**Fig. 22.2**).

Para entender a estrutura do seio cavernoso, é fundamental entender o processo clinóideo anterior e suas conexões. Cada clinoide anterior está conectada ao esfenoide por três pontos (**Fig. 22.3**). Lateralmente, a clinoide anterior é contínua com a crista do esfenoide. Medialmente, o processo clinóideo anterior se conecta ao esfenoide por suas raízes anterior e posterior. A raiz anterior direciona-se medialmente sobre o canal óptico e ao longo do plano esfenoidal. Esse lâmina óssea é, com frequência, defeituosa ou muito fina, e a dura-máter pode ser o único elemento protegendo o nervo óptico nessa área. A raiz posterior, também chamada pilar óptico, é, ao contrário, espessa. O pilar óptico liga a clinoide anterior ao corpo do esfenoide, separando o canal óptico da fissura orbital superior. Como o teto e o assoalho do canal óptico são conexões clinóideas, a remoção do processo clinóideo anterior descomprime o nervo óptico.

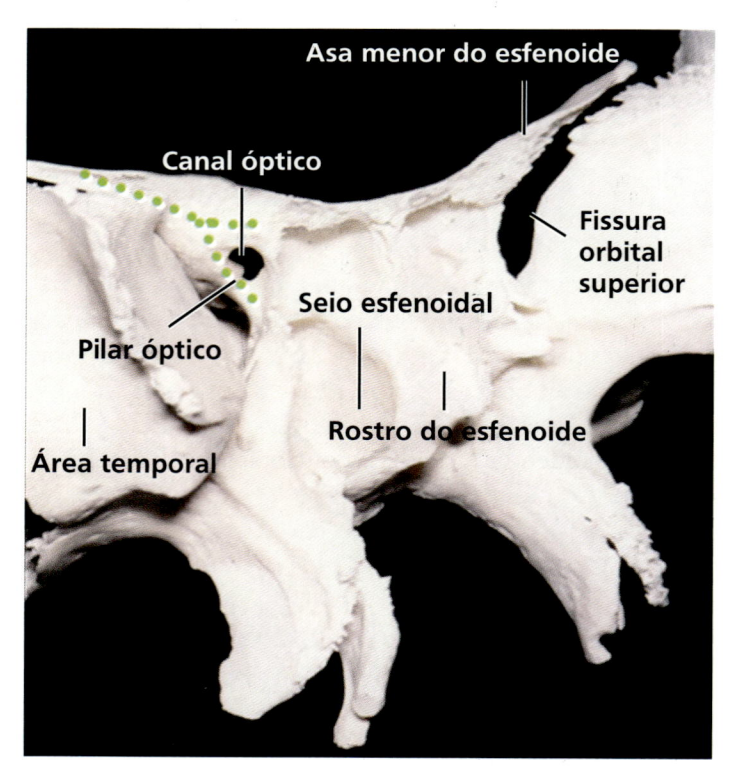

Fig. 22.3 Vista anterior oblíqua do osso esfenoide ajuda a entender as conexões do processo clinóideo anterior.

22 Anatomia Microcirúrgica e Endoscópica da Região Parasselar

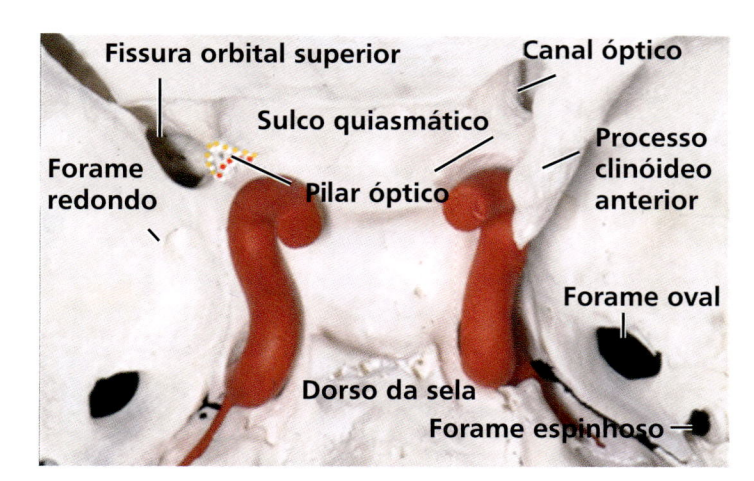

Fig. 22.4 Vista posterossuperior da área parasselar. O processo clinóideo anterior foi removido à esquerda, expondo o pilar óptico. O pilar óptico possui duas superfícies neurais, relacionadas com estruturas que passam pela fissura orbital superior e canal óptico *(linha pontilhada amarela)* e uma superfície vascular, que se relaciona com a artéria carótida *(linha pontilhada vermelha)*.

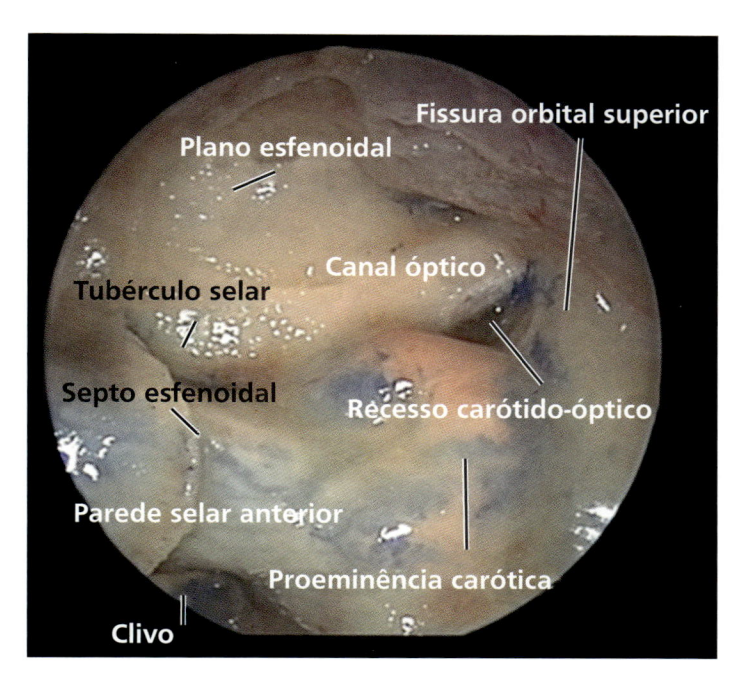

Fig. 22.5 Dissecção endoscópica através do seio esfenoidal. O plano esfenoidal e o tubérculo selar formam o teto do seio esfenoidal. O clivo, pneumatizado até o dorso, nesse espécime, forma a parede posterior. A sela está localizada na transição entre teto e parede posterior do seio esfenoidal. O sulco carótico produz uma proeminência para dentro do seio esfenoidal, que é máxima nos seios mais pronunciadamente pneumatizados. A proeminência carótica pode ser dividida em três segmentos: retrosselar, infrasselar e pré-selar.

O pilar óptico tem três superfícies. A superfície superior é o assoalho do canal óptico, enquanto a superfície lateral forma, com o corpo esfenoidal, a borda medial da fissura orbital superior e está localizada na extremidade anterior do seio cavernoso. A superfície posterior do pilar óptico é côncava e se adapta à curva anterior da porção clinóidea da artéria carótida (**Fig. 22.4**). Ao remover o processo clinóideo anterior – uma etapa comum na cirurgia da região parasselar – o cirurgião deve lembrar que o pilar óptico tem duas superfícies neurais relacionadas com estruturas que passam ao longo do canal óptico e da fissura orbital superior, e uma terceira superfície vascular, relacionada com a carótida.

O conhecimento anatômico sobre o processo clinóideo anterior também é importante para entender o teto do seio cavernoso. O teto verdadeiro do seio está localizado abaixo do nível da clinoide anterior. A clinoide e sua cobertura dural são "proteções extra" para a parte anterior do teto e podem ser comparadas com o sótão em uma casa. No nível da clinoide anterior, a artéria carótida passa, ao longo das coberturas durais da região parasselar, para atingir o espaço subaracnóideo. O segmento da artéria ao nível da clinoide anterior não é totalmente cavernoso nem completamente subaracnóideo, mas está embutido nesse espaço clinóideo intermediário ou sótão e é chamado de segmento clinóideo.[5]

Dominar a anatomia do processo clinóideo anterior e do segmento clinóideo da carótida também serve para lidar com a parede lateral do seio esfenoidal, em uma abordagem endoscópica.

No lado exocraniano, a depressão óssea na extremidade medial do pilar óptico é o recesso carótido-óptico (**Fig. 22.5**). A proeminência ampla arredondada abaixo do recesso carótido-óptico cobre as estruturas que passam através da fissura orbital superior. Acima do recesso, na porção superolateral da parede lateral do seio esfenoidal, o nervo óptico e a artéria oftálmica estão envelopadas pela dura-máter do canal óptico. As bordas superior e anterior do recesso carótido-óptico marcam a posição dos anéis durais caróticos superior e inferior, enquanto o segmento ar-

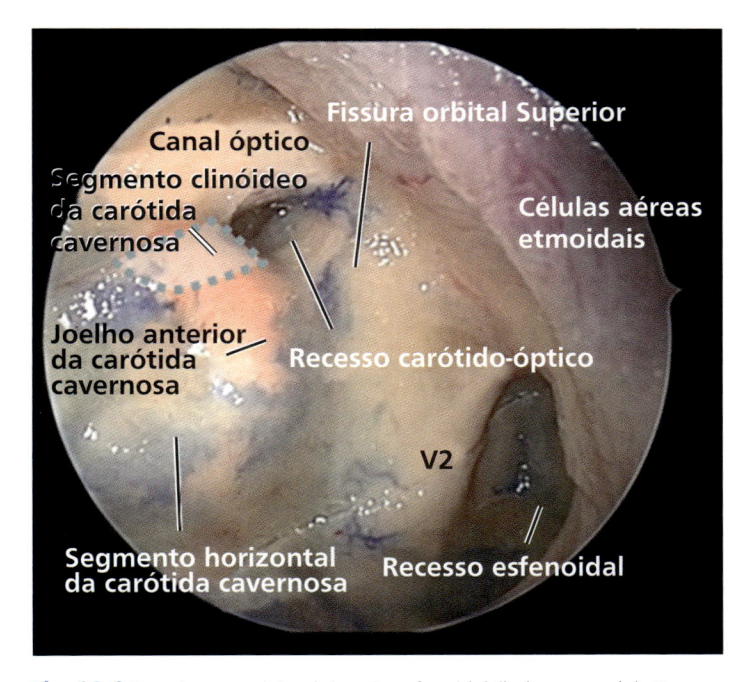

Fig. 22.6 Parede superolateral do seio esfenoidal *(lado esquerdo)*. O segmento clinóideo da artéria carótida interna está destacado pela linha pontilhada.

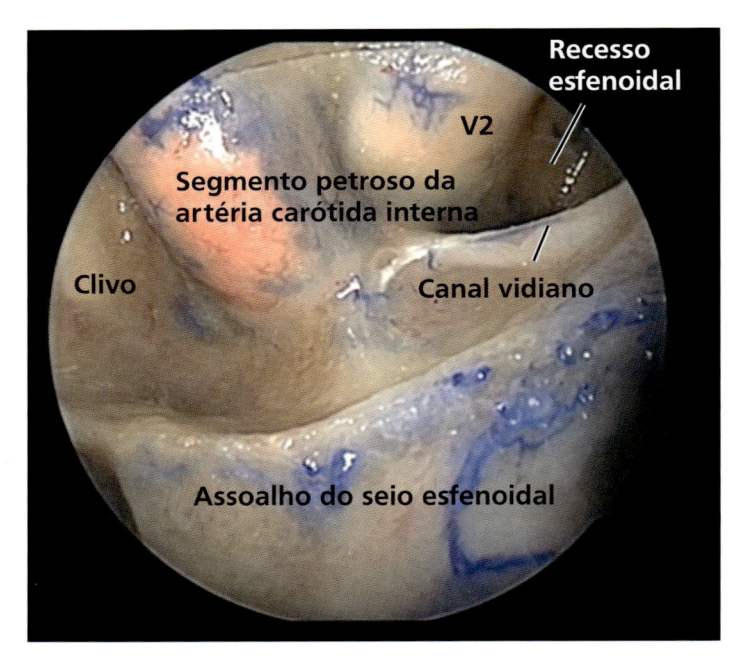

Fig. 22.7 Parede inferolateral e assoalho do seio esfenoidal. Como o seio cavernoso termina inferiormente ao nível da divisão maxilar (V2), o recesso esfenoidal se estende lateralmente, abaixo do seio, e lateral à parte petrosa da artéria carótida. Esse segmento da artéria carótida é sinalizado pela posição do canal vidiano, que pode ser visto cursando ao longo do assoalho do seio esfenoidal. O canal vidiano transmite o nervo e a artéria vidianas. O nervo vidiano é formado pela combinação do nervo carótico profundo e o nervo petroso maior, e se estende da parede anterior do forame lácero para o gânglio pterigopalatino, no interior da fossa pterigopalatina.

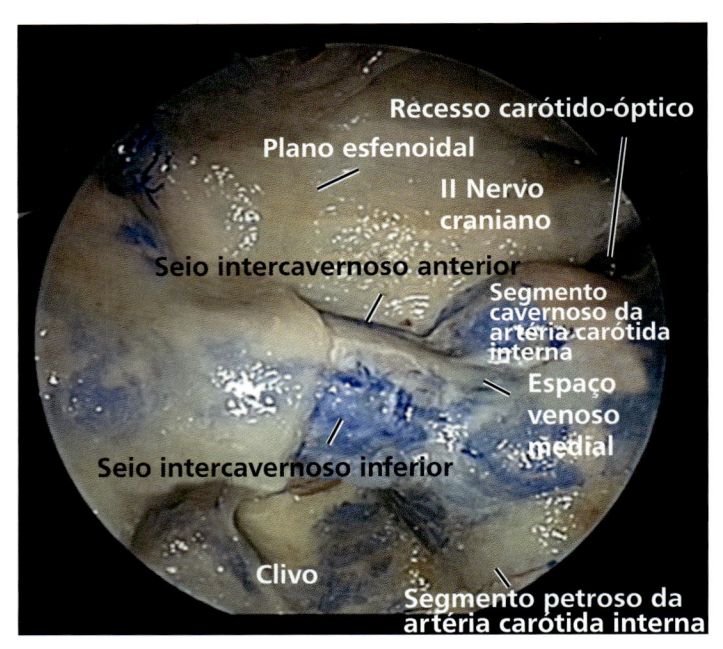

Fig. 22.8 Remoção óssea foi realizada sobre a metade esquerda da sela e a parede lateral do seio esfenoidal. O segmento retrosselar da proeminência carótica é visto na parte posterolateral dos seios esfenoidais – como esse – em que a pneumatização se estende lateralmente até o dorso selar. A proeminência carótica retrosselar compreende a transição entre o segmento petroso distal e o segmento da carótida cavernosa proximal e está seguro em posição lateral pelo ligamento petrolingual. Diversas conexões venosas ligam os seios cavernosos através da linha média, incluindo os seios intercavernosos anteriores e inferiores. Essas conexões transelares entre os seios cavernosos podem existir em qualquer ponto das paredes anterior e posterior da sela, incluindo o diafragma; ou todas as conexões entre os dois lados podem estar ausentes. O seio intracavernoso anterior, cruzando a margem anterossuperior da sela, se une ao seio cavernoso imediatamente atrás do local em que os anéis durais superior e inferior se fundem. A conexão intracavernosa maior e mais constante é o seio basilar, passando posterior ao dorso da sela e clivo superior conectando o aspecto posterior de ambos os seios cavernosos. Os três principais espaços venosos dentro dos seios são identificados em relação à artéria carótida e são os compartimentos medial, anteroinferior e posterossuperior.

terial localizado entre eles é o segmento clinóideo (**Fig. 22.6**).

O segmento da divisão maxilar do nervo trigêmeo, imediatamente anterior ao gânglio se projeta na parede lateral, abaixo da sela. A extensão média da divisão lateral que se projeta para dentro do seio é de 10,9 mm.[3] O gânglio e as primeira e terceira divisões do trigêmeo geralmente estão separadas da parede do seio pela presença da artéria carótida; no entanto, quando o seio esfenoidal está completamente pneumatizado e essa pneumatização adentra pela asa esfenoidal maior, criando o recesso lateral do seio esfenoidal, a divisão maxilar torna-se mais claramente definida e a posição da fissura orbital superior e a divisão mandibular podem ser claramente identificadas (**Figs. 22.6 e 22.7**).

■ Conteúdo do Seio Cavernoso

O envolto dural de cada seio cavernoso é um local que recebe terminações venosas múltiplas oriundas da órbita, fissura silviana e fossas anterior e média, tendo livre comunicação com os seios petrosos superior e inferior e intracavernoso (**Fig. 22.8**). Três espaços venosos principais dentro do seio são identificados por sua relação com a artéria carótida e são os compartimentos medial, anteroinferior e posterossuperior.

Além do plexo venoso medial, a estrutura mais medial dentro de cada seio cavernoso é a artéria carótida, cujo curso está em relação íntima com o nervo abducente (**Figs. 22.8 a 22.13**). A parte terminal da carótida petrosa sai do canal carótico, passa sob o nervo trigêmeo e o ligamento petrolingual, e direciona-se para cima para entrar na porção posterior do seio cavernoso. A artéria se torna embutida no envelope dural do seio cavernoso apenas quando sai da região do forame lácero e cursa para cima, passando sob o ligamento petrolingual e atingindo o sulco carotídeo, na superfície lateral do corpo esfenoidal.

Os terceiro e quarto nervos penetram na porção posterior do teto do seio cavernoso, nas proximidades do tronco meningo-hipofisário, e atingem a parede lateral do seio cavernoso, cursando com a primeira divisão do nervo

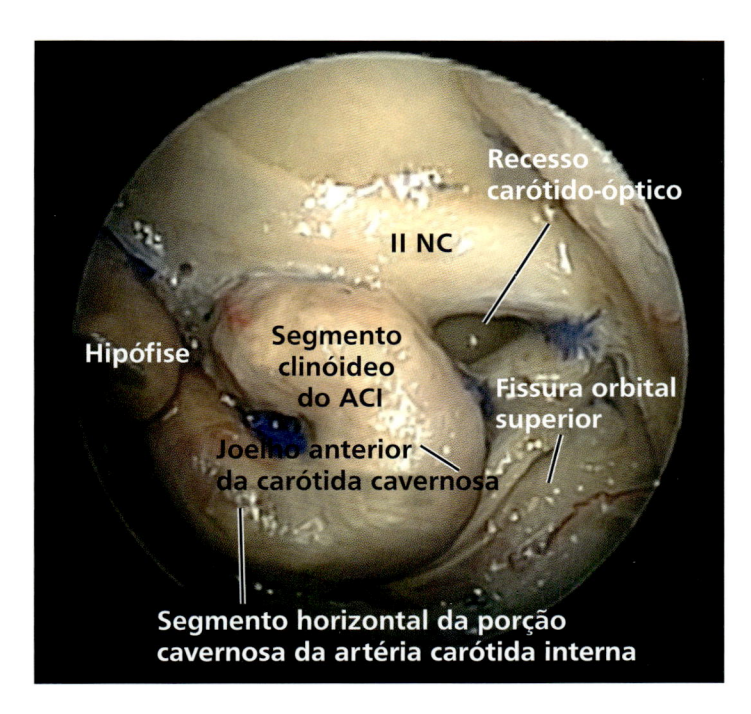

22 Anatomia Microcirúrgica e Endoscópica da Região Parasselar

Fig. 22.9 A dura-máter e as estruturas venosas foram removidas nessa dissecção, expondo as reações entre a carótida e a hipófise. O segmento infrasselar da proeminência carótica está localizado abaixo do assoalho selar e compreende a porção horizontal da carótida cavernosa. O segmento pré-selar está localizado ao lado da parede anterior do seio e é a proeminência relacionada com a carótida no seio esfenoidal identificada com mais frequência. Ela compreende o joelho anterior e o segmento clinóideo da artéria carótida. O osso separando a artéria e o seio esfenoidal é mais fino ao longo da área pré-selar, exatamente abaixo do tubérculo selar. NC: nervo craniano; ACI: artéria carótida interna.

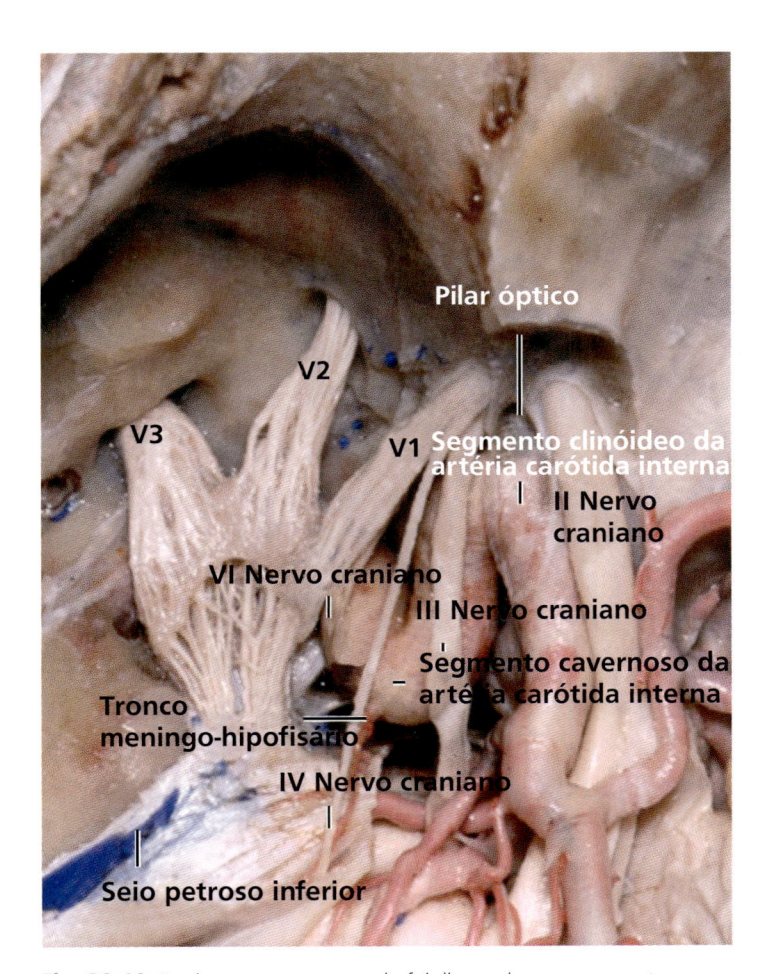

Fig. 22.10 O seio cavernoso esquerdo foi dissecado para apresentar seus componentes.

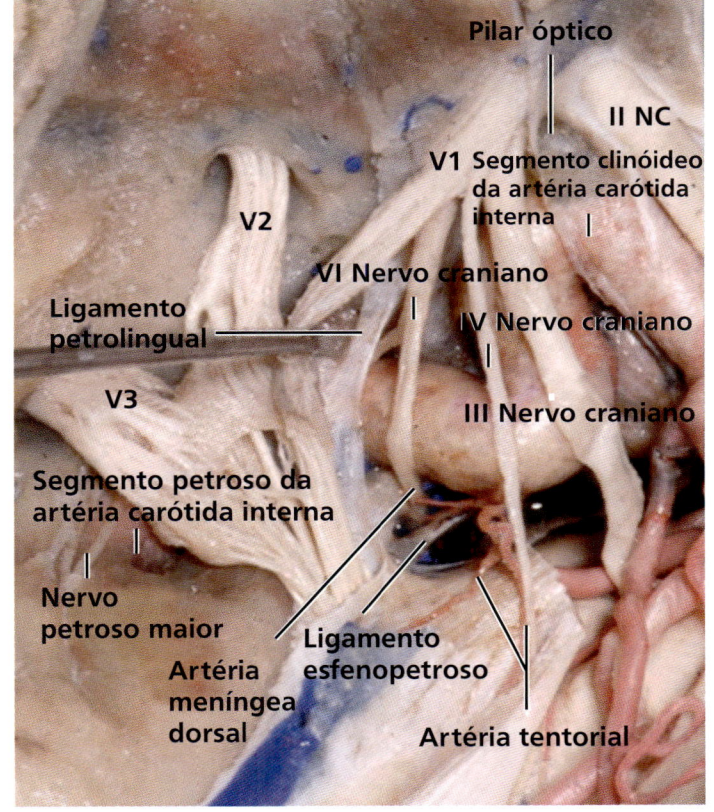

Fig. 22.11 A divisão oftálmica do nervo trigêmeo (V1) foi deslocada lateralmente para apresentar o ligamento petrolingual e o ponto no qual os ramos simpáticos, ao longo do nervo carótico, alcançam o nervo abducente.

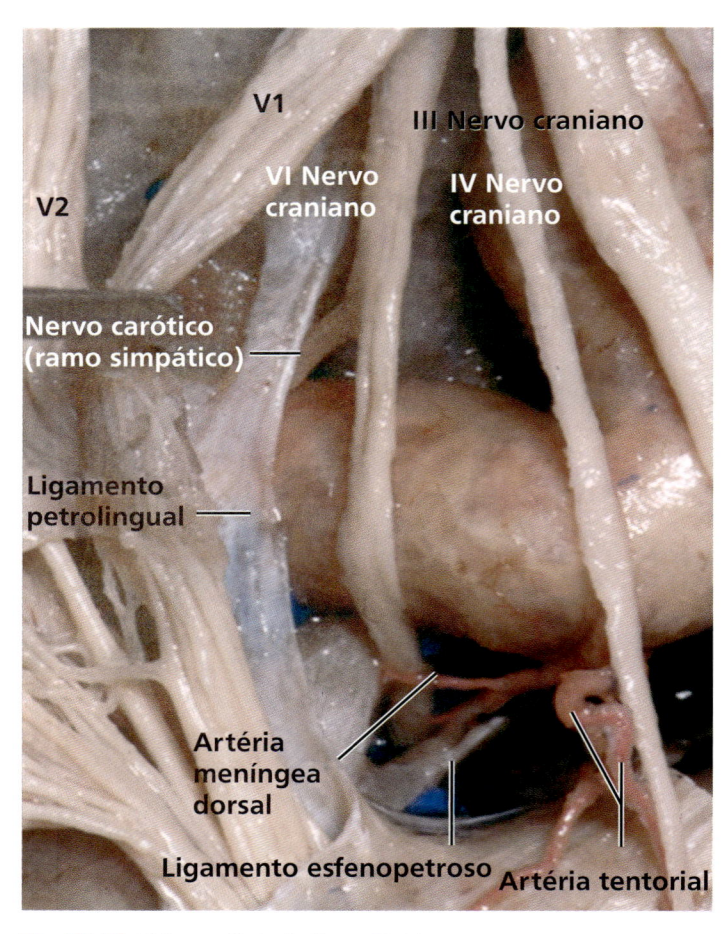

Fig. 22.12 Visão ampliada da Figura 22.11.

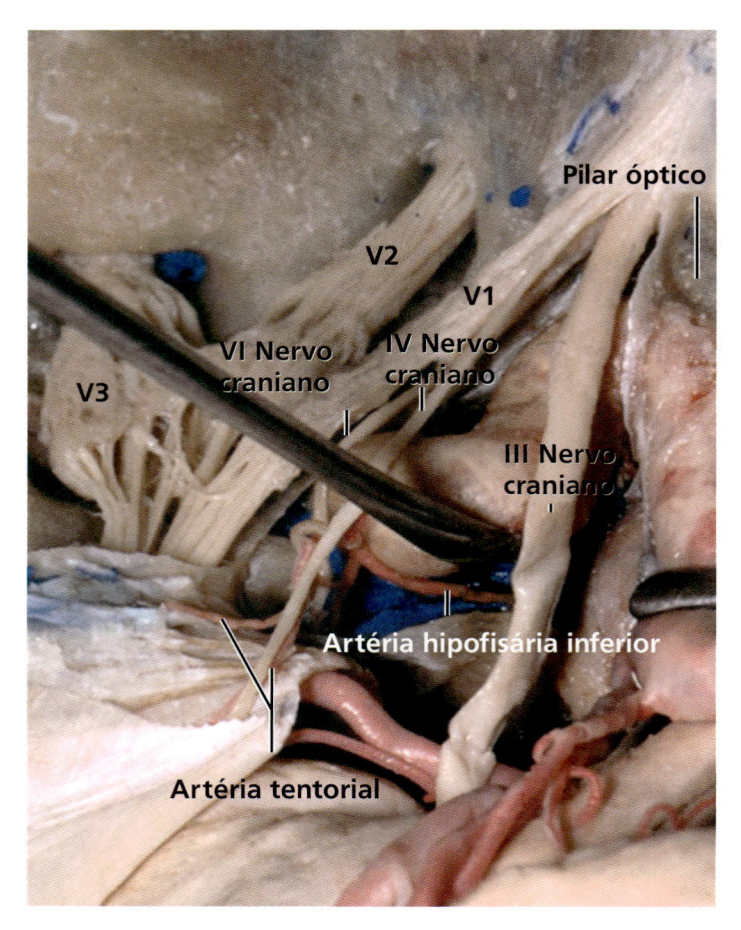

Fig. 22.13 O joelho posterior da carótida cavernosa foi retraído lateralmente para mostrar o curso da artéria hipofisária inferior.

trigêmeo, ao longo da fissura orbital superior. Nessa região, o nervo abducente pode ser bem visto quando a primeira divisão do trigêmeo é deslocada lateralmente (**Fig. 22.12**). O nervo abducente cursa pela margem inferior da parede posterior do seio cavernoso, sob o ligamento petroesfenoidal (ligamento de Gubler) e dentro do seio cavernoso, recebe ramos do nervo carótico.

O nervo carótico, um ramo dos gânglios do sistema simpático, divide-se em duas partes nas proximidades do joelho da artéria carótida petrosa: um tronco maior anterossuperior, e um menor, posteroinferior (**Figs. 22.14 a 22.17**). O ramo posterior envia radículas que acompanham as artérias cerebrais, o nervo troclear e as divisões do trigêmeo. O ramo anterior dá origem ao nervo petroso profundo, que se une ao nervo petroso maior para formar o nervo vidiano (**Fig. 22.7**) e envia ramos menores para os nervos abducente e trigêmeo. O nervo petroso maior se destaca do nervo facial na região do gânglio geniculado, cursa ao longo do hiato facial, sob a dura-máter, em direção anteromedial, paralelo e acima do segmento horizontal da artéria carótida petrosa. A partir do nervo abducente, os ramos simpáticos atingem a divisão oftálmica e penetram na órbita.[9]

A carótida cavernosa emite diversos ramos arteriais. O tronco meningo-hipofisário é um ramo constante da carótida cavernosa (**Fig. 22.11**). Em sua forma completa, o tronco meningo-hipofisário dá origem às artérias meníngea dorsal, hipofisária inferior e tentorial (**Figs. 22.12 e 22.13**). Essas artérias, além de suprir as camadas meníngeas da região parasselar, também oferecem suprimento arterial para as estruturas neurais,[10] como no caso da artéria meníngea dorsal e no segmento do nervo abducente que cursa no interior do canal de Dorello e da borda tentorial. O tronco inferolateral, que se origina da porção lateral do segmento horizontal da carótida cavernosa, é outro exemplo de ramo neuromeníngeo (**Figs. 22.17 e 22.18**). As divisões do tronco inferolateral podem ser vistas através dos triângulos da região parasselar e se distribuem para os nervos oculomotor, troclear, abducente e oftálmico, na região da fissura orbital superior; para a divisão maxilar, no forame redondo, e para o gânglio e a raiz motora do trigêmeo, ao redor dos quais esse ramo estabe-

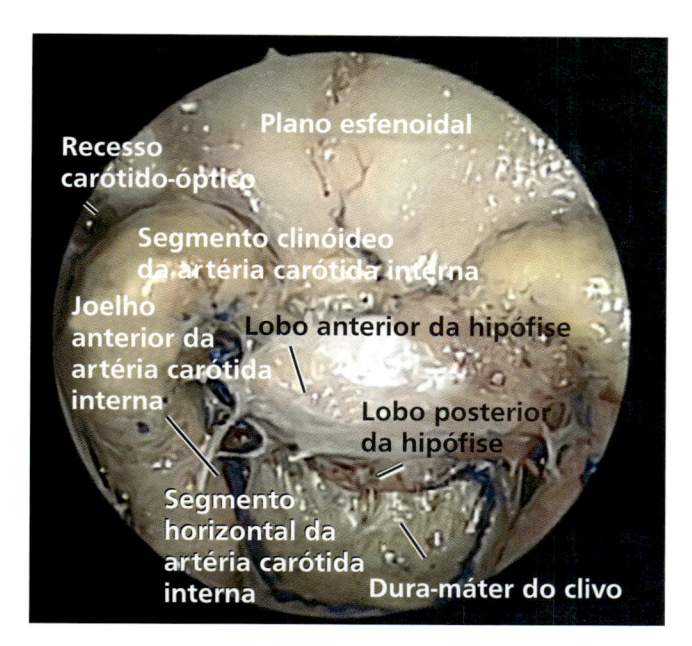

Fig. 22.14 Dissecção endoscópica através do seio esfenoidal em outro espécime. O osso, a dura-máter e as estruturas venosas sobre as paredes selares, carótida cavernosa e clivo foram removidos. Os lobos anterior e posterior da hipófise foram expostos.

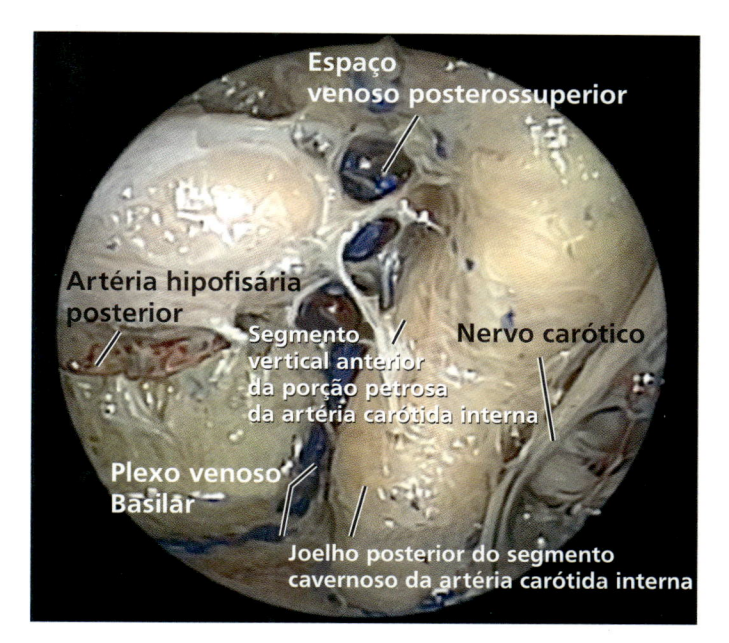

Fig. 22.15 Imagem do endoscópio foi direcionada à área do seio cavernoso. A artéria hipofisária inferior tem origem do joelho posterior da carótida cavernosa, segue medialmente, suprindo a parte posterior do assoalho selar, e atinge a cápsula hipofisária e o lobo posterior, conectando-se a seu par do lado contralateral. O espaço venoso posterossuperior do seio cavernoso está localizado entre a carótida e a parte superior do teto do seio cavernoso. O seio basilar se abre para dentro do espaço venoso posterossuperior.

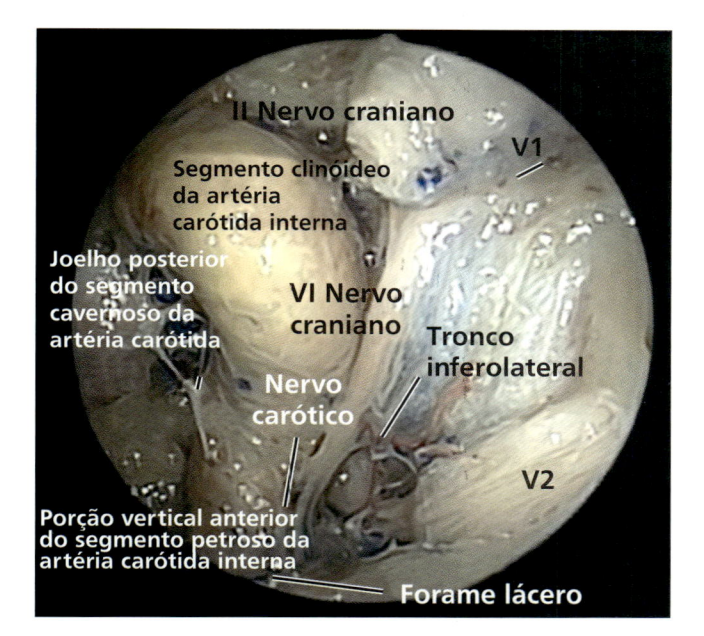

Fig. 22.16 A parede lateral do seio esfenoidal foi removida. O nervo carótico, um ramo simpático, se divide em duas partes na área do forame lácero, próximo ao joelho da artéria carótida petrosa: um tronco maior, anterossuperior e um menor, posteroinferior. O ramo posterior envia radículas que acompanham as artérias cerebrais e os nervos troclear e trigêmeo. O ramo anterior dá origem ao nervo petroso profundo, que se junta ao nervo petroso maior para formar o nervo vidiano (**Fig. 22.7**) e envia ramos menores aos nervos abducente e trigêmeo. O tronco inferolateral, também chamado de artéria do seio cavernoso inferior, surge da porção média do segmento horizontal da carótida cavernosa e cursa medial à primeira divisão do trigêmeo, superficial ao nervo abducente.

lece conexões com os ramos das artérias meníngeas média e acessória (**Fig. 22.19**). Algumas vezes, o ramo inferolateral pode dar surgimento às artérias tentoriais, assumindo um papel ainda maior no suprimento do segmento dos nervos cranianos da região parasselar (**Fig. 22.20**). As artérias capsulares surgem da face medial da porção horizontal da carótida cavernosa e passam ao longo da parede medial do seio cavernoso unindo-se à artéria hipofisária inferior no suprimento da dura do assoalho selar (**Fig. 22.21**).

■ Arranjo Dural na Região Parasselar

É a cobertura dural sobre osso e estruturas neural e vascular que definem as paredes e os compartimentos do seio cavernoso. A dura-máter possui uma camada meníngea, virada para o cérebro e que forma o diafragma selar e uma camada endosteal, que é o periósteo do osso esfenoide e se estende ao longo do teto e das paredes posterior e lateral do seio cavernoso.

É ao longo da parede lateral do seio cavernoso que a distinção dessas camadas durais do seio é mais facilmente

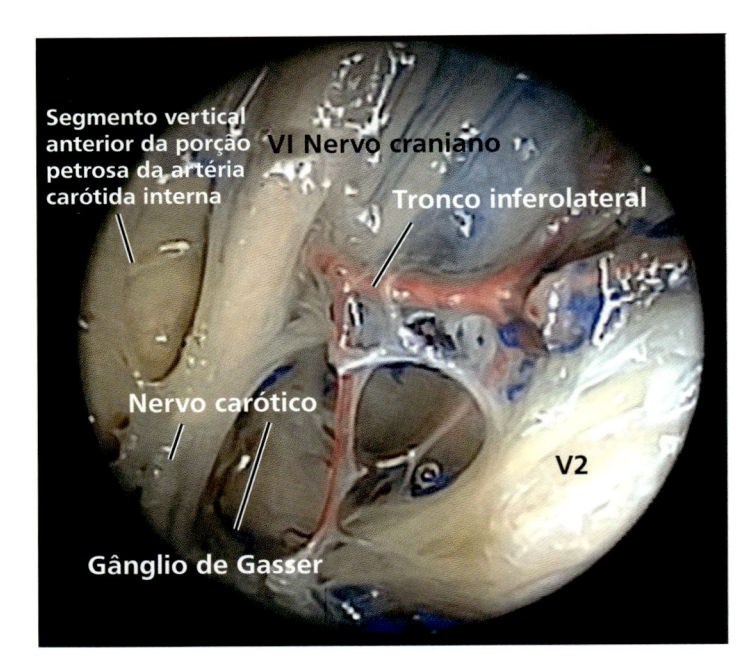

Fig. 22.17 Visão ampliada da área lateral ao forame lácero. O tronco inferolateral supre os III, IV, V e VI nervos cranianos em seu curso ao longo da região parasselar e para a dura-máter que recobre a parede lateral do seio cavernoso. O gânglio de Gasser pode ser visto na parte mais posterior dessa área. O limite mais inferior do seio cavernoso, onde as paredes medial e lateral se encontram, está localizado abaixo da divisão oftálmica e, posteriormente, esse limite se localiza medial à junção do terço superior e médio do gânglio de Gasser.

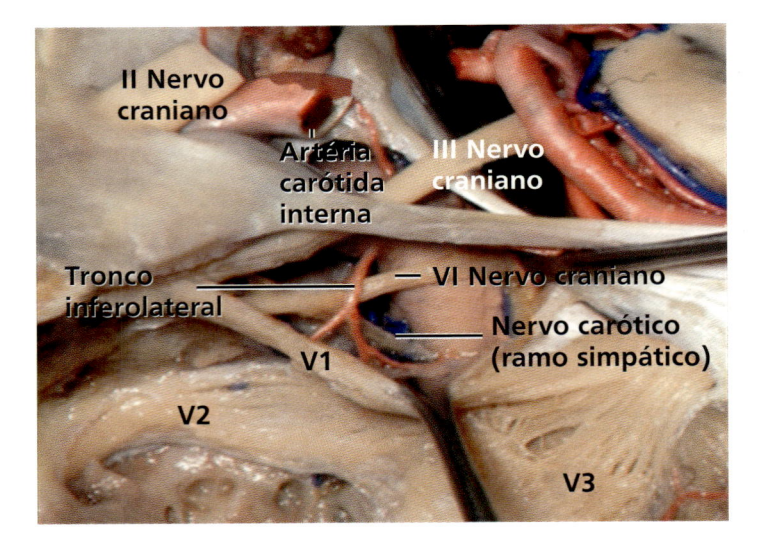

Fig. 22.18 Visão lateral do seio cavernoso esquerdo. V1 foi deslocado inferiormente, expondo o tronco inferolateral.

demonstrada. Na parede lateral, elevar a camada meníngea como no *peeling* cirúrgico da fossa média expõe a camada endosteal externa que cobre os nervos e espaços venosos (**Figs. 22.22 e 22.23**). Algumas vezes, é possível ver por essa camada e reconhecer as estruturas que estão próximas à parede lateral, mas sem adentrar completamente o seio. Nessa situação, torna-se útil entender os triângulos da região parasselar.

Os triângulos do seio cavernoso são os espaços entre os nervos e podem ser abertos seletivamente para acessar áreas específicas do seio cavernoso ou estruturas ao redor (**Fig. 22.24**). Em dissecção, remover a camada endosteal e o plexo venoso na fossa média e na região parasselar expõe os triângulos supratroclear, infratroclear (ou de Parkinson) anterolateal, posterolateral e posteromedial. Como a borda inferior do seio cavernoso está localizada no nível da divisão maxilar do trigêmeo e do forame redondo, os triângulos anterolateral, posterolateral e posteromedial são considerados triângulos da fossa média. O triângulo anterolateral está localizado entre as divisões maxilar e

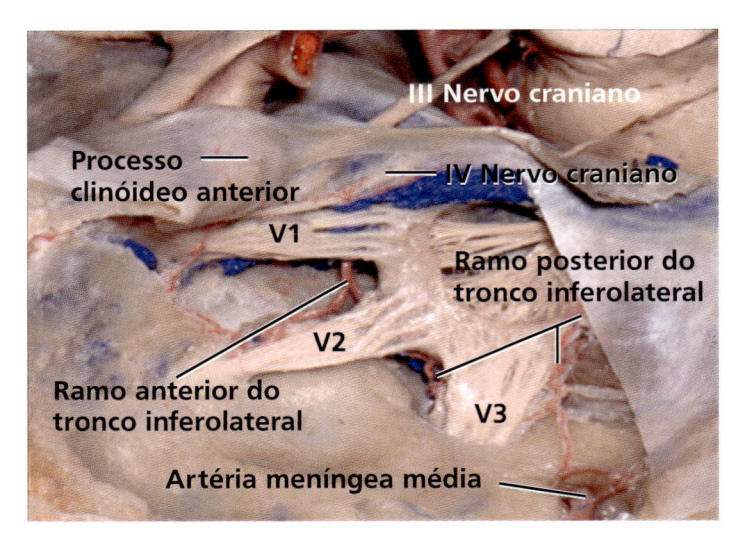

Fig. 22.19 Outro seio cavernoso. Os ramos do tronco inferolateral podem ser vistos ao longo dos triângulos da região parasselar e da fossa média.

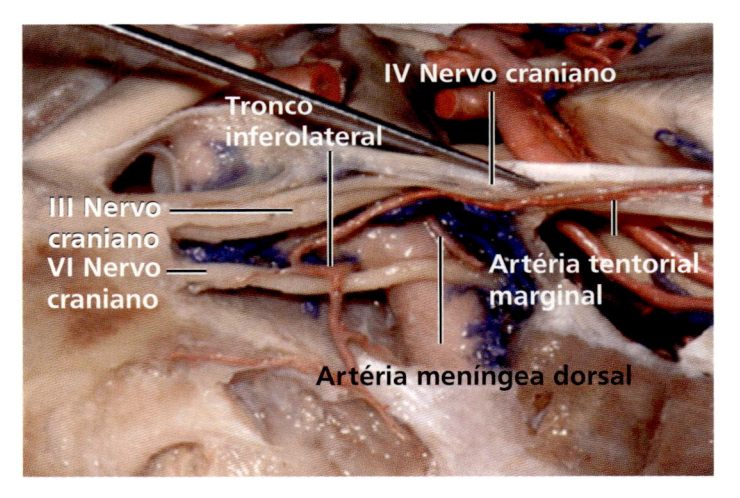

Fig. 22.20 Seio cavernoso esquerdo. O nervo trigêmeo foi removido, expondo o tronco inferolateral e seus ramos. Nesse espécime, a artéria tentorial marginal surge do ramo superior do tronco inferolateral.

22 Anatomia Microcirúrgica e Endoscópica da Região Parasselar

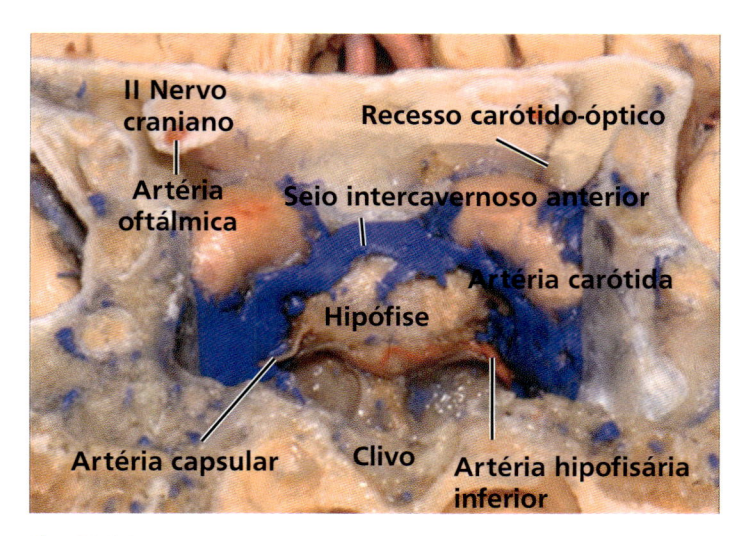

Fig. 22.21 Corte coronal através da base do crânio. A parede posterior do seio esfenoidal foi parcialmente removida.

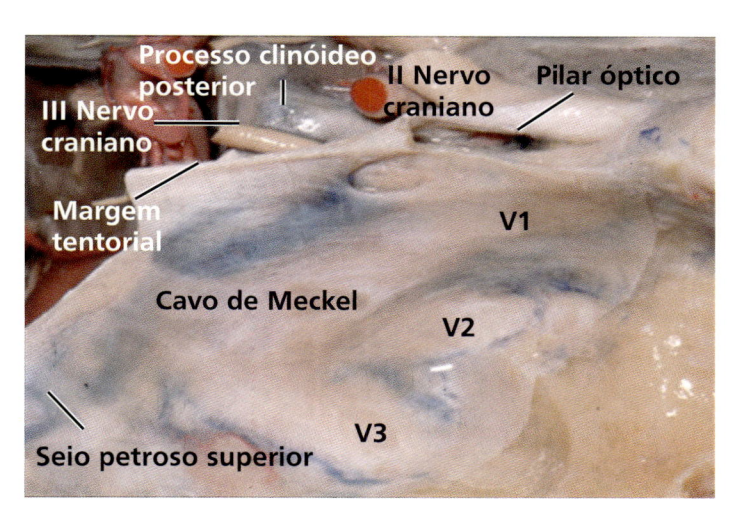

Fig. 22.22 Parede lateral do seio cavernoso direito.

mandibular e contém a raiz motora do trigêmeo. O triângulo posterolateral é delimitado, anteriormente, pela divisão mandibular e, medialmente, pelo nervo petrosal maior. O triângulo posteromedial ou triângulo de Kawase é medial ao nervo petrosal maior e está relacionado com o gânglio trigeminal e o seio petroso superior.

O plexo venoso contido nos triângulos da fossa média se abre para dentro do seio cavernoso, ao longo de sua borda inferior, e é chamado de plexo venoso pericavernoso. As aberturas do plexo venoso pericavernoso podem ser observadas, em dissecção, no ponto onde as paredes medial e lateral do seio cavernoso se encontram, ao observar o seio cavernoso de cima (**Fig. 22.25**). Esses plexos peri-cavernosos têm um papel semelhante às veias oftálmicas e seios petrosos superiores.

O arranjo estrutural da parede medial do seio cavernoso difere da parede lateral. A parede medial pode ser dividida em porções superior e inferior.[7] A porção infe-

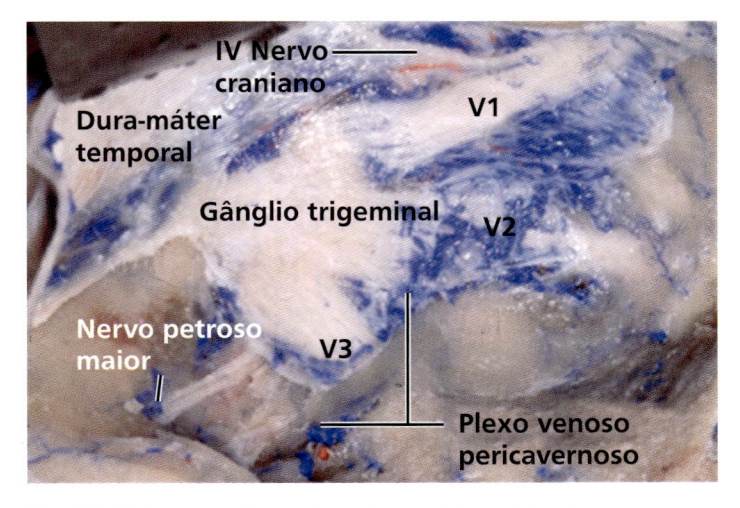

Fig. 22.23 A camada dural externa da parede lateral do seio cavernoso direito foi removida, enquanto a camada dural interna foi preservada. Os nervos que cursam ao longo da parede lateral podem ser vistos por transparência.

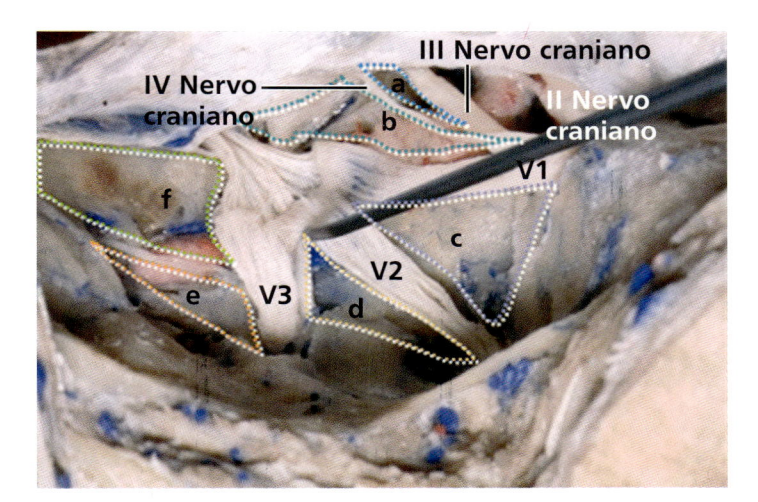

Fig. 22.24 A camada dural interna e o conteúdo venoso do seio cavernoso direito foram removidos. Os triângulos da região parasselar e da fossa média são os espaços entre os nervos e podem ser seletivamente abertos para acessar áreas específicas do seio cavernoso ou estruturas ao seu redor. Remover a camada endosteal e o plexo venoso na região parasselar e fossa média expõe os triângulos supratroclear (a), infratroclear (ou de Parkinson) (b), anteromedial (c), anterolateral (d), posterolateral (e) e posteromedial (f). Como a borda inferior do seio cavernoso está localizada na região da divisão maxilar e forame redondo, os triângulos anterolateral, posterolateral e posteromedial são considerados triângulos da fossa média. O triângulo anterolateral está localizado entre as divisões maxilar e mandibular e contém a raiz motora do trigêmeo. O triângulo posterolateral (e) é limitado, anteriormente, pela divisão mandibular e, medialmente, pelo nervo petroso maior. O triângulo posteromedial ou de Kawase (f) está localizado medialmente ao nervo petroso maior e relaciona-se com o gânglio trigeminal e o seio petroso superior.

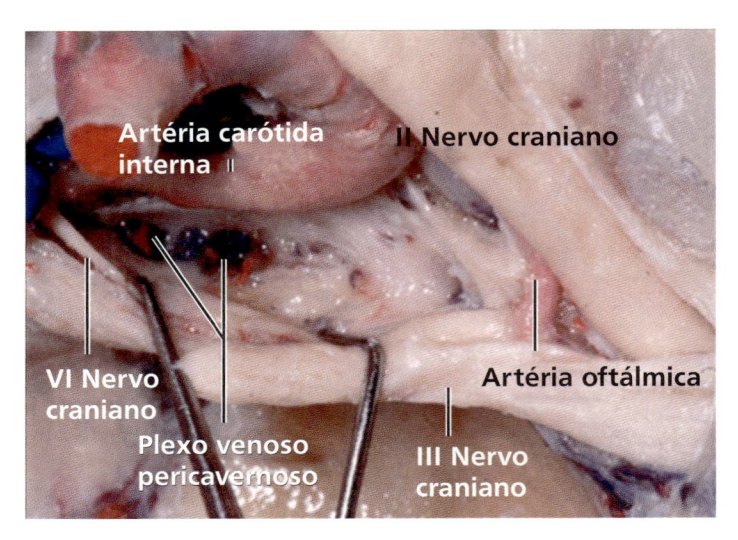

Fig. 22.25 Vista superior do interior do seio cavernoso direito. O plexo venoso contido nos triângulos da fossa média se abre para o interior do seio cavernoso, através de sua borda inferior, e são chamados de plexos venosos pericavernosos.

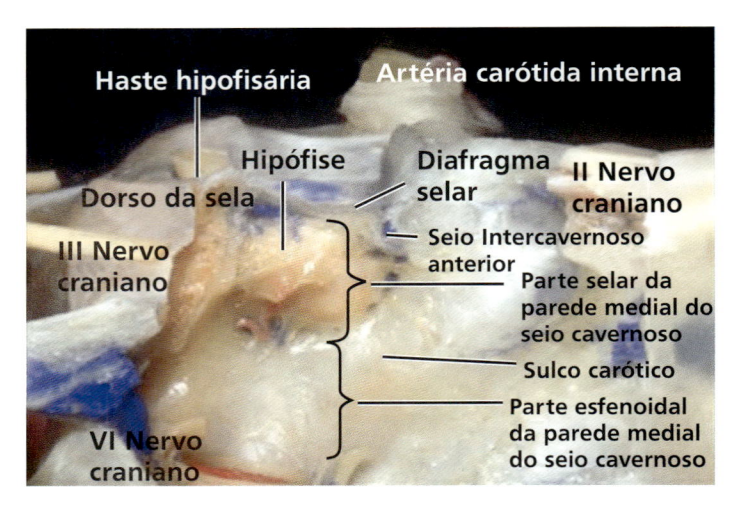

Fig. 22.26 Parede medial do seio cavernoso esquerdo após remoção da carótida cavernosa.

rior relaciona-se com a parte lateral do corpo do esfenoide, enquanto a porção superior está diretamente relacionada com o conteúdo selar (**Fig. 22.26**). Também no arranjo dural, a parede medial parece diferir das outras paredes do seio cavernoso. Ao longo da porção inferior, a parede medial é formada pela camada endosteal, que recobre o corpo do esfenoide. No entanto, na porção superior, a parede medial é composta pela camada meníngea que compõe o diafragma selar, que se estende inferiormente e recobre a cápsula hipofisária (**Fig. 22.27**). Entender a anatomia da parede medial é importante para compreender a extensão dos tumores da hipófise ao seio cavernoso e abordar por via transesfenoidal o seio cavernoso, através da rota endonasal ou transmaxilar.

O teto do seio cavernoso pode ser dividido nas partes anterior e posterior. A parte anterior abriga o triângulo clinóideo, enquanto a parte posterior abriga o triângulo oculomotor. A dura-máter sobre o teto posterior do seio cavernoso apresenta dobras (**Fig. 22.28**). A dobra petroclinóidea anterior conecta o ápice petroso ao processo clinóideo anterior e é o limite entre o teto e a parede lateral do seio cavernoso. A dobra petroclinóidea posterior liga o processo clinóideo posterior e o ápice petroso e é a fronteira entre o teto e a parede posterior. A dobra interclinóidea liga os processos clinóideos anterior e posterior do seio cavernoso. Essas três dobras marcam as bordas do triângulo oculomotor, através do qual o nervo oculomotor e sua bainha aracnóidea adentram o teto, para, então, atingir a parede lateral.

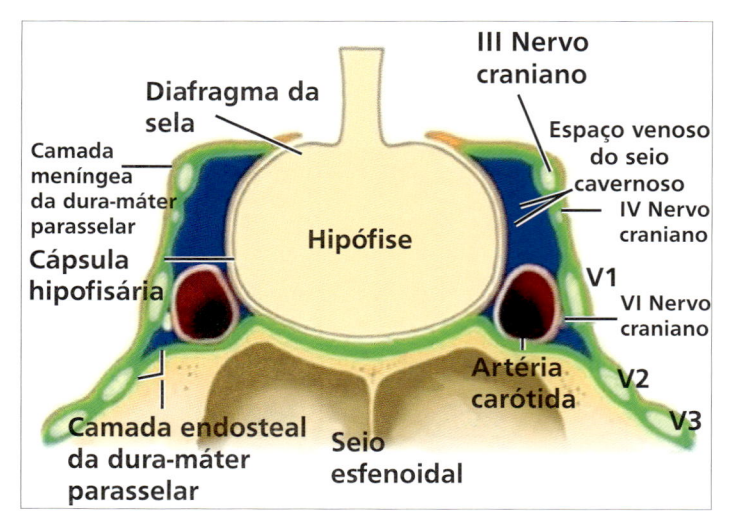

Fig. 22.27 Arranjo dural da região parasselar.

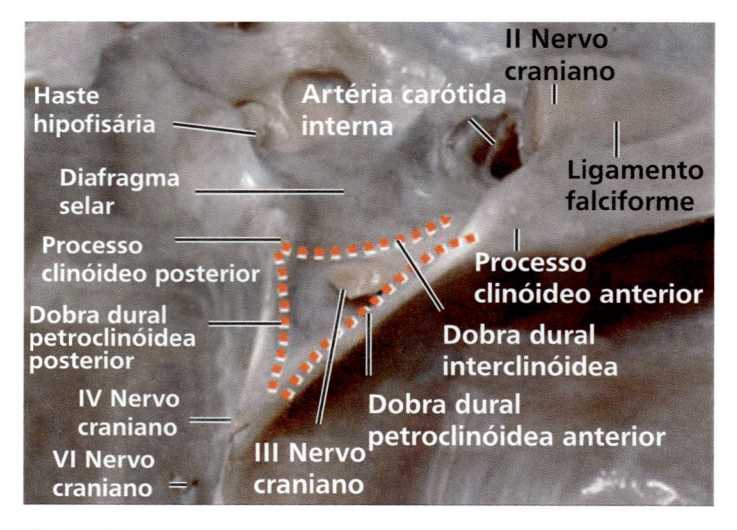

Fig. 22.28 Visão oblíqua da parede superior do seio cavernoso.

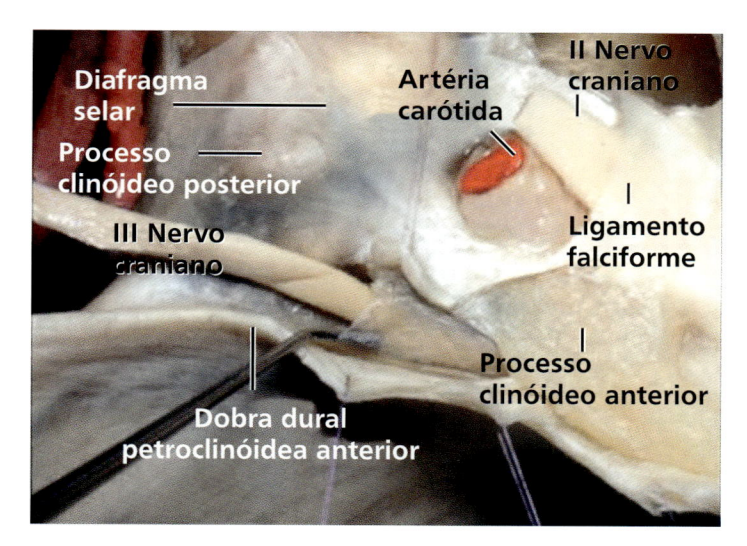

Fig. 22.29 O triângulo oculomotor foi aberto e um dissector inserido dentro da bainha aracnóidea do nervo oculomotor, formando as paredes da cisterna oculomotora.

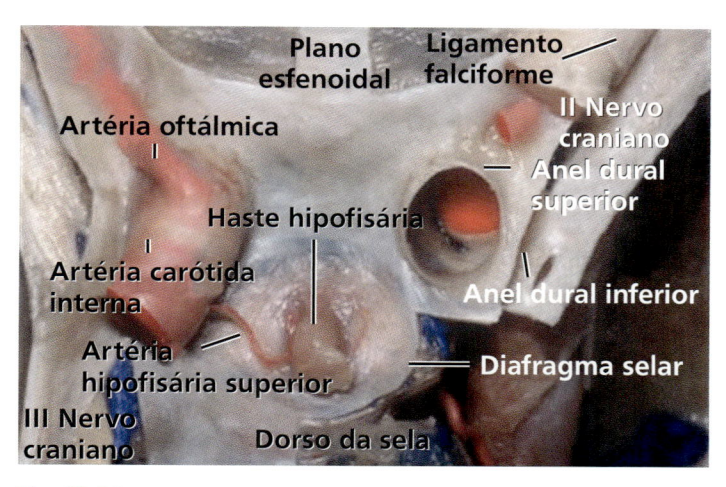

Fig. 22.30 Vista posterior da região parasselar. A carótida direita foi parcialmente removida para mostrar o arranjo dural do triângulo clinóideo.

A bainha aracnóidea ao redor do nervo oculomotor delimita uma pequena cisterna.[11] A cisterna oculomotora segue o nervo desde o poro oculomotor até a ponta do processo clinóideo anterior (**Fig. 22.29**). Embora essa cisterna ofereça proteção hidráulica ao nervo ao longo da transição entre sua parte cisterna e a porção transdural, ela também funciona como um portão de entrada para a extensão tumoral ao interior do seio cavernoso.[12] Sob o ponto de vista cirúrgico, essa cisterna provê um espaço para descompressão, ou mesmo mobilização desse segmento do nervo oculomotor, favorecendo sua preservação. De fato, bainhas aracnóideas e cisternas também estão presentes ao longo do curso de outros nervos que cursam ao longo do seio cavernoso e, em conjunto, reforçam a parede meníngea do seio cavernoso e podem ser utilizadas de modo semelhante.

Na parte anterior do teto do seio cavernoso, a dura-máter que passa sobre o processo clinóideo anterior continua medialmente para formar o ligamento falciforme, sobre o nervo óptico (**Figs. 22.30** e **22.31**). Abaixo do nervo, a dura-máter se estende medialmente, formando o anel dural superior, acima do qual passa a artéria oftálmica. É precisamente através da remoção do clinóideo anterior que o anel dural inferior, formado pela membrana carótico-oculomotora, é exposto (**Fig. 22.32**). Durante uma clinoidectomia anterior pode haver um pequeno sangramento, resultante da abertura das veias diploicas do processo clinóideo anterior. Geralmente, esse tipo de sangramento é facilmente controlável. Sangramento do seio ca-

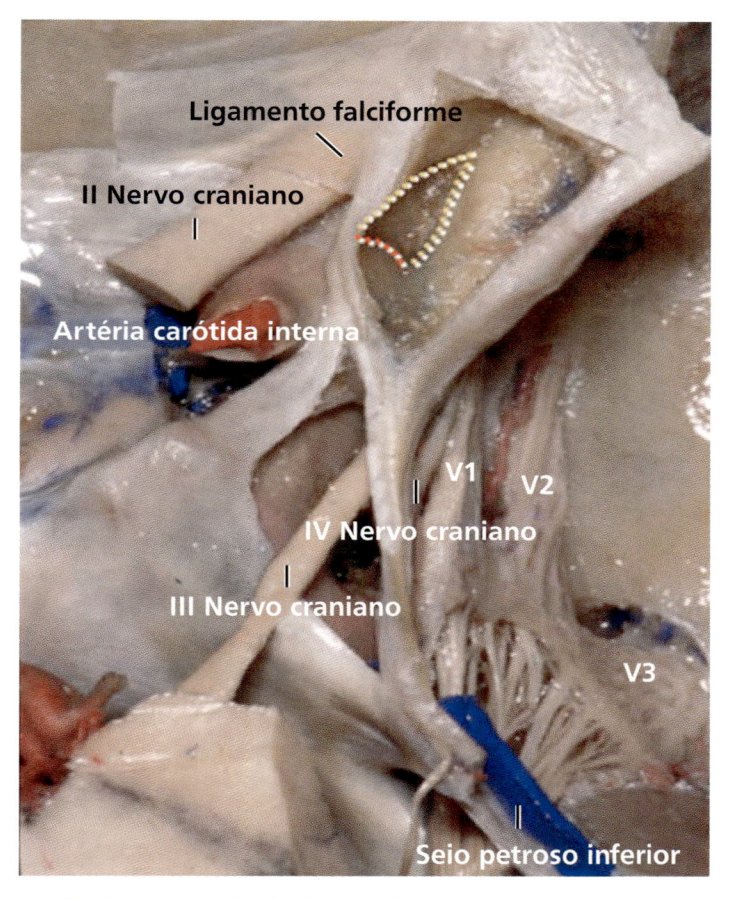

Fig. 22.31 Os triângulos clinóideo e oculomotor foram abertos e o processo clinóideo anterior foi removido até o pilar óptico, expondo a membrana carótico-oculomotora. O pilar óptico tem duas superfícies neurais *(linhas amarelas pontilhadas)* e uma superfície vascular *(linha vermelha pontilhada)*.

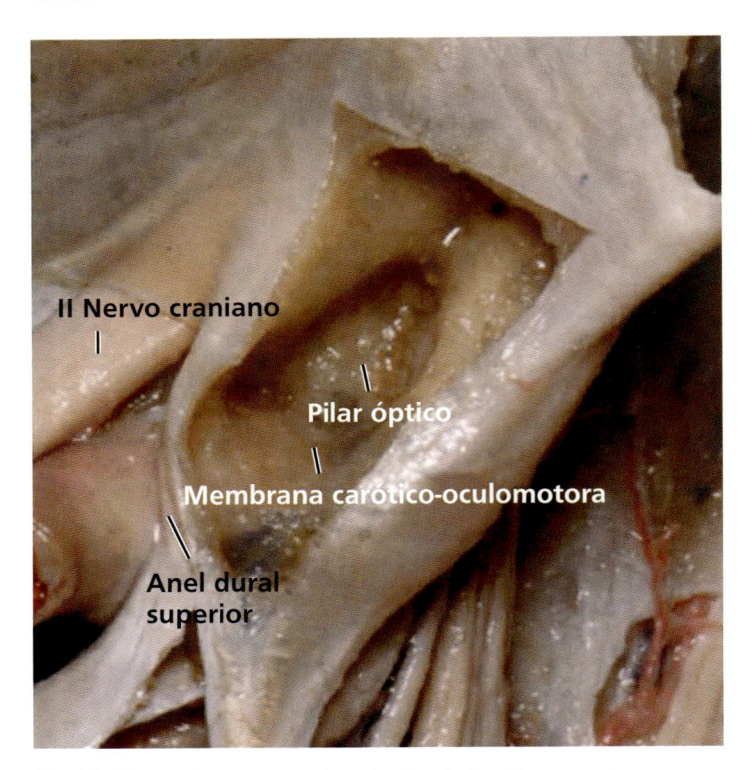

Fig. 22.32 As relações anatômicas do pilar óptico são mostradas, como na Figura 22.4.

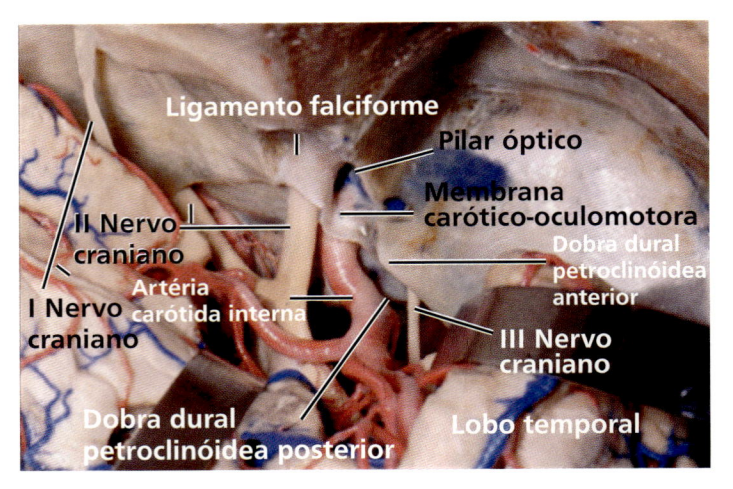

Fig. 22.33 Dissecção cadavérica passo a passo *(lado direito)*, ilustrando a aplicação cirúrgica dos conceitos anatômicos acerca do teto do seio cavernoso (partes anterior e posterior). A dura-máter sobre a clinoide anterior foi removida e a clinoide foi brocada como em uma clinoidectomia anterior. Ao realizar essas manobras, abre-se o compartimento superior do seio cavernoso e é possível expor o ligamento falciforme sobre o nervo óptico e a membrana carótico-oculomotora – o verdadeiro teto do seio cavernoso.

vernoso ocorre verdadeiramente apenas ao abrir-se a membrana carótida oculomotora. Abrir o ligamento falciforme libera o nervo óptico e facilita o acesso aos ramos oftálmico e hipofisário superior da carótida supraclinóidea (**Figs. 22.33** e **22.34**). A clinoidectomia posterior é realizada ao longo do teto do seio cavernoso, medial ao nervo oculomotor (**Figs. 22.35** e **22.36**). A remoção do processo clinóideo posterior dá acesso à parte superior da

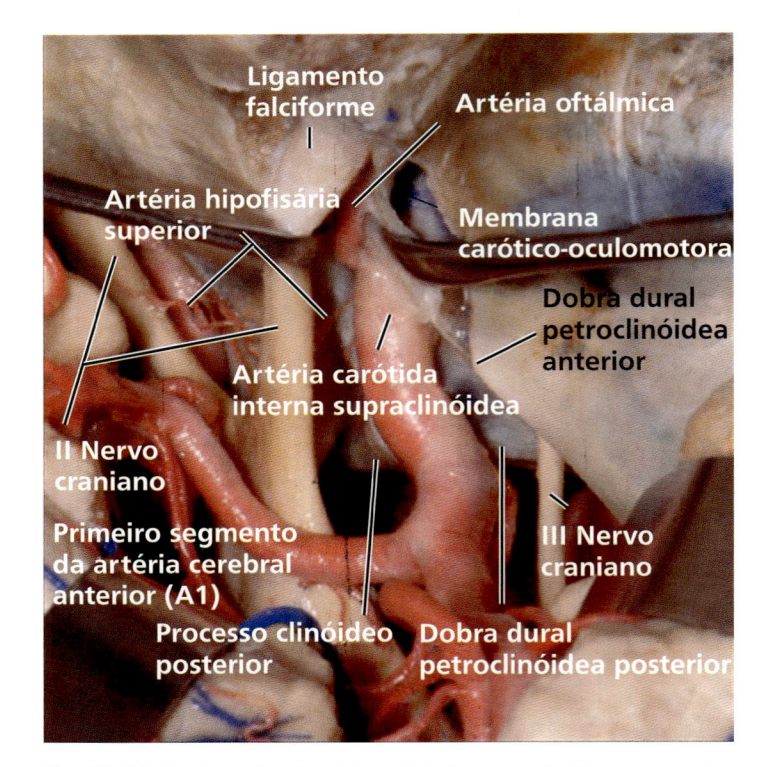

Fig. 22.34 Seccionando a borda lateral do ligamento falciforme e o anel dural superior, é possível liberar o nervo óptico e expor a origem da artéria oftálmica.

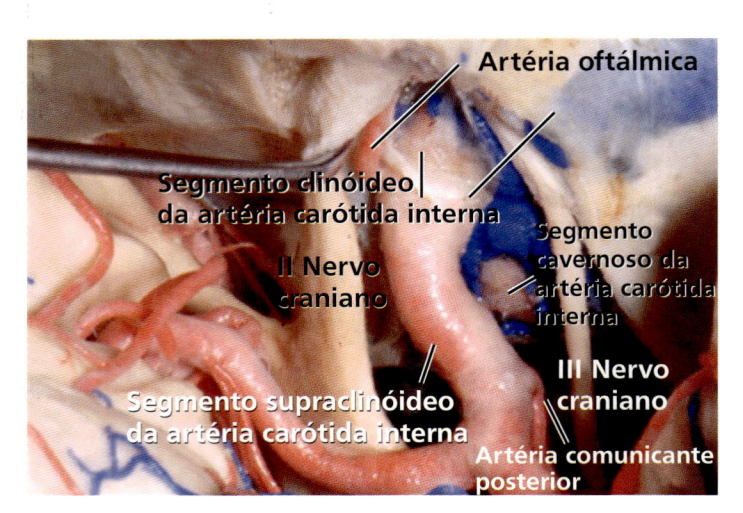

Fig. 22.35 A abertura da membrana carótico-oculomotora leva ao interior do seio cavernoso. A clinoidectomia posterior é feita por meio de dissecção do teto do seio cavernoso, medial ao nervo oculomotor.

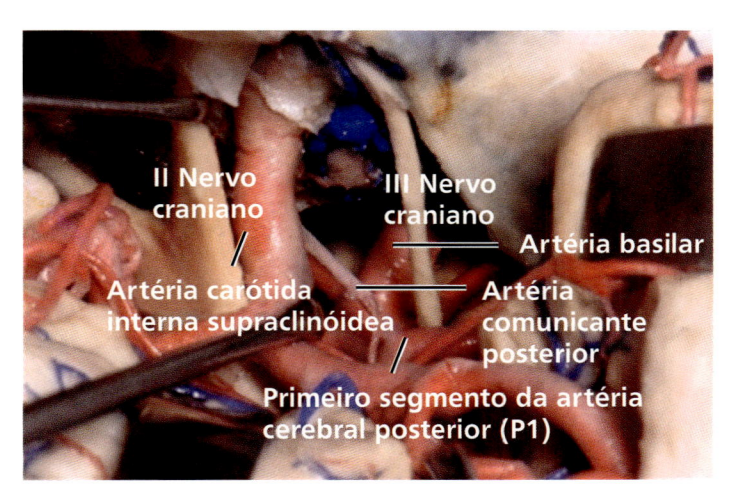

Fig. 22.36 A remoção do processo clinóideo posterior dá acesso à parte superior da fossa posterior e é uma parte fundamental da abordagem transcavernosa do tronco e do topo da artéria basilar.

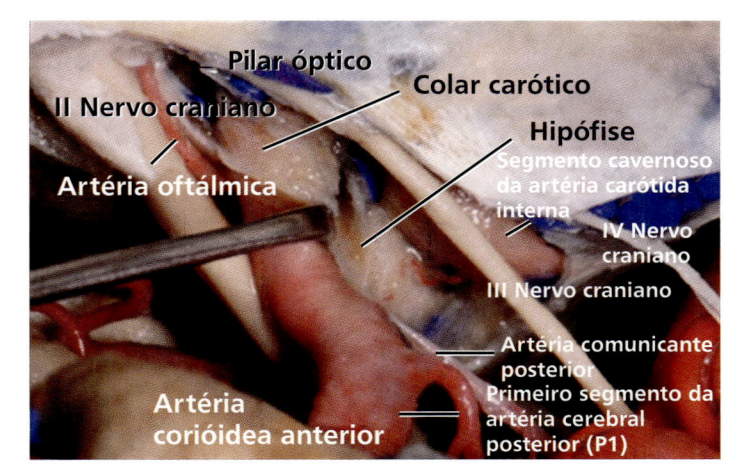

Fig. 22.37 A aplicação cirúrgica dos conceitos anatômicos das paredes e triângulos do seio cavernoso, incluindo os triângulos da região da fossa média, pode ser aplicada para estender posteriormente essa abordagem lateral. Cortar através do tendão, expondo o triângulo infratroclear e perfurando o ápice petroso através do triângulo de Kawase são alguns poucos exemplos. A abordagem transcavernosa também pode ser estendida medialmente, entre as porções supraclinóidea e horizontal da carótida cavernosa, através da parede medial e para dentro da sela.

fossa posterior e é parte fundamental na abordagem transcavernosa ao tronco e ao topo da artéria basilar.[13]

Os conceitos anatômicos acerca das paredes e triângulos do seio cavernoso, incluindo os triângulos ao longo da região da fossa média, podem ser aplicados cirurgicamente para estender a abordagem a essa região no sentido lateral (**Fig. 22.36**) ou para orientar a abordagem medialmente, entre as porções supraclinóidea e horizontal da carótida cavernosa, através da parede medial e para o interior da sela (**Fig. 22.37**).

■ Conclusão

Um entendimento sólido das estruturas ósseas, durais, vasculares e neurais, e dos conceitos anatômicos relacionados com a região parasselar e seio cavernoso é crucial para cirurgias seguras e bem-sucedidas nessa região.

Referências

1. Oliveira E, Tedeschi H, Siqueira M et al. Microsurgical anatomy of the cavernous sinus. In: Salomon M. (Ed.). *Current techniques in neurosurgery.* 2nd ed. New York: Churchill Livingstone, 1996:79-89.
2. Harris FS, Rhoton Jr AL. Anatomy of the cavernous sinus. A microsurgical study. *J Neurosurg* 1976;45:169-80.
3. Fujii K, Chambers SM, Rhoton Jr AL. Neurovascular relationships of the sphenoid sinus. A microsurgical study. *J Neurosurg* 1979;50:31-39.
4. Inoue T, Rhoton Jr AL, Theele D et al. Surgical approaches to the cavernous sinus: a microsurgical study. *Neurosurgery* 1990;26:903-32.
5. Seoane E, Rhoton Jr AL, de Oliveira ER. Microsurgical anatomy of the dural collar (carotid collar) and rings around the clinoid segment of the internal carotid artery. *Neurosurgery* 1998;42:869-84, discussion 884-86.
6. Rhoton Jr AL. The cavernous sinus, the cavernous venous plexus, and the carotid collar. *Neurosurgery* 2002;51 (4, Suppl):S375-10.
7. Yasuda A, Campero A, Martins C et al. The medial wall of the cavernous sinus: microsurgical anatomy. *Neurosurgery* 2004;55:179-89, discussion 189-90.
8. Yasuda A, Campero A, Martins C et al. Microsurgical anatomy and approaches to the cavernous sinus. *Neurosurgery* 2005;56 (1, Suppl):4-27, discussion 4-27.
9. Johnston JA, Parkinson D. Intracranial sympathetic pathways associated with the sixth cranial nerve. *J Neurosurg* 1974;40:236-43.
10. Martins C, Yasuda A, Campero A et al. Microsurgical anatomy of the dural arteries. *Neurosurgery* 2005;56(2, Suppl):211-51, discussion 211-51.
11. Martins C, Yasuda A, Campero A et al. Microsurgical anatomy of the oculomotor cistern. *Neurosurgery* 2006;58(4, Suppl 2): ONS220-27, discussion ONS227-28.
12. Dolenc W. Cavernous sinus tumors. In: Yasargil MG, Dolenc W. (Eds.). *Anatomy and surgery of the cavernous sinus.* Vienna: Springer Verlag, 1989. p. 269-338.
13. Seoane E, Tedeschi H, de Oliveira EP et al. The pretemporal transcavernous approach to the interpeduncular and prepontine cisterns: microsurgical anatomy and technique application. *Neurosurgery* 2000;46:891-98, discussion 898-99.

23 Tumores Hipofisários – Indicações Cirúrgicas

Marcello D. Bronstein

Dicas e Pérolas

Cirurgia para tumores hipofisários é indicada:
- Como terapia de primeira linha para adenomas hipofisários não funcionantes (NF).
- Como terapia de primeira linha para doença de Cushing (tanto para micro quanto para macroadenomas).
- Como terapia de primeira linha para acromegalia: para microadenomas, macroadenomas circunscritos e macroadenomas com distúrbios visuais. Terapia médica é indicada como tratamento de primeira linha para tumores invasivos. Além disso, a remoção do excesso de volume, mesmo se não curativa, pode melhorar a resposta aos análogos de somatostatina em casos primariamente resistentes a essas drogas.
- Em situações especiais para prolactinomas, considerando que a terapia médica seja a primeira opção para esse tipo de tumor na hipófise.

Tabela 23.1 Classificação de Adenomas da Hipófise

Com Base na Morfologia	Com Base na Função
Microadenomas	Secretores
Circunscritos	Prolactina (PRL): prolactinomas
Invasivos	Hormônio do crescimento (GH): acromegalia/gigantismo
Macroadenomas	Hormônio adrenocorticotrófico (ACTH): doença de Cushing
Circunscritos	Hormônio foliculoestimulante; hormônio luteinizante (FSH/LH): tumores gonadotróficos
Invasivos	
Expansivo	
	Hormônio tireoestimulante (TSH): hipertireoidismo central
	Misto (principalmente GH/PRL)
	Não secretores (clinicamente não funcionantes)

Introdução

Tumores hipofisários são neoplasias frequentes, responsáveis por 10 a 15% de todas as neoplasias intracranianas em material cirúrgico, sendo encontrados em até 27% de autópsias não selecionadas.[1]

Apresentam um amplo espectro de apresentações biológicas. Embora quase invariavelmente benignos (adenomas), até 20% dos tumores hipofisários exibem comportamento invasivo. Os raros carcinomas hipofisários não divergem dos adenomas em suas características histológicas: metástase a distância é o único critério diagnóstico.[2]

Os tumores hipofisários são classificados de acordo com suas características morfológicas e funcionais (**Tabela 23.1**). Esses tumores são chamados de secretores ou "funcionantes" quando produzem hormônios em quantidades suficientes para levar a manifestações clínicas, incluindo, da prevalência mais alta a mais baixa, tumores lactotróficos (prolactinomas), somatotrofinomas (acromegalia, gigantismo), corticotrofinomas (doença de Cushing), e, raramente, tumores secretores de hormônios glicoproteicos: tireoestimulante (TSH) (tirotrofinomas: hipertiroidismo secundário), hormônio luteinizante (LH), e hormônio foliculoestimulante (FSH) (gonadotrofinomas). Os adenomas hipofisários podem secretar dois ou mais hormônios, sendo a cossecreção do hormônio do crescimento (GH) e de prolactina (PRL) a mais predominante. Neoplasias hipofisárias que não produzem quantidades circulantes mensuráveis de hormônios intactos são chamados de tumores não secretores ou não funcionantes (NF).[3]

Em relação à sua morfologia, os tumores hipofisários são classificados como microadenomas (menos de 10 mm de diâmetro, geralmente circunscritos, menos frequentemente invasivos), e macroadenomas (circunscritos nos limites selares, expansivos ou invasivos) (**Tabela 23.1**).[4] Microadenomas geralmente são diagnosticados pelo quadro clínico decorrente de sua hipersecreção hormonal ou, quando NF, por imagem realizada para outra indicação, como trauma craniano, ou por descoberta em autópsia. Macroadenomas são diagnosticados por hipo ou hipersecreção hormonal quando presentes, ou por manifestações neuro-oftalmológicas e neurológicas. Também podem ser descobertos incidentalmente.

Embora não haja diferenças histológicas, tumores invasivos crescem rápido, levando à erosão selar e à infiltração de estruturas vizinhas, como a dura-máter, esfenoide e seios cavernosos. A morfologia dos tumores hipofisários é avaliada por imagem e confirmada por cirurgia e patologia. Algumas vezes, é difícil avaliar o grau de invasão do tumor, já que adenomas hipofisários não apresentam uma cápsula verdadeira, apenas uma "pseudocápsula" formada por células hipofisárias e a rede de reticulina. Assim, embora a invasão esteja mais associada a macroadenomas, também pode estar presente em microadenomas.

Os resultados da abordagem cirúrgica dependem não somente das habilidades do cirurgião, mas também das características do tumor. Um microadenoma ou um macroadenoma circunscrito tem uma probabilidade maior de cura do que um tumor invasivo. Além disso, tratamentos clínicos eficazes para controle do volume do tumor e controle hormonal tornam-se os tratamentos de primeira linha para tumores hipofisários, especialmente prolactinomas e somatotrofinomas, principalmente para aqueles tumores que não são candidatos à cirurgia. A despeito disso, o tratamento cirúrgico, principalmente por abordagem microcirúrgica ou transfenoidal endoscópica, persiste como o principal tratamento para tumores hipofisários, salvo prolactinomas. Suas indicações para cada tipo de tumor estão descritas nas seções seguintes.

Tumores Hipofisários Secretores

Prolactinomas

Adenomas secretores de PRL são os tumores hipofisários mais prevalentes.[5] Uma análise de 50 séries cirúrgicas, por Gilliam et al.,[6] abrangendo 2.137 microprolactinomas e 2.226 macroprolactinomas encontrou taxas gerais de remissão de 74,7% e 33,9%, respectivamente. Além disso, foi observada recorrência em 18,2% dos microadenomas e 22,8% dos macroadenomas. Portanto, o controle cirúrgico de macroadenomas está longe de ser o ideal. Por outro lado, prolactinomas respondem muito bem a drogas agonistas da dopamina (AD), como bromocriptina e, especialmente, cabergolina; tanto a normalização do PRL quanto a redução do tumor são observados em até 80% dos casos, incluindo os invasivos, cuja cura cirúrgica não é esperada.[5] Além disso, um número significativo de pacientes persiste com níveis normais de PRL sérica após a retirada das drogas AD.[7] Não obstante, o tratamento médico com AD também tem desvantagens, principalmente intolerância e resistência. Portanto, prolactinomas têm as seguintes indicações cirúrgicas:

1. Falha de terapia médica (intolerância/resistência): 20% dos casos.
2. Escolha pessoal do paciente (microprolactinomas).
3. Aumento do tumor durante terapia médica: raro.
4. Apoplexia hipofisária instável: 10% dos casos.
5. Fístula liquórica durante terapia com AD:[8] raro.
6. Herniação de quiasma óptico durante tratamento com AD: raro.
7. Gravidez anterior complicada por expansão do tumor.[9]
8. Aumento sintomático do tumor durante a gravidez que não responda à reinstituição de tratamento com AD.[9]

Acromegalia

Essa doença incapacitante e rara, com prevalência de 38 a 69 casos/milhão de habitantes, é quase, invariavelmente, causada por um adenoma hipofisário secretor de GH.

Tabela 23.2 Modalidades de Tratamento para Acromegalia

- Cirurgia hipofisária
- Tratamento medicamentoso
  - Análogos da somatostatina
  - Agonistas dopaminérgicos
  - Antagonista de receptor GH
- Radioterapia

Cerca de 10% dos casos ocorrem antes da idade adulta, levando ao gigantismo. A expectativa de vida de pacientes com acromegalia é reduzida em cerca de 10 anos, e a mortalidade, principalmente ocasionada por complicações cardiovasculares, é três vezes mais alta do que a da população geral. Assim, é necessária uma abordagem agressiva para normalizar o GH/fator de crescimento semelhante à insulina tipo 1 (IGF-1). Felizmente, muitas modalidades de tratamento estão disponíveis atualmente para acromegalia (**Tabela 23.2**).[10]

Cirurgia, principalmente por via transesfenoidal, permanece o tratamento de primeira linha para acromegalia. As principais vantagens são os resultados imediatos, a possibilidade da cura definitiva e a resolução dos efeitos de compressão tumoral. No entanto, também há desvantagens, como a falta de disponibilidade de cirurgiões habilidosos, maus resultados em tumores grandes/invasivos, o risco de complicações (hipopituitarismo, *diabetes indipidus*, fístula liquórica), a taxa de recorrência de 10%, e riscos anestésicos e cirúrgicos dependentes de comorbidades. Uma análise de quatro séries cirúrgicas importantes abrangendo todos os tipos de adenomas secretores de GH encontrou, conforme esperado, melhores resultados em microadenomas e macroadenomas circunscritos, e controle cirúrgico geral em 57% dos casos (**Tabela 23.3**). Portanto, pacientes com acromegalia que abrigam tumores grandes/invasivos podem ser primariamente tratados com medicamentos, principalmente com os análogos da somatostatina (AS), octreotide LAR e lanreotide autogel,[11] que são capazes de controlar secreção de GH/IGF-1 em aproximadamente 60% dos casos e também levam à redução tumoral em até 80% dos pacientes. Além disso, cirurgia para remoção parcial do tumor pode melhorar a resposta aos AS em casos resistentes.[12] Também AD e o antagonista do receptor de GH Pegvisomant têm lugar no algoritmo do tratamento de acromegalia. Radioterapia, além do longo período de latência requerido para atingir o controle da doença, apresenta alta incidência de complicações (hipopituitarismo, radionecrose, tumores secundários, doença cerebrovascular, distúrbios cognitivos), e atualmente está reservada somente para casos resistentes, invasivos.[13]

Doença de Cushing

Microadenomas secretores de hormônio adrenocorticotrófico (ACTH) são a causa principal da síndrome de Cushing. De forma semelhante à acromegalia, a doença

Tabela 23.3 **Acromegalia: Resultados Cirúrgicos**

Autores	Critérios de Remissão (em ng/mL)	Nº de Pacientes	Microadenomas	Macroadenomas
Laws et al., 2000[18]	GH < 2,5 TTGo < 1,0 IGF-1 Normal	86	88%	65%
Freda et al., 1998[19]	GH < 2,5 TTGo < 2,0 IGF-1 Normal	115	88%	67% (não invasivos) 42% (invasivos)
Shimon et al., 2001[20]	TTGo ≤ 2,0 IGF-1 Normal	98	84%	64% (total) 20% (> 20 mm)
Nomikos et al., 2005[21]	GH < 2,5 TTGo < 1,0 IGF-1 Normal	688	85% (NI) 74% (I)	71% (NI) 8,3% (NIGI) 19,3% (I) 0% (IG)

GH: hormônio do crescimento; TTGo: teste de tolerância à glicose oral com dosagem de hormônio do crescimento; I: invasivo; IG: invasivo gigante; IGF-1: fator de crescimento semelhante à insulina tipo 1; NI: não invasivo; NIGI: não invasivo gigante.

de Cushing está associada a muitas comorbidades e taxa de mortalidade aumentada. Portanto, terapia precoce e eficiente é altamente desejada.[14] A cirurgia hipofisária transesfenoidal é o tratamento de primeira linha. De acordo com as principais séries microcirúrgicas publicadas, ocorre controle da doença em 60 a 80% dos casos (< 15% para macroadenomas), com taxa de recorrência de até 20%.[14] A abordagem endoscópica apresenta resultados comparáveis às melhores abordagens microscópicas. As taxas de recorrência são aparentemente mais baixas, mas é necessário acompanhamento mais longo para confirmar este achado.[15] Além disso, a abordagem endoscópica pode ser uma boa opção a uma nova cirurgia em pacientes com doença de Cushing recorrente ou persistente.[16]

Em casos de insucesso da cirurgia, outras terapias estão disponíveis:

- *Terapia com drogas:* direcionada à hipófise ou às suprarrenais. Muitas drogas estão disponíveis, mas a taxa de sucesso é relativamente baixa, com alta incidência de efeitos colaterais.[14]
- *Radioterapia:* tanto convencional quanto estereotáxica. Com resultados melhores em crianças, a radioterapia apresenta o mesmo problema descrito anteriormente para a acromegalia.
- *Adrenalectomia bilateral:* embora quase sempre curativa, requer glucocorticoides vitalícios e reposição de mineralocorticoide, podendo levar à síndrome de Nelson em um número significativo de pacientes.

Adenomas Hipofisários Clinicamente Não Secretores (Não Funcionantes – NF)

Nesses tumores, nenhum hormônio é secretado em excesso, então, as características clínicas estão relacionadas com o efeito de massa do macroadenoma, incluindo distúrbios visuais, cefaleia, e hipopituitarismo. Tanto micro quanto macroadenomas também podem ser incidentalmente diagnosticados. É indicada cirurgia para descomprimir o tumor, quando presente, ou para evitar futuros efeitos compressivos ou a possibilidade de apoplexia hipofisária.[17] Radioterapia está indicada para prevenir novo crescimento do tumor quando seus remanescentes são significativos, mas possuem os problemas já descritos. Terapia com drogas para tumores NF é um campo emergente, mas ainda apresentando resultados gerais deficientes.[17]

Referências

1. Parent AD, Brown B, Smith EE. Incidental pituitary adenomas: a retrospective study. *Surgery* 1982;92:880-83.
2. Kaltsas GA, Nomikos P, Kontogeorgos G *et al.* Clinical review: diagnosis and management of pituitary carcinomas. *J Clin Endocrinol Metab* 2005;90:3089-99.
3. Osamura RY, Kajiya H, Takei M *et al.* Pathology of the human pituitary adenomas. *Histochem Cell Biol* 2008;130:495-507.
4. Hardy J. Transsphenoidal surgery of hypersecreting pituitary tumors. In: Kolhler G, Ross GT, eds. *Diagnosis and treatment of pituitary tumors.* New York: Elsevier, 1973. p. 179-94.
5. Bronstein MD. Disorders of prolactin secretion and prolactinomas. In: DeGroot LJ, Jameson JL. (Eds.). *Endocrinology.* Philadelphia: Elsevier/Saunders, 2006. p. 485-510.
6. Gillam MP, Molitch ME, Lombardi G *et al.* Advances in the treatment of prolactinomas. *Endocr Rev* 2006;27:485-534.
7. Bronstein MD. Potential for long-term remission of microprolactinoma after withdrawal of dopamine-agonist therapy. *Nat Clin Pract Endocrinol Metab* 2006;2:130-31.
8. Bronstein MD, Musolino NR, Benabou S *et al.* Cerebrospinal fluid rhinorrhea occurring in long-term bromocriptine treatment for macroprolactinomas. *Surg Neurol* 1989;32:346-49.
9. Bronstein MD. Prolactinomas and pregnancy. *Pituitary* 2005;8:31-38.
10. Ben-Shlomo A, Melmed S. Acromegaly. *Endocrinol Metab Clin North Am* 2008;37:101-22, viii.
11. Murray RD, Melmed S. A critical analysis of clinically available somatostatin analog formulations for therapy of acromegaly. *J Clin Endocrinol Metab* 2008;93:2957-68.
12. Jallad RS, Musolino NR, Kodaira S *et al.* Does partial surgical tumour removal influence the response to octreotide-LAR in

acromegalic patients previously resistant to the somatostatin analogue? *Clin Endocrinol (Oxf)* 2007;67:310-15.
13. Jallad RS, Musolino NR, Salgado LR *et al.* Treatment of acromegaly: is there still a place for radiotherapy? *Pituitary* 2007;10:53-59.
14. Pivonello R, De Martino MC, De Leo M *et al.* Cushing's syndrome. *Endocrinol Metab Clin North Am* 2008;37:135-49, ix.
15. Netea-Maier RT, van Lindert EJ, den Heijer M *et al.* Transsphenoidal pituitary surgery via the endoscopic technique: results in 35 consecutive patients with Cushing's disease. *Eur J Endocrinol* 2006;154:675-84.
16. Wagenmakers MA, Netea-Maier RT, van Lindert EJ *et al.* Repeated transsphenoidal pituitary surgery (TS) via the endoscopic technique: a good therapeutic option for recurrent or persistent Cushing's disease (CD). *Clin Endocrinol (Oxf)* 2009;70:274-80.
17. Dekkers OM, Pereira AM, Romijn JA. Treatment and follow-up of clinically nonfunctioning pituitary macroadenomas. *J Clin Endocrinol Metab* 2008;93:3717-26.
18. Laws ER, Vance ML, Thapar K. Pituitary surgery for the management of acromegaly. *Horm Res* 2000;53(Suppl 3):71-75.
19. Freda PU, Wardlaw SL, Post KD. Long-term endocrinological follow-up evaluation in 115 patients who underwent transsphenoidal surgery for acromegaly. *Neurosurg* 1998;89:353-58.
20. Shimon I, Cohen ZR, Ram Z *et al.* Transsphenoidal surgery for acromegaly: endocrinological follow-up of 98 patients. *Neurosurgery* 2001 June;48:1239-43.
21. Nomikos P, Buchfelder M, Fahlbusch R. The outcome of surgery in 668 patients with acromegaly using current criteria of biochemical "cure." *Eur J Endocrinol* 2005;152:379-87.

24 Prós e Contras da Cirurgia da Hipófise

Dharambir S. Sethi ▪ Beng Ti Ang

> **Dicas e Pérolas**
>
> - A abordagem endoscópica transnasal para tumores da hipófise é uma abordagem de equipe multidisciplinar e deve ser feita por neurocirurgiões em conjunto com otorrinolaringologistas.
> - Uma avaliação pré-operatória endocrinológica e radiológica cuidadosa é de máxima importância para avaliar as indicações cirúrgicas e para o sucesso do procedimento cirúrgico.
> - A instrumentação tem um papel importante para a segurança e o sucesso na realização de cirurgia endoscópica da sela túrcica.
> - Atualmente usamos a abordagem transnasal modificada com a remoção da porção mais posterior do septo nasal.
> - Após descongestão nasal, a cirurgia em si é iniciada no lado em que o óstio do seio esfenoidal é mais bem visualizado.
> - O óstio do seio esfenoidal é ampliado inferior e medialmente até o assoalho do seio esfenoidal. Deve-se tomar cuidado para evitar o ramo septal da artéria esfenopalatina, não prosseguir muito inferolateralmente.
> - Por visualização direta e *feedback* tátil, a parte mais fina do assoalho selar é identificada e delicadamente fraturada no ponto de menor resistência.
> - Os limites da remoção do assoalho selar são o plano esfenoidal, superiormente, o clivo inferiormente, e a proeminência carótica, lateralmente.
> - Deve-se tomar cuidado ao remover o assoalho selar sobre o seio intercavernoso para evitar lacerar esta estrutura, que pode sangrar profusamente. Caso isso ocorra, o seio intercavernoso pode ser cauterizado com cautério bipolar.
> - Comece a remover o tumor do assoalho selar, trabalhe na extensão selar em seguida e, finalmente, remova o componente suprasselar, se houver. O diafragma pode descer rapidamente nessa região, dando a impressão de que o tumor foi completamente removido, quando, de fato, bolsas de tumor semissólido ou bolsas onde o tumor estava aderente ao diafragma podem ser deixadas para trás.

■ Introdução

A cirurgia da hipófise é tradicionalmente realizada por neurocirurgiões usando abordagem sublabial, transeptal, transesfenoidal com o uso do microscópio cirúrgico.[1] O microscópio fornece excelente ampliação, visão binocular, e uma boa profundidade de campo, essenciais à remoção do tumor. A cirurgia transfenoidal, comprovadamente, é uma terapia de primeira linha, segura e eficaz para a maioria dos pacientes com lesões selares e suprasselares. É considerada o "padrão ouro" e é, efetivamente, usada por muitos cirurgiões ao redor do mundo. Mais recentemente, desde a descrição de ressecções endonasais de adenomas hipofisários em 3 pacientes por Jankowski (um otorrinolaringologista)[2], houve interesse crescente neste tipo de abordagem. Na última década, a cirurgia endonasal para tumores da hipófise ganhou aceitação mundial.[3-6]

Trabalhando com uma equipe combinada de rinologia-neurocirurgia, realizamos nossa primeira cirurgia endoscópica hipofisária em outubro de 1994. Essa tem sido uma parceria a longo prazo; cerca de 500 tumores da hipófise foram operados usando técnicas endonasais diretas.

Nossa abordagem inicial foi transeptal.[7] Embora os resultados fossem encorajadores, a abordagem transeptal tinha suas limitações. Uma das principais limitações era ter que trabalhar através da criação de um túnel estreito elevando *flaps* mucopericondrais sobre o septo nasal. Embora a visualização não fosse comprometida, a instrumentação com frequência era difícil, particularmente quando a situação requeria que dois cirurgiões trabalhassem removendo o tumor.

Para superar essas limitações, modificamos nossa abordagem para uma abordagem transfenoidal endonasal direta, evitando uma septoplastia e suas complicações inerentes. Essa abordagem possibilita que dois cirurgiões trabalhem por uma via transnasal comum usando ambas as mãos e, às vezes, tendo quatro instrumentos no campo operatório.[8,9]

Este capítulo traz dicas clínicas úteis e indicadores para os médicos que estão se aventurando na cirurgia hipofisária endonasal.[10-15]

■ Trabalhando como uma Equipe Multidisciplinar

Desde a introdução da cirurgia endoscópica de seio paranasal há quase 25 anos, otorrinolaringologistas são treinados e se tornaram experientes neste tipo de cirurgia de seio endonasal e abordagens endonasais ao seio esfenoidal. Essa experiência acumulada de otorrinolaringologistas treinados em endoscópio pode ser utilizada por neurocirurgiões ao prover acesso endonasal ao seio esfenoidal e ao assoalho selar. Os principais papéis dos otorrinolaringologistas durante a cirurgia são fornecer acesso relativamente sem sangue e desimpedido ao seio esfenoidal por meio de uma ampla esfenotomia de linha média e auxiliar o neurocirurgião na remoção do tumor.

Embora seja possível para um único cirurgião realizar essa cirurgia, uma abordagem em equipe é preferível. Uma vez que a abordagem inicial esteja completa, tanto o neurocirurgião quanto o otorrinolaringologista podem trabalhar juntos pelo restante do procedimento. Em algumas situações é importante que os dois trabalhem juntos, com o otorrinolaringologista segurando o endoscópio e fornecendo manipulação manual do endoscópio para otimizar a visualização, particularmente próximo ao final do procedimento quando os endoscópios angulados são usados e o campo de visão está constantemente mudando.

Indicações para Cirurgia

A cirurgia endoscópica transfenoidal-transnasal para tumores da hipófise é indicada tanto para adenomas hipofisários ativos quanto para adenomas da hipófise não funcionantes. As indicações para a cirurgia incluem todos os tumores não secretores e a maioria dos tumores hipofisários secretores, exceto pelos prolactinomas, que geralmente são bem controlados por terapia clínica com agonistas de dopamina.[16]

Avaliação Pré e Perioperatória

Todos os pacientes programados para cirurgia da hipófise devem ser submetidos à avaliação radiológica, avaliação endocrinológica e testes de campo visual no pré e pós-operatório. Um exame endoscópico nasal pré-operatório realizado pelo otorrinolaringologista também deve ser parte da rotina de avaliação pré-operatória para pacientes que serão submetidos a essa cirurgia. Desenvolvemos, em nossa instituição, um "guia da cirurgia hipofisária" para pacientes submetidos a esta operação. Isso é para garantir estreita conformidade de administração perioperatória por todos os especialistas.

Estudos de Imaginologia

Embora tanto a tomografia computadorizada (TC) quanto a ressonância magnética (RM) sejam usadas para realizar imagens da hipófise, a RM tornou-se a modalidade preferida. A varredura com RM da região da hipófise envolvendo cortes finos e reconstrução sagital e coronal é o método padrão de imaginologia para doenças na hipófise.[17] Avaliação radiológica também deve incluir varreduras por TC do nariz, seios paranasais e sela túrcica. Varreduras por TC são úteis para estudar a anatomia óssea; além disso, lesões calcificadas, como craniofaringiomas, podem ser mais facilmente identificadas com TC. Varreduras por TC também são uma alternativa útil para a RM em pacientes que são claustrofóbicos e não conseguem tolerar um estudo de RM. A extensão da pneumatização do esfenoide, dominância esfenoidal, septos internos dos seios e sua terminação no nervo óptico ou na artéria carótida interna são considerações anatômicas importantes ao planejar a abordagem transesfenoidal.

Embora uma varredura convencional com RM da fossa hipofisária forneça informações sobre a localização, o tamanho, os limites da lesão e seu relacionamento com as estruturas adjacentes, a predição da consistência dos macroadenomas é controversa.[18-20] A predição da consistência dos tumores hipofisários com difusão por RM foi relatada recentemente.[21]

Teste de Campo Visual

A deterioração progressiva de campos visuais é, com frequência, o principal critério neurológico sobre o qual as decisões cirúrgicas são baseadas. As avaliações de campo visual de Humphrey e Goldman são úteis mesmo se parecer não haver contato entre o trato óptico e a massa da hipófise, porque os defeitos de campo podem refletir em um impacto prévio, desvio vascular potencial ou deslocamento do quiasma seguido de descompressão.

Avaliação Endocrinológica

O manejo endocrinológico perioperatório de um paciente que está sendo submetido à cirurgia hipofisária pode variar dependendo do tamanho da lesão na hipófise, do tipo de lesão, da abordagem cirúrgica (transesfenoidal, craniotomia) e da função endócrina pré-operatória.

Avaliação Otorrinolaringológica

Um exame endoscópico nasal pré-operatório para excluir qualquer rinossinusite aguda é realizado pelo otorrinolaringologista. Endoscopia nasal pré-operatória também fornece informação útil sobre a anatomia nasal, como hipetrofia de conchas inferiores, concha bolhosa, ou desvio septal visível que pode necessitar de uma septoplastia para acesso ao seio esfenoidal. O tratamento pré-operatório de infecções nasossinusais, até que haja remissão completa, é essencial. Antibióticos profiláticos perioperatórios são rotineiramente usados.

Estabelecendo o Ambiente Correto

Um dos pré-requisitos mais importantes da cirurgia da hipófise endonasal é ter um bom sistema de câmeras de vídeo, instrumentos de cirurgia de seios paranasais e neurocirúrgicos, um neuroanestesiologista dedicado e membros assistentes de enfermagem que tenham sido especialmente treinados para esse tipo de cirurgia. Neuronavegação e RM intraoperatórias não são necessidade absoluta, mas são empregadas em várias instituições como adjuntos para maximizar a ressecção e também em abordagens endonasais expandidas.

Ambiente Operatório

O *Digital Endoscopic Video Camera System* (Karl Storz Endoscopy, Flandres, Holanda) é colocado na extremidade cefálica da mesa a fim de possibilitar que ambos os cirurgiões visualizem a cirurgia no monitor de vídeo. O neuroanestesista posiciona-se na porção caudal da mesa cirúrgica. A enfermeira e o carrinho de instrumentos estão na extremidade cefálica esquerda. Estudos de imaginologia são exibidos para referência intraoperatória. O otorrinolaringologista fica no lado direito da mesa cirúrgica e o neurocirurgião no lado esquerdo.

A câmera digital de vídeo é presa ao telescópio e todo o procedimento é monitorado em um monitor de tela plana de 19 polegadas com transistor de filme fino (TFT). A documentação em vídeo do procedimento cirúrgico é feita, rotineiramente, em um gravador de vídeo. Um dispositivo motorizado de dissecção de seio é usado para esfenotomia. Usamos um microdesbridador desenvolvido pela Medtronic (Jacksonville, FL). Uma ponteira de 4 mm com uma haste externa serrilhada é usada para dissecção da mucosa.

Técnica Cirúrgica

Posicionamento e Preparação do Paciente

A cavidade nasal é descongestionada colocando-se dois tampões embebidos em 4% de cocaína em cada lado aproximadamente 20 minutos antes da indução. O paciente é colocado sob anestesia geral e são administrados antibióticos, glicocorticoides e anti-histamínicos. Rotineiramente usamos cefazolina (2 g intravenosa), dexametasona (10 mg intravenosa) e difenidramina (50 mg intravenosa). Intubação orotraqueal é usada seguida de um tampão faríngeo. Um cateter de Foley urinário é rotineiramente inserido para monitorar a diurese intra e pós-operatória. A cabeça do paciente é colocada em uma almofada em forma de ferradura ligeiramente estendida, e virada também ligeiramente para a direita. A cabeça é elevada cerca de 30 graus acima do coração para facilitar a drenagem venosa. Soluções antissépticas (como Povidine) são aplicadas no nariz e na boca, e a área é delimitada com toalhas estéreis e *steri-drape*. O abdome inferior tem o campo cirúrgico preparado e delimitado para obter tecido adiposo, se necessário.

Preparação Nasal

Os tampões que tinham sido colocados na cavidade nasal, anteriormente, são removidos e descartados. A cavidade nasal é novamente descongestionada com aplicação tópica de cocaína. Tampões estéreis embebidos em 4% de cocaína são colocados endoscopicamente no recesso esfenoetmoidal, bilateralmente. Demorando aproximadamente 10 minutos para descongestionar, os tampões são removidos e o recesso esfenoetmoidal é infiltrado bilateralmente, com 1% de lidocaína com 1:80.000 de epinefrina. Uma agulha 21 utilizada em raquianestesia é usada para infiltração da parede anterior do esfenoide, forame esfenopalatino e a parte posterior do septo nasal.

Endoscopia Nasal e Identificação do Óstio Esfenoidal

Após o nariz ter sido adequadamente descongestionado, um exame endoscópico é realizado utilizando um endoscópio de 0 ou 30 graus (Endoscopia Karl Storz). Os óstios dos seios esfenoidais são identificados bilateralmente. O óstio fica exatamente acima do recesso esfenoetmoidal, aproximadamente 1,5 cm acima da coana. A forma e o tamanho do óstio esfenoidal podem variar, mas sua localização é quase constante. Algumas vezes, o óstio do seio esfenoidal está coberto pela concha nasal suprema, que pode ser gentilmente lateralizada ou ressecada se necessário. Raramente, em uma situação onde o óstio esfenoidal pode ser identificado, a entrada no seio pode ser obtida usando um instrumento sem corte ou ponta de sucção para exercer pressão de controle sobre a parede anterior no ponto de menor resistência.

Esfenotomia na Linha Média

A cirurgia é iniciada no lado em que o óstio do seio esfenoidal é mais bem visualizado. Na maioria das vezes, começamos no lado direito. O microdesbridador *tricut* de 4 mm é usado para desbridar a mucosa no recesso esfenoetmoidal ao redor do óstio do esfenoide, tomando cuidado para não traumatizar a mucosa das conchas nasais superiores. A lâmina serrilhada do microdesbridador é direcionada medialmente e a bainha externa, lateralmente, protegendo a mucosa da concha nasal superior. O óstio do seio esfenoidal é alargado inferior e medialmente em direção ao assoalho do seio esfenoidal. Toma-se cuidado para evitar o ramo septal da artéria esfenopalatina, não se devendo ir tão inferolateralmente. Sangramento brusco pode ocorrer, se o ramo septal da artéria esfenopalatina for encontrado. Isso pode ser controlado cauterizando o vaso com cautério bipolar. Na rara situação onde o sangramento não puder ser controlado, pode ser necessário expor e ligar a artéria esfenopalatina no forame esfenopalatino, que está localizado no meato superior exatamente posterior à concha nasal média. A maioria dos cirurgiões que realizam cirurgia endoscópica de seios paranasais está familiarizada com a técnica.

Se o osso do rostro esfenoidal for espesso, um fórceps Kerrison de 2 mm voltado para cima ou para baixo pode ser usado para estender a esfenotomia. Algumas vezes, utiliza-se um osteótomo ou uma broca para remover o rostro esfenoidal.

A mucosa é desbridada a partir da parte posterior do vômer e do rostro esfenoidal. A esfenotomia é estendida para a área contralateral, deslocando a conexão do vômer a partir do rostro esfenoidal. O óstio do esfenoide contralateral é identificado e a esfenotomia estendida até a concha nasal superior contralateral, por remoção do rostro esfenoidal. O rostro esfenoidal é removido com um fórceps septal forte. Uma ampla esfenotomia que se estende superiormente para o assoalho do esfenoidal, inferiormente para o assoalho do seio esfenoidal, e lateralmente para a concha nasal superior em ambos os lados é realizada.

Remoção do Septo Nasal Posterior

Cerca de 1 cm da parte posterior do vômer é removida com uma pinça de corte retrógrada para facilitar a introdução de instrumentos em ambas as narinas. Essa etapa permite uma visualização panorâmica do seio esfenoidal e possibilita que os dois cirurgiões usem ambas as mãos para

24 Prós e Contras da Cirurgia da Hipófise 237

introduzir até quatro instrumentos separados, dois através de cada narina. O acesso ao seio esfenoidal é completo. Para um acesso muito amplo, necessário em alguns pacientes com grandes tumores que requerem uma abordagem estendida, todo o septo nasal ósseo posterior pode ser removido para facilitar a instrumentação.

Desse ponto em diante, o neurocirurgião e o otorrinolaringologista trabalham como uma equipe. O otorrinolaringologista manipula o endoscópio e auxilia o neurocirurgião na remoção do tumor.

Identificando os Marcos do Seio Esfenoidal

O seio esfenoidal é, em seguida, examinado com endoscópios de 4 mm de 0, 30 e 70 graus, e marcos anatômicos inter-

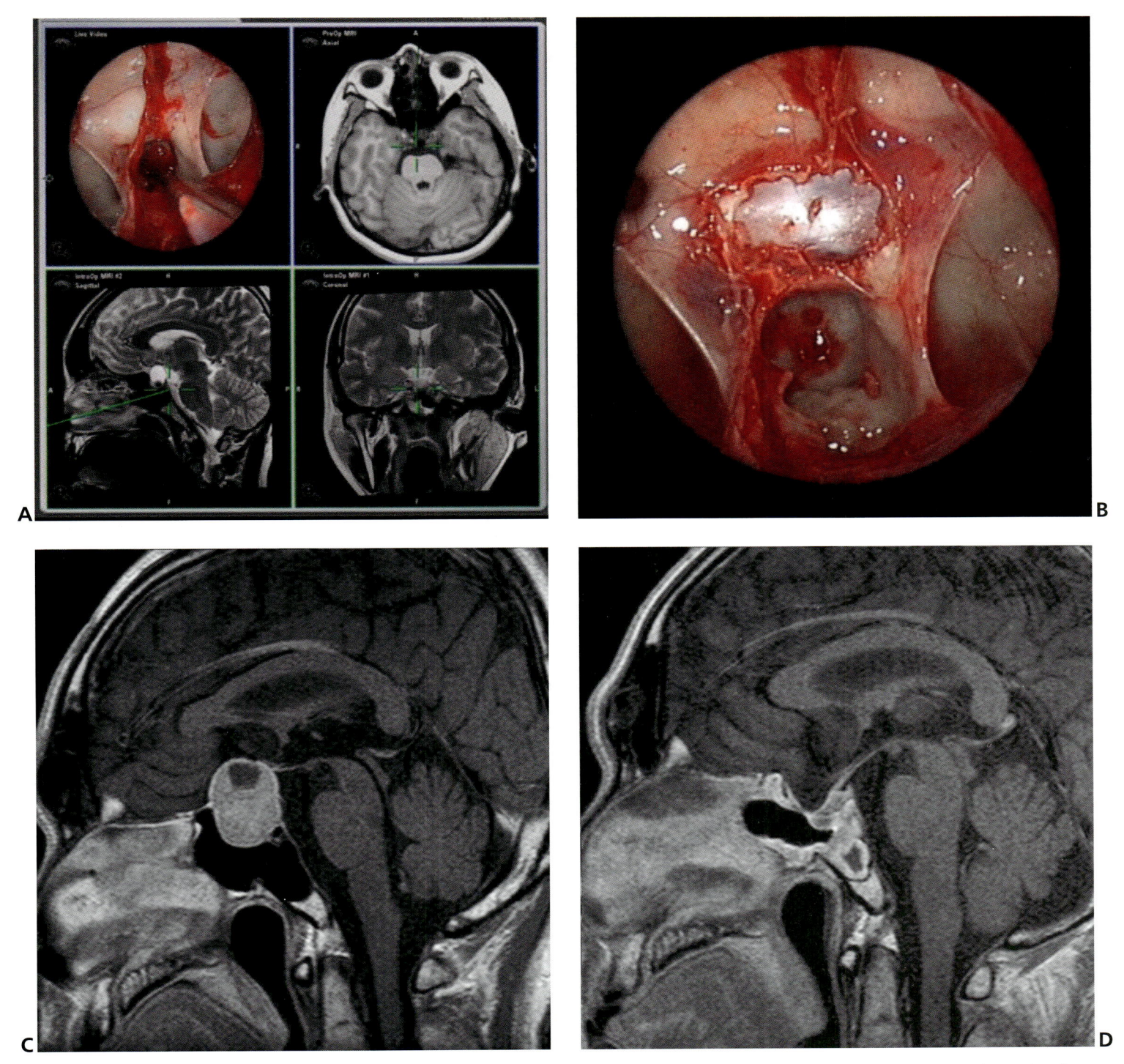

Fig. 24.1 (**A**) Imagem endoscópica mostrando o interior do seio esfenoidal com uma perspectiva da protuberância do assoalho selar ósseo dentro do seio esfenoidal e a presença dos septos intersinusais. Neuronavegação adjuntiva também é demonstrada onde a posição da ponta da sonda é exibida em imagens de ressonância magnética ponderadas em T2 sagitais, coronais e axiais. (**B**) O assoalho selar ósseo foi removido e a dura selar está exposta. O plano esfenoidal e as proeminências do nervo óptico podem ser visualizados superiores à sela, e os septos intersinusais podem ser vistos inserindo-se nas proeminências caróticas em ambos os lados do recesso clival. (**C**, **D**) Imagens de ressonância magnética ponderadas em T2 pré e pós-operatórias, respectivamente, detalhando a extensão da ressecção.

nos importantes são observados (Fig. 4.1). De particular importância são as estruturas na parede lateral. A proeminência carótica, proeminência óptica, e recesso óptico-carótico podem ser melhor identificados quando o seio esfenoidal está bem pneumatizado. Sobre o recesso lateral de um seio esfenoidal bem pneumatizado, o segundo ramo do nervo trigêmeo (V2) e o canal do vidiano podem ser identificados superolateralmente e inferomedialmente, respectivamente.

Na parede posterior, o tubérculo selar, a parede anterior da sela e o clivo são identificados. A localização dos septos intersinusais, se houver, é observada. Se esses septos tiverem que ser removidos, deve ser exercido cuidado extremo, já que eles, com frequência, terminam no canal carótico ou no canal óptico. É seguro usar instrumentos cortantes para remover esses septos. Avulsão não elaborada dos septos com instrumentos não cortantes pode causar fratura do osso fino sobrejacente ao seio cavernoso ou ao nervo óptico, com hematoma resultante, sangramento intratável, ou mesmo cegueira. Também se deve tomar cuidado para não retirar a mucosa do seio esfenoidal, já que isso pode resultar em sangramento considerável.

Assim que tenha sido obtida uma visualização panorâmica de todo o seio esfenoidal e dos marcos cirúrgicos, o acesso à sela túrcica estará completo.

Os maiores marcos para identificação adequada do assoalho selar são o plano esfenoidal acima, o clivo abaixo, e as proeminências caróticas, bilateralmente.

Abertura do Assoalho Selar

Uma vez que o assoalho selar tenha sido identificado, a mucosa sobre o assoalho selar é cauterizada com cautério bipolar para expor o osso subjacente. A extensão da remoção do assoalho selar varia dependendo do tamanho e da localização da patologia. A espessura do assoalho selar pode ser avaliada por palpação delicada com um instrumento como um *ball probe*. Por visualização direta e *feedback* tátil, a parte mais fina do assoalho selar é identificada e delicadamente fraturada no ponto de menor resistência. Um plano é desenvolvido entre a dura-máter e o assoalho selar, com um gancho de ângulo direito. Um perfurador de Kerrison de 1 mm ou uma cureta podem ser usados para, delicadamente, remover o assoalho selar, expondo a dura-máter. Os limites da remoção do assoalho selar são o plano esfenoidal superiormente, o clivo inferiormente, e a proeminência carótica, lateralmente.

Se a parede anterior do assoalho selar for espessa, uma broca diamantada de alta velocidade sob irrigação constante pode ser usada para afinar o assoalho selar até um ponto em que a dura-máter possa ser visualizada, fazendo passar uma tonalidade azulada através do assoalho selar afinado.

Deve-se tomar cuidado ao remover o assoalho selar sobre o seio intercavernoso para evitar lacerar essa estrutura, que pode sangrar profusamente. Caso isso ocorra, o seio intercavernoso pode ser cauterizado com cautério bipolar.

Incisão da Dura-Máter

Um cautério bipolar é usado para hemostasia sobre a dura-máter antes de realizar uma incisão nesta. A incisão pode ser feita usando um bisturi angulado (foice) ou um bisturi com uma lâmina retrátil ou tesoura jacaré com ângulo de 45 graus. O tipo de incisão feita sobre a dura-máter pode variar dependendo da preferência do cirurgião, do tipo e do tamanho do tumor, e da exposição necessária para remover o tumor. Incisões podem ser verticais, horizontais, em cruz e diagonais, ou feitas na forma de um retalho refletido inferiormente. Toma-se cuidado para não estender o segmento vertical da incisão muito superiormente, de forma a não encontrar o espaço subaracnóideo ou o seio venoso intercavernoso anterior. A extensão lateral da incisão horizontal é limitada pelo seio cavernoso em ambos os lados e deve ser exercido grande cuidado para evitar a artéria carótida nos cantos laterais distantes da exposição. Cortar a dura-máter na diagonal de canto a canto fornece uma abertura mais ampla do que uma incisão em cruz. A folha superior da dura-máter pode ser cortada mais profundamente na linha média se for necessária exposição sobre a parte superior da glândula.

Remoção do Tumor

A saída do tumor depende da consistência do conteúdo do tumor. Um tumor cístico se descomprime rapidamente. Grandes tumores gelatinosos ou semissólidos geralmente estão sob pressão e descomprimem ao cortar a cápsula do tumor. Uma vez que quantidade suficiente de tecido tumoral tenha sido retirada para análise histológica, o tumor é removido usando uma combinação de curetas com anéis sem corte e fórceps hipofisários. O otorrinolaringologista e o neurocirurgião trabalham em conjunto nesse ponto. Enquanto um cirurgião remove o tumor com uma cureta em forma de anel, o outro fornece sucção contínua, possibilitando remoção rápida. Uma abordagem sistemática ao remover o tumor é útil. Comece a remover o tumor a partir do assoalho, então trabalhe na lateral em seguida e, finalmente remova o componente suprasselar, se houver. Com frequência o tumor descomprime rapidamente em áreas onde é cístico ou gelatinoso. O diafragma pode descer rapidamente nessa região, dando a impressão de que o tumor foi completamente removido, quando, de fato, as bolsas onde o tumor estava aderente ao diafragma podem ser deixados para trás. Portanto, é útil tentar controlar a descida do diafragma removendo sistematicamente o tumor.

É extremamente importante ser delicado enquanto estiver trabalhando no espaço lateral da sela, já que a camada medial do seio cavernoso pode ser extremamente fina. Sangramento arterial foi relatado em razão de uma lesão na artéria carótida, mas também pode surgir de uma laceração no ramo arterial da carótida, como na artéria hipofisária inferior ou por avulsão de uma pequena artéria capsular a partir da artéria carótida.[13] Curetas sem corte devem ser usadas, já que a aracnoide pode ser extremamente fina e pode resultar vazamento de líquido cefalorraquidiano (LCR) mesmo com manipulação delicada. Se o diafragma descer de forma desigual, pode haver uma bolsa de tumor deixada para trás. Nessa situação, é útil ao cirurgião retrair delicadamente o diafragma para possibilitar visualização e remoção do tumor retido pelo outro cirurgião.

Inspeção Endoscópica da Cavidade Selar

Uma vez que o tumor tenha sido removido, um endoscópio de 4 mm em ângulo de 30, 45 ou 70 graus é usado para visualizar a cavidade selar e a cisterna suprasselar, para se certificar de que não haja tumor residual. Visualização lateral com endoscópios angulados possibilita a exploração da parede medial do seio cavernoso. A extensão na qual estruturas neurovasculares no seio cavernosos são envoltas pela patologia deve ser cuidadosamente avaliada. Embora o envolvimento não seja uma contraindicação a essa abordagem, os cirurgiões devem decidir se conseguem remover, de forma segura, o tumor para fora da artéria carótida, e devem considerar a possibilidade de radiocirurgia e radiação fracionada para controlar o crescimento de tumor residual não removível. Em alguns casos, o que parece ser envolvimento de um vaso pelo tumor na varredura por RM pré-operatória acaba representando um vaso correndo ao longo da cápsula do tumor, que pode estar separada por um excelente plano aracnóideo.

Hemostasia Selar

Assim que o tumor tiver sido completamente removido, sangramentos menores na sela são controlados com tampões por cerca de 5 minutos. Ao serem removidos os tampões, a sela é mais uma vez examinada endoscopicamente e qualquer sangramento localizado é controlado com colocação de Surgicel (Johnson & Johnson, New Brunswick, NJ) sobre a área. Na situação onde o sangramento da sela persistir apesar das medidas acima, pode ser controlado com aplicação de matriz hemostática de trombina-gelatina [22] (FloSeal-Baxter International, Deerfield, IL).

Conduta da Fístula do Líquido Cefalorraquidiano

Caso uma fístula liquórica seja identificada no intraoperatório, o defeito é fechado com gordura abdominal e selado com matriz de fibrina (Tisseel; Baxter International). Em nossa prática, para a abordagem transfenoidal padrão de lesões na hipófise, dreno lombar não é rotineiramente colocado para fístulas intraoperatórias.

Hemostasia Nasal

Quando a cirurgia estiver concluída, é garantida hemostasia nasal. Qualquer sangramento de mucosa ou sangramento do ramo septal da artéria esfenopalatina por menor que seja, (AEP) deve ser controlado com cautério bipolar. Se o sangramento do ramo septal da AEP for persistente, pode ser necessário expor a AEP no forame esfenopalatino e ligar o vaso aplicando grampos arteriais.

Tamponamentos Nasais

Para facilitar cicatrização mucosa pós-operatória, certifique-se de que o osso do rostro esfenoidal não esteja exposto e que esteja adequadamente coberto pela mucosa. Merocel (MedtronicXomed Surgical Products, Jackonsville, FL) nasal de 8 cm é colocado na cavidade nasal em ambos os lados e hidratado com solução salina para expandir. Eles são removidos após 24 horas.

Modificações da Técnica

A técnica descrita acima é usada para a maioria das lesões confinadas à sela túrcica. No entanto, modificações na abordagem podem ser necessárias em certas situações onde é considerável a extensão da lesão selar através do diafragma, dentro da cisterna suprasselar. A remoção do tubérculo selar e parte do plano esfenoidal é necessária nesses casos para visualizar e remover o tumor da cisterna suprasselar.

Para acesso mais amplo ao seio esfenoidal e exposição mais ampla do plano esfenoidal, a abordagem pode ser combinada com etmoidectomias bilaterais e remoção de todo o septo nasal ósseo posterior. A ampla exposição do esfenoide e da base do crânio fornece excelente acesso ao plano esfenoidal e ao tubérculo selar. Com essa exposição, a remoção do assoalho selar pode ser estendida superiormente para remover o tubérculo selar e parte do plano esfenoidal. Uma incisão na dura-máter fornece excelente visualização da cisterna suprasselar, possibilitando remoção mais completa das lesões selares que se estendem através do diafragma selar para a cisterna suprasselar. A abordagem também pode ser usada para algumas lesões puramente suprasselares pré e pós-quiasmáticas que ficam acima de uma sela de tamanho normal. Essa abordagem transesfenoidal endoscopicamente estendida à cisterna suprasselar foi relatada por diversos autores.[23-25]

■ Cuidado Pós-Operatório

Quando a cirurgia estiver finalizada, o paciente é extubado e trazido para a sala de recuperação onde os sinais vitais do paciente são monitorados. Nas próximas 24 horas o paciente é monitorado na unidade de tratamento intensivo neurológico, particularmente para verificar *diabetes indipidus* e deterioração visual. O nível de cortisol matinal em jejum é obtido na manhã do segundo dia de pós-operatório, e é iniciada reposição de cortisol somente se o nível for anormalmente baixo. O tamponamento nasal é removido no primeiro dia de pós-operatório. Se não tiver sido colocado nenhum dreno lombar, os pacientes podem deambular no segundo dia de pós-operatório e podem ter alta no terceiro dia de pós-operatório, ou assim que estejam andando e comendo bem. Durante o período pós-operatório, o paciente é monitorado para verificar qualquer vazamento de LCR, ou sintomas e sinais de meningite ou qualquer hemorragia. Antibióticos e analgésicos são prescritos rotineiramente. O paciente é examinado logo após a remoção dos tampões. Quaisquer coágulos de sangue na cavidade nasal são aspirados sob orientação endoscópica.[26-28]

A primeira visita ao consultório é agendada para uma semana após a cirurgia. Após aplicação de 4% de cocaína tópica, os coágulos de sangue são endoscopicamente removidos da cavidade nasal e do seio esfenoidal. A sela é cuidadosamente examinada para verificar se há qualquer sangramento ou vazamento de LCR. O paciente é visto pelo otorrinolaringologista uma vez por semana nas primeiras três semanas, seguidas por mais duas consultas em intervalos de 3 semanas. A cura geralmente leva de 3 a 6 semanas. Consultas posteriores são agendadas conforme necessário. Acompanhamento pós-operatório também é fornecido por endocrinologista, oftalmologista e neurocirurgião.

■ Conclusão

A abordagem endoscópica transesfenoidal é o método mais direto e menos invasivo para atingir o assoalho selar e agora é amplamente aceita na maior parte das instituições ao redor do mundo. No entanto, enfatizamos que o conhecimento detalhado da anatomia cirúrgica e das técnicas endoscópicas é essencial antes de realizar essa cirurgia. A cirurgia deve sempre ser realizada com um neurocirurgião e somente por cirurgiões com experiência significativa, tanto em cirurgia transesfenoidal quanto endoscópica, preferivelmente após considerável prática em cadáveres. Com a experiência, a técnica pode ser usada para lesões que se estendem até a cisterna suprasselar ou localizadas puramente na cisterna suprasselar com uma sela intacta.

Essa cirurgia não somente é uma parceria entre o neurocirurgião e o otorrinolaringologista, mas também deve ser uma parceria entre todos os especialistas envolvidos na administração de tumores da hipófise.

Referências

1. Hardy J. Transsphenoidal hypophysectomy. *J Neurosurg* 1971;34:582-94.
2. Jankowski R, Auque J, Simon C et al. Endoscopic pituitary tumor surgery. *Laryngoscope* 1992;102:198-202.
3. Jho HD, Carrau RL. Endoscopic endonasal transsphenoidal surgery: experience with 50 patients. *J Neurosurg* 1997;87:44-51.
4. Nasseri SS, Kasperbauer JL, Strome SE et al. Endoscopic transnasal pituitary surgery: report on 180 cases. *Am J Rhinol* 2001;15:281-87.
5. Cappabianca P, Alfieri A, de Oivitiis F. Endoscopic endonasal transsphenoidal approach to the sella: towards functional endoscopic pituitary surgery (FEPS). *Minim Invasive Neurosurg* 1998;41:66-73.
6. Sethi DS, Stanley RE, Pillay PK. Endoscopic anatomy of the sphenoid sinus and sella turcica. *J Laryngol Otol* 1995;109:951-55.
7. Sethi DS, Pillay PK. Endoscopic surgery for pituitary tumors. *Op Tech Otolaryngol Head Neck Surg* 1996;7:264-68.
8. Sethi DS, Leong JL. Endoscopic pituitary surgery. *Otolaryngol Clin North Am* 2006;39:563-83.
9. Sethi DS, Kumar K. Endoscopic pituitary surgery. *Op Tech Otolaryngol Head Neck Surg* 2006;18:57-64.
10. Fujii K, Chambers SM, Rhoton Jr AL. Neurovascular relationships of the sphenoid sinus. A microsurgical study. *J Neurosurg* 1979;50:31-39.
11. Renn WH, Rhoton Jr AL. Microsurgical anatomy of the sellar region. *J Neurosurg* 1975;43:288-98.
12. Jho HD, Ha HG. Endoscopic endonasal skull base surgery: Part 1—The midline anterior fossa skull base. *Minim Invasive Neurosurg* 2004;47:1-8.
13. Rhoton Jr AL. Anatomy of the pituitary gland and sellar region. In: Thapar K, Kovacs K, Scheithauer BW et al. (Eds.). *Diagnosis and management of pituitary tumors.* Totowa, NJ: Humana, 2000. p. 13-40.
14. Laws Jr ER, Kern EB. Complications of trans-sphenoidal surgery. *Clin Neurosurg* 1976;23:401-16.
15. Rhoton Jr AL, Hardy DG, Chambers SM. Microsurgical anatomy and dissection of the sphenoid bone, cavernous sinus and sellar region. *Surg Neurol* 1979;12:63-104.
16. Molitch ME. Medical treatment of prolactinomas. *Endocrinol Metab Clin North Am* 1999;28:143-69, vii.
17. Elster AD. Modern imaging of the pituitary. *Radiology* 1993;187:1-14.
18. Naganuma H, Satoh E, Nukui H. Technical considerations of transsphenoidal removal of fibrous pituitary adenomas and evaluation of collagen content and subtype in the adenomas. *Neurol Med Chir (Tokyo)* 2002;42:202-12, discussion 213.
19. Iuchi T, Saeki N, Tanaka M et al. MRI prediction of fibrous pituitary adenomas. *Acta Neurochir (Wien)* 1998;140:779-86.
20. Chakrabortty S, Oi S, Yamaguchi M et al. Growth hormone-producing pituitary adenomas: MR characteristics and pre-and postoperative evaluation. *Neurol Med Chir (Tokyo)* 1993;33:81-85.
21. Pierallini A, Caramia F, Falcone C et al. Pituitary macroadenomas: preoperative evaluation of consistency with diffusion-weighted MR imaging initial experience. *Radiology* 2006;239:223-31.
22. Ellegala DB, Maartens NF, Laws Jr ER. Use of FloSeal hemostatic sealant in transsphenoidal pituitary surgery: technical note. *Neurosurgery* 2002;51:513-15, discussion 515-16.
23. Schwartz TH, Anand VK. The endoscopic endonasal transsphenoidal approach to the suprasellar cistern. *Clin Neurosurg* 2007;54:226-35.
24. de Divitiis E, Cavallo LM, Cappabianca P et al. Extended endoscopic endonasal transsphenoidal approach for the removal of supra-sellar tumors: Part 2. *Neurosurgery* 2007;60:46-58, discussion 58-59.
25. Laufer I, Anand VK, Schwartz TH. Endoscopic, endonasal extended transsphenoidal, transplanum transtuberculum approach for resection of suprasellar lesions. *J Neurosurg* 2007;106:400-6.
26. Black PM, Zervas NT, Candia GL. Incidence and management of complications of transsphenoidal operation for pituitary adenomas. *Neurosurgery* 1987;20:920-24.
27. Wilson CB, Dempsey LC. Transsphenoidal microsurgical removal of 250 pituitary adenomas. *J Neurosurg* 1978;48:13-22.
28. Cappabianca P, Cavallo LM, Valente V et al. Sellar repair with fibrin sealant and collagen fleece after endoscopic endonasal transsphenoidal surgery. *Surg Neurol* 2004;62:227-33, discussion 233.

25 Cirurgia Transnasal Endoscópica da Hipófise

**Aldo Cassol Stamm ▪ Eduardo Vellutini ▪ Daniel Timperley
Leonardo Balsalobre**

Dicas e Pérolas

- Uma esfenoidotomia ampla melhora a visualização e a orientação, bem como permite que dois cirurgiões operem simultaneamente sem um grande número de instrumentos.
- A preservação da mucosa esfenoidal reduz o sangramento proveniente do osso exposto e oferece uma opção reconstrutiva simples.
- A ampla ressecção óssea selar permite a visualização no interior da sela, bem como o uso da técnica de dois cirurgiões, facilitando a dissecção capsular em lugar da curetagem sem visão adequada.
- Uma grande abertura dural quadrangular também facilita o acesso e a visualização.
- O endoscópio de 45 graus é útil para confirmar a remoção do tumor, em especial lateralmente.
- Nos macroadenomas, a aracnoide do diafragma é o limite da ressecção e o indicativo da remoção radical.
- A dissecção capsular facilita a completa remoção tumoral com preservação do tecido glandular normal.

Introdução

A cirurgia endoscópica da hipófise (CEH) é uma técnica bem estabelecida para o tratamento de tumores selares, especialmente os adenomas hipofisários. Ela oferece algumas vantagens quando comparada às abordagens microscópicas, como a janela de visão próxima da anatomia relevante, um ângulo de trabalho ampliado e maior visão panorâmica dentro da área cirúrgica.[1-4]

Vários estudos, incluindo uma ampla visão sistemática, mostram que a CEH diminui o tempo de cirurgia, o uso de drenos lombares, o risco de *diabetes insipidus*, a permanência hospitalar, o desconforto do paciente e as complicações rinológicas.[1-6]

O acesso à hipófise através da cavidade nasal e do seio esfenoidal tem sido, desde o século passado, uma alternativa atrativa, tendo sido descritas várias abordagens cirúrgicas. Este capítulo discute técnicas que podem melhorar os resultados da cirurgia da hipófise, com remoção mais radical, descompressão do quiasma óptico e melhores resultados endocrinológicos.

A cirurgia da hipófise pode ser dividida em estágios nasal, selar e reconstrutivo. O estágio nasal dá acesso ao seio esfenoidal por meio de várias abordagens e é discutido em mais profundidade no Capítulo 14. O estágio selar é o principal foco deste capítulo, e as opções reconstrutivas serão discutidas de forma breve.

Estágio Nasal

A adequada exposição do seio esfenoidal é essencial. Além de maximizar a extensão lateral da esfenotomia, é importante expor o assoalho do seio para que se tenha acesso à porção inferior da sela. A vista panorâmica grande angular, possível com a utilização do endoscópio, permite a visualização de pontos de referência anatômicos, o que ajuda a orientação cirúrgica (**Fig. 25.1**). A ampla abertura para dentro do esfenoide também facilita a utilização de diversos instrumentos, simultaneamente, por dois cirurgiões, permitindo a dissecção capsular e melhorando a capacidade de controle de eventuais sangramentos. Pequenas aberturas restringem tanto a visualização como o número de instrumentos que podem ser usados simultaneamente, resultando na dependência de técnicas de curetagem sem visão direta com limitada capacidade de controlar o sangramento.[7] As várias abordagens são discutidas no Capítulo 14.

Estágio Selar

O estágio selar do procedimento se inicia com a identificação dos pontos de referência através da ampla esfenotomia criada com o acesso nasal. Uma vista panorâmica deverá ser obtida, permitindo a identificação bilateral dos recessos carótido-ópticos, artérias carótidas internas e nervos ópticos. A sela, o clivo e o plano esfenoidal são identificados na linha média (**Fig. 25.1**).

O septo intersinusal e os septos acessórios do esfenoide são removidos. Deve-se tomar cuidado especial com a origem do septo, muitas vezes fixo sobre a a artéria carótida interna, evitando-se lesão arterial. A mucosa esfenoidal é deslocada lateralmente. O sangramento proveniente do osso exposto é reduzido, e a mucosa pode ser usada para suplementar a reconstrução da sela.

O osso da sela é desbastado usando-se uma broca diamantada, ou, se ele for fino, deve ser delicadamente fraturado. Uma rugina de Kerrison é usada, então, para remover o osso de maneira extradural. A remoção do osso continua até que sejam identificados "os quatro azuis": os seios ca-

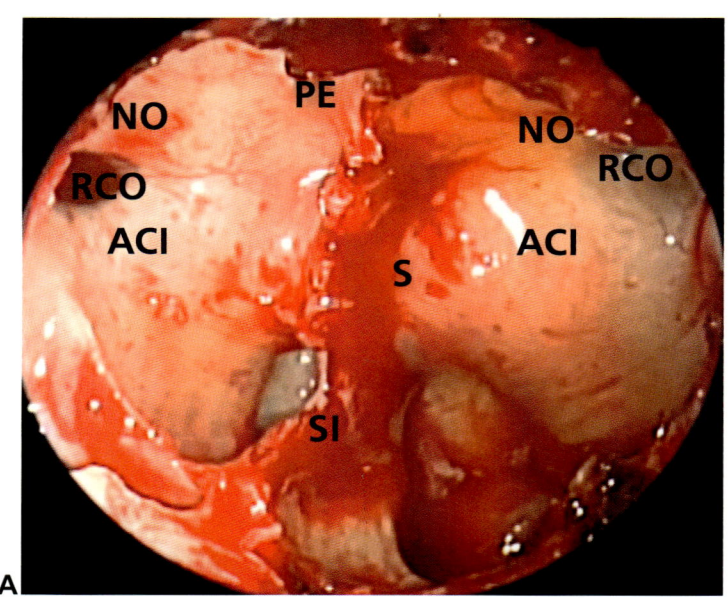

Fig. 25.1 (**A**) Visão endoscópica dos seios esfenoidais. Uma ampla visão das estruturas anatômicas facilita a orientação cirúrgica. (**B**) Dissecção de cadáver demonstrando a posição dos seios venosos. ACI: artérias carótidas internas; SII: seio intercavernoso inferior; SI: septo intersinusal; RCO: recesso carótido-óptico; NO: nervo óptico; PE: plano esfenoidal; S: sela túrcica; SIS: seio intercavernoso superior; H: hipófise; TS: tubérculo da sela; SC: seio cavernoso.

vernosos de cada lado e os seios intercavernosos superior e inferior. Uma abertura dural retangular é então efetuada exatamente dentro desses limites vasculares (**Fig. 25.2**).

Após a exposição do tumor, os fragmentos deste são enviados para exame patológico. A excisão é realizada com o uso de técnicas microcirúrgicas para separar o tumor da glândula normal e das paredes selares. A dissecção capsular do tumor é preferida em oposição às técnicas de curetagem e raspagem. A dissecção no plano entre o tumor e as estruturas normais facilita a completa remoção tumoral com preservação máxima dos tecidos normais, particularmente a hipófise residual. No caso de grandes tumores, é necessária a redução de volume inicial para que ocorra o colapso do tumor e seja possível a dissecção da cápsula (**Fig. 25.2**). Em macroadenomas, a ressecção tumoral não é considerada completa até a identificação da membrana aracnoide do diafragma e sua separação do tumor (**Fig. 25.2**). Embora a dissecção seja realizada de forma mais segura utilizando-se endoscópio zero grau, o endoscópio de 45 graus é útil na confirmação do grau de ressecção, em especial lateralmente, junto às artérias carótidas e ao seio cavernoso. O sangramento venoso proveniente dos seios intercavernosos é controlado com materiais hemostáticos, compressão e paciência.

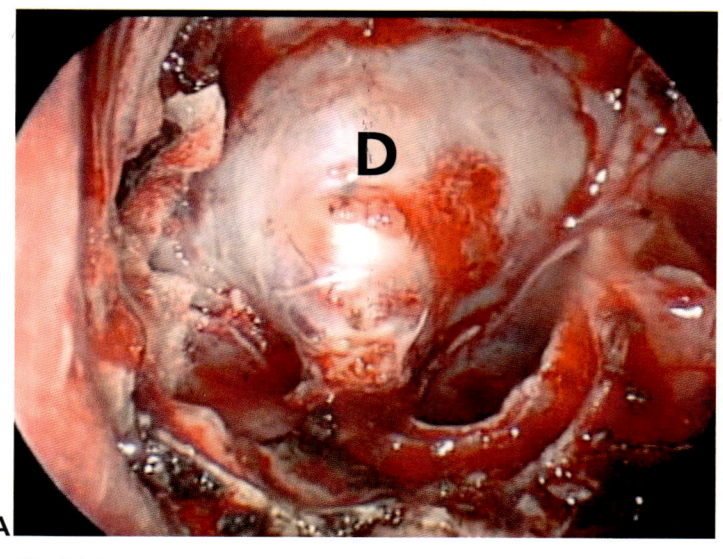

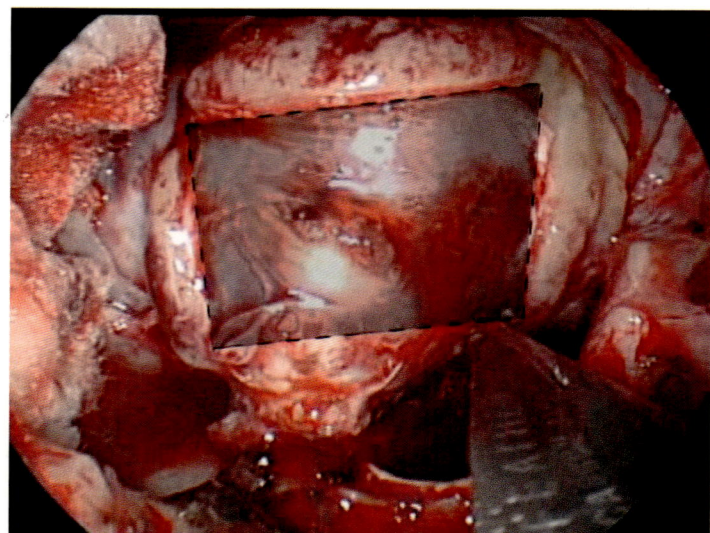

Fig. 25.2 Ressecção de macroadenoma hipofisário. (**A**) Uma ampla abertura óssea é feita para assegurar o acesso adequado para o endoscópio e os instrumentos. (**B**) Incisão dural quadrangular, definida pelos seios cavernosos e intercavernosos.

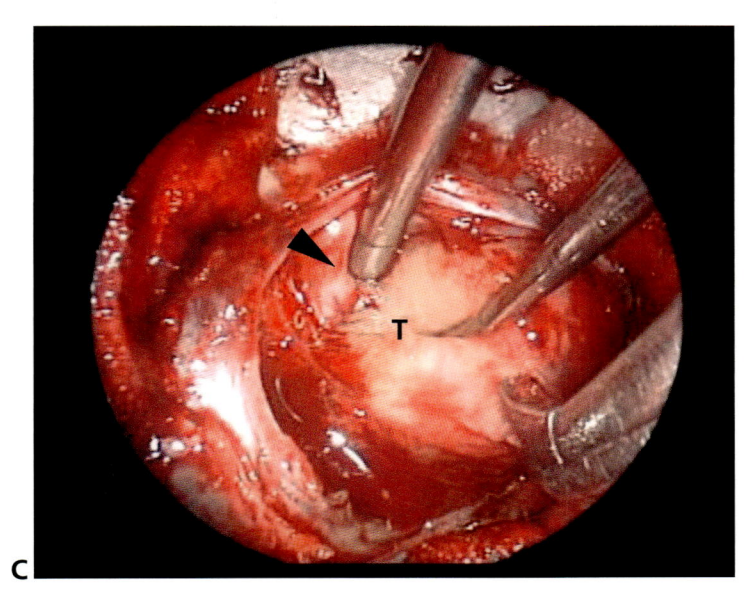

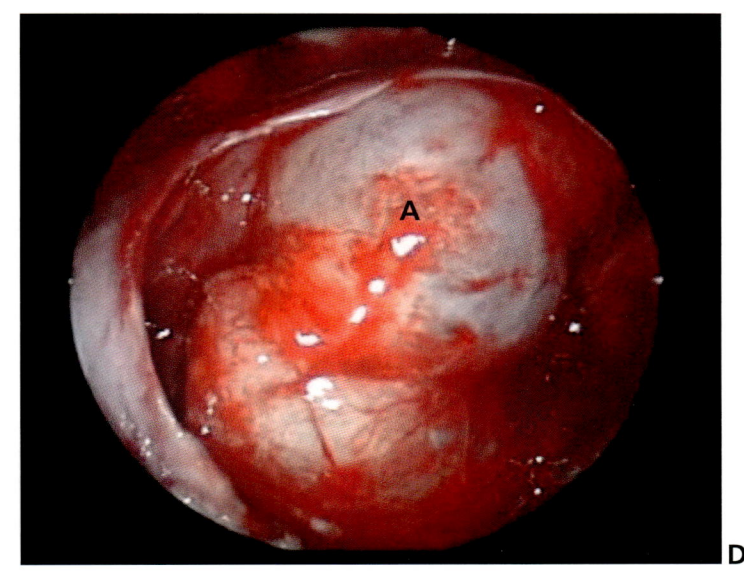

Fig. 25.2 *(Cont.)* (**C**) Dissecção capsular a quatro mãos. Após redução de volume inicial do tumor, a tração sobre a cápsula tumoral identifica o plano entre o tumor e o tecido normal, que pode ser então dissecado (*ponta de seta*). A dissecção deste plano maximiza a remoção do tumor, preservando, ao mesmo tempo, as estruturas normais. (**D**) No final do procedimento é efetuada uma verificação final com o endoscópio de 45 graus. A ressecção é incompleta, a menos que a aracnoide esteja livre de tumor. A: aracnoide; D: dura-máter da sela; T: tumor.

Depois de concluída a ressecção, a reconstrução do assoalho da sela é efetuada. Se houver extravasamento significativo de líquido cefalorraquidiano (LCR), gordura e fáscia lata são usadas como uma camada inferior e o retalho nasosseptal é colocado sobre o reparo. Quando a aracnoide é exposta, mas não há significativo extravasamento de LCR, utiliza-se somente o retalho septal. Nos microadenomas intrasselares sem exposição da aracnoide, a mucosa esfenoidal é usada para cobrir o defeito e o retalho é reposto em sua localização original.

Acessos Expandidos

As abordagens expandidas são necessárias quando o tumor se estende fora da sela e o acesso puramente selar é inadequado. A extensão inferior é removida por um acesso transclival, a extensão superior através de acesso suprasselar/transplanum e a extensão lateral através de acesso transpterigóideo.

Transclival

O acesso transclival possibilita a exposição da área situada inferiormente à sela túrcica (**Fig. 25.3**). O estágio nasal do procedimento é semelhante ao da abordagem selar, exceto que o assoalho do esfenoide deve ser removido em uma extensão maior, de acordo com os limites do tumor. A ressecção do clivus superior e do assoalho esfenoidal é realizada com a broca diamantada. Deve-se tomar cuidado na porção lateral com a porção vertical das artérias carótidas

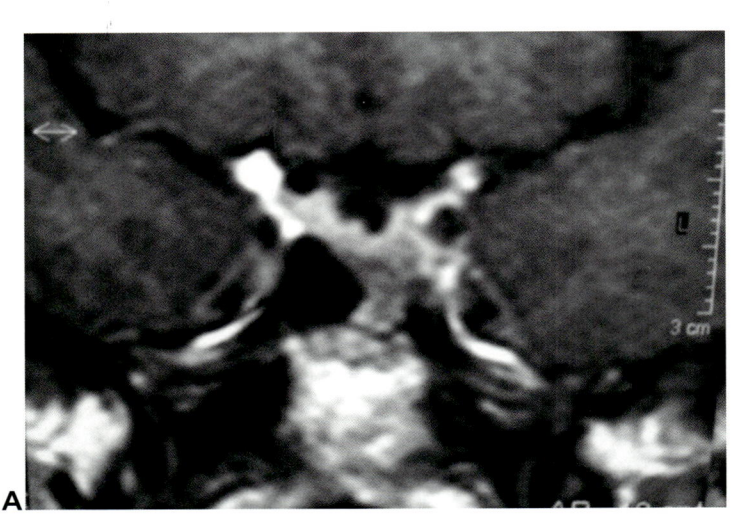

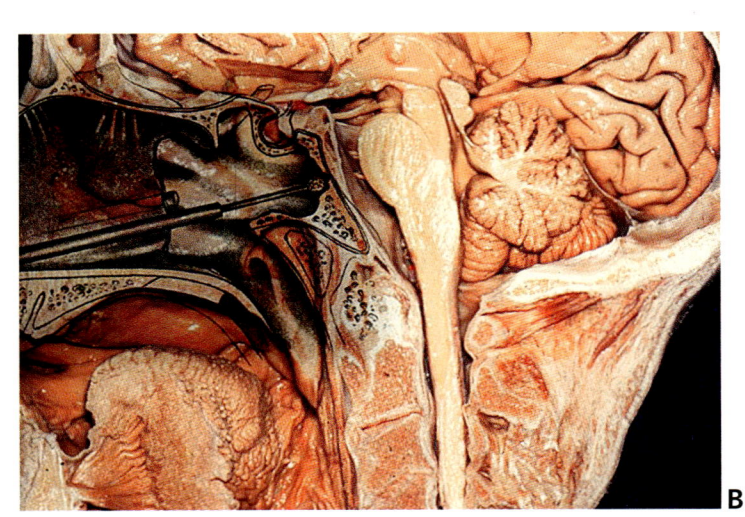

Fig. 25.3 Abordagem transclival. (**A**) Ressonância magnética (RM) de paciente do sexo masculino com 50 anos de idade. Observa-se o tumor que se estende inferiormente no clivo. (**B**) Desenho esquemático de ressecção clival por meio de acesso por ambas as narinas. A face anterior do esfenoide e o assoalho é removida conforme necessário para facilitar a exposição. Deve-se atentar para se evitar lesão do plexo basilar situado entre as camadas durais, no aspecto posterior do clivo superior.

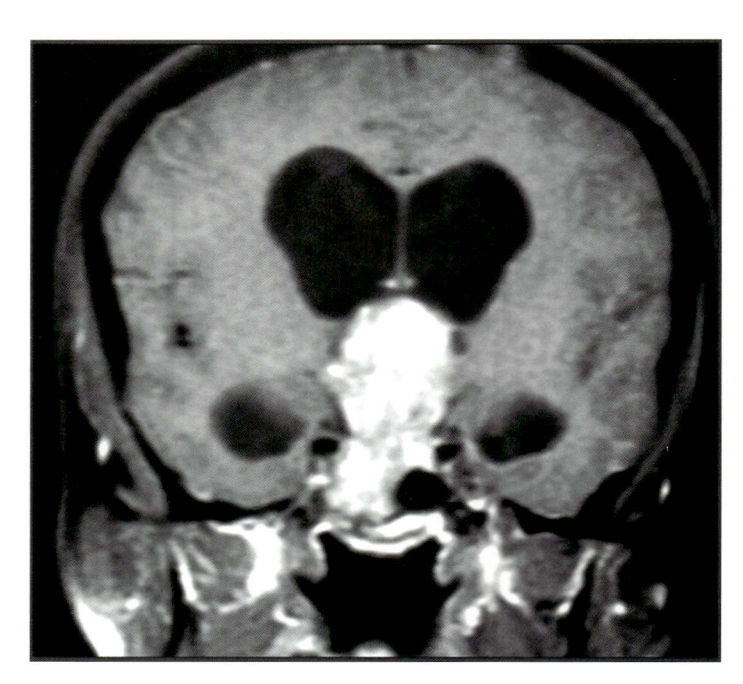

Fig. 25.4 RM de paciente do sexo masculino com 54 anos de idade portador de macroadenoma hipofisário não funcionante com, sintomas de hipertensão intracraniana como cefaleia e perda visual. Uma abordagem *transplanum* é indicada com o intuito de expor a extensão superior do tumor.

ficativa extensão tumoral acima da sela ou quando o acesso à sela é limitado por protrusão medial das artérias carótidas internas. Para que o acesso ao plano seja o mais anterior possível em relação às artérias etmoidais posteriores, é necessária uma etmoidectomia posterior. Os limites da remoção do plano são as artérias etmoidais posteriores anteriormente, e os nervos ópticos, lateralmente, resultando em uma abertura trapezoidal com a extremidade mais estreita situada posteriormente (**Fig. 25.5**). O assoalho da sela e plano esfenoidal são desbastados com o emprego de broca diamantada e removidos com ruginas de Kerrison, juntando-se após a remoção do tubérculo selar. A dura-máter do plano também é aberta por uma incisão trapezoidal. Esta abertura dural junta-se à abertura da sela por meio de coagulação e divisão do seio intercavernoso na linha média.[9]

Transpterigoide

Esta é a extensão lateral do acesso selar, utilizada para a remoção de adenomas que invadem o seio cavernoso (**Fig. 25.6**). A abordagem é detalhada no Capítulo 14. Ao planejar esta abordagem, deve-se lembrar que a artéria esfenopalatina homolateral é frequentemente comprometida, devendo-se planejar a confecção de um retalho septal contralateral. A dissecção no seio cavernoso é delicada e realizada de preferência usando-se movimentos delicados de um aspirador não traumático. A consistência tumoral e sua vascularização podem ser fatores limitantes para este acesso cirúrgico. A hemostasia é realizada através de compressão, Surgicel (ou similar) e tempo. Mesmo nos casos em que não há extravasamento de LCR no intraoperatório, é recomendado a colocação do retalho vascularizado sobre a carótida interna exposta.

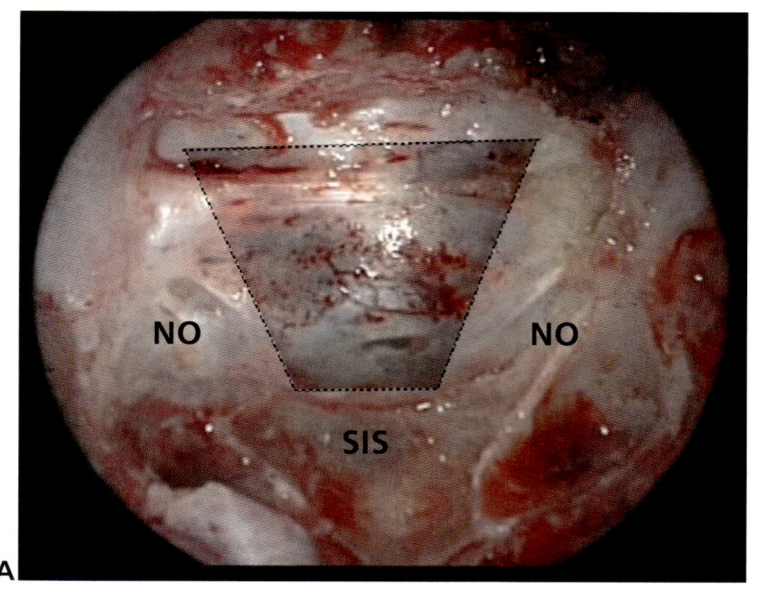

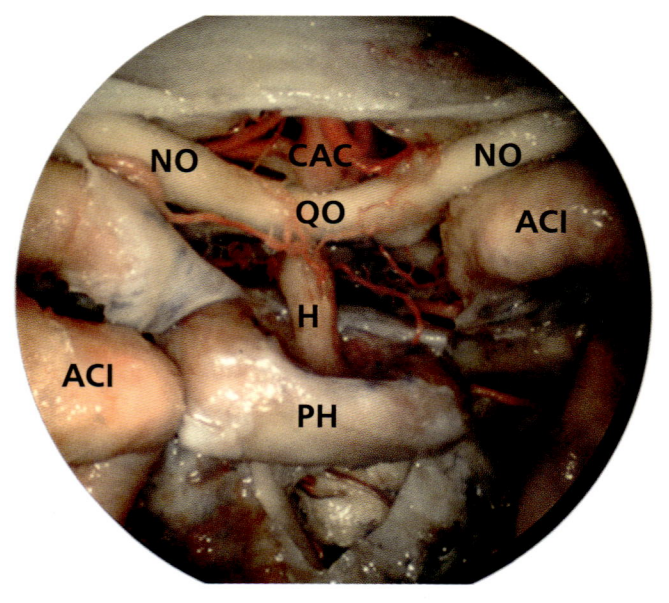

internas, e, posteriormente, com o plexo basilar. Se houver infiltração tumoral, o plexo basilar geralmente está obstruído. O sangramento proveniente do plexo basilar é controlado de modo semelhante a outros seios venosos, com pressão, agentes hemostáticos e paciência.[8]

Transplanum

A abordagem *transplanum* é a extensão anterossuperior da abordagem selar (**Fig. 25.4**). É usada quando há signi-

Fig. 25.5 Abordagem *transplanum*. (**A**) A incisão dural trapezoidal é delimitada. NO: posição dos nervos ópticos; SIS: seio intercavernoso superior. (**B**) Estruturas visíveis através do acesso *transplanum*. CAC: complexo da artéria cerebral; ACI: artéria carótida interna; QO: quiasma óptico; NO: nervo óptico; H: hipófise; PH: pedículo da hipófise.

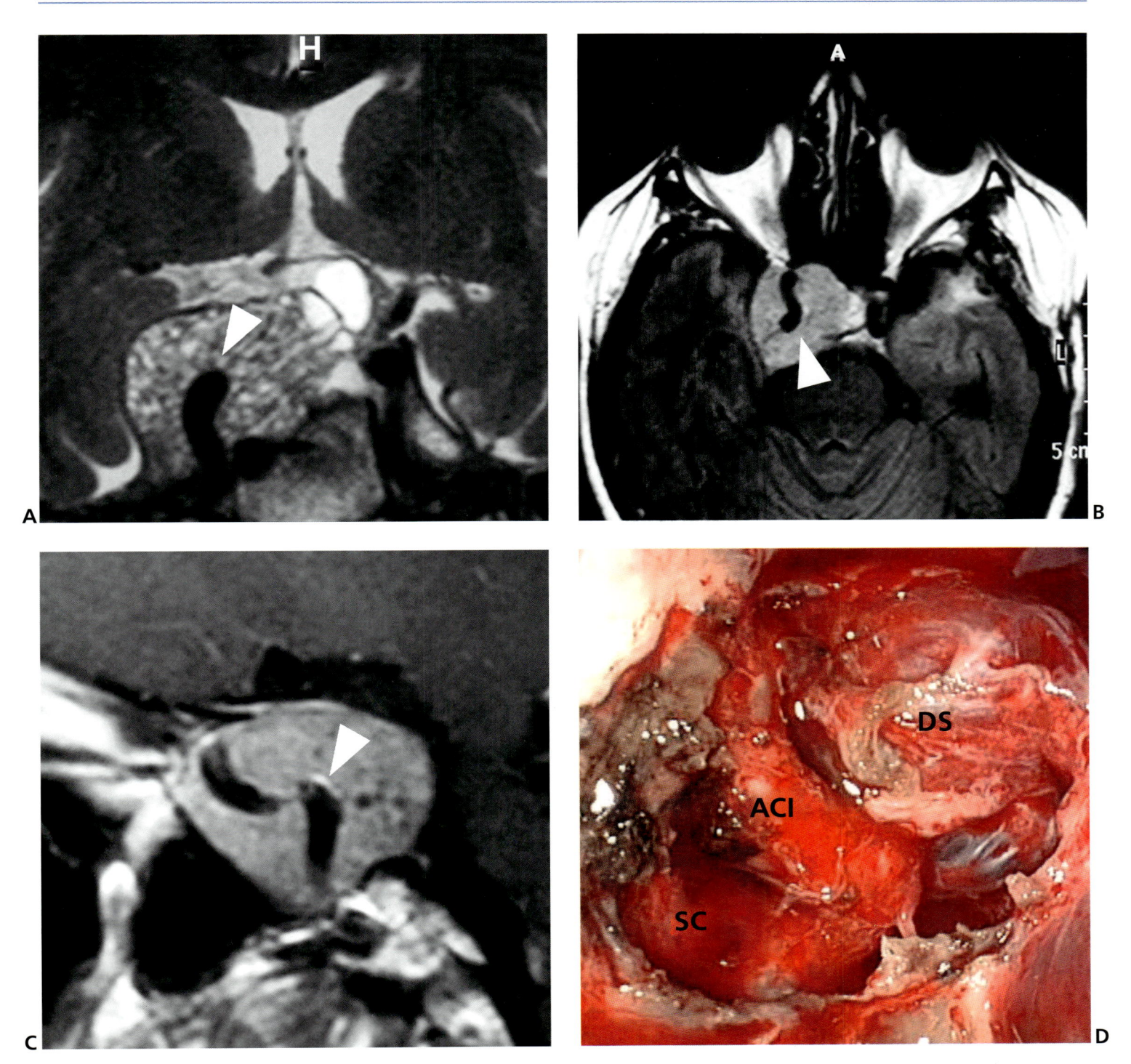

Fig. 25.6 Paciente do sexo feminino com 41 anos de idade portadora de doença de Cushing recorrente após dois procedimentos anteriores. Observa-se volumoso tumor que se estende para dentro do seio cavernoso esquerdo, envolvendo totalmente a artéria carótida interna *(pontas de seta)*. O acesso transpterigóideo está indicado nesta paciente. (**A**) Vista coronal. (**B**) Vista axial. (**C**) Vista sagital. (**D**) Vista intraoperatória após acesso transpterigóideo. A ACI está no centro do campo operatório, expondo o tumor no seio cavernoso. SC: seio cavernoso; DS: diafragma selar; ACI: artéria carótida interna.

■ Conclusão

A cirurgia endoscópica da hipófise proporciona vantagens significativas sobre a microcirurgia tradicional. O acesso adequado é essencial para permitir visão panorâmica e a possibilidade de se utilizar múltiplos instrumentos por dois cirurgiões, particularmente nas abordagens expandidas. A equipe de trabalho é fundamental na cirurgia endoscópica da base craniana, e a cirurgia hipofisária representa uma excelente oportunidade de desenvolver a relação de trabalho entre o neurocirurgião e o otorrinolaringologista, assim como outros na equipe multidisciplinar.

Referências

1. Cappabianca P, Alfieri A, de Divitiis E. Endoscopic endonasal transsphenoidal approach to the sella: towards functional endoscopic pituitary surgery (FEPS). *Minim Invasive Neurosurg* 1998;41:66-73.
2. Har-El G. Endoscopic transnasal transsphenoidal pituitary surgery—comparison with the traditional sublabial transseptal approach. *Otolaryngol Clin North Am* 2005;38:723-35.
3. Jho HD. Endoscopic transsphenoidal surgery. *J Neurooncol* 2001;54:187-95.
4. Jarrahy R, Berci G, Shahinian HK. Assessment of the efficacy of endoscopy in pituitary adenoma resection. *Arch Otolaryngol Head Neck Surg* 2000;126:1487-90.
5. Badie B, Brooks N, Souweidane MM. Endoscopic and minimally invasive microsurgical approaches for treating brain tumor patients. *J Neurooncol* 2004;69:209-19.
6. Rotenberg B, Tam S, Ryu WHA et al. Microscopic versus endoscopic pituitary surgery: a systematic review. *Laryngoscope* 2010;120:1292-97.
7. Stamm AC, Vellutini E, Harvey RJ *et al.* Endoscopic transnasal craniotomy and the resection of craniopharyngioma. *Laryngoscope* 2008;118:1142-48.
8. Stamm AC, Pignatari SS, Vellutini E. Transnasal endoscopic surgical approaches to the clivus. *Otolaryngol Clin North Am* 2006;39:639-56, xi.
9. Stamm AM. Transnasal endoscopy-assisted skull base surgery. *Ann Otol Rhinol Laryngol Suppl* 2006;196:45-53.

26 Hidroscopia – Aplicação à Cirurgia da Hipófise

W. Derek Leight ■ Brent A. Senior

Dicas e Pérolas

- Hidroscopia é uma nova técnica para examinar a sela túrcica após a cirurgia minimamente invasiva da hipófise, empregando delicada distensão da sela por um fluido, enquanto realiza-se a endoscopia.
- Resulta, com frequência, em remoção de tumor residual não visto anteriormente, levando à menor taxa de revisão cirúrgica.
- Está associada a menor risco de fístula liquórica (LCR).
- É uma técnica segura, eficaz e útil à remoção dos tumores da hipófise, que deve estar no armamentário da cirurgia endoscópica de base do crânio.

■ Introdução

A cirurgia endoscópica transesfenoidal, como a conhecemos hoje, é possível por uma série de avanços no conhecimento da fisiologia, medicina e tecnologia, além dos avanços em outros campos, incluindo endocrinologia, microbiologia, cirurgia geral, urologia, ortopedia, neurocirurgia e otorrinolaringologia. As alterações de paradigma em um campo da medicina ou cirurgia, muitas vezes, vêm do empréstimo e adaptação de técnicas de outros campos. Desse modo, as técnicas endoscópicas são transferidas de um campo a outro, adaptando-se aos requisitos específicos de cada campo. A neurocirurgia, embora seja uma cirurgia endoscópica que tenha chegado relativamente atrasada, recentemente adaptou técnicas endoscópicas tradicionais dos campos de urologia, cirurgia ortopédica e otorrinolaringologia. Isto produziu uma nova técnica que está ganhando a aceitação mundial: a hidroscopia. Hidroscopia refere-se ao processo de visualizar, por via endoscópica, a sela túrcica usando-se solução salina para a distensão por fluido com baixa pressão. Esta técnica levou a melhoras nas técnicas cirúrgicas e resultados para a cirurgia da hipófise transesfeinodal.[1,2]

■ Histórico

O histórico da hidroscopia começa com o desenvolvimento do cistoscópio. Enquanto Bozzini desenvolvia o "Lichtleiter", no início dos anos de 1800, a endoscopia começava com o desenvolvimento de um cistoscópio funcional por Nitze, em 1878.[3] Este cistoscópio foi o primeiro a utilizar uma lente e uma fonte luminosa elétrica na ponta do instrumento (Fig. 26.1). Os cistoscópios foram adaptados a outras disciplinas, o que levou ao avanço das técnicas endoscópicas em muitos ramos da medicina. Os primeiros cistoscópios usavam somente insuflação de ar, o que era muito difícil em homens e exigia que os pacientes ficassem na desconfortável posição genupeitoral para permitir que o ar fosse aspirado para dentro da bexiga por tração descendente do abdome. A aplicação de um segundo cilindro para instilação de fluido por Couriard e Everman, bem como os avanços em eletrônica e iluminação levaram à cistoscopia de distensão de fluido, que produziu melhor visualização, melhorou a segurança e permitiu que o paciente ficasse na posição mais confortável de litotomia.[3,4]

Embora a distensão de fluido se tornasse o padrão na cistoscopia, a maioria dos outros ramos da medicina ado-

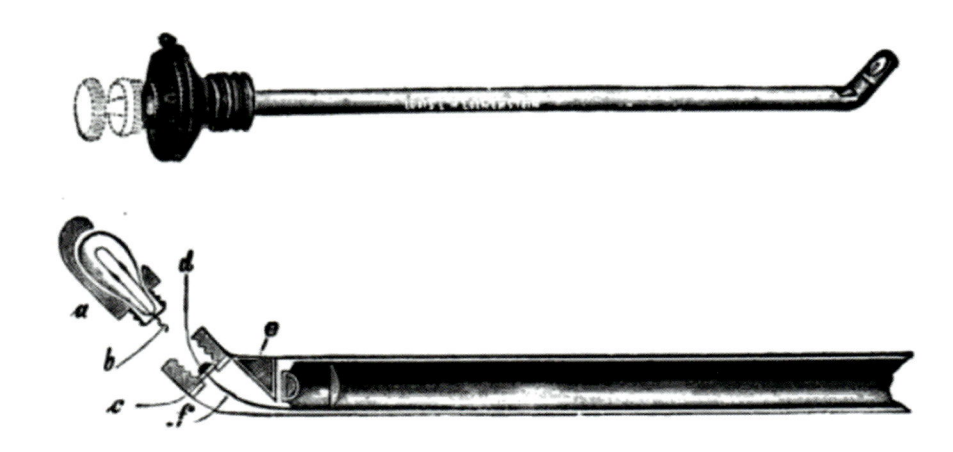

Fig. 26.1 O cistoscópio de Nitze caracterizou o primeiro sistema de lente e a primeira fonte luminosa viável na ponta do endoscópio, o que preparou o caminho para a cistoscopia de distensão de fluido. (De Luys G. A. Treatise on Cystoscopy and Urethroscopy. St Louis: Mosby, 1918. [Este livro é de domínio público.]

tou o método de insuflação de ar. Em 1912, quando Severin, Nordentoft publicou seus resultados de exames do joelho utilizando o endoscópio trocarte, nascia a artroscopia que usava a distensão de fluido.[5] O professor japonês Kenji Takagi, sem ter conhecimento dos achados de Nordentoft, desenvolveu os primeiros instrumentos artroscópicos de uso amplo. O protegido de Takagi, Masaki Watanabe, desenvolveu a técnica padrão, bem como a instrumentação para a artroscopia com o emprego de distensão com fluido, removeu a primeira lesão do joelho por via artroscópica em 1955, ficando conhecido como o pai da artroscopia moderna.[6,7]

A neuroendoscopia inicialmente centrou-se na endoscopia dos ventrículos e dos espaços que continham líquido cefalorraquidiano (LCR). O primeiro procedimento neuroendoscópico foi realizado pelo urologista Victor L'Espinasse, em 1910. Ele usou um cistoscópio para a ablação do plexo coroide em dois bebês com hidrocefalia.[8] Os procedimentos neuroendoscópicos, como plexectomia da coroide e ventriculostomia endoscópica foram realizados por Dandy et al.; contudo, o campo não foi adiante devido à dificuldade técnica, à falta de instrumentação adequada, altas taxas de mortalidade e desenvolvimento de desvio ventricular e do microscópio operatório. Nos anos 1970, avanços na endoscopia e na tecnologia de câmera permitiram a reintrodução de técnicas neuroendoscópicas.[9] Em 1992, Jankowski relatou a primeira ressecção transesfenoidal puramente endoscópica da hipófise. Em 1997, Jho e Carrau publicaram a primeira grande série de resultados usando a abordagem endoscópica transesfenoidal endonasal. Esta abordagem tornou-se o fundamento para a cirurgia endoscópica da base do crânio.[10] Em 2005, Senior et al.,[1] combinando as técnicas de endoscopia com distensão de fluido, endoscopia nasal e neuroendoscopia, publicaram a primeira descrição de hidroscopia da sela túrcica durante a cirurgia endoscópica transesfenoidal da hipófise.

■ Fundamento Lógico

A sela túrcica não é um espaço rígido (**Fig. 26.2**). O tubérculo ósseo da sela e o dorso da sela são cobertos pelo diafragma, superiormente, e os seios cavernosos, lateralmente, sendo muito distensível na direção superior e relativamente distensível lateralmente. Após a excisão do tumor hipofisário, o espaço em potencial é preenchido à medida que ocorre a descida do diafragma e a hipófise é descomprimida. O resultado é que os cantos lateral e superior da sela tornam-se extremamente difíceis de avaliar por completo. Com frequência, fragmentos de tumor sólido podem ser deixados para trás após a aspiração inicial de uma porção gelatinosa do tumor. Outros grupos defendem a abordagem desse problema por meio de outro cirurgião, que retrai o diafragma superiormente e examina a cavidade com endoscópios angulados, enquanto o outro remove o tumor residual com curetas e sucção.[11] Em nossa experiência, esta técnica produziu visualização incompleta e é tecnicamente difícil, exigindo que dois cirurgiões tenham três ou quatro instrumentos dentro da sela de uma só vez. Outros grupos tentaram usar as curetas de sucção como retratores na sela; entretanto, em nossa experiência, isto aumenta o risco de fístula liquórica mediante laceração do diafragma e ainda produz apenas uma visão focal da sela.

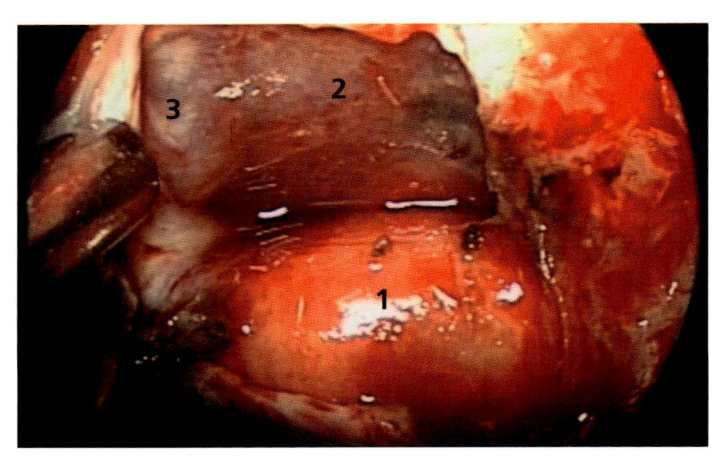

Fig. 26.2 Esta visão expandida ilustra que a sela é um espaço em potencial, e não um espaço que contém líquido cefalorraquidiano (LCR). O tubérculo da sela e o plano esfenoidal foram removidos. A hipófise (1), a dura-máter do plano (2), o diafragma e o segmento carotídeo C6 (3) são visualizados. (Cortesia do Dr. Adam M. Zanation.)

Ao examinar as maneiras de se distender a sela sem usar instrumentação extra, lançamos um olhar à história da endoscopia, bem como às técnicas de cistoscopia e artroscopia. A artroscopia, em especial, produz uma excelente visualização de espaços pequenos, parcialmente distensíveis (**Fig. 26.3**). Ela também facilita a identificação de tecido anormal, em especial o tecido parcialmente fixa-

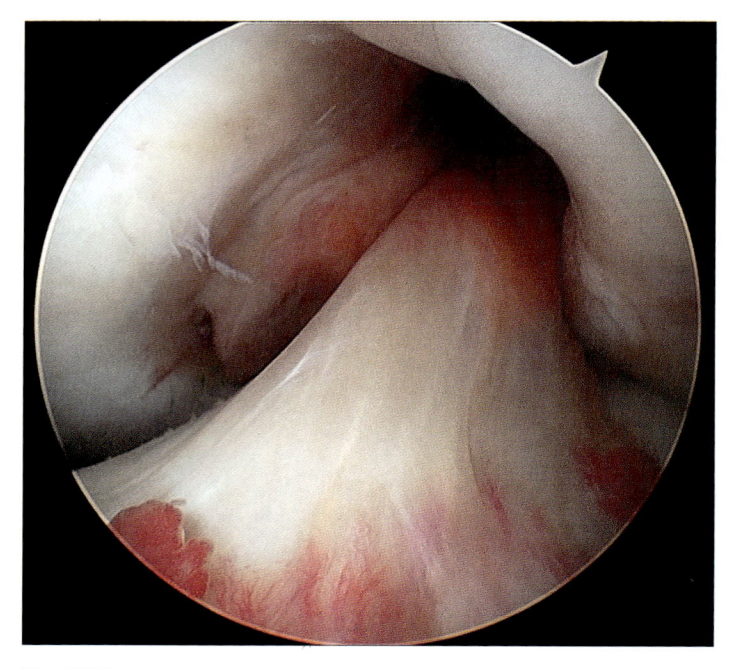

Fig. 26.3 A artroscopia com distensão de fluido do joelho produz excelente visualização de espaços estreitos, parcialmente distensíveis, e facilita a discriminação de tecido patológico. Esta técnica foi a inspiração para a hidroscopia da sela.

do ou lacerado, uma vez que ele flutua ao redor do meio de solução salina. Outra vantagem do uso de fluido é a capacidade de remover sangue do campo sem ter que empregar sucção, que libera a outra mão para outros instrumentos. Além disso, como a densidade da solução salina é quase idêntica à do LCR, ela não se expandirá sob pressão dentro da cavidade cerebral. Esta é a principal vantagem teórica sobre o uso de ar devido ao risco de pneumoencéfalo.

■ Seleção do Paciente

Quase todos os pacientes submetidos à cirurgia endoscópica endonasal da hipófise, em nossa instituição, realizaram hidroscopia durante o procedimento. Os pacientes com adenomas secretores serão submetidos ao exame hidroscópico da sela para assegurar a completa remoção tumoral. Os pacientes com cistos da fenda de Rathke geralmente não necessitam de hidroscopia. Entretanto, se houver suspeita de fístula de LCR, ela poderá ser útil como adjuvante.

■ Avaliação Pré-Operatória

Em nossa instituição, todos os pacientes com diagnóstico de tumor hipofisário são submetidos à completa avaliação por múltiplas especialidades, incluindo endocrinologia, otorrinolaringologia, neurocirurgia e oftalmologia. Os pacientes são apresentados a uma conferência multidisciplinar hipofisária em que um plano de tratamento é formulado. A intervenção cirúrgica para tumores não funcionantes reserva-se aos sintomas compressivos, crescimento rápido, apoplexia ou cefaleia intensa. A intervenção para prolactinomas reserva-se à falha no tratamento clínico. Para os pacientes com tumores secretores de hormônio do crescimento, com ou sem acromegalia, e tumores secretores de hormônio adrenocorticotrófico (ACTH), é oferecida cirurgia após o diagnóstico. Todos os pacientes submetem-se à endoscopia nasal pré-operatória, tomografia computadorizada (TC) dos seios paranasais e ressonância magnética (RM). A grande maioria dos casos é realizada com o uso de neuronavegação com o emprego de fusão das imagens de RM e TC para melhor visualização do tumor, assim como de importantes estruturas neurovasculares.

Quando possível, os pacientes recebem exame pré-operatório de acuidade e de campo visual feito por um oftalmologista.

■ Técnica Cirúrgica

Nossa técnica operatória para cirurgia da hipófise é descrita em outra parte.[2] De forma breve, o paciente é rotacionado a 90 graus, em sentido anti-horário, a partir do anestesista, e colocado em posição de cadeira de praia. Um arquivo de TC/RM é registrado para um sistema de orientação estereotática. Isto produz valiosos detalhes anatômicos neurovasculares não disponíveis pela TC somente. O abdome é preparado com esterilização para um enxerto de gordura, se necessário. Um endoscópio de Hopkins de 4 mm, zero grau, é usado inicialmente. O sistema de sucção/irrigação ClearESS (PhotoMedex, Montgomery, PA) é aplicado ao endoscópio de Hopkins, que posteriormente, será usado para a hidroscopia. Isto aumenta o diâmetro do mesmo para 5,5 mm (**Fig. 26.4**). O sistema de irrigação ClearESS utiliza uma bolsa de pressão padrão aplicada ao redor de uma bolsa de solução salina para forçar a saída de solução salina pelo canal de irrigação. A operação é efetuada na posição em pé, pois esta acomoda melhor a técnica de dois cirurgiões, a quatro mãos. A abordagem é realizada usando-se um corredor parasseptal. A concha média é lateralizada. Efetua-se a ressecção parcial da concha superior. Se for previsto um grande defeito ou fístula liquórica de alto fluxo, um retalho nasosseptal é realizado antes da esfenotomia. Em seguida, o óstio esfenoidal é identificado e alargado com curetas. Uma ampla esfenotomia é então realizada com pinças tipo Kerrison. Em seguida, é realizada septectomia posterior e os septos intersinusais são ressecados. Uma esfenotomia ampla é realizada no lado contralateral. Isto normalmente é completado por meio de mudança de narinas e lateralizando-se a concha média oposta. O acesso binarinário é então obtido. A menos que haja óbvia contraindicação, o endoscópio é colocado na narina direita. Em seguida, a mucosa sobre a face da sela é cauterizada com o cautério bipolar e a face da sela e então afinada com uma broca de alta velocidade, normalmente com uma broca de diamante de 4 mm. Se a

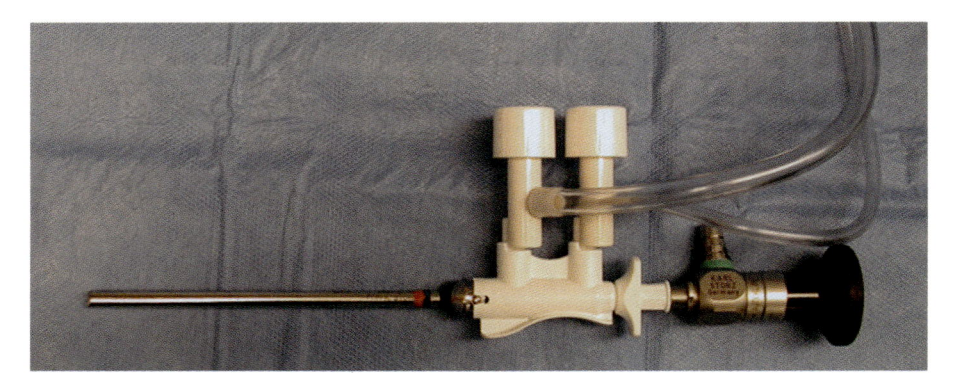

Fig. 26.4 O sistema de sucção/irrigação endoscópica ClearESS (PhotoMedex, Montgomery, PA).

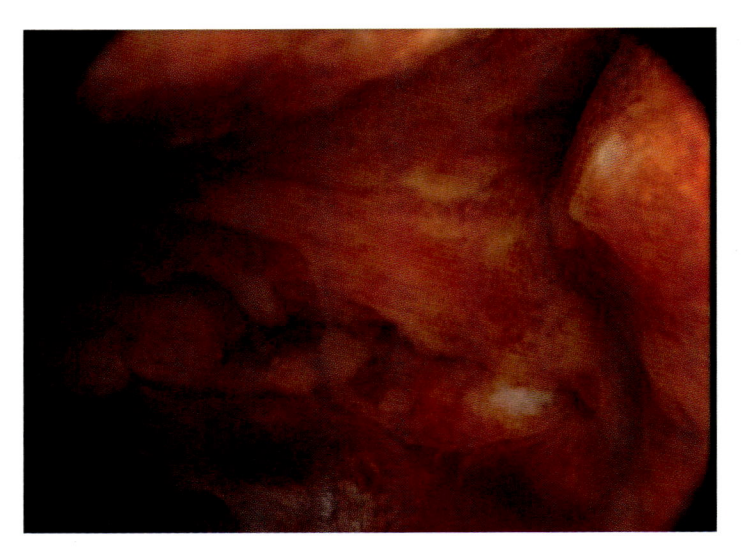

Fig. 26.5 Visão expandida da sela durante hidroscopia.

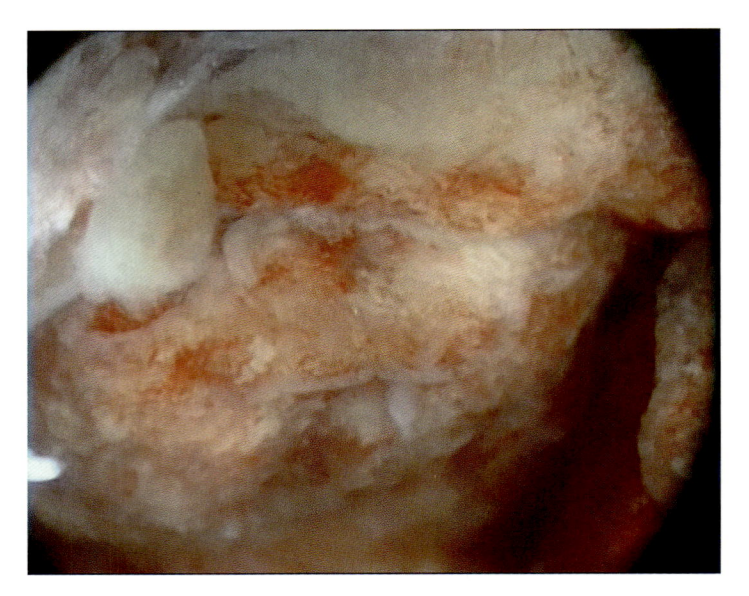

Fig. 26.6 Visão hidroscópica de uma porção residual de tumor de hipófise no diafragma selar descoberto durante hidroscopia.

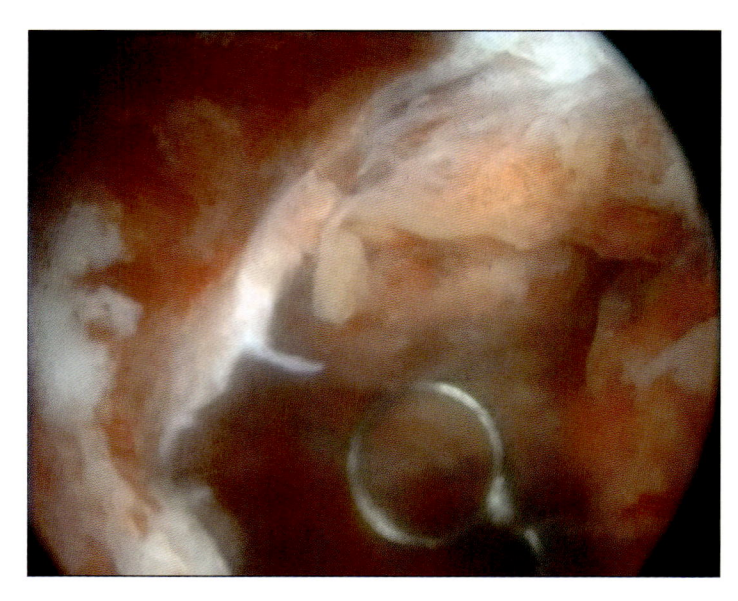

Fig. 26.7 Cureta anelar entrando na sela durante hidroscopia para remover tumor residual descoberto durante hidroscopia.

face da sela estiver afinada pelo tumor, pode-se usar um pequeno cinzel ou cureta para fraturar o osso. As pinças Kerrison são usadas, então, para remover o osso selar. Em seguida, a dura-máter é cauterizada e incisada e o tumor é removido com uma variedade de aspiradores neurocirúrgicos, curetas e pinças.

Depois da ressecção macroscópica do tumor, realiza-se hidroscopia. O endoscópio é cuidadosamente inserido na sela, onde o diafragma, dependendo do tamanho do tumor removido, normalmente está próximo de sofrer total colapso. O canal de irrigação é então aberto e a sela é delicadamente pressurizada com solução salina normal, estéril, à temperatura ambiente. À medida que a sela se expande, o foco da câmera deve ser ajustado para responder pelas propriedades de difração da luz da água (**Fig. 26.5**). O portal de sucção no ClearESS não é usado, pois cria fluxo turbulento de solução salina, o que diminui a visualização. Em geral, a quantidade geral de solução salina usada em hidroscopia não enche as cavidades nasais e a nasofaringe; assim, normalmente ela não espirra no campo e a sucção não é imediatamente necessária. Uma imagem clara da sela expandida é então obtida. O sangramento é minimizado por solução salina de baixa pressão, e o sangue no campo é imediatamente diluído e lavado, produzindo um campo de visão clara na sela e também uma clara visão das estruturas de tecido mole sem uma camada de sangue. Nesse ponto, normalmente, é necessário apenas um cirurgião, uma vez que o cirurgião principal pode segurar o endoscópio com uma das mãos para examinar a sela enquanto a outra mão está livre para usar a instrumentação, como curetas ou pinças. Quando a sela está sob um sistema de fluxo laminar de baixa pressão, ondas de tecido fixados frouxamente no meio de solução salina, tornam-na identificável. Dessa maneira, muitas vezes, o tumor residual é identificado durante a hidroscopia (**Fig. 26.6**). O tumor pode ser removido com curetas (**Fig. 26.7**) ou lavado da sela e removido por sucção da cavidade nasal no final do procedimento. Para examinar os cantos da sela, uma bainha de 45 graus para o sistema ClearESS está disponível (**Fig. 26.8**). Se for adotada uma abordagem expandida, as estruturas suprasselares podem ser vistas prontamente.

■ Resultados

A hidroscopia foi realizada em mais de 200 pacientes até agora. Nossa experiência intuitiva inicial demonstrou que a realização de hidroscopia levou à substancial melhora na remoção tumoral. Verificamos que, muitas vezes, a hidroscopia resultou na descoberta e subsequente remoção de tumores residuais. Se esses tumores seriam ou não identificáveis com o uso de técnicas não hidroscópicas, ainda não é possível afirmar. Entretanto, quando

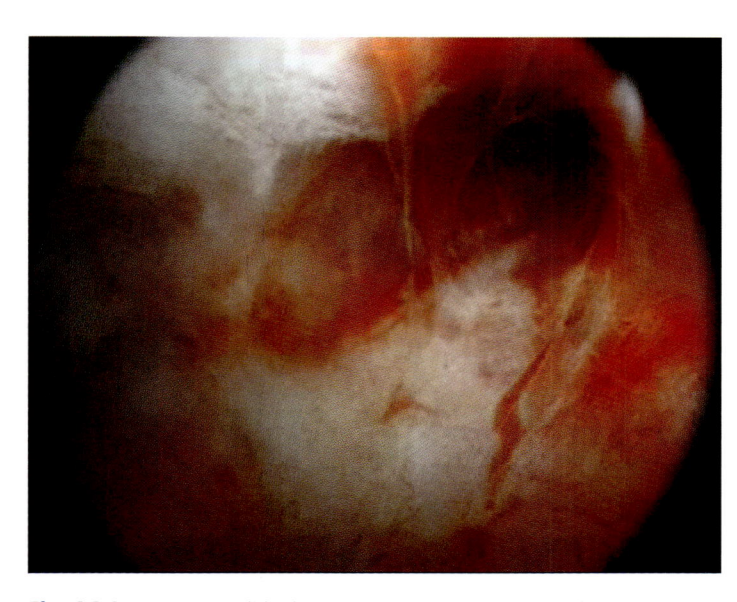

Fig. 26.8 Visão expandida da sela superoposterior produzida por hidroscopia.

examinamos nossa série de mais de 190 cirurgias, verificamos que a hidroscopia reduziu o índice de cirurgia revisional. Além disso, constatamos que a hidroscopia estava associada à taxa significativamente menor de fístula liquórica pós-operatória.[2] Não verificamos qualquer associação com *diabetes insipidus*. Com a colocação de um acesso arterial na sela durante a hidroscopia, determinamos que a pressão necessária para inflar, na maioria dos casos, era de apenas 2 ou 3 mmHg.

■ Conclusão

O exame hidroscópico da sela túrcica durante a cirurgia minimamente invasiva da hipófise é seguro e eficaz. Ela melhora substancialmente a visualização da sela e das estruturas circundantes. Melhora os resultados cirúrgicos pela redução da necessidade de cirurgia de revisão. Está associada à diminuição do risco de fístula de LCR pós-operatória, provavelmente em razão da capacidade do cirurgião em visualizar o diafragma sem retração. Até o momento, não há efeitos colaterais prejudiciais conhecidos do emprego desta técnica. A hidroscopia é um valioso instrumento no armamentário do cirurgião endoscópico de base do crânio.

Referências

1. Senior BA, Dubin MG, Sonnenburg RE *et al*. Increased role of the otolaryngologist in endoscopic pituitary surgery: endoscopic hydroscopy of the sella. *Am J Rhinol* 2005;19:181-84.
2. Senior BA, Ebert CS, Bednarski KK *et al*. Minimally invasive pituitary surgery. *Laryngoscope* 2008;118:1842-55.
3. Mouton WG, Bessell JR, Maddern GJ. Looking back to the advent of modern endoscopy: 150th birthday of Maximilian Nitze. *World J Surg* 1998;22:1256-58.
4. Nicholson R. Problems encountered by early endoscopists. *Urology* 1982;19:114-19.
5. Kieser CW, Jackson RW. Severin Nordentoft: the first arthroscopist. *Arthroscopy* 2001;17:532-35.
6. Bigony L. Arthroscopic surgery: a historical perspective. *Orthop Nurs* 2008;27:349-54, quiz 355-56.
7. Jackson RW. Quo venis quo vadis: the evolution of arthroscopy. *Arthroscopy* 1999;15:680-85.
8. Walker ML. History of ventriculostomy. *Neurosurg Clin N Am* 2001;12:101-10, viii.
9. Li KW, Nelson C, Suk I *et al*. Neuroendoscopy: past, present, and future. *Neurosurg Focus* 2005;19:E1.
10. Doglietto F, Prevedello DM, Jane Jr JA *et al*. Brief history of endoscopic transsphenoidal surgery—from Philipp Bozzini to the First World Congress of Endoscopic Skull Base Surgery. *Neurosurg Focus* 2005;19:E3.
11. Sethi DS, Leong JL. Endoscopic pituitary surgery. *Otolaryngol Clin North Am* 2006;39:563-83, x.

27 Cirurgia Endoscópica do Seio Cavernoso

Giorgio Frank ■ Diego Mazzatenta ■ Vittorio Sciarretta ■ Matteo Zoli
Giovanni Farneti ■ Ernesto Pasquini

> **Dicas e Pérolas**
>
> - Os adenomas e cordomas, especialmente aqueles de consistência mole, com localização extradural são idealmente selecionados à cirurgia de seio cavernoso.
> - A abordagem deve ser selecionada de acordo com o crescimento do tumor nos compartimentos do seio cavernoso (SC); a abordagem transesfenoidal de linha média é suficiente quando o tumor cresce nos compartimentos medial e posterossuperior do SC.
> - A abordagem etmoidopterigoesfenoidal (CEH) é preferida se o tumor também envolver os compartimentos anteroinferior ou lateral do SC.
> - A cirurgia endoscópica de SC deverá ser efetuada por cirurgiões bem treinados na técnica endoscópica e em centros onde o suporte endovascular esteja disponível e seja possível converter para cirurgia aberta, se necessário.

■ Introdução

Não há um único padrão de excelência na cirurgia de seio cavernoso (SC), porque a técnica deve ser adaptada às características de cada tumor. As abordagens extracranianas anteriores e as abordagens transcranianas são complementares, e ambas as técnicas facilitam na obtenção do melhor resultado cirúrgico com a mínima morbidade. Ambas têm de estar no armamentário do cirurgião de base do crânio que opera tumores de SC. As abordagens extracranianas anteriores apresentam três vantagens sobre as abordagens transcranianas: (1) elas são extraparenquimatosas, evitando qualquer manipulação cerebral; (2) elas permitem penetrar no SC através da parede medial, que é destituída de quaisquer nervos. Por outro lado, nas abordagens transcranianas, o SC é penetrado atravessando-se a parede lateral através das janelas estreitas entre os nervos cranianos; (3) ao se trabalhar dentro do SC em abordagens extracerebrais anteriores, existem áreas, como os compartimentos medial e posterossuperior, que não apresentam o risco de dano ao nervo, e há outras áreas, como os compartimentos anteroinferior e lateral, que têm um ponto bem-definido no qual há um risco de dano ao nervo. O nervo abducente (VI nervo craniano) está mais sujeito a danos por seguir livre pelo espaço do SC; os outros nervos são incrustados e protegidos entre as duas camadas componentes da parede lateral do SC (**Fig. 27.1**).

A principal desvantagem das abordagens extracerebrais anteriores é a dificuldade de controlar a artéria carótida e protegê-la contra a lesão. Jho e Carrau,[1] em 1997, relataram a primeira série de adenomas hipofisários tratados com o uso de técnica endoscópica endonasal. Desde então, reconhecemos a possibilidade de estender esta técnica para cirurgia da região paraselar. Um ano depois, iniciamos nossa experiência com a cirurgia endoscópica endonasal do SC, e nossos resultados preliminares foram relatados no *Fifth European Skull Base Society Congress*, em 2001.[2] Preferimos a técnica endoscópica, porque ela supera as limitações da técnica microcirúrgica,[3] onde há a necessidade de utilizar corredores cirúrgicos mais amplos, além de dispor de visão periférica limitada e depender da utilização de retratores metálicos.

Recomendamos a abordagem endoscópica somente para cirurgiões bem treinados nesta técnica e apenas em centros onde esteja disponível o suporte endovascular, e nos quais seja possível conversão para cirurgia aberta, se necessário.

■ Critérios de Seleção

Os critérios de seleção para uma cirurgia endoscópica do SC são, principalmente, o comportamento biológico do tumor e sua localização. Os tumores que envolvem os vasos e os nervos, como os meningiomas e os carcinomas, não são bons candidatos a essa abordagem (**Fig. 27.2**). Por outro lado, os tumores que não envolvem os vasos e os nervos, como os adenomas e cordomas, ou os condrossarcomas, são tratáveis com esse tipo de cirurgia. A consistência do tumor pode ser o critério adicional para a seleção da abordagem endoscópica, sendo os tumores moles mais adequados para esse tipo de cirurgia. Somente os tumores que são totalmente extradurais ou têm limitada extensão intradural são adequados para a abordagem endoscópica endonasal. Mas se o tumor tiver uma grande extensão intradural, usamos a abordagem transcraniana.

■ Nota Técnica

Uma detalhada descrição de nossa abordagem endonasal ao SC está disponível em outra parte.[4-7] Neste capítulo, nosso foco são as dicas e pérolas que podem resultar em uma operação bem-sucedida.

27 Cirurgia Endoscópica do Seio Cavernoso

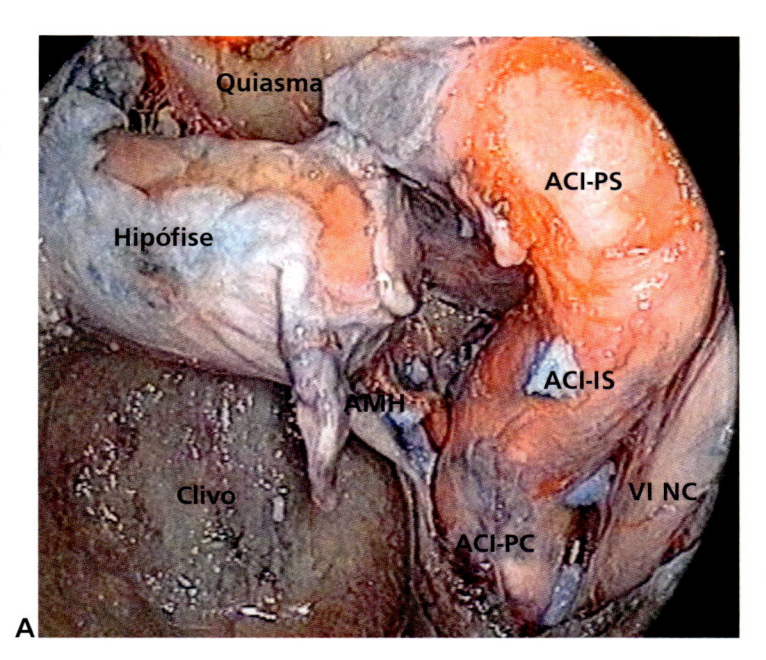

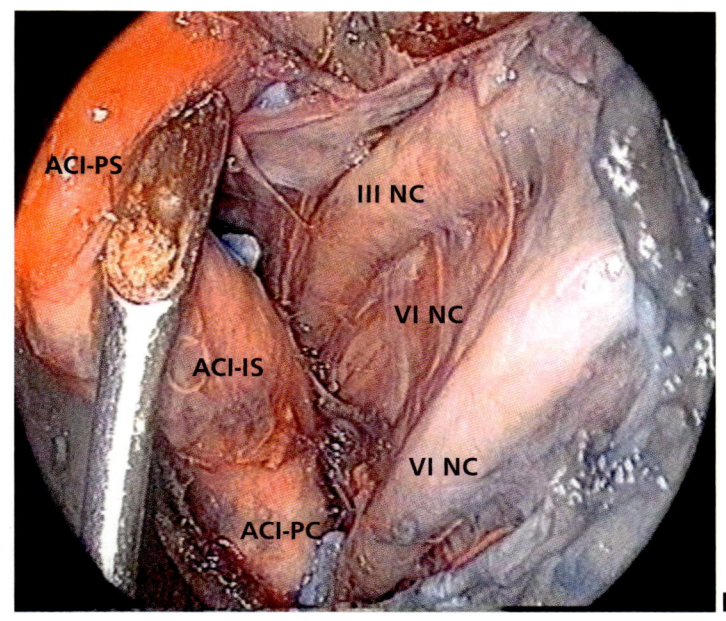

Fig. 27.1 Dissecção anatômica do seio cavernoso (SC) esquerdo em um cadáver com injeção venosa e arterial. (**A**) Compartimentos posterossuperior e medial. As porções parasselar (ACI-PS) e infrasselar (ACI-IS) da artéria carótida interna delimitam esta área lateralmente. A margem posteroinferior do compartimento medial é a artéria meningo-hipofisária. Nenhum nervo atravessa esta área. O compartimento anteroinferior está na frente da artéria carótida interna paraclival (ACI-PC). Medial e inferiormente, na porção inferior da ACI-PC, está a artéria vidiana (não visível nessas imagens). O VI nervo craniano corre livre para dentro da porção lateral do SC fixado à parede lateral da ACI-PC, em direções medial a lateral e inferior a superior. (**B**) Após o deslocamento medial da ACI-PS e da ACI-IS, o compartimento lateral e o compartimento posterossuperior do SC são bem visualizados. Todos os nervos (com exceção do VI nervo craniano) correm incrustados entre as duas camadas da parede lateral do SC: a camada osteal, medialmente, e a camada dural lateralmente. ACI-PS: artéria carótida interna-parasselar; ACI-IS: artéria carótida interna-infrasselar; AMH: artéria meningo-hipofisária; NC: nervo craniano.

Recomendamos colocar o paciente em posição quase sentada, reduzindo assim o sangramento e permitindo o fluxo espontâneo de saída do sangue, tornando o campo operatório mais claro e facilitando o controle visual do leito cirúrgico. O principal risco da posição semissentada é a embolia aérea, mas nunca observamos uma embolia aérea durante o procedimento endonasal endoscópico, ainda que rotineiramente apliquemos um aparelho necessário para detectar uma complicação similar.

O *holder* mantém a posição do endoscópio durante a fase crucial do procedimento; ele permite que ambos os cirurgiões trabalhem com ambas as mãos, e também os

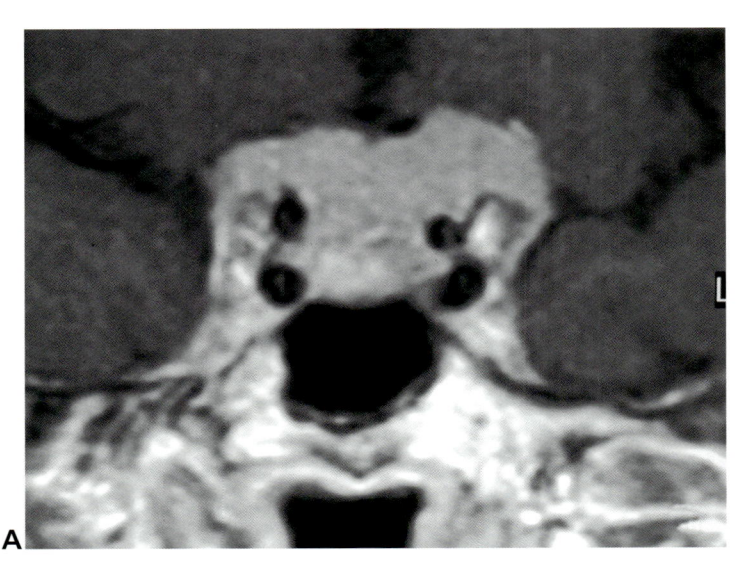

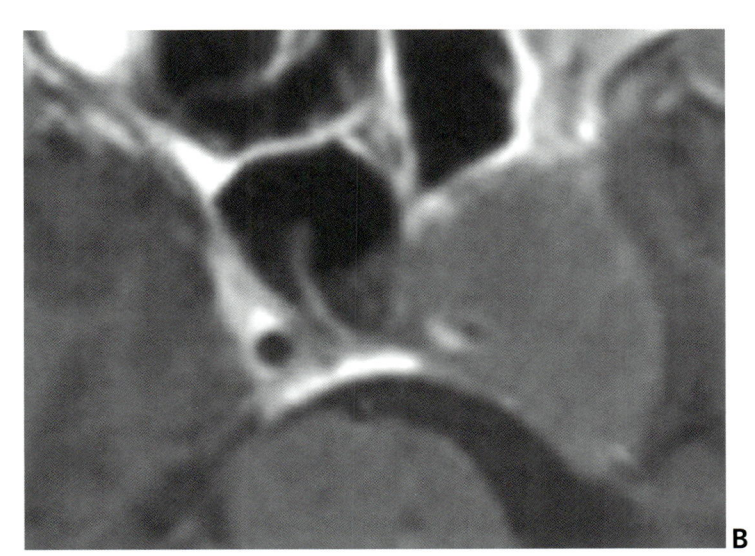

Fig. 27.2 Dois casos de meningioma envolvendo o SC. (**A**) Primeiro caso: Corte coronal demonstra que ambos os SCs estão infiltrados e as ACIs estão totalmente envolvidas pelo meningioma. (**B**) Segundo caso: Uma vista axial demonstra o segmento parasselar da ACI sendo estrangulado pelo meningioma e com um pequeno lúmen. ACI: artéria carótida interna; SC: seio cavernoso.

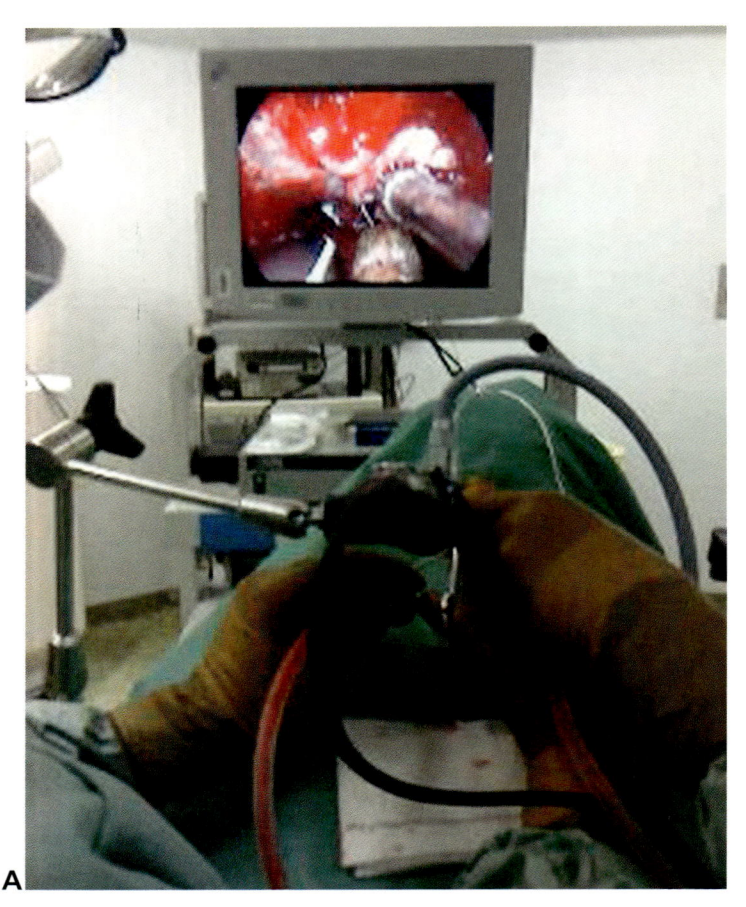

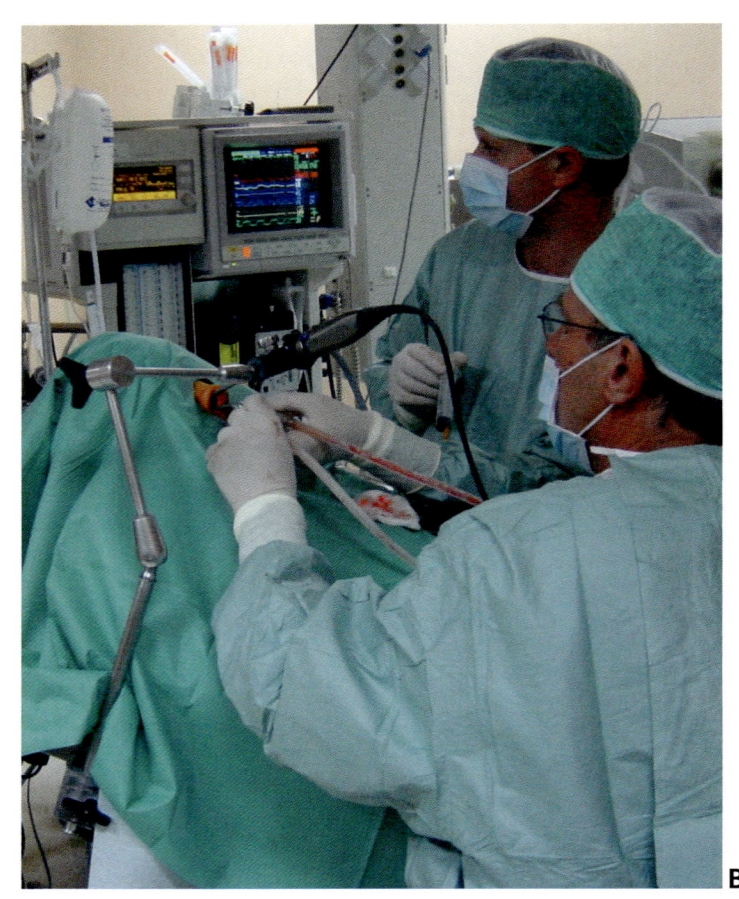

Fig. 27.3 O *holder* e o endoscópio. (**A**) Três instrumentos mais o endoscópio são introduzidos simultaneamente. (**B**) Fase da exérese do adenoma. O neurocirurgião trabalha com ambas as mãos e o outro cirurgião ajuda com outro instrumento ou realiza pequenos ajustes no endoscópio a fim de melhorar a visão.

seguros e precisos ajustes da posição da óptica, o que é necessário para evitar congestionamento de instrumentos e para produzir melhor visão do campo cirúrgico (**Fig. 27.3**).

■ Abordagens Cirúrgicas

Abordagem Endoscópica Transesfenoidal de Linha Média

A abordagem endoscópica transesfenoidal de linha média (ATLM) é adequada para a realização de uma cirurgia endoscópica do SC, quando o tumor envolve somente o compartimento medial ou o posterossuperior do SC.[4,5] Esta abordagem difere da abordagem padrão porque é necessário também remover o osso que cobre a superfície anterior do SC, que se estende na direção craniocaudal a partir do recesso carótido-óptico até a proeminência carótica, e ainda se estende lateralmente até os limites do volume do tumor (**Fig. 27.4**). A abertura dural começa na sela e se estende na direção do seio cavernoso envolvido. Normalmente é possível penetrar nos compartimentos medial e posterossuperior do SC, seguindo-se a direção do crescimento tumoral (**Fig. 27.5**). Para melhorar a visão dentro do compartimento medial, pode ser útil incisar a parede medial, começando em sua borda anteromedial. O endoscópio de 30 graus pode aumentar ainda mais o controle visual desses compartimentos. O uso de Doppler ajuda a identificar o curso da artéria carótida interna (ACI) dentro do SC e facilita uma ressecção tumoral segura.

Abordagem Endoscópica Etmoidopterigoesfenoidal

A abordagem endoscópica etmoidopterigoesfenoidal (EPE)[1,4-7] é o procedimento de escolha quando o tumor também envolve os compartimentos anteroinferior e lateral do SC (**Fig. 27.6**).

O ponto-chave desta abordagem é representado pelo broqueamento da porção superomedial do processo pterigoide (**Fig. 27.7A, B**). Para expor melhor esta estrutura, é necessário realizar uma ampla meatotomia medial, que facilita a exposição do forame esfenopalatino e a artéria esfenopalatina, e, atrás dessas estruturas, do processo pterigoide. Dessa forma, é obtida uma exposição frontal do osso do processo esfenoide lateral na frente do SC (**Fig. 27.7C, D**).

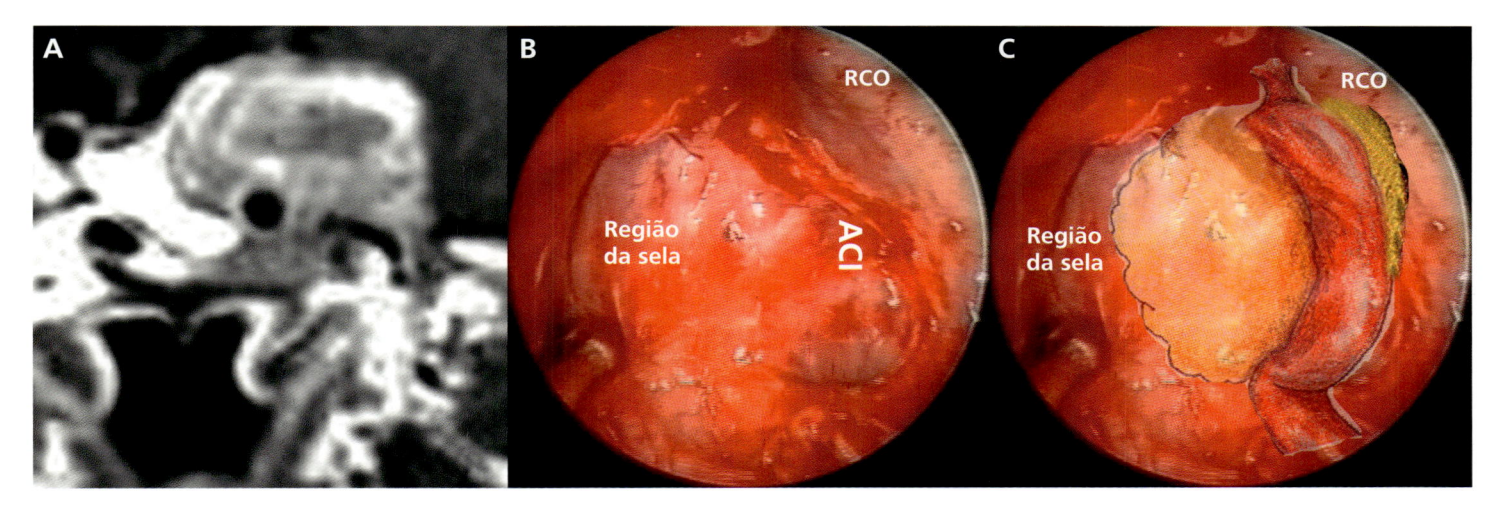

Fig. 27.4 Paciente com macroadenoma recorrente não funcional (NF) que foi previamente operado via abordagem microcirúrgica transesfenoidal. (**A**) A imagem por ressonância nuclear magnética (RM) mostra o tumor crescendo no SC esquerdo, envolvendo totalmente a ACI. Na região da sela, a gordura utilizada para a reconstrução da sela durante a operação, anteriormente, é bem visualizada. (**B**) Protuberância do tumor nas áreas selar e parasselar após a remoção do osso da região anterior ao SC. (**C**) Relação entre a protuberância tumoral e a ACI. Os dois únicos pontos de referência são vistos: a linha média indicada pelo aspirador e o recesso carótido-óptico (RCO). ACI: artéria carótida interna; SC: seio cavernoso.

O osso a ser removido para expor o seio é uma área em formato quadrilateral. As margens são representadas anterossuperiormente, pelo ápice orbitário, posterossuperiormente pelo recesso carótido-óptico, anteroinferiormente, pela proeminência do segundo ramo trigeminal, e posteroinferiormente pela proeminência da artéria carótida paraclival. A abertura do periósteo na frente dos compartimentos lateral e anteroinferior do SC requer o reconhecimento da posição da artéria carótida na RM. Além disso, a neuronavegação com angiotomografia computadorizada e Doppler ajudam a verificar nossa orientação anatômica, sugerindo o ponto mais seguro (mais distante da artéria caróti-

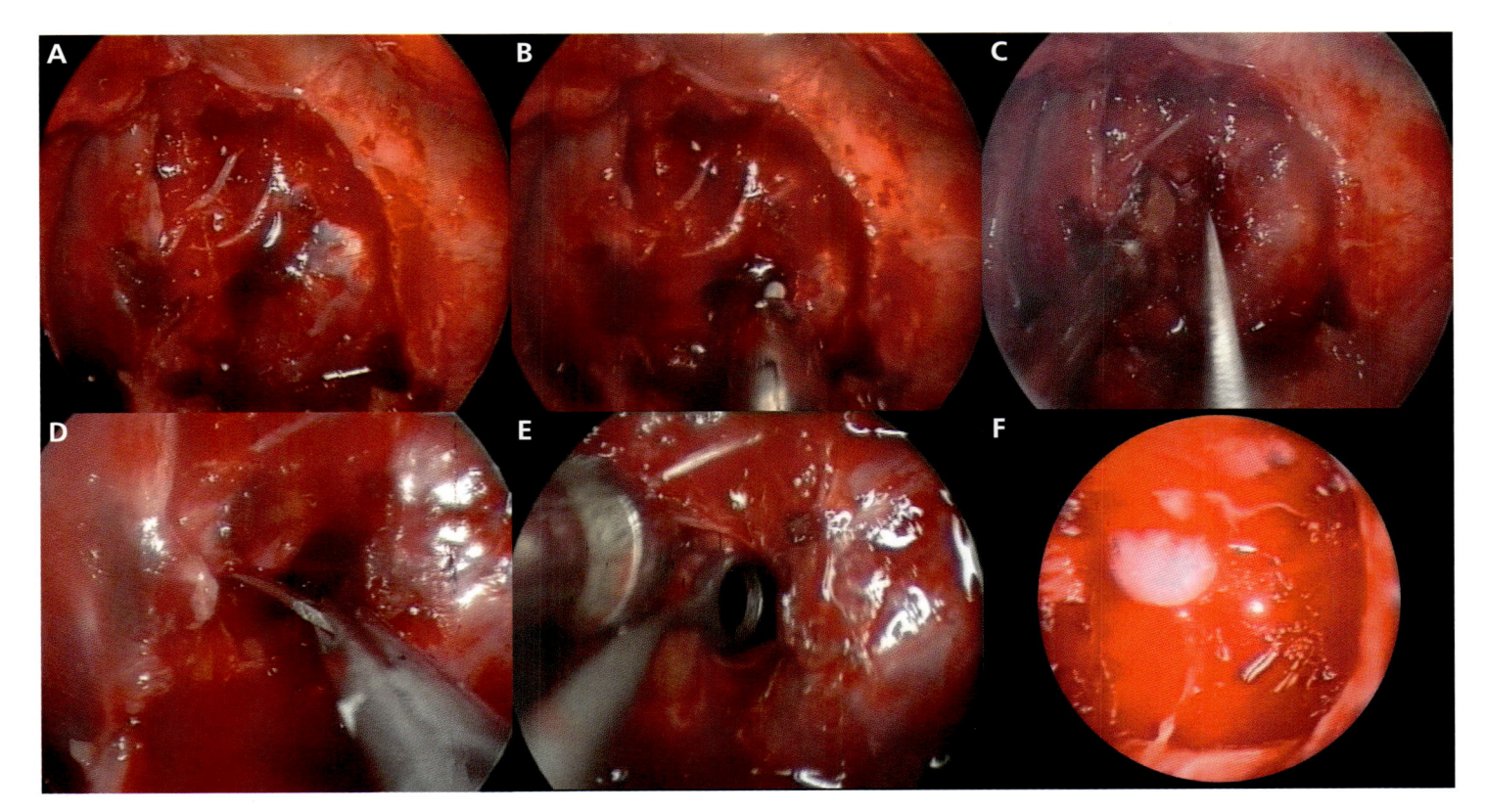

Fig. 27.5 Mesmo paciente da Figura 27.4. (**A**) Passo cirúrgico após a abertura da dura-máter. (**B**) O Doppler intraoperatório ajuda a localizar o curso da ACI dentro do SC. Após a localização da ACI com um bisturi (**C**) e tesoura (**D**), a parede medial esquerda do SC é aberta e alargada. (**E**) A cureta anelar permite ao cirurgião remover pedaço a pedaço do tumor através da curvatura anterior da ACI. (**F**) Exploração do SC na região da curvatura da ACI com um endoscópio de 30 graus. Nenhum residual tumoral macroscópico é visível.

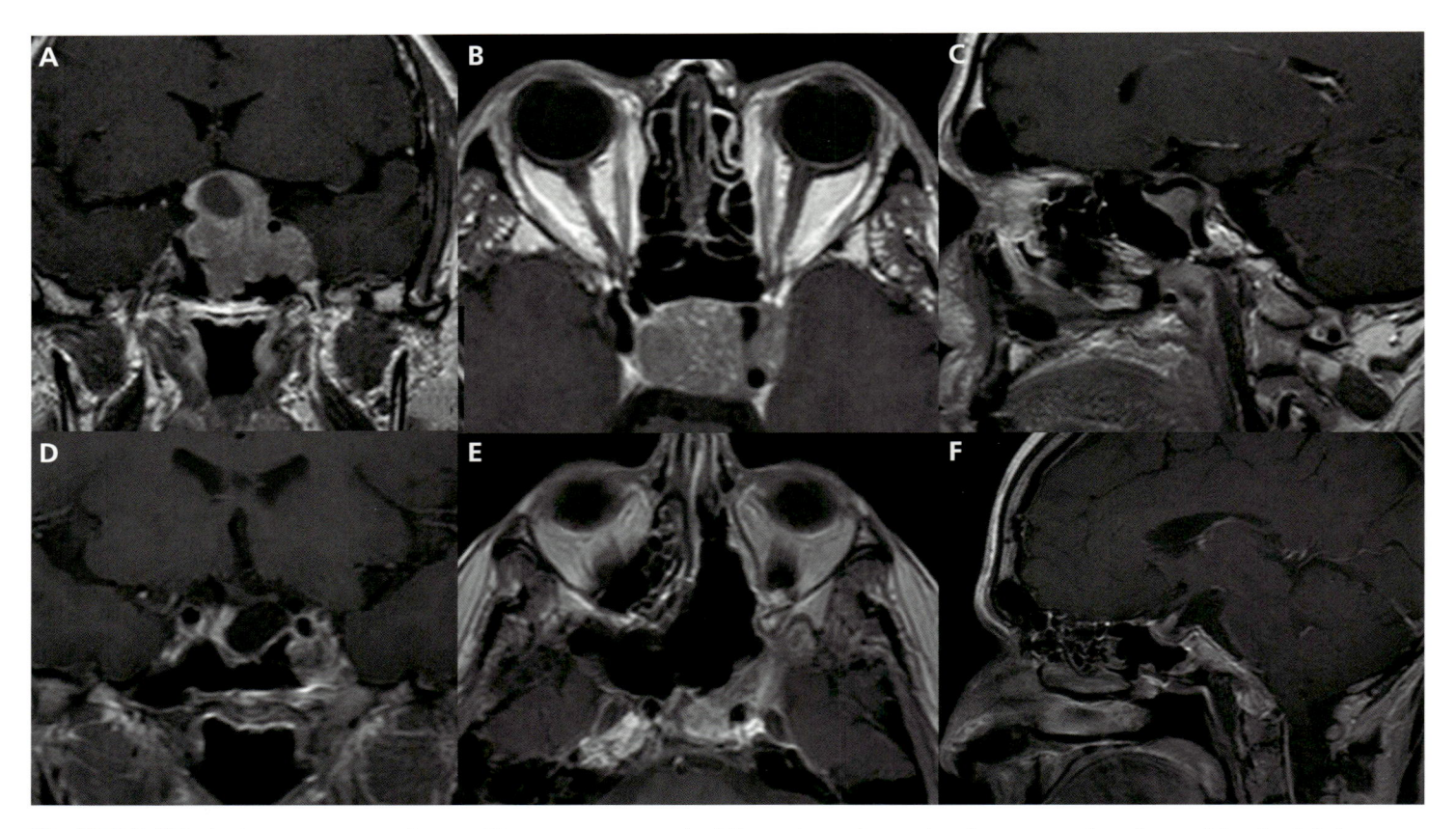

Fig. 27.6 (**A-C**) Paciente com um macroadenoma NF com um componente cístico na área selar envolvendo os compartimentos medial, anteroinferior e lateral do SC. A vista sagital (**C**) demonstra a porção intracavernosa da ACI. O tumor desloca a ACI em direção posterossuperior. A abertura da dura-máter tem de ser realizada em direção inferolateral para evitar dano à ACI. (**D-F**) Imagens pós-operatórias de RM. ACI: artéria carótida interna; SC: seio cavernoso.

da) no qual se deve iniciar a incisão (**Figs. 27.8 e 27.9**). A incisão do periósteo deve ser feita com extremo cuidado até que a carótida e o VI nervo sejam identificados; então, a abertura do periósteo pode ser adaptada com segurança ao tumor (**Figs. 27.10 e 27.11**).

Em um procedimento sem intercorrências, a intervenção é concluída pela obtenção da hemostasia, e, se não ocorrer fístula de LCR, o reparo não é realizado. Tamponamentos nasais anteriores usando Merocel são feitos somente na EPE e removidas após 48 horas.

■ Conclusão

Nossa técnica de realização de cirurgia de SC foi relatada de forma breve, focada nos critérios de seleção e algumas questões técnicas fundamentais. Lembrando-se dessas sugestões, esta técnica parece ser segura e eficaz.[5,6] Apesar disso, ela pode ser considerada uma abordagem complementar à via transcraniana e não uma alternativa. Pensamos que esta técnica deve estar presente no armamentário dos cirurgiões que lidam com os tumores de SC.

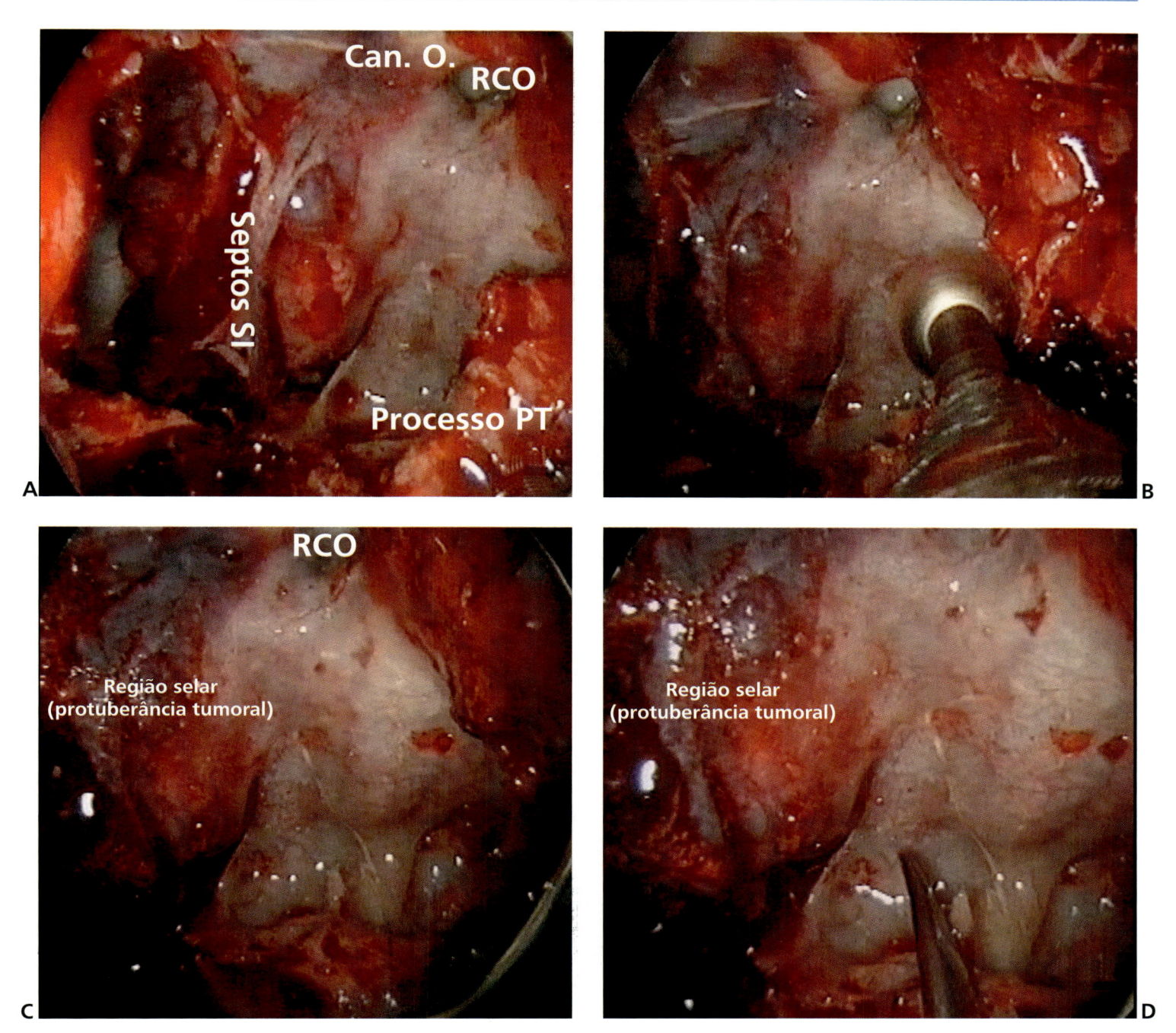

Fig. 27.7 Mesmo paciente da Figura 27.6. (**A-D**) Após esfenotomia bilateral, etmoidotomia esquerda, meatotomia esquerda ampla e remoção da porção posterior dos septos nasais e septos intersinusais (SI), uma exposição frontal da área selar e parasselar esquerda é obtida (**A**). O broqueamento da porção medial do processo pterigoide (PT) permite expansão lateral do campo cirúrgico com exposição do recesso lateral de seio esfenoidal e SC a partir da porção paraclival da ACI até o RCO. A localização no assoalho do seio esfenoidal do canal pterigóideo, onde o nervo vidiano corre (**D**), é um ponto de referência adjuvante muito útil para localizar o joelho entre os segmentos paraclival e petroso da ACI. Can. O.: canal óptico; RCO: recesso carótido-óptico.

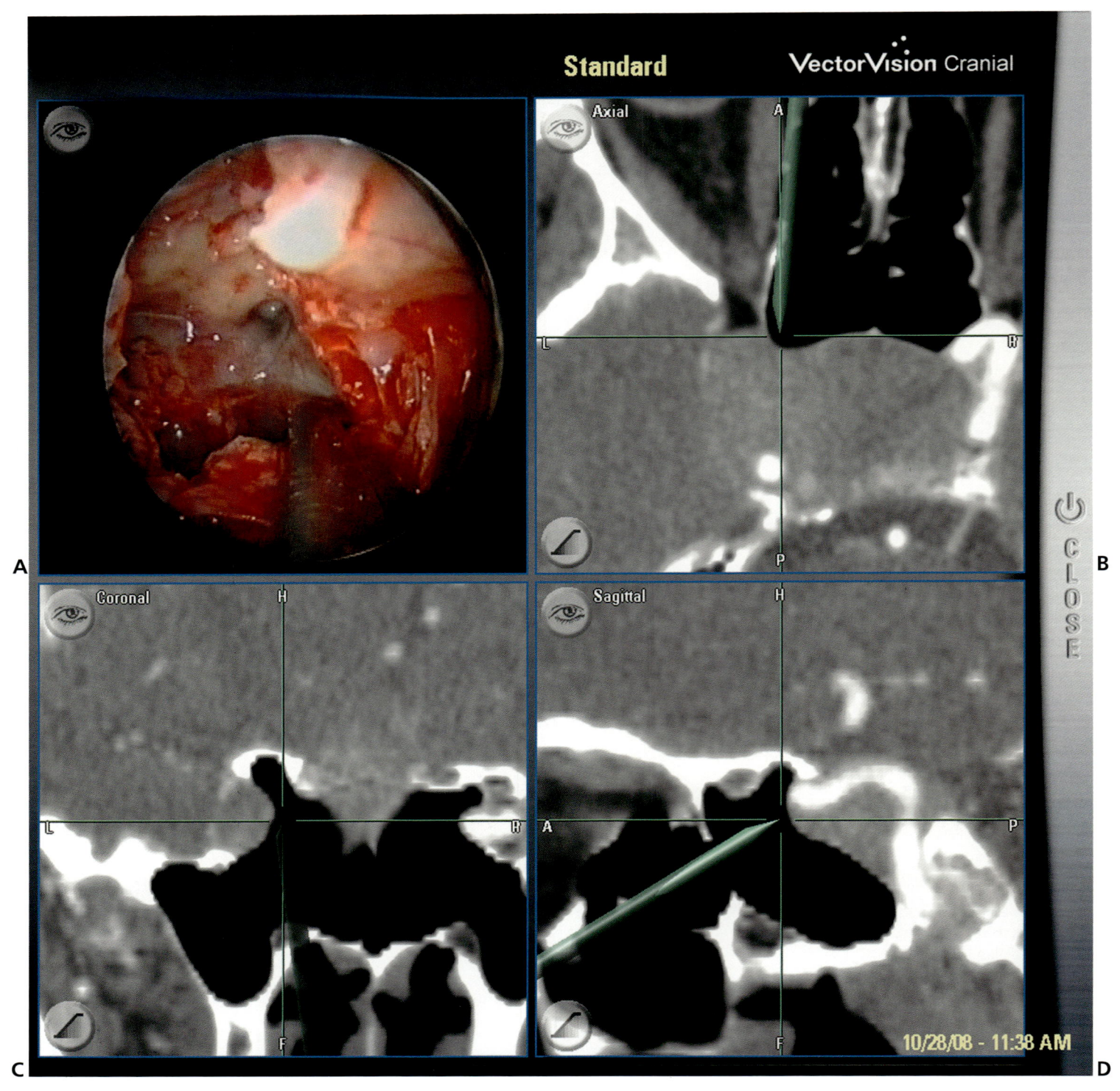

Fig. 27.8 O sistema de neuronavegação é um dispositivo muito útil para facilitar o reconhecimento da posição da ACI durante a remoção de osso e abertura da dura-máter. Após a remoção tumoral, a precisão da avaliação da neuronavegação diminui para o possível deslocamento de tecido mole e ACI. ACI: artéria carótida interna.

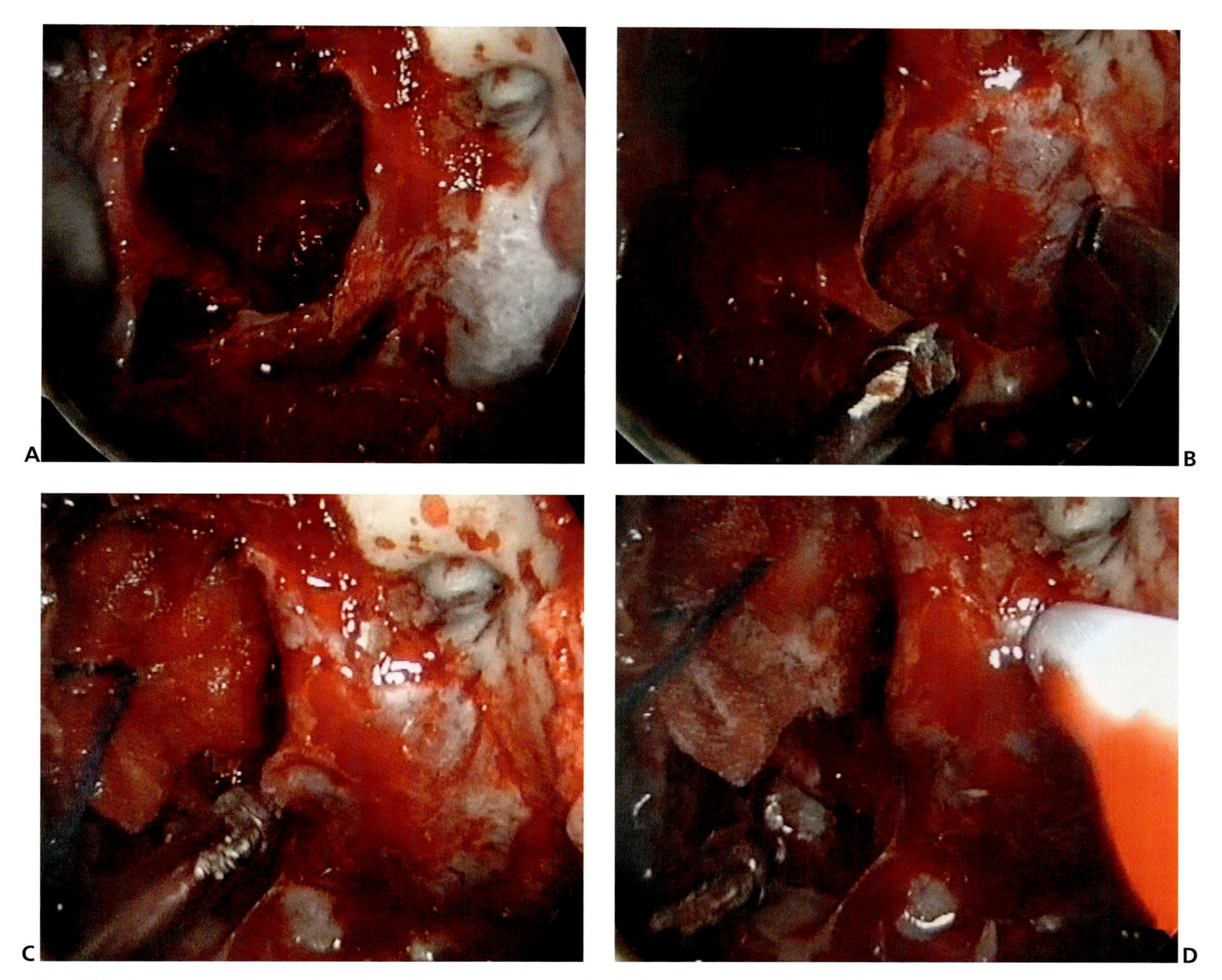

Fig. 27.9 Mesmo paciente da Figura 27.6. O primeiro passo da ressecção cirúrgica é remover o tumor da cavidade selar (**A**), como no acesso da linha média. (**B**, **C**) Em seguida, o osso que recobre o SC tem que ser removido da sela até a parede lateral do seio esfenoidal, na frente da ACI, que está se abaulando à região abaixo do RCO. (**D**) Outro aparelho útil para localizar a ACI antes da abertura da dura-máter é o Doppler. ACI: artéria carótida interna; SC: seio cavernoso.

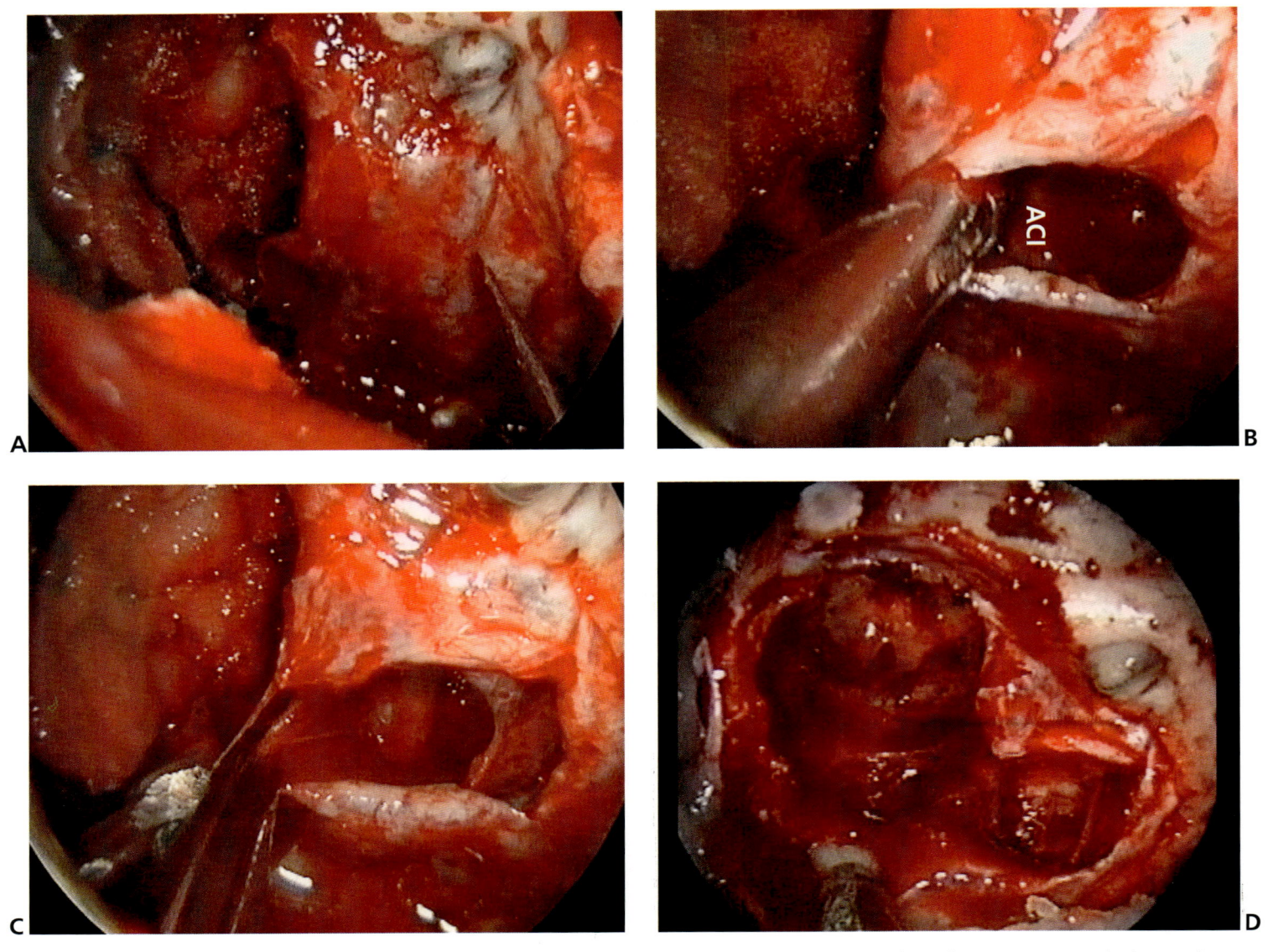

Fig. 27.10 Mesmo paciente da Figura 27.6. (**A-D**) A abertura do periósteo na frente do compartimento anteroinferior do SC requer o reconhecimento da localização da artéria carótida na RM, confirmado pelo sistema de neuronavegação e Doppler. Então é possível abrir o periósteo com um bisturi fino (**A**). A incisão no periósteo deverá ser efetuada de maneira extremamente cuidadosa, até que a carótida e o VI nervo sejam identificados; em seguida, a abertura do periósteo poderá ser feita com segurança de acordo com o tumor (**C**). (**D**) Vista final do campo cirúrgico após a ressecção tumoral desde a região selar e parasselar.

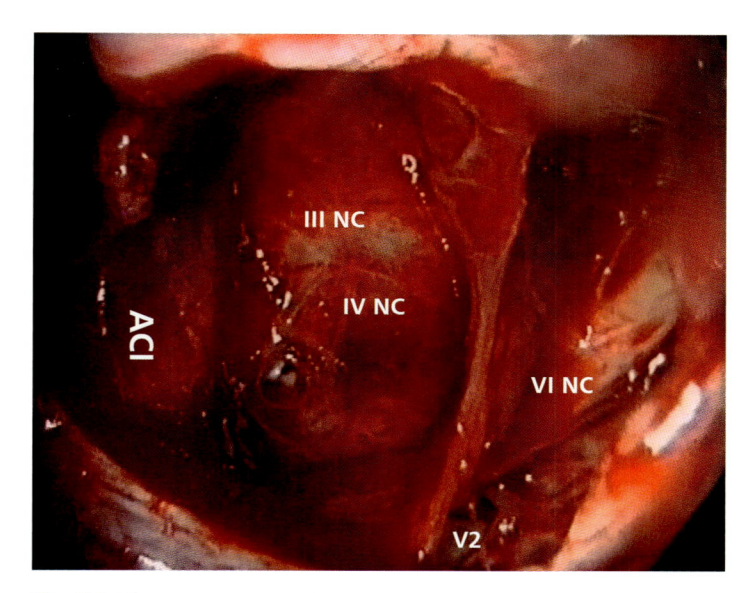

Fig. 27.11 Mesmo paciente da Figura 27.6, em exploração endocavitária final com endoscópio de 30 graus. Nenhum tumor residual é visível. O VI nervo craniano, que corre livre, é bem visualizado e os outros nervos cranianos correm dentro da parede lateral do SC, entre a camada endosteal e a meníngea.

Referências

1. Jho HD, Carrau RL. Endoscopic endonasal transsphenoidal surgery: experience with 50 patients. *J Neurosurg* 1997;87:44-51.

2. Frank G, Pasquini E, Calbucci E. *Endoscopic approach to the CS via an ethmoido-pterygo-sphenoidal route.* Presented at the 5th European Skull Base Society Congress, Copenhagen, Denmark, June 15-17, 2001 (additional abstract, p. 96).

3. Doglietto F, Lauretti L, Frank G *et al.* Microscopic and endoscopic extra-cranial approaches to the cavernous sinus: anatomic study. *Neurosurgery* 2009;64(5, Suppl 2):413-21, discussion 421-22.

4. Frank G, Pasquini E. Approach to the cavernous sinus. In: de Divitiis E, Cappabianca P. (Eds.). *Endoscopic endonasal transsphenoidal surgery.* New York: Springer, 2003. p. 159-75.

5. Frank G, Pasquini E. Endoscopic endonasal cavernous sinus surgery, with special reference to pituitary adenomas. *Front Horm Res* 2006;34:64-82.

6. Frank G, Sciarretta V, Calbucci F *et al.* The endoscopic transnasal transsphenoidal approach for the treatment of cranial base chordomas and chondrosarcomas. *Neurosurgery* 2006;59 (1, Suppl 1):0NS50-57, discussion ONS50-57.

7. Pasquini E, Sciarretta V, Farneti G *et al.* Endoscopic treatment of encephaloceles of the lateral wall of the sphenoid sinus. *Minim Invasive Neurosurg* 2004;47:209-13.

28 Abordagem Transelar/Transdorsal via Transposição da Hipófise para a Cisterna Interpeduncular

Daniel M. Prevedello ▪ Amin B. Kassam ▪ Juan C. Fernandez-Miranda
Paul A. Gardner ▪ Ricardo L. Carrau ▪ Carl H. Snyderman

Dicas e Pérolas

- O tratamento endoscópico endonasal das lesões localizadas na fossa interpeduncular requer uma equipe multidisciplinar.
- As indicações comuns para uma transposição endoscópica endonasal da hipófise, para ter acesso à fossa interpeduncular, são craniofaringiomas, meningiomas, cordomas e outras lesões retroinfundibulares, como os tumores de células granulares, germinomas e teratomas, entre outros.
- As vantagens de um acesso endoscópico ventral transpondo a hipófise para o tratamento de lesões localizadas na fossa interpeduncular são a não necessidade de retração cerebral, a não manipulação do nervo oculomotor ou dos nervos ópticos, e a não necessidade de manipular a artéria comunicante posterior e suas perfurantes.
- As contraindicações a esta abordagem incluem comorbidades do paciente, a indisponibilidade de uma equipe multidisciplinar e a falta de equipamento/instrumentos especializados.
- Uma cuidadosa avaliação pré-operatória deve incluir um exame físico, estudos por imagem e análise da função hipofisária.
- A técnica cirúrgica inclui uma abordagem nasal bilateral por dois cirurgiões que trabalham com a técnica a quatro mãos e movimentos de câmera dinâmicos em tempo real que facilitam a contínua visualização e dissecção bimanual.
- Como um primeiro passo, um retalho nasosseptal (se disponível) é desenhado e dissecado para a reconstrução do subsequente defeito de base do crânio. Suas dimensões devem ser previstas de acordo com o defeito dural planejado.
- Um corredor sinonasal é aberto mediante a remoção do septo posterior, rostro do seio esfenoidal, face da sela, plano esfenoidal, tubérculo da sela e terço médio do clivo.
- A abertura da sela é seguida pela ligação e transecção do seio intercavernoso superior, para abrir a dura-máter do sulco quiasmático.
- A ampla exposição da hipófise é seguida por lise dos ligamentos hipofisários que fixam sua cápsula à dura-máter. Procede-se à abertura do diafragma e a glândula é transposta em direção superior ao quiasma.
- O dorso da sela túrcica é broqueado após ligação, cauterização ou trombose do seio intercavernoso posterior. As clinoides posteriores são removidas e a dura-máter retroclival é aberta. O controle do plexo basilar requer tamponamento intraluminal com material hemostático.
- A visualização e a ressecção de uma lesão localizada na fossa interpeduncular normalmente requerem uma visão cranial produzida por um endoscópio com lente angulada de 45 ou 70 graus.
- A reconstrução da base craniana e do defeito dural é concluída com retalho nasosseptal vascularizado.

▪ Introdução

Poucas localizações no corpo humano são tão protegidas com estruturas vitais, como a fossa interpeduncular. Seus limites anatômicos consistem em nervo óptico e terceiro ventrículo, superiormente; corpos mamilares e mesencéfalo, posteriormente, com a artéria basilar e artérias cerebrais posteriores, bem como artérias comunicantes posteriores com as suas perfurantes, juntamente com o nervo oculomotor delineando a região lateralmente.[1-3] A região inteira é limitada anteriormente pela sela e seus conteúdos, incluindo a hipófise e o infundíbulo.[3-6] Portanto, o acesso a esta região é um desafio independentemente da abordagem cirúrgica.

Abordagens convencionais anterolaterais da base do crânio à fossa interpeduncular foram descritas. Entretanto, todas elas requerem manipulação dos conteúdos laterais da cisterna interpeduncular e, em especial, do nervo oculomotor e da artéria comunicante posterior.[2,7-13] Apesar da dissecção significativa e extensa, o espaço final de trabalho muitas vezes é um pequeno corredor entre os tratos e nervos ópticos, o III nervo craniano e os ramos da artéria comunicante posterior. A visualização ipsilateral da região diretamente localizada sob o trato e o nervo óptico é um desafio especial.

Os avanços nas técnicas endoscópicas endonasais possibilitaram a ressecção de patologias na base do crânio (abordagens endoscópicas endonasais – AEE expandidas).[4,14-17] Este trabalho é realizado por uma equipe de base do crânio que consiste em dois cirurgiões que trabalham a quatro mãos através de ambas as narinas do paciente. Um movimento dinâmico e em tempo real do endoscópio facilita a visualização e a dissecção bimanual. Os suportes de endoscópio não são recomendados, uma vez que o movimento contínuo da câmera produz magnificação, assim como percepção de profundidade.[17]

Após transposição da hipófise, a abordagem AEE produz uma via direta para a área interpeduncular sem manipulação dos nervos cranianos. Acreditamos que a hipófise seja mais tolerante à mobilização do que quaisquer outras estruturas dentro da cisterna interpeduncular. No caso de disfunção pós-operatória, ela pode ser tratada com reposição hormonal. Todas as outras estruturas circundantes, particularmente os nervos cranianos, são muito sensíveis, e sua manipulação pode produzir déficits iatrogênicos permanentes.[18]

■ Indicações e Vantagens

A indicação para este procedimento relaciona-se diretamente com a localização e o sítio de origem da patologia. Qualquer lesão atrás do infundíbulo hipofisário que requeira ressecção ou descompressão constitui uma indicação para esta abordagem. Os tumores que são comumente localizados nesta área são os meningiomas, craniofaringiomas, cordomas, condrossarcomas, germinomas, teratomas e tumores de células granulares.

Para melhor compreender as vantagens da transposição endonasal endoscópica da hipófise, a fim de alcançar a fossa interpeduncular, é importante compreender as limitações das outras abordagens.

Durante a abordagem pterional padrão, as estruturas que limitam a adequada exposição da cisterna interpeduncular são os nervos ópticos e o quiasma, que limita o acesso, principalmente em direção superior.[1,19] Uma osteotomia orbitozigomática aumenta o ângulo de exposição; contudo, a abordagem ainda é limitada pela posição dos nervos ópticos.[12] Sugita et al.[20] notaram estes problemas e descreveram a necessidade de retrair o trato óptico e os corpos mamilares para alcançar os aspectos superiores da cisterna interpeduncular.

O recesso carótico-oculomotor pode ser expandido por remoção dos processos clinoides anterior e posterior, retirando o teto do nervo óptico e abrindo o seio cavernoso, com mobilização da artéria carótida interna (ACI) e do III nervo craniano.[1,8,21] Contudo, essas variações geram maior morbidade em razão da necessidade de mobilizar estruturas neurovasculares.[1] A maioria dos pacientes, se não todos, submetidos a este procedimento sofre de paralisia transitória do III nervo craniano.[1,8,18,21]

Um acesso alternativo aos tumores que preenchem a cisterna interpeduncular e se estendem para dentro do terceiro ventrículo envolve a abertura da lâmina *terminalis* através de uma abordagem subfrontal mais anterior ou inter-hemisférica.[22] Contudo, esta abordagem é igualmente limitada em acessar a porção inferior da cisterna interpeduncular, e não pode ser usada quando o assoalho do III ventrículo não sofreu a erosão pelo tumor.[22,23]

Outras abordagens através da fossa temporal, como a abordagem insular transilviana e a abordagem transcoroidal são outras opções ao acesso à cisterna interpeduncular.[12] Entretanto, essas abordagens têm potencial para significativa disfunção de lobo temporal.[24]

A abordagem transpetrosa anterior proposta por Harsh e Sekhar[25] e a petrosectomia proposta por Kawase et al.[7] proporcionam o acesso à cisterna pré-pontina, mas, como em outras abordagens, elas são limitadas em expor a área retrosselar.[1]

A abordagem transpetrosa posterior descrita por Hakuba et al.[2] proporciona melhor ângulo caudocranial, melhorando assim o acesso à porção rostral desta região. Entretanto, a visualização adequada da cisterna interpeduncular é obtida somente pela agressiva fresagem do osso petroso, que ameaça as funções auditiva e de equilíbrio.[26] Além disso, a abordagem ainda assume uma trajetória lateral a medial; portanto, um corredor entre os nervos óptico e oculomotor ainda é necessário. Além disso, a visualização sob o trato óptico ipsilateral pode ser difícil.[2,26,27]

A via transesfenoidal estendida é usada por alguns para abordar patologias suprasselares, localizadas no espaço suprasselar, adjacentes ao tubérculo da sela e plano esfenoidal.[3,28-36] Contudo, a abordagem microscópica transesfenoidal é limitada em sua exposição parasselar, particularmente no caso de lesões que se estendem muito superior, lateral ou posteriormente dentro das cisternas perimesencefálicas.[3,28,30,31,33,36-38] Kouri et al.[39] salientaram que a presença da lesão atrás do talo hipofisário é uma das principais limitações da abordagem transesfenoidal estendida. Outros sugeriram o uso de um endoscópio para melhorar a visualização durante as abordagens microcirúrgicas transesfenoidais. Entretanto, o limitado espaço de trabalho dentro do espéculo impede a efetiva manobrabilidade dos instrumentos e, assim, também previne uma adequada dissecção.[3,14,28,30-33,36-38]

A principal vantagem da transposição da hipófise é obter o acesso adequado e a visualização da região retroinfundibular, gerando uma abordagem de linha média a uma lesão de linha média em orientação caudal a cranial, evitando, desse modo, a manipulação do cérebro ou dos nervos cranianos. Uma hipofisectomia total deve ser considerada ao acessar lesões que já comprometeram a função glandular, como é, muitas vezes, o caso dos craniofaringiomas.[6]

■ Contraindicações

Deve-se tomar cuidado ao considerar a transposição da hipófise em crianças ou jovens adultos em decorrência do risco de disfunção da hipófise e infertilidade.[40] Todos os riscos e benefícios devem ser considerados e fazer parte de uma discussão de consentimento informado ao paciente e à família antes do procedimento. Da mesma forma, pacientes idosos e aqueles com morbidades associadas devem ser completamente avaliados no pré-operatório por serem propensos a complicações sistêmicas.

Acreditamos que a falta de cooperação da equipe multidisciplinar é uma contraindicação ao procedimento. A equipe principal deve incluir, no mínimo, um neurocirurgião, um otorrinolaringologista e um endocrinolaringologista, todos eles com adequada experiência. Igualmente, a falta de equipamento especializado, de instrumentos (endoscópio, bipolar e endotesouras etc.) ou de infraestutura adequada (unidade de cuidados intensivos, monitores etc.) também é considerada uma contraindicação ao procedimento. Os sistemas de neuronavegação são altamente recomendados.

■ Exame Diagnóstico

O exame físico deve incluir uma avaliação neurológica com foco especial na função do nervo craniano. Um exame neuro-oftalmológico, incluindo um teste formal de campo visual, é recomendado porque muitas lesões nos espaços suprasselar e retroinfundibular comprometem a visão.

Uma avaliação endócrina no pré-operatório é crítica para determinar a função basal da hipófise. Além disso, a confirmação de pan-hipopituitarismo abre a possibilidade de total ressecção da glândula, evitando a desnecessária dissecção cirúrgica.

Obtenção de Imagens

A ressonância magnética (RM) com contaste é realizada em todos os pacientes para elucidar a relação entre base do crânio, cérebro, hipófise e nervos ópticos. Uma angiotomografia computadorizada (ATC) também é realizada para melhor estabelecer a relação entre tumor e vasos intracranianos, particularmente a artéria basilar, artérias cerebrais posteriores e artérias comunicantes posteriores. Além disso, a TC proporciona melhor visualização do osso, o que ajuda no planejamento da abordagem. A RM e a ATC com frequência são fundidas no sistema de orientação por imagem para combinar todas as características anteriormente mencionadas.

■ Cirurgia

Instrumentação

A instrumentação adequada é da maior importância para a abordagem endoscópica à fossa interpeduncular. O equipamento necessário inclui endoscópios de alta qualidade (0, 45 e 70 graus), de preferência de alta definição (HD); equipamento de vídeo (câmera e monitor); pinça bipolar endoscópica longa; brocas longas de alta velocidade e precisão (híbridos 1, 2, 3 e 4 mm); instrumentos longos de dissecção e materiais hemostáticos, como celulose microfibrilar, pasta/espuma em gel misturada com trombina e colágeno em pó.

Organização Operatória

Os pacientes são posicionados em supino na mesa cirúrgica com suas cabeças em posição neutra e o pescoço ligeiramente girado para o lado direito e inclinado para a esquerda. O nariz é preparado com cotonoides embebidos em oximetazolina a 0,05%, seguido pela aplicação externa de solução de iodo-povidona.

Preparação

O procedimento começa com a remoção do corneto médio direito. Um retalho nasosseptal é elevado da cavidade nasal mais ampla (discutido adiante; veja Reparo). Uma septectomia posterior é realizada após desarticulação do rostro a partir do osso esfenoidal, criando uma exposição bilateral de ambas as narinas para permitir a liberação do movimento.[41] O corneto médio esquerdo geralmente é lateralizado e não ressecado.

O óstio esfenoidal natural no lado esquerdo é alargado para formar uma cavidade única que se comunica com os seios esfenoidais com o aspecto posterior de ambos os compartimentos nasais. As margens laterais das esfenotomias anteriores são estendidas até o nível das placas pterigóideas mediais, sendo realizadas amplas esfenotomias bilaterais.

Então, a esfenotomia é alargada para incluir o recesso lateral do esfenoide, que se estende lateral ao canal carótico, e a exposição é estendida rostralmente para expor as células posteriores do seio etmoidal para definir a junção entre o plano esfenoidal e o tubérculo da sela. Septações intraesfenoidais são cuidadosamente reduzidas com uma broca, pois com frequência elas levam ao segmento vertical da artéria carótida interna cavernosa (ACI).[42] Finalmente, o assoalho do esfenoide é fresado retrogradamente até o nível do clivo, porporcionando adequado espaço ao endoscópio. Isto cria uma trajetória caudal a rostral dentro do espaço subquiasmático.

A remoção de osso sobre a face selar é estendida, inicialmente, sobre as porções mediais de cada seio cavernoso e em direção rostrocaudal, expondo tanto o seio intercavernoso superior (SIS) como o inferior (SII). O tubérculo é afinado usando-se uma broca de alta velocidade e depois removido.

Abordagem

A dura-máter sobre o tubérculo, o SIS e toda a fossa hipofisária agora são expostos e podem ser abertos em forma de cruz. Durante a abertura, a dura-máter sobrejacente da sela é aberta cuidadosamente ao longo da linha média para evitar ultrapassar a camada de tecido mole subjacente (túnica) que forma a cápsula da hipófise. Uma vez estabelecido este plano, ele é seguido superiormente embaixo do SIS. O SIS é ligado, cortado ou, de preferência, coagulado com um eletrocautério bipolar e, em seguida, transeccionado, comunicando as aberturas durais suprasselar e selar.

A abertura selar é completamente alargada na lateral e em direção inferior em forma de cruz, facilitando a visualização de toda a face anterior da glândula (**Fig. 28.1**). À medida que a dissecção progride lateralmente, pode-se apreciar que a densa dura-máter do assoalho selar bifurca-se na direção do seio cavernoso (**Fig. 28.2**). Este fato é bem apreciado quando as aberturas próximas dos cantos inferolaterais da dura-máter selar resultam em vigoroso sangramento venoso

28 Abordagem Transelar/Transdorsal via Transposição da Hipófise para a Cisterna Interpeduncular

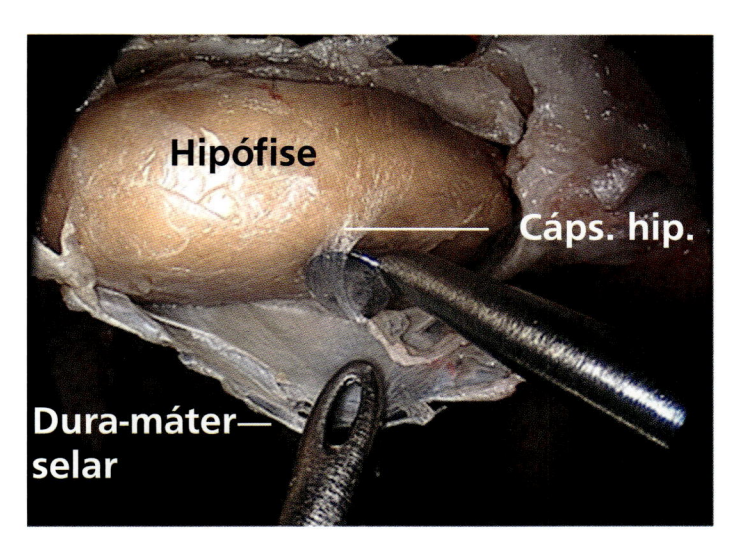

Fig. 28.1 A chave para uma transposição bem-sucedida da hipófise é a preservação da cápsula hipofisária, uma camada distinta que deve ser preservada quando se abre a dura-máter selar. Cáps. hip.: cápsula hipofisária.

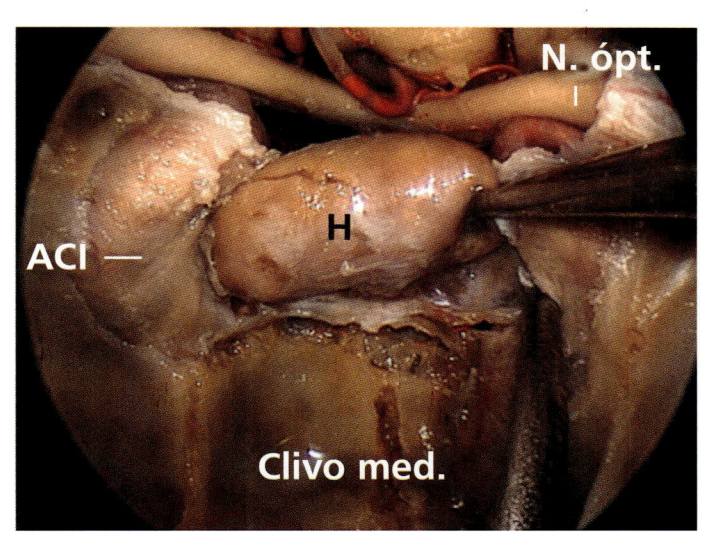

Fig. 28.2 A glândula está sendo dissecada a partir do assoalho da sela na direção da parede do seio cavernoso medial direito. ACI: artéria carótida interna; N. ópt.: nervo óptico; H: hipófise; med.: medial.

proveniente das projeções do seio cavernoso entre as duas camadas de dura. Consequentemente, o aspecto lateral do SII precisa ser ocasionalmente clipado.

A hipófise é então liberada das inserções de tecido mole, ao longo do plano entre a dura-máter que forma a parede medial do seio cavernoso e a própria cápsula da hipófise. Esta separação é realizada em uma sequência de dissecção com tesoura e dissector. Há numerosas projeções fibrosas que conectam a cápsula da hipófise à dura-máter selar lateral ou parede medial do seio cavernoso. Referimo-nos a estas como ligamentos hipofisários (**Fig. 28.3**). Estes ligamentos devem ser transeccionados sistematicamente ao longo do contorno da glândula, juntamente com as artérias hipofisária e de McConnell, se presentes, para liberar completamente a glândula (**Fig. 28.4**).

A projeção da dura-máter que cobre a sela é densamente inserida no aspecto superior da cápsula da hipófise e tem que ser dividida e, finalmente, incisada em direção à linha média, abrindo a abertura central e expondo o talo hipofisário. Uma vez que a dura-máter que cobre a sela é aberta, a glândula pode ser mobilizada em direção superior sem qualquer resistência (**Fig. 28.5**). Depois de concluída a transposição, o infundíbulo fica adjacente à superfície ventral do quiasma óptico e a hipófise preenche o espaço suprasselar e a cisterna pré-quiasmática. A glândula é coberta com cola de fibrina para prevenir a dissecação e mantê-la em posição no espaço suprasselar.

Depois de transposta a hipófise, toda a parede posterior da sela é visualizada. A dura-máter do assoalho selar é coagulada e dissecada posterior e superiormente, expondo o dorso da sela. Esta dura-máter posterior contém o plexo intercavernoso posterior.[13,43] Isto representa uma região muito vascularizada e, muitas vezes, é encontrado um copioso sangramento durante a incisão da dura-máter. Este sangramento venoso é sistematicamente controlado com o uso de tamponamento com agentes hemostáticos.

O terço superior do clivo é fresado e nivelado junto com o dorso da sela. As clinoides posteriores também são

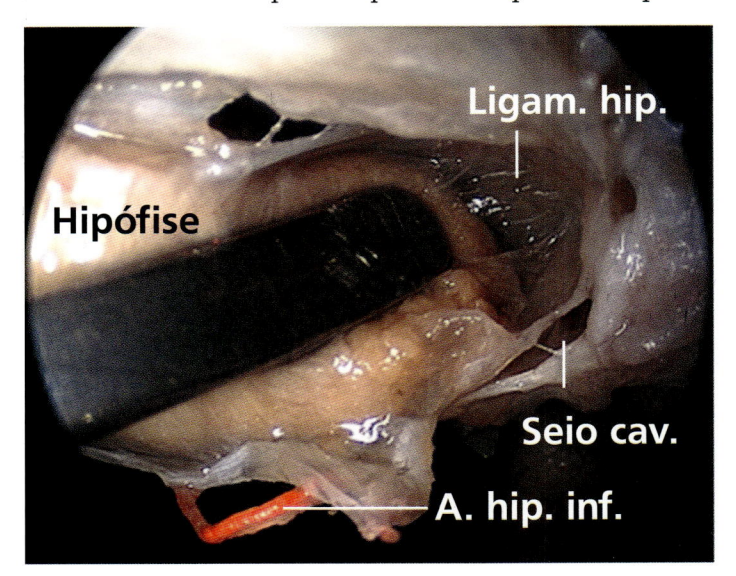

Fig. 28.3 A separação da glândula da parede cavernosa medial requer dissecção dos ligamentos hipofisários, inserções de tecido mole que correm entre a cápsula da hipófise e a parede do seio cavernoso. A.: artéria; cav.: cavernoso; hip.: hipofisário(a); inf.: inferior; Ligam.: ligamento.

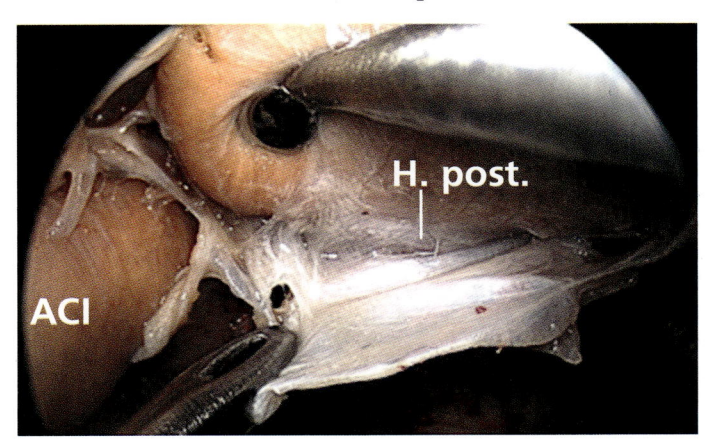

Fig. 28.4 Dissecção completa da glândula, a partir da dura-máter, na região do assoalho selar, expõe a hipófise posterior. ACI: artéria carótida interna; H. post.: hipófise posterior.

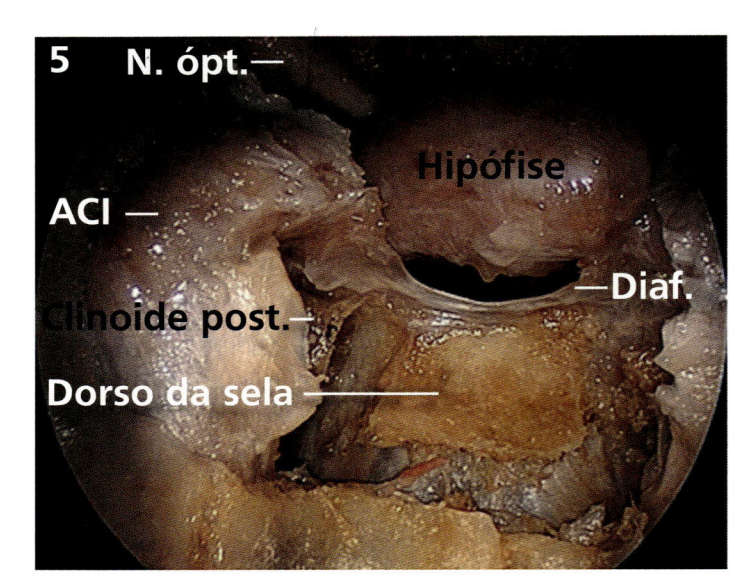

Fig. 28.5 Uma vez concluída a dissecção completa da dura-máter circundante, a abertura da hipófise ou do diafragma deve ser transposta juntamente com o seio intercavernoso superior. Isto permite a transposição da glândula dentro do espaço suprasselar, entre os nervos ópticos. Esta manobra expõe o dorso da sela e as clinoides posteriores, que agora podem ser removidas com segurança. Uma osteotomia entre o dorso da sela e as clinoides posteriores é aconselhável para evitar tração excessiva durante a remoção da clinoide, o que pode ser arriscado para o III nervo e para a artéria carótida. Diaf.: diafragma; ACI: artéria carótida interna; N. ópt.: nervo óptico; post.: posterior.

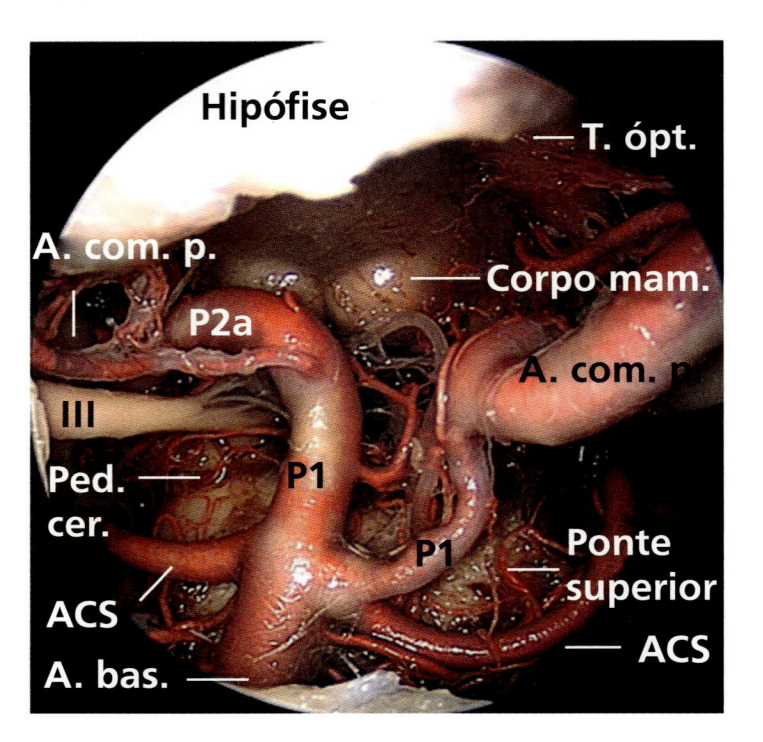

Fig. 28.6 Remoção do clivo superior (dorso da sela e clinoides posteriores) produz excelente visão da cisterna interpeduncular e seus conteúdos, incluindo bifurcação basilar, artérias cerebelares superiores, artérias cerebrais posteriores e seus ramos, tratos ópticos, III nervos, corpos mamilares e região hipotalâmica. A. bas.: artéria basilar; mam.: mamilar; T. ópt.: trato óptico; A. com. p.: artéria comunicante posterior; Ped. cer.: pedúnculo cerebral; ACS: artéria cerebelar superior.

fresadas e divididas até que possam ser mobilizadas medialmente. É imperativo não tentar mobilizar a clinoide posterior antes de criar uma linha de fratura medial com uma ponta de broca de 1 ou 2 mm, caso contrário o canal da carótida posterior poder-se-ia mover com a clinoide posterior, criando uma laceração da artéria carótida interna no segmento cavernoso.

Uma vez concluída a exposição, a dura-máter é aberta, dando acesso às cisternas pré-pontina e interpeduncular, fornecendo acesso direto às estruturas atrás da membrana de Liliequist. A dissecção intradural prossegue com estrita adesão aos princípios neurocirúrgicos. Estas cisternas contêm vasos arteriais perfurantes críticos provenientes da circulação posterior, juntamente, com os III e VI nervos cranianos em direção inferior. A identificação destas estruturas, bem como da artéria comunicante posterior, lateralmente, é recomendada antes de proceder à dissecção (**Fig. 28.6**).

A ressecção das lesões retroinfundibulares prossegue com cuidado, muitas vezes sob visão de endoscópios de 45 ou 70 graus. A técnica varia dependendo da patologia do caso. Com frequência faz-se uso de dois aspiradores aplicando tração e contratração durante a ressecção para esvaziar os tumores. Lesões muito calcificadas são mais desafiadoras e podem exigir o uso de aspiradores ultrassônicos. Se o tumor se estender para dentro do recesso anterior do terceiro ventrículo, ele pode, então, ser seguido pela fossa interpeduncular e pelo recesso infundibular acima do nível dos corpos mamilares (**Fig. 28.6**) e atrás do quiasma óptico, até que seja aberto o terceiro ventrículo. Sob visualização direta de estruturas neurovasculares críticas, as bandas aracnóideas que cobrem a cápsula tumoral são dissecadas com microtesoura, tomando-se o cuidado de preservar as pequenas perfurantes e as paredes hipotalâmicas. Deve-se notar que a dissecção com tesoura é a única técnica usada nesta região.

Reparo

O defeito é reconstruído com um enxerto *inlay* subdural entre o cérebro e a dura-máter. Preferimos usar matriz de colágeno (Duragen; Integra Life Sciences, Plainsboro, NJ), pois ela tem boas propriedades de manejo tecidual, e a empregamos para reconstruir a camada aracnóidea. Subsequentemente, um retalho pediculado na artéria septal nasal posterior é usado para a reconstrução.[44] O retalho é elevado durante a fase de exposição do procedimento, sendo posicionado na nasofaringe. Após a ressecção, o retalho nasosseptal é articulado na artéria septal nasal posterior, sendo então posicionado sobre as margens durais do defeito. Deve-se ter o cuidado de assegurar que o retalho faça contato direto e completo com as margens ósseas para promover a rápida cicatrização, impedindo passagem d'água. Além disso, o retalho deve ser de tamanho maior, uma vez que sofre uma contração de aproximadamente 20% com o passar do tempo. Uma camada muito fina de selante dural é então usada para cobrir as margens do retalho em formato de "moldura de quadro". Não se deve deixar o selante migrar entre o retalho e o osso subjacente, pois isso impedirá o contato direto e a cicatrização. Tampões de espuma ou um cateter-balão de Foley são então posicionados para maior apoio do retalho e para atenuar a possibilidade de separação ou migração das margens do retalho. Quando o balão é utilizado, usamos um cateter de Foley de 14F que é passado a partir da narina esquerda até a porção residual do septo nasal, para a cavidade nasal direita, e a porção distal é posta dentro da nasofaringe superior através da linha média e preenchida com solução salina.[15] O paciente deve ser examinado imediatamente no pós-operatório para assegurar que o balão não está comprimindo os nervos ópticos ou o cérebro. Ocasionalmente, um dreno lombar é inserido no final do procedimento (obesidade, hemorragia subaracnóidea, fístula de alto fluxo).

■ Complicações

Em nossa série inicial de transposições da hipófise, fomos capazes de preservar a função da glândula nos seis pacientes sem craniofaringioma. Em pacientes com craniofaringioma, fomos capazes de preservar a função glandular em 75% das vezes.[40] Sete dos oito pacientes (87,5%), com função hipofisária normal no pré-operatório, mantiveram-na no pós-operatório.

A transposição da hipófise com extensa dissecção aracnóidea da cisterna interpeduncular, e ocasional abertura do terceiro ventrículo, resulta em extravasamento de líquido cefalorraquidiano (LCR) de alto fluxo. Dois de sete pacientes que passaram por reconstrução da base do crânio com o uso de um retalho septal nasal desenvolveram extravasamento de LCR no pós-operatório. Por outro lado, os três pacientes que não tiveram um retalho vascularizado para a reconstrução tiveram um extravasamento de LCR no período pós-operatório. Assim, o uso de um retalho vascularizado diminuiu, significativamente, a possibilidade de fístula no pós-operatório nessas situações ($p < 0,038$).[40]

■ Cuidados Pós-Operatórios

A função hipofisária é avaliada na manhã seguinte à cirurgia, verificando-se o nível de cortisol sérico. Nosso protocolo também segue o equilíbrio de fluido e sódio para identificar o desenvolvimento de *diabetes insipidus*. Mesmo que a preservação da função da hipófise seja confirmada no pós-operatório, ela é reavaliada 8 a 12 semanas depois, com um completo painel de função hipofisária.

Uma TC cerebral é realizada no mesmo dia da cirurgia para descartar eventos hemorrágicos. Uma RM pós-operatória é realizada durante as 24 horas iniciais de pós-operatório para avaliar a ressecção cirúrgica e descartar complicações.

Após a remoção do tampão (5 a 7 dias após a cirurgia), o corredor operatório é aspirado com cuidado sob controle endoscópico. O paciente é instruído a irrigar com solução salina a 0,9% 3 a 4 vezes ao dia.

Os pacientes também são instruídos a evitar atividades físicas extenuantes, golpes no nariz e espirros com a boca fechada por um período de 6 semanas. Recomenda-se, também, a todos os pacientes que tomem laxantes. Visitas de acompanhamento ocorrem, pelo menos, a cada 2 semanas, ou até com mais frequência, se houver qualquer preocupação. A cada visita, a cavidade é desbridada de crostas, tecido de granulação, coágulos e secreções. Se for detectada uma fístula de LCR, o paciente deverá ser levado de volta à sala cirúrgica o mais rápido possível, visto que uma demora resulta em maior risco de infecção e meningite.

Uma segunda RM é obtida 3 meses após a cirurgia para servir de base para as futuras comparações e vigilância.

■ Conclusão

A abordagem endoscópica endonasal com transposição da hipófise é uma maneira eficaz de expor a região retroinfundibular na cisterna interpeduncular. Ela tem a vantagem de ser uma abordagem de linha média para ter acesso a lesões de linha média, evitando todos os limites laterais da cisterna interpeduncular, que são ricos em estruturas neurovasculares vitais. Além disso, a transposição da hipófise, seguida pela remoção do dorso da sela e clinoides posteriores facilita o acesso subquiasmático/retroquiasmático direto ao âmago de qualquer lesão localizada na cisterna interpeduncular, pré-pontina, assim como ao recesso anterior do terceiro ventrículo.

A reconstrução usando um retalho vascularizado é essencial para reduzir a morbidade pós-operatória relacionada com a fistula liquórica. Recomendamos, fortemente, que o endoneurocirurgião só considere esta abordagem após acumular uma razoável experiência, uma vez que o risco de complicações é significativo.

Referências

1. Figueiredo EG, Zabramski JM, Deshmukh P *et al*. Anatomical and quantitative description of the transcavernous approach to interpeduncular and prepontine cisterns. Technical note. *J Neurosurg* 2006;104:957-64.
2. Hakuba A, Nishimura S, Inoue Y. Transpetrosal-transtentorial approach and its application in the therapy of retrochiasmatic craniopharyngiomas. *Surg Neurol* 1985;24:405-15.
3. Kaptain GJ, Vincent DA, Sheehan JP *et al*. Transsphenoidal approaches for the extracapsular resection of midline suprasellar and anterior cranial base lesions. *Neurosurgery* 2001;49:94-100, discussion 100-1.
4. Kassam A, Snyderman CH, Mintz A *et al*. Expanded endonasal approach: the rostrocaudal axis. Part II. Posterior clinoids to the foramen magnum. *Neurosurg Focus* 2005;19:E4.

5. Maira G, Anile C, Albanese A et al. The role of transsphenoidal surgery in the treatment of craniopharyngiomas. *J Neurosurg* 2004;100:445-51.
6. Zuccaro G. Radical resection of craniopharyngioma. *Childs Nery Syst* 2005;21:679-90.
7. Kawase T, Toya S, Shiobara R et al. Transpetrosal approach for aneurysms of the lower basilar artery. *J Neurosurg* 1985;63:857-61.
8. Krisht AF. Transcavernous approach to diseases of the anterior upper third of the posterior fossa. *Neurosurg Focus* 2005;19:E2.
9. Menovsky T, Grotenhuis JA, de Vries J et al. Endoscope-assisted supraorbital craniotomy for lesions of the interpeduncular fossa. *Neurosurgery* 1999;44:106-10, discussion 110-12.
10. Perneczky A, Fries G. Endoscope-assisted brain surgery: part 1—evolution, basic concept, and current technique. *Neurosurgery* 1998;42:219-24, discussion 224-25.
11. Shirane R, Hayashi T, Tominaga T. Fronto-basal interhemispheric approach for craniopharyngiomas extending outside the suprasellar cistern. *Childs Nery Syst* 2005;21:669-78.
12. Ulm AJ, Tanriover N, Kawashima M et al. Microsurgical approaches to the perimesencephalic cisterns and related segments of the posterior cerebral artery: comparison using a novel application of image guidance. *Neurosurgery* 2004;54:1313-27, discussion 1327-28.
13. Yasuda A, Campero A, Martins C et al. Microsurgical anatomy and approaches to the cavernous sinus. *Neurosurgery* 2005;56 (1, Suppl):4-27, discussion 4-27.
14. Frank G, Pasquini E, Doglietto F et al. The endoscopic extended trans-sphenoidal approach for craniopharyngiomas. *Neurosurgery* 2006;59(1, Suppl 1):ONS75-83, discussion ONS75-83.
15. Kassam A, Carrau RL, Snyderman CH et al. Evolution of reconstructive techniques following endoscopic expanded endonasal approaches. *Neurosurg Focus* 2005;19:E8.
16. Kassam A, Snyderman CH, Mintz A et al. Expanded endonasal approach: the rostrocaudal axis. Part I. Crista galli to the sella turcica. *Neurosurg Focus* 2005;19:E3.
17. Kassam AB, Gardner P, Snyderman C et al. Expanded endonasal approach: fully endoscopic, completely transnasal approach to the middle third of the clivus, petrous bone, middle cranial fossa, and infratemporal fossa. *Neurosurg Focus* 2005;19:E6.
18. Seoane E, Tedeschi H, de Oliveira E et al. The pre-temporal transcavernous approach to the interpeduncular and prepontine cisterns: microsurgical anatomy and technique application. *Neurosurgery* 2000;46:891-98, discussion 898-99.
19. Sano H, Kato Y, Akashi K et al. Operation on high-lying basilar bifurcation aneurysms. *Surg Neurol* 1997;48:458-64.
20. Sugita K, Kobayashi S, Shintani A, Mutsuga N. Microneurosurgery for aneurysms of the basilar artery. *J Neurosurg* 1979;51:615-20.
21. Krisht AF, Kadri PA. Surgical clipping of complex basilar apex aneurysms: a strategy for successful outcome using the pretemporal transzygomatic transcavernous approach. *Neurosurgery* 2005;56(2, Suppl):261-73, discussion 261-73.
22. Fahlbusch R, Honegger J, Paulus W et al. Surgical treatment of craniopharyngiomas: experience with 168 patients. *J Neurosurg* 1999;90:237-50.
23. Maira G, Anile C, Colosimo C et al. Craniopharyngiomas of the third ventricle: trans-lamina terminalis approach. *Neurosurgery* 2000;47:857-63, discussion 863-65.
24. Nagata S, Sasaki T. The transsylvian trans-limen insular approach to the crural, ambient and interpeduncular cisterns. *Acta Neurochir (Wien)* 2005;147:863-69.
25. Harsh GR IV, Sekhar LN. The subtemporal, transcavernous, anterior transpetrosal approach to the upper brain stem and clivus. *J Neurosurg* 1992;77:709-17.
26. Tummala RP, Coscarella E, Morcos JJ. Transpetrosal approaches to the posterior fossa. *Neurosurg Focus* 2005;19:E6.
27. Seifert V, Raabe A, Zimmermann M. Conservative (labyrinth-preserving) transpetrosal approach to the clivus and petroclival region—indications, complications, results and lessons learned. *Acta Neurochir (Wien)* 2003;145:631-42, discussion 642.
28. Couldwell WT, Weiss MH, Rabb C et al. Variations on the standard transsphenoidal approach to the sellar region, with emphasis on the extended approaches and parasellar approaches: surgical experience in 105 cases. *Neurosurgery* 2004;55:539-47, discussion 547-50.
29. Doglietto F, Prevedello DM, Jane Jr JA et al. Brief history of endoscopic transsphenoidal surgery—from Philipp Bozzini to the First World Congress of Endoscopic Skull Base Surgery. *Neurosurg Focus* 2005;19:E3.
30. Dumont AS, Kanter AS, Jane Jr JA et al. Extended transsphenoidal approach. *Front Horm Res* 2006;34:29-45.
31. Dusick JR, Esposito F, Kelly DF et al. The extended direct endonasal transsphenoidal approach for nonadenomatous suprasellar tumors. *J Neurosurg* 2005;102:832-41.
32. Frank G, Pasquini E, Mazzatenta D. Extended transsphenoidal approach. *J Neurosurg* 2001;95:917-18.
33. Kim J, Choe I, Bak K et al. Transsphenoidal supra-diaphragmatic intradural approach: technical note. *Minim Invasive Neurosurg* 2000;43:33-37.
34. Kitano M, Taneda M. Extended transsphenoidal approach with submucosal posterior ethmoidectomy for parasellar tumors. Technical note. *J Neurosurg* 2001;94:999-1004.
35. Laws Jr ER. Transsphenoidal microsurgery in the management of craniopharyngioma. *J Neurosurg* 1980;52:661-66.
36. Laws ER, Kanter AS, Jane Jr JA et al. Extended transsphenoidal approach. *J Neurosurg* 2005;102:825-27, discussion 827-28.
37. de Divitiis E. Endoscopic transsphenoidal surgery: stone-in-the-pond effect. *Neurosurgery* 2006;59:512-20, discussion 512-20.
38. de Divitiis E, Cappabianca P. Microscopic and endoscopic transsphenoidal surgery. *Neurosurgery* 2002;51:1527-29, author reply 1529-30.
39. Kouri JG, Chen MY, Watson JC et al. Resection of suprasellar tumors by using a modified transsphenoidal approach. Report of four cases. *J Neurosurg* 2000;92:1028-35.
40. Kassam AB, Prevedello DM, Thomas A et al. Endoscopic endonasal pituitary transposition for a transdorsum sellae approach to the interpeduncular cistern. *Neurosurgery* 2008;62(3, Suppl 1):57-72, discussion 72-74.
41. Kassam AB, Snyderman C, Gardner P et al. The expanded endonasal approach: a fully endoscopic transnasal approach and resection of the odontoid process: technical case report. *Neurosurgery* 2005;57(1, Suppl):E213, discussion E213.
42. Fernandez-Miranda JC, Prevedello DM, Madhok R et al. Sphenoid septations and their relationship with internal carotid arteries: anatomical and radiological study. *Laryngoscope* 2009;119:1893-96.
43. Théron J, Chevalier D, Delvert M et al. Diagnosis of small and micro pituitary adenomas by intercavernous sinus venography. A preliminary report. *Neuroradiology* 1979;18:23-30.
44. Kassam AB, Thomas A, Carrau RL et al. Endoscopic reconstruction of the cranial base using a pedicled nasoseptal flap. *Neurosurgery* 2008;63(1, Suppl 1):ONS44-52, discussion ONS52-53.

VIII Dicas e Pérolas em Cirurgia Endoscópica Transclival

29 Anatomia Endoscópica do Clivo e da Fossa Posterior

**Luigi Maria Cavallo ▪ Isabella Esposito ▪ Matteo De Notaris
Felice Esposito ▪ Manfred Tschabitscher ▪ Paolo Cappabianca**

> **Dicas e Pérolas**
>
> Os pontos-chave das abordagens endonasais para a linha média da fossa posterior do crânio são as seguintes:
>
> **Nível craniano**
> - Ampla esfenotomia anterior
> - Remoção do assoalho selar e tubérculo da sela
> - Elevação da hipófise/transposição (artérias hipofisárias superiores/inferiores)
> - Remoção da região dorsal da sela e clinoides posteriores (nervo oculomotor)
>
> **Nível médio**
> - Dissecção da mucosa até a junção vomeroesfenoidal/nervos vidianos
> - Ressecção do vômer
> - Remoção da parede inferior do seio esfenoidal (artéria carótida intrapetrosa)
> - Remoção do osso clival (artérias carótidas paraclivais, nervo abducente)
>
> **Nível caudal**
> - Dissecção da mucosa até a junção vomeroesfenoidal/nervos vidianos
> - Ressecção do vômer
> - Remoção da parede inferior do seio esfenoidal (artéria carótida intrapetrosa)
> - Dissecção da mucosa e músculos (artéria carótida parafaríngea)
> - Exposição do forame magno (nervo hipoglosso)
> - Remoção do arco C1, anteriormente (artéria vertebral)
> - Remoção do processo odontoide

■ Introdução

A ideia motriz da evolução da cirurgia da base do crânio é a criação de acessos cirúrgicos com base na orientação tridimensional das principais estruturas neurovasculares. A parte da base anterior do crânio, prolongada da área retrosselar à parte superior da coluna cervical, foi exposta através de diversas vias: anterior, anterolateral e posterior,[1-5] realizada com a exposição convencional ou laparoscópica,[6] ou com microcirurgia,[7] assistida por endoscópio ou técnicas endoscópicas puras.[8-11] Tal variedade de estratégias cirúrgicas acontece pela anatomia complexa e desafiadora da região.

Pelo fato de que lesões resultantes na linha média posterior da base do crânio muitas vezes deslocam as estruturas neurovasculares dorsal e lateralmente, uma janela cirúrgica anterior pela via natural endonasal é atraente e a técnica endoscópica oferece uma visão dinâmica próxima dessas áreas profundas e das estruturas neurovasculares, na fronteira com os acessos cirúrgicos.

A abordagem endoscópica endonasal permite acesso a toda a junção esfenoide, clivo e craniovertebral; esta rota tem sido utilizada para a gestão de qualquer lesão extradural ou intradural, da área retrosselar até a junção craniovertebral.[10,12-22]

As principais condições prévias para a utilização desta técnica são cooperação multidisciplinar,[23] profundo conhecimento anatômico,[24,25] capacidades cirúrgicas avançadas,[26,27] e familiaridade com técnicas de imagem de última geração, instrumentos cirúrgicos delicados e estratégias e materiais de reconstrução.[28] A dissecção endoscópica de cadáveres em laboratório representa o primeiro passo para melhorar a orientação e a autoconfiança do cirurgião; estes exercícios são obrigatórios para entender a anatomia da base do crânio e adquirir uma orientação tridimensional, que também será importante quanto explorar a fossa posterior do crânio pelas rotas lateral e posterior.

Este capítulo descreve a abordagem endoscópica endonasal da fossa posterior do crânio e destaca as principais relações anatômicas e problemas potenciais da técnica. Para simplificar a descrição anatômica, dividimos a base posterior do crânio em três níveis (**Fig. 29.1**):

- *Craniano:* da linha interclinoide posterior ao assoalho da sela túrcica, que corresponde à área retrosselar.
- *Médio:* do assoalho da sela túrcica à linha que liga os canais hipoglossos.
- *Caudal:* na região da junção craniovertebral.

As medidas relatadas neste capítulo derivam de vários estudos anatômicos.[24] No entanto, eles são altamente variáveis, como demonstrado pelos grandes desvios-padrão reportados nas publicações originais. Além disso, para melhorar a incisividade da descrição anatômica, omitimos a análise de muitas variações anatômicas importantes; no entanto, o cirurgião deve ter profundo conhecimento sobre estas variações antes de aplicar esta técnica em pacientes.

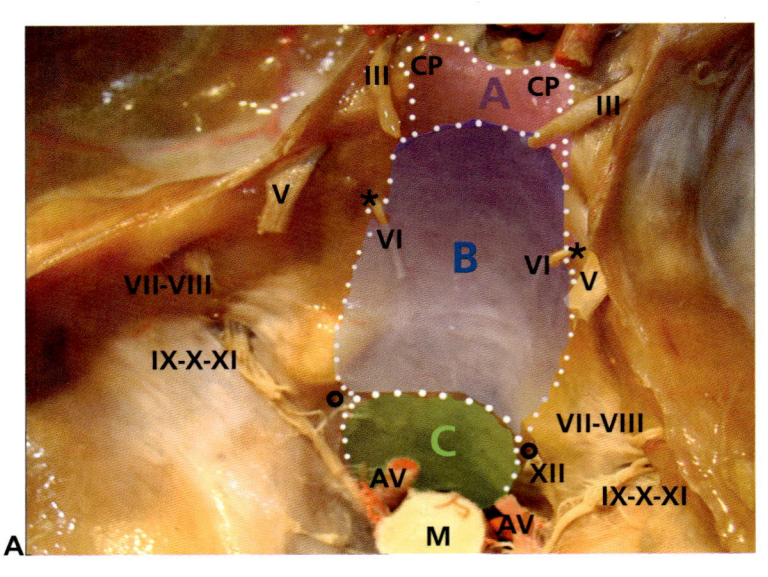

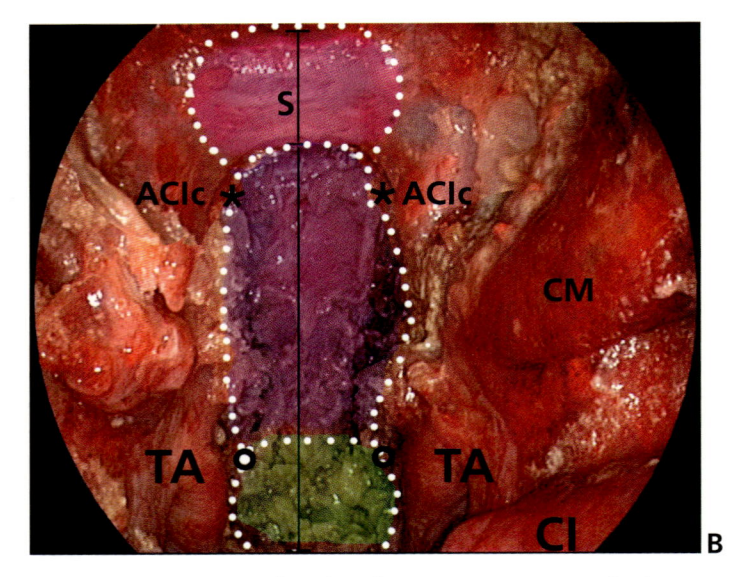

Fig. 29.1 Vistas transcraniana (**A**) e endoscópica endonasal (**B**) da linha média da base posterior do crânio. O desenho sobreposto mostra a extensão da janela óssea durante a abordagem endoscópica endonasal à base posterior do crânio. As linhas pontilhadas marcam as fronteiras das janelas cirúrgicas para expor a área retrosselar *(área rosa, A)*, área retroclival *(área azul, B)*, e a junção craniovertebral *(área verde, C)*. TA: tuba auditiva; ACIc: segmento paraclival da artéria carótida interna; CI: corneto inferior; M: medula; CM: corneto médio; CP: clinoide posterior; S: sela; AV: artéria vertebral; (*): ponto de Dorello; ○: canal hipoglosso; linha preta: linha média. Nervos – III: nervo oculomotor; V: nervo trigêmeo; VI: nervo abducente; VII-VIII: feixe acusticofacial; IX-X-XI: nervos cranianos inferiores; XII: nervo hipoglosso.

■ Técnicas de Imagem

Os recentes avanços nas técnicas de reconstrução tridimensional e software de medição têm melhorado bastante a habilidade do cirurgião em realizar um planejamento pré-operatório detalhado.[29,30] Tecnologias de imagem de última geração (Amira® Visage Imaging Inc., San Diego; Osirix®, Advanced Open-Source PACS Workstation DICOM viewer) permitem o estudo da anatomia individual, estimulando, assim, que a realidade virtual da imagem faça parte dos exames pré-operatórios.

A tomografia computadorizada de alta resolução com reconstrução coronal e sagital e janelas para osso e partes moles aborda os seios paranasais, forames da base do crânio e canais.

Em especial, os seguintes pontos devem ser avaliados para determinar a viabilidade da abordagem:

- Pneumatização do seio esfenoidal: em um seio esfenoidal do tipo conchal, o recuo clival abaixo da sela não é visível; o segmento esfenoidal e da rinofaringe pertencentes ao clivo não são claramente identificados, o que torna a exposição mais difícil.
- Deiscência óssea aos níveis das proeminências caróticas selar e paraclival.
- Canal vidiano em imagens axiais e coronais e sua relação com o forame lacerado.
- Canal carótico.
- Configuração dos clinoides posteriores.
- Configuração da junção craniovertebral.

A ressonância magnética é complementar à tomografia computadorizada, mas é incapaz de delinear os detalhes ósseos necessários à cirurgia endoscópica da base do crânio; o exame é realizado nos planos axial, coronal e sagital com secções de 3 mm. A comparação entre uma imagem ponderada em T2, uma imagem ponderada em T1, e uma ponderada em T1 com contraste permite a avaliação da anatomia normal ou de patologias da base do crânio. Tecido inflamatório e líquido nos seios paranasais podem ser separados do tecido tumoral com a imagem ponderada em T2. Sequências ponderadas em T1 com saturação de gordura reduzem a má interpretação do sinal que vem do tecido adiposo. Elas são obrigatórias para avaliar o espaço parafaríngeo adjacente à base do crânio: o forame de saída dos nervos cranianos, que contém tecido adiposo, e lesões recorrentes da base do crânio. Essas sequências também melhoram a definição da patologia clival, pois contêm medula óssea. A artéria carótida interna e as outras estruturas vasculares são mais bem definidas pela angiorressonância e pela angiografia digital de subtração; este último é o melhor método para delinear o suprimento vascular de uma área anatômica específica ou lesão; no entanto, isso raramente tem um valor de diagnóstico e sua principal indicação é a embolização endovascular do tumor no pré-operatório.

■ Abordagem Endonasal Endoscópica

De acordo com as diretrizes destacadas pela criação do acesso endonasal para uma abordagem endoscópica endonasal estendida à base do crânio e, nomeadamente, para a área clival, requer as seguintes etapas:

- Remoção de um corneto médio, normalmente o da direita; o outro corneto médio é deslocado lateralmente;

29 Anatomia Endoscópica do Clivo e da Fossa Posterior

- Antrostomia do meato médio preservando o processo uncinado e se estendendo inferiormente, se necessário, do lado onde o corneto médio foi removido.
- Criação de um retalho pediculado nasosseptal no ramo septal da artéria esfenopalatina, que é posicionado para dentro do seio maxilar através da antrostomia criada; este retalho é utilizado para reconstruir o acesso cirúrgico na reconstrução em várias camadas.
- Remoção do septo nasal da quilha esfenoidal e remoção de sua parte posterior (cerca de 2 cm) para ampliar o espaço de trabalho.
- Etmoidectomia posterior ou bilateral total, conforme necessário.
- Grande esfenotomia anterior (tomando cuidado com a artéria nasal posterior).
- Remoção dos septos intraesfenoidais, com achatamento de toda a parede do esfenoide para melhor acolher o retalho nasosseptal para a reconstrução.
- A identificação dos marcos ósseos esfenoidais – sela, plano esfenoidal, recessos ópticos-caróticos médio e lateral, e recuo clival – pode ajudar na orientação do cirurgião.

Neste ponto, dois acessos cirúrgicos podem ser usados, um acima e outro abaixo da parede inferior do seio esfenoidal. O acesso superior leva à área selar e à porção esfenoidal do clivo. O acesso inferior conduz ao segmento da rinofaringe do clivo, forame magno, e junção craniovertebral.

Como dito acima, dividimos a fossa posterior do crânio em três níveis (**Fig. 29.2**). Esta classificação conceitual foi inspirada pelas estruturas neurovasculares que fazem fronteira com a janela cirúrgica, e para cada nível vamos descrever a exposição e a exploração intradural.

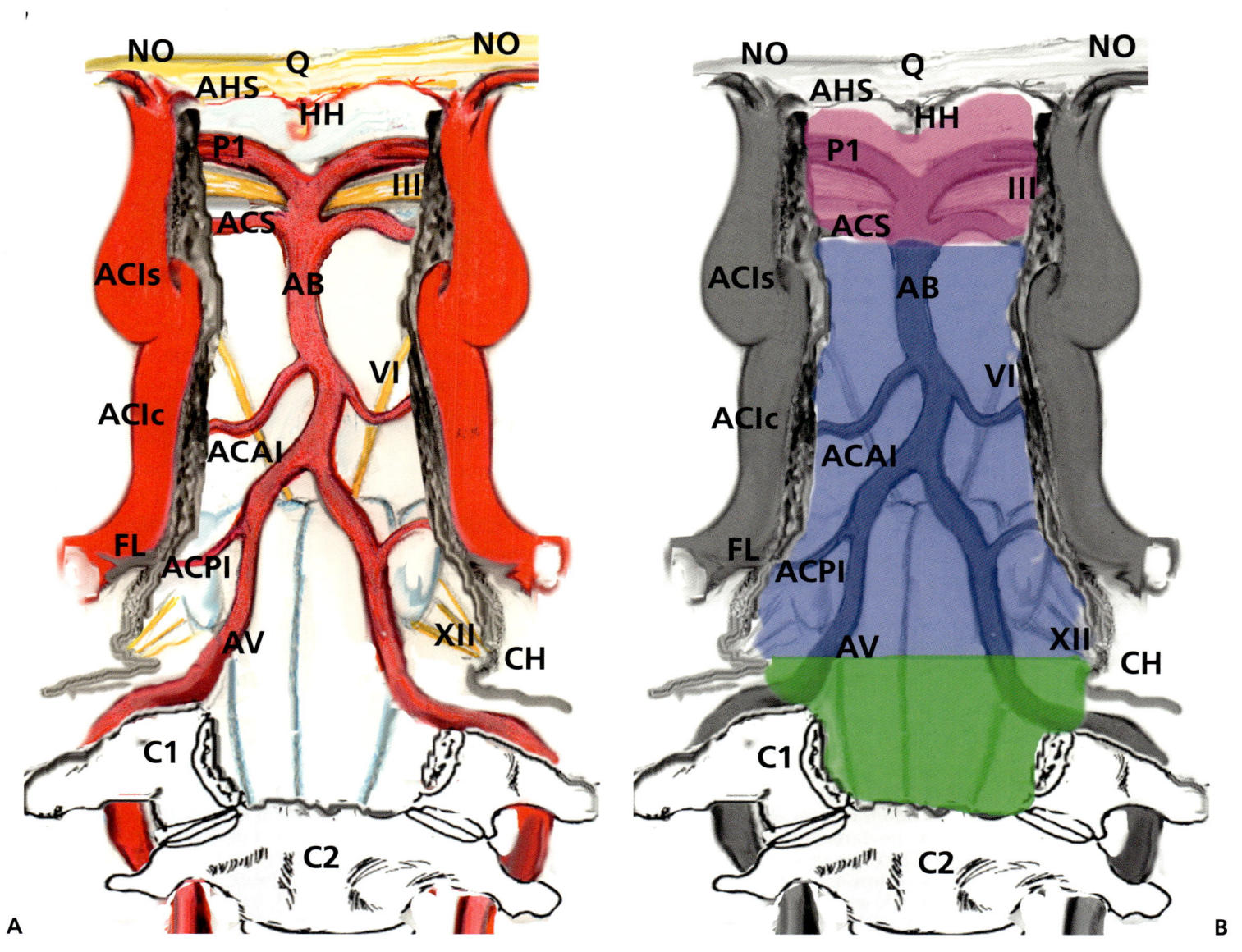

Fig. 29.2 Desenhos esquemáticos mostrando as estruturas neurovasculares intradurais expostas por via endonasal (**A**) e as bordas das três janelas cirúrgicas (retrosselar, retroclival e junção craniovertebral) (**B**). C1: atlas; C2: áxis; Q: quiasma; FL: forame lacerado; CH: canal hipoglosso; ACIc: segmento paraclival da artéria carótida interna; ACIs: segmento parasselar da artéria carótida interna; NO: nervo óptico; P1: segmento pré-comunicante da artéria cerebral posterior; ACPI: artéria cerebelar posteroinferior; HH: haste hipofisária; ACS: artéria cerebelar superior; AV: artéria vertebral; ACAI: artéria cerebelar anteroinferior; AB: artéria basilar; AHS: artéria hipofisária superior; área rosa: nível craniano; área azul: nível médio; área verde: nível caudal. Nervos – III: nervo oculomotor; VI: nervo abducente; XII: nervo hipoglosso.

Os principais passos para expor a área retrosselar (nível cranial da base do crânio posterior) são os seguintes:

- Abertura e tubérculo da sela.
- Remoção do recesso carótido-óptico medial e do assoalho selar.
- Identificação das artérias hipofisárias superiores e inferiores.
- Mobilização da glândula.[17]
- Abertura do assoalho e do dorso selar.
- Remoção das clinoides posteriores.

O segmento parasselar da artéria carótida interna faz fronteira, lateralmente, com o acesso cirúrgico; "beijar artérias carótidas" deve ser descartado no pré-operatório e é uma contraindicação para a exposição transdorsal da área retrosselar.

Dependendo da extensão superior da área a ser exposta, a glândula pode ser mobilizada sobre um lado ou refletida para cima. O grupo de Pitsburgo aplicou uma técnica de transposição em bloco.[17] Esta técnica requer a desconexão total da glândula da fossa hipofisária, que é obtida através do corte dos ligamentos que ancoram a cápsula à parede medial do seio cavernoso.

A neuro-hipófise, que tem uma aparência gelatinosa, é mais firmemente presa posteriormente e deve ser destacada bruscamente. Durante esta última manobra, deve ser evitada a sobrepressão do dissector, porque um certo grau de deiscência do dorso pode ser encontrado. Além disso, uma artéria trigeminal persistente pode ser localizada imediatamente posterior à neuro-hipófise; de fato, um vaso desse tipo pode deixar o seio cavernoso através do dorso ou dura-máter lateral a ele.

Durante essas manobras, a cisterna hipofisária deve ser preservada; em pacientes idosos ela pode tornar-se maior e se estender lateralmente ou para a neuro-hipófise. Estes divertículos araquidônicos podem ser dissecados e fixados fora do acesso cirúrgico com algumas gotas de cola de fibrina. A mesma técnica pode ser usada para fixar a glândula após o seu deslocamento. O ponto crítico desta etapa é evitar a tração da haste hipofisária e a possível degeneração walleriana subsequente dos neurônios do hipotálamo.

Em nossa dissecção, o deslocamento seletivo da parte central da glândula pode ser obtido com um corte em forma de V; as partes laterais da glândula são deixadas no lugar (**Fig. 29.3**). Esta estratégia pode reduzir a duração desta etapa e o alongamento do infundíbulo.

Estas técnicas precisam de séries cirúrgicas maiores antes de serem validados como procedimentos padrão e são controversas, especialmente no caso de lesões puramente retrosselares que não alteram a função hipofisária.

A abertura do assoalho selar aumenta a área de trabalho antes de iniciar a abordagem da região dorsal da mesma e oferece um certo grau de mobilidade da hipófise, o que poderia ser o suficiente ao expor a cisterna pré-pontina.

Durante a abertura do dorso selar, a área de trabalho é em forma de funil, porque a distância intercarotídea na parede anterior da sela é de aproximadamente 20 mm[24], enquanto a distância posterior interclinoidal é de aproximadamente 15 mm[24]; isto coloca as estruturas neurovasculares na região perisselar em risco de lesões.

Além disso, a superfície lateral da sela deve ser inspecionada quanto à presença de pontes selares, que são porções de osso percorrendo a distância entre os processos clinoides anterior e posterior e que devem ser cuidadosamente fraturadas antes da remoção dos clinoides posteriores.

A remoção de ambos os segmentos esfenoidal e rinofaríngeo do clivo expõe o nível médio da base posterior do crânio através dos seguintes passos (**Fig. 29.4**):[8]

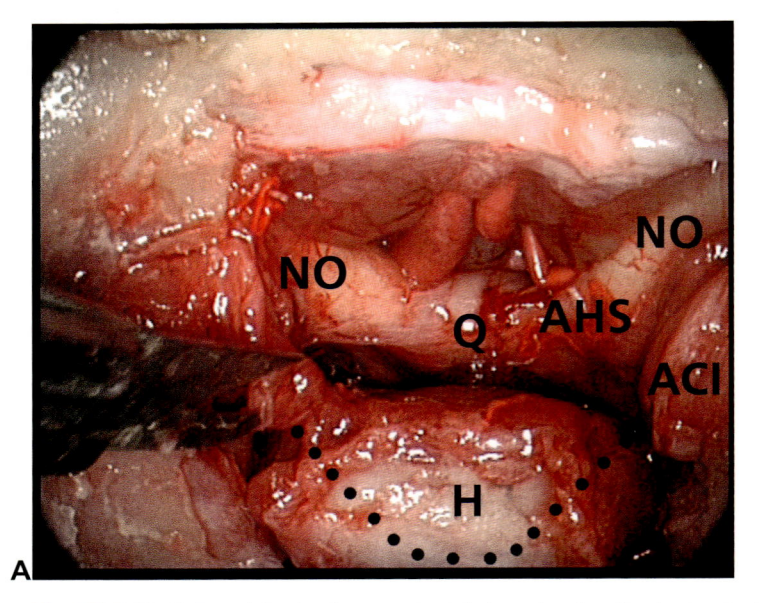

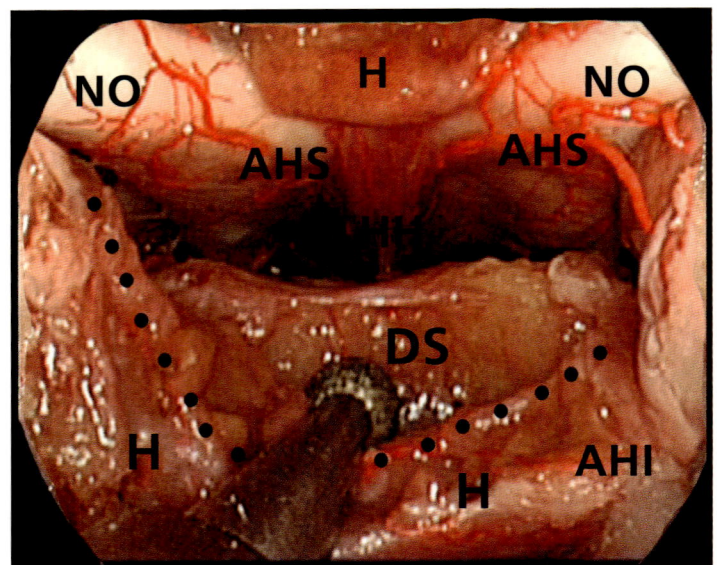

Fig. 29.3 (**A, B**) Exposição do clivo superior (nível craniano) realizada através de uma transposição da hipófise para cima. Q: quiasma; DS: dorso da sela; ACI: artéria carótida interna; AHI: artéria hipofisária inferior; NO: nervo óptico; H: hipófise; HH: haste hipofisária; AHS: artéria hipofisária superior; linha pontilhada: fronteiras da transposição transglandular.

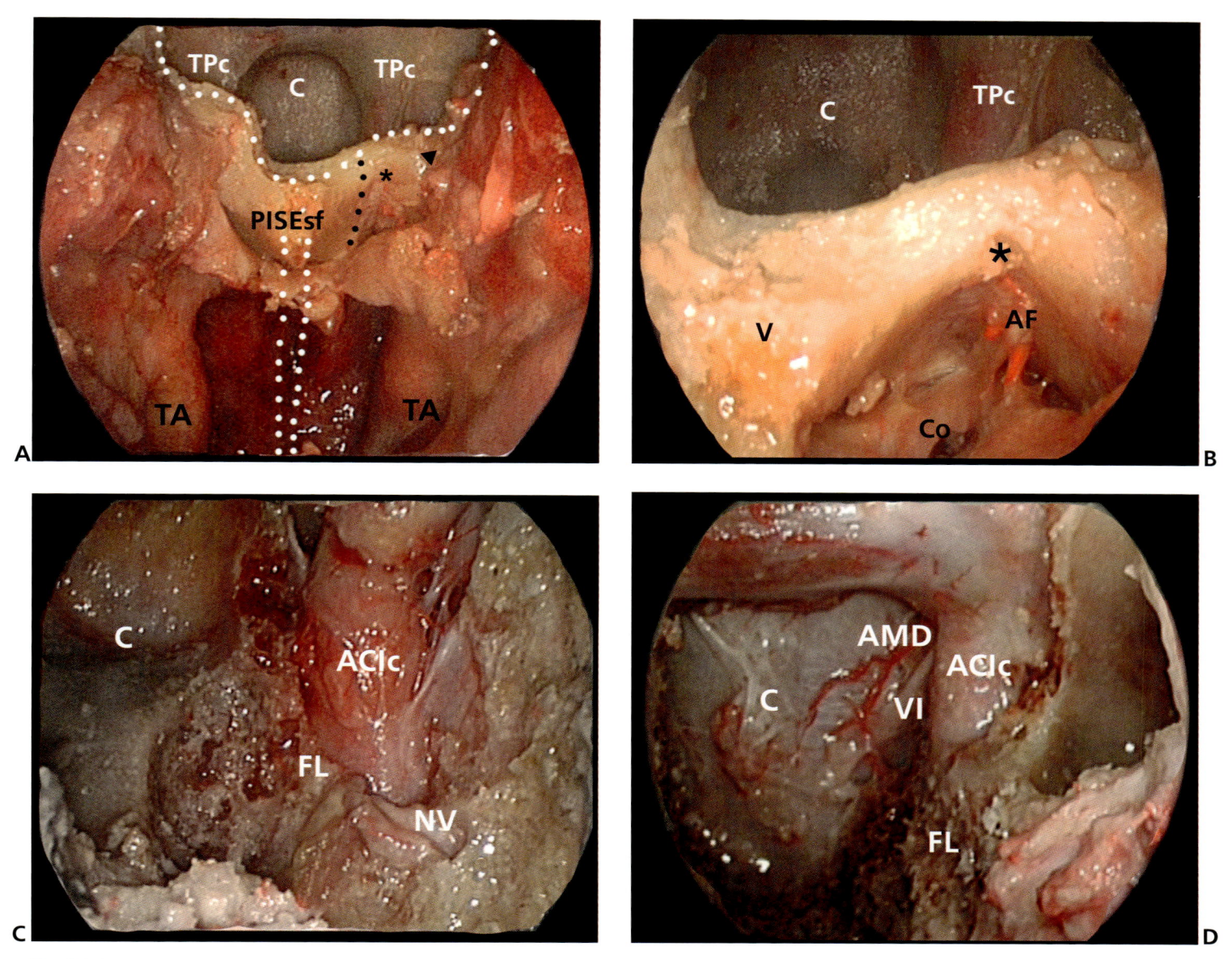

Fig. 29.4 (**A-D**) Exposição do clivo (nível médio). C: clivo; Co: coana; TPc: trato paraclival da protuberância da carótida; AMD: artéria meníngea dorsal; TA: tuba auditiva; FL: forame lacerado; ACIc: segmento paraclival da artéria carótida interna; PISEsf: parede inferior do seio esfenoidal; AF: artéria da faringe; V: vômer; NV: nervo vidiano; VI: nervo abducente; as linhas brancas pontilhadas são a fronteira da esfenotomia anterior e remoção do vômer; a linha preta pontilhada é a borda da junção vomeroesfenoidal; (*): canal palatovaginal; ponta de seta: canal vidiano.

- Identificação, de medial para lateral, da junção vomeroesfenoidal, o forame anterior do canal palatovaginal, e canal pterigóideo. O processo vaginal da placa pterigoide medial tem um sulco em sua superfície inferior que se articula com o processo esfenoidal do osso palatino, formando assim o canal palatovaginal (ou canal da faringe) (**Fig. 29.4A, B**), que se abre para a fossa pterigopalatina e carrega o nervo da faringe e a artéria.
- Remoção do vômer e abertura da parede inferior do seio esfenoidal. A extensão lateral da remoção óssea é limitada pelo canal pterigóideo. Ele se estende através da parede inferior do seio esfenoidal, para o genu anterior do segmento petroso da artéria carótida interna (ACI).[31] Este canal pode ser localizado 0,5 cm lateralmente à junção vomeroesfenoidal.[32] Ao abrir o osso inferomedialmente a este canal, o acesso cirúrgico pode ser ampliado, reduzindo o risco de lesionar a ACI (**Fig. 29.4C**).
- Dissecção da mucosa da rinofaringe e lateralização dos músculos longos do pescoço.
- Identificação do forame magno e canal do hipoglosso.
- Broqueamento do osso clival.

Os limites laterais do acesso cirúrgico são representados em ambos os lados pelo seguinte:

- Segmento paraclival da ACI e forame lacerado.
- Nervo abducente.
- Placa pterigoide medial e tuba auditiva.
- Canal do hipoglosso.

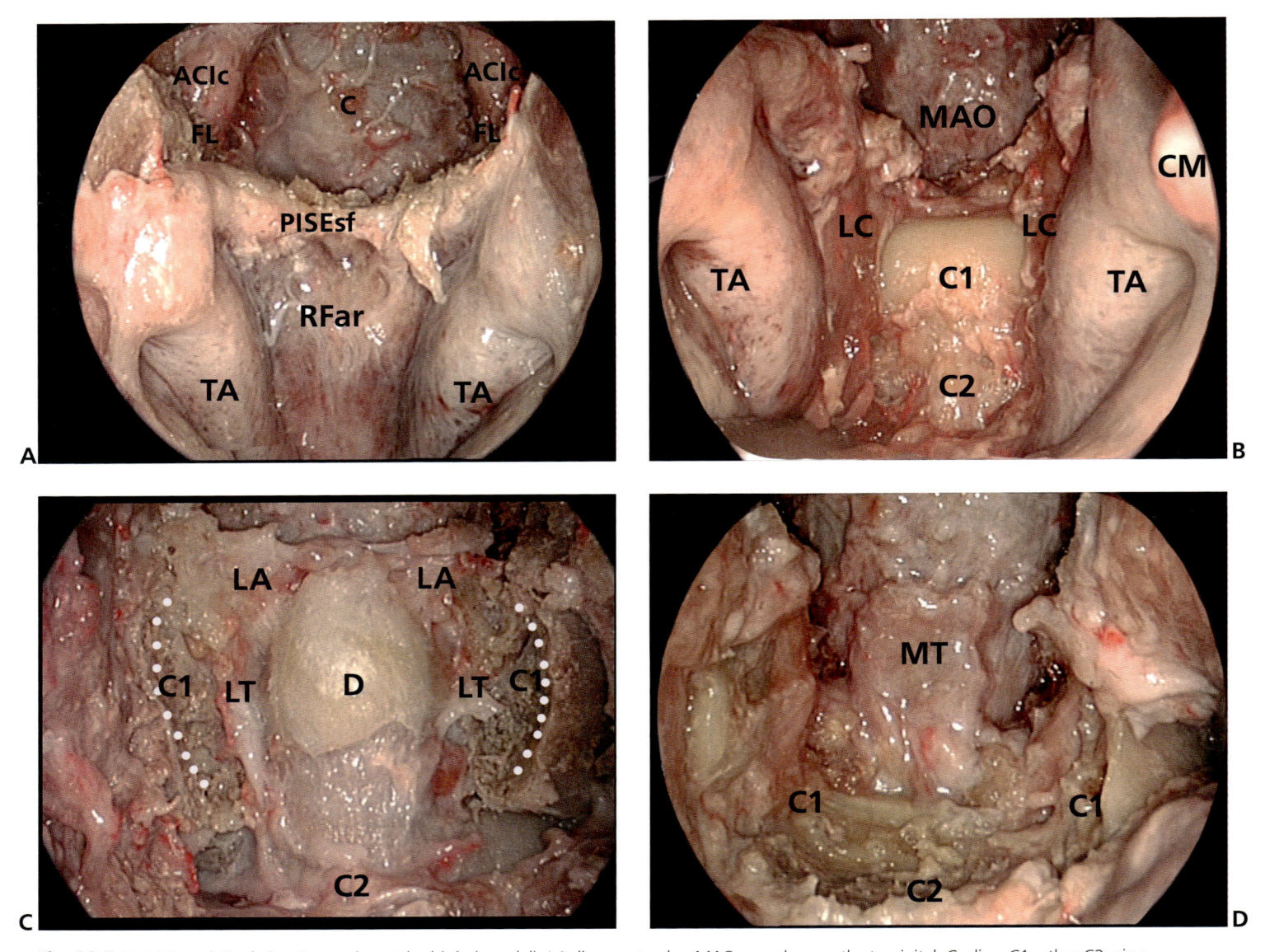

Fig. 29.5 (**A-D**) Exposição da junção craniovertebral (nível caudal). LA: ligamento alar; MAO: membrana atlantoccipital; C: clivo; C1: atlas; C2: eixo; D: processo odontoide; TA: tuba auditiva; FL: forame lacerado; ACIc: segmento paraclival da artéria carótida interna; PISEsf: parede inferior do seio esfenoidal; LC: músculo *longus colli*; CM: corneto médio; RFar: rinofaringe; LT: ligamento transverso; MT: membrana tectorial; linha pontilhada: bordas laterais da remoção do arco anterior do C1.

As artérias carótidas paraclivais são separadas por uma distância de aproximadamente 17 mm.[24] O VI nervo craniano cruza o plexo basilar ao entrar no seio cavernoso;[33] sua porção intradural, sob o ligamento esfenopetroso superior, no ponto de Dorello, situa-se cerca de 20 mm abaixo do processo clinoide posterior e a 1 cm da linha média. A artéria meníngea dorsal está em estreita relação com o nervo a este nível, o que representa um marco útil para preservar o próprio nervo (**Fig. 29.4D**).

O forame lacerado é formado pelo corpo do osso esfenoide, anteromedialmente, pelo ápice petroso posterior, e pelo bordo da asa maior do esfenoide, lateralmente. Medialmente ele está conectado por tecido fibroso e cartilagem, sendo um ponto de resistência menor, e cuidados especiais devem ser tomados ao expor o ápice petroso. Abaixo desse marco a janela cirúrgica se alarga.

A tuba auditiva encontra-se paralela e lateral à porção petrosa da ACI, o que representa um marco importante para preservá-la ao se aproximar da fossa infratemporal ou do forame jugular através da rinofaringe.[15]

O nível caudal da base posterior do crânio é exposto em correspondência à junção craniovertebral através dos seguintes passos (**Fig. 29.5**):[34,35]

- Remoção do vômer com seu aplainamento até o palato duro.
- Quando necessário, o palato mole pode ser puxado para baixo com uma sutura aplicada pela boca.
- Incisão em forma de C da mucosa da rinofaringe.
- Elevação dos músculos *longus colli* e *longus capitis* de sua ligação medial e seu deslocamento lateral.
- Identificação da extremidade caudal do clivo e desinserção da membrana atlantoccipital da C1.

- Remoção da borda anterior do forame magno e perfuração do terço medial dos côndilos occipitais.
- Identificação do tubérculo anterior do atlas.
- Remoção do arco anterior da C1.
- Corte dos ligamentos apical e alar.
- Broqueamento do processo odontoide até que se torne como casca de ovo, mantendo a base intacta.
- Remoção do processo odontoide fraturando sua base em um sentido posteroanterior.
- Dissecção aguda do ligamento transverso e da membrana tectorial da dura-máter subjacente.

A incisão em forma de C da mucosa da rinofaringe protege a vascularização das partes moles através das artérias palatina maior e ascendente e as artérias faríngeas ascendentes. Na região da junção craniovertebral, a dura-máter é coberta pela membrana tectorial, que se estende para baixo do clivo médio e representa a extensão superior do ligamento longitudinal posterior do canal vertebral; esta membrana e a parte longitudinal do ligamento cruciforme estão inseridos na dura-máter.

A janela cirúrgica é limitada pelo canal hipoglosso.[36] É possível aumento da abertura através da remoção dos terços anterior dos côndilos occipitais, sem entrar no canal do hipoglosso, que está localizado acima da junção do terço anterior e médio de cada côndilo occipital.[37] Este canal ósseo está a aproximadamente 15 mm da linha média e a 9 mm acima da entrada intradural da artéria vertebral.[24] Durante a perfuração do côndilo occipital, a mudança de canceloso a osso cortical indica que o canal do hipoglosso foi atingido. Sua abertura vai causar sangramento do plexo venoso ao redor do nervo.

■ Exploração Intradural

A incisão em forma de T na dura-máter permite que ela seja recolhida de volta às bordas da janela óssea. O seio venoso basilar deve ser exposto assim que a dura-máter for aberta.

Após a abertura da dura-máter, é importante identificar as diferentes estruturas neurovasculares; o conhecimento antecipado das variações anatômicas contribui sobremaneira para a segurança da cirurgia.

Nível Craniano

A visão endonasal do nível craniano pode ser expandida até o assoalho do terceiro ventrículo, fossa interpeduncular, e superfície mesial do lobo temporal. O nervo oculomotor emerge do mesencéfalo, na superfície medial do pedúnculo cerebral, entre as artérias cerebrais posteriores (ACP) acima; e cerebelares superiores (ACS), abaixo (**Fig. 29.6A, B**). Ele se estende ao longo da porção lateral do espaço incisural anterior, inferomedial ao úncus, em direção ao teto do seio cavernoso. A artéria comunicante posterior se estende posteromedialmente abaixo do assoalho do terceiro ventrículo; emitindo vários ramos em sua porção superior e lateral, que penetram no assoalho do terceiro ventrículo, entre o quiasma óptico e o pedúnculo cerebral (**Fig. 29.6C**). Passando o endoscópio abaixo do nervo oculomotor, a superfície inferior e a borda livre do tentório são visualizadas juntamente com o nervo troclear se estendendo abaixo da borda livre do tentório. O segmento pontomesencefálico da ACS leva à zona de entrada do nervo trigêmeo (**Fig. 29.6D**).

Nível Médio

O segmento cisternal do nervo abducente termina quando ele penetra a dura-máter do clivo (ponto de Dorello) (Fig. 29.7). Na linha média, toda a superfície ventral da protuberância, da medula oblongada e da artéria basilar, resultantes das duas artérias vertebrais, são visualizados. Apontando o endoscópio acima do segmento cisternal do nervo abducente, para cima, a zona de entrada do nervo trigêmeo pode ser exposta; o *porus* trigeminal fica a cerca de 5 mm acima e lateral ao ponto de Dorello.

Apontando lateralmente o endoscópio, abaixo do nervo abducente, a artéria cerebelar anteroinferior (ACAI) pode ser seguida em direção ao feixe acusticofacial; logo abaixo dele estão os nervos cranianos mais baixos; o forame jugular fica cerca de 14 mm lateral ao ponto de Dorello. A artéria cerebelar posteroinferior (ACPI) ou seus ramos podem ser encontrados anterior aos nervos cranianos inferiores.

Nível Caudal

A artéria vertebral e a origem da ACPI são identificadas (**Fig. 29.7**). As pequenas raízes do nervo hipoglosso podem ser tracionadas por esses vasos e, às vezes, elas parecem tão pequenas e frágeis que são confundidas com feixes aracnoides. Essas raízes convergem em direção ao canal do hipoglosso por um ou mais pequenos poros durais (**Fig. 29.8A**). Estendendo a remoção óssea abaixo do canal do hipoglosso e inclinando o endoscópio lateralmente, o segmento intradural da artéria vertebral pode ser visualizado em direção à sua entrada dural. A artéria espinhal anterior, as raízes ventral e dorsal da C1 e C2 e do ligamento dentado entre eles são identificados (**Fig. 29.8B**).

■ Retalhos Pediculados Usados para Reconstruir a Base Posterior do Crânio

Vários vasos oferecem a oportunidade de reforçar a reconstrução multicamadas[38] da base do crânio com um retalho pediculado:

- A artéria nasal posterior pode alimentar um retalho da mucosa nasosseptal.[39]

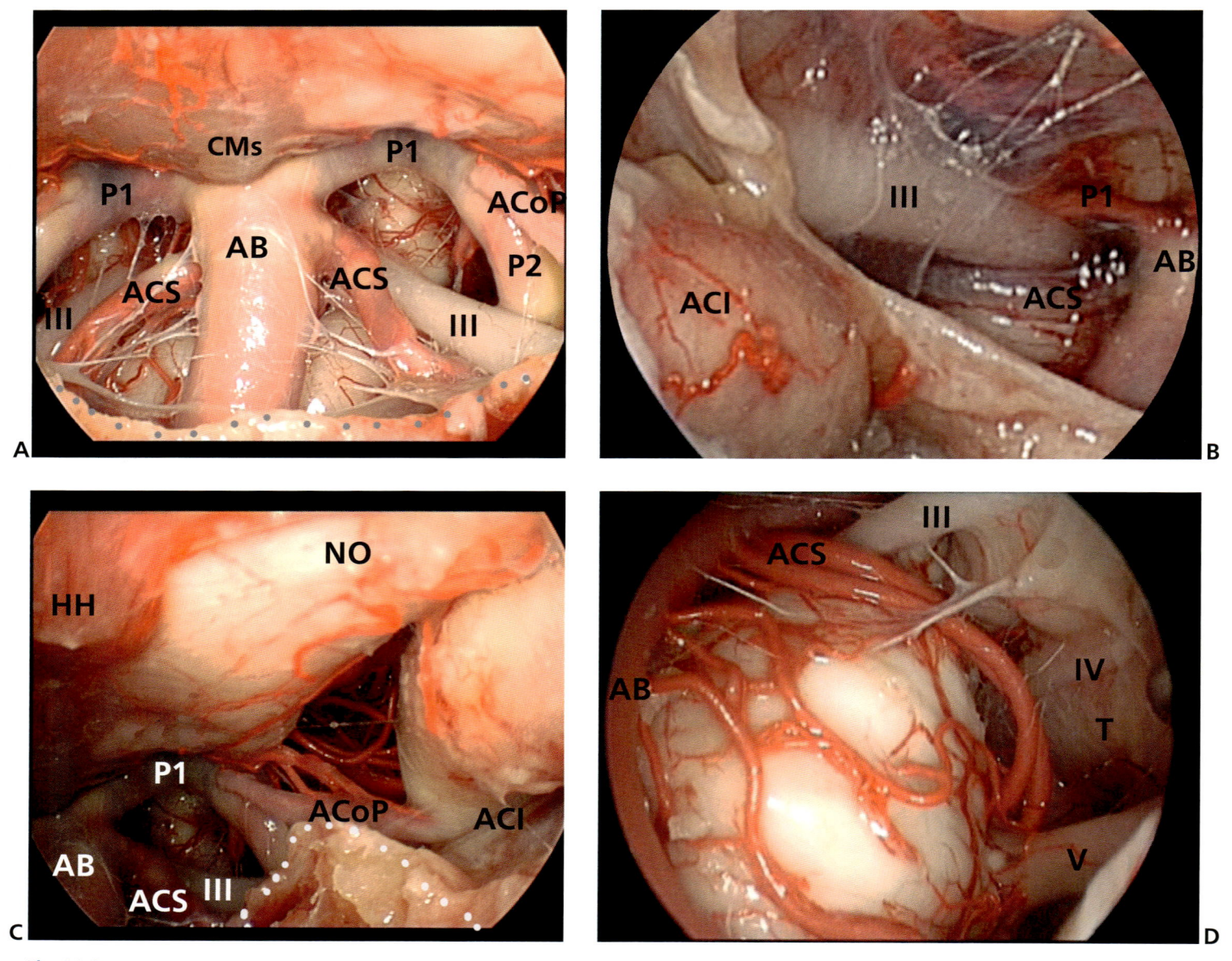

Fig. 29.6 (**A-D**) Nível craniano: exploração intradural do espaço retrosselar. AB: artéria basilar; CMs: corpos mamilares; NO: nervo óptico; P1: segmento pré-comunicante da artéria cerebral posterior; P2: segmento pré-comunicante da artéria cerebral posterior; ACoP: artéria comunicante posterior; HH: haste hipofisária; ACS: artéria cerebelar superior; T: tentório; ACI: artéria carótida interna. Nervos – III: nervo oculomotor; IV: nervo troclear; V: nervo trigêmeo.

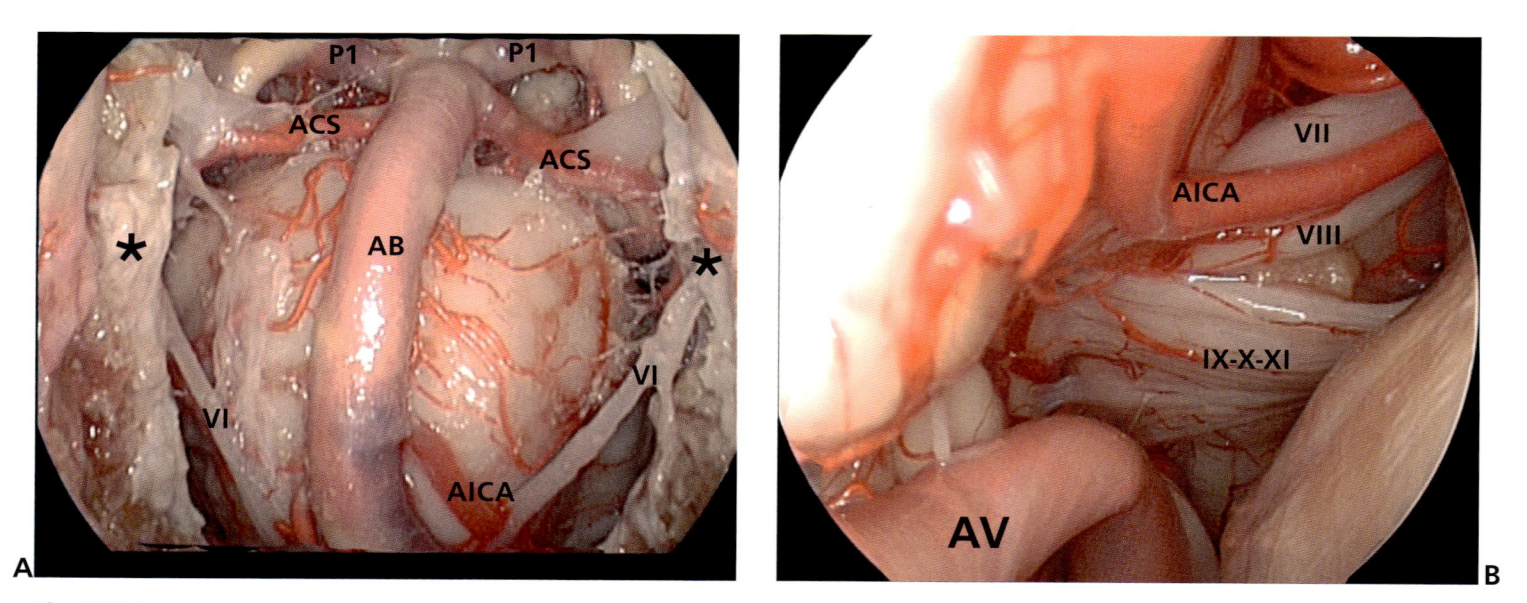

Fig. 29.7 (**A, B**) Nível médio: exploração intradural. AICA: artéria cerebelar anteroinferior; AB: artéria basilar; P1: segmento pré-comunicante da artéria cerebral posterior; ACS: artéria cerebelar superior; AV: artéria vertebral; (*): ponto de entrada do nervo abducente. Nervos – VI: nervo abducente; VII-VIII: feixe acusticofacial; IX-X-XI: nervos cranianos inferiores.

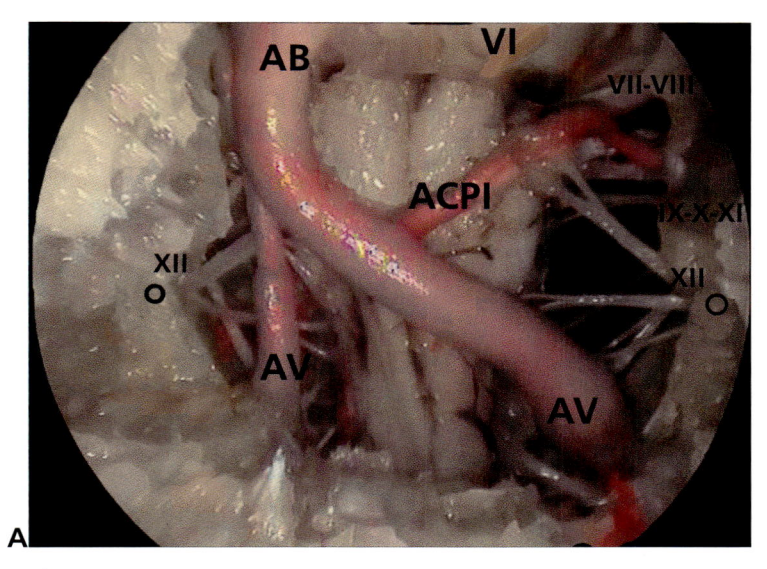

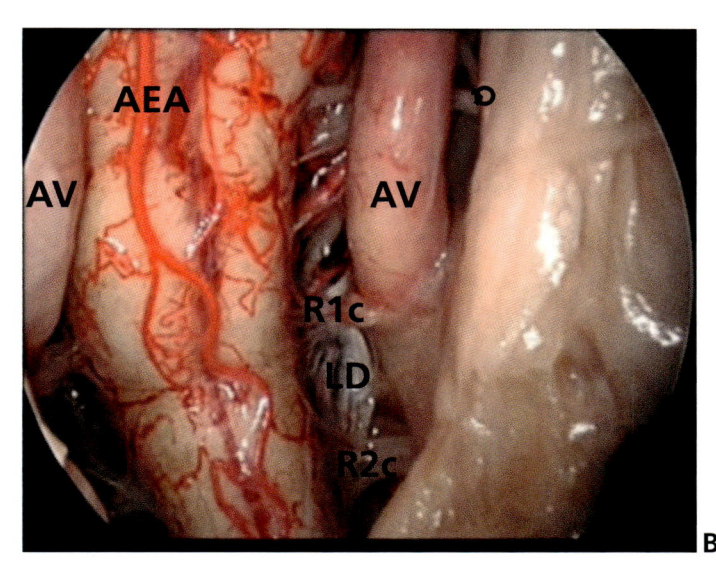

Fig. 29.8 (A, B) Nível caudal: exploração intradural. AEA: artéria espinhal anterior; AB: artéria basilar; R1c: primeiras raízes cervicais; R2c: segundas raízes cervicais; LD: ligamento dentado; ACPI: artéria cerebelar posteroinferior; AV: artéria vertebral; círculo: canal hipoglosso. Nervos – VI: nervo abducente; VII-VIII: feixe acusticofacial; XII: nervo hipoglosso; IX-X-XI: nervos cranianos inferiores.

- A artéria do corneto inferior pode alimentar um retalho mucopericondral.
- A artéria palatina descendente é a raiz do retalho do palato posterior, que pode ser de valor para refazer revestimentos.[40]

O retalho de mucosa nasosseptal, inicialmente descrito por Hadad et al.[41] e popularizado pelo grupo de Pittsburgh,[38] é criado ipsilateralmente à turbinectomia média e antrostomia média e é obtido através dos seguintes passos:

1. Incisão sagital na junção entre o assoalho da cavidade nasal e o septo nasal (anterior ao palato mole, que pode ser palpado com o instrumento).
2. Incisão da mucosa sobre o rostro esfenoide, logo abaixo do nível do rostro esfenoidal, em uma direção lateral para medial.
3. Incisão septal sagital, aproximadamente 1,5 cm abaixo do teto da cavidade nasal, e a ligação desta incisão com a primeira.
4. Incisão vertical septal anterior juntando as duas incisões sagitais (posterior à porção mais anterior do corneto inferior ao longo do septo).
5. Dissecção do retalho do septo nasal com um instrumento afiado em uma direção anteroposterior.
6. Colocar o retalho no seio maxilar homolateral.

Durante o posicionamento do retalho, o alongamento do pedículo vascular deve ser evitado e a superfície do pericôndrio deve ser cuidadosamente identificada e posicionada sobre o defeito ósseo. O retalho e seu pedículo vascular encolherão cerca de 30%;[39] porém, se necessário, a superfície de reconstrução pode ser ampliada através da aplicação de mucopericôndrio livre do corneto médio ou de outros retalhos pediculados. O retalho de corneto inferior fornece menos tecido vascularizado e tem um arco de rotação limitado.

O retalho posterior palatal exige a criação de um retalho palatal com a preservação de seu pedículo vascular, os vasos palatinos descendentes, que são mobilizados a partir do canal pterigopalatino; o retalho é então transposto para a cavidade nasal através do defeito palatal. Cuidados devem ser tomados na preservação do assoalho da mucosa nasal que cobre o defeito palatal para reduzir o risco de fístula oronasal.

Referências

1. Beals SP, Joganic EF, Hamilton MG et al. Posterior skull base transfacial approaches. Clin Plast Surg 1995;22:491-511.
2. Welch WC, Kassam A. Endoscopically assisted transoral-transpharyngeal approach to the craniovertebral junction. Neurosurgery 2003;52:1511-12.
3. Bambakidis NC, Gonzalez LF, Amin-Hanjani S et al. Combined skull base approaches to the posterior fossa. Technical note. Neurosurg Focus 2005;19:E8.
4. Kassam AB, Patel A, Welch W et al. The carotid-vertebral space: an "extended" lateral window to the ventromedial cranial base and lower craniocervical junction. Ear Nose Throat J 2005;84:312-15.
5. De Monte F, Dannenbaum M, Hanna E. Clival tumors. In: Hanna E, De Monte F. (Eds.). Comprehensive Management of Skull Base Tumors. New York: Informa Healthcare USA, 2009:277-292.
6. Lan Q, Gong Z, Quian Z et al. Microsurgical treatment of posterior cranial fossa tumors via keyhole approaches. In: Kato TKY. (Ed.). Minimally invasive neurosurgery and multidisciplinary neurotraumatology. Tokyo: Springer-Verlag, 2006:202-11.
7. Al-Mefty O, Ayoubi S, Kadri PA. The petrosal approach for the resection of retrochiasmatic craniopharyngiomas. Neurosurgery 2008;62(5, Suppl 2):ONS331-35, discussion ONS335-36.

8. Cavallo LM, Messina A, Cappabianca P et al. Endoscopic endonasal surgery of the midline skull base: anatomical study and clinical considerations. Neurosurg Focus 2005;19:E2.
9. Schwartz TH, Fraser JF, Brown S et al. Endoscopic cranial base surgery: classification of operative approaches. Neurosurgery 2008;62:991-1002, discussion 1002-5.
10. Stippler M, Gardner PA, Snyderman CH et al. Endoscopic endonasal approach for clival chordomas. Neurosurgery 2009;64:268-77, discussion 277-78.
11. Cappabianca P, Cavallo LM, Esposito F et al. Extended endoscopic endonasal approach to the midline skull base: the evolving role of transsphenoidal surgery. Adv Tech Stand Neurosurg 2008;33:151-99.
12. Jho HD, Ha HG. Endoscopic endonasal skull base surgery: Part 3—The clivus and posterior fossa. Minim Invasive Neurosurg 2004;47:16-23.
13. Kassam AB, Snyderman C, Gardner P et al. The expanded endonasal approach: a fully endoscopic transnasal approach and resection of the odontoid process: technical case report. Neurosurgery 2005;57(1, Suppl):E213, discussion E213.
14. Frank G, Sciarretta V, Calbucci F et al. The endoscopic transnasal transsphenoidal approach for the treatment of cranial base chordomas and chondrosarcomas. Neurosurgery 2006;59 (1, Suppl 1):ONS50-57, discussion ONS50-57.
15. Zanation AM, Snyderman CH, Carrau RL et al. Endoscopic endonasal surgery for petrous apex lesions. Laryngoscope 2009;119:19-25.
16. Al-Mefty O, Kadri PA, Hasan DM et al. Anterior clivectomy: surgical technique and clinical applications. J Neurosurg 2008;109:783-93.
17. Kassam AB, Prevedello DM, Thomas A et al. Endoscopic endonasal pituitary transposition for a transdorsum sellae approach to the interpeduncular cistern. Neurosurgery 2008;62(3, Suppl 1):57-72, discussion 72-74.
18. Carrabba G, Dehdashti AR, Gentili F. Surgery for clival lesions: open resection versus the expanded endoscopic endonasal approach. Neurosurg Focus 2008;25:E7.
19. Magrini S, Pasquini E, Mazzatenta D et al. Endoscopic endonasal odontoidectomy in a patient affected by Down syndrome: technical case report. Neurosurgery 2008;63:E373-74, discussion E374.
20. Dehdashti AR, Karabatsou K, Ganna A et al. Expanded endoscopic endonasal approach for treatment of clival chordomas: early results in 12 patients. Neurosurgery 2008;63:299-307, discussion 307-9.
21. Stamm A, Pignatari SSN. Transnasal endoscopic surgical approach to the posterior fossa. In: Anand V, Schwartz T. (Eds.). Practical endoscopic skull-base surgery. San Diego: Plural Publishing, 2007. p. 155-61.
22. Stamm AC, Pignatari SS, Vellutini E. Transnasal endoscopic surgical approaches to the clivus. Otolaryngol Clin North Am 2006;39:639-56, xi.
23. Cappabianca P, Alfieri A, de Divitiis E. Endoscopic endonasal transsphenoidal approach to the sella: towards functional endoscopic pituitary surgery (FEPS). Minim Invasive Neurosurg 1998;41:66-73.
24. Lang J. Skull base and related structures: atlas of clinical anatomy. Stuttgart: Schattauer Verlag, 1995.
25. Seeger W. Endoscopic and microsurgical anatomy of the upper basal cisterns. Vienna: Springer-Verlag, 2008.
26. Fortes FS, Sennes LU, Carrau RL et al. Endoscopic anatomy of the pterygopalatine fossa and the transpterygoid approach: development of a surgical instruction model. Laryngoscope 2008;118:44-49.
27. Snyderman C, Kassam A, Carrau R et al. Acquisition of surgical skills for endonasal skull base surgery: a training program. Laryngoscope 2007;117:699-705.
28. Cappabianca P, Decq P, Schroeder HW. Future of endoscopy in neurosurgery. Surg Neurol 2007;67:496-98.
29. Cavallo LM, Dal Fabbro M, Jalalod'din H et al. Endoscopic endonasal transsphenoidal surgery. Before scrubbing in: tips and tricks. Surg Neurol 2007;67:342-47.
30. Gardner PA, Kassam AB, Rothfus WE et al. Preoperative and intraoperative imaging for endoscopic endonasal approaches to the skull base. Otolaryngol Clin North Am 2008;41:215-30, vii.
31. Kassam AB, Vescan AD, Carrau RL et al. Expanded endonasal approach: vidian canal as a landmark to the petrous internal carotid artery. J Neurosurg 2008;108:177-83.
32. de Notaris M, Cavallo LM, Prats-Galino A et al. Endoscopic endonasal transclival approach and retrosigmoid approach to the clival and petroclival regions. Neurosurgery 2009 Dec.;65 (6 Suppl):42-50, discussion 50-52.
33. Iaconetta G, Fusco M, Cavallo LM et al. The abducens nerve: microanatomic and endoscopic study. Neurosurgery 2007;61 (3, Suppl):7-14, discussion 14.
34. Alfieri A, Jho HD, Tschabitscher M. Endoscopic endonasal approach to the ventral cranio-cervical junction: anatomical study. Acta Neurochir (Wien) 2002;144:219-25, discussion 225.
35. Messina A, Bruno MC, Decq P et al. Pure endoscopic endonasal odontoidectomy: anatomical study. Neurosurg Rev 2007;30:189-94, discussion 194.
36. Karasu A, Cansever T, Batay F et al. The microsurgical anatomy of the hypoglossal canal. Surg Radiol Anat 2009;31:363-67.
37. Cavallo LM, Cappabianca P, Messina A et al. The extended endoscopic endonasal approach to the clivus and cranio-vertebral junction: anatomical study. Childs New Syst 2007;23:665-71.
38. Cavallo LM, Messina A, Esposito F et al. Skull base reconstruction in the extended endoscopic transsphenoidal approach for suprasellar lesions. J Neurosurg 2007;107:713-20.
39. Kassam AB, Thomas A, Carrau RL et al. Endoscopic reconstruction of the cranial base using a pedicled nasoseptal flap. Neurosurgery 2008;63(1, Suppl 1):ONS44-52, discussion ONS52-53.
40. Oliver CL, Hackman TG, Carrau RL et al. Palatal flap modifications allow pedicled reconstruction of the skull base. Laryngoscope 2008;118:2102-6.
41. Hadad G, Bassagasteguy L, Carrau RL et al. A novel reconstructive technique after endoscopic expanded endonasal approaches: vascular pedicle nasoseptal flap. Laryngoscope 2006;116:1882-86.

30 Craniectomia Transnasal Endoscópica – Abordagens para o Clivo e Fossa Posterior

Aldo Cassol Stamm ▪ Shirley S. N. Pignatari ▪ Eduardo Vellutini
Diego Hermann ▪ Daniel Timperley

Dicas e Pérolas

- O tratamento endoscópico das lesões da fossa posterior do crânio requer uma abordagem de equipe e multidisciplinar.
- As indicações atuais para a craniectomia transnasal endoscópica para a fossa posterior do crânio são cordomas clivais, condrossarcomas, granulomas de colesterol e mucoceles.
- As vantagens da craniectomia transnasal endoscópica no tratamento destas lesões são a capacidade de evitar a retração cerebral e diminuir a incidência de lesão dos nervos cranianos inferiores.
- Contraindicações para esta abordagem incluem comorbidades do paciente, anatomia desfavorável, falta de disponibilidade de cooperação e interação da equipe multidisciplinar, e falta de equipamentos/instrumentos especializados.
- Uma cuidadosa avaliação pré-operatória deve ser sempre realizada nesses pacientes e deve incluir tanto o exame físico como exames de imagem.
- O primeiro passo da cirurgia é a criação de um retalho do septo nasal (se disponível) para a reconstrução do grande defeito da base do crânio. Este retalho deve ser projetado para o defeito dural planejado.
- A remoção do osso do clivo é difícil e traz risco significativo para o paciente. Sempre verificar as artérias carótidas internas. A linha média geralmente é um local seguro para começar o uso do *drill*.
- O sangramento no plexo basilar não pode ser cauterizado com segurança, mas geralmente é controlado com preenchimento utilizando material hemostático.
- A abertura da camada interna da dura-máter na região do nível do clivo médio e superior deve ser realizada com grande cuidado para evitar danos à artéria basilar adjacente.
- Endoscópios retos e angulados devem ser usados para avaliar a anatomia da região, bem como para detectar qualquer doença residual. Cuidados devem ser tomados com a ponta destes instrumentos.
- No final do procedimento, o defeito dural é fechado com gordura e fáscia lata, e coberto com o retalho. O tamponamento é posicionado e permanece por tanto tempo quanto necessário.

▪ Introdução

Antes da era endoscópica, o tratamento de lesões nestas regiões exigiam extensas craniotomias, resultando em significativa morbidade para pacientes.[1,2] No entanto, mesmo com várias abordagens endoscópicas propostas, o tratamento eficaz e seguro de lesões envolvendo essas regiões ainda é um desafio.[3-7] Os problemas de infecção, de fístulas liquóricas, dificuldade em controlar o sangramento intradural, falta de experiência e instrumentos cirúrgicos inapropriados ainda existe.[8] A combinação de uma abordagem multidisciplinar com neurocirurgia, otorrinolaringologia, terapia intensiva, anestesiologia, patologia, endocrinologia e equipe de enfermagem, incluindo de enfermagem especializada, boa seleção de pacientes, um profundo conhecimento em anatomia e equipamentos adequados facilita estender a abordagem da craniectomia transnasal ao clivo e à fossa posterior.[9]

Indicações e Vantagens

A abordagem da craniectomia endoscópica transnasal para a fossa posterior do crânio é utilizada para lesões envolvendo a região do clivo ou retroclival. As lesões mais comuns para as quais esta abordagem está indicada são cordomas clivais e condrossarcomas, seguidas por granulomas de colesterol e mucoceles (**Tabela 30.1**).

As vantagens dessa abordagem incluem a capacidade de evitar qualquer retração cerebral e diminuir a incidência de lesão dos nervos cranianos inferiores. Além disso, a abordagem é direta e não requer qualquer incisão externa.

Contraindicações

As contraindicações incluem comorbidades do paciente que possam contraindicar a anestesia geral prolongada; anatomia desfavorável, como seio esfenoidal pequeno ou espaço reduzido entre as artérias carótidas internas, o que torna a remoção do osso clival mais difícil e arriscada; a falta de cooperação e interação da equipe multidisciplinar; e falta de equipamentos/instrumentos especializados.

Complementação Diagnóstica

O exame físico inclui a avaliação neurológica com um foco especial sobre a função dos nervos cranianos. Uma avaliação endoscópica da cavidade nasal é recomendada para visualizar quaisquer lesões nasais e documentar a integrida-

Tabela 30.1 Pacientes com Lesões Clivais (Cordomas e Condrossarcomas) Tratados no Hospital Professor Edmundo Vasconcelos, um Hospital de Referência Terciária

Caso	Gênero	Idade	Sintomas/Sinais	Extensão Anatômica	Tipo de Tumor
1	F	12	Paralisia do VI nervo	SE, clivo	Cordoma
2	F	53	ON, dor occipital	SE, clivo	Cordoma
3	F	46	VL; paralisia do V nervo	SE, clivo, SC bilateral, AP bilateral	Cordoma
4	M	18	Paralisia do VI nervo, dor cervical	SE, clivo, FP	Cordoma (condroide)
5	M	36	Paralisia dos III e VI nervos	SE, clivo, SC esquerda	Cordoma
6	M	74	Paralisia do VI nervo, dor de cabeça	SE, clivo, FP	Cordoma
7	F	45	Paralisia dos III e VI nervos, DN	SE, clivo, SC bilateral	Cordoma
8	M	43	Paralisia dos III e VI nervos; PV	SE, clivo, SC bilateral, FP	Cordoma
9	M	24	Paralisia dos VI e VII nervos	Clivo, SC direito, AP direito	Cordoma
10	F	26	Paralisia do VII nervo, DA	Clivo, AP direito	Condrossarcoma
11	F	22	Cefaleia	Clivo, FP	Cordoma
12	F	45	Hemiparesia direita	Clivo, FP	Cordoma
13	F	63	Paralisia do VI nervo	Clivo	Cordoma
14	M	56	Paralisia do VI nervo, disfasia	SE, clivo, FP, EP, SC bilateral	Cordoma
15	F	53	PV; paralisia dos III, V, e VI nervos bilateral	SE, clivo, EP, SC bilateral	Cordoma
16	M	29	Paralisia do VI nervo	SE, clivo, FP	Cordoma
17	F	64	Paralisia do VI nervo	SE, clivo	Cordoma
18	M	33	Paralisia dos VI, X e XI nervos	SE, clivo, FP	Cordoma (condroide)
19	F	6	Síndrome do tronco encefálico, dispneia	SE, clivo, FP	Cordoma
20	M	59	Dor de cabeça, vertigem	Ápice Petroso	Cordoma (condroide)
21	F	78	Paralisia dos III e VI nervos, cefaleia	SE, clivo	Cordoma
22	M	15	Cefaleia	SE, clivo, FP	Cordoma
23	M	28	Cefaleia	SE, clivo	Cordoma

SC: seio cavernoso; DA: déficit auditivo; DN: defeito neurológico; ON: obstrução nasal; AP: ápice petroso; FP: fossa posterior; EP: espaço parafaríngeo; SE: seio esfenoidal; PV: perda visual.
Fonte: Dados são cortesia de A. Stamm.

de septal, desvios septais e outras variantes anatômicas. Um exame oftalmológico é sugerido, se o nervo óptico ou a integridade orbital estiverem comprometidos, incluindo um exame de campo visual (**Fig. 30.1**).

Diagnóstico por Imagem

Imagens de tomografia computadorizada (TC) coronal, axial e parassagital dos seios paranasais e base do crânio são essenciais na avaliação pré-operatória para a cirurgia.

Também é necessário avaliar o tamanho do seio esfenoidal, a posição da artéria carótida interna, especialmente sua porção paraclival, e a espessura do clivo no plano sagital.

A ressonância magnética (MRI) é importante para demonstrar a morfologia dos tecidos moles. Além disso, a ressonância magnética deve ser avaliada para o envolvimento da artéria carótida, o sistema vertebrobasilar, e seios da dura-máter (**Fig. 30.2**).

A angiografia por ressonância magnética (ARM) ou angiografia por TC (ATC) também pode ser útil para olhar a relação entre as artérias basilar e carótida interna e a patologia. Atenção especial deve ser dada ao seio cavernoso, à extremidade inferior dos seios intercavernosos superiores, e ao plexo venoso basilar.

A angiografia também pode ser importante para verificar a integridade funcional do polígono de Willis e a extensão de qualquer comprometimento da artéria carótida para diferenciar um aneurisma de um tumor (**Fig. 30.3**).

Cirurgia

Instrumentação

Uma instrumentação adequada é fundamental para a abordagem endoscópica do clivo e da fossa posterior. O equipamento necessário inclui endoscópios de boa qualidade (de 0 e 45 graus); equipamento de vídeo (câmera e monitor); cautério bipolar endoscópico longo, de preferên-

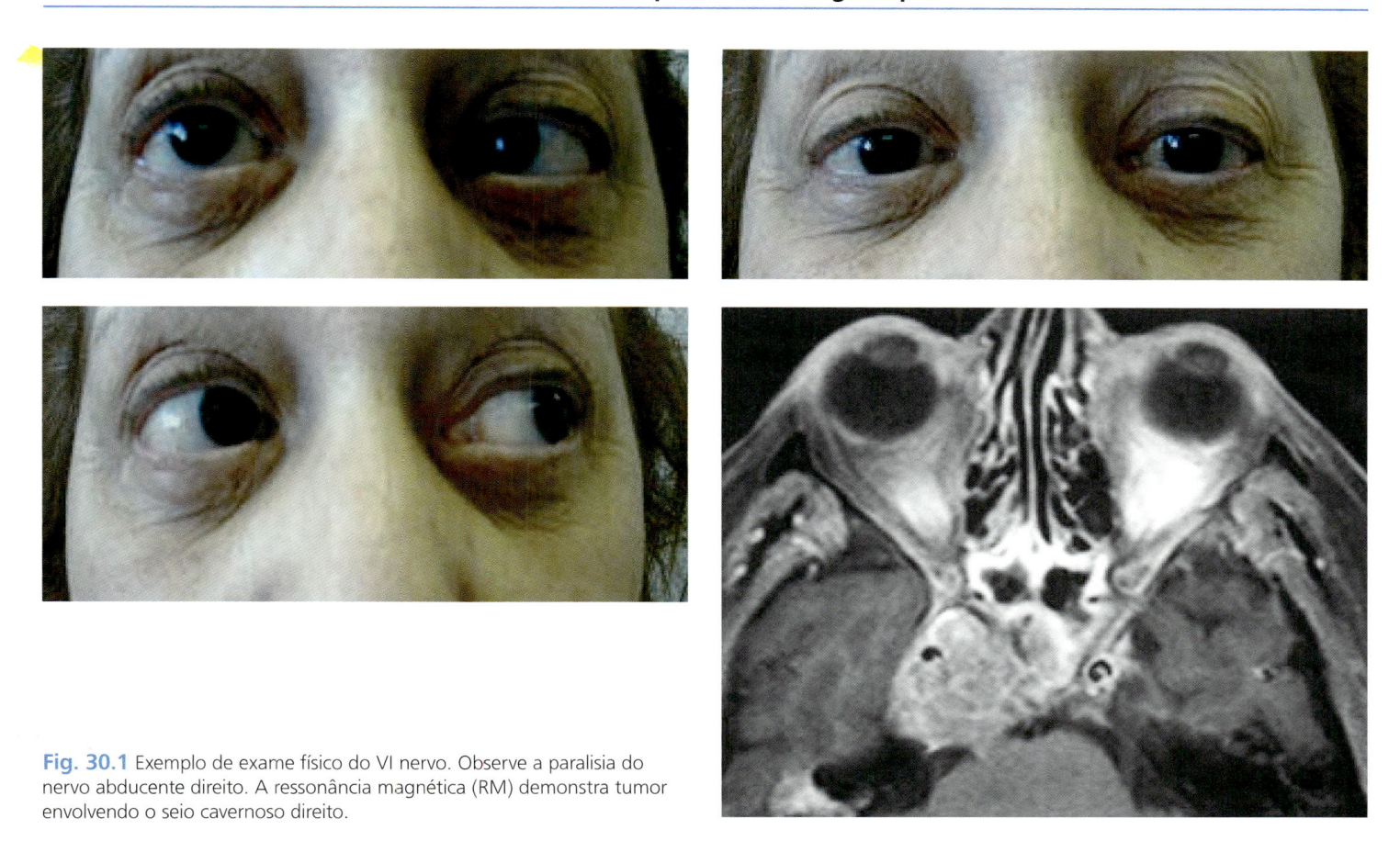

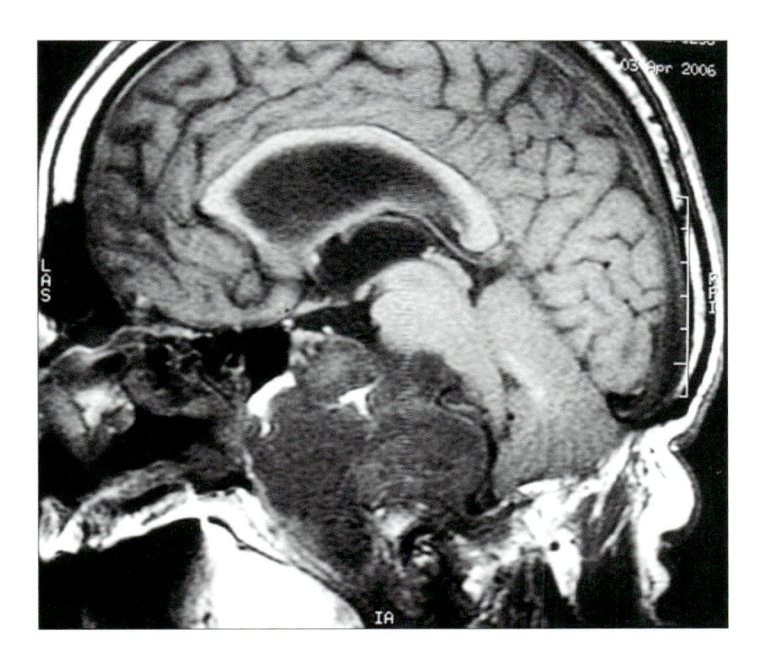

30 Craniectomia Transnasal Endoscópica – Abordagens para o Clivo e Fossa Posterior

Fig. 30.1 Exemplo de exame físico do VI nervo. Observe a paralisia do nervo abducente direito. A ressonância magnética (RM) demonstra tumor envolvendo o seio cavernoso direito.

Fig. 30.2 Reconstrução sagital de RM mostrando grande tumor envolvendo a área clival, comprimindo as estruturas da fossa posterior, com hidrocefalia resultante.

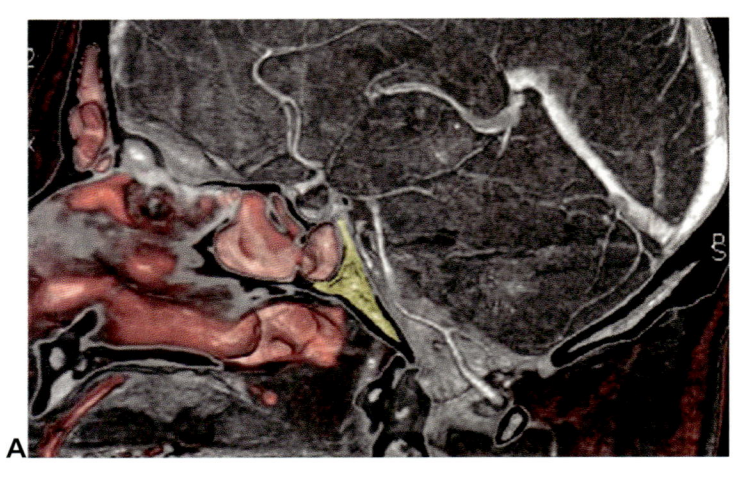

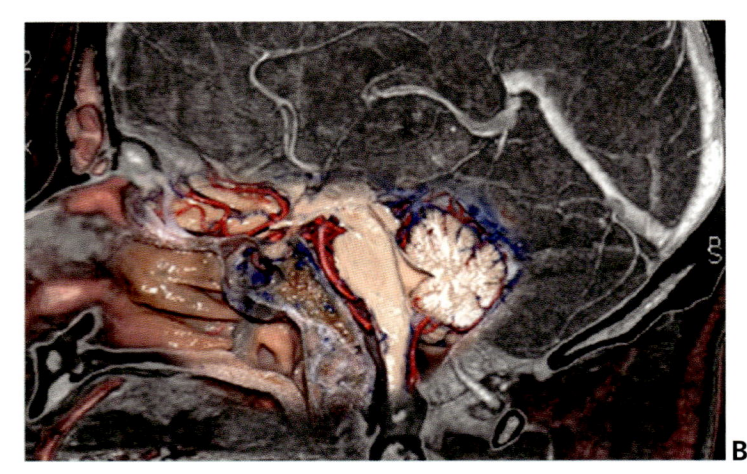

Fig. 30.3 Corte sagital através da cavidade nasal e clivo. (A) O osso clival é mostrado em amarelo e as mucosas nasossinusal e oral são mostradas na cor rosa. (B) Estruturas dos tecidos moles.

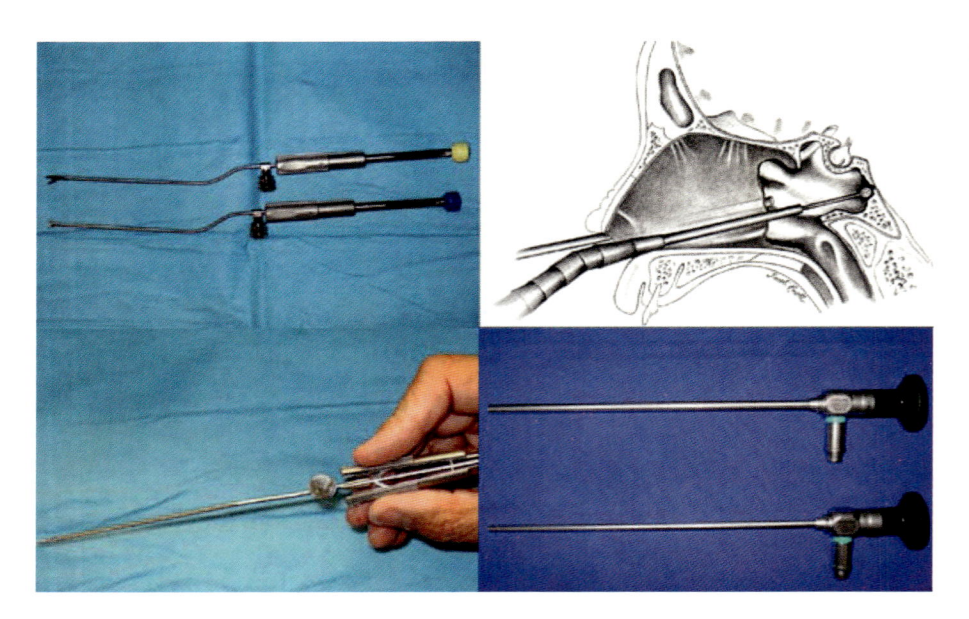

Fig. 30.4 Instrumental especializado para a base do crânio. Os instrumentos são mais longos do que aqueles projetados para cirurgia dentro dos seios paranasais e concebidos para serem manuseados como mostrado. Os pegadores do tipo pistola usados nos instrumentos resultam no movimento da ponta do instrumento quando ele é aberto ou fechado, uma evolução na delicada dissecção intracraniana. O endoscópio superior tem 5 mm de diâmetro (Endoscopia Karl Storz), proporcionando maior campo de visão e melhor iluminação para a cirurgia da base do crânio.

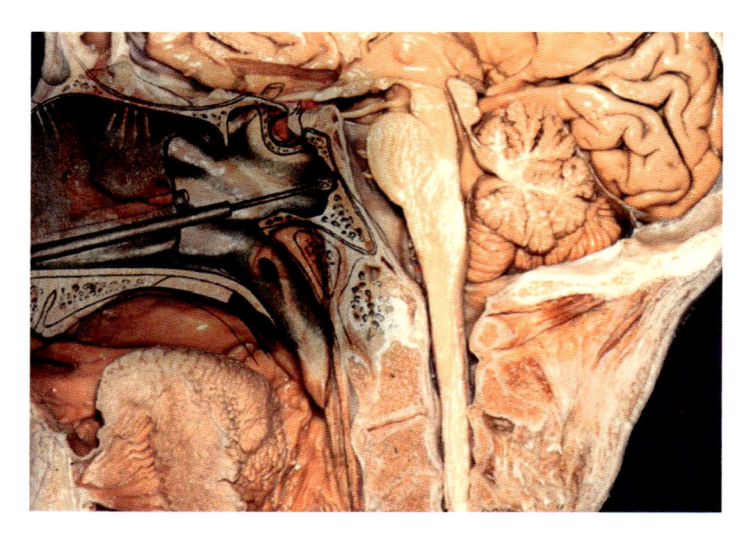

Fig. 30.5 Desenho de uma peça anatômica sagital mostrando um *drill* longo e instrumentos utilizados para atingir o osso clival.

cia bipolar, com aspiração, brocas longas e delicadas, instrumentos de dissecção longos, e materiais hemostáticos. Em conjunto com Karl Storz Endoscopy (Flandres, NJ), os autores desenvolveram um endoscópio de 5 mm, grande, angular, de 0 graus para estes procedimentos para aumentar o campo de visão e iluminação (**Figs. 30.4 e 30.5**).

"Setup" Operatório

A cirurgia é realizada com o paciente sob anestesia geral hipotensora. O paciente é colocado em posição supina na mesa de operação, com a cabeça elevada a 30 graus, o pescoço ligeiramente hiperestendido e a cabeça estendida e voltada para o cirurgião. Cotonetes embebidos com alta concentração de adrenalina (1:1000) são colocados na cavidade nasal por 10 minutos antes do início do procedi-

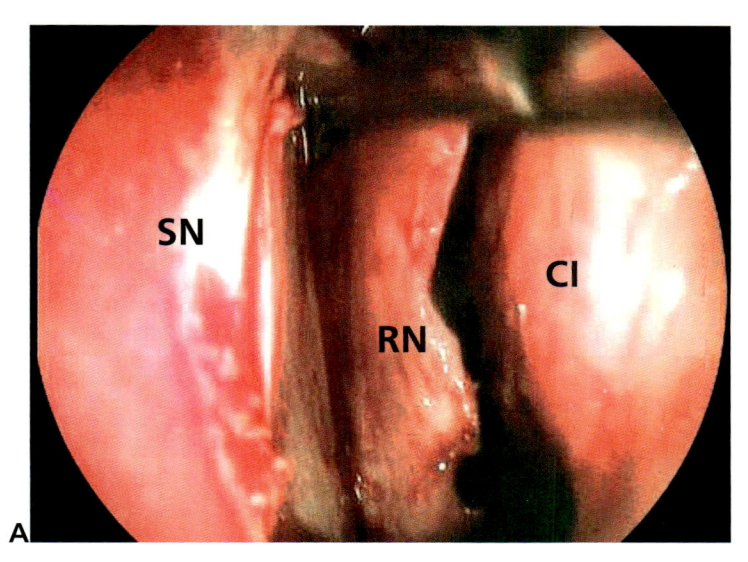

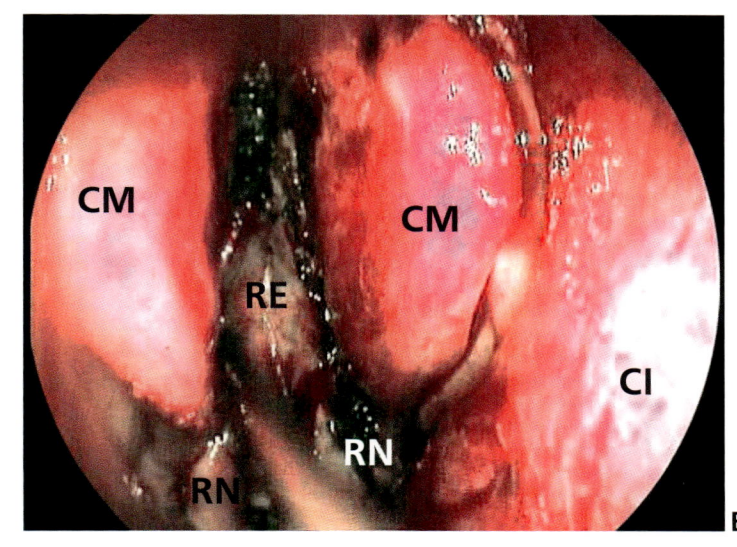

Fig. 30.6 Criação de retalhos nasais septais. (**A**) Levantando o retalho. A incisão vertical foi feita ao nível da cabeça do corneto inferior. O retalho está sendo elevado em um plano subpericondral. (**B**) Retalhos nasosseptais bilaterais foram elevados e posicionados na nasofaringe. Uma remoção parcial do septo foi realizada, fornecendo uma visão de ambos os lados do nariz e do rostro esfenoidal. CI: corneto inferior; CM: corneto médio; RN: retalho nasal; SN: septo nasal; RE: rostro esfenoidal.

mento cirúrgico. O septo é infiltrado com lidocaína com adrenalina na proporção de 1:100.000.

Preparação

Um retalho do septo nasal, pediculado no feixe esfenopalatino, é criado em um lado. Este retalho pode ser tão longo e tão grande quanto necessário para cobrir o defeito da base do crânio. A criação do retalho inicia-se com incisões no arco coanal, que são trazidas para frente tão anteriormente quanto necessário ao fechamento do defeito dural planejado. Em alguns casos, o retalho pode ser colhido do assoalho nasal ou mesmo do corneto inferior. Várias modificações em relação ao comprimento e largura são possíveis, e o retalho deve ser criado com base no tamanho e na forma do defeito planejado (**Fig. 30.6**).[10] Uma antrostomia maxilar pode ser criada no mesmo lado para armazenar o retalho do septo nasal e mantê-lo seguro durante o procedimento.

O rostro esfenoidal e a parede anterior do seio esfenoidal são expostos. O retalho de mucosa é elevado até que ambos os óstios naturais esfenoidais estejam à vista. Antes da abertura do seio esfenoidal, uma etmoidectomia completa pode ser realizada bilateralmente a fim de melhorar o acesso cirúrgico.

Uma ampla abertura da parede anterior do seio esfenoidal é criada com um micro-Kerrison, e uma broca é usada para remover o rostro esfenoidal. A ampla exposição neste ponto é a chave para o procedimento cirúrgico posterior. A mucosa do seio que delineia a área clival é refletida cuidadosamente, expondo o osso clival. Toma-se cuidado para assegurar a hemostasia completa neste momento do procedimento. O campo deve estar completamente seco antes de se prosseguir para a próxima fase (**Fig. 30.7**).

Abordagem

O osso clival é totalmente exposto e sua remoção é iniciada com um *drill* de diamante e continuada com cuidado com um micro-Kerrison, se necessário. Os limites da remoção óssea clival são o assoalho da sela, superiormente; o forame magno, inferiormente; e as artérias carótidas internas e côndilos occipitais, lateralmente.

Para criar uma exposição intradural, a camada externa da dura-máter é primeiro incisada com uma lâmina n° 11. O sangramento no plexo basilar não pode ser cauterizado com segurança, mas geralmente é controlado com preenchimento utilizando material hemostático, como Surgicel, entre outros. Grandes lesões, muitas vezes, invadem e destroem grande parte do plexo, mas se a lesão não

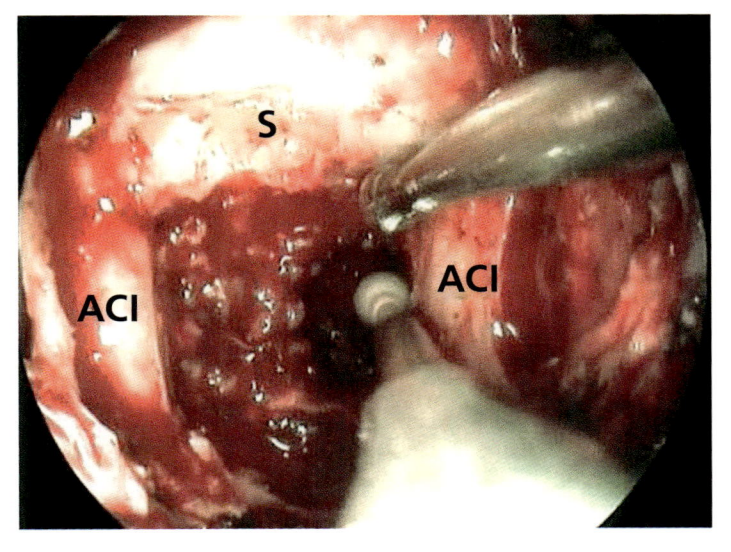

Fig. 30.7 Exposição no início da remoção do osso clival. A distância entre as artérias carótidas internas é um fator importante na determinação do acesso cirúrgico a essa área. ACI: artéria carótida interna; S: sela.

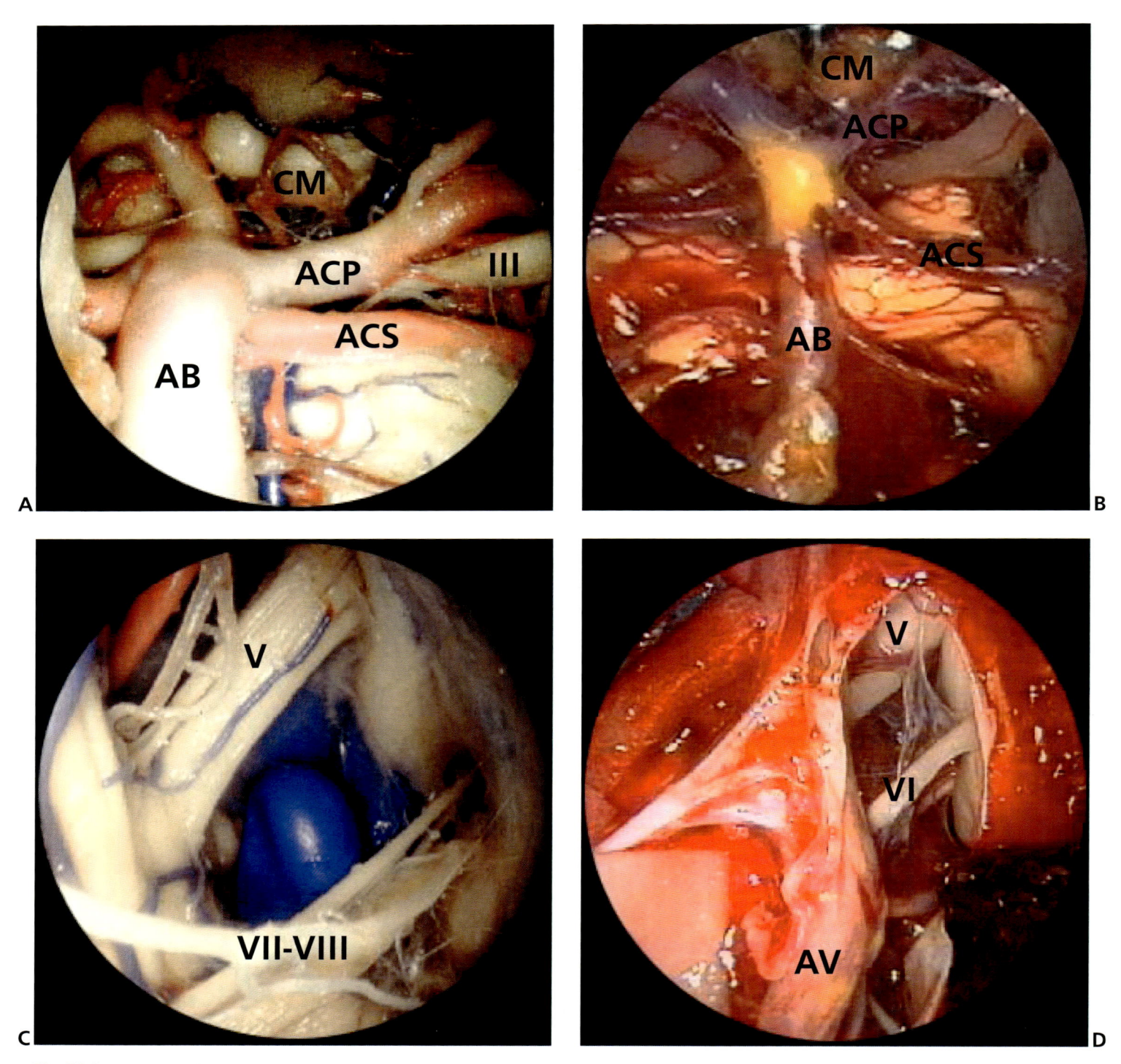

Fig. 30.8 Anatomia endoscópica após ressecção clival. (**A**) Peça anatômica demonstrando estruturas da linha média. (**B**) Vista intraoperatória correspondente. (**C**) Peça anatômica demonstrando ângulo pontocerebelar esquerdo (APC), utilizando um endoscópio de 45 graus. (**D**) Vista intraoperatória correspondente do APC esquerdo. Nesta visão, a artéria vertebral direita (AV) pode ser vista e obscurece a visão da AV esquerda. AB: artéria basilar; CM: corpo mamilar; ACS: artéria cerebelar superior; AV: artéria vertebral direita; ACP: artéria cerebral posterior; III, V, VI, VII, VIII: nervos cranianos III a VIII.

for grande ou se o plexo não for completamente comprimido, um sangramento abundante e intenso pode ocorrer. Um preenchimento criterioso, tempo, paciência e experiência são necessários para controlar isso.[10]

A abertura dica camada interna da dura-máter na região do clivo médio e superior deve ser realizada com grande cuidado para evitar danos à artéria basilar subjacente. Uma vez que a dura-máter é aberta, pequenos sangramentos são interrompidos por coagulação bipolar e, finalmente, é possível introduzir o endoscópio de 0 grau, com cuidado no espaço intradural.

Uma vez que a anatomia seja apreciada, deve-se identificar os grandes vasos da fossa posterior (artéria basilar e ramos, artéria cerebelar anteroinferior [ACAI], artérias

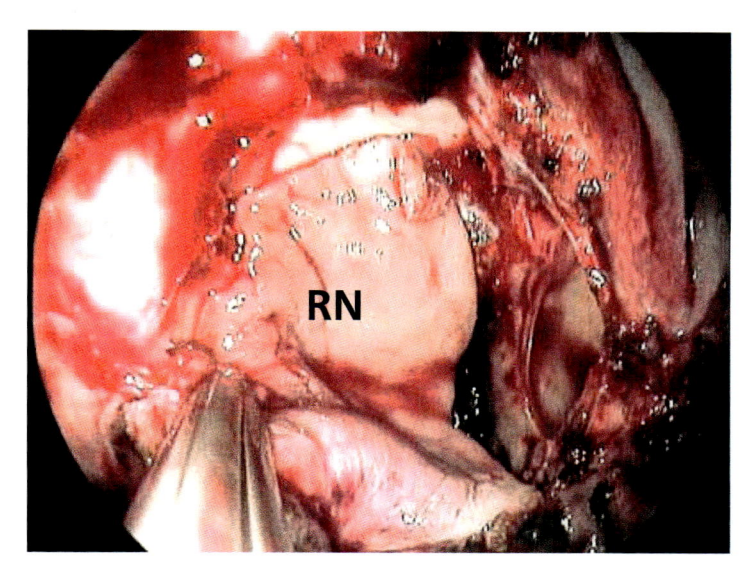

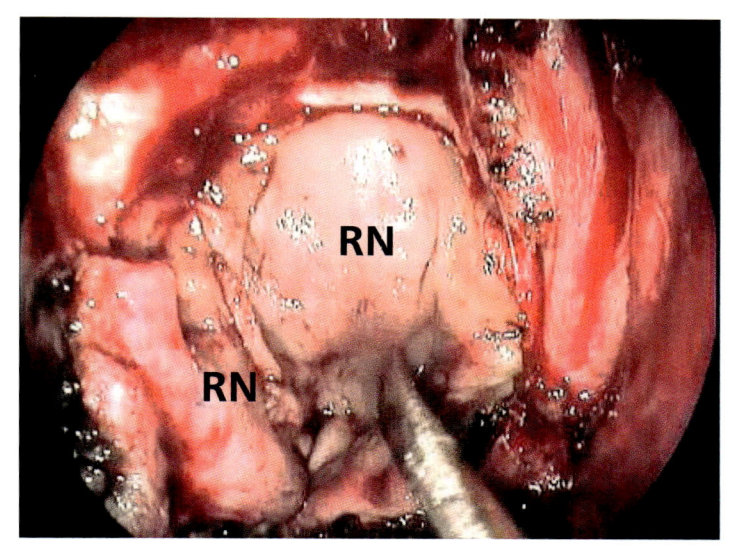

Fig. 30.9 Reconstrução com retalhos nasosseptais. Neste caso, retalhos bilaterais foram usados para fechar completamente o defeito. RN: retalho nasal.

vertebrais, artérias cerebelar superior e cerebral posterior); o curso intradural dos III, IV, V e VI nervos cranianos; o tronco cerebral; e os corpos mamilares. O ângulo pontocerebelar, VII até XII nervos cranianos, e as regiões retrosselares são mais bem visualizados com o endoscópio de 45 graus (**Fig. 30.8**).

Uma dissecção meticulosa é necessária para remover a lesão. Irrigação e sucção frequentes com ponta protegida neurocirúrgica de baixa sucção é utilizada para manter uma boa visão. Uma vez que a remoção esteja concluída, o cirurgião pode proceder à reparação do local cirúrgico.

Reparação

A reparação dural na região do clivo é difícil. Se o defeito for grande, pode ser ocluído com gordura abdominal e depois coberto com enxertos de fáscia lata ou material sintético, como Duragen® (Integra Life Sciences Corp.; Plainsboro, NJ) ou DuraForm® (Codman; Raynham, MA). Esses enxertos são cobertos pelo(s) retalho(s) nasal septal pediculado(s) na região do forame esfenopalatino. O(s) retalhos(s) é (são) fixado(s) com cola de fibrina e pedaços de Gelfoam ou Spongostan. Caso o defeito seja maior do que o retalho previamente colhido, o fechamento do defeito é aumentado pela adição de um enxerto livre de mucosa. Uma pomada antibiótica é colocada sobre o Gelfoam e um balão de cateter de Foley é inflado para apoiar a reparação e para evitar deslocamento do tampão nasal na nasofaringe. O balão deve ser posicionado sob visão direta e inflado com não mais de 10 cc de solução salina. É deixado por cerca de 5 dias. A cavidade nasal é preenchida usando gaze com pomada antibiótica para cerca de 10 dias. Antibióticos de amplo espectro são usados por 10 dias ou pelo tempo necessário (**Fig. 30.9**).[8,9]

Complicações

A identificação rápida e precisa das complicações envolvidas nesta cirurgia é fundamental para o tratamento correto do paciente. O tratamento destas complicações é discutido em outros capítulos. As complicações incluem LCR, fístula liquórica, sangramento nasal, sangramento da artéria carótida interna, hemorragia intracraniana, hemorragia venosa, lesões de nervos cranianos, infecções, hematoma orbital provocado pela abordagem nasal, sinequia nasal e infecção nasal.

Cuidados no Pós-Operatório

Após a remoção do tamponamento, a cavidade operatória é cuidadosamente aspirada e quaisquer fragmentos ósseos residuais são removidos sob visão endoscópica. O paciente é instruído a realizar irrigações nasais frequentes com soro fisiológico 0,9%. Após quaisquer reparos durais, recomenda-se evitar atividades físicas, assoar o nariz e espirrar com a boca fechada por um período de aproximadamente 30 dias. Laxantes são recomendados para todos os pacientes. Restrições a longo prazo também devem ser recomendadas aos pacientes. O acompanhamento acontece pelo menos a cada duas semanas, ou mais frequentemente, se houver alguma preocupação. Em cada visita a cavidade nasal operada é limpa de crostas, tecido de granulação, coágulos e secreções. O exame por imagem é realizado somente após a cavidade estar satisfatoriamente cicatrizada.

■ Conclusão

A craniectomia transnasal é uma forma alternativa de tratar esses pacientes e, em mãos experientes, esta técnica pode obter bons resultados. Os pré-requisitos para a equipe operacional são: conforto e experiência com técnicas endoscópicas para controlar a hemorragia intracraniana, reconstrução dos defeitos da base do crânio, e experiência em manipular estruturas intradurais. Essas habilidades, combinadas com um conhecimento detalhado da anatomia endoscópica da região e sua distorção provocada pela doença, servem como base para abordar esta patologia complexa.

Referências

1. Mullan S, Naunton R, Hekmat-Panah J et al. The use of an anterior approach to ventrally placed tumors in the foramen magnum and vertebral column. *J Neurosurg* 1966;24:536-43.
2. Sano K, Jinbo M, Saito I. Vertebro-basilar aneurysms, with special reference to the transpharyngeal approach to basilar artery aneurysm. *No To Shinkei* 1966;18:1197-203.
3. Crockard HA. The transoral approach to the base of the brain and upper cervical cord. *Ann R Coll Surg Engl* 1985;67:321-25.
4. Draf W, Weber R, Keerl R. Endonasale chirurgie von tumoren der nasennebenhohlen and rhinobasis. *Medizin im Bild* 1995;2:13-17.
5. Harsh GR IV, Joseph MP, Swearingen B et al. Anterior midline approaches to the central skull base. *Clin Neurosurg* 1996;43:15-43.
6. Alfieri A, Jho HD. Endoscopic endonasal cavernous sinus surgery: an anatomic study. *Neurosurgery* 2001;48:827-36, discussion 836-37.
7. Jho HD. The expanding role of endoscopy in skull-base surgery. Indications and instruments. *Clin Neurosurg* 2001;48:287-305.
8. Stamm AC, Pignatari SSN. Transnasal endoscopic-assisted surgery of the skull base. In: Cummings CW, Flint PW, Harker LA. (Eds.). *Otolaryngology head neck surgery*. 4th ed. Philadelphia: Elsevier Mosby, 2005. p. 3855-76.
9. Beals SP, Joganic EF, Holcombe TC et al. Secondary craniofacial problems following skull base surgery. *Clin Plast Surg* 1997;24:565-81.
10. Kaylie DM, Wittkopf JE, Coppit G et al. Revision lateral skull base surgery. *Otol Neurotol* 2006;27:225-33.

IX Dicas e Pérolas nas Abordagens Endoscópicas Transmaxilar/Transpterigóidea/Transesfenoidal

31 Abordagem Endoscópica – Acesso Transetmoidal-Transpterigóideo-Transesfenoidal

Davide Locatelli ▪ Ilaria Acchiardi ▪ Matteo Vitali ▪ Frank Rikki Canevari Paolo Castelnuovo

Dicas e Pérolas

- A técnica do "mergulho" é uma técnica que temos usado desde 1997 para a ressecção completa de tumores; ela facilita estancar o sangue que escorre do seio cavernoso, a limpeza da cavidade tumoral e evidências de fístulas de líquido cefalorraquidiano (LCR), além de perfurações do seio cavernoso.
- A neuronavegação é necessária, juntamente com uma compreensão completa de referências anatômicas, verificada por um estudo pré-operatório em neurorradiologia, para evitar uma perigosa desorientação na cirurgia.
- A ultrassonografia com Doppler intraoperatória é essencial para localizar a carótida intracavernosa, porque a visualização pode estar ruim no início da cirurgia, devido à compressão tumoral.
- Controle do sangramento: O sangramento do seio cavernoso pode ser significativo, se o tumor preencheu o seio de maneira incompleta. Sugerimos uma avaliação pré-operatória, para evitar riscos desnecessários. Verificar a obstrução completa do seio pelo tumor, localizar a posição da carótida dentro do seio, estar preparado para controlar o sangramento venoso por gentil compressão com cotonoides e usar a técnica de mergulho com irrigação salina e agentes hemostáticos.
- O sangramento arterial é muito raro, mas estamos preparados para controlar esse sangramento por compressão direta com cotonoides, coagulação micropolar, agentes hemostáticos, embolização após o controle do sangramento inicial, angiografia imediata e tardia a qualquer tempo em que haja suspeita de sangramento, e, acima de tudo, uma vasta experiência com este tipo de cirurgia antes de ser confrontado com tal risco.

■ Introdução

A abordagem transetmoidal-pterigóideo-esfenoidal (TPS) fornece acesso cirúrgico às regiões laterais da base craniana anterior e média e para a fossa infratemporal. É uma aplicação estendida da abordagem endoscópica transetmoidal.

■ Indicações e Vantagens

Uma abordagem TPS é indicada para todas as patologias com extensão lateral ao curso da artéria carótida interna na base do crânio, como fístulas de líquido cefalorraquidiano (LCR) do canal de Sternberg,[1,2] macroadenomas hipofisários, craniofaringiomas, cordomas e condrossarcomas, meningiomas, tumores da cavidade selar (metástases), angiofibromas e tumores retrobulbares, dermoides e epidermoides.[3]

■ Contraindicações

Não há contraindicações absolutas ao uso de uma abordagem TPS, mas, tendo em vista a importância de marcos anatômicos nas várias fases da cirurgia, qualquer alteração na anatomia normal é um fator de risco, como a recorrência de lesões após procedimentos cirúrgicos anteriores.

Outro fator de risco é a alteração nas paredes dos vasos. Por esta razão, pacientes que se submeteram a radioterapia prévia ou doentes com lesões envolvendo a túnica adventícia dos vasos devem ser cuidadosamente avaliados antes da cirurgia.

■ Planejamento Cirúrgico

O planejamento cirúrgico implica ressonância magnética (RM) com contraste paramagnético (gadolínio), tomografia computadorizada (TC) maxilofacial e angiotomografia tridimensional (3D). Se necessário, um teste de oclusão carotídea é feito (**Figs. 31.1 a 31.4**).

■ Abordagem Cirúrgica

A abordagem transetmoidal-pterigóideo-esfenoidal envolve quatro principais etapas cirúrgicas:

1. Fase etmoidal.
2. Fase pterigóidea.
3. Fase pterigóidea-esfenoidal.
4. Fase intracavernosa.

Fase Etmoidal

Esta etapa envolve etmoidectomia anteroposterior, esfenoidectomia, e remoção parcial dos cornetos médio e superior.

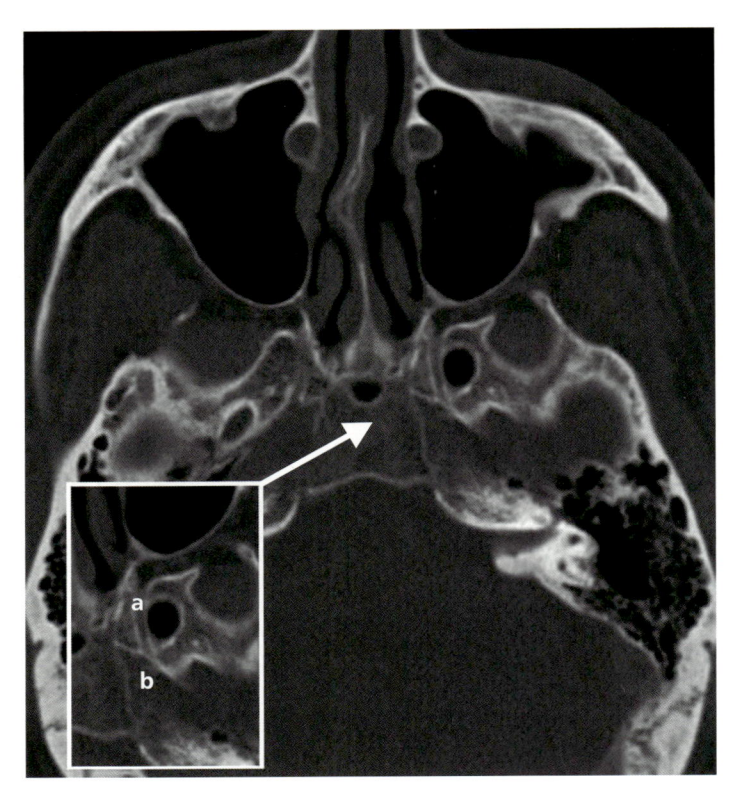

Fig. 31.1 Tomografia computadorizada (TC) axial da base do crânio, mostrando o canal vidiano (a) e a artéria carótida interna (b).

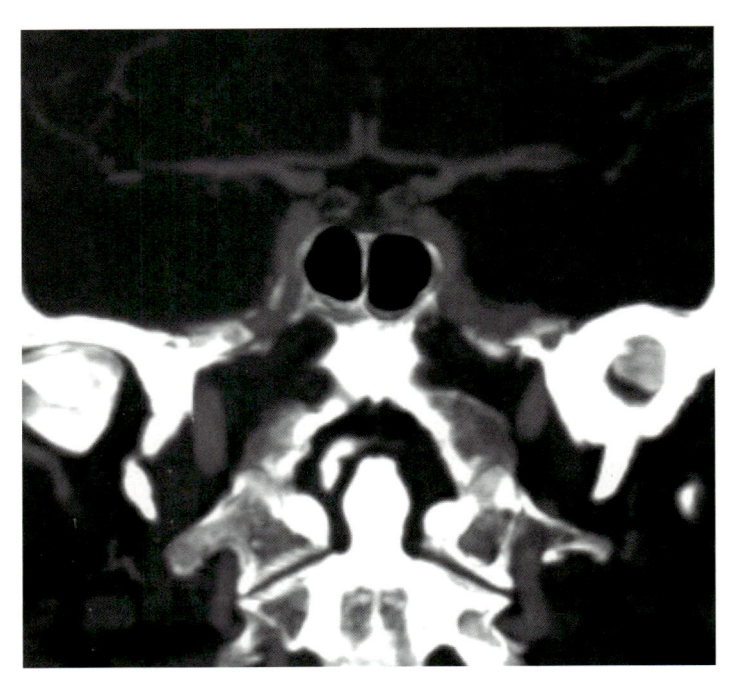

Fig. 31.2 Angio-TC com visualização da artéria carótida paraclival, bilateralmente.

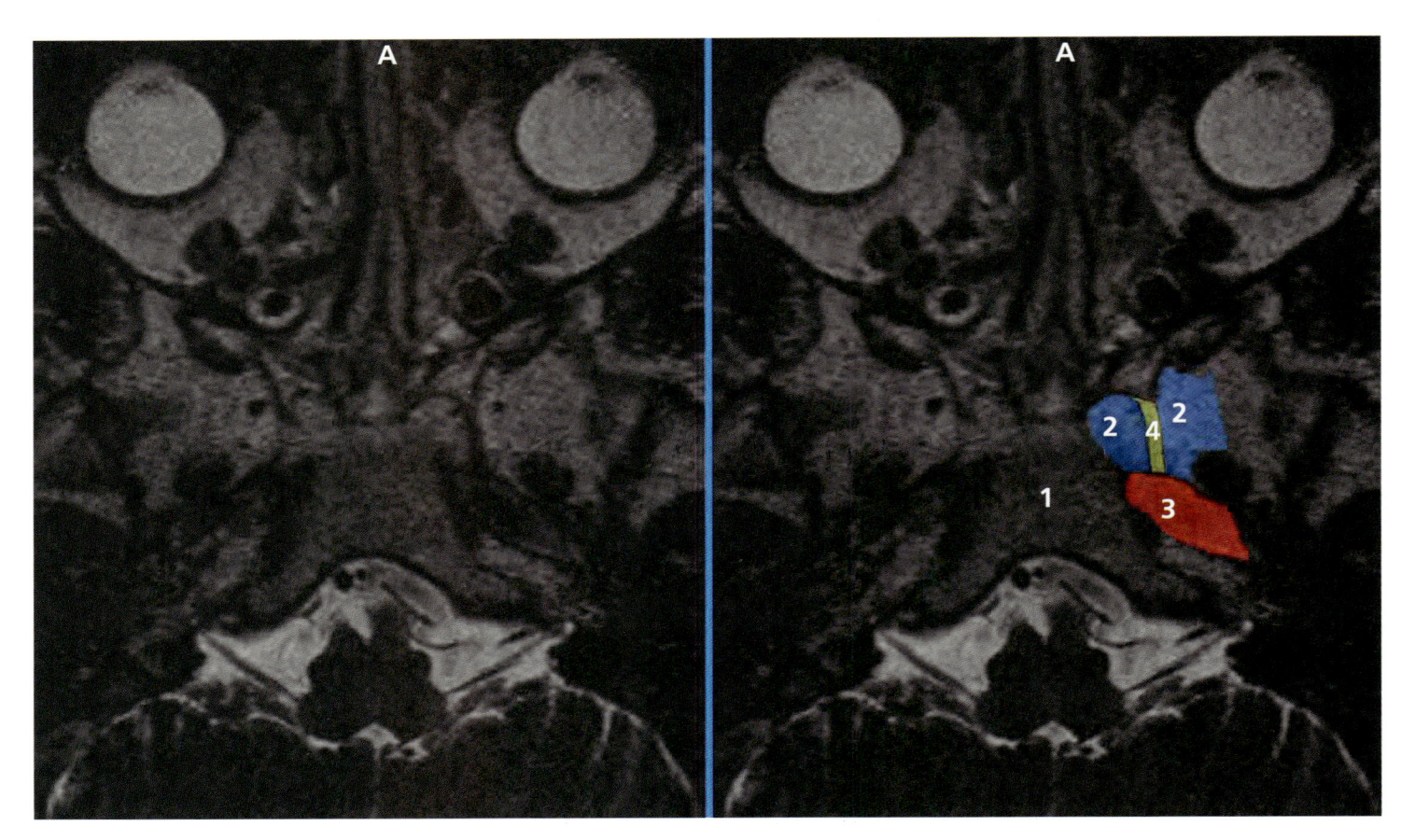

Fig. 31.3 Sequência de ressonância magnética (RM) ponderada axial T2 no nível do canal vidiano: 1. Clivo; 2: pterigoide; 3: trato horizontal da artéria carótida interna (ACI); 4: canal vidiano.

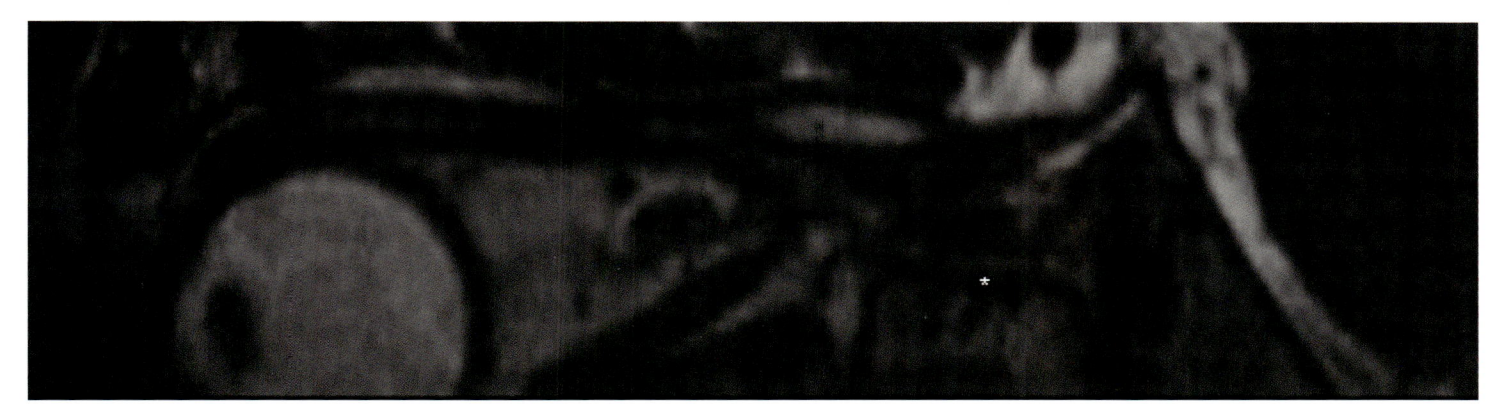

Fig. 31.4 Reconstruções multiplanares (RMP) da sequência ponderada T2 de RM mostrando o canal vidiano e a artéria carótida interna.

As estruturas anatômicas e as fases cirúrgicas são bem conhecidas e são as mesmas que as envolvidas em doenças inflamatórias nasossinusais, embora com alguns detalhes técnicos específicos. Em primeiro lugar, a região etmoidal anterior é explorada, e a ponta inferior do uncinado é identificada e removida com um perfurador de corte para trás, utilizando a margem média inferior da bolha etmoidal como um marco. Uma vez que a uncifectomia parcial inferior foi realizada e o infundíbulo aberto, o óstio natural do seio maxilar pode ser explorado. O processo uncinado pode ser completamente removido com uma pinça angulada e um microdebridador. A margem medial inferior da bolha está exposta, aberta, e removida em uma direção mediolateral, até a lâmina papirácea. Uma vez que a bolha tenha sido removida, o óstio natural do seio maxilar é posteriormente ampliado. Seguindo a etmoidectomia anterior, a segunda porção da concha média (lamela basal) é aberta a partir da margem inferomedial à lâmina papirácea, que dá acesso ao etmoide posterior. O próximo passo consiste na ressecção parcial do corneto médio com uma pinça de corte a partir da porção sagital. A inserção superior do corneto médio e as margens laterais, com os ramos da artéria esfenopalatina, são preservadas.

A porção sagital do corneto superior é identificada e retirada em uma direção anterior para posterior até a sua inserção posterior na parede anterior do esfenoide, preservando a porção superior da lamela basal. O óstio natural do seio esfenoidal, que abre medial ao corneto superior ou supremo, é então ampliado usando uma pinça de corte circular. Uma vez que o esfenoide tenha sido explorado, a esfenoidectomia é estendida lateralmente até que o ápice orbital seja identificado (**Fig. 31.5**). Os conhecimentos técnicos neste estágio residem em identificar a lâmina papirácea e ápice orbital, que define o limite superior da abordagem TPS.[4-6]

Fase Pterigóidea

Esta etapa envolve a identificação e o manejo de estruturas vasculares que se cruzam durante a abordagem. O conhecimento profundo desta anatomia é fundamental até mesmo para o tratamento endoscópico de doenças inflamatórias. A artéria esfenopalatina é o primeiro vaso encontrado. Esta artéria e seus ramos emergem da fossa pterigopalatina para a cavidade nasal pelo forame esfenopalatino, que é composto pelos processos orbital e esfenoidal do osso palatino, e acima pelo osso esfenoide, localizada posterior à ponta da concha média.

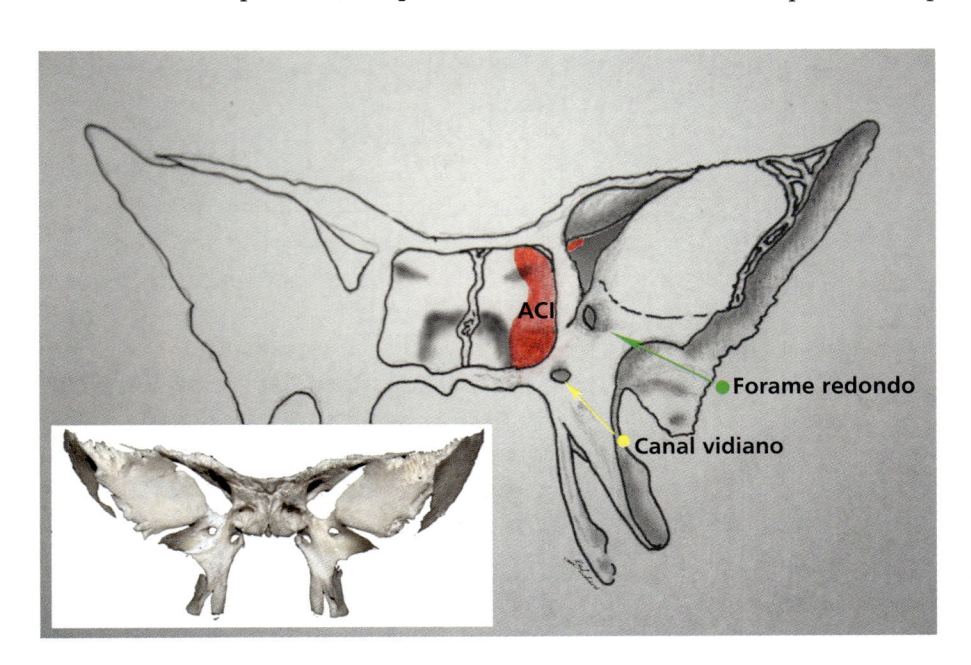

Fig. 31.5 Desenho esquemático do osso esfenoide e dos marcos correlacionados com a imagem do esfenoide (inserção).

Uma vez que a antrostomia maxilar tenha sido ampliada posteriormente, o periósteo do osso palatino está exposto. Dissecando para trás no plano subperiosteal, uma crista óssea é exposta, servindo como um marco para a artéria esfenopalatina.

A artéria é então cauterizada com a pinça bipolar ou clipada com microclipes vasculares e depois cortada. A fossa pterigopalatina e o forame esfenopalatino são abertos usando *drill* e broca diamantada. A parede posterior do seio maxilar é então removida com um perfurador de corte em ângulo seguindo o plano subperiosteal. Uma janela óssea é aberta na parede posterior do seio maxilar, e a porção da artéria esfenopalatina na fossa pterigopalatina pode ser cauterizada.

É preferível não abrir o plano periosteal imediatamente e não expor o conteúdo da fossa, mas fazer uma dissecção subperiosteal em um sentido mediolateral, superoinferior a partir do basiesfenoide. À medida que a dissecção progride lateralmente, o canal vidiano pode ser visto, no qual o nervo e a artéria vidianos se estendem. A abertura do canal pterigóideo segue o vidiano no assoalho do seio esfenoidal em um sentido anteroposterior da parede lateral do seio esfenoidal, onde a artéria vidiana emerge da artéria carótida interna no primeiro trato do segmento paraclival. O caminho da artéria vidiana é um marco cirúrgico fundamental para a identificação da artéria carótida interna e, especialmente, para identificar a transição entre os seus segmentos petroso horizontal e paraclival. Uma vez que a artéria vidiana tenha sido identificada, ela pode ser eletrocauterizada com uma pinça bipolar e, se necessário, presa com microclipe vascular (**Figs. 31.6 e 31.7**).

Fase Pterigóideo-Esfenoidal

Esta etapa envolve a remoção do basiesfenoide e do processo pterigóideo do esfenoide. Esta etapa cirúrgica requer uma considerável experiência em cirurgia endoscópica da base do crânio, devido à complexidade das estruturas anatômicas. Contudo, o conhecimento desta fase é crucial para o

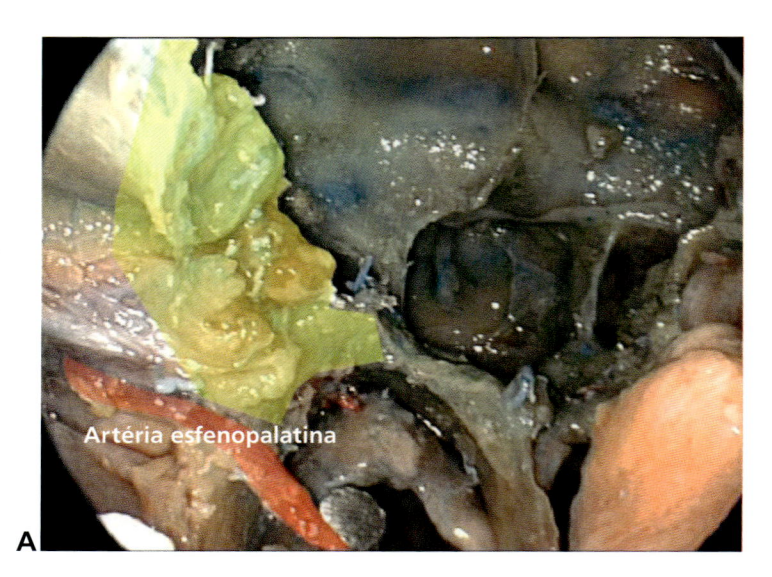

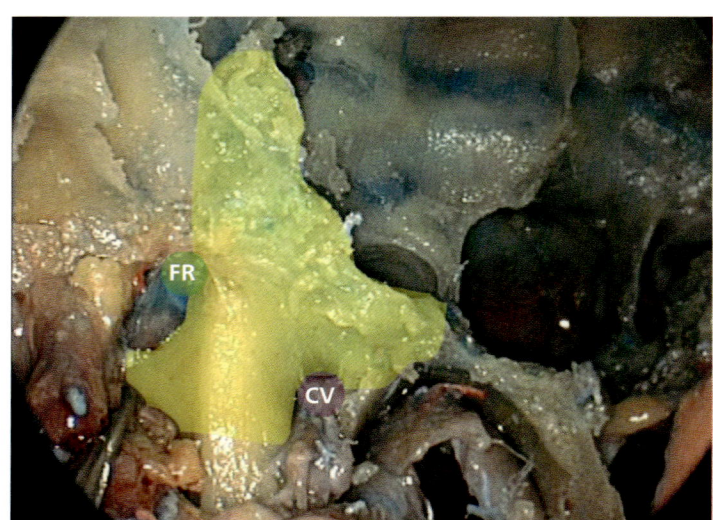

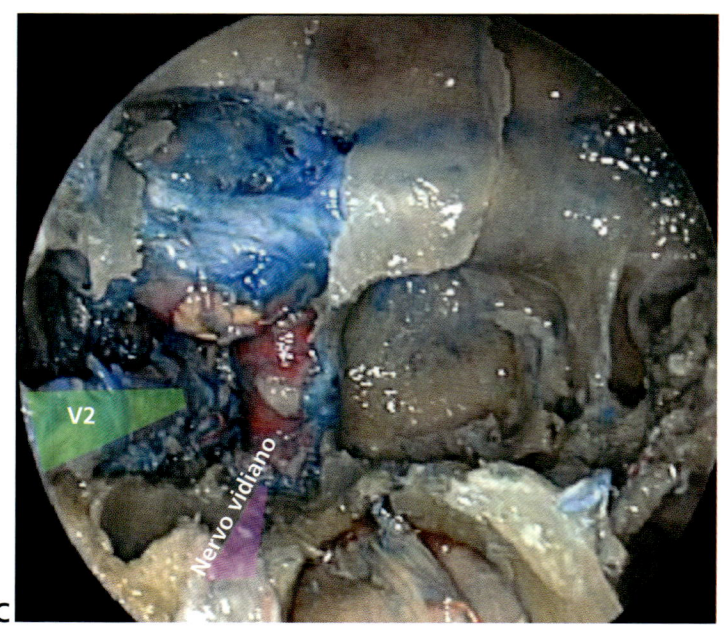

Fig. 31.6 Dissecção anatômica das diferentes fases da abordagem transpterigoide. (**A**) Os marcos são a artéria esfenopalatina em vermelho, e os pterigoides em amarelo. (**B**) Após a cauterização da artéria esfenopalatina, os marcos são o canal vidiano (CV) e o forame redondo (FR). (**C**) Pterigoide aberta com visualização do nervo vidiano, ramo maxilar do nervo trigêmeo e da artéria carótida interna (segmento paraclival e seio cavernoso, superiormente).

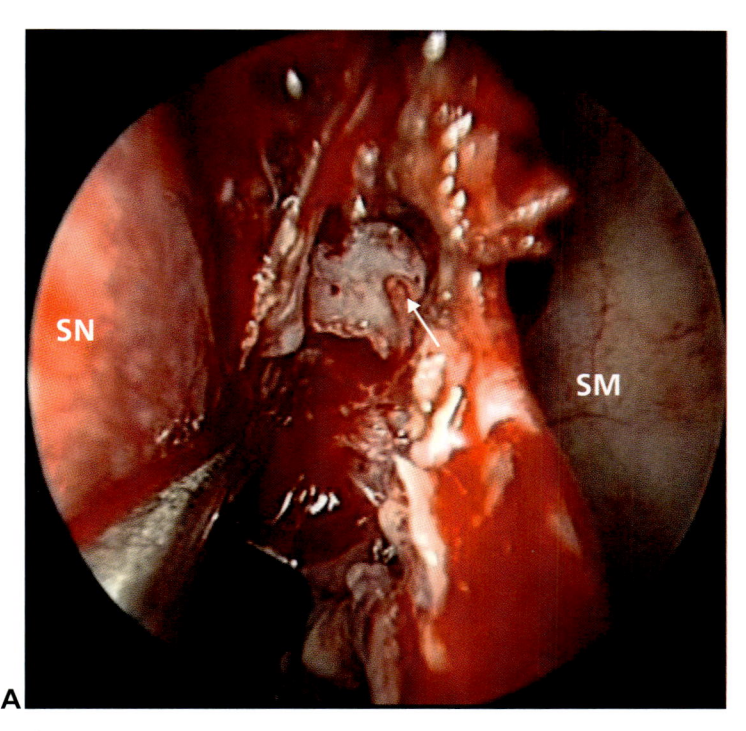

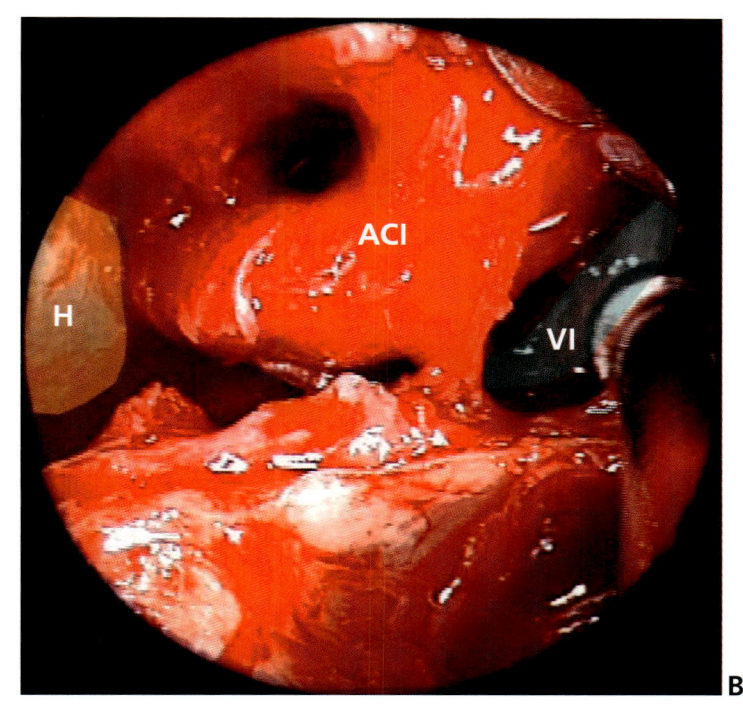

Fig. 31.7 Imagens intraoperatórias das diferentes fases da abordagem transpterigoide. (**A**) O marco é a artéria vidiana durante a abertura pterigoide. SM: seio maxilar; SN: septo nasal. A seta indica a emergência da artéria vidiana do pterigóideo. (**B**) Abertura do seio cavernoso direito. ACI: artéria carótida interna; H: hipófise; VI: nervo abducente.

controle das doenças da fossa pterigopalatina e doenças localizadas lateralmente às fronteiras da artéria carótida intracavernosa e paraclival. A extensão da ressecção varia de acordo com o tipo e o local da lesão. O assoalho do seio esfenoidal pode ser removido com um *drill* e brocas de diamante iniciando da coana até a sua inserção no clivo, trabalhando no sentido anteroposterior e mediolateral, medial ao canal vidiano. O processo pterigóideo pode ser removido em uma direção mediolateral e craniocaudal com o limite da tuba auditiva, posteriormente, e dos músculos pterigóideos, lateralmente. O canal vidiano constitui o limite superior. Se a artéria vidiana precisa ser ressecada, o canal ósseo pode ser aberto usando um drill e brocas de diamante iniciando abaixo do forame vidiano e eliminando, assim, a porção superior e lateral do canal. Se necessário, a parede superior da fossa pterigopalatina, representada pela asa maior do osso esfenoide, pode ser removida, abrindo uma rota cirúrgica para o meio da fossa craniana.[7]

No manejo de doenças da fossa pterigopalatina, como angiofibromas na parede lateral do esfenoide ou vazamentos de LCR do canal de Sternberg, uma abordagem transetmoide-pterigoide-esfenoide monolateral pode ser suficiente. A gestão de lesões selares estendendo-se para o seio cavernoso ou, intracranialmente, na fossa temporal, geralmente requer uma ampliação do corredor cirúrgico usando a fossa nasal contralateral.

Fase Intracavernosa

O seio cavernoso se estende em ambos os lados da sela, da fissura orbital superior à porção petrosa do osso temporal. É um compartimento venoso entre duas camadas durais que se aderem ao corpo do osso esfenoide e aos processos clinoide anterior e posterior. A artéria carótida interna (ACI) com seus ramos intracavernosos, o nervo abducente, e fibras nervosas simpáticas cursam trajeto no seio cavernoso. Os nervos oculomotor e troclear, e o ramo oftálmico do trigêmeo (V1) se estendem ao longo da parede lateral do seio em uma dobra dural. O ramo maxilar do trigêmeo (V2) se estende, posteriormente, ao longo do lado lateral, e, anteriormente, ao longo do assoalho do seio (**Fig. 31.8**).

O tronco meningo-hipofisário e a artéria inferior do seio cavernoso são os ramos intracavernosos da ACI. O tronco meningo-hipofisário emerge no compartimento medial do seio cavernoso da curva posterior da ACI e emite três ramos: a artéria tentorial (Bernasconi-Cassinari), a artéria hipofisária inferior, que se estende medial à hipófise, e a artéria meníngea dorsal, levando à dura-máter do clivo superior. A artéria do seio cavernoso inferior emerge no compartimento lateral do seio cavernoso do segmento horizontal e se estende acima do nervo abducente.

O nervo abducente (VI) entra no seio cavernoso pelo forame dural proveniente do canal de Dorello, que é um conduto osteofibroso do ápice petroso para o ligamento de Gruber. O nervo muda de direção acima do ápice petroso para chegar à ACI. Dentro do canal de Dorello, o nervo é ancorado ao endósteo e conecta-se à artéria em 80% dos casos. No seio, ele acompanha a parede lateral do ACI e, por vezes, subdivide-se em vários feixes.

A entrada cirúrgica nestas estruturas pode usar espaços criados pela lesão de acesso ao seio, preservando estru-

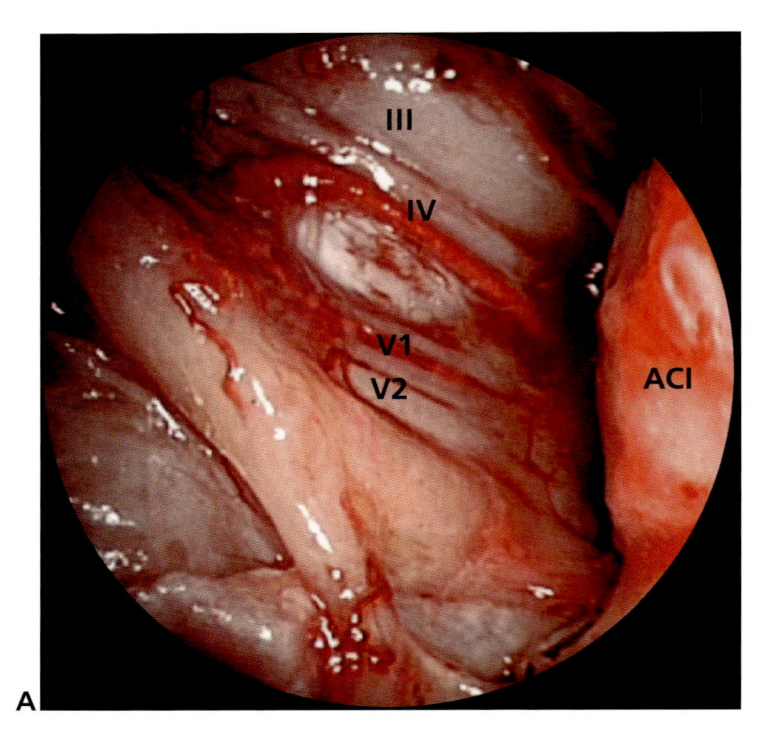

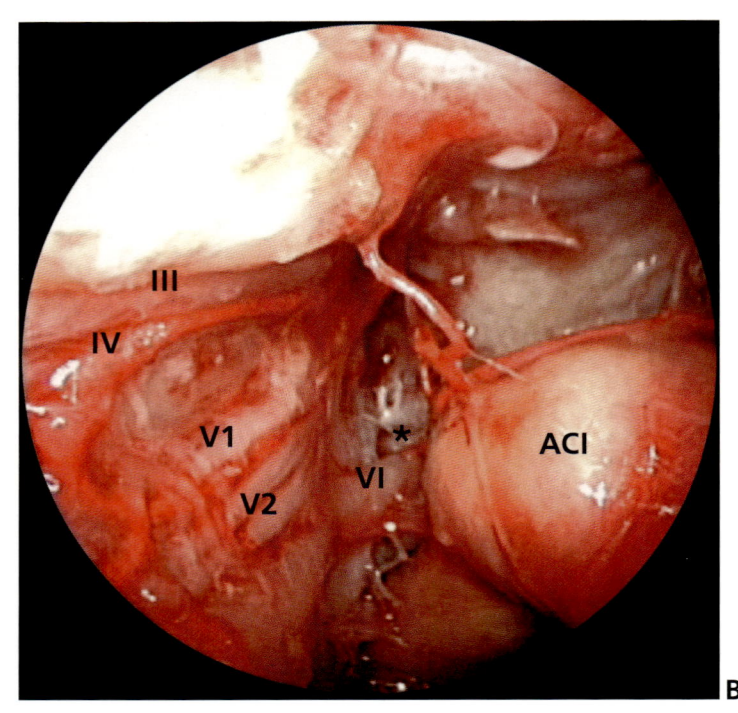

Fig. 31.8 (A, B) Dissecção anatômica do compartimento lateral do seio cavernoso. ACI: artéria carótida interna; (*): ligamento de Gruber. Nervos – III: nervo oculomotor; IV: nervo troclear; V1: ramo oftálmico do nervo trigêmeo; V2: ramo maxilar do nervo trigêmeo; VI: nervo abducente.

turas anatômicas. Uma técnica amplamente usada é a técnica de "mergulho", como descrito na próxima seção.

Técnica de Irrigação Contínua

Uma vez que o cirurgião removeu uma parte da lesão e uma nova cavidade é visualizada, a irrigação contínua através da bomba permite que o cirurgião entre no espaço com o endoscópio. O preenchimento do espaço vazio com solução salina permite que o endoscópio seja introduzido no próprio tumor, proporcionando uma excelente visão "submarina" do tumor residual, da cápsula, do tecido hipofisário normal, e das paredes do seio cavernoso. A remoção do tumor é concluída com esta técnica de "mergulho" injetando-se solução salina na cavidade criada após a ressecção do tumor e verificando a presença de algum tumor residual. Graças a esta técnica, a visão não é prejudicada pelo sangue que escorre do seio cavernoso ou de resíduos de tumor, já que somos capazes de dissecar pequenos resíduos.[8]

As vantagens desta técnica são as seguintes:

- Hidrodissecção final da lesão e remoção de microrresíduos.
- Visualização de estruturas, fístulas e perfurações das paredes do seio cavernoso, na presença de sangramento, graças à pressão de lavagem.
- Exploração de espaços escondidos pela descida da cisterna, já que o fluxo de solução salina reespande a pseudocápsula através de variações na apressão e direção.
- Eliminação de resíduos hemáticos e sangramento mínimo que impedem a clara visualização.

A cirurgia de mergulho pode ser realizada na cavidade selar, no seio cavernoso, e ao nível da fossa posterior do crânio, na cavidade obtida após a clivectomia[9-11] (Fig. 31.9).

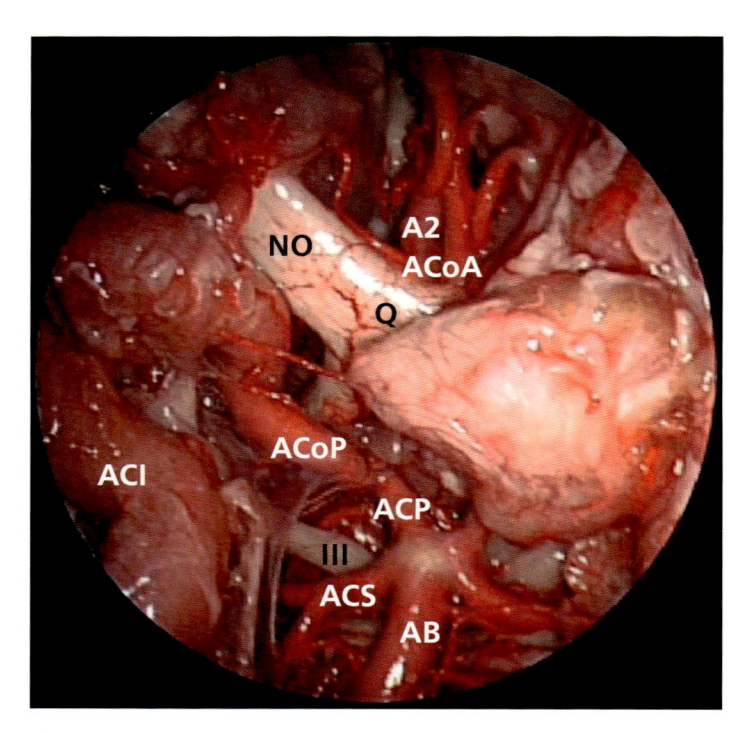

Fig. 31.9 Dissecção anatômica dos espaços parasselares. A2: segundo trato da artéria cerebral tranterior; ACoA: artéria comunicante anterior; AB: artéria basilar; Q: quiasma; ACI: artéria carótida interna; NO: nervo óptico; ACP: artéria cerebral posterior; ACoP: artéria comunicante posterior; ACS: artéria cerebelar superior; III: nervo oculomotor.

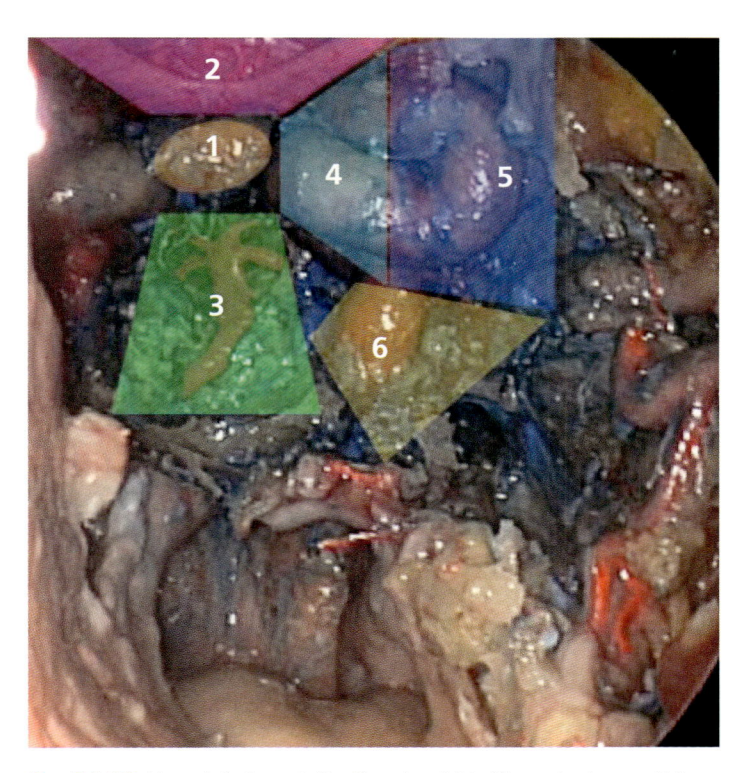

31 Abordagem Endoscópica – Acesso Transetmoidal-Transpterigóideo-Transesfenoidal

Fig. 31.10 Alvos cirúrgicos. 1. Região selar. A hipófise, a haste, a artéria hipofisária inferior, o seio intercavernoso e o diafragma podem estar em risco. 2. Região suprasselar. O quiasma, os nervos ópticos, a artéria hipofisária superior (lesão dos ramos perfurantes para o quiasma pode levar a escotomas), os nervos olfativos, o parênquima cerebral frontal e a circulação cerebral anterior podem estar em risco. 3. Fossa posterior. A circulação cerebral posterior, o nervo oculomotor, o tronco cerebral e o seio clival dorsal podem estar em risco. 4. Compartimento medial do seio cavernoso. O tronco meningo-hipofisário e a artéria carótida interna podem estar em risco. 5. Compartimento lateral do seio cavernoso. A artéria carótida interna, nervo oculomotor, nervo troclear, nervo trigêmeo, nervo abducente e a artéria do seio cavernoso inferior podem estar em risco. 6. Fossa craniana média. A artéria carótida paraclival, a artéria vidiana, o canal vidiano e o gânglio de Gasser podem estar em risco.

■ Conclusão

A abordagem TPS proporciona uma rota direta para que o endoscópio acesse a fossa craniana média nas regiões do seio cavernoso e espaços paraclival e infratemporal. As várias fases da abordagem cirúrgica requerem cuidados especiais para evitar desorientação anatômica, o que poderia levar a sérias complicações. Instrumentos dedicados devem ser usados, já que é absolutamente crucial preservar vasos e nervos no compartimento intracraniano e base do crânio.

A dissecção anatômica em laboratório e a prática cirúrgica são essenciais para se adquirir um bom conhecimento da complexa anatomia tridimensional e habilidades de dissecção endoscópica. A neuronavegação e a ultrassonografia com Dopller intraoperatória são eficazes instrumentos complementares, mas não podem substituir a experiência de um cirurgião.[12,13]

Em todos os casos, o planejamento pré-operatório deve levar em consideração não só a anatomia do paciente, mas também as características anatômicas da lesão. Espaços anatômicos virtuais podem tornar-se caminhos cirúrgicos resultantes do desenvolvimento da lesão (**Figs. 31.10 e 31.11**).

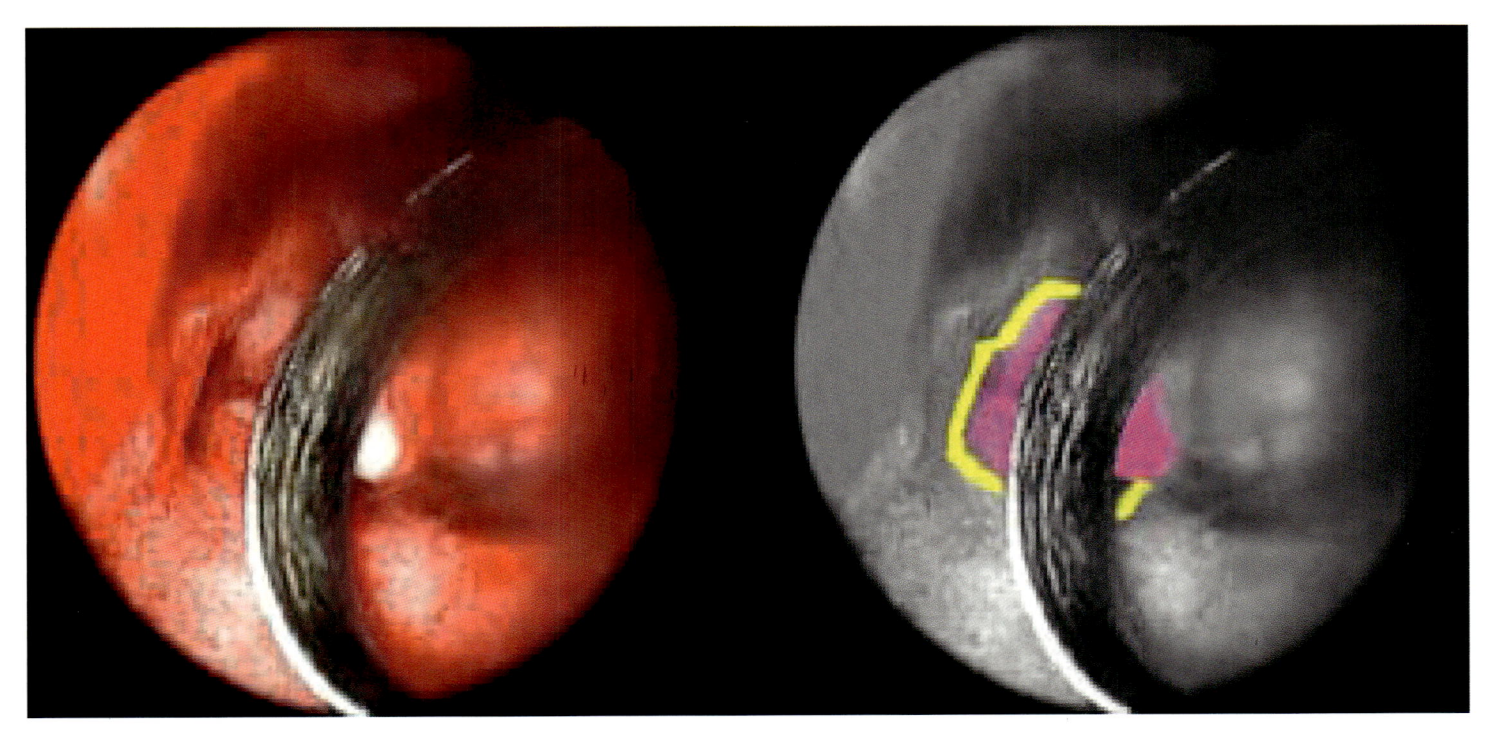

Fig. 31.11 Técnica de mergulho para a remoção de um pequeno resíduo de tumor do seio cavernoso. A técnica de mergulho fornece melhor visualização da parede cavernosa.

Referências

1. Castelnuovo P, Locatelli D. *Endoscopic surgical management of cerebrospinal fluid rhinorrhea.* Tuttlingen: Endo press, 2008. p. 7-15.
2. Locatelli D, Rampa F, Acchiardi I *et al.* Endoscopic endonasal approaches for repair of cerebrospinal fluid leaks: nine-year experience. *Neurosurgery* 2006;58(4, Suppl 2):ONS246-57.
3. Frank G, Pasquini E, Doglietto F *et al.* The endoscopic extended trans-sphenoidal approach for craniopharyngiomas. *Neurosurgery* 2006;59(1, Suppl 1):ONS75-83, discussion ONS75-83.
4. Cavallo LM, Messina A, Cappabianca P *et al.* Endoscopic endonasal surgery of the midline skull base: anatomical study and clinical considerations. *Neurosurg Focus* 2005;19:E2.
5. Frank G, Pasquini E, Mazzatenta D. Extended transsphenoidal approach. *J Neurosurg* 2001;95:917-18.
6. Kassam A, Snyderman CH, Mintz A *et al.* Expanded endonasal approach: the rostrocaudal axis. Part I. Crista galli to the sella turcica. *Neurosurg Focus* 2005;19:E3.
7. Cavallo LM, Messina A, Gardner P *et al.* Extended endoscopic endonasal approach to the pterygopalatine fossa: anatomical study and clinical considerations. *Neurosurg Focus* 2005;19:E5.
8. Locatelli D, Canevari FR, Acchiardi I *et al.* The endoscopic diving technique in pituitary and cranial base surgery: technical note. *Neurosurgery* 2010;66:E400-1, discussion E401.
9. Cavallo LM, Cappabianca P, Messina A *et al.* The extended endoscopic endonasal approach to the clivus and cranio-vertebral junction: anatomical study. *Childs New Syst* 2007;23:665-71.
10. Kassam A, Snyderman CH, Mintz A *et al.* Expanded endonasal approach: the rostrocaudal axis. Part II. Posterior clinoids to the foramen magnum. *Neurosurg Focus* 2005;19:E4.
11. Kassam AB, Gardner P, Snyderman C *et al.* Expanded endonasal approach: fully endoscopic, completely transnasal approach to the middle third of the clivus, petrous bone, middle cranial fossa, and infratemporal fossa. *Neurosurg Focus* 2005;19:E6.
12. Castelnuovo P, Locatelli D. "Two nostrils-four hands" endoscopic endonasal surgical technique. Silver book (informative publication) published by Karl Storz.
13. Castelnuovo P, Pistochini A, Locatelli D. Different surgical approaches to the sellar region: focusing on the "two nostrils four hands technique". *Rhinology* 2006;44:2-7.

32 Fossas Pterigopalatina e Infratemporal

Marc A. Tewfik ■ Peter-John Wormald

Dicas e Pérolas

- A abordagem endoscópica de lesões na fossa pterigopalatina (FPP) e fossa infratemporal (FIT) oferece as vantagens de uma rota direta de acesso e a necessidade de evitar cicatrizes faciais, disfunção do nervo facial, perda auditiva condutiva e má oclusão dentária.
- Um nível elevado de experiência cirúrgica endoscópica, bem como conhecimento anatômico detalhado desses espaços, é necessário para o cirurgião que se aproxima destas áreas.
- A técnica endoscópica de dois cirurgiões oferece vantagens de proporcionar um segundo cirurgião para a retração do tumor e assistência adicional em caso de hemorragia; o acesso para o segundo cirurgião pode ser transeptal ou por um trépano da fossa canina.
- Indicações para abordar a FPP incluem ligadura da artéria maxilar interna e neurectomia vidiana; indicações para abordar a FIT incluem ressecção de tumores e grandes meningoenceloceles estendendo-se para este espaço.
- A extensão de tumores no espaço massetérico, sulco bucogengival, fossa craniana média, região selar e ápice orbital apresentam desafios à ressecção.
- Uma revisão cuidadosa da imagem é fundamental antes de qualquer biópsia para descartar uma lesão altamente vascular ou meningoenceloceles; tomografia computadorizada (TC) e ressonância magnética (RM) são necessárias para caracterizar a anatomia óssea e determinar a relação de tumores com estruturas críticas, respectivamente.
- A arteriografia pré-operatória e embolização seletiva dos vasos que nutrem o tumor é feita para os tumores vasculares, e uma embolização repetida pode ser benéfica para tumores grandes.
- O acesso à FPP pode ser alcançado através de uma grande antrostomia meatal média, enquanto o acesso lateral à FIT exige uma maxilectomia medial endoscópica.
- Após a redução do componente nasal do tumor, a parede posterior do seio maxilar é removida com um perfurador Hajek-Koeffler, começando no forame esfenopalatino.
- O segundo cirurgião coloca a tração no tumor e a rola para fora da FIT, enquanto o cirurgião primário cauteriza ou corta os vasos sanguíneos de alimentação.
- Após a remoção do tumor, o canal vidiano, clivo, nasofaringe e placas pterigóideas são cuidadosamente inspecionados para garantir que não existem extensões de tumor residual remanescente.
- Os defeitos durais são reparados com duas camadas de fáscia lata, um retalho do septo nasal, e cola de fibrina; caso contrário a mucosa do seio maxilar é recolocada sobre o local da ressecção.

■ Introdução

No passado, o acesso à fossa pterigopalatina (FPP) e à fossa infratemporal (FIT) só podia ser alcançado por abordagens anteriores ou laterais. Abordagens anteriores incluem os enfoques de desenluvamento médio facial, rinotomia lateral, maxilotoma/maxilectomia estendida, translocação facial e maxilectomia transantral.[1-3] Apesar de todos estes fornecerem uma boa exposição para procedimentos como a ligadura da artéria maxilar interna, neurectomia vidiana e remoção de tumores da FPP e regiões anteromediais da FIT, elas são, muitas vezes, complicadas por cicatrizes e deformidades faciais, disfunção do nervo facial e infraorbital, bem como disfunção lacrimal.[2] As abordagens laterais consistem, principalmente, de procedimentos Fisch C e D,[4,5] que oferecem excelente acesso a estruturas dentro da FIT, bem como os cursos basiesfenoide, clivo, e segmento infratemporal da artéria carótida interna. No entanto, os resultados adversos incluem disfunção do nervo facial, perda auditiva condutiva e má oclusão dental.[3,6]

Recentes avanços em cirurgia endoscópica dos seios paranasais e, em radiologia intervencionista, com embolização pré-operatória, permitiram o acesso cirúrgico endoscópico a tumores da FPP e FIT. Entre esses avanços, estão a melhoria da qualidade do instrumental cirúrgico, navegação cirúrgica com base em computador, bem como técnicas de anestesia hipotensiva. Além disso, o desenvolvimento da abordagem transnasal com dois cirurgiões[7] facilitou ainda mais o acesso à FIT lateral. No entanto, um nível adequado de experiência em cirurgia endoscópica, bem como o conhecimento detalhado da anatomia endoscópica são necessários para que o cirurgião enfrente qualquer patologia nesses espaços. Embora uma revisão abrangente da anatomia esteja além do escopo deste capítulo, as páginas a seguir fornecem uma visão geral da abordagem endoscópica transnasal para a FPP e FIT, começando com uma breve discussão sobre a estrutura e o conteúdo desses espaços.

■ Anatomia das Fossas Pterigopalatina e Infratemporal

A FPP é um espaço estreito na forma de um cone invertido, localizado entre a parede posterior do seio maxilar e a base do processo pterigóideo (**Fig. 32.1**). Seu conteúdo

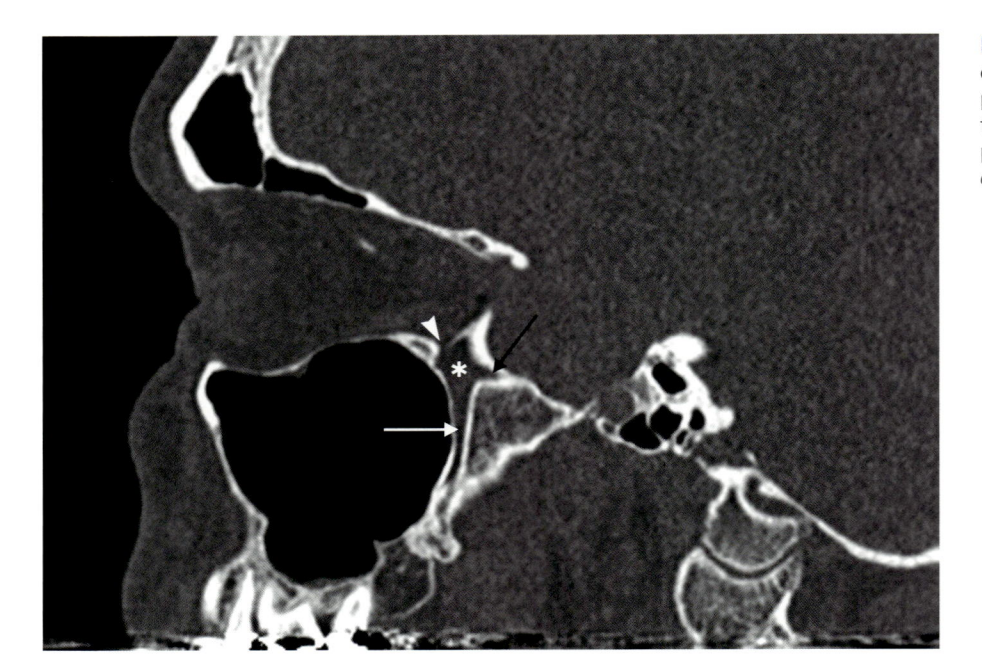

Fig. 32.1 Tomografia computadorizada (TC) dos seios da face, corte parassagital, através da fossa pterigopalatina *(FPP: asterisco)*, demonstrando o forame redondo *(seta preta)*, descendo o canal palatino *(seta branca)* e fissura orbital inferior *(ponta de seta branca)*.

consiste em gordura, o gânglio esfenopalatino, o nervo vidiano, a divisão maxilar do nervo trigêmeo (V2), e ramos terminais da artéria maxilar interna. A gordura e os vasos sanguíneos são anteromediais às estruturas neurais, e são, portanto, encontrados primeiro durante a abordagem endoscópica. O canal pterigóideo ou vidiano se abre na face posterior da fossa. O canal vidiano começa no genu anterior da artéria carótida petrosa e carrega o nervo vidiano ao longo da fronteira inferolateral do seio esfenoidal até atingir a FPP. O canal palatovaginal ou da faringe também se abre para o aspecto posterior da fossa apenas medial ao canal vidiano (**Fig. 32.2**). O ápice da FPP é contínuo, inferiormente, com o canal palatino descendente, que se abre na cavidade oral através do forame palatino maior e menor. A borda superior consiste na subsuperfície do osso esfenoide e do processo orbital do osso palatino. O V2 do nervo craniano passa da fossa craniana média para a FPP pelo forame redondo, antes de emitir conexões ao gânglio esfenopalatino, bem como ramos à órbita através da fissura orbital inferior. Medialmente, a FPP é separada da cavidade nasal pela placa perpendicular do osso palatino, que também constitui as fronteiras anterior e inferior do forame esfenopalatino. Endoscopicamente, a crista etmoidal é um marco de confiança ao longo da parede nasal lateral, situado imediatamente anterior ao forame e à artéria esfenopalatino.

Lateralmente, a FPP é contínua com a FIT; elas são divididas pela fissura pterigomaxilar no plano da placa pterigoide lateral. A FIT é limitada lateralmente, pelo processo coronoide, ramo da mandíbula e os músculos pterigóideos. Como com a FPP, sua borda anterior é a superfície posterior da maxila; no entanto, sua borda posterior consiste no tubérculo articular do osso temporal e na espinha do osso esfenoide. A FIT é separada da fossa craniana média, superiormente, pela asa maior do osso esfenoide, que contém o forame oval e o forame espinhoso, pois eles transmitem a divisão mandibular do trigêmeo (V3) e artéria meníngea média, respectivamente. A borda alveolar da maxila delineia a margem inferior da FIT. As relações entre estas várias estruturas são importantes para ajudar o cirurgião a identificar e preservar aquelas que são normais, e remover completamente o tecido patológico.

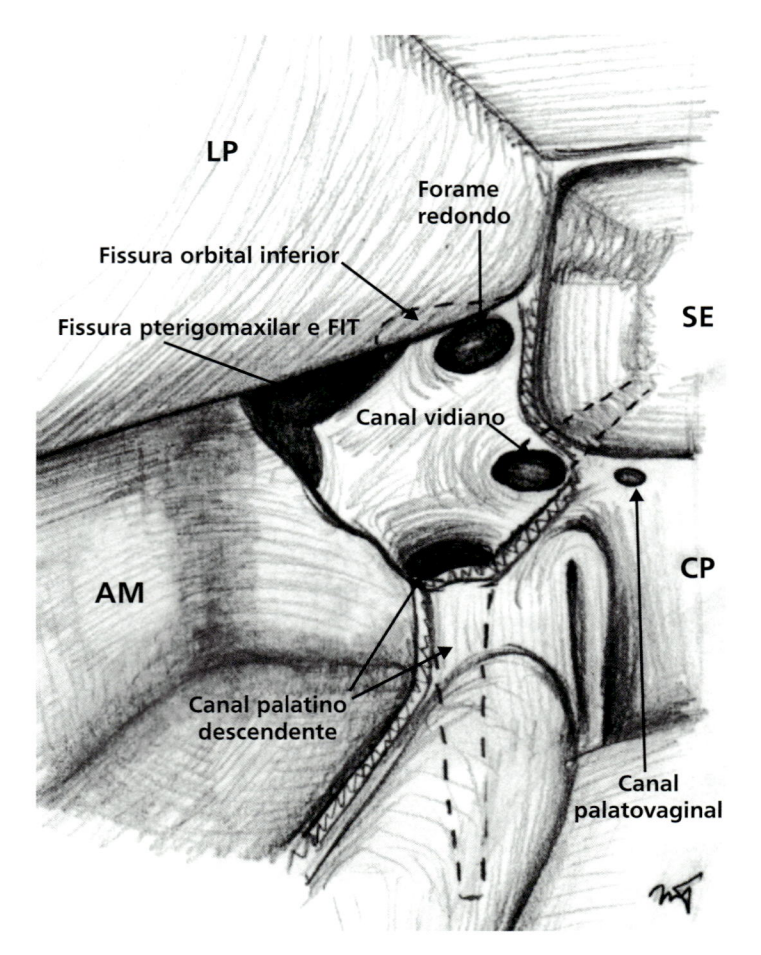

Fig. 32.2 Ilustração representando a FPP com as paredes medial e anterior removidas, demonstrando o forame e aberturas ao longo dos limites inferior, posterior, superior e lateral da fossa. LP: lâmina papirácea; AM: antro maxilar; CP: coana posterior; SE: seio esfenoidal.

Indicações e Vantagens da Abordagem Endoscópica

A abordagem endoscópica à FPP está indicada para ligadura da artéria maxilar interna em pacientes com epistaxe posterior descontrolada e em quem a ligadura das artérias esfenopalatina e nasal posterior tenha falhado,[8] para neurectomia vidiana em pacientes com rinite vasomotora refratária,[9] e para a reparação de meningoencefaloceles com base lateral.[10] Dado que a FPP e a FIT são espaços adjacentes e contínuos, massas que surgem em um espaço podem, facilmente, se espalhar para o outro. Essas massas incluem angiofibromas nasofaringeais juvenis (ANJs), schwannomas do nervo maxilar, grandes papilomas invertidos, e grandes meningoencefaloceles do lobo temporal.[7]

As vantagens da técnica endoscópica são numerosas, incluindo a prevenção de resultados adversos associados com abordagens abertas, como incisões faciais, perda auditiva e disfunção nervosa.

Um acesso relativamente simples às FPP e FIT pode ser atingido, áreas essas tradicionalmente consideradas de difícil acesso. O endoscópio fornece uma visão ampliada e multiangulada para uma discriminação mais precisa dos planos de dissecção entre o tumor e as estruturas adjacentes. Além disso, a técnica de dois cirurgiões oferece um melhor controle cirúrgico, oferecendo um segundo cirurgião para a retração do tumor e assistência adicional para a aspiração em caso de sangramento cirúrgico súbito.

Contraindicações

Dados os contínuos refinamentos na técnica cirúrgica e instrumentação, é improvável que os limites da ressecção endoscópica de tumores na FIT tenham sido alcançados. Tumores com extensão para o espaço massetérico, sulco bucogengival, fossa craniana média, região parasselar e seio cavernoso, bem como ao redor do nervo óptico e ápice orbitário, apresentam desafios à ressecção endoscópica. No entanto, estas regiões são também de muito difícil acesso através de abordagens abertas, e, em mãos hábeis, essas regiões podem ser abordadas endoscopicamente. Há uma controvérsia sobre o papel da ressecção endoscópica de neoplasias malignas; tal abordagem pode ser aceitável em tumores selecionados, desde que não comprometa a integridade da ressecção oncológica. No entanto, certos tumores malignos, como o carcinoma de células escamosas, tendem a ter maus resultados em razão de sua natureza amplamente infiltrativa, e, por isso, não são recomendados para ressecção endoscópica.

Complementação Diagnóstica

Avaliação Clínica

A história clínica e o exame físico são importantes na obtenção do diagnóstico de lesões que têm origem a partir da FIT ou que se estendam para a FIT. O tumor nasal que mais comumente envolve a FIT é o ANJ. Ele tem a apresentação clássica de epistaxe recorrente unilateral em adolescentes ou jovens adultos do sexo masculino. Se houver suspeita em paciente do sexo feminino, um cariótipo deve ser obtido para descartar uma síndrome de insensibilidade a andrógenos. Um histórico de convulsões pode ser visto em tumores com extensão intracraniana significativa através do forame redondo ou em casos de meningoencefaloceles.

O exame físico deve incluir a avaliação da função do nervo craniano, junto com movimentos extraoculares, assim como deve ser avaliada a acuidade visual. Se houver qualquer suspeita de envolvimento do nervo óptico ou orbital, recomenda-se uma avaliação oftalmológica completa. Uma endoscopia nasal rígida é realizada para avaliar massas com um componente intranasal, bem como para a detecção de desvio de septo, anatomia nasal incomum, ou outros obstáculos ao acesso endoscópico.

Na maioria dos casos, o diagnóstico destes tumores é autoevidente, sem a necessidade de histopatologia. No entanto, se houver dúvidas significativas quanto ao diagnóstico, a confirmação histológica pode, então, ser necessária. Uma revisão cuidadosa das imagens é essencial porque a biópsia de uma lesão altamente vascular pode resultar em hemorragia catastrófica.

Estudos de Imagem

A tomografia computadorizada (TC) fornece informações úteis sobre a anatomia óssea do seio, a posição e a integridade da lâmina papirácea, bem como o envolvimento dos seios etmoidais e esfenoidais.

A ressonância magnética (RM) é essencial para determinar a relação de tumores com estruturas críticas. A extensão do tumor pela fissura orbital inferior no ápice orbital e seio cavernoso precisa ser identificada e um plano desenvolvido para a remoção do tumor desta região (**Fig. 32.3**). A outra região crítica é o canal vidiano. O tumor, muitas vezes, se infiltra no clivo, e, ocasionalmente, atinge a artéria carótida, ao se expandir ao longo deste canal (**Fig. 32.4**). Dentro da FIT, a relação do tumor com a fossa craniana média, sulco bucogengival e espaço massetérico também precisa ser determinado, para decidir se este tumor pode ser ressecado com segurança usando o endoscópio e a técnica de dois cirurgiões. Uma TC e/ou RM de alta resolução deve ser obtida no pré-operatório para navegação cirúrgica guiada por imagem.

Durante as 24 horas que antecedem a cirurgia, uma arteriografia é realizada para estabelecer se existem ramos da carótida interna ou das artérias maxilares internas nutrindo o tumor. Se este for o caso, uma embolização altamente seletiva de todos os vasos que suprem a lesão é realizada. É importante que a arteriografia seja realizada bilateralmente, já que os tumores podem receber vasos de alimentação de ambos os lados. Com tumores grandes, uma arteriografia e embolização repetida de quaisquer vasos restantes podem ser úteis imediatamente antes da

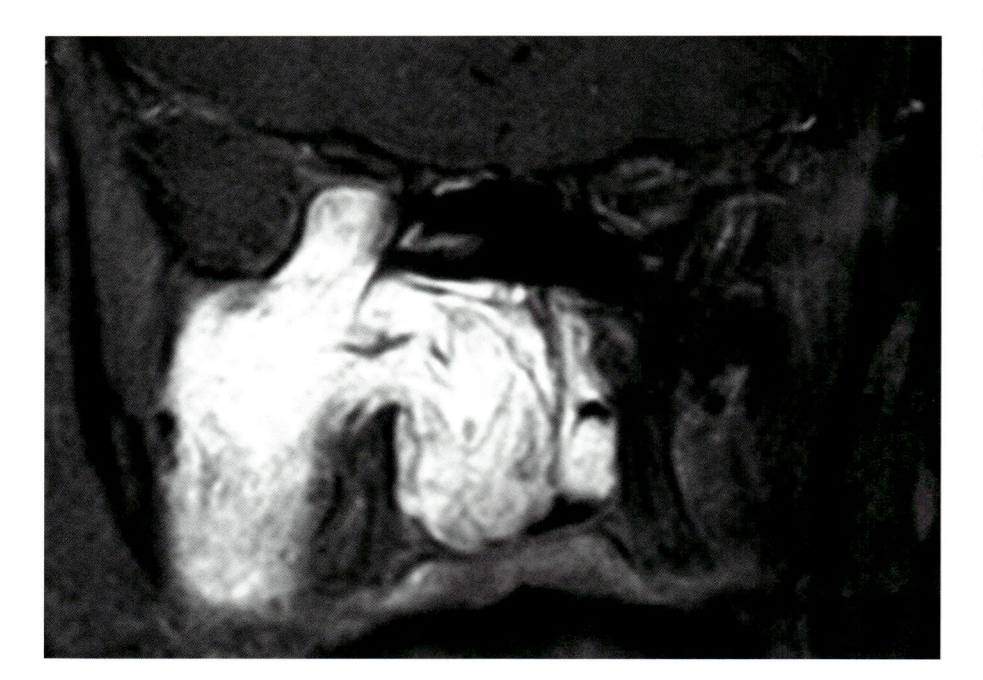

Fig. 32.3 Ressonância magnética (RM) ponderada por T1 dos seios demonstrando um angiofibroma nasofaríngeo juvenil (ANJ) realçado por gadolínio estendendo-se superiormente a partir da FPP através da fissura orbital inferior e comprimindo o conteúdo do ápice orbital.

cirurgia. Descobrimos que isso reduz, significativamente, a vascularização e o sangramento intraoperatório em comparação com tumores grandes que só haviam sido embolizados uma vez no pré-operatório.

Cirurgia

Instrumentação

Além dos equipamentos-padrão para cirurgia endoscópica funcional dos seios (CEFS), incluindo endoscópios de alta qualidade de 0, 30, e 70 graus, instrumentos cortantes afiados, um microdesbridador, e um perfurador Hajek-Koeffler ou Kerrison, vários instrumentos adicionais são necessários. Dissectores maleáveis de sucção (cureta e elevador de Freer; Medtronic ENT, Jacksonville, FL) são muito úteis na realização da dissecção e podem ser dobrados no ângulo necessário para alcançar áreas difíceis. Um bisturi para dacriocistorrinostomia (DCR) (Medtronic ENT) é necessário para abrir o saco nasolacrimal, no caso de uma maxilectomia medial ser realizada. Um esmeril de diamante a 25 graus da base do crânio (Medtronic ENT) é necessário quando há extensão do tumor pela fissura orbital inferior, para perfurar a placa pterigoide medial e assim melhorar a visualização. Um cautério bipolar endoscópico de sucção (Medtronic ENT) ou clipe vascular são necessários para lidar com vasos que nutrem os tumores e em casos de hemorragia intraoperatória. Um bastão de plasma para Coblação (ArthroCare ENT; Sunnyvale, CA) também pode ser útil na ressecção de lesões altamente vasculares. Finalmente, o *kit* de trepanação da fossa canina (Medtronic ENT) - que consiste de uma bainha para endoscópio com uma lâmina saliente para a retração de tecidos moles, um guia de brocas reutilizável, bem como uma broca reutilizável de 5 mm que se encaixa na peça de mão

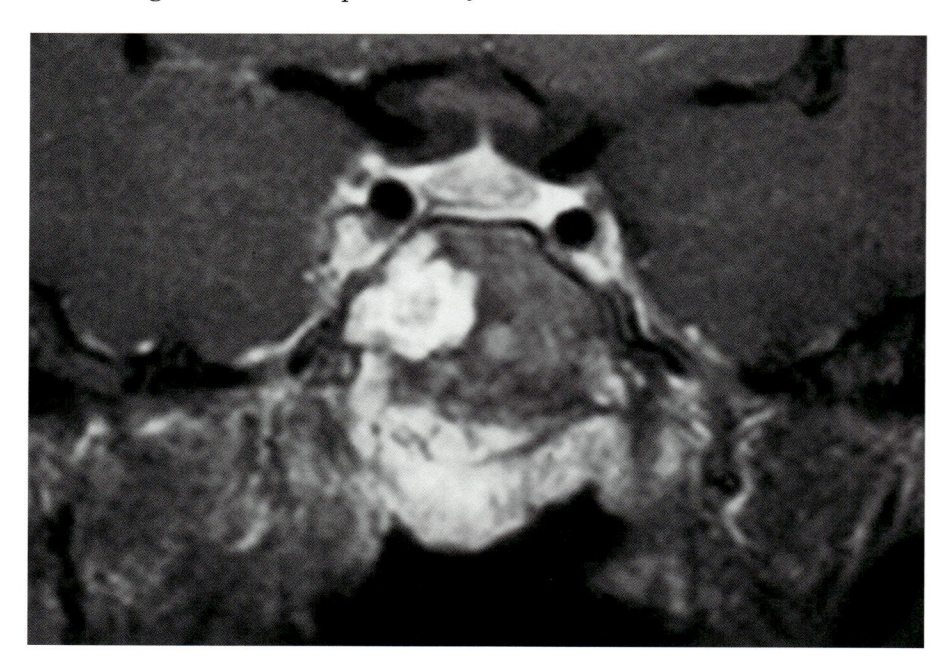

Fig. 32.4 RM ponderada por T1 dos seios realçada por gadolínio, demonstrando a extensão do tumor ao longo de um canal vidiano expandido, em direção à artéria carótida interna.

do microdesbridador – pode ser usado para criar uma porta adicional para o segundo cirurgião na parede anterior da maxila.

Anestesia

Os pacientes são submetidos à anestesia venosa total e à infiltração de agentes anestésicos locais na parede lateral do nariz e transoralmente através do forame do palatino maior.[11] Antibióticos intraoperatórios com cobertura gram-positiva são administrados na indução da anestesia.

Preparação

Nos casos em que um defeito dural é antecipado, como na reparação da meningoencefalocele, um retalho do septo nasal é elevado do lado do septo oposto ao defeito. Isso se baseia na região esfenopalatina contralateral para garantir que o pedículo estará livre de patologia e não será danificado durante a dissecção.

Como primeiro passo, uma uncifectomia de rotina e uma grande antrostomia meatal média são executadas. Etmoidectomias anterior e posterior são executadas no lado da lesão, com remoção da metade inferior dos cornetos médio e superior. Uma grande esfenotomia é, então, criada para identificar claramente a base do crânio. Isso também permite que o tumor seja definido com precisão, fornece acesso por cima do tumor e permite que qualquer extensão do tumor ao esfenoide seja visualizada. A remoção do recesso frontal é realizada, se houver alterações inflamatórias nesta área.

Se apenas uma exposição limitada à FPP e FIT medial é necessária, então a parede posterior do seio maxilar pode ser removida somente por uma grande antrostomia meatal média.[12] No entanto, se houver um tumor significativo dentro da FIT e sulco gengivobucal, então, uma maxilectomia medial endoscópica é necessária para permitir acesso completo.

Para realizar a maxilectomia medial, o corneto inferior é primeiro esmagado com uma pinça de Tilley para ser desvascularizado, e subsequentemente é cortado com uma tesoura em seu ligamento anterior à parede lateral do nariz (**Fig. 32.5A**). Uma incisão na mucosa é feita da antrostomia meatal média ao assoalho da cavidade nasal e depois estendida posteriormente à extremidade posterior do corneto inferior (**Fig. 32.5B**). Uma talhadeira é então usada para executar osteotomias ao longo destas incisões da mucosa (**Fig. 32.5C**).[7] O ducto nasolacrimal vai segurar a parede medial do seio maxilar, sendo cortado com uma tesoura ou um bisturi para permitir a remoção da parede. No fi-

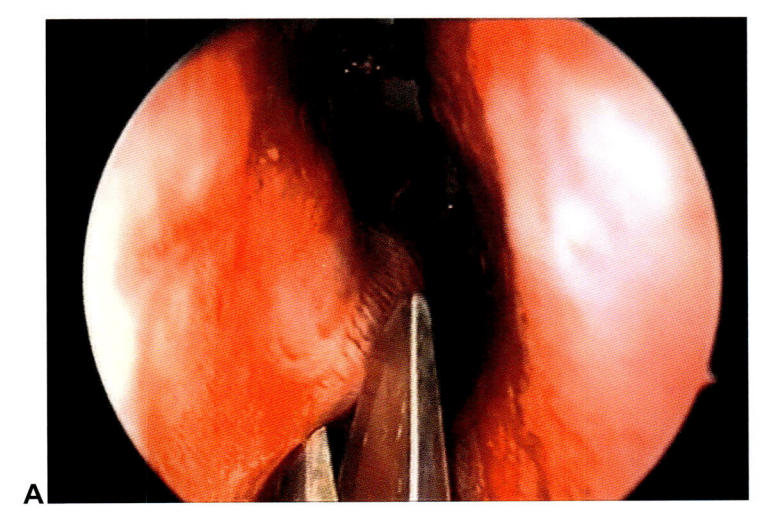

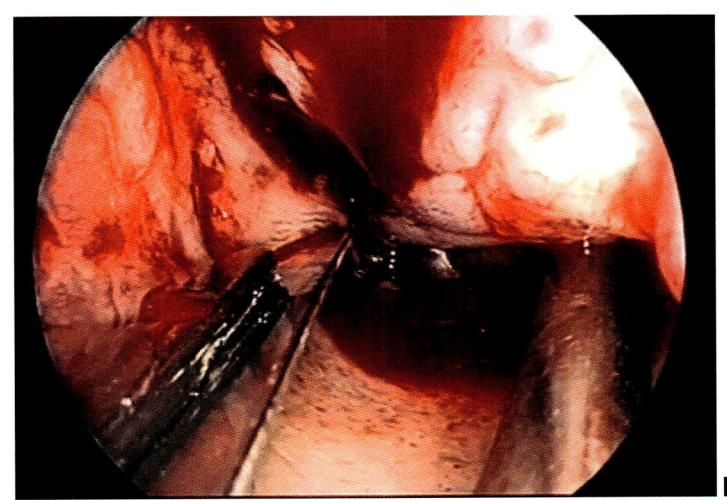

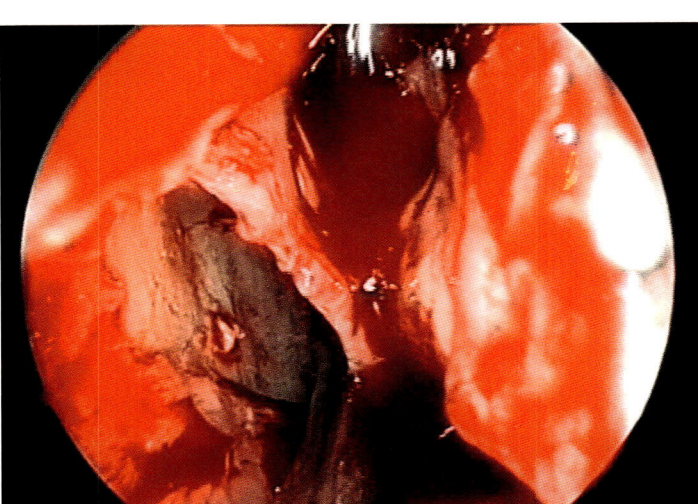

Fig. 32.5 Etapas na maxilectomia medial endoscópica. (**A**) A extremidade anterior do corneto inferior é cortada com uma tesoura. (**B**) A incisão na mucosa é feita até o assoalho da cavidade nasal. (**C**) A mucosa é elevada da parede lateral do nariz e as osteotomias são realizadas.

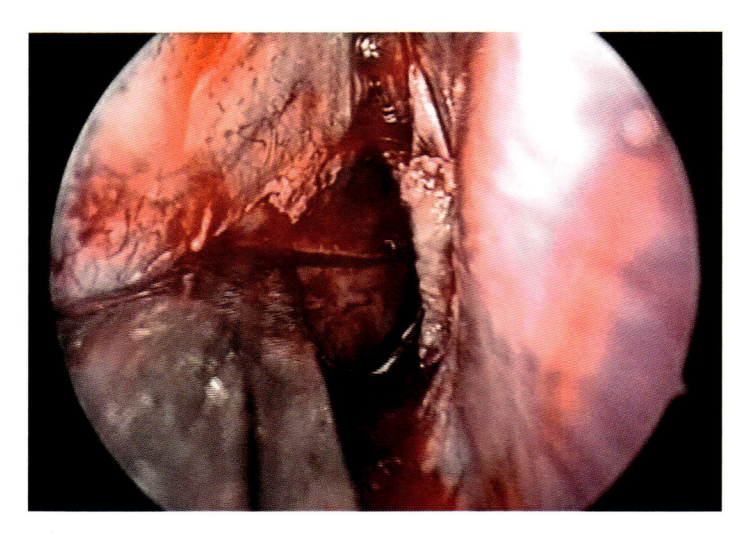

Fig. 32.6 Criação da porta de acesso transeptal; visão endoscópica através de uma incisão de hemitransfixação esquerda, após a remoção da cartilagem septal, e a criação da incisão horizontal no retalho contralateral da mucosa septal utilizando uma lâmina nº 15.

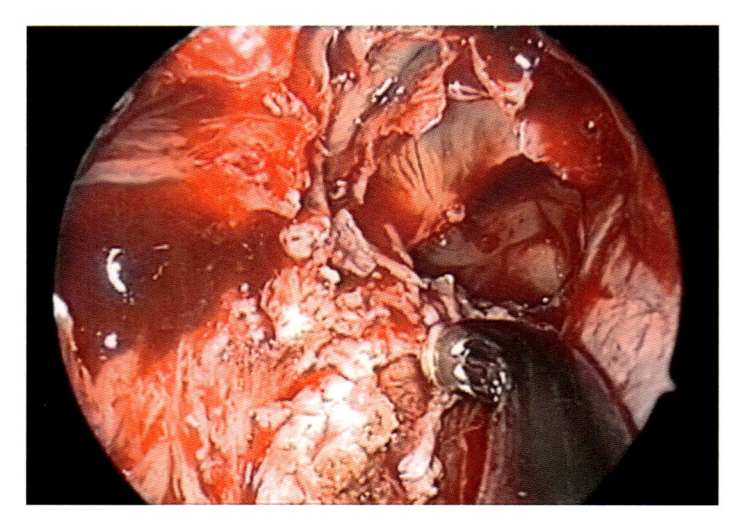

Fig. 32.7 Visão endoscópica demonstrando um bastão de Coblação sendo usado para separar os componentes de uma ANJ endonasal da massa do tumor principal dentro da FPP e fossa infratemporal (FIT).

nal do procedimento, o lúmen do saco nasolacrimal é aberto superiormente com o bisturi DCR, e as abas da mucosa são depositadas na parede nasal lateral. Isso evita a estenose pós-operatória do sistema nasolacrimal.

O acesso transeptal para um segundo cirurgião é conseguido através da colocação de uma incisão de hemitransfixação através da narina oposta à lesão. Se necessário, uma septoplastia é realizada com a ressecção do septo ósseo posterior; caso contrário, uma faixa retangular de cartilagem é removida. Uma incisão horizontal é feita na mucosa septal adjacente ao tumor (**Fig. 32.6**), permitindo que um instrumento seja colocado a partir da narina oposta, através do septo no campo cirúrgico. Esta etapa-chave permite que o segundo cirurgião coloque a tração no componente tumoral situado na FIT, facilitando sua dissecção e permitindo que ele seja removido para fora da FIT. Desta forma, a artéria maxilar interna pode ser cortada e cauterizada. Outra excelente opção de acesso para o segundo cirurgião é através de um trépano da fossa canina.[13] Este ponto de acesso tem a vantagem adicional de ser separado das narinas, oferecendo ao segundo cirurgião mais espaço para manobrar o instrumento sem tocar ou se chocar com o cirurgião principal.

Abordagem

Nos casos de tumores na FIT, o componente nasal do tumor é removido primeiro, juntamente com qualquer extensão do tumor no esfenoide. Isto permite maior exposição às áreas difíceis de dissecção na FIT e na fissura orbital inferior. O componente nasal é mobilizado com uma sucção ou com pinças de tração e separado do septo e coanas ósseas. Se o tumor atravessa o assoalho do seio esfenoidal, ele é mobilizado para a cavidade nasal através da esfenotomia grande. Em tumores vasculares, um bastão de coblação é usado para separar o componente endonasal da massa principal do tumor na FIT, e qualquer sangramento da superfície é cauterizado (**Fig. 32.7**). Uma vez libertado, o componente endonasal do tumor é entregue pela coana e removido transoralmente.

A mucosa do antro maxilar posterior é elevada lateralmente e preservada. Um retalho com base posteriormente, em forma de U, é criado sobre a placa perpendicular do osso palatino, logo abaixo da parte horizontal da base da lamela até a inserção do corneto inferior (**Fig. 32.8A**). Uma vez que a mucosa é elevada posteriormente e que a artéria esfenopalatina é vista emanando do forame, imediatamente atrás da crista etmoidal (**Fig. 32.8B**), ela é cauterizada com fórceps bipolar de sucção. A remoção da parede posterior do seio maxilar começa no forame esfenopalatino. Um perfurador Hajek-Koeffler ou Kerrison é introduzido no forame, e os ossos anteriores ao forame são removidos (**Fig. 32.9**). Este processo é continuado ao longo da parede posterior do seio maxilar, tão longe lateralmente quanto for necessário para efetuar a exposição completa do tumor. Quando há um grande componente de tumor na FIT, o osso é removido para o assoalho e para cima do teto do seio, onde o nervo infraorbital é identificado exposto e seguido posteriormente ao FPP. Na maioria dos casos, há um plano anatômico entre o nervo e o tumor, e estes podem ser dissecados livres um do outro. No entanto, em situações em que o tumor circunda ou invade totalmente o nervo, o nervo é sacrificado. O tumor deve ser agora visível na FPP e FIT.

O segundo cirurgião coloca uma pinça Blakesley transeptalmente ou através da punção da fossa canina e agarra o tumor, colocando-o sob tração. Isso permite ao cirurgião principal dissecar na cápsula do tumor, separando-o das estruturas vizinhas, permitindo que ele seja rolado para fora da FIT (**Fig. 32.10**). Os vasos sanguíneos que suprem o tumor podem ser cauterizados com sucção bipolar ou cortados com um pequeno aplicador de clipe vascular, liberando ainda mais o tumor.

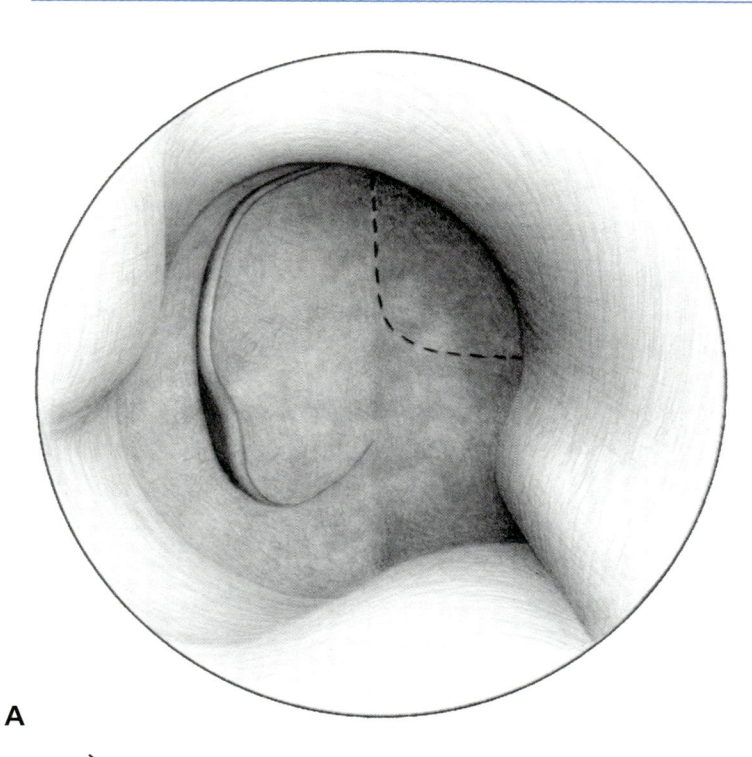

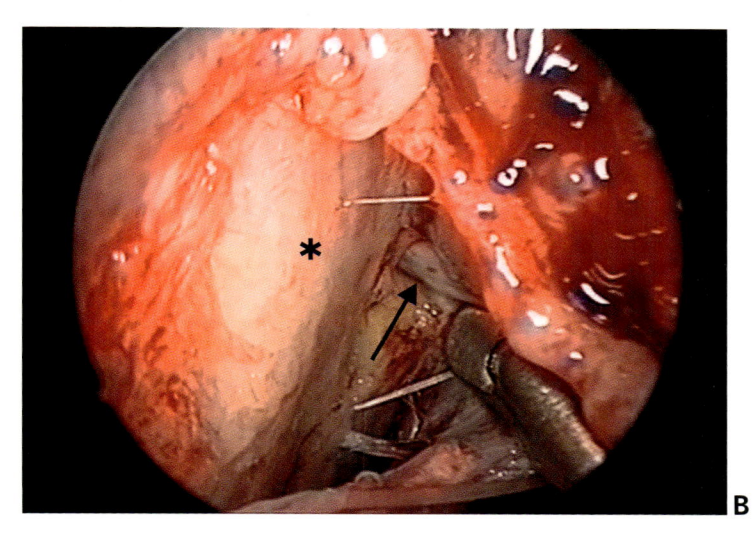

Fig. 32.8 (A) Ilustração que descreve o retalho mucoso, logo abaixo da porção horizontal da lamela basal do corneto médio para baixo até a inserção do corneto inferior para descobrir a artéria esfenopalatina. **(B)** Vista intraoperatória da artéria esfenopalatina *(seta preta)* e a porção vertical do osso palatino *(asterisco)*.

À medida que o tumor é rolado para fora da FIT, as cabeças medial e lateral dos músculos pterigóideos são vistas. Se o tumor se estende até a fissura orbital inferior, a porção lateral do osso esfenoide deve ser removida com um esmeril de diamante, abrindo a fissura orbital inferior. O tumor, muitas vezes, alarga o canal vidiano e extensões do tumor podem ser seguidas ao longo do canal no assoalho do seio esfenoidal até 2 cm antes de alcançar a artéria carótida interna.[14] Nesta região, o tumor pode-se elevar ainda mais contra o seio cavernoso, e não é incomum haver um profuso sangramento venoso quando o tumor é dissecado a partir do seio. Esse sangramento é mais bem controlado pelo preenchimento da área com pasta Gelfoam (Pharmacia Corp; Kalamazoo, MI) e aplicação de pressão com um enchimento neural.

Tumores benignos que erodem a fossa craniana média e empurram a dura-máter, geralmente, podem ser separados da dura-máter por tração suave e permanecer no plano diretamente adjacente ao tumor. Se houver invasão do tumor através da dura-máter, incisões durais são mais bem feitas com uma lâmina nº 11, incorporando uma margem de dura-máter normal ao redor do tumor. A porção intradural da dissecção pode então ser realizada com o auxílio de um neurocirurgião. Uma vez que o tumor tenha sido completamente removido da FIT, o canal vidiano, clivo, nasofaringe e placas pterigoides são cuidadosamente verificados para garantir que nenhuma pequena extensão de tumor residual permaneça. O tumor mobilizado é então retirado através da nasofaringe e boca. A hemostasia é alcançada com uma combinação de pasta Gelfoam e cautério bipolar.

Reparação

Em casos que resultam em um defeito dural, o reparo dural é realizado com duas camadas de fáscia lata. A primeira

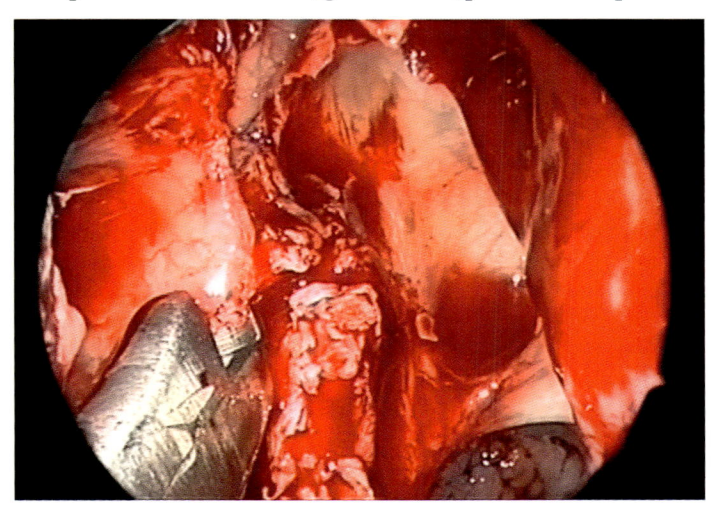

Fig. 32.9 Perfurador Hajek-Koeffler usado para remover o osso da parede posterior do seio maxilar, anterior ao forame esfenopalatino e, neste caso, tumor.

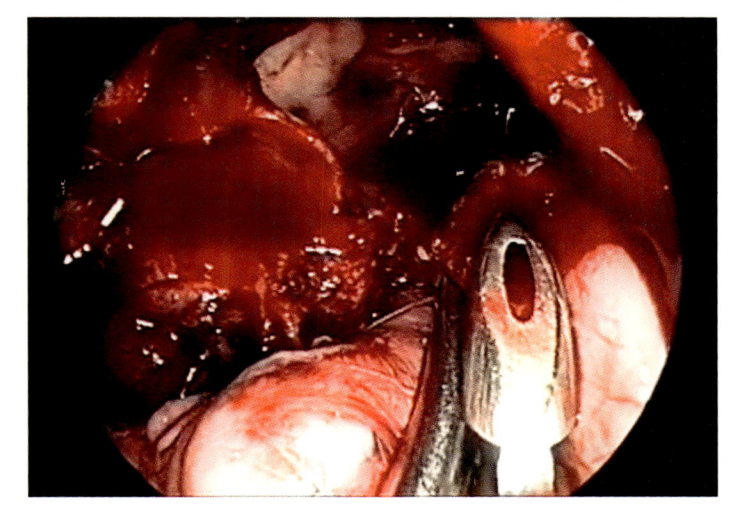

Fig. 32.10 Fórceps Blakesley colocado transeptalmente pelo segundo cirurgião para agarrar o tumor e colocá-lo sob tração, de modo que pode ser rolado para fora da FIT.

camada é formada um pouco maior que as dimensões do defeito, e as bordas da fáscia são dobradas para dentro, superiormente às margens ósseas do defeito. A segunda camada cobre o lado nasal do defeito e é colocada sobre a primeira camada de fáscia. O retalho do septo nasal colhido no início da cirurgia é então usado para cobrir o defeito reparado, e cola de fibrina é aplicada ao longo das bordas do retalho. Um suave preenchimento de gaze com vaselina é colocado para apoiar a reconstrução da dura-máter, e removido após 5 a 7 dias.

Na maioria das ressecções de tumores benignos, nenhum defeito dural é produzido e o nariz não é preenchido. A mucosa maxilar antral preservada no início da abordagem é colocada sobre o local da ressecção. O septo é acolchoado com uma sutura Vicryl Rapide (Ethicon; Johnson & Johnson, Somerville, NJ), garantindo que as bordas da incisão horizontal sejam reunidas. A incisão de hemitransfixação é suturada.

■ Complicações

As complicações destas técnicas podem ser divididas em várias categorias. Complicações vasculares podem ocorrer com hemorragia de ramos da artéria maxilar interna ou vasos de alimentação fora da carótida interna, bem como sangramento venoso do seio cavernoso. Uma lesão neural pode ocorrer a ramos do nervo maxilar (V2) ou gânglio esfenopalatino, causando parestesia facial ou olho seco, respectivamente. As chances de eventos orbitais adversos aumentam com a extensão do tumor através da fissura orbital inferior e incluem perda visual transitória ou permanente e lesões da musculatura extrínseca do globo ocular. Um vazamento do líquido cefalorraquidiano (LCR) no pós-operatório ou hemorragia intracraniana também pode ocorrer. Uma perfuração do septo pode resultar da criação da porta de acesso transeptal. Nos casos em que o preenchimento é usado, deslocamento e aspiração, bem como síndrome do choque tóxico, podem ocorrer. Finalmente, um tumor residual ou recorrente pode complicar o curso do pós-operatório.

■ Cuidados no Pós-Operatório

Os pacientes recebem antibióticos sistêmicos de amplo espectro por 5 dias após a cirurgia, e duchas nasais com soro fisiológico são iniciadas no dia seguinte à cirurgia. O primeiro curativo pós-operatório nasal com remoção de crostas é realizado em duas semanas e repetido regularmente até o nariz parar de formar crostas. Em casos de tumor, a endoscopia nasal regular e uma imagem pós-operatória são recomendadas. A ressonância magnética é realizada, rotineiramente, em intervalos de 6 meses para ANJs. Áreas aumentadas são vigiadas de perto e medidas a cada acompanhamento, porque elas podem apenas representar inflamação pós-operatória. Se houver um crescimento claro de qualquer uma dessas áreas aumentadas, o paciente deverá ser levado de volta à sala de cirurgia para reexploração cirúrgica e remoção de qualquer tumor remanescente.

■ Conclusão

A abordagem endoscópica à FPP e à FIT oferece diversas vantagens sobre as técnicas abertas tradicionais. No entanto, um nível elevado de experiência cirúrgica endoscópica, bem como um conhecimento anatômico detalhado desses espaços, é necessário para utilizar estas técnicas com confiança. A técnica endoscópica de dois cirurgiões permite um melhor controle cirúrgico para a retração e remoção do tumor, assim como para hemostasia. Um planejamento pré-operatório cuidadoso é necessário para assegurar a viabilidade da ressecção endoscópica completa, mesmo assim o cirurgião deve obter o consentimento do paciente para o procedimento aberto adequado, caso o acesso endoscópico torne-se muito difícil.

Referências

1. Hitotsumatsu T, Rhoton Jr AL. Unilateral upper and lower subtotal maxillectomy approaches to the cranial base: microsurgical anatomy. *Neurosurgery* 2000;46:1416-52, discussion 1452-53.
2. Janecka IR. Classification of facial translocation approach to the skull base. *Otolaryngol Head Neck Surg* 1995;112:579-85.
3. Sabit I, Schaefer SD, Couldwell WT. Modified infratemporal fossa approach via lateral transantral maxillotomy: a microsurgical model. *Surg Neurol* 2002;58:21-31, discussion 31.
4. Fisch U. The infratemporal fossa approach for nasopharyngeal tumors. *Laryngoscope* 1983;93:36-44.
5. Fisch U, Fagan P, Valavanis A. The infratemporal fossa approach for the lateral skull base. *Otolaryngol Clin North Am* 1984;17:513-52.
6. Zhang M, Garvis W, Linder T et al. Update on the infratemporal fossa approaches to nasopharyngeal angiofibroma. *Laryngoscope* 1998;108(11 Pt 1):1717-23.
7. Robinson S, Patel N, Wormald PJ. Endoscopic management of benign tumors extending into the infratemporal fossa: a two-surgeon trans-nasal approach. *Laryngoscope* 2005;115:1818-22.
8. Wormald PJ, Wee DT, van Hasselt CA. Endoscopic ligation of the sphenopalatine artery for refractory posterior epistaxis. *Am J Rhinol* 2000;14:261-64.
9. Robinson SR, Wormald PJ. Endoscopic vidian neurectomy. *Am J Rhinol* 2006;20:197-202.
10. Wormald PJ, McDonogh M. The bath-plug closure of anterior skull base cerebrospinal fluid leaks. *Am J Rhinol* 2003;17:299-305.
11. Wormald PJ, Athanasiadis T, Rees G et al. An evaluation of effect of pterygopalatine fossa injection with local anesthetic and adrenalin in the control of nasal bleeding during endoscopic sinus surgery. *Am J Rhinol* 2005;19:288-92.
12. Wormald PJ, Ooi E, van Hasselt CA et al. Endoscopic removal of sino-nasal inverted papilloma including endoscopic medial maxillectomy. *Laryngoscope* 2003;113:867-73.
13. Singhal D, Douglas R, Robinson S et al. The incidence of complications using new landmarks and a modified technique of canine fossa puncture. *Am J Rhinol* 2007;21:316-19.
14. Kassam AB, Vescan AD, Carrau RL et al. Expanded endonasal approach: vidian canal as a landmark to the petrous internal carotid artery. *J Neurosurg* 2008;108:177-83.

33 Cirurgia Endoscópica para Angiofibroma Nasofaríngeo Juvenil

Paolo Castelnuovo ▪ Andrea Pistochini ▪ Francesca Simoncello
Ignazio Ermoli ▪ Andrea Bolzoni Villaret ▪ Piero Nicolai

Dicas e Pérolas

- O angiofibroma nasofaríngeo juvenil (ANJ) ocorre geralmente em homens jovens, e vários estudos demonstraram a associação com aberrações cromossômicas.[1,2]
- O diagnóstico de ANJ pode ser feito através de uma avaliação radiológica. Os achados da tomografia computadorizada (TC) e ressonância magnética (RM) são específicos para ANJ. A TC, em particular, demonstra um aumento patognomônico do forame esfenopalatino e a RM demonstra uma disseminada falta de sinal aparente (ausência de fluxo) relacionada com a presença de vasos de alto fluxo. Estes achados dispensam a biópsia, evitando o risco de grave sangramento.
- A embolização pré-operatória da lesão, geralmente feita 24 a 48 horas antes da cirurgia, permite uma abordagem endoscópica endonasal pouco invasiva.
- A técnica de cirurgia endoscópica endonasal envolve o uso da abordagem transetmoide-pterigoide-esfenoide (TEPS), que em muitos casos é adequada para remover a lesão.
- Independente da abordagem e da extensão da lesão, é importante perfurar o osso esponjoso da base do processo pterigoide e o assoalho do osso esfenoide junto com o canal vidiano, por serem locais de início da doença.
- O acompanhamento inclui RM periódica, além de exames endoscópicos de rotina.

■ Introdução

Até os anos de 1980, a técnica cirúrgica para a remoção do angiofibroma nasofaríngeo juvenil (ANJ) envolvia apenas abordagens externas (transfacial e transcraniana). Ao longo dos anos, a cirurgia endonasal endoscópica, introduzida para tratar doenças inflamatórias do nariz e dos seios paranasais, gradualmente teve seu uso expandido para incluir a remoção de neoplasias benignas e malignas, como o ANJ.[3-18] Isto foi possível desde o final dos anos 1990, com a melhor avaliação da lesão através de melhorias nas técnicas de imagem (ressonância magnética e angiografia altamente seletiva), mais experiência com embolização e cirurgia endoscópica e o aperfeiçoamento da instrumentação.

A cirurgia também é considerada uma terapia alternativa para ANJ com extensão intradural ou intracavidade por causa das possíveis complicações da radioterapia nas estruturas intracranianas e os efeitos colaterais da quimioterapia.[19]

■ Indicações e Contraindicações

A classificação usada para avaliar a extensão da lesão antes da operação foi proposta por Andrews e modificada por Fisch (**Tabela 33.1**).[20] Com base nesta classificação, pode-se avaliar a possibilidade de fazer uma abordagem endoscópica.

Nos primeiros anos de nossa experiência, apenas os tipos I e II foram tratados apenas com endoscopia, em raros casos, o tipo IIIa. Nos últimos anos, graças à evolução da técnica, é possível remover também um pequeno número de ANJs do tipo IIIb. As contraindicações para cirurgia endoscópica endonasal incluem apenas ANJs tipo IV, a presença de lesões residuais envolvendo áreas críticas como a artéria carótida interna (ACI), nervo óptico e o seio cavernoso, a extensão para tecidos moles na região zigomática e bochecha associada à remoção da cicatriz da cirurgia anterior (**Fig. 33.1**), a extensão do tumor que encapsula a ACI (**Fig. 33.2**) e o suprimento de sangue de ramos importantes da ACI (artérias vidianas e oftálmicas). Nestes casos e no caso de uma extensão maior de tumor, a abordagem endoscópica endonasal pode ser usada junto com abordagens externas mais agressivas.

■ Diagnóstico e Organização do Pré-Operatório

O diagnóstico de ANJ é obtido por histórico, características clínicas e achados de imagens. A lesão ocorre em rapa-

Tabela 33.1 Classificação do Angiofibroma Nasofaríngeo Juvenil (ANJ) por Andrews e Fisch[20]

Tipo	Extensão do Tumor
I	Limitado à nasofaringe e à cavidade nasal, com destruição óssea desprezível ou limitado ao forame esfenopalatino
II	Invade a fossa pterigopalatina ou o seio maxilar, etmoide ou esfenoide, com destruição óssea
IIIa	Invade a fossa infratemporal ou a região orbital sem envolvimento intracraniano
IIIb	Invade a fossa infratemporal ou a região orbital com envolvimento intracraniano extradural (parasselar)
IVa	Tumor intracraniano intradural sem infiltração do seio cavernoso, fossa hipofisária ou quiasma óptico
IVb	Tumor intracraniano intradural com infiltração do seio cavernoso, fossa hipofisária ou quiasma óptico

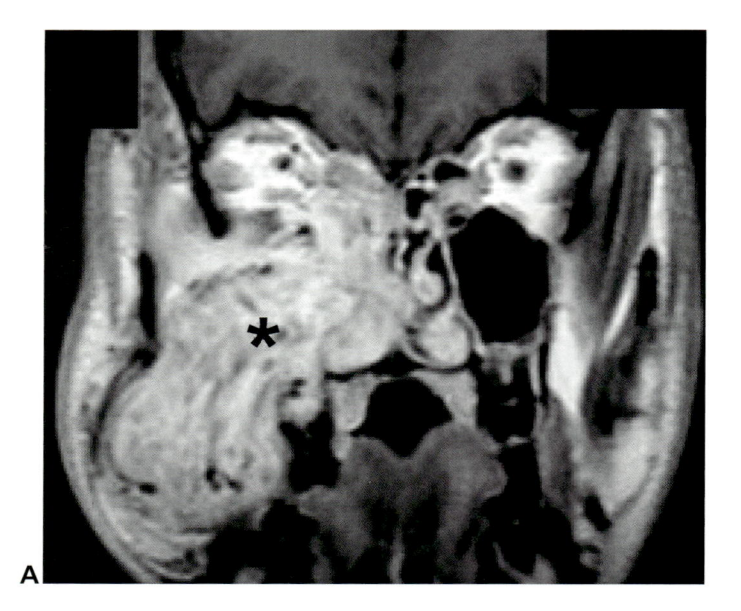

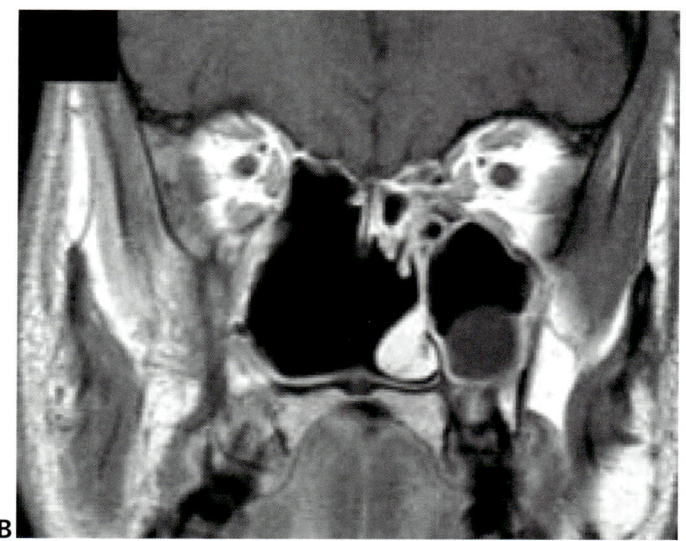

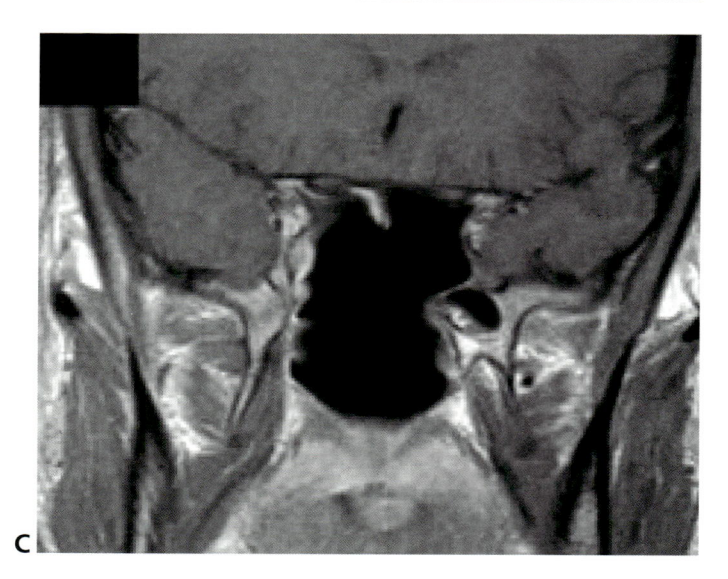

Fig. 33.1 (**A**) Um caso no qual a lesão envolvia o seio maxilar inteiro com erosão da sua parede lateral e extensão para a camada subcutânea da bochecha. Em casos assim, a extensão do tumor pode ser facilmente removida do nariz com uma abordagem apenas endoscópica, se o paciente não foi submetido a nenhuma cirurgia anterior. Nos casos de recorrência, a remoção da cicatriz atrapalha a ressecção endoscópica e é necessária uma abordagem externa combinada (desenluvamento facial médio). O asterisco indica o angiofibroma nasofaríngeo juvenil (ANJ). (**B**, **C**) Controle radiológico pós-operatório (imagem de ressonância magnética ampliada [RM]) após 1 ano, mostrando a remoção completa da lesão.

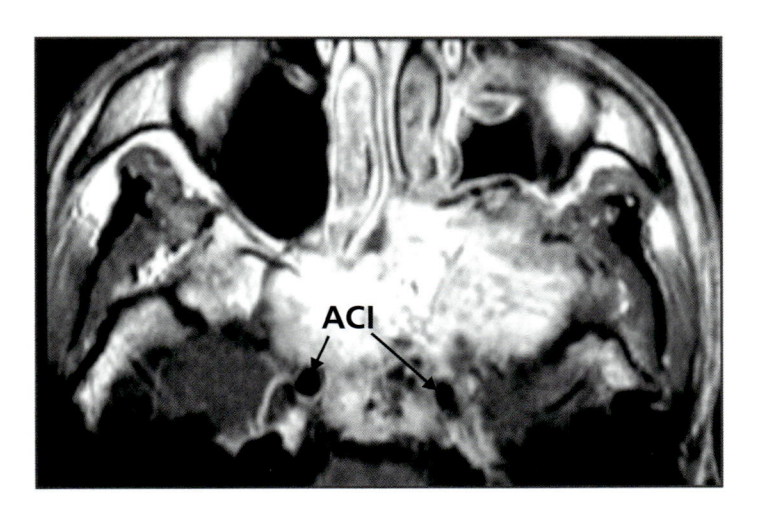

Fig. 33.2 Imagem de ressonância magnética demonstrando a extensão de ANJ a partir da região pterigomaxilar para incluir os dois seios cavernosos, com o tumor circundando os dois tratos paraclivais da artéria carótida interna (ACI) e também a erosão do clivo.

zes adolescentes ou homens jovens, que reclamam de obstrução nasal e epistaxe.[20] A endoscopia nasal revela uma lesão multilobulada, vermelho escura, ocupando a fossa nasal e nasofaringe (**Fig. 33.3**). A TC e RM facilitam a identificação das características tumorais. Desta forma, é desnecessário fazer a biópsia do tumor, além de ser perigosa.[21,22]

Os exames de imagem permitem a confirmação do diagnóstico, definição da extensão da lesão, com interesse particular no estudo da região orbital, fossa infratemporal e invasão intracraniana (seio cavernoso, ACI, dura-máter) e avaliação da erosão óssea.[19,23] Portanto, o exame por imagem não invasivo do ANJ inclui uma varredura de TC do osso sem contraste para examinar as modificações ósseas e RM com gadolínio para avaliar o aumento do tumor, características de intralesão, sua relação com os tecidos moles ao redor da lesão (periorbital, dura-máter, ACI) e sua extensão.

Na TC, o sinal patognômico é o aumento do diâmetro anteroposterior da fissura esfenopalatina na visão axial (**Fig. 33.4**), que também está evidente na lesão inicial. A partir desta área, através do forame esfenopalatino, o ANJ se espalha no sentido da fossa nasal ou para o díploe do processo pterigopalatino ou para o base do processo esfenoide, aumentando o canal vidiano.[24] Outra característica radiológica importante é a erosão da base do processo pterigoide (sinal Holmam-Miller), que é evidente na visão coronal (**Fig. 33.5**).[25]

O achado característico na RM é o aumento brilhante após a administração de gadolínio. A presença de vasos de alto fluxo, caracterizada pela ausência de sinal (vazio de

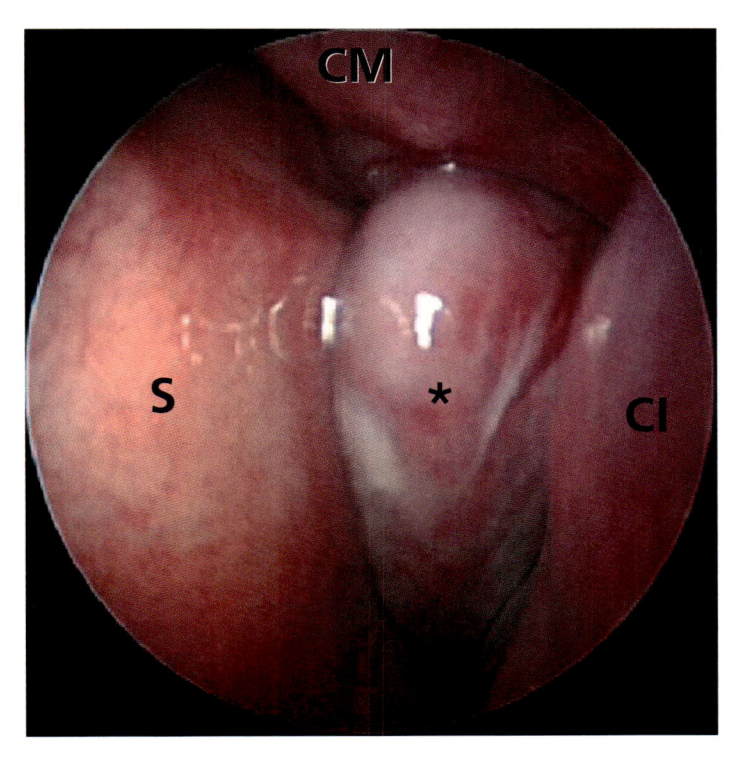

Fig. 33.3 Imagem endoscópica endonasal com um endoscópio grau 0 mostrando uma visão pré-operatória de um ANJ *(asterisco)* da narina esquerda obstruindo totalmente a rinofaringe. CI: concha inferior, CM: concha média, S: septo.

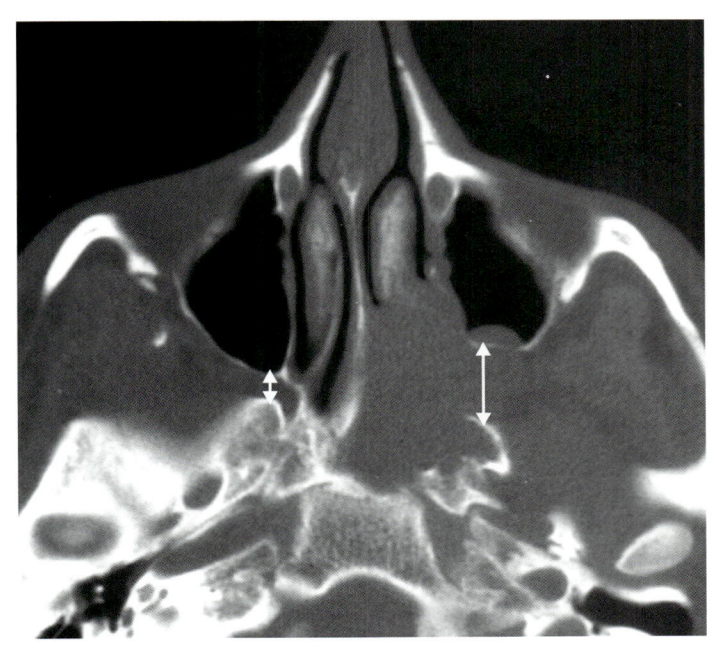

Fig. 33.4 O sinal patognômico de ANJ na varredura de tomografia computadorizada axial (TC) é o aumento do forame esfenopalatino e a erosão do basiesfenoide, com eventual obliteração do canal vidiano. As duas setas brancas mostram os diferentes diâmetros anteroposteriores do forame na presença de ANJ esquerdo.

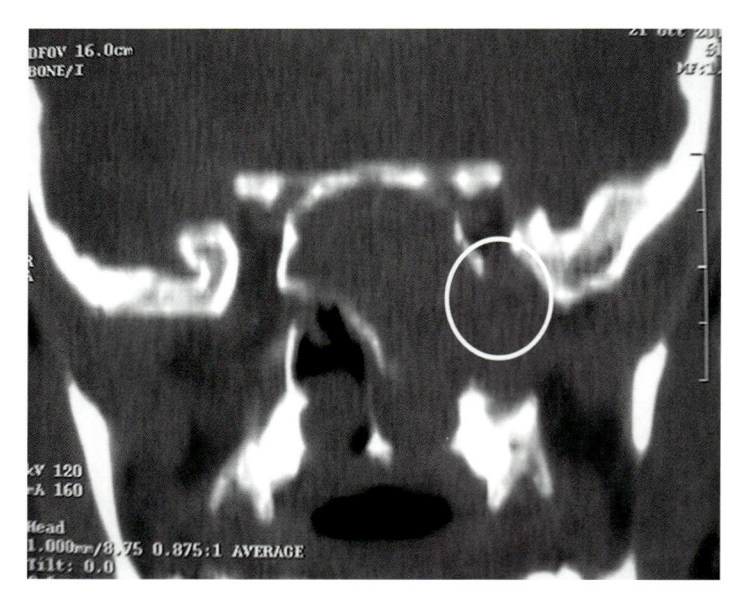

Fig. 33.5 Visão coronal da TC mostrando a erosão da base do processo pterigoide (sinal Holman-Miller) no círculo branco.

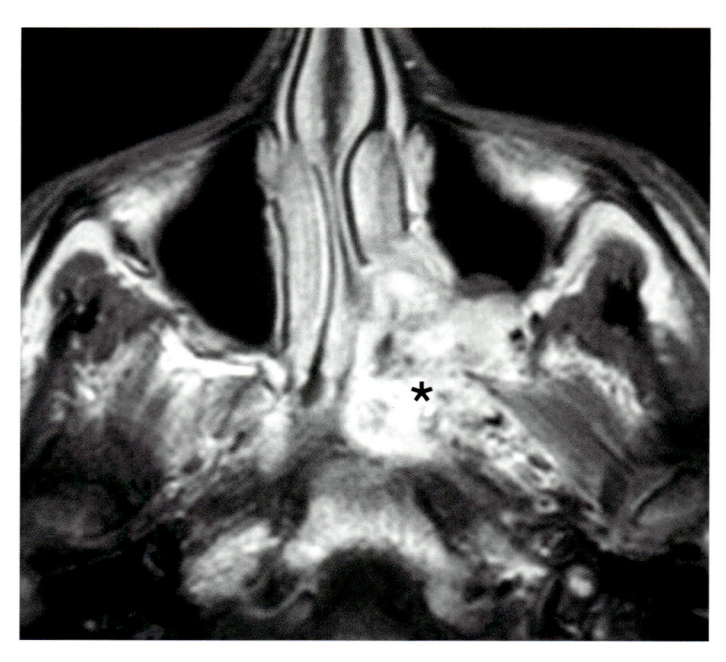

Fig. 33.6 Na RM, a aparência de um ANJ (asterisco) é típica, com pontos escuros em uma matriz brilhante. Isto ocorre por causa do contraste entre a elevada potencialização de gadolínio e o vácuo do sinal provocado pela presença de vasos de baixo fluxo.

fluxo) pode dar à lesão sua aparência heterogênea típica (contraste claro-escuro) (**Fig. 33.6**).[24]

O último exame de grande importância no pré-operatório é a angiografia, que deve ser realizada 24 a 48 horas antes da cirurgia. Ela deve incluir a avaliação do sistema carótico (interno e externo) e as artérias vertebrais. Além disso, ela deve ser feita com um estudo bem seletivo da maioria dos ramos distais das artérias carótidas externas (ACE) para identificar vasos aferentes e revelar possível suprimento contralateral de sangue. A avaliação do grau de vascularização vindo da ACI é crucial para determinar a viabilidade da abordagem endoscópica endonasal. Por este motivo, a análise das imagens deve avaliar com cuidado a dimensão da artéria vidiana, os possíveis aferentes do sistema cavernoso (raros), a contribuição das artérias oftálmicas e a presença de fístulas arteriovenosas desconhecidas. A avaliação do suprimento de sangue pelo sistema ACI representa uma importante estimativa do sangramento durante o procedimento (**Fig. 33.7**).

Durante a angiografia, a lesão tem de ser embolizada, se possível, introduzindo um microcateter para estar seletivamente posicionado no nível dos distritos caróticos en-

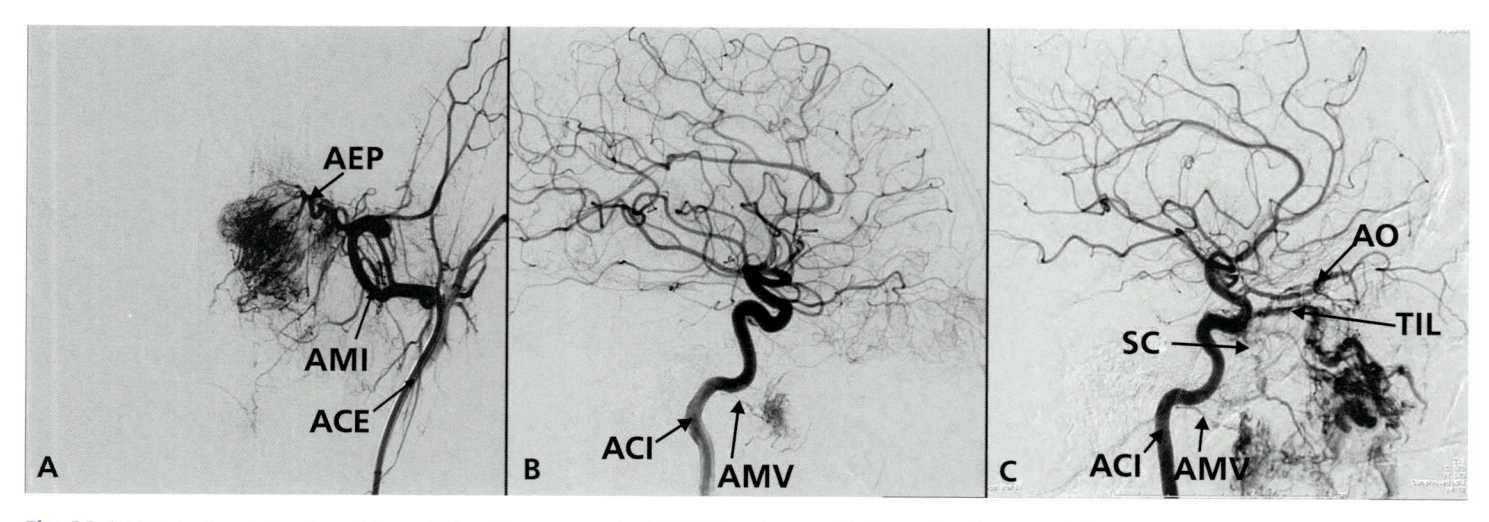

Fig. 33.7 (**A**) Injeção seletiva da artéria carótida externa esquerda (ACE). Um rubor patológico revela a lesão angiofibromatosa. AMI: artéria maxilar interna; AEP: artéria esfenopalatina. (**B**) Neste caso, a aferência patológica também surge do ramo mandibulovidiano da ACI (artéria mandibulovidiana [AMV]). (**C**) Os vasos aferentes à lesão podem-se originar, também, de múltiplos ramos da ACI: tronco mandibulovidiano, tronco inferolateral (TIL), ramos da artéria oftálmica (AO) e pequenos aferentes múltiplos dos ramos carótido-cavernosos. SC: seio cavernoso.

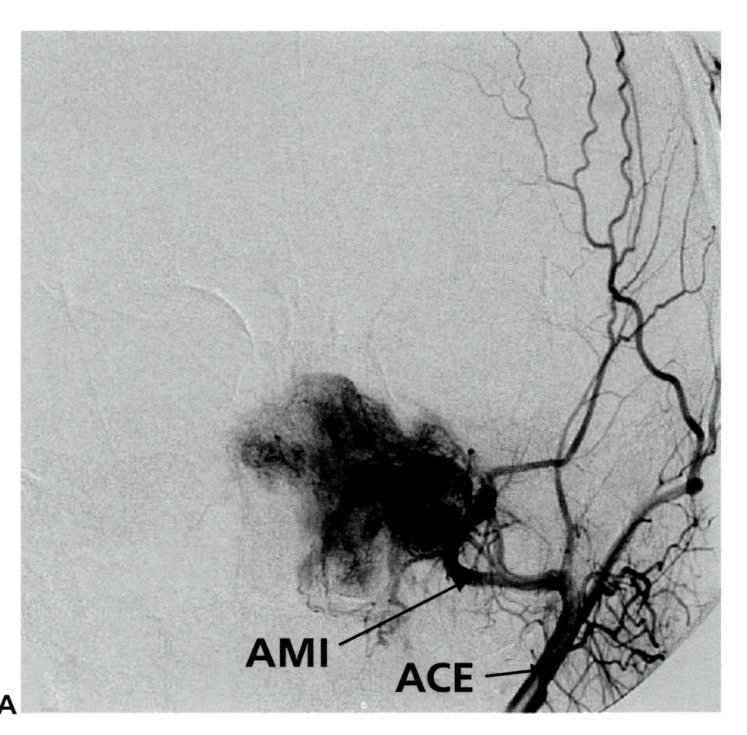

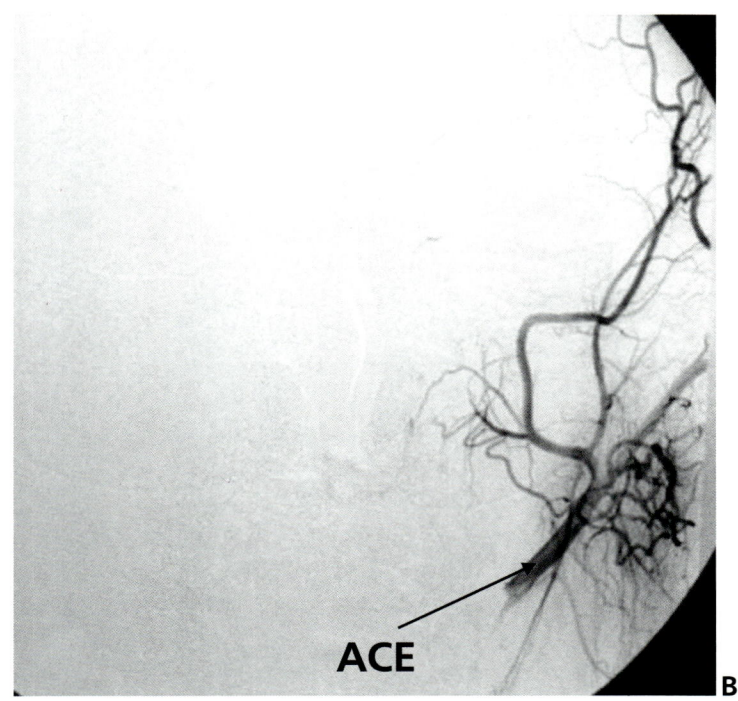

Fig. 33.8 (A) Um cateter guia (5-French) é inserido na ACE com perfusão contínua. Então, com o sistema coaxial é realizado um microcateterismo seletivo (microcateter: Tracher Excel 14, microguia: Transcend 14; Boston Scientific, Natick, MA) para alcançar a AMI esquerda. Micropartículas (tipo de contorno, Boston Scientific) são injetados até que ocorra a total devascularização da lesão. **(B)** A correta embolização dos vasos aferentes é evidente após 40 minutos. AMI: artéria maxilar interna; ACE: artéria carótida externa.

volvidos. Partículas de álcool polivinílico (PVA) (150 a 200 μm) são usadas para embolização (Fig. 33.8). Estes procedimentos de diagnóstico combinados com endoscopia podem ajudar a diferenciar o ANJ de outras lesões sinonasais (Tabela 33.2).

■ Procedimento Cirúrgico

Preparação do Paciente

A cirurgia é feita com o paciente submetido à anestesia geral e hipotensão controlada. O paciente é colocado supino em uma posição anti-Trendelenburg (10 a 20 graus). As duas narinas são descongestionadas com cotonetes embebidos em solução de 20 mL de nitrato de nafazolina, 20 mL de cloridrato de ossibuprocaína a 1% e 1 mg de adrenalina, colocados no local por alguns minutos.

Instrumentação

A cirurgia feita com a técnica endoscópica endonasal requer endoscópios de 4 mm com visão direta (grau 0) ou angular (45 graus), equipados com um sistema de limpeza. Para a remoção do tumor, são usados instrumentos retos ou curvos combinados com endoscópios de 0 ou 45 graus, tornando possível realizar a cirurgia lateralmente. Uma furadeira com suporte longo intranasal permite a remoção de partes ósseas com uma broca de diamante ou de corte. O uso de diodo de laser (25 a 30 W, pulsado) permite que o cirurgião reduza o sangramento.

Tabela 33.2 Diagnóstico Diferencial entre as Lesões Sinonasais Comparadas com ANJ, Considerando que Todas Estas Lesões Não Apresentam Sinais Radiológicos Patognômicos de ANJ

Lesões	Características Clínicas
Pólipo antrocoanal	Aparência translúcida, saída da abertura maxilar acessória, RM ponderada em T2 com hiperintensidade homogênea do sinal
Adenoidite aguda	Associação bilateral com febre; benefícios com a terapia antibiótica e anti-inflamatória
Hemangioma capilar lobular	Associação com lesão e fatores hormonais; origem nos seios, septo nasal e conchas nasais
Hemangiopericitoma	Leve predominância entre as mulheres, com pico na faixa de 70 anos
Schwannoma benigno	Ocorre em adultos de meia idade, surge dos ramos do V nervo craniano, frequentemente localizado na linha média

Técnica de Operação

A remoção de ANJ com a técnica endoscópica inclui basicamente três etapas: nasoetmoidal, pterigoinfratemporal e pterigoesfenoidal.

Etapa Nasoetmoidal

Esta etapa envolve a remoção de fragmentos da lesão via transnasal usando um laser diodo. Desta forma, o componente endoluminal, que ocupa a cavidade nasal e a rinofaringe, é removido. Então é feita uma etmoidectomia associada a uma remoção parcial ou subtotal da concha média. A etmoidectomia é feita em várias etapas: uncifectomia e antrostomia medial aumentada, exposição da parede posterior do seio maxilar, remoção da bolha etmoidal e células etmoidais posteriores. É feita então uma grande esfenotomia.

Etapa Pterigoinfratemporal

A etapa pterigoinfratemporal inclui um acesso endoscópico endonasal para o compartimento esfenoetmoidal e pterigoidal (local preferido do crescimento do tumor). Neste ponto, a massa pode ser visualizada e após a identificação e o fechamento dos vasos aferentes, pode ser feita a dissecção das estruturas circundantes. A exposição da fossa pterigopalatina e da fissura pterigomaxilar, obtida através da remoção da parede posterior do seio maxilar com a ajuda de instrumentos para cortar os ossos, permite que o cirurgião controle a artéria maxilar interna (IMA), que pode ser coagulada com fórceps bipolar ou pinçada.

O tumor nas fossas pterigomaxilar e infratemporal é então dissecado usando instrumentos rombos. Ao fazer esta etapa, é essencial perfurar a base do processo pterigoide, que torna possível mobilizar o tumor e dissecá-lo dos músculos pterigoides e do tecido adiposo da fossa infratemporal.

Se for necessário, dependendo da extensão lateral do tumor, o procedimento pode incluir uma maxilectomia medial (abordagem de Sturman-Canfield modificada) com remoção de toda a parede medial do seio maxilar, porção lateral da abertura piriforme (**Fig. 33.9**) e concha inferior. A remoção da porção posterior do septo permite uma dissecação a quatro mãos, que é extremamente útil, em especial nos casos em que o tumor preencher completamente a nasofaringe. Ao usar as duas narinas, facilitam-se as manobras cirúrgicas, em especial a exposição da porção posterior da lesão.[26]

Etapa Pterigoesfenoidal

Para a etapa pterigoesfenoidal, o cirurgião termina a perfuração do processo pterigoide e se estende para o basiesfenoide ao longo do canal vidiano. É necessário reduzir o risco de persistência (**Fig. 33.10**).[27] Durante esta etapa, o seio esfenoidal, com suas depressões e protuberâncias ósseas, é um marco importante que permite que o cirurgião identifique a ACI (porção petrosa, paraclival, cavernosa), o nervo óptico, o seio cavernoso e o forame redondo com a fenda contendo V2. O cirurgião deve identificar todas estas estruturas antes da perfuração da parte posterior da raiz pterigoide para alcançar o seio cavernoso e a dura-máter da fossa craniana média para, assim, remover possíveis impressões do tumor nesta área.

A porção nasofaríngea do tumor é removida com uma incisão da fáscia faringobasilar adjacente, que é feita através do *torus* tubário (quando é possível preservá-lo) para alcançar a extensão média da neoplasia.

Múltiplas biópsias (V2, fissura orbital inferior, nasofaringe, fossa infratemporal) com exame de seção congelada permitem que o cirurgião avalie os limites da ressecção.

Após a inspeção cuidadosa do campo cirúrgico para fazer uma hemostasia cuidadosa, o campo cirúrgico é coberto com esponjas hemostáticas e cola de fibrina. Um tampão nasal é então inserido nas duas narinas.

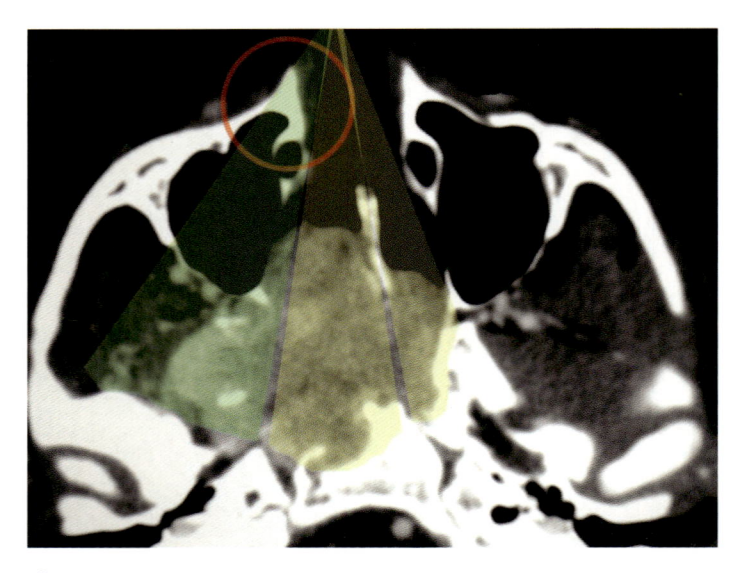

Fig. 33.9 Esquema demonstrando como a remoção do aspecto lateral da abertura piriforme *(no círculo vermelho)* permite uma abordagem mais ampla (o *cone verde* comparado com o *cone amarelo*) para as regiões laterais (fossa pterigopalatina e infratemporal).

Controle e Acompanhamento Pós-Operatório

Dependendo da quantidade de sangue perdido, é aconselhável fazer o cuidado pós-operatório na unidade de terapia intensiva. O tampão nasal pode ser removido entre o primeiro e o segundo dia após a cirurgia e o paciente (considerando a invasão mínima da abordagem, que não precisa de osteotomias externas) pode receber alta dentro de 3 a 5 dias após a cirurgia, desde que não surjam complicações.

Todos os pacientes precisam de uma avaliação prospectiva com endoscopias nasais periódicas (após 3 meses e até a cada 6 meses pelos primeiros 3 anos). Uma RM

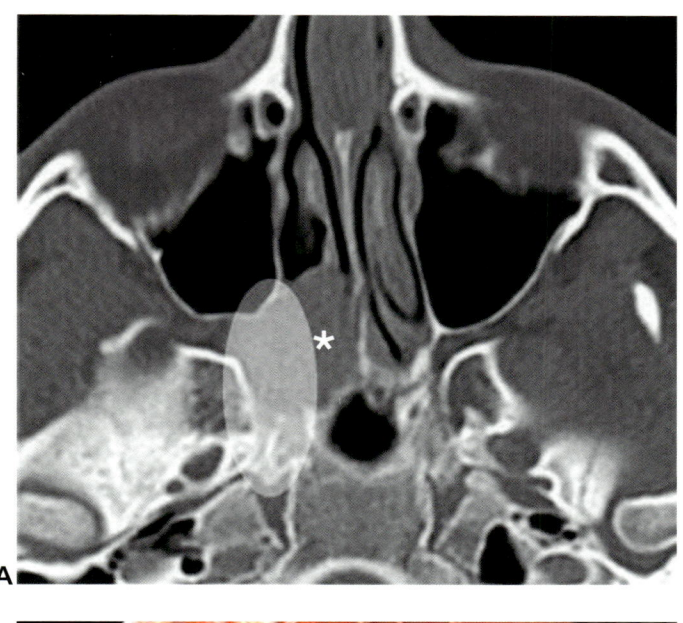

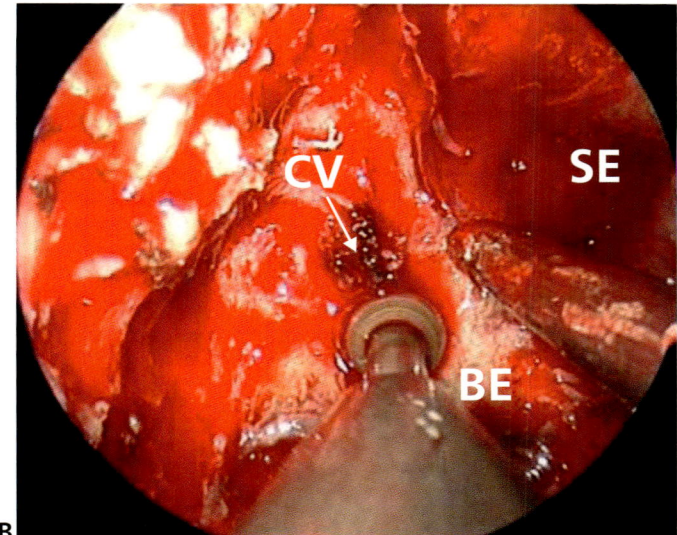

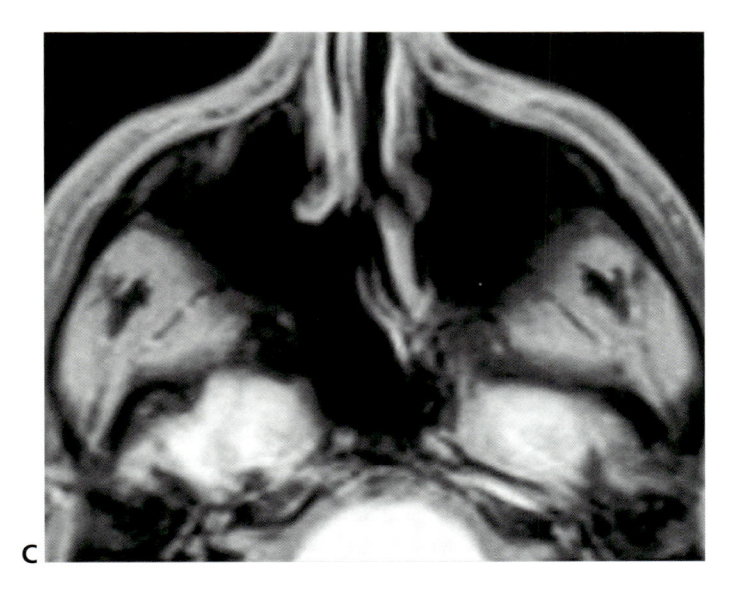

Fig. 33.10 (**A**) Uma varredura de TC no plano axial mostra a presença de ANJ *(asterisco)* e o círculo branco indica a área junto com a abordagem TEPS e o canal vidiano, que teve que ser perfurado para excisão radical do tumor. (**B**) Imagem da cirurgia endoscópica endonasal com endoscópio de 0 grau mostrando a perfuração do canal basiesfenoide (BE) e vidiano (CV). SE: seio esfenoidal. (**C**) RM pós-operatória após 1 ano sem evidência da doença.

deve ser feita a cada 6 meses durante os dois primeiros anos após a cirurgia e, então, uma vez ao ano por pelo menos 5 anos depois da cirurgia. A angiografia de rotina é feita 1 ano após a cirurgia.

■ Resultados

A abordagem endoscópica endonasal facilita a exposição das projeções de tumores graças a visão angular, não encontra interferência dos centros de crescimento do osso facial, provoca menos dor no pós-operatório, reduz o tempo de estadia no hospital e evita as cicatrizes desagradáveis. As desvantagens são a crescente dificuldade para controlar o grave sangramento da circulação intracraniana e a necessidade de treinamento mais longo, especialmente com a técnica de quatro mãos.

No nosso grupo, 96,5% dos pacientes foram tratados com uma abordagem puramente endoscópica e 3,5% com uma abordagem combinada (desenluvamento facial médio, nasal-paralateral, craniotomia) (20% dos casos tipo IIIb e um caso do tipo IVb). A recorrência foi diagnosticada na RM de acompanhamento (média de 58,5 meses) em 9,68% dos casos tratados pela endoscopia (dados não publicados) e apenas um paciente precisou de uma nova intervenção.

Não usamos radioterapia ou quimioterapia em nenhum dos casos. A radioterapia é reservada para pacientes que não aceitam a cirurgia, com extensões intracranianas do tumor sem acesso pela cirurgia e os pacientes com contraindicações médicas à intervenção cirúrgica. A quimioterapia é recomendada apenas para lesões recorrentes que não respondem à cirurgia ou radiação.[28]

■ Complicações

As possíveis complicações relacionadas ao procedimento de angiografia podem estar relacionadas ao cateterismo ou embolização seletivos.[29] Em raros casos, pode ocorrer dissecção do vaso ou formação de êmbolo. Em casos mais raros, pode ocorrer a laceração do vaso. Em muitos casos (especialmente em pacientes mais jovens), um vasospasmo pode prejudicar o exame. Durante a injeção do material para embolia, que é feito sob controle radioscópico, deve-se fazer uma série de sequências angiográficas para verificar a possível abertura de novos desvios (com ACI ou com o sistema vertebrobasilar) que podem causar embolia da circulação intracraniana.

As complicações que podem ocorrer durante a cirurgia estão relacionadas com diferentes áreas envolvidas na dissecção. Durante a etmoidectomia posterior, pode ocorrer uma lesão da lâmina papirácea/periorbital, levando a enfisema orbital, que em muitos casos regride espontaneamente (é obrigatório informar os pacientes para não assoarem o nariz e manterem sua boca aberta quando espirrarem). Pode até ocorrer dano ao músculo reto medial com diplopia temporária ou permanente. A esfenotomia e a perfuração da região pterigoide-infratemporal podem provocar desde graves sangramentos (artéria esfenopalatina [SPA], artéria maxilar interna [IMA], ACI) a defeitos na base do crânio (porção posterior da fenda olfativa ou parede lateral do seio esfenoidal) e a déficits dos nervos (vidiano, óptico e V2). É obrigatório fazer transfusão de sangue em caso de grande perda de sangue. Nos casos de vazamento do líquido cefalorraquidiano (LCR), recomenda-se uma técnica de fechamento multicamada que deve ser feita durante a mesma cirurgia.

Não observamos nenhuma complicação cirúrgica (pequena ou grande). Nunca precisamos converter uma abordagem endoscópica em uma abordagem externa, graças ao preciso planejamento com base nas imagens pré-operatórias. A cirurgia não foi interrompida por causa de forte sangramento (a perda de sangue intraoperatória variou de 80 a 1200 mL, com média de 410 mL).

Referências

1. Schick B, Brunner C, Praetorius M et al. First evidence of genetic imbalances in angiofibromas. *Laryngoscope* 2002;112:397-401.
2. Schick B, Wemmert S, Bechtel U et al. Comprehensive genomic analysis identifies MDM2 and AURKA as novel amplified genes in juvenile angiofibromas. *Head Neck* 2007;29:479-87.
3. Kamel RH. Transnasal endoscopic surgery in juvenile nasopharyngeal angiofibroma. *J Laryngol Otol* 1996;110:962-68.
4. Zicot AF, Daele J. Endoscopic surgery for nasal and sinusal vascular tumours: about two cases of nasopharyngeal angiofibromas and one case of turbinate angioma. *Acta Otorhinolaryngol Belg* 1996;50:177-82.
5. Fagan JJ, Snyderman CH, Carrau RL et al. Nasopharyngeal angiofibromas: selecting a surgical approach. *Head Neck* 1997;19:391-99.
6. Tseng HZ, Chao WY. Transnasal endoscopic approach for juvenile nasopharyngeal angiofibroma. *Am J Otolaryngol* 1997;18:151-54.
7. Bernal-Sprekelsen M, Vasquez AA, Pueyo J, Carbonell Casasus J. Die endoskopische Resektion juveniler Nasen-Rachen-Fibrome. HNO 1998;46:172-174
8. Nakamura H, Kawasaki M, Higuchi Y et al. Transnasal endoscopic resection of juvenile nasopharyngeal angiofibroma with KTP laser. *Eur Arch Otorhinolaryngol* 1999;256:212-14.
9. Herman P, Lot G, Chapot R et al. Long-term follow-up of juvenile nasopharyngeal angiofibromas: analysis of recurrences. *Laryngoscope* 1999;109:140-47.
10. Newlands SD, Weymuller Jr EA. Endoscopic treatment of juvenile nasopharyngeal angiofibroma. *Am J Rhinol* 1999;13:213-19.
11. Stammberger H, Anderhuber W, Walch C et al. Possibilities and limitations of endoscopic management of nasal and paranasal sinus malignancies. *Acta Otorhinolaryngol Belg* 1999;53:199-205.
12. Jorissen M, Eloy PH, Rombaux PH et al. Endoscopic sinus surgery for juvenile nasopharyngeal angiofibroma. *Acta Otorhinolaryngol Belg* 2000;54:201-19.

13. Sarria R, Capitan A, Sprekelsen C et al. Chirurgia endoscopica del angiofibroma nasofaringeo mediante doble embolizacion. *Acta Otorrinolaringol Esp* 2000;51:259-62.
14. Carrau RL, Snyderman CH, Kassam AB et al. Endoscopic and endoscopic-assisted surgery for juvenile angiofibroma. *Laryngoscope* 2001;111:483-87.
15. Scholtz AW, Appenroth E, Kammen-Jolly K et al. Juvenile nasopharyngeal angiofibroma: management and therapy. *Laryngoscope* 2001;111(4 Pt 1):681-87.
16. Hazarika P, Nayak DR, Balakrishnan R et al. Endoscopic and KTP laser-assisted surgery for juvenile nasopharyngeal angiofibroma. *Am J Otolaryngol* 2002;23:282-86.
17. Ochi K, Watanabe S, Miyabe S. Endoscopic transnasal resection of a juvenile angiofibroma using an ultrasonically activated scalpel. *ORL J Otorhinolaryngol Relat Spec* 2002;64:290-93.
18. Roger G, Tran Ba Huy P, Froehlich P et al. Exclusively endoscopic removal of juvenile nasopharyngeal angiofibroma: trends and limits. *Arch Otolaryngol Head Neck Surg* 2002;128:928-35.
19. Danesi G, Panizza B, Mazzoni A et al. Anterior approaches in juvenile nasopharyngeal angiofibromas with intracranial extension. *Otolaryngol Head Neck Surg* 2000;122:277-83.
20. Andrews JC, Fisch U, Valavanis A et al. The surgical management of extensive nasopharyngeal angiofibromas with the infratemporal fossa approach. *Laryngoscope* 1989;99:429-37.
21. Schick B, Kahle G. Radiological findings in angiofibroma. *Acta Radiol* 2000;41:585-93.
22. Lloyd G, Howard D, Lund VJ et al. Imaging for juvenile angiofibroma. *J Laryngol Otol* 2000;114:727-30.
23. Nicolai P, Berlucchi M, Tomenzoli D et al. Endoscopic surgery for juvenile angiofibroma: when and how. *Laryngoscope* 2003;113:775-82.
24. Lloyd G, Howard D, Phelps P et al. Juvenile angiofibroma: the lessons of 20 years of modern imaging. *J Laryngol Otol* 1999;113:127-34.
25. Ungkanont K, Byers RM, Weber RS et al. Juvenile nasopharyngeal angiofibroma: an update of therapeutic management. *Head Neck* 1996;18:60-66.
26. Castelnuovo P, Pistochini A, Locatelli D. Different surgical approaches to the sellar region: focusing on the "two nostrils four hands technique". *Rhinology* 2006;44:2-7.
27. Howard DJ, Lloyd G, Lund V. Recurrence and its avoidance in juvenile angiofibroma. *Laryngoscope* 2001;111:1509-11.
28. Mitskavich MT, Carrau RL, Snyderman CH et al. Intranasal endoscopic excision of a juvenile angiofibroma. *Auris Nasus Larynx* 1998;25:39-44.
29. Onerci M, Gumus K, Cil B et al. A rare complication of embolization in juvenile nasopharyngeal angiofibroma. *Int J Pediatr Otorhinolaryngol* 2005;69:423-28.

34 Lesões do Ápice Petroso

Carl H. Snyderman ▪ Emiro E. Caicedo ▪ Daniel M. Prevedello
Ricardo L. Carrau ▪ Paul A. Gardner ▪ Amin B. Kassam

Dicas e Pérolas

- Uma abordagem completamente endoscópica endonasal fornece acesso direto ao ápice petroso para o tratamento de granulomas de colesterol, apicite petrosa e neoplasias primárias e metastáticas.
- A escolha da abordagem cirúrgica depende da relação com a artéria carótida interna (ACI) (medial ou inferior), o grau da expansão medial e a patologia.
- O ápice petroso é acessível entre o tronco cerebral e a ACI no nível do recesso clival (abordagem média).
- Ele é acessível na porção inferior pelo segmento petroso da ACI (abordagem infrapetrosa).
- Os pontos principais para localizar a ACI incluem a artéria e o nervo vidiano.
- As potenciais vantagens de uma abordagem endoscópica endonasal incluem o não uso da craniotomia, poucos sintomas pós-operatórios, recuperação mais rápida, menor tempo de hospitalização e melhor manutenção da via de drenagem.
- Além da lesão à ACI, os potenciais riscos da cirurgia incluem lesão ao tronco cerebral, segunda e terceira divisões do nervo trigêmeo e o sexto nervo craniano.
- A abordagem endoscópica endonasal para o ápice petroso deve ser considerada uma alternativa às abordagens laterais da base do crânio para alguns pacientes

▪ Introdução

As abordagens cirúrgicas do ápice petroso incluem abordagens transtemporal, fossa média craniana e transesfenoidal. As abordagens transtemporal laterais para o ápice petroso podem não ser possíveis quando há pouca pneumatização do osso temporal, e pode ser difícil manter a aeração contínua do ápice petroso. A abordagem da fossa transcraniana média é tecnicamente difícil e também não tem uma via de drenagem permanente. Os riscos das abordagens laterais incluem lesão no cérebro, paralisia facial, perda da audição e vestibulopatia.

A abordagem transesfenoidal para o ápice petroso foi descrita pela primeira vez em 1977, por Montgomery.[1] Relatos sequentes estabeleceram a utilidade de uma abordagem transesfenoidal endoscópica em pacientes adultos e pediátricos, principalmente para os granulomas de colesterol.[2,3]

▪ Indicações e Vantagens

Uma abordagem completamente endoscópica nasal fornece acesso direto ao ápice petroso para o tratamento de granulomas de colesterol (**Fig. 34.1**), apicite petrosa e neoplasias primárias (condrossarcoma, cordoma, carcinoma de célula escamosa) e metastáticas.[4-8]

As potenciais vantagens de uma abordagem endonasal incluem evitar uma craniotomia, poucos sintomas pós-operatórios, recuperação mais rápida, resultado estético aceitável e menor tempo de hospitalização. Os riscos de uma abordagem lateral são evitados, e é criada uma via de drenagem permanente.

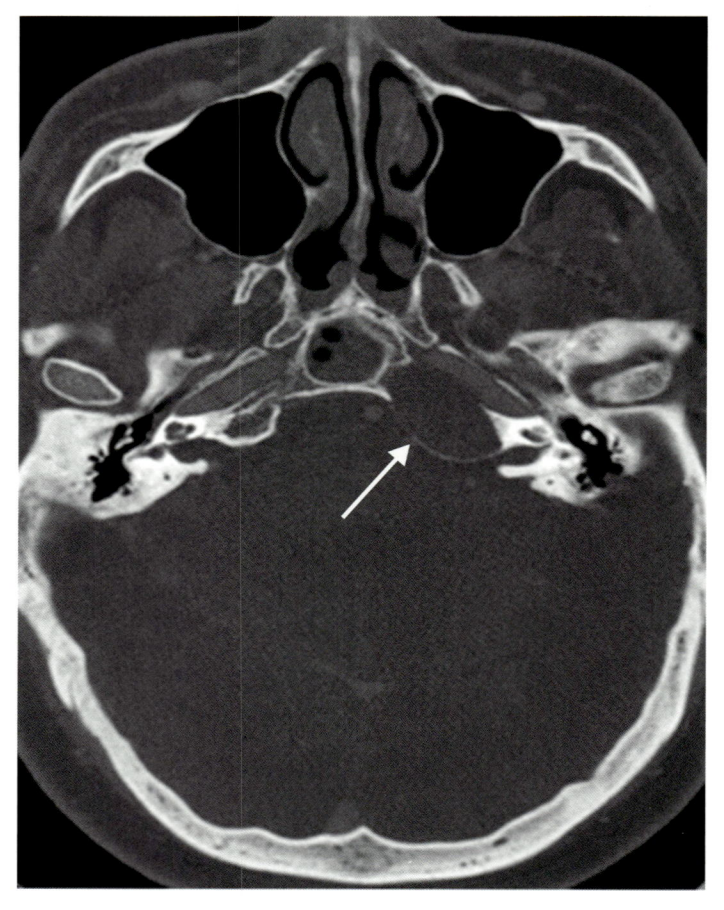

Fig. 34.1 Angiografia axial por tomografia computadorizada (TC) mostrando uma lesão na parte esquerda do ápice petroso *(seta branca)* com expansão posterior e medial na direção do seio esfenoidal. Este é um exemplo de granuloma de colesterol que pode ser resseccionado através de uma abordagem endoscópica endonasal na porção medial do ápice petroso.

34 Lesões do Ápice Petroso

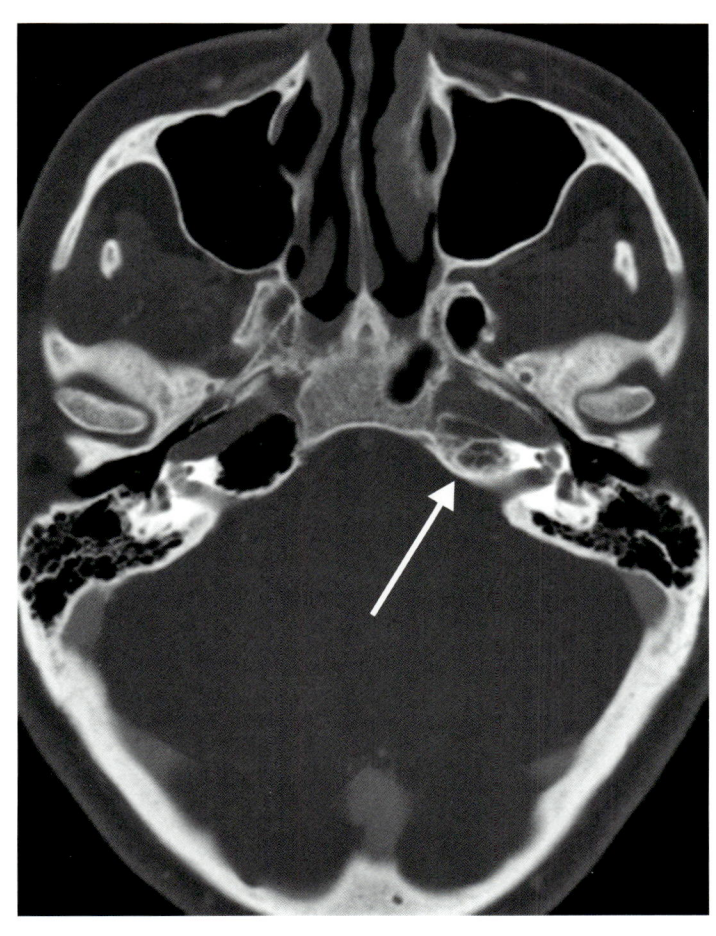

Fig. 34.2 Angiografia axial de TC mostrando uma lesão na porção esquerda do ápice petroso *(seta branca)* com mínima expansão. Este granuloma de colesterol está localizado atrás da artéria carótida interna esquerda (ACI) e seria necessária uma abordagem infrapetrosa endoscópica nasal para ressecção.

■ Contraindicações

Uma abordagem medial para o ápice petroso é contraindicada quando não há expansão medial da lesão para o seio esfenoidal (**Fig. 34.2**) ou se a lesão estiver localizada inferiormente ao plano da artéria carótida interna petrosa (ACI). Uma abordagem infrapetrosa deve ser tentada apenas por cirurgiões com experiência em endoscopia na base do crânio, com conhecimento seguro da anatomia endonasal da ACI e com experiência em expor a ACI petrosa.

■ Diagnóstico

Pacientes com lesões no ápice petroso em muitos casos possuem sintomas inespecíficos como cefaleia, desequilíbrio e zumbido. Uma avaliação completa incluindo avaliação da função dos nervos cranianos, endoscopia nasal, audiometria, testes vestibulares e imagem radiológica deve ser feita quando indicada para excluir outras fontes dos sintomas do paciente. Pode-se considerar a indicação para um neurologista para avaliação e tratamento das cefaleias antes da cirurgia.

Imagem

A tomografia computadorizada (TC) e a ressonância magnética (RM) fornecem informações complementares e são necessárias para determinar o diagnóstico. A TC fornece informações importantes sobre a anatomia do seio (pneumatização, variações), expansão média para o seio esfenoidal e erosão óssea do canal da carótida. A RM ajuda a estabelecer um diagnóstico e diferencia entre granuloma de colesterol, apicite petrosa e neoplasia.

■ Cirurgia

Instrumentação

Os equipamentos essenciais incluem uma disposição padrão de instrumentos endoscópicos para cirurgia do seio, fórceps de Kerrison, eletrocauterização bipolar endoscópica e perfuradeira endoscópica com brocas híbridas e estendidas de diamante com 3 e 4 mm, materiais hemostáticos e um *stent* Silastic. Um banho-maria morno mantido a 40°C fornece solução salina aquecida para irrigação para permitir a hemostasia.

Organização da Operação

O paciente é colocado na posição supina com monitoramento neurofisiológico (potenciais somatossensoriais evocados) para medir a função cortical no caso de lesão à ACI. A cabeça é colocada em um suporte Mayfield e é feito o registro do sistema de direção de imagem. A equipe cirúrgica é posicionada no lado direito do paciente, ao lado da anestesia.

Preparo

A mucosa nasal é descongestionada com cotonoides embebidos com oximetazolina a 0,05% e é administrada uma cefalosporina de terceira ou quarta geração pela via intravenosa para profilaxia perioperatória. O vestíbulo nasal é preparado com uma solução de iodo e o abdome é da mesma forma preparado no caso de necessidade de enxerto de gordura para reconstrução.

Abordagem Média (Fig. 34.1)

É feita uma esfenotomia bilateral com ampla ressecção do rostro esfenoidal e anexo septal posterior. Esta abordagem permite o acesso às duas narinas, com área maior para instrumentação e ângulos maiores para visualização. O pedículo vascular para um retalho da mucosa do septo pode ser preservado no lado oposto da lesão, se for necessário. Os pontos de referência do seio são identificados e as septações intrasseios são removidas com a broca. A mucosa é descamada do recesso clival e a parede lateral para visualizar completamente a anatomia do osso. Em geral, a lesão do ápice petroso é aparente por causa da expansão medial óssea no nível do recesso clival (**Fig. 34.3**).

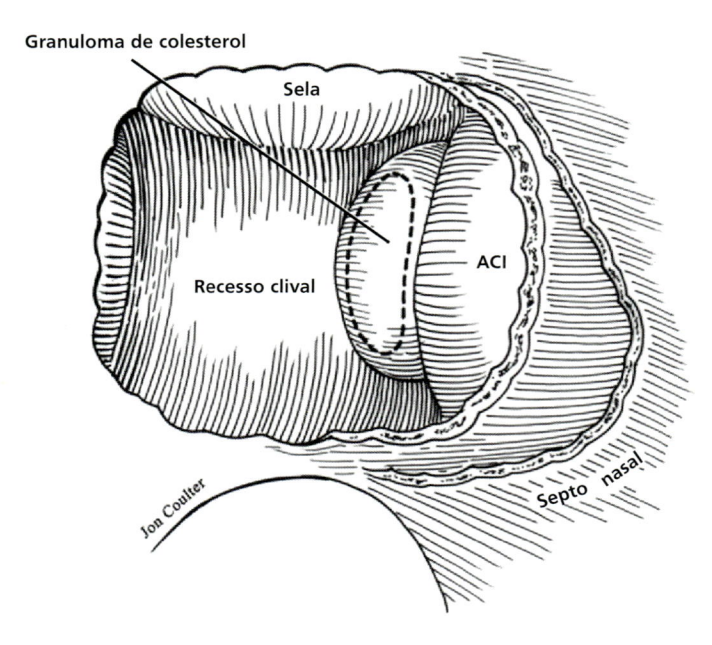

Fig. 34.3 Desenho demonstrando a projeção medial do ápice petroso quando ele é expandido por um granuloma de colesterol imediatamente atrás da ACI.

O curso da ACI paraclival é verificado com a orientação de imagem e o osso que cobre a lesão do ápice petroso é cuidadosamente afinado com a broca paralela ao curso da ACI e equidistante entre a ACI e a parede posterior do recesso clival (**Fig. 34.4**). Uma pequena abertura é feita e, então, aumentada com o fórceps de Kerrison, com cuidado para trabalhar em paralelo com o curso da ACI paraclival. A abertura é aumentada na sua extensão máxima com o fórceps. Se for necessário, o osso que cobre o tronco cerebral pode ser afinado até a dura-máter subjacente, a fim de fornecer uma exposição mais ampla. A perfuração do osso lateral no nível do assoalho selar deve ser minimizada para evitar a lesão térmica do nervo craniano (VI par).

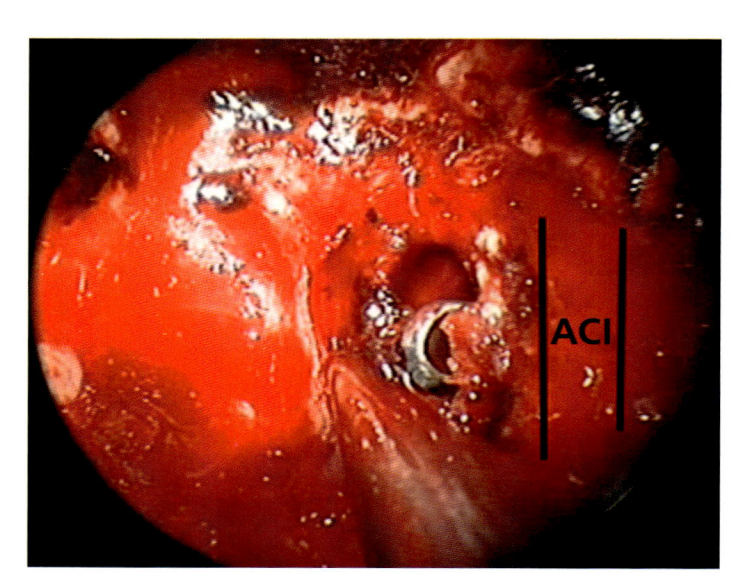

Fig. 34.4 Imagem intraoperatória durante a ressecção de um granuloma de colesterol localizado no lado esquerdo do ápice petroso. Observe a artéria carótida interna esquerda (ACI) imediatamente anterior no campo.

Abordagem Infrapetrosa (Fig. 34.2)

Uma abordagem transpterigoide no lado da lesão é feita além das esfenotomias bilaterais. Os vasos esfenopalatinos são ligados e o espaço pterigopalatino é exposto. A fáscia é elevada junto com a borda inferior da esfenotomia para expor a placa pterigoide medial. O conteúdo do espaço pterigopalatino está elevado do osso subjacente para expor a base das placas pterigoides e o canal pterigoide é identificado inferolateral ao seio esfenoidal. A artéria e o nervo vidiano são cauterizados com eletrocauterização bipolar e cortados, em alguns casos, o nervo vidiano pode ser preservado.[9] O osso pterigoide que circunda a artéria vidiana é perfurado até o plano do joelho anterior da ACI.

A exposição infrapetrosa maior requer ressecção dos tecidos nasofaríngeos moles (mucosa, músculo longo da cabeça) e a ressecção medial da tuba auditiva. Esta abordagem é feita com tesoura endoscópica angular distante da ACI no forame lacero. A posição da ACI parafaríngea deve ser verificada com orientação de imagem para evitar lesão. A porção óssea medial e inferior do joelho pode ser perfurada para permitir o acesso medial e inferior ao ápice petroso. É importante lembrar que o joelho anterior é a projeção mais anterior da ACI petrosa. Se o paciente tiver um granuloma de colesterol, o conteúdo é esvaziado com sucções angulares e irrigação. Deve-se evitar a curetagem da superfície posterior da ACI.

Reparo

Um *stent* Silastic é geralmente colocado na cavidade do ápice petroso para manter a patência até a cicatrização estar completa. Vários *stents* são usados com sucesso incluindo uma folha Silastic enrolada, cateter de dreno extraventricular e um stent traqueal Montgomery tubo em T (**Fig. 34.5**). O stent é arrumado, deixado o suficiente para permitir a extração endoscópica na clínica após alguns meses (**Fig. 34.6**). Se a ACI for exposta, ela deverá ser coberta com um enxerto de gordura ou retalho da mucosa do septo.

■ Complicações

As potenciais complicações de uma abordagem medial ao ápice petroso incluem lesão à ACI, nervo craniano (VI par) e tronco cerebral. Todas estas complicações podem ser evitadas com uma técnica cirúrgica cuidadosa.

Com uma abordagem infrapetrosa, pode ocorrer a perda da função do nervo vidiano que resulta na perda da capacidade de lacrimejação estimulada por emoções neste lado. A função do nervo vidiano não deve ser sacrificada em uma pessoa com olhos secos ou hiperstesia no segmento do V1. A ressecção medial da tuba auditiva provoca grave efusão serosa do ouvido médio que é tratada com um tubo de timpanostomia. O risco de uma lesão da ACI é maior com uma abordagem infrapetrosa.

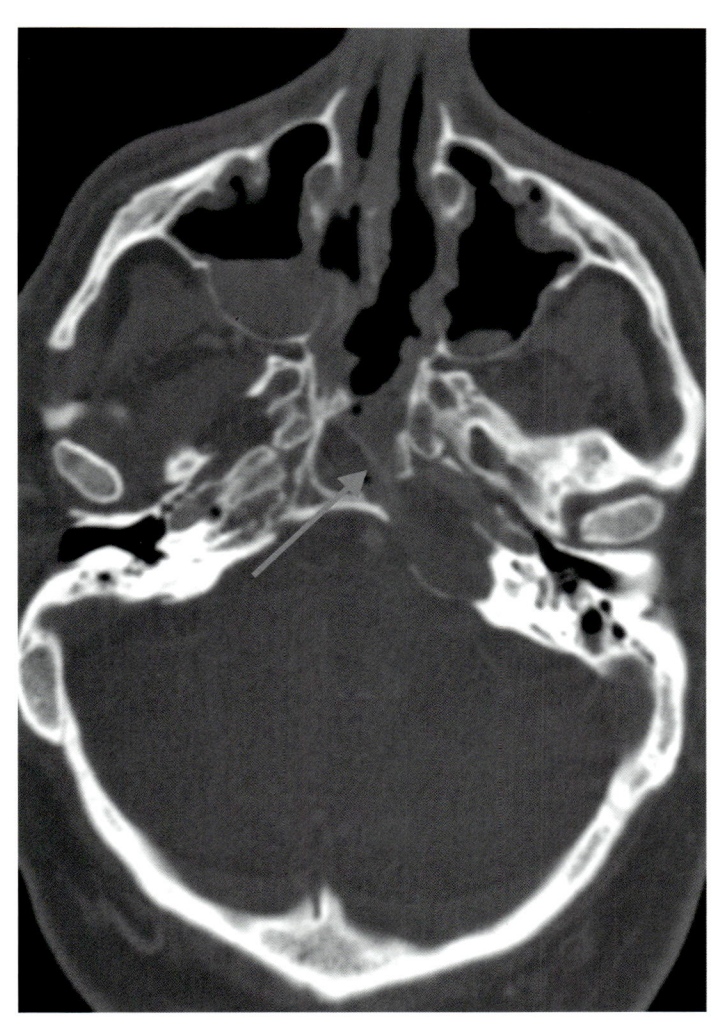

Fig. 34.5 TC pós-operatória demonstrando a ressecção realizada em um granuloma de colesterol esquerdo pela abordagem média endoscópica endonasal do ápice petroso com a inserção de um *stent* na cavidade *(seta)*.

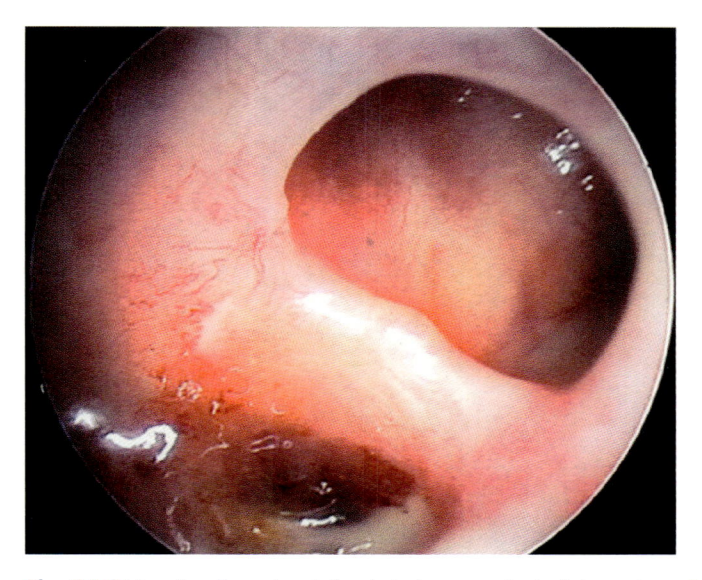

Fig. 34.6 Visualização endoscópica do lado esquerdo do ápice petroso 3 meses após o esvaziamento de um granuloma de colesterol. Observe que o *stent* foi removido e ocorreu epitelização.

Se for alcançada uma ampla abertura no ápice petroso, a patência geralmente é mantida. Se a cicatriz pós-operatória provocar obstrução do ápice petroso, os pacientes, em muitos casos, permanecem assintomáticos e a revisão da cirurgia não é feita, exceto se os sintomas ressurgirem.

■ Cuidado Pós-Operatório

O cuidado pós-operatório de rotina inclui o uso de *sprays* de solução salina nasal e desbridamento periódico de crostas. Os *stents* Silastic geralmente são mantidos por 3 a 4 meses e removidos por endoscopia na clínica. A patência da abertura pode ser verificada com o exame endoscópico. São obtidas imagens em série para detectar recorrência se a patência não for mantida.

■ Conclusão

As abordagens endonasais endoscópicas do ápice petroso podem ser classificadas com base em sua relação com a ACI petrosa. O conhecimento dos limites anatômicos e das relações da ACI é necessário para evitar complicações. As potenciais vantagens de uma abordagem endonasal incluem evitar uma craniotomia, poucos sintomas pós-operatórios, recuperação mais rápida, resultado estético aceitável, menor tempo de hospitalização e a criação de uma via permanente de drenagem.

Referências

1. Montgomery WW. Cystic lesions of the petrous apex: transsphenoid approach. *Ann Otol Rhinol Laryngol* 1977;86 (4 Pt 1):429-35.
2. Griffith AJ, Terrell JE. Transsphenoid endoscopic management of petrous apex cholesterol granuloma. *Otolaryngol Head Neck Surg* 1996;114:91-94.
3. Michaelson PG, Cable BB, Mair EA. Image-guided transsphenoidal drainage of a cholesterol granuloma of the petrous apex in a child. *Int J Pediatr Otorhinolaryngol* 2001;57:165-69.
4. Kingdom TT, Delgaudio JM. Endoscopic approach to lesions of the sphenoid sinus, orbital apex, and clivus. *Am J Otolaryngol* 2003;24:317-22.
5. DiNardo Li, Pippin GW, Sismanis A. Image-guided endoscopic transsphenoidal drainage of select petrous apex cholesterol granulomas. *Otol Neurotol* 2003;24:939-41.
6. Kassam AB, Gardner P, Snyderman CH *et al*. Expanded endonasal approach: fully endoscopic, completely transnasal approach to the middle third of the clivus, petrous bone, middle cranial fossa, and infratemporal fossa. *Neurosurg Focus* 2005;19:E6.
7. Snyderman CH, Kassam AB, Carrau R *et al*. Endoscopic Approaches to the Petrous Apex. *Op Tech Otolaryngol Head Neck Surg* 2006;17:168-73.
8. Zanation AM, Snyderman CH, Carrau RL *et al*. Endoscopic endonasal surgery for petrous apex lesions. *Laryngoscope* 2009;119:19-25.
9. Prevedello DM, Pinheiro-Neto CD, Fernandez-Miranda J *et al*. Videan nerve transportion for endoscopic endonasal middle fossa approaches. *Neurosurgery* 2010;67:478-84.

35 Abordagem Endoscópica Transmaxilar para Lesões Parasselares Contralaterais

Luiz Felipe de Alencastro ■ Luiz Carlos de Alencastro ■ Carolina Martins
Ademir Lodetti ■ Alberto Carlos Capel Cardoso ■ Mario Faria
Kohei Inoue ■ Shigeyuki Osawa ■ Albert L. Rhoton, Jr.

Dicas e Pérolas

- A técnica da abordagem endoscópica transmaxilar para as lesões parasselares contralaterais (TEACPS) favorece a exposição das estruturas parasselares a partir do lado oposto da entrada do maxilar, com um melhor ângulo para visualização e manipulação.
- A técnica facilita o acesso simultâneo e a manipulação de instrumentos cirúrgicos a partir da cavidade nasal e do seio maxilar.
- Ela permite a dissecção submucosa facial e a maxilectomia sem provocar defeitos estéticos.
- O retalho mucoso pediculado de fechamento deve ser planejado no lado oposto ao da abertura do maxilar.

■ Introdução

A partir da invenção do endoscópio por Bozzini no século XVIII até a aplicação neurocirúrgica dos conceitos endoscópicos por Guiot no início do século XX, e até o uso do endoscópio na cirurgia endonasal, por Jankowski, no início de 1990, foram observados grandes avanços tecnológicos e técnicos na cirurgia endoscópica.[1]

Crescente esforço tem sido direcionado para refinar a anatomia, o diagnóstico, a indicação e as técnicas e tecnologias relevantes à ressecção de tumores a partir da base anterior do crânio e suas extensões. O trabalho pioneiro de Cushing também foi facilitado com a introdução da tecnologia moderna.[1,2]

Baseando-se na observação da anatomia das cavidades aéreas, identifica-se que craniectomias para acessar estruturas da base anterior podem ser feitas em direções diversas de modo a facilitar a remoção da extensão total do tumor.

Os autores introduzem o conceito de acesso endoscópico radial à base do crânio, focando na abordagem da endoscopia transmaxilar para as estruturas contralaterais relacionadas com ressecção tumoral, eliminando, em alguns casos, a necessidade de abordagens craniofaciais tradicionais extensas (**Fig. 35.1**).

Como o rostro esfenoide é aberto bilateralmente, obtém-se o acesso simultâneo através da cavidade nasal e do seio maxilar, oferecendo ao cirurgião a oportunidade de operar através de vias cirúrgicas diferentes de forma concomitante. O trabalho a quatro mãos é facilitado (**Fig. 35.2**).

O conhecimento amplo da anatomia é fundamental e a identificação radiológica pré-operatória destes limites anatômicos torna-se pré-requisito obrigatório para a realização deste procedimento.

■ Descrição da Técnica

A abordagem endoscópica transmaxilar para as lesões parasselares contralaterais (TEACPS) é um procedimento constituído de múltiplas etapas para expor as estruturas parasselares a partir da abordagem maxilar contralateral. A cooperação do neurocirurgião e do otorrinolaringologista é de grande valia para realização desta abordagem e aumenta sua segurança. A técnica inclui as seguintes etapas:

1. Inspeção endonasal.
2. Confecção do retalho nasosseptal pediculado.
3. Septostomia nasal posterior e ressecção da parede anterior do seio esfenoidal.
4. Turbinectomia média e ressecção inicial da parede medial do seio maxilar.
5. Abertura da parede anterior do seio maxilar.
6. Identificação dos pontos anatômicos de referência do seio maxilar.
7. Trabalho combinado através do seio maxilar e cavidade nasal.

■ Etapa 1: Inspeção Endonasal

O primeiro passo desta abordagem consiste em identificar os pontos de referência anatômicos da cavidade nasal. O principal referencial é o septo nasal, se estendendo da espinha nasal, anteriormente, até o rostro do osso esfenoide posteriormente.[3] O cirurgião deve inspecionar ambas as cavidades nasais; anormalidades anatômicas, como desvio do septo nasal ou esporões, devem ser corrigidas antes de continuar com o procedimento. Estas correções podem ser realizadas em tempo cirúrgico prévio ou durante o procedimento principal (**Fig. 35.3**).

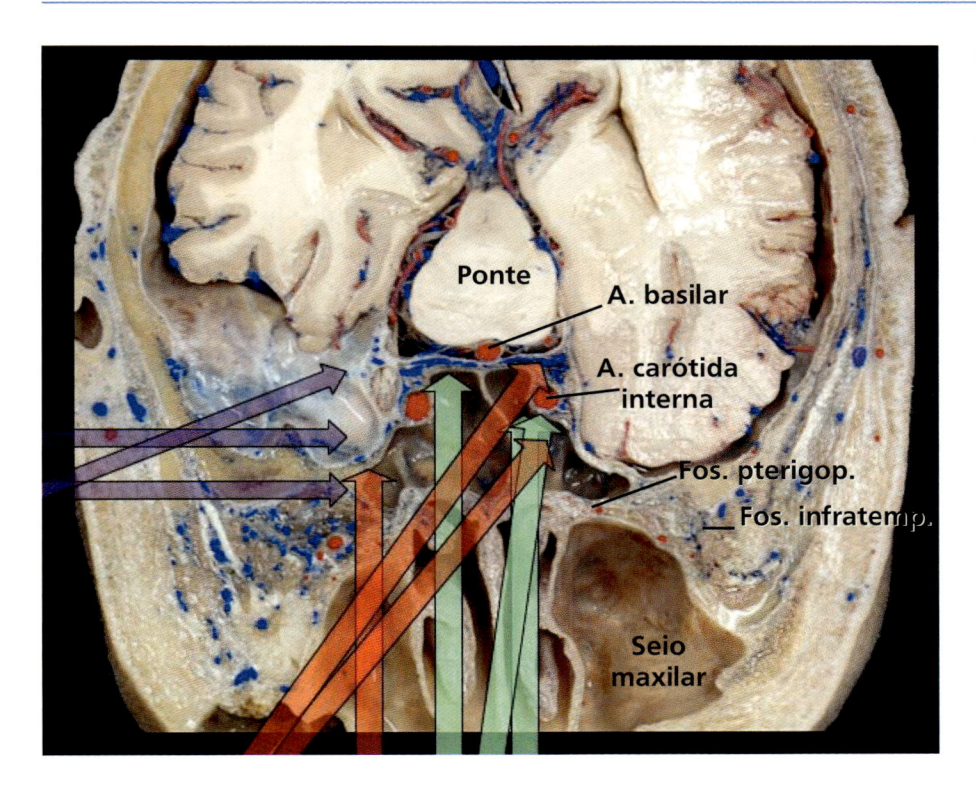

Fig. 35.1 Base do crânio, visão axial superior. Visão geral dos acessos endoscópicos radiais para a base do crânio. As setas verdes representam as abordagens endonasais, as setas vermelhas representam as abordagens transmaxilares e as setas roxas representam as abordagens subtemporais. Observe as múltiplas possibilidades de combinação destas abordagens. A.: artéria; Fos. infratemp.: fossa infratemporal; Fos. pterigop.: fossa pterigopalatina.

Deve-se ter atenção especial ao septo nasal com relação ao fechamento no término do procedimento. A cobertura do defeito ósseo com retalho nasosseptal pediculado é técnica confiável para evitar fístulas de liquor. Geralmente, este retalho tem o formato de raquete, com largura e comprimento variáveis, pediculado no aspecto lateroposterior da cavidade nasal, em que a artéria esfenopalatina entra na cavidade nasal a partir da fossa pterigopalatina através do óstio esfenopalatino. Uma vez criado, o retalho pode ser deslocado para a faringe a fim de mantê-lo fora do campo cirúrgico[4] (**Figs. 35.4 e 35.5**).

Outra referência anatômica importante na cavidade nasal é o corneto médio. Logo após entrar na cavidade nasal, o cirurgião deve identificar a cabeça dos cornetos inferior e médio. O corneto médio pode ser seguido posteriormente até a sua cauda, terminando logo acima do aspecto laterossuperior da coana. A artéria esfenopalatina pode ser encontrada alguns milímetros superior, posterior e lateral ao final da cauda do corneto médio. Esta é uma referência importante para se evitar sangramento durante esta abordagem e também preservar os vasos que irrigam o retalho de mucosa[3] (**Fig. 35.6**).

O corneto médio também ajuda a guiar o cirurgião para o óstio esfenoidal, sendo este outra referência importante. A partir do final da cauda do corneto médio, o cirurgião pode dirigir-se medialmente e, então, superiormente no rostro esfenoide até encontrar o óstio esfenoidal, em geral, 1,5 cm acima do plano da cauda do corneto médio.[5]

Etapa 2: Confecção do Retalho Nasosseptal Pediculado

A maioria dos defeitos da base do crânio criada durante a cirurgia endoscópica endonasal pode ser reparada com um retalho pediculado de mucosa septal, reduzindo a incidência de fístula liquórica.[4,6]

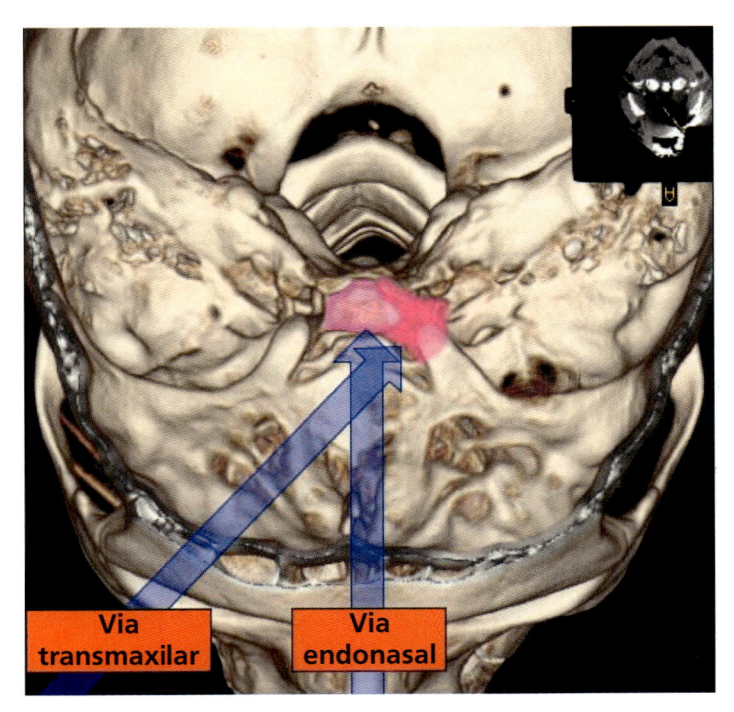

Fig. 35.2 Tomografia computadorizada (TC) em três dimensões (3D) da base do crânio. As setas representam os diferentes ângulos de abordagem a partir das vias endonasais e maxilares.

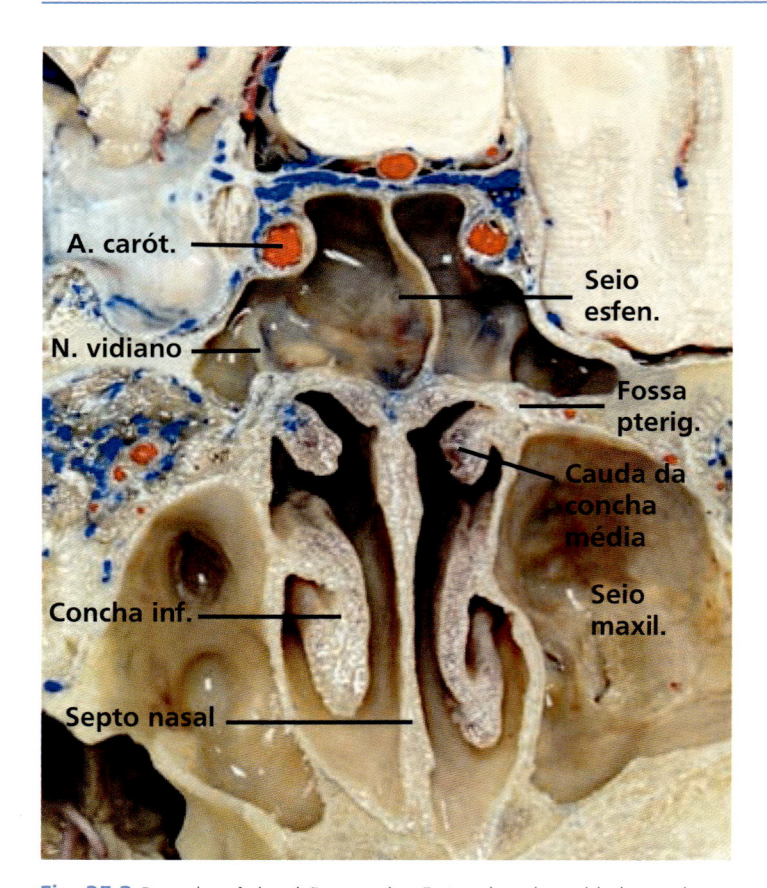

Fig. 35.3 Base do crânio, visão superior. Entrando pela cavidade nasal, várias estruturas podem ser identificadas como referências para a navegação segura. O septo nasal na linha média é o primeiro reparo anatômico a ser observado. Direcionando-se para trás em uma trajetória paralela ao septo nasal, são identificadas a coana nasal e a nasofaringe. O corneto médio é facilmente identificado e facilita a navegação na cavidade nasal. Ele está posicionado na parede lateral da cavidade nasal. Seguindo a cauda do corneto médio, posteriormente, chegar-se-á na porção anteroinferior do rostro esfenoidal. Posterior, superior e lateral ao término da cauda encontra-se o óstio esfenopalatino, uma comunicação entre a cavidade nasal e a fossa pterigopalatina. A. carót.: artéria carótida; inf.: inferior; maxil.: maxilar; N.: nervo; pterig.: pterigoide; esfen.: esfenoidal.

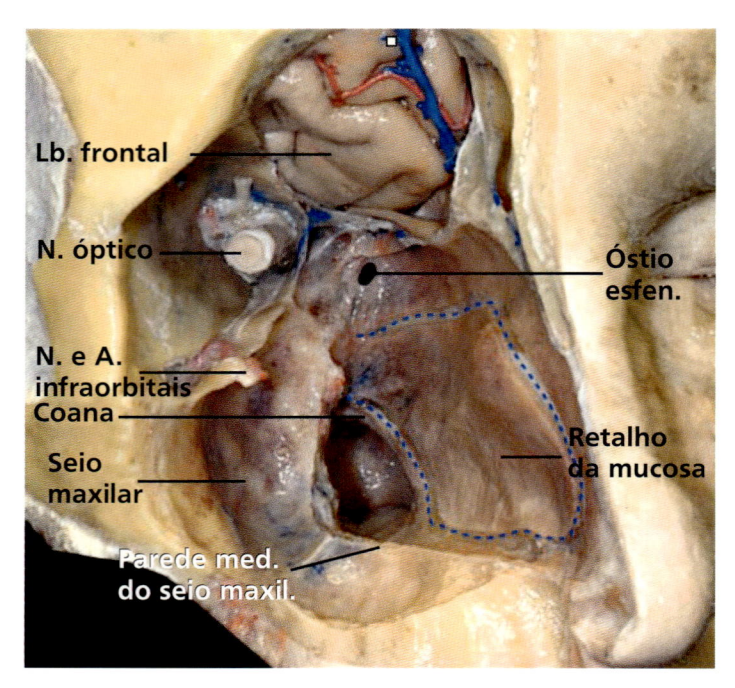

Fig. 35.4 Fácie, visão anterolateral. Criar um retalho nasosseptal pediculado é uma etapa inicial muito importante nas abordagens endonasais da base do crânio. O retalho tem um formato de raquete, sendo pediculado na porção posterolateral. Os ramos terminais da artéria esfenopalatina irrigam o retalho. A.: artéria; Lb.: lóbulo; maxil.: maxilar; med.: medial; N.: nervo; esfen.: esfenoidal.

A confecção do retalho tem início como uma incisão logo posterior e inferior ao final da cauda do corneto médio, seguindo-se em direção à borda inferior e posterior do septo nasal, margeando o bordo da coana. Uma vez no septo nasal, a linha de incisão pode ir para baixo e seguir a junção do septo nasal com o assoalho da cavidade nasal. A incisão progride tão anteriormente quanto necessário, tendo como limite anterior a interface mucosa/pele na cavidade nasal. O tamanho do retalho depende do defeito de base do crânio previsto.

Após esta trajetória anterior, a linha de incisão deve ser direcionada cranialmente no septo nasal até 1 a 2 cm da junção do septo nasal e o teto da cavidade nasal para evitar dano à mucosa olfativa. A extensão da incisão superior segue o septo, posteriormente; segue lateralmente sobre o rostro esfenoidal e progride o mais lateral possível, terminando acima da incisão inicial.

Uma vez que a incisão esteja completa, o retalho terá o formato de raquete, sendo mais estreito na sua área posterolateral. Então, o cirurgião disseca a mucosa nasal a partir da estrutura óssea e cartilaginosa do septo e do rostro esfenoidal. O retalho dissecado é deslocado para baixo para a faringe para manter a via cirúrgica desobstruída.

É recomendado que o retalho nasosseptal seja criado no lado oposto da abertura da maxila para evitar dano aos

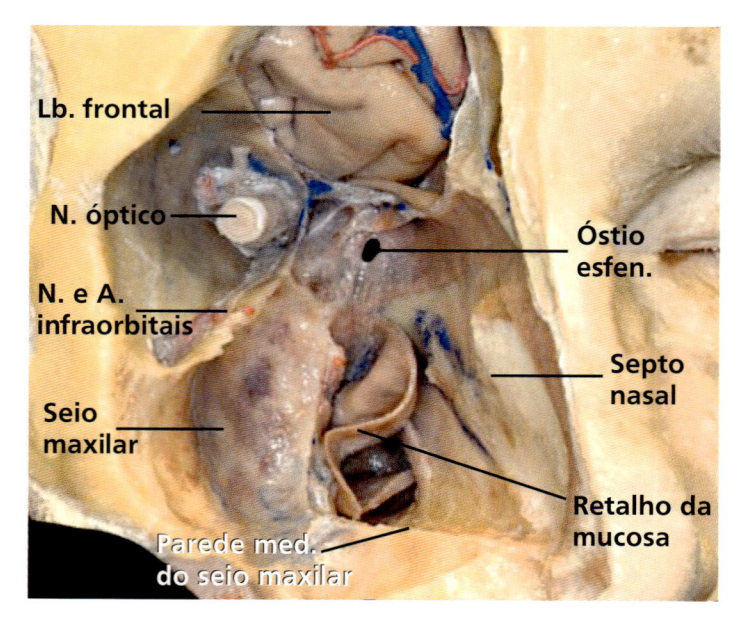

Fig. 35.5 Após a dissecção do retalho da mucosa, ele pode ser deslocado para a faringe através da coana para manter a via cirúrgica desobstruída. A.: artéria; Lb.: lóbulo; med.: medial; N.: nervo; esfen.: esfenoidal.

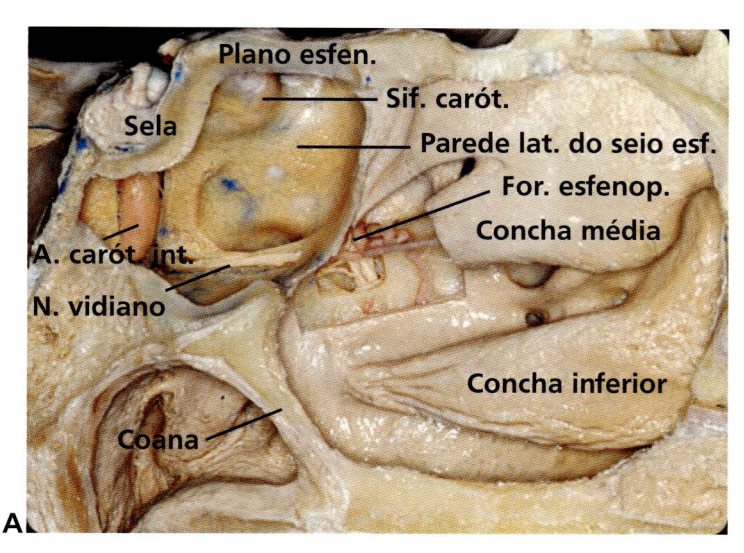

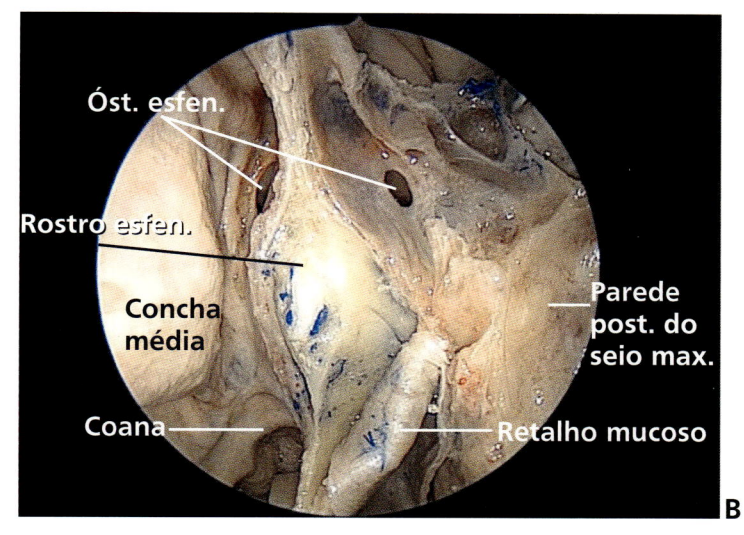

35 Abordagem Endoscópica Transmaxilar para Lesões Parasselares Contralaterais

Fig. 35.6 (**A**) Cavidade nasal, visão endoscópica. O segmento posterior do septo nasal foi ressecado. O retalho de mucosa foi rodado para baixo da faringe. Os óstios esfenoidais são identificados no segmento mais alto da parede anterior do seio esfenoidal. A cauda do corneto médio da cavidade nasal contralateral é observado, terminando logo acima da coana e escondendo o forame esfenopalatino. (**B**) Cavidade nasal, visão sagital. O segmento posterior da cauda do corneto médio foi ressecado e o forame esfenopalatino foi aumentado, expondo a artéria esfenopalatina e o gânglio esfenopalatino. A partir do gânglio esfenopalatino, o nervo vidiano pode ser seguido posteriormente no assoalho do seio esfenoidal, alcançando o forame lácero. A. carót. int.: artéria carótida interna; lat.: lateral; N.: nervo; Óst.: óstio; Sif. carót.: sifão carótico; esfen.: esfenoide; esfenop.: esfenopalatino; post.: posterior; max.: maxilar; for.: forame; esf.: esfenoidal.

vasos do pedículo do retalho durante a abertura da parede medial do seio maxilar (**Figs. 35.4 e 35.5**).

■ Etapa 3: Septostomia Nasal Posterior e Ressecção da Parede Anterior do Seio Esfenoidal

Após criar o retalho nasosseptal, os 2 cm posteriores do septo nasal ósseo são ressecados para expor o rosto do seio esfenoidal. Ao criar esta abertura, é muito importante fazer uma ampla exposição da parede anterior do seio esfenoidal. O cirurgião deve ter acesso a junção entre a parede anterior do seio esfenoidal e o teto da cavidade nasal acima, ressecando também as células etmoidais posteriores. A exposição deve seguir inferiormente até a junção da parede anterior do seio esfenoidal com o assoalho do seio esfenoidal. Neste ponto, o vômer deve ser removido, assim como a junção deste osso com a espinha esfenoidal, na parte anteroinferior do rosto esfenoidal (**Fig. 35.7**).

A ressecção da parte posterior do septo nasal é essencial para ganhar maior manobrabilidade dos instrumentos cirúrgicos.

A próxima etapa consiste na abertura da parede anterior do seio esfenoidal. Isto pode ser feito a partir do óstio, progredindo-se inferior e também cranialmente. Por outro lado, a parede anterior do seio esfenoidal também pode ser aberta com um *drill* de alta rotação.

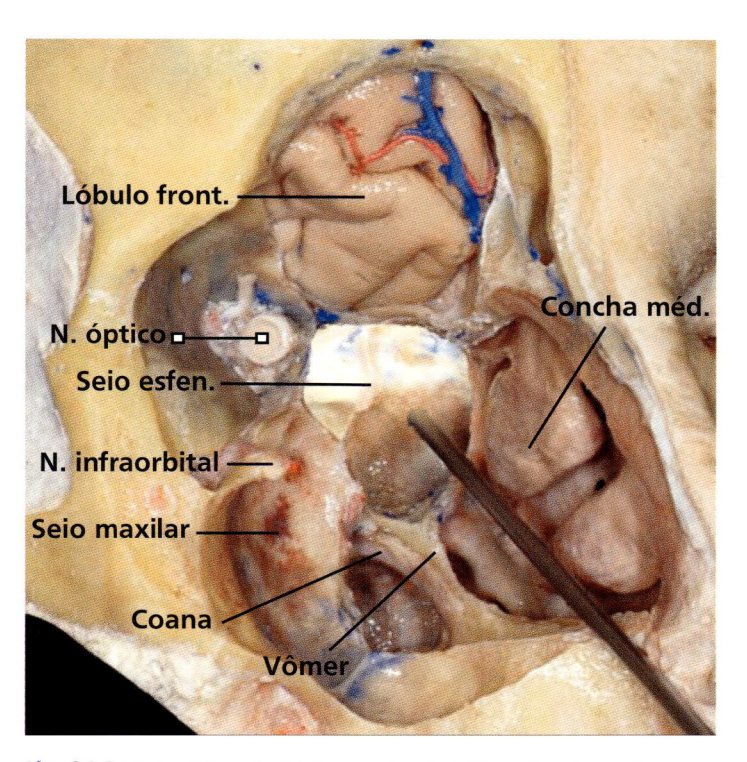

Fig. 35.7 Visão oblíqua facial. As paredes da órbita e do seio maxilar foram removidas. O lobo frontal está exposto após a remoção do piso da base anterior do crânio. Grande parte do septo nasal foi ressecado, expondo as estruturas na cavidade nasal contralateral. O endoscópio é introduzido na cavidade nasal, cruzando sua extensão e entrando no seio esfenoidal. O rostro esfenoidal foi amplamente ressecado. É possível observar a íntima relação das estruturas adjacentes com o seio esfenoidal. N.: nervo; front.: frontal; esfen.: esfenoidal; méd.: média.

A abertura da parede anterior do seio esfenoidal deve ser realizada até o plano esfenoidal. A parede anterior deve ser removida o mais lateral quanto possível, tendo como limite a parede medial da órbita. Deve-se ter atenção especial para a fronteira lateral desta ressecção a fim de evitar dano à parede medial da órbita, que é fina e pode ser confundida com as células aéreas etmoidais laterais.

Etapa 4: Turbinectomia Média e Ressecção Inicial da Parede Medial do Seio Maxilar

A comunicação da cavidade nasal com o seio maxilar inicia com a abertura da parede medial do seio maxilar através da cavidade nasal.

Inicialmente os dois terços posteriores do corneto médio devem ser removidos. Em alguns casos, também é necessário remover o segmento posterior do corneto inferior para obter uma ampla comunicação entre a cavidade nasal e o seio maxilar[7] (**Figs. 35.8 e 35.9**).

Quando a turbinectomia estiver pronta, o óstio maxilar é identificado e a cavidade maxilar pode ser inspecionada com lentes anguladas. A abertura da parede medial do seio maxilar inicia-se no óstio, progredindo-se cranial, caudal e posteriormente. Na maioria dos casos, não é necessário abrir a parede maxilar anteriormente ao óstio maxilar, mas se for necessário, isto pode ser feito respeitando-se o ducto nasociliar.

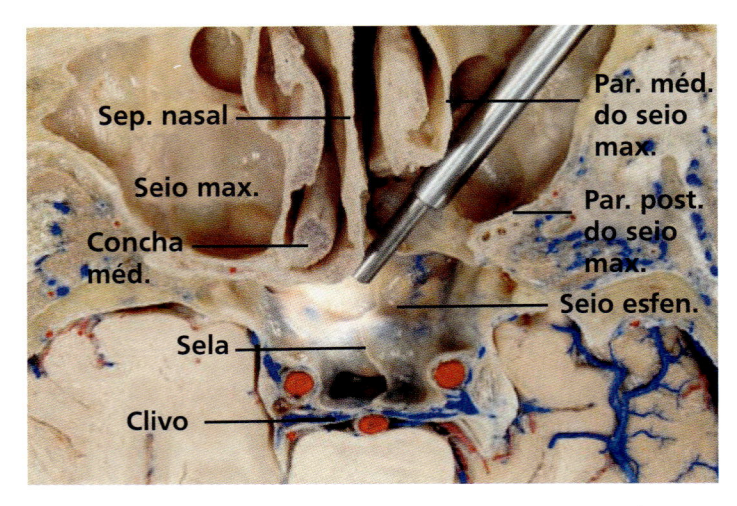

Fig. 35.9 Base do crânio, visão superior. A sela encontra-se posterior e superior em relação à ponta do endoscópio. Mesma dissecção da Figura 35.8 demonstrada a partir de uma perspectiva inferior. Sep.: septo; méd.: média; par. méd.: parede média; par. post.: parede posterior; esfen.: esfenoidal; max.: maxilar.

O limite posterior de ressecção da parede medial do seio maxilar é a interface desta parede com a parede posterior do seio maxilar. É muito importante evitar lesionar a parede posterior, porque logo atrás desta camada fina de osso está a fossa pterigopalatina, que é rica em tecido adiposo e estruturas neurovasculares[8] (**Figs. 35.10 e 35.11**).

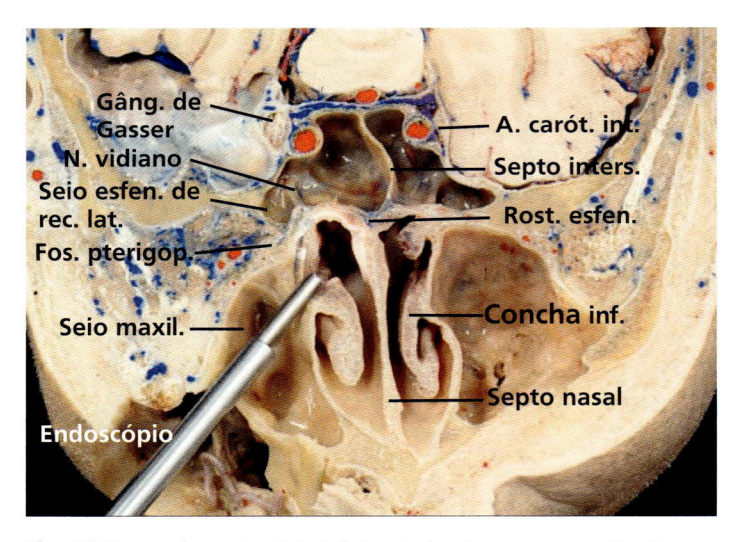

Fig. 35.8 Base do crânio, visão inferior. A abordagem transmaxilar é demonstrada. Após a ressecção parcial das paredes anterior e medial do seio maxilar, o endoscópio progride para a cavidade nasal e o seio esfenoidal. A porção posterior do seio maxilar deve permanecer intocável para evitar lesão nas estruturas neurovasculares da fossa pterigopalatina. Gâng.: gânglio; inf.: inferior; A. carót. int.: artéria carótida interna; inters.: intersinusal; esfen.: esfenoidal; rec. lat.: recesso lateral; maxil.: maxilar; N.: nervo; Fos. pterigop.: fossa pterigopalatina; Rost. esfen.: rostro esfenoidal.

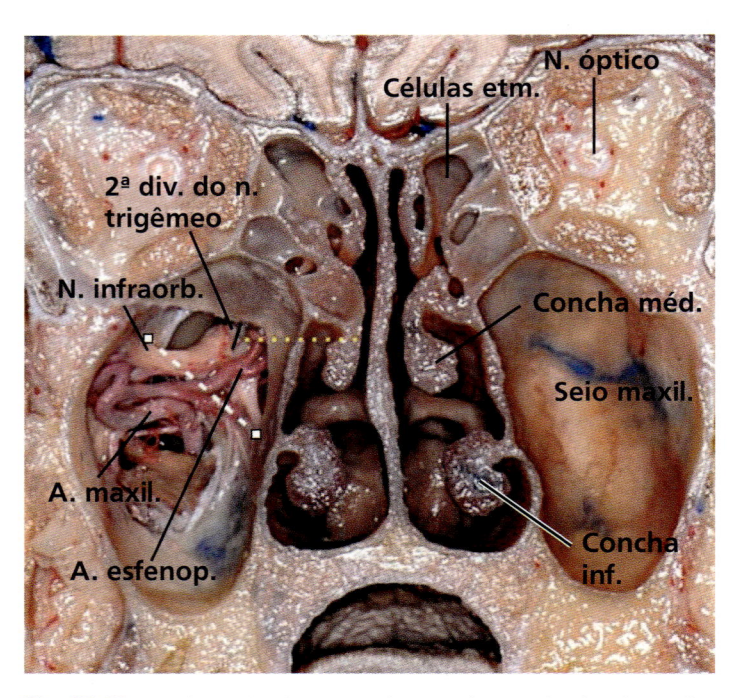

Fig. 35.10 Base do crânio, visão coronal. A parede posterior do seio maxilar direito foi removida, expondo a fossa subtemporal, lateralmente, e a fossa pterigopalatina, medialmente. A divisão maxilar do nervo trigêmeo está saindo do osso esfenoidal através do forame redondo e correndo na parede superior do seio maxilar como nervo infraorbital. A artéria maxilar segue trajeto tortuoso na fossa subtemporal, entrando na fossa pterigopalatina e originando seus ramos terminais. A linha amarela demonstra a relação do eixo da cauda do corneto médio e o forame esfenopalatino. A linha branca representa a transição da fossa subtemporal, lateralmente, para a fossa pterigopalatina medialmente. N.: nervo; etm.: etmoidal; esfenop.: esfenopalatino; div.: divisão; infraorb.: infraorbital; A.: artéria; maxil.: maxilar; méd.: média; inf.: inferior.

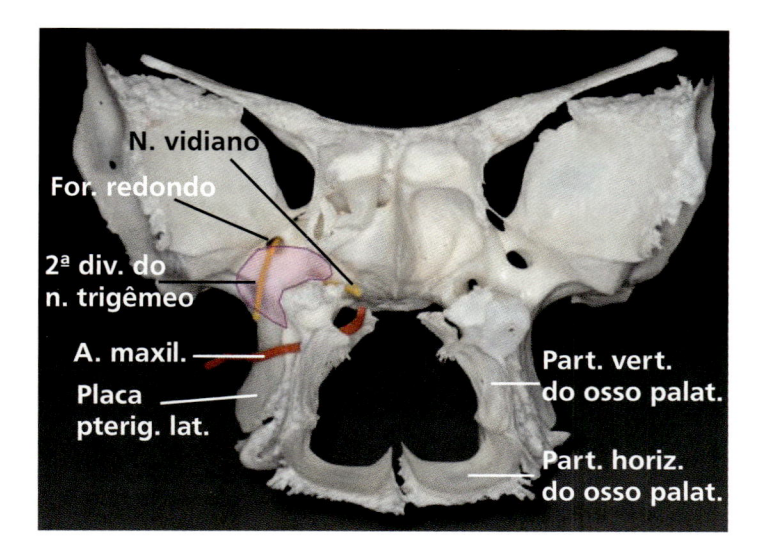

Fig. 35.11 Osso esfenoide e osso palatino, visão coronal. São observadas as principais estruturas neurovasculares localizadas posteriormente à parede maxilar posterior (removida). A divisão maxilar do nervo trigêmeo deixa o osso esfenoide através do forame redondo, entrando na fossa pterigopalatina. O nervo vidiano é demonstrado saindo da abertura anterior do canal vidiano, chegando à fossa pterigopalatina. A artéria maxilar dá origem a seu principal ramo terminal, a artéria esfenopalatina, que penetra o forame esfenopalatino para entrar na cavidade nasal. A.: artéria; For.: forame; horiz.: horizontal; palat.: palatino; vert.: vertical; div.: divisão; maxil.: maxilar; pterig. lat.: pterigopalatina lateral; N.: nervo; part.: parte.

Etapa 6: Identificação dos Pontos Anatômicos de Referência do Seio Maxilar

O endoscópio com lente de 0 grau é inserido no seio maxilar, através do qual o cirurgião pode identificar os referenciais anatômicos. O seio maxilar tem formato piramidal e as paredes lateral, superior, medial e inferior devem ser identificadas.[10]

Neste ponto, a abertura criada na parede medial do seio maxilar a partir da cavidade nasal é claramente observada e facilita a orientação do cirurgião. Olhando superiormente, o nervo infraorbital pode ser claramente visualizado no teto da cavidade maxilar. Este nervo leva à fossa pterigopalatina quando seguido posteriormente.[9]

Outra estrutura importante é o ducto nasociliar, cruzando de superior para a inferior no aspecto mais anterior da parede medial do seio maxilar. O ducto é o limite anterior da abertura entre o seio maxilar e a cavidade nasal[3] (**Fig. 35.12**).

Entrando no seio maxilar, em uma trajetória de lateral para medial, pode observar-se a parede medial do seio

Após abrir a parede anterior do seio maxilar, pode ser necessária ressecção adicional da parede medial.

Etapa 5: Abertura da Parede Anterior do Seio Maxilar

Neste ponto, o cirurgião deixa a cavidade nasal e inicia o trabalho através da maxila.

Após a retração sublabial, a mucosa oral é exposta 2 a 3 cm lateralmente à linha média. A incisão horizontal da mucosa é feita na transição das mucosas gengival e oral, expondo a parede anterior do seio maxilar e o jugo canino. A mucosa é dissecada do osso o quanto for necessário. O limite superior da dissecação é indicado pelo forame e pelo nervo infraorbital. O limite médio é o jugo canino[9] (**Fig. 35.12**).

Após a parede anterior do seio maxilar ser exposta, é usada uma broca de alta rotação para realizar-se a maxilectomia. A fossa e o jugo caninos são os limites mediais para a osteotomia. Progredir além deste ponto pode ocasionar lesão à inervação dos dentes. Na porção superior, o nervo infraorbital limita a ressecção. Na porção lateral, a parede anterior do seio maxilar pode ser exposta até a intersecção com a parede lateral do maxilar. O tamanho da osteotomia dependerá da anatomia do paciente e da necessidade de exposição. Em geral, uma abertura de 1 cm de altura e 2 cm de largura é adequada à maioria dos casos.

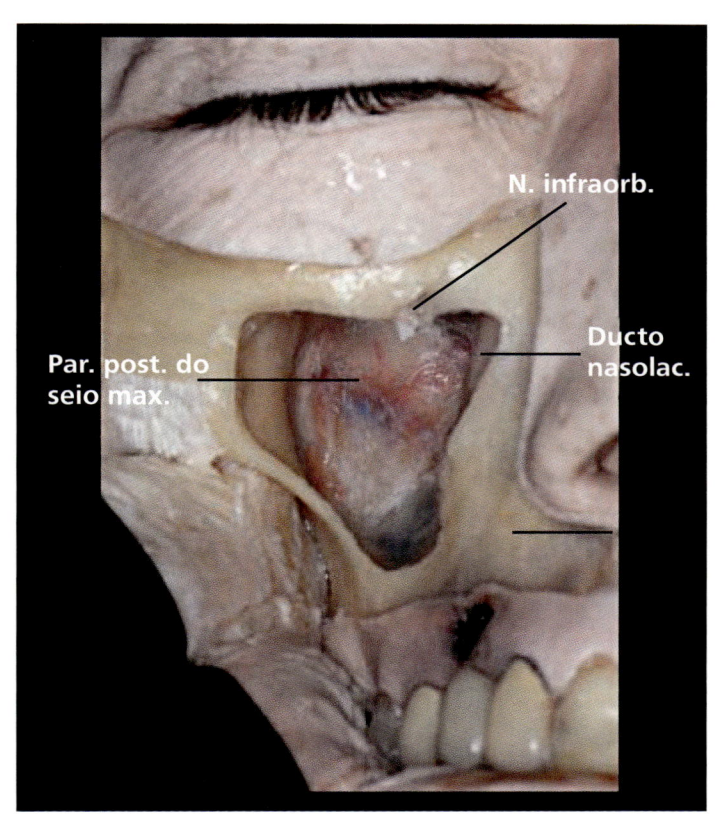

Fig. 35.12 Seio maxilar, visão anterior. A parede anterior do seio maxilar foi ressecada. O limite mais alto desta ressecção é o nervo infraorbital. Os limites mediais são a fossa e o jugo canino. O ducto nasolacrimal é visualizado na parede medial do seio maxilar e representa o limite anterior para ressecção da parede medial durante a abordagem transmaxilar. A parede posterior do seio maxilar permanece intacta, escondendo a fossa pterigopalatina. N.: nervo; infraorb.: infraorbital; nasolac.: nasolacrimal; Par.: parede; post.: posterior; max.: maxilar.

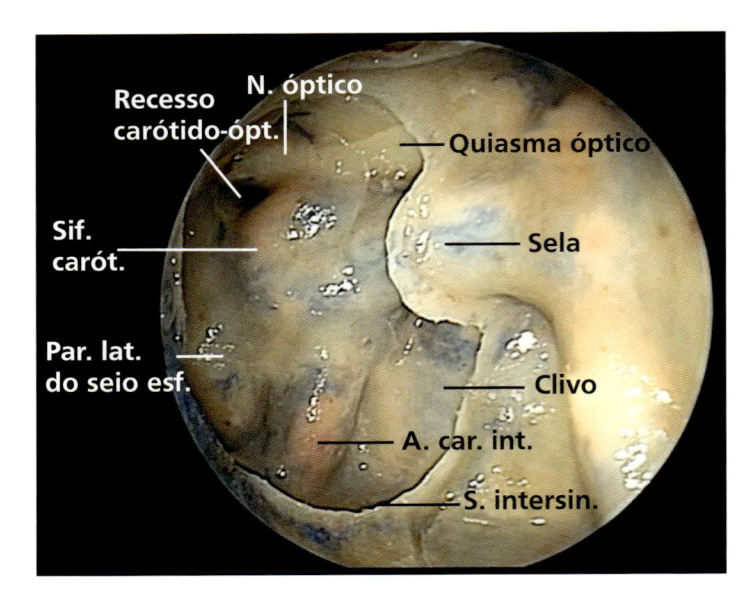

Fig. 35.13 Seio esfenoidal, a partir do seio maxilar, visão endoscópica. A partir da abordagem transmaxilar, as estruturas do seio esfenoidal são observadas obliquamente. O seio intersinusal foi parcialmente ressecado, demonstrando a artéria carótida interna, o recesso carótido-óptico e a parede lateral do seio esfenoidal no lado contralateral. N.: nervo; A. car. int.: artéria carótida interna; S.: seio; intersin.: intersinusal; Par. lat.: parede lateral; esf.: esfenoide; Sif. carót.: sifão carótico; carótido-ópt.: carótido-óptico.

Fig. 35.14 Visão aproximada das mesmas estruturas na Figura 35.13. A impressão da divisão maxilar do nervo trigêmeo é observada na parede lateral do seio esfenoidal. Sif. carót.: sifão carótico; carótido-ópt.: carótido-óptico; div.: divisão; n.: nervo.

cavernoso contralateral em uma visão perpendicular. Com base na extensão do tumor, pode ser necessário ampliar-se a abertura na parede medial do seio maxilar, além da abertura já realizada através da cavidade nasal.

Como a parede esfenoidal anterior já foi adequadamente ressecada, as estruturas no seio esfenoidal podem ser observadas, como a impressão do nervo óptico, a protrusão selar, o recesso carótido-óptico e, em alguns casos, a impressão do canal do nervo vidiano (**Figs. 35.13 a 35.15**).

A necessidade de expansão da fenestração da parede medial do seio maxilar leva em consideração os seguintes limites anatômicos: (1) a fossa pterigopalatina constitui o limite posterior, (2) o nervo vidiano é o limite inferior, (3) o ducto nasolacrimal é o limite anterior e (4) o teto da base anterior do crânio é o limite superior.[11]

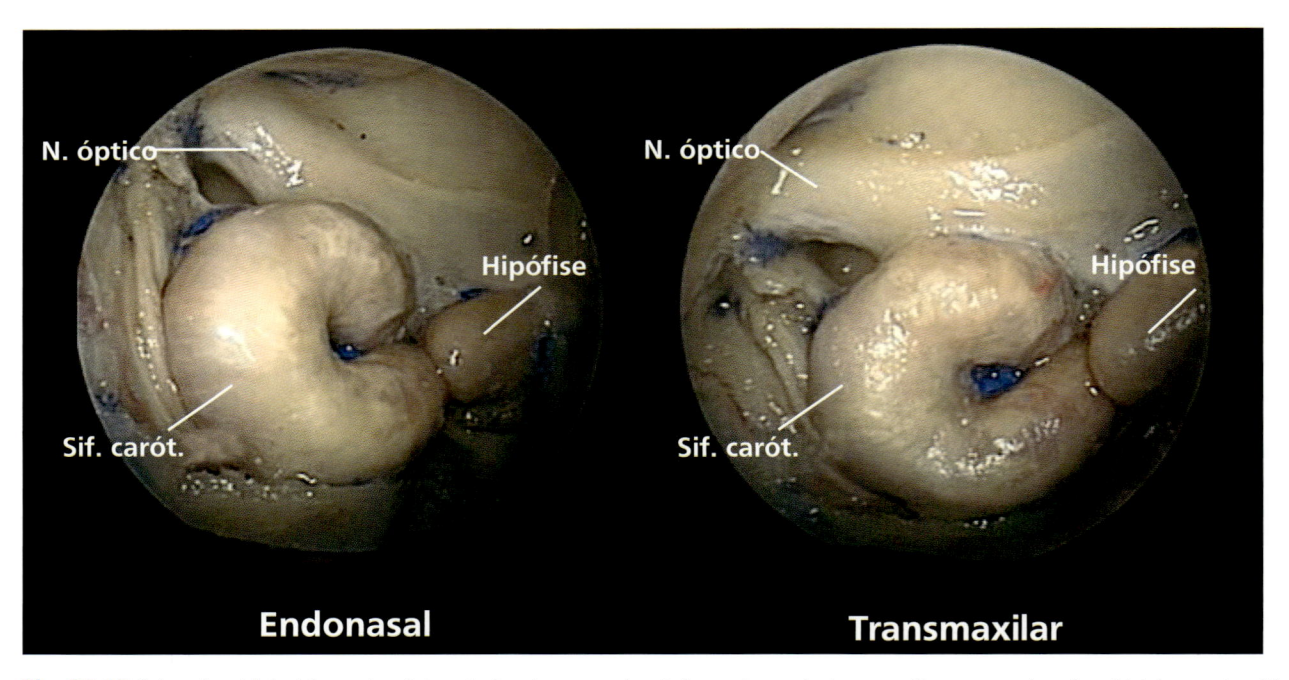

Fig. 35.15 Seio esfenoidal, visão endoscópica. A abordagem endoscópica endonasal e transmaxilar para o seio esfenoidal demonstra diferentes ângulos de visão. Observe que na abordagem transmaxilar, as estruturas na parede lateral do seio esfenoidal são observadas de forma mais perpendicular, facilitando a dissecção nesta região. N.: nervo; Sif. carót.: sifão carótico.

35 Abordagem Endoscópica Transmaxilar para Lesões Parasselares Contralaterais

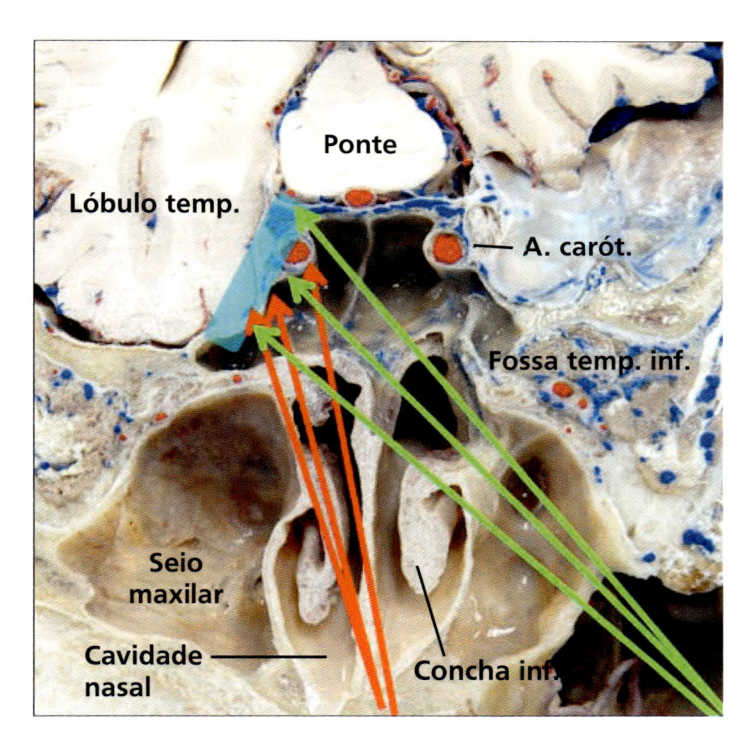

Fig. 35.16 Base do crânio, visão superior. As setas vermelhas demonstram a abordagem endonasal, e as setas verdes representam a abordagem transmaxilar. O retângulo azul mostra as estruturas parasselares. Um ângulo de ataque mais perpendicular é obtido na abordagem transmaxilar e a distância do alvo a partir desta via é a mesma ou menor do que na abordagem endonasal. A. carót.: artéria carótida; temp.: temporal; inf.: inferior.

■ Etapa 7: Trabalho Combinado através do Seio Maxilar e da Cavidade Nasal

Uma vez estabelecida a comunicação adequada entre o seio maxilar, a cavidade nasal e o seio esfenoidal, o cirurgião está apto à abordagem da lesão na região selar e parasselar. Com base nas circunstâncias, uma abordagem biportal ou triportal pode ser escolhida, acessando a área-alvo através das cavidades nasais e do seio maxilar.

O objetivo desta abordagem combinada é fornecer uma melhor exposição e manipulação mais fácil das lesões localizadas lateralmente à linha média, na região parasselar, especialmente as que afetam o seio cavernoso e o espaço retrocarotídeo. Operar lesões que envolvem a parede medial do seio cavernoso a partir da cavidade nasal obriga o cirurgião a usar instrumentos cirúrgicos em um ângulo de ataque estreito e oblíquo em relação à parede do seio cavernoso (**Fig. 35.16**).

Por outro lado, a introdução de instrumentos cirúrgicos a partir da via transmaxilar permite que o cirurgião se direcione à parede medial do seio cavernoso em um eixo quase perpendicular. A manipulação mais confortável e precisa dos instrumentos pode ser realizada desta forma. Além disso, a manipulação simultânea de múltiplos instrumentos também se torna mais facilitada (**Figs. 35.16 e 35.17**).

O endoscópio é introduzido, de preferência, através de uma das cavidades nasais, principalmente, a ipsilateral à lesão. Em geral, são selecionados endoscópios com lente de 30 graus pois podem produzir melhor visualização das estruturas na parede lateral do seio esfenoidal. Em alguns casos, a óptica de 0 grau também pode ser útil (**Fig. 35.18**).

O cirurgião pode escolher diferentes combinações de posição do endoscópio e dos instrumentos cirúrgicos. Em alguns casos, o endoscópio pode ser introduzido pelo maxilar e as ferramentas cirúrgicas através das duas cavidades nasais. Opções alternativas podem gerar melhor visualização e dissecção (**Figs. 35.19 a 35.23**).

Comparada à abordagem endonasal, a via transmaxilar é mais curta em distância em 2/3 dos casos e igual em 1/3 destes.

■ Investigação Radiológica

A investigação radiológica detalhada é obrigatória em razão das frequentes variações anatômicas. A compreensão precisa da anatomia do paciente pode evitar dificuldades transoperatórias.

O entendimento da aeração do seio maxilar é crucial. Deve-se observar que alguns seios podem estar muitos fechados, sendo muito estreitos até para a navegação endoscópica (**Fig. 35.24**).

Embora a imagem de ressonância magnética de alta qualidade potencializada com gadolínio (RM) seja ele-

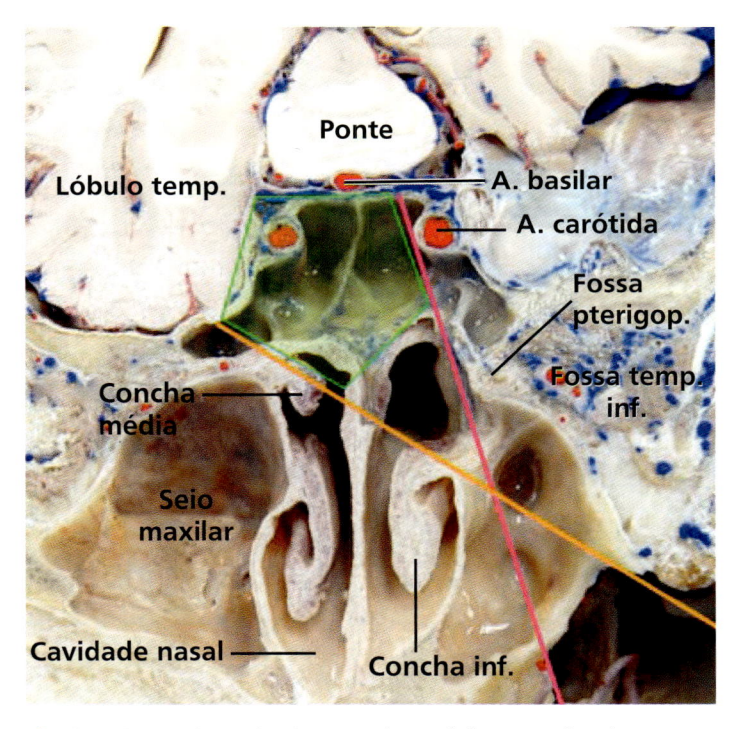

Fig. 35.17 Base do crânio, visão superior. As linhas rosa e laranja demonstram os possíveis ângulos de manobra na abordagem transmaxilar. As possibilidades de ressecção através da abordagem transmaxilar estão destacadas em verde. A.: artéria; temp.: temporal; inf.: inferior; pterigop.: pterigopalatina.

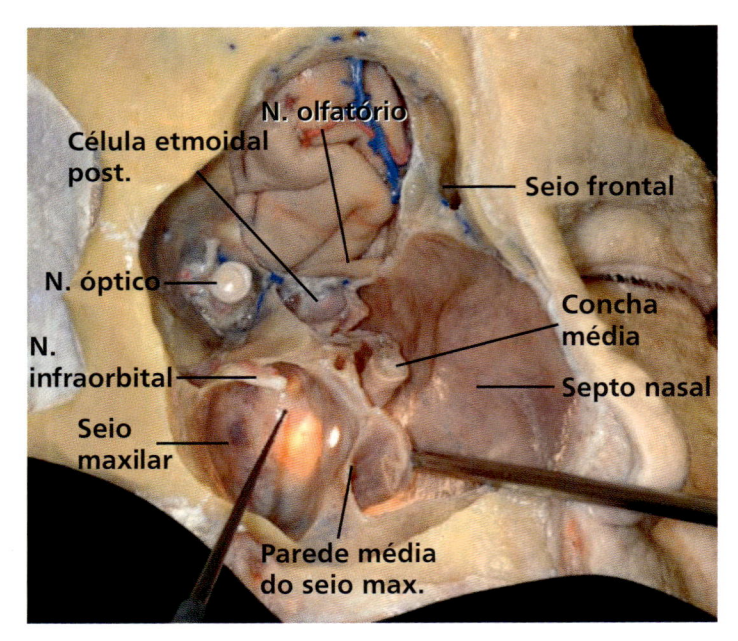

Fig. 35.18 Fácie, visão oblíqua. Demonstração do possível uso de instrumentos cirúrgicos e endoscópio através das abordagens transmaxilar e endonasal combinadas. São possíveis muitas combinações diferentes para manobrar os instrumentos cirúrgicos, usando as abordagens biportal ou triportal. N.: nervo; post.: posterior; max.: maxilar.

Fig. 35.19 Seio esfenoidal, visão endonasal. O septo intersinusal foi removido. Ambos segmentos verticais da artéria carótida interna são observados. A hipófise (lóbulos anterior e posterior) repousa na parte central do campo cirúrgico, com várias trabéculas sustentando a glândula. A parede posterior do seio esfenoidal foi ressecado, expondo a dura-máter da fossa posterior. Pl.: plexo; A. carót.: artéria carótida; esf.: esfenoidal.

mentar para compreender as características da lesão, a varredura volumétrica por tomografia computadorizada (TC) ajudará o cirurgião a decidir se esta abordagem cirúrgica pode ser usada ou não. A estação de trabalho da TC facilita o planejamento da via de abordagem de forma tridimensional.

Deve-se dar atenção especial aos alinhamentos necessários para permitir esta abordagem. O principal alinhamento é o da margem anteromedial do seio maxilar

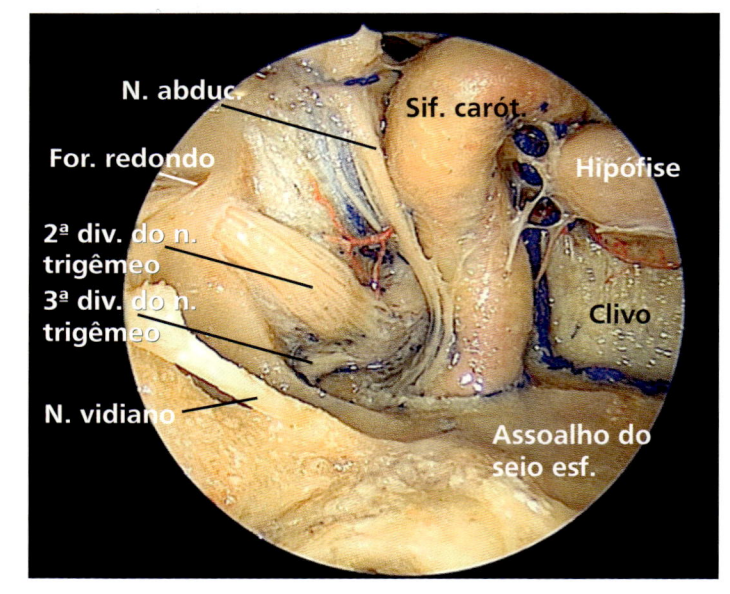

Fig. 35.20 Parede medial do seio cavernoso, abordagem transmaxilar. A parede medial do seio cavernoso foi ressecado e o silicone azul dos canais venosos foi removido. Todos os segmentos da artéria carótida intracavernosa são visualizadas. O gânglio de Gasser é observado no centro do campo cirúrgico e todos os três ramos do nervo trigêmeo são demonstrados. O nervo vidiano é observado cruzando através do assoalho do seio esfenoidal. N. abduc.: nervo abducente; For.: forame; div.: divisão; N.: nervo; Sif. carót.: sifão carótico; esf.: esfenoidal.

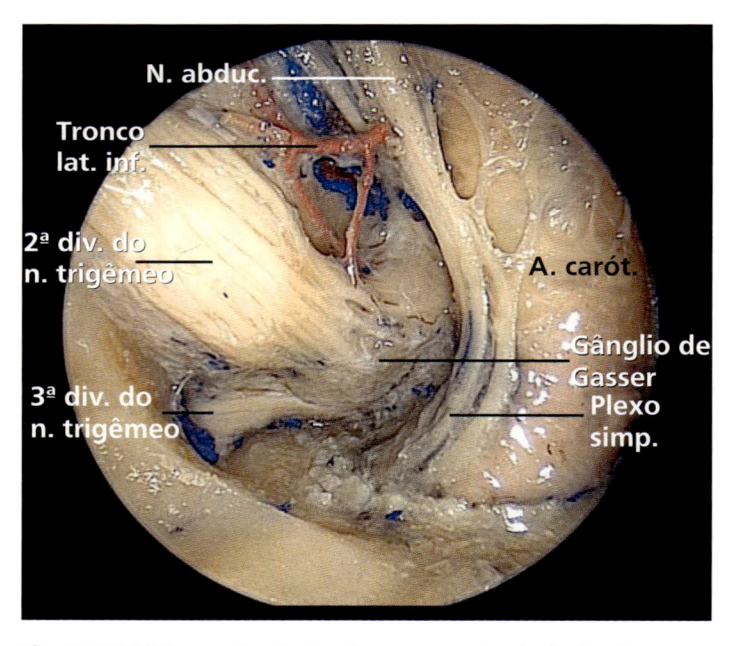

Fig. 35.21 Visão aproximada do seio cavernoso através da abordagem transmaxilar. N. abduc.: nervo abducente; lat. inf.: lateral inferior; div.: divisão; A. carót.: artéria carótida; simp.: simpático.

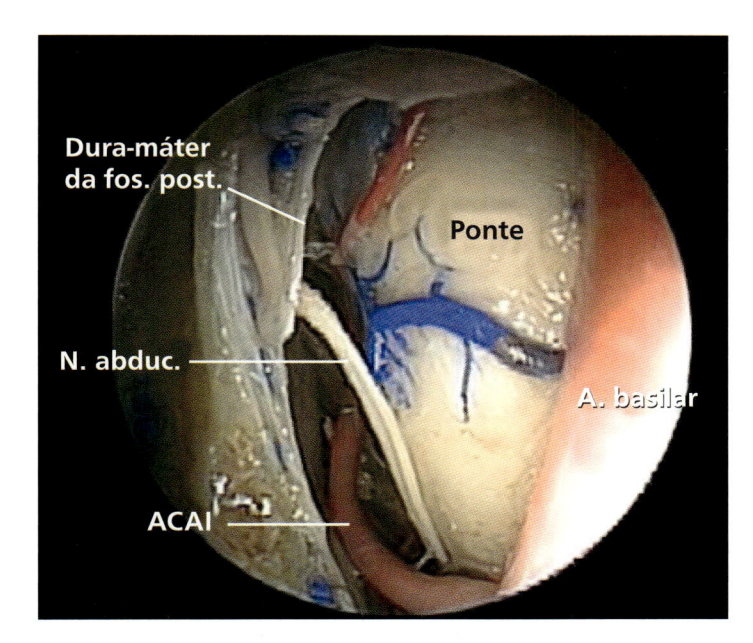

Fig. 35.22 Clivo, abordagem transmaxilar. O osso clival e a dura-máter da fossa posterior foram removidos. O ângulo de abordagem da via transmaxilar permite a visualização das estruturas no ângulo ponto-cerebelar. No primero plano, o nervo abducente cruza a cisterna prepontina, penetra na dura-máter fossa posterior e segue na direção do canal de Dorello. ACAI: artéria cerebelar anteroinferior; fos. post.: fossa posterior; N. abduc.: nervo abducente; A.: artéria.

Fig. 35.23 Uma visão ampliada das estruturas da Figura 35.22. A artéria cerebelar anteroinferior cruza de medial para lateral em direção ao ângulo ponto-cerebelar, superior aos nervos facial, vestibular e coclear e inferior ao nervo trigêmeo. N.: nervo; vest.: vestibular; ACAI: artéria cerebelar anteroinferior.

com a junção das paredes maxilares medial e posterior. A projeção deste eixo deve permitir a visualização do segmento mais posterior da parede lateral do seio esfenoidal. Da mesma forma, o alinhamento da borda anterolateral do seio maxilar com a junção das paredes medial e posterior deste seio produz uma projeção de acesso que facilita a visualização da borda anterior da parede esfenoidal lateral (**Fig. 35.17**).

É muito importante observar a distância entre o ducto nasolacrimal e a junção das paredes medial e posterior do seio maxilar. Esta informação confirma quão

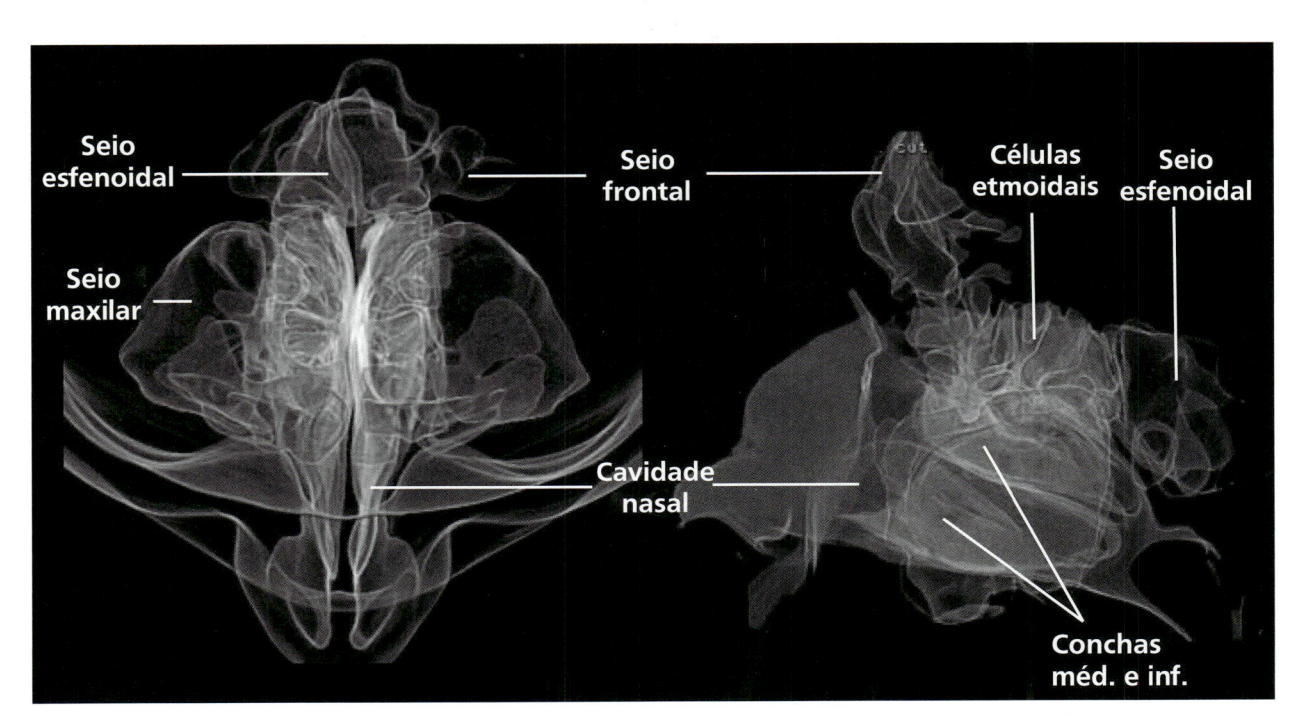

Fig. 35.24 TC 3D, reconstrução aérea. No planejamento pré-operatório, é muito importante compreender a aeração das cavidades naturais da base anterior do crânio para estabelecer vias seguras para navegação. Méd.: média; inf.: inferior.

anteriormente a parede medial do seio maxilar pode ser aberta.

Vários pontos importantes devem ser observados em uma investigação de TC tridimensional (3D), como o alinhamento do septo nasal, o tamanho e a posição das células etmoidais posteriores, o ducto nasolacrimal, o óstio maxilar, o corneto médio, o óstio esfenopalatino e os septos esfenoidais inter e intrassinusal.

A neuronavegação pode contribuir para a abordagem, mas não pode ser usada como um substituto ao planejamento pré-operatório cuidadoso.

■ Caso Ilustrativo

M.S.G., mulher, 31 anos. Quadro de acromegalia, com aumento característico dos tecidos moles e fáscie acromegálica. Em 2005, a paciente observou o aumento do nariz pela primeira vez. Em 2006, observou o espessamento dos dedos das duas mãos. Ela foi submetida a tratamento cirúrgico em 2006 e 2008 por uma abordagem transesfenoidal em outro hospital, sem controle dos níveis do hormônio do crescimento (GH). O tumor foi descrito como muito rígido na cirurgia anterior.

Em 2009, ela consultou em nosso departamento de neurocirurgia com as mesmas reclamações e com um nível de GH de 90 µg/dL. Foi realizada RM que demonstrou lesão heterogênea, com alta impregnação de gadolíneo, localizada na sela túrcica, com extensões para a região suprasselar e em direção ao seio cavernoso direito (**Fig. 35.25**). Foi proposta uma abordagem endoscópica endonasal, combinada com uma abordagem transmaxilar contralateral para alcançar a extensão para o seio cavernoso.

A cirurgia foi feita através das duas vias de forma complementar. A extensão transmaxilar da abordagem permitiu uma visualização muito ampla da extensão lateral do tumor, com movimentação confortável dos instrumentos cirúrgicos e endoscópio pela cavidade nasal e maxilar (**Figs. 35.26 a 35.28**). A neuronavegação provou ser muito útil neste caso, não apenas para a ressecção tumoral, mas também no planejamento da via transmaxilar (**Fig. 35.29**).

A paciente foi tratada com radioterapia após a cirurgia.

Na revisão de 6 meses, observou-se clara redução das características acromegálicas, especialmente na fácie. O nível de GH caiu para 8 µg/dL.

■ Discussão

A ressecção de tumores com projeção para a região parasselar, especialmente aqueles com extensão para o seio cavernoso, constitui um desafio técnico nas abordagens endonasais. A classificação modular das possíveis abordagens para esta área ajuda a identificar a melhor abordagem cirúrgica, bem como orienta a necessidade de conhecimento anatômico específico.[2,12]

O acesso transmaxilar fornece uma visão clara para a parede medial do seio cavernoso contralateral, sendo especialmente útil quando o tumor se insinua abaixo e acima do segmento horizontal da artéria carótida intracavernosa.

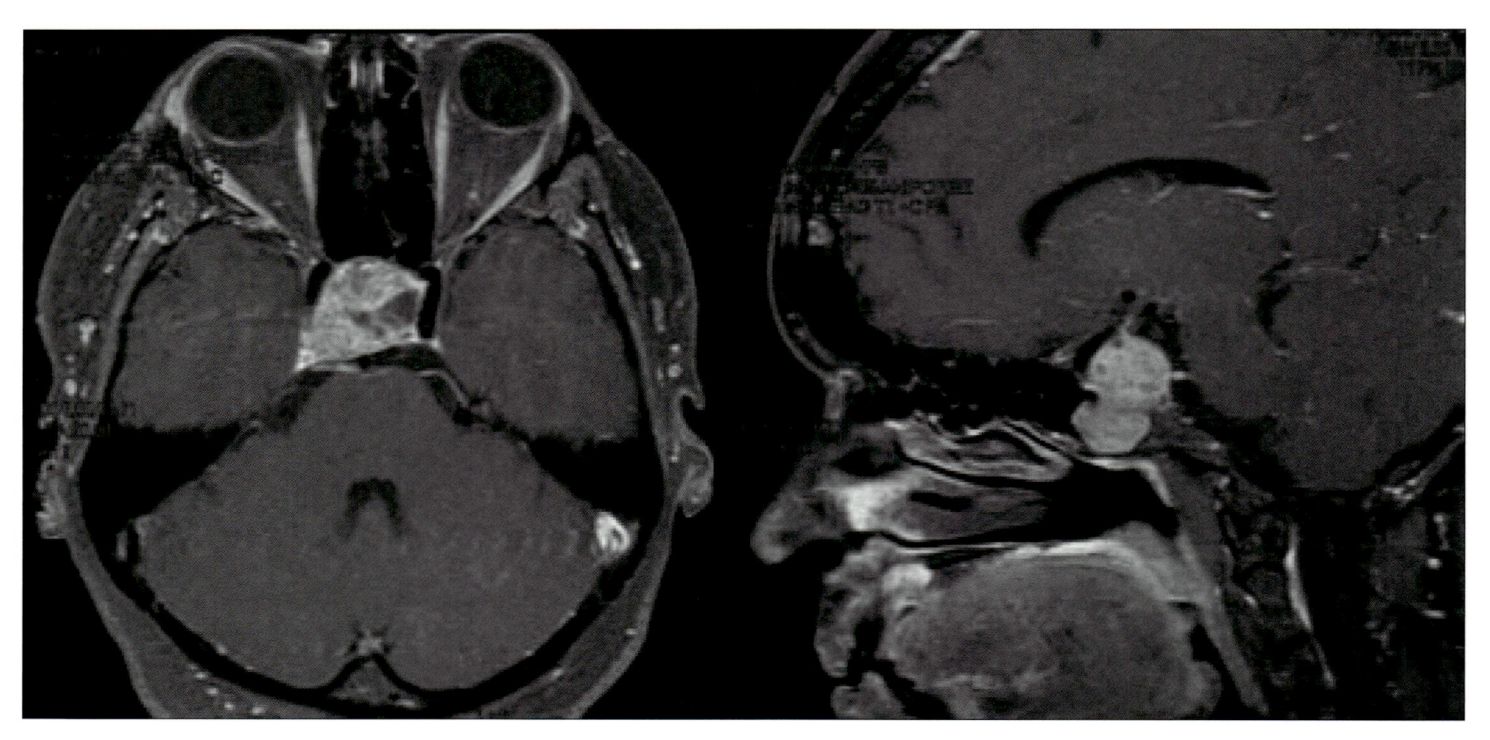

Fig. 35.25 Caso ilustrativo; RM pré-operatória. Uma lesão heterogênea, com alta captação de gadolínio, localiza-se dentro da sela com extensões para o espaço suprasselar e no sentido do seio cavernoso direito.

35 Abordagem Endoscópica Transmaxilar para Lesões Parasselares Contralaterais

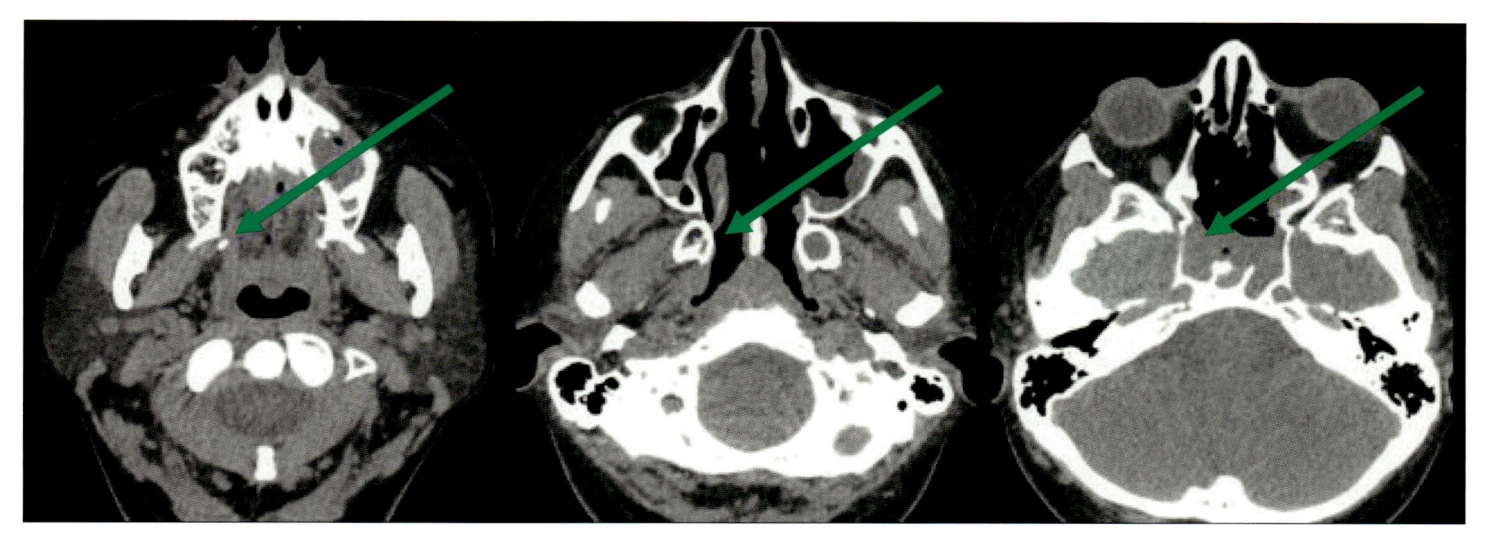

Fig. 35.26 Caso ilustrativo; TC pós-operatória. A trajetória da via transmaxilar é demonstrada. A abertura das paredes anterior e medial do seio maxilar é claramente observada. A trajetória direta e perpendicular a partir do seio maxilar para a área parasselar contralateral é evidente.

A possibilidade de usar uma abordagem endonasal e transmaxilar combinada dá ao cirurgião a opção de trabalhar pelas duas vias, simultaneamente, facilitando a dissecção e dando a opção de conduzir um instrumento através do nariz e outro a partir do seio maxilar.

Desta forma, o conhecimento da anatomia complexa desta região é obrigatório, assim como a compreensão da anatomia específica de cada paciente e suas variações antes da cirurgia. Embora a abordagem transmaxilar seja uma técnica com baixo risco, as complicações como a redução de sensibilidade facial e denervação dos dentes podem ser evitadas ao se analisar as informações volumétricas da RM e TC.

A visão direta da parede medial do seio cavernoso contralateral permite a remoção do tumor desta região, deixando os nervos na parede lateral intactos.

A abordagem transmaxilar representa uma possibilidade de acesso combinado a abordagem endonasal e não aumenta muito o tempo cirúrgico. Não são esperados defeitos estéticos ou funcionais.

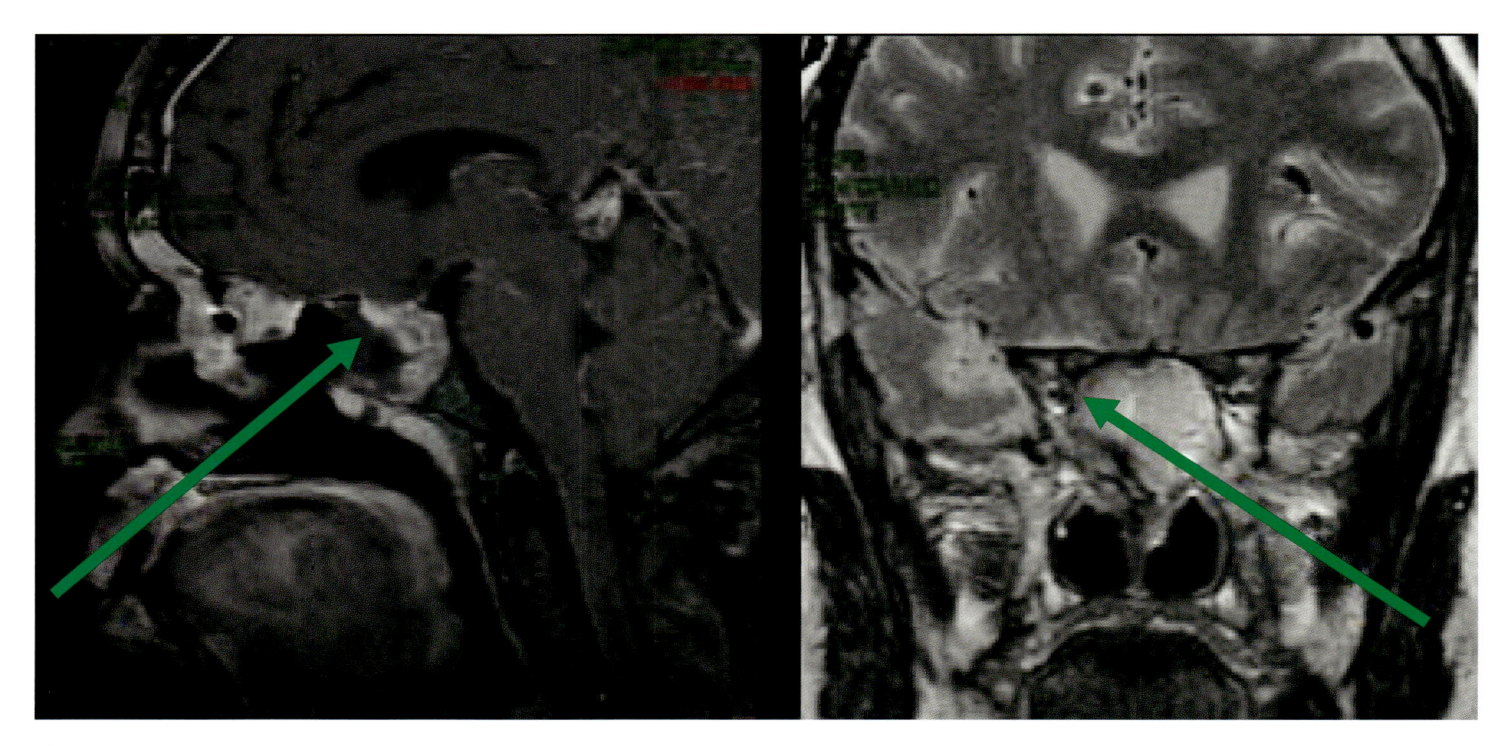

Fig. 35.27 Caso ilustrativo; RM pós-operatória precoce.

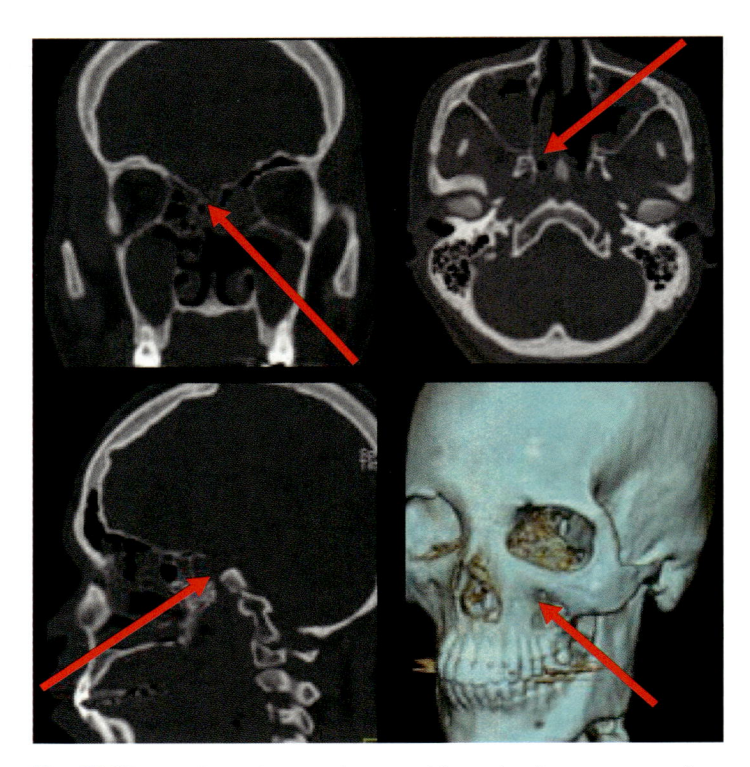

Fig. 35.28 Caso ilustrativo, TC pós-operatória. A abordagem transmaxilar pode ser compreendida como uma abordagem de inferior para superior e de lateral para medial. A reconstrução em volume da face mostra a abertura na parede maxilar anterior.

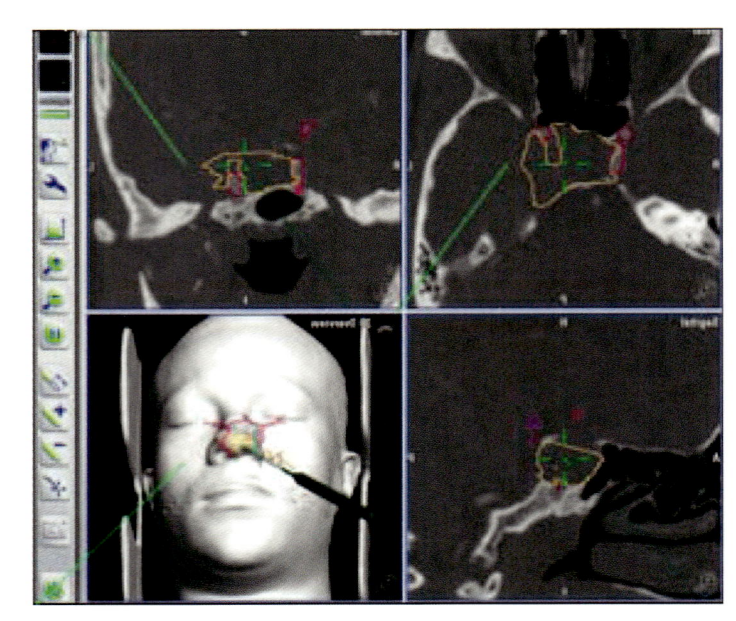

Fig. 35.29 Caso ilustrativo; neuronavegação.

A abordagem endoscópica transmaxilar para as lesões parasselares contralaterais oferece uma oportunidade complementar para remoção tumoral nos casos selecionados.

Referências

1. Doglietto F, Prevedello DM, Jane Jr JA *et al.* Brief history of endoscopic transsphenoidal surgery—from Philipp Bozzini to the First World Congress of Endoscopic Skull Base Surgery. *Neurosurg Focus* 2005;19:E3.
2. Prevedello DM, Kassam AB, Snyderman C *et al.* Endoscopic cranial base surgery: ready for prime time? *Clin Neurosurg* 2007;54:48-57.
3. Rhoton Jr AL. The sellar region. *Neurosurgery* 2002;51(4, Suppl):S335-74.
4. Hadad G, Bassagasteguy L, Carrau RL *et al.* A novel reconstructive technique after endoscopic expanded endonasal approaches: vascular pedicle nasoseptal flap. *Laryngoscope* 2006;116:1882-86.
5. Kassam AB, Vescan AD, Carrau RL *et al.* Expanded endonasal approach: vidian canal as a landmark to the petrous internal carotid artery. *J Neurosurg* 2008;108:177-83.
6. Harvey RJ, Nogueira JF, Schlosser RJ *et al.* Closure of large skull base defects after endoscopic transnasal craniotomy. Clinical article. *J Neurosurg* 2009;111:371-79.
7. Theodosopoulos PV, Guthikonda B, Brescia A *et al.* Endoscopic approach to the infratemporal fossa: anatomic study. *Neurosurgery* 2010;66:196-202, discussion 202-3.
8. Solari D, Magro F, Cappabianca P *et al.* Anatomical study of the pterygopalatine fossa using an endoscopic endonasal approach: spatial relations and distances between surgical landmarks. *J Neurosurg* 2007;106:157-63.
9. Couldwell WT, Sabit I, Weiss MH *et al.* Transmaxillary approach to the anterior cavernous sinus: a microanatomic study. *Neurosurgery* 1997;40:1307-11.
10. Moore CC, Bromwich M, Roth K *et al.* Endoscopic anatomy of the orbital floor and maxillary sinus. *J Craniofac Surg* 2008;19:271-76.
11. Fortes FS, Sennes LU, Carrau RL *et al.* Endoscopic anatomy of the pterygopalatine fossa and the transpterygoid approach: development of a surgical instruction model. *Laryngoscope* 2008;118:44-49.
12. Schwartz TH, Fraser JF, Brown S *et al.* Endoscopic cranial base surgery: classification of operative approaches. *Neurosurgery* 2008;62:991-1002, discussion 1002-5.

36 Abordagem Suprapetrosa para o Cavo de Meckel e a Fossa Temporal

Daniel M. Prevedello ▪ Amin B. Kassam ▪ Ricardo L. Carrau
Juan C. Fernandez-Miranda ▪ Paul A. Gardner ▪ Carl H. Snyderman

Dicas e Pérolas

- A cirurgia endoscópica endonasal das lesões da fossa média requer uma equipe multidisciplinar.
- As indicações comuns atualmente para a abordagem endoscópica endonasal para a fossa craniana média são schwannomas do trigêmeo, meningiomas, encefaloceles com ou sem perda de fluido líquido cefalorraquidiano (LCR), angiofibromas juvenis, adenomas invasivos da hipófise e invasão perineural (trigêmeo) por tumores de baixo grau ou grau intermediário.
- Uma vantagem importante da abordagem endoscópica endonasal é a não retração do lobo temporal.
- As contraindicações para esta abordagem incluem comorbidades do paciente, anatomia desfavorável, indisponibilidade de uma equipe multidisciplinar e falta de equipamentos/instrumentos especializados.
- O cuidado da avaliação pré-operatória, incluindo um exame físico e estudos de imagens, é importante.
- A angiotomografia e a ressonância magnética pré-operatórias são complementares e podem ser utilizadas para obter orientação pela imagem.
- Um retalho pediculado nasosseptal (se estiver disponível) é retirado do lado contralateral no início da cirurgia.
- O nervo vidiano é acompanhado posteriormente para alcançar e identificar a artéria carótida interna petrosa (ACI). Ele pode ser preservado em casos selecionados.
- Do ponto de vista técnico, é difícil brocar o canal da carótida interna e esta etapa requer o uso de pontas de broca de diamante ou híbrida. As brocas cortantes não devem, nunca, ser usadas para este fim.
- Os triângulos anteromedial e lateral do seio cavernoso são usados para alcançar a fossa média.
- A área medial ao gânglio de Gasser é alcançado através do espaço quadrangular, que é limitado inferior e medialmente pela ACI, lateralmente pelo V2 e superiormente pelo nervo craniano VI.
- O monitoramento por eletromiografia (EMC) do VI nervo craniano e o ramo motor de V3 é útil durante uma dissecção delicada e na preservação da função destes nervos.
- Devem ser usados endoscópios de zero grau e angulares para examinar a anatomia da região, assim como identificar qualquer doença residual. A fossa posterior pode ser alcançada em casos selecionados.
- O defeito dural resultante é reparado com o retalho pediculado nasosseptal, que também deve cobrir a ACI exposta. O tamponamento é usado para sustentar a reconstrução e *splints* nasais são colocados para evitar sinequia.

■ Introdução

O cavo de Meckel representa um divertículo da dura-máter dentro da fossa craniana média. O periscópio da dura-máter mantém sua grande adesão com o osso da fossa média e a meníngea separa-se para formar o espaço para o nervo trigêmeo e o cavo de Meckel. O nervo trigêmeo deixa o tronco cerebral na direção da fossa média, onde ele forma o gânglio de Gasser e se divide em três segmentos, portanto, o cavo de Meckel também é conhecido como o cavo trigeminal.[1-4]

Várias patologias podem ser encontradas na cavidade de Meckel. Os schwannomas do trigêmeo e meningiomas são as mais comuns.[5-7] Outras lesões incluem angiofibromas nasofaríngeo juvenil, condrossarcomas, cordomas e malignidades sinonasais, como o carcinoma cístico adenoide, que se espalha através do perineuro dos nervos cranianos.[7-11]

Foram descritas muitas abordagens cirúrgicas para acessar lesões localizadas na cavidade de Meckel.[1-3,12-14] Estas abordagens podem ser divididas em três grupos principais, de acordo com sua rota anatômica em: anterolateral, lateral, e posterolateral. Nenhuma destas abordagens é adaptada para alcançar a cavidade de Meckel inteira.[15] A abordagem endonasal expandida para a fossa média é uma abordagem cirúrgica alternativa que oferece acesso direto, sem retração do cérebro.[15]

■ Indicações e Vantagens

A abordagem endonasal expandida fornece uma via direta para a região anteromedial do cavo de Meckel. Sua principal vantagem inicial é que ela facilita a dissecção entre o nervo trigêmeo e a camada periosteal da dura-máter para lesões da porção inferomedial do cavo de Meckel. As lesões laterais ao gânglio de Gasser também podem ser acessadas através da via endonasal usando os triângulos anteromedial (V1-V2) e anterolateral (V2-V3) da fossa média (seio cavernoso). As extensões para a fossa posterior podem ser ressecadas em casos selecionados.[15]

A principal vantagem da via endonasal é a possibilidade de ressecar grandes lesões da fossa temporal/cavidade de Meckel sem a retração do lobo temporal do cérebro.

■ Contraindicações

Lesões complexas com envolvimento de múltiplas fossas ou regiões precisam de uma avaliação completa. Se o principal componente tumoral da lesão estiver localizado na fossa posterior, então, uma abordagem retrossigmoide-suprameatal pode ser mais adequada. O mesmo é válido para lesões que ocupam as porções laterais da fossa craniana média ou infratemporal. Nestes casos, uma abordagem craniana média aberta/infratemporal pode ser mais adequada. Cada paciente é avaliado individualmente e, em muitos casos, existe a necessidade de um acesso combinado para otimizar a ressecção sem transgredir o plano dos nervos cranianos.

■ Diagnóstico

O exame físico inclui uma avaliação neurológica, com foco especial na função do nervo craniano. A função sensorial e motora do trigêmeo deve ser estudada em detalhes. Um exame oftalmológico incluindo um exame do campo visual é indicado para pacientes que apresentam comprometimento da órbita ou do nervo óptico. A avaliação endoscópica da cavidade nasal é recomendada para identificar qualquer lesão nasal e documentar a integridade do septo, desvios e outras variações anatômicas.

Imagem

Todos os pacientes são submetidos a uma angiotomografia computadorizada (ATC) e ressonância magnética de crânio (RM) pré-operatórias que são combinadas para obter a imagem esterotáctica para neuronavegação intraoperatória (Stryker-Leibinger Corp., Kalamazoo, MI).

■ Cirurgia

Instrumentação Cirúrgica

A instrumentação cirúrgica é vital para a abordagem endoscópica endonasal para a fossa infratemporal e o cavo de Meckel. Os equipamentos necessários incluem endoscópios de alta qualidade (0 e 45 graus), videocâmera e monitor; eletrocautério bipolar de ponta longa; brocas endonasais longas e delicadas com pontas de 3 e 4 mm; instrumentos cirúrgicos longos e materiais hemostáticos.

Organização da Operação

Após a entubação orotraqueal, o paciente é colocado em um suporte de cabeça de 3 pinos, posicionado com a cabeça girada para a direita e levemente inclinada para a esquerda.

Preparação do Nariz

O nariz é descongestionado com uma solução tópica de oximetazolina a 0,05% usando cotonoides de 1/2" × 3". Uma solução de povidona é aplicada nas áreas perinasal e periumbilical (no caso de necessidade de enxerto de gordura livre autóloga para reconstrução).

Fig. 36.1 Abordagem do cavo de Meckel. (**A**) Uma visão geral da abordagem endonasal para o cavo de Meckel. O seio maxilar localiza-se anterior a fossa pterigopalatina. A remoção da parede posterior do seio maxilar expõe a fossa pterigopalatina, onde o canal vidiano e o forame redondo podem ser identificados. O processo pterigoide pode ser brocado para acessar o recesso lateral do seio esfenoidal. O nervo vidiano corre no assoalho do recesso lateral e o nervo maxilar (V2) na parede lateral. Ambos os nervos tendem a convergir, à medida que eles seguem posteriormente e são usados como limites cirúrgicos que guiam a abordagem. O nervo vidiano, que pode ser preservado em casos selecionados, é seguido posteriormente até encontrar o aspecto lateral da artéria carótida interna no forame lácero e o nervo maxilar é seguido, posteriormente, onde se une ao gânglio trigêmeo. A fissura orbital superior, que é a continuação anterior do seio cavernoso, está localizada anterossuperiormente ao cavo de Meckel e anterolateral ao segmento parasselar da artéria carótida interna. (**B-F**) Abordagem em etapas para o cavo de Meckel. (**B**) Após identificar o nervo vidiano na fossa pterigopalatina, o canal vidiano é brocado na direção anteroposterior no sentido da artéria carótida interna. Brocar a parede inferior do canal vidiano, o processo pterigoide e a porção superior da placa pterigoide média expõe a parede superior da tuba auditiva, o que representa outro importante limite cirúrgico. O nervo vidiano e a tuba auditiva convergem na porção inferior (ou fibrocartilaginosa) do forame lácero. O joelho anterior da artéria carótida interna (transição petroso-paraclival) ocupa a porção superior (ou vascular) do forame lácero. Uma vez que a artéria carótida esteja exposta neste nível, é obtida a exposição completa dos segmentos paraclival e parasselar da artéria carótida interna. (**C**) A brocagem continua agora lateral à artéria carótida paraclival, expondo a dura-máter da fossa média. O nervo mandibular e o forame oval são identificados após brocar o assoalho da fossa média. (**D**) A dura-máter da fossa média foi aberta para expor os três ramos do nervo trigêmeo. O nervo abducente corre medial ao nervo oftálmico (V1) a partir do seio cavernoso para a fissura orbital superior. O nervo carótico, que é um nervo simpático que se estende para cima do gânglio cervical superior junto à artéria carótida interna, se une ao nervo abducente no seio cavernoso. (**E**) Um endoscópio angular é usado para inspecionar a anatomia regional em uma peça anatômica diferente. A porção extradura da abordagem endonasal para a cavidade de Meckel foi completada. A dura-máter que cobre os ramos V2 e V3 permanece intacta, mas brocagem é realizada no triângulo anterolateral da fossa média (entre V2 e V3) enquanto o osso que cobre o triângulo anteromedial não foi removido. Observe a confluência do nervo vidiano e a tuba auditiva na porção inferior do forame lácero. (**F**) Visão aproximada do cavo de Meckel. A dura-máter que repousa sobre o gânglio trigêmeo foi aberta para expor o aspecto medial do cavo de Meckel. Os nervos abducente e carótico são claramente identificados e devem ser preservados durante o procedimento cirúrgico. For.: forame; anterolat.: anterolateral; car.: carótico; cav.: cavernoso; Fos.: fossa; Gân.: gânglio; ACI: artéria carótida interna; lac.: lacerado; lat.: lateral; max.: maxilar; méd.: média; N.: nervo; pal.: palatina; paracl.: paraclival; parassel.: parasselar; pter.: pterigoide; FOS: fissura orbitária superior; Tr.: triângulo; trig.: trigeminal; vid.: vidiano; Rec.: recesso; anteromed.: anteromedial.

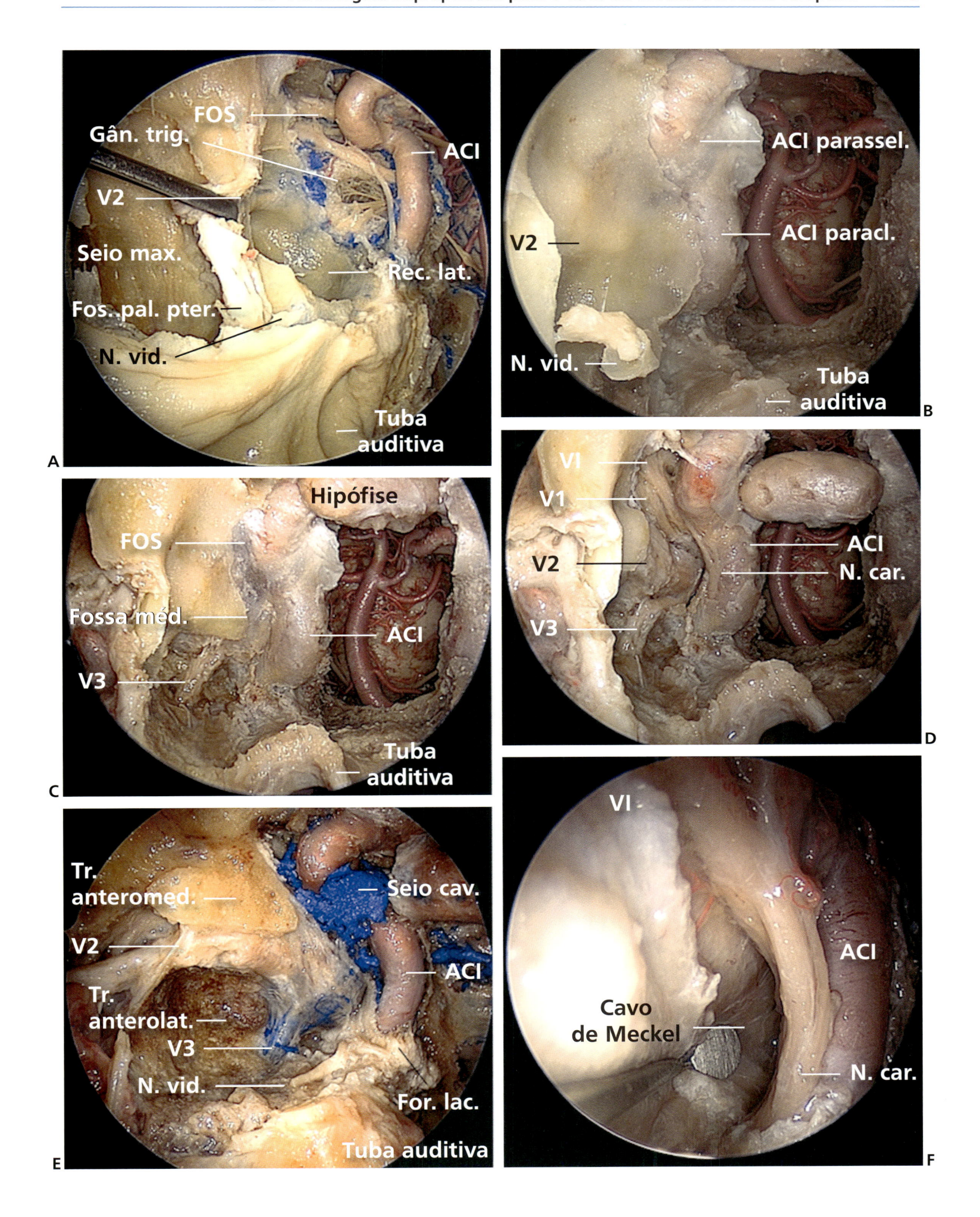

36 Abordagem Suprapetrosa para o Cavo de Meckel e a Fossa Temporal

A
- FOS
- Gân. trig.
- V2
- Seio max.
- Fos. pal. pter.
- N. vid.
- ACI
- Rec. lat.
- Tuba auditiva

B
- ACI parassel.
- V2
- ACI paracl.
- N. vid.
- Tuba auditiva

C
- Hipófise
- FOS
- Fossa méd.
- V3
- ACI
- Tuba auditiva

D
- VI
- V1
- V2
- V3
- ACI
- N. car.

E
- Tr. anteromed.
- V2
- Tr. anterolat.
- V3
- N. vid.
- Seio cav.
- ACI
- For. lac.
- Tuba auditiva

F
- VI
- Cavo de Meckel
- ACI
- N. car.

Abordagem

A exposição é iniciada usando endoscópio de 0 grau (Karl Storz Endoscopy; Culver City, CA). Usamos um sistema de irrigação, na forma de uma bainha endoscópica ou irrigação manual com uma seringa de 60 mL, para limpar as lentes do endoscópio e manter a visualização. A lateralização das conchas inferiores aumenta o espaço para a introdução e manipulação de instrumentos. Nos casos selecionados, a concha inferior pode ser ressecada como parte de uma maxilectomia média com ou sem uma extensão de Denker para fornecer acesso a lesões localizadas lateralmente na fossa infratemporal. Também ressecamos a concha média que está ipsilateral a lesão e, portanto, a cavidade de Meckel envolvida. A concha média contralateral é fraturada e deslocada lateralmente. Neste ponto, colocamos o retalho nasosseptal pediculado nas artérias septais posteriores do lado contralateral. Ele é usado para reconstruir o defeito da base do crânio e cobrir uma artéria carótida interna exposta no final do procedimento.[16] O retalho é armazenado na nasofaringe ou no seio maxilar durante a fase de ressecção da cirurgia.

Uma septectomia nasal posterior além de amplas esfenotomias bilaterais e etmoidectomias posteriores ipsilaterais completam o corredor nasal. Este corredor é então expandido lateralmente adicionando uma abordagem transpterigoide ipsilateral à cavidade de Meckel envolvida, criando um acesso direto para o recesso lateral do seio esfenoidal.[15,17] Isto requer a remoção da parede posterior do seio maxilar usando uma pinça tipo Kerrison de 1 a 2 mm, seguindo a artéria esfenopalatina e expondo a fossa pterigopalatina (FPP) (**Fig. 36.1A**). Uma vez que a exposição está completa, os tecidos moles da fossa podem ser retraídos lateralmente após os nervos palatovaginal e vidiano serem seccionados. Esta exposição fornece acesso a base inteira das placas pterigoides. Nos casos selecionados que não exigem lateralização extrema do FPP, o nervo vidiano pode ser preservado. A orientação por imagem (neuronavegação) pode ser usada para confirmar a adequação da exposição e também a identificação do canal vidiano e o forame redondo.

O canal vidiano e seu feixe neurovascular são então seguidos posteriormente para identificar a artéria carótida interna petrosa (ACI) e o V2 para alcançar a cavidade de Meckel. A brocagem deve ser feita junto à hemicircunferência inferior do canal vidiano, já que a ACI está localizada na margem superior.[17-19] O forame redondo é identificado diretamente ou seguindo o nervo infraorbital proximal. O osso ao redor de V2 é removido até ele penetrar a dura-máter da fossa craniana média.[15,17-19] Se o nervo vidiano for preservado, ele precisa estar totalmente liberado do seu canal para permitir a mobilização lateral e transposição.

Uma vez identificado, o osso que cobre a ACI é brocado (**Fig. 36.1B**), alcançando o controle proximal e distal da ACI. Subsequentemente, o osso lateral à ACI clival também é fresado, expondo completamente o periósteo da fossa média (**Fig. 36.1C-E**).

A dura-máter, ou camada periosteal, é aberta dentro do espaço quadrangular, que se liga à ACI medialmente, V2 lateralmente e à ACI petrosa horizontal, inferiormente. Seu limite superior é o nervo abducente que corre oblíquo e superiormente. O nervo abducente corre no nível de V1 (o ramo oftálmico do nervo trigêmeo) dentro do seio cavernoso junto com sua margem inferior à medida que se estende para a fissura orbital superior.[20-22] Ao manter a dissecção no nível superior de V2, o VI nervo craniano é preservado (**Fig. 36.1F**).[15]

Nos pacientes com lesões que infiltram o gânglio de Gasser causando hipestesia, como o carcinoma adenoide cístico, o nervo trigêmeo é sacrificado e a ressecção do tumor inclui estes segmentos do nervo trigêmeo que estão infiltrados. A congelação intraoperatória é necessária para confirmar a ressecção completa (margens). Nos pacientes que apresentam lesões benignas, que ocupam o compartimento inferomedial da cavidade de Meckel, o nervo trigêmeo é preservado e, muitas vezes, deslocado superolateralmente contra a dura-máter da fossa média. Em raros casos, o gânglio pode ser deslocado medialmente e a lesão localizada lateralmente. Nestes casos, os triângulos da fossa média anteromedial (entre V1 e V2) e anterolateral (entre V2 e V3) são usados para alcançar a porção lateral da cavidade de Meckel. Usando estes limites, a camada meníngea da dura-máter pode ser aberta junto a estes corredores para expor o espaço subaracnoide da fossa temporal anterior. Monitorização eletrofisiológica é usada para determinar a posição do nervo motor V3 e VI, permitindo uma dissecção mais segura.

Reparo

O reparo da dura-máter inclui uma técnica de multicamadas que inicia com um enxerto de enchimento de matriz de colágeno (Duragen; Integra Life Sciences Corp., Plainsboro, NJ). O retalho pediculado nasosseptal é deslocado de sua posição de armazenamento para cobrir a fossa média e a ACI expostas. Ele é então fixado com metilcelulose oxidada e uma cola sintética (Duraseal). Se o defeito for maior que o retalho previamente elevado, a reconstrução é aumentada com a adição de um enxerto livre de mucosa da concha média, um enxerto de gordura livre a partir da área periumbilical ou derme acelular. É usado um tampão de esponja expansível ou um balão de um cateter de Foley para sustentar a reconstrução e evitar o deslocamento do tecido. Se for usado um balão de Foley, ele deve ser posicionado e inflado sob visualização direta. O tampão é removido 3 a 5 dias depois. Lâminas de silicone são inseridas dos dois lados do septo a fim de evitar sinequia. Antibióticos de amplo espectro são usados enquanto o tampão estiver locado.

Complicações

Em nossa série, 12,5% (5/40) dos pacientes tiveram nova hipestesia pós-operatória, que foi permanente em 5% (2/40). Não foram detectadas morbidades adicionais de longo prazo, fístula LCR ou mortalidade.[15]

Cuidado Pós-Operatório

Em nossa série, nove de 30 pacientes (30%) se recuperaram de déficits do nervo craniano preexistentes (III, IV, V, VI nervos cranianos) relacionadas com as lesões no cavo de Meckel. Acreditamos que a descompressão do seio cavernoso tenha levado à recuperação das neuropatias cranianas.[15]

Conclusão

O acesso cirúrgico ao cavo de Meckel é desafiador, pois ela é protegida por estruturas importantes. Nenhuma abordagem cirúrgica única fornece acesso ilimitado, portanto, cada lesão específica requer uma abordagem personalizada que leva em consideração sua localização e extensão e qual via requer menos manipulação das estruturas neurovasculares. Em muitos casos é necessário o domínio de vários corredores (aberto e endoscópico), isolados ou combinados, para o tratamento adequado de lesões localizadas na cavidade de Meckel e na fossa infratemporal, portanto, o cirurgião deve ser muito bem versado em várias, se não todas, as abordagens. É crítico oferecer a abordagem ou combinação de abordagens que melhor se encaixe para cada paciente. A abordagem endoscópica nasal fornece um importante corredor anterior, inferior e médio que em pacientes selecionados oferece exposição adequada ao cavo de Meckel com baixa morbidade, assim complementando as abordagens-padrão de abertura e fornecendo ao cirurgião moderno de base do crânio um acesso de 360 graus ao cavo de Meckel.

Referências

1. Inoue T, Rhoton Jr AL, Theele D et al. Surgical approaches to the cavernous sinus: a microsurgical study. *Neurosurgery* 1990;26:903-32.
2. Seoane E, Rhoton Jr AL. Suprameatal extension of the retrosigmoid approach: microsurgical anatomy. *Neurosurgery* 1999;44:553-60.
3. Yasuda A, Campero A, Martins C et al. Microsurgical anatomy and approaches to the cavernous sinus. *Neurosurgery* 2005;56(1, Suppl):4-27, discussion 4-27.
4. Yasuda A, Campero A, Martins C et al. The medial wall of the cavernous sinus: microsurgical anatomy. *Neurosurgery* 2004;55:179-89, discussion 189-90.
5. Kouyialis AT, Stranjalis G, Papadogiorgakis N et al. Giant dumbbell-shaped middle cranial fossa trigeminal schwannoma with extension to the infratemporal and posterior fossae. *Acta Neurochir (Wien)* 2007;149:959-63, discussion 964.
6. Verstappen CC, Beems T, Erasmus CE et al. Dumbbell trigeminal schwannoma in a child: complete removal by a one-stage pterional surgical approach. *Childs New Syst* 2005;21:1008-11.
7. Yuh WT, Wright DC, Barloon TJ et al. MR imaging of primary tumors of trigeminal nerve and Meckel's cave. *AJR Am J Roentgenol* 1988;151:577-582
8. Dolan EJ, Schwartz ML, Lewis AJ, Kassel EE, Cooper PW. Adenoid cystic carcinoma: an unusual neurosurgical entity. *Can J Neurol Sci* 1985;12:65-68
9. Fowler BZ, Crocker IR, Johnstone PA. Perineural spread of cutaneous malignancy to the brain: a review of the literature and five patients treated with stereotactic radiotherapy. *Cancer* 2005;103:2143-2153
10. Ginsberg LE, DeMonte E Imaging of perineural tumor spread from palatal carcinoma. *AJNR Am J Neuroradiol* 1998;19:1417-22.
11. Zhu JJ, Padillo O, Duff J et al. Cavernous sinus and leptomeningeal metastases arising from a squamous cell carcinoma of the face: case report. *Neurosurgery* 2004;54:492-98, discussion 498-99.
12. Taha JM, Tew Jr JM, van Loveren HR et al. Comparison of conventional and skull base surgical approaches for the excision of trigeminal neurinomas. *J Neurosurg* 1995;82:719-25.
13. Samii M, Carvalho GA, Tatagiba M et al. Surgical management of meningiomas originating in Meckel's cave. *Neurosurgery* 1997;41:767-74, discussion 774-75.
14. Samii M, Tatagiba M, Carvalho GA. Retrosigmoid intradural suprameatal approach to Meckel's cave and the middle fossa: surgical technique and outcome. *J Neurosurg* 2000;92:235-41.
15. Kassam AB, Prevedello DM, Carrau RL et al. The front door to Meckel's cave: an anteromedial corridor via expanded endoscopic endonasal approach- technical considerations and clinical series. *Neurosurgery* 2009;64(3, Suppl):71-82, discussion 82-83.
16. Hadad G, Bassagasteguy L, Carrau RL et al. A novel reconstructive technique after endoscopic expanded endonasal approaches: vascular pedicle nasoseptal flap. *Laryngoscope* 2006;116:1882-86.
17. Vescan AD, Snyderman CH, Carrau RL et al. Vidian canal: analysis and relationship to the internal carotid artery. *Laryngoscope* 2007;117:1338-42.
18. Fortes FS, Sennes LU, Carrau RL et al. Endoscopic anatomy of the pterygopalatine fossa and the transpterygoid approach: development of a surgical instruction model. *Laryngoscope* 2008;118:44-49.
19. Kassam AB, Vescan AD, Carrau RL et al. Expanded endonasal approach: vidian canal as a landmark to the petrous internal carotid artery. *J Neurosurg* 2008;108:177-83.
20. Iaconetta G, Fusco M, Cavallo LM et al. The abducens nerve: microanatomic and endoscopic study. *Neurosurgery* 2007;61(3, Suppl):7-14, discussion 14.
21. Cavallo LM, Cappabianca P, Galzio R et al. Endoscopic transnasal approach to the cavernous sinus versus transcranial route: anatomic study. *Neurosurgery* 2005;56(2, Suppl):379-89, discussion 379-89.
22. Alfieri A, Jho HD. Endoscopic endonasal approaches to the cavernous sinus: surgical approaches. *Neurosurgery* 2001;49:354-60, discussion 360-62.

37 Tratamento das Fístulas Liquóricas da Parede Lateral do Seio Esfenoidal

Emiro E. Caicedo ■ Alfredo Herrera ■ Ricardo L. Carrau
Carl H. Snyderman ■ Amin B. Kassam ■ Daniel M. Prevedello
Paul A. Gardner ■ Juan C. Fernandez-Miranda ■ Victor Morera

Dicas e Pérolas

- O recesso lateral do seio esfenoidal representa uma extensão da pneumatização do seio esfenoidal para dentro da base das placas pterigoides e pode se estender do canal pterigoide às áreas laterais ao forame redondo (p. ex.: asa do esfenoide) (**Fig. 37.1**).[1]
- As fístulas liquóricas (LCR) do recesso lateral do seio esfenoidal têm sido associadas a granulações aracnoides da fossa craniana média, canal crânio-faríngeo patente (canal de Stemberg), hipertensão intracraniana benigna e trauma.[2,3]
- A avaliação pré-operatória inclui um histórico completo, exame físico com ênfase na avaliação da função dos nervos cranianos e estudos de imagem incluindo tomografia computadorizada de alta resolução (TC) e ressonância magnética com contraste (RM) para aqueles pacientes que apresentam fístulas espontâneas ou meningoencefalocele (**Fig. 37.2**).
- O conhecimento da anatomia endoscópica da fossa pterigopalatina e do recesso do esfenoide é mandatório para a abordagem e o reparo de fístulas dessa região. O acesso transantral-transpterigoide fornece uma visão ampla e direta do recesso lateral do seio esfenoidal com menor morbidade quando comparado aos acessos transcranianos ou transfaciais (**Fig. 37.3**).[4]
- A taxa de sucesso para endoscópico das fístulas liquóricas é de 85 a 100%. Pacientes com hipertensão intracraniana apresentam uma taxa significante de insucesso mesmo após fechamento adequado destas fístulas.[5]
- No grupo de pacientes de risco de hipertensão intracraniana incluem-se aqueles com hemorragia subaracnóidea secundária ao trauma ou acidente vascular encefálico hemorrágico, aqueles com tumores intracranianos e aqueles com fístulas liquóricas espontâneas.[5]

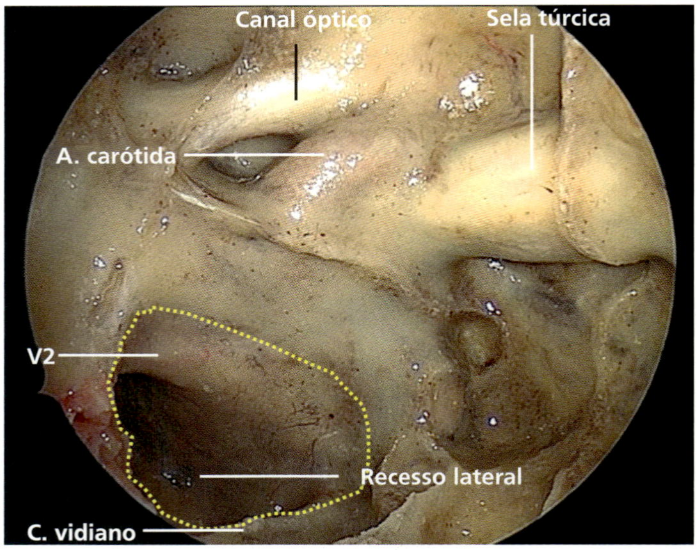

Fig. 37.1 Recesso lateral do seio esfenoidal direito. A linha pontilhada marca a entrada para o recesso lateral do seio esfenoidal, que está cercado pelo canal vidiano e V2. A.: artéria; C.: canal.

direto para o recesso lateral do esfenoide. Esta limitação tem sido superada com a utilização de técnicas endoscópicas que criam um corredor pela fossa pterigopalatina, tal como o acesso transpterigoide, que permite um tratamento seguro e eficiente das lesões do recesso esfenoidal lateral.[6] Este capítulo descreve as dicas e desafios a considerar quando se trata de fístulas do LCR e outras lesões no recesso lateral do seio esfenoidal.

■ Introdução

A pneumatização do seio esfenoidal dentro do processo pterigoide cria o recesso esfenoidal lateral. As patologias do recesso esfenoidal lateral incluem lesões de natureza benigna ou maligna, assim como fístulas liquóricas (LCR) e meningoencefalocele.[6,7] As fístulas do LCR do recesso esfenoidal lateral são um desafio tanto diagnóstico quanto terapêutico. As abordagens tradicionais transeptal ou transetmoidal para o seio esfenoidal não fornecem acesso

■ Seleção do Paciente

As indicações para uma abordagem endoscópica transpterigoide incluem as lesões localizadas no recesso lateral do esfenoide, na fossa pterigopalatina e na base infratemporal do crânio (base da fossa craniana média). É relevante identificar a extensão da doença no período pré-operatório por meio de exame físico, tomografia computadorizada de alta resolução com contraste e ressonância magnética (RM).[6] Ao tratar pacientes com fístulas liquóricas é importante

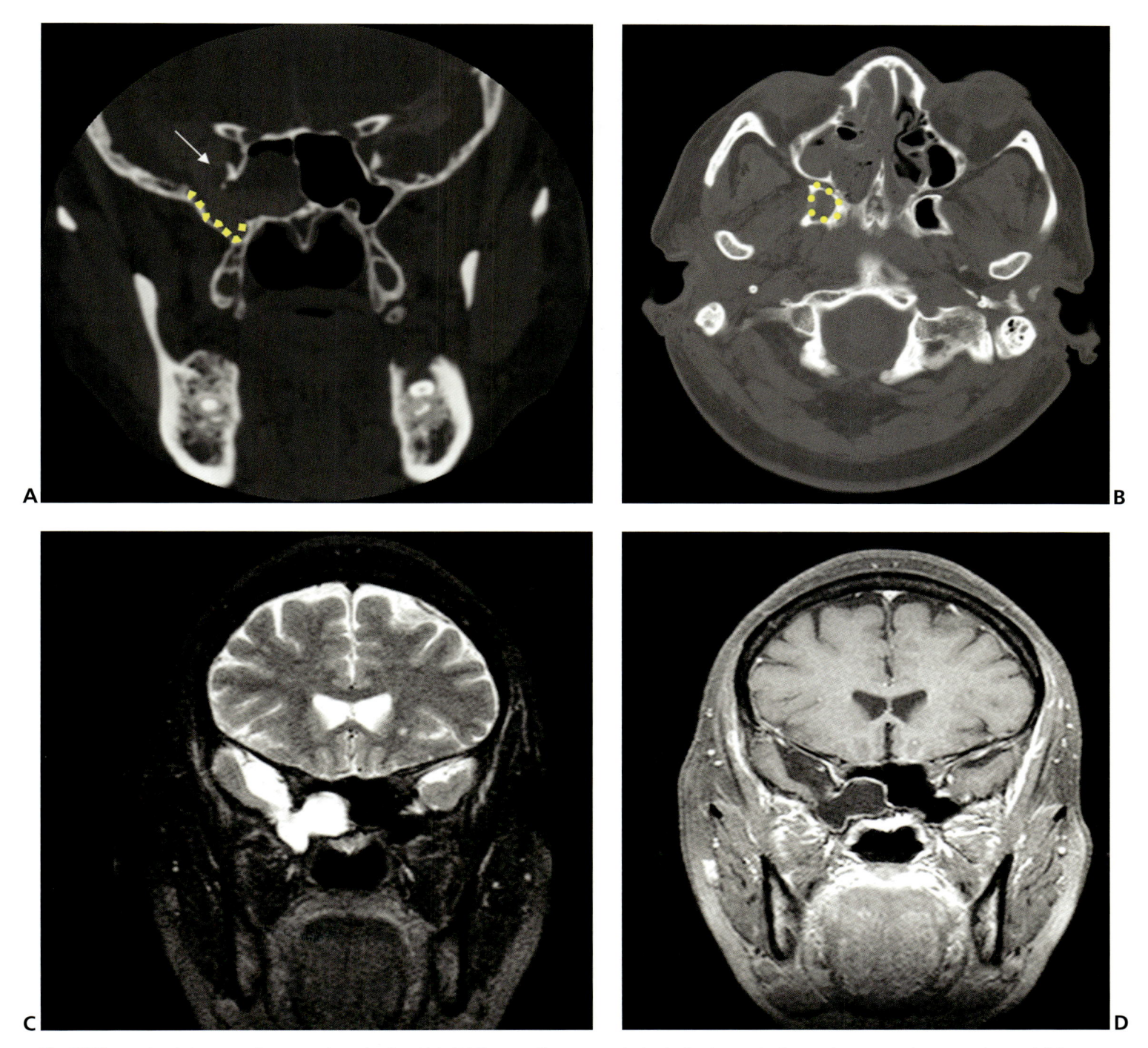

Fig. 37.2 Estudos de imagem do recesso lateral esfenoidal. (**A**) Tomografia computadorizada de alta resolução no plano coronal, mostrando um defeito ósseo indicado pela ponta da seta no recesso lateral do seio esfenoidal *(linha pontilhada amarela)*. (**B**) TC de alta resolução no plano axial, mostrando o recesso lateral do seio esfenoidal *(linha amarela pontilhada)*. O recesso lateral oposto do seio esfenoidal está normal. (**C**) Imagem por ressonância magnética ponderada em T2 (RM) mostrando sinal hipertenso no recesso lateral do seio esfenoidal compatível com líquido cefalorraquidiano (LCR). (**D**) RM ponderada em T1 com supressão de gordura, mostrando lesão de baixa densidade no recesso lateral do seio esfenoidal.

diferenciar a fístula de outras fontes de rinorreia, localizando o local específico do vazamento e excluindo a presença de pressão intracraniana aumentada. A β$_2$-transferrina e a proteína β-traço são marcadores químicos seguros para a presença de LCR.[5]

A abordagem endoscópica transpterigoide é indicada para o tratamento de lesões que se estendem à fissura pterigomaxilar e às porções mediais da fossa craniana média e à fossa intratemporal. Um alcance lateral ampliado é possível com a utilização da técnica endoscópica de Denker. Este procedimento inclui uma maxilectomia média por endoscopia, a remoção da abertura piriforme inferior e da parede maxilar medial. O conhecimento preciso da extensão da lesão é extremamente importante (**Fig. 37.4**).

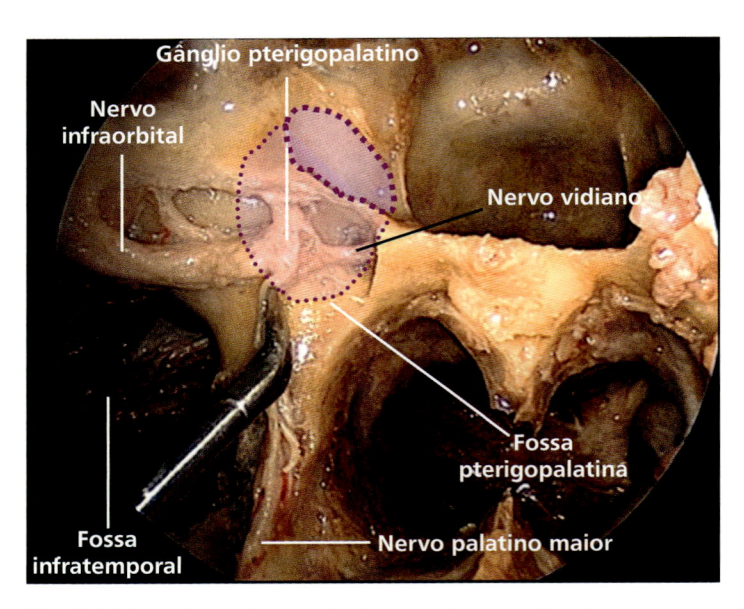

Fig. 37.3 Conteúdos e localização da fossa pterigopalatina do recesso lateral do esfenoide. A dissecção anatômica mostra os conteúdos da fossa pterigopalatina. A linha pontilhada mais fina mostra a localização do recesso lateral do seio esfenoidal. A linha pontilhada mais grossa mostra a entrada do recesso lateral do seio esfenoidal.

Planejamento Pré-Operatório

Uma antibioticoprofilaxia no período pré-operatório que forneça proteção contra a flora da via aerodigestiva superior e com boa penetração na barreira hematoencefálica é administrada 1 a 2 horas antes da cirurgia e continuada até 48 horas após a mesma. Os pacientes são posicionados em posição supina com o pescoço levemente voltado para a direita e vagamente inclinado à esquerda. Em nossa prática foi utilizada a orientação por navegação intraoperatória, embora não seja relevante para a obtenção de resultado adequado. Caso a lesão esteja intimamente relacionada a estruturas neurovasculares adjacentes, o paciente é monitorado no período intraoperatório utilizando potenciais somatossensoriais evocados e eletromiografia da musculatura ocular extrínseca como indicado. Os pacientes que apresentam tal lesão também deverão ser avaliados com a angiotomografia por TC. A tomografia computadorizada de alta resolução (TCAR) é o estudo por imagem de escolha inicialmente para auxiliar a identificar o local do vazamento ou a extensão da lesão. Além disso, a TCAR pode ser utilizada em conjunto com injeção subaracnóidea de contraste a fim de identificar o vazamento de LCR (TC com cisternografia) (**Fig. 37.5**). Entretanto, a identificação dos vazamentos de LCR com TCAR com contraste requer a presença de uma fístula liquórica ativa.

Técnica Cirúrgica

- A cavidade nasal é descongestionada com solução oximetazolina a 0,5% e no meato médio é injetado lidocaína a 1% com epinefrina 1:100,000.
- Uncifectomia.
- Antrostomia maxilar estendida posteriormente ao nível da parede posterior do seio maxilar e inferiormente ao corneto inferior (**Fig. 37.6**).
- Etmoidectomia anterior e posterior com identificação da base do crânio.
- Esfenotomia ampla bilateral.
- Septectomia posterior para oferecer acesso binarinário (o procedimento pode ser realizado utilizando um corredor ipsilateral, porém preferimos um binário, uma vez que também defendemos o uso do retalho nasosseptal vascularizado pediculado).
- Identificar o forame esfenopalatino posterior à crista etmoidal.
- Remover a parede posterior do seio maxilar utilizando a pinça Kerrison, fórceps angulado ou um *drill* expondo a fossa pterigopalatina superior.

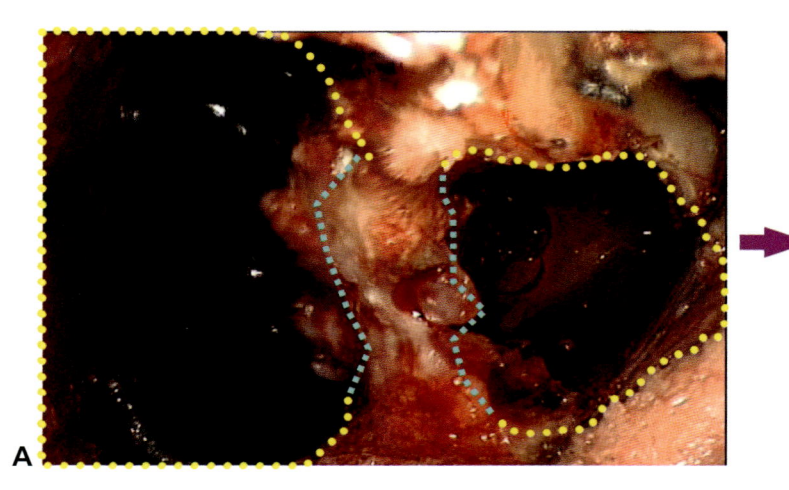

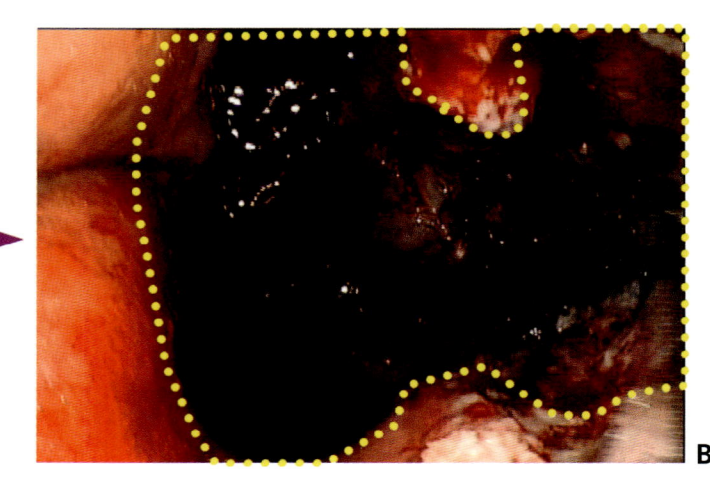

Fig. 37.4 Procedimento endoscópico de Denker. (**A**) A linha pontilhada azul mostra a parede média maxilar. (**B**) Vista panorâmica após remoção da parede maxilar média. A linha pontilhada amarela mostra a cavidade nasal conectada com o seio maxilar. Observe a ampla exposição lateral obtida com esta abordagem.

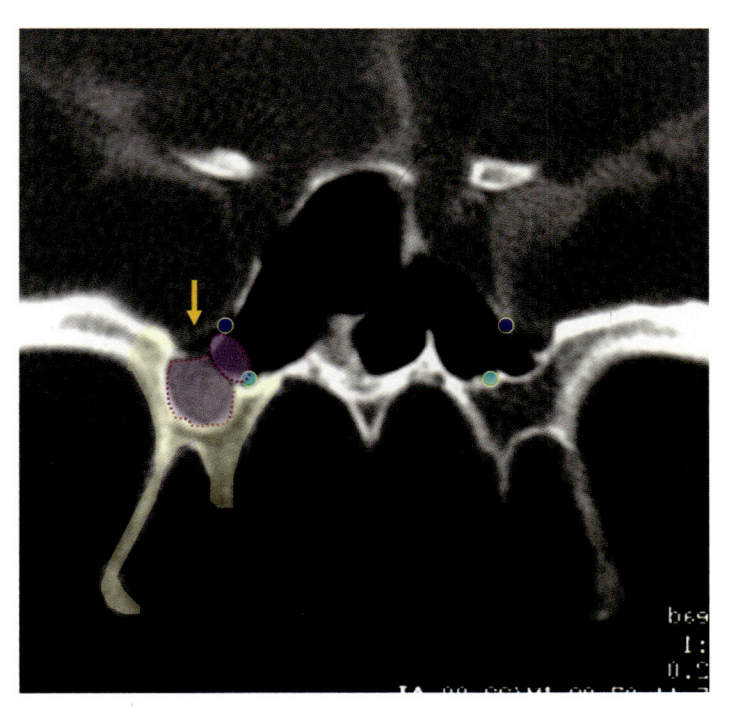

Fig. 37.5 Cisternotomografia. A cisternografia com TC de alta resolução mostra uma fístula no LCR *(seta)* no recesso lateral do seio esfenoidal *(linha vermelha pontilhada)*. O nervo vidiano *(linha verde pontilhada)* e V2 *(pontilhado azul)* são retratados aqui.

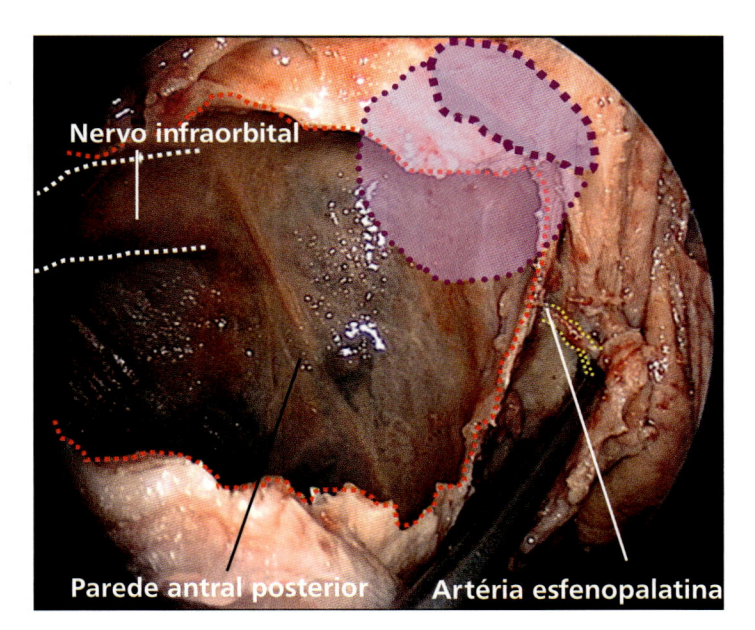

Fig. 37.6 Exposição da parede maxilar posterior. Antrostomia maxilar ampla mostrada pela linha pontilhada vermelha e a artéria esfenopalatina mostrada pela linha pontilhada amarela são retratados aqui. A parede posterior do seio maxilar é claramente observada, bem como o nervo infraorbital *(linha branca pontilhada)*. A localização do recesso lateral do seio esfenoidal é mostrada como uma linha pontilhada roxa fina. A linha pontilhada mais grossa representa a entrada para o recesso lateral do seio esfenoidal.

- Coagular e seccionar a artéria nasal posterior.
- Identificar o nervo vidiano, o gânglio esfenopalatino, o nervo palatino descendente e o V2 (**Fig. 37.7**).
- Elevar o tecido mole da base das placas pterigoides medial para lateral e de superior para inferior, preservando as estruturas acima mencionadas.
- Neste ponto, o recesso lateral do esfenoide está amplamente exposto.
- O procedimento endoscópico da técnica de Denker aumenta o ângulo lateral de exposição e permite o acesso endoscópico à porção mais lateral da fossa craniana infratemporal e média.
- Estender a esfenotomia em direção à fossa pterigopalatina, acima do nervo vidiano e da artéria.
- O reparo da fístula é realizado utilizando uma técnica multicamadas com uma matriz de colágeno inlay. Então utilizamos um enxerto livre da mucosa onlay ou um retalho nasosseptal vascularizado ou de corneto inferior. Como previamente relatado, preferimos o retalho pediculado nasosseptal.
- Remoção das lesões que ocupam espaço dentro do recesso esfenoidal lateral e a base da fossa média craniana é completada utilizando uma técnica bimanual.

■ Complicações

As complicações da abordagem transpterigoide podem ser classificadas como nasossinusais, neural ou vascular. As complicações nasossinusais incluem sinusite, rinite crônica, formação de crosta, sinequia nasal, obstrução nasal, epistaxe e perda de olfato. Estas complicações são relativamente menores, mas podem impactar a qualidade de vida do paciente substancialmente. As complicações neurais incluem sintomas relacionados com a perda da função do nervo vidiano. Os pacientes reclamam de lacrimejamento diminuído durante clima frio ou ventoso e em situações emocionais. Ao dissecar a fossa pterigopalatina, o nervo palatino descendente pode ser danificado, resultando em

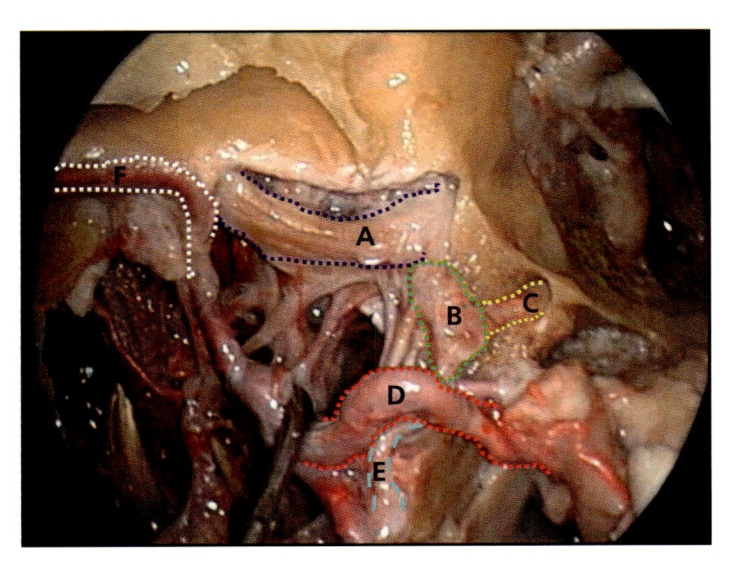

Fig. 37.7 Fossa pterigopalatina. A: V2 *(linha azul pontilhada)* saindo do forame redondo; B: linha verde-amarela pontilhada mostra o gânglio pterigopalatino; C: a linha amarela pontilhada mostra o nervo vidiano; D: a linha vermelha pontilhada mostra a artéria esfenopalatina; E: a linha pontilhada azul mostra o nervo palatino maior; a linha branca pontilhada mostra a artéria infraorbital.

hipestesia do palato.[8] Além disso, o nervo infraorbital e o V2 estão em risco de dano quando há dissecção da fossa pterigopalatina e da região do forame redondo.[9]

As complicações vasculares incluem dano à artéria carótida e à artéria maxilar interna. Estas complicações podem ser evitadas se o cirurgião possuir conhecimento preciso da anatomia desta região. A artéria vidiana é uma referência anatômica bastante confiável para identificar a localização da artéria carótida petrosa e do seu segundo joelho. O dano à artéria maxilar interna é controlado com cautério bipolar ou Ligaclips.

Administração Pós-Operatória

O paciente é admitido à unidade de tratamento intensivo ou a uma unidade semi-intensiva e uma série de exames neurológicos é realizada nas primeiras 24 horas do período pós-operatório, assim como uma TC para pesquisar por complicações intracranianas. O tamponamento nasal é removido 5 a 7 dias após o reparo da fístula liquórica. Preconizamos a utilização de profilaxia com antibiótico durante o reparo do defeito e são mantidos até o tamponamento nasal ser retirado. Após a remoção do tamponamento nasal, o paciente inicia irrigações nasais com solução salina. O paciente é instruído a evitar atividades vigorosas, asseio nasal, inclinar-se, levantar qualquer tipo de peso por 4 a 6 semanas. Outras medidas incluem repouso, laxantes, elevar a cabeceira da cama 30 a 45 graus e instruir pacientes a manter a boca aberta ao espirrar. Caso um retalho nasosseptal pediculado tenha sido utilizado para reconstrução, os *splints* nasais são mantidos por 3 semanas; caso contrário, os *splints* são retirados uma semana após a cirurgia. É realizado um desbridamento endoscópico das crostas no consultório até que a cicatrização esteja completa. Uma drenagem lombar é utilizada somente naqueles pacientes com suspeita de hidrocefalia de alta pressão (HPH), que é definida como pressão do LCR constante ou intermitente de mais de 20 H$_2$O. Caso haja suspeita de HPH, um dreno lombar é colocado no momento do reparo da fístula.[5] Três a cinco dias após a cirurgia o dreno é fechado. Caso não seja detectado nenhum vazamento da LCR nas próximas 24 horas, o dreno é removido; 24 a 48 hora após, uma punção lombar é realizada a fim de medir a pressão do LCR. Caso esta pressão esteja elevada, é recomendada realização de derivação ventriculoperitoneal. Caso a pressão inicial do LCR esteja normal, o paciente é dispensado e a TC do crânio é obtida 6 semanas após a cirurgia para pesquisar por ventriculomegalia e edema transpendimal, que são sinais de HPH. Os pacientes com vazamento de LCR sem fatores de risco para HPH são submetidos ao reparo por endoscopia sem a utilização de dreno lombar.[5]

Conclusão

A abordagem da fossa pterigóidea fornece um acesso amplo, seguro e direto ao recesso lateral do esfenoide. A excelente visualização e o espaço fornecidos por esta abordagem é vantajosa no tratamento das fístulas de LCR ou ao encontrar com lesões confinadas a esta área. A morbidade da abordagem transpterigoide é mais baixa do que a abordagem transcraniana ou transfacial. O tratamento das lesões localizadas no recesso lateral esfenoide requer uma equipe familiarizada com a anatomia desafiadora desta região.

Referências

1. Fortes FS, Sennes LU, Carrau RL *et al*. Endoscopic anatomy of the pterygopalatine fossa and the transpterygoid approach: development of a surgical instruction model. *Laryngoscope* 2008;118:44-49.
2. Castelnuovo P, Dallan I, Pistochini A *et al*. Endonasal endoscopic repair of Sternberg's canal cerebrospinal fluid leaks. *Laryngoscope* 2007;117:345-49.
3. Schick B, Brors D, Prescher A. Sternberg's canal—cause of congenital sphenoidal meningocele. *Eur Arch Otorhinolaryngol* 2000;257:430-32.
4. Tosun F, Carrau RL, Snyderman CH *et al*. Endo-nasal endoscopic repair of cerebrospinal fluid leaks of the sphenoid sinus. *Arch Otolaryngol Head Neck Surg* 2003;129:576-80.
5. Carrau RL, Snyderman CH, Kassam AB. The management of cerebrospinal fluid leaks in patients at risk for high-pressure hydrocephalus. *Laryngoscope* 2005;115:205-12.
6. Al-Nashar IS, Carrau RL, Herrera A *et al*. Endoscopic trans-nasal transpterygopalatine fossa approach to the lateral recess of the sphenoid sinus. *Laryngoscope* 2004;114:528-32.
7. Lai SY, Kennedy DW, Bolger WE. Sphenoid encephaloceles: disease management and identification of lesions within the lateral recess of the sphenoid sinus. *Laryngoscope* 2002;112:1800-5.
8. Tami TA. Surgical management of lesions of the sphenoid lateral recess. *Am J Rhinol* 2006;20:412-16.
9. Bolger WE. Endoscopic transpterygoid approach to the lateral sphenoid recess: surgical approach and clinical experience. *Otolaryngol Head Neck Surg* 2005;133:20-26.

X Cirurgia Endonasal das Neoplasias Malignas dos Seios da Face e da Base do Crânio

38 Cirurgia Endonasal de Lesões Malignas dos Seios Paranasais e da Base do Crânio

Paolo Castelnuovo ▪ Maurizio Bignami ▪ Paolo Battaglia
Andrea Bolzoni Villaret ▪ Piero Nicolai

> ### Dicas e Pérolas
>
> - A cirurgia endonasal por endoscopia para doenças malignas sinonasais e da base do crânio adjacente é um avanço relativamente recente, e seus resultados necessitam ser validados comparando-os, estatisticamente, com aqueles da ressecção anterior craniofacial padrão.
> - Uma equipe multidisciplinar em base do crânio é necessária.
> - As principais vantagens incluem a visualização do local de origem do tumor após remoção central, uma morbidade muito limitada e a possibilidade de evitar qualquer retração cerebral relacionada com a craniotomia externa.
> - As contraindicações são os tumores que envolvem o cérebro, a órbita, o seio frontal, o seio maxilar (exceto a parede medial), o sistema lacrimal ou o palato.
> - A avaliação pré-operatória por imagem cautelosa é crucial para selecionar apropriadamente a abordagem cirúrgica.
> - Muito frequentemente é necessária a ressecção fatiada.
> - A retirada do tumor é planejada como um procedimento passo a passo até alcançar margens cirúrgicas livres; cortes múltiplos congelados são mandatórios.
> - A experiência em reconstrução da base do crânio e instrumentação avançada são pré-requisitos para a realização desta cirurgia.

■ Introdução

A aplicação da cirurgia endoscópica para o tratamento de malignidades sinonasais emergiu nos últimos 10 anos como uma alternativa válida e segura para o padrão representado pela ressecção craniofacial anterior (RCFA).[1-6] Esta aplicação foi feita por quatro fatores: a criação de uma equipe multidisciplinar em base de crânio composta por um otorrinolaringologista e um neurocirurgião, a experiência adquirida com procedimentos endoscópicos no tratamento de lesões benignas e em anomalias na base do crânio, melhoramento da técnica na cirurgia e na radiologia e a aceitação da ressecção fatiada.

■ Indicação e Vantagens

As indicações para uma abordagem endoscópica endonasal expandida (AEEE) têm sido modificadas por nosso grupo pelo período de 10 anos.[6] Até 2003, somente os pacientes com lesões nasoetmoidais limitadas que não infiltravam as fronteiras ósseas externas do etmoide (p. ex.: lâmina papirácea, lâmina cribriforme, teto etmoidal), com mínima extensão dentro do seio maxilar ou frontal, foram considerados em condições para AEEE. A partir de 2004, as indicações foram estendidas para incluir lesões avançadas em contato com, ou minimamente, infiltrando a dura-máter. Nos últimos 2 anos, as lesões intradurais selecionadas sem infiltração no cérebro também têm sido tratadas.[7]

As vantagens das técnicas endoscópicas incluem o ato de evitar incisões faciais e osteotomias, curta hospitalização, uma morbidade muito limitada e a possibilidade de evitar qualquer retração cerebral. A maior vantagem reside na visualização ampliada do local de origem, bem como das áreas acometidas pelo tumor. A utilização de ópticas angulares permite observar atrás de ângulos, fornecendo uma melhor visualização das estruturas acometidas pelo tumor.

■ Contraindicações

Uma AEEE é contraindicada caso haja uma extensão lateral acima do teto orbital, ou um envolvimento extenso do cérebro; nestas situações, é realizada uma RCFA por endoscopia craniana ou padrão. Outras contraindicações para a AEEE são infiltração do canal lacrimal, acometimento da parede anterior e da porção lateral do seio frontal, infiltração das paredes ósseas do seio maxilar com a exceção da média, infiltração do palato duro e erosão dos ossos nasais.

■ Trabalho de Diagnóstico

O trabalho de diagnóstico no período pré-operatório inclui exame endoscópico da cavidade nasal para avaliar as margens e as características da lesão, assim como as variações anatômicas sinonasais e do septo e imagem por ressonância magnética (RM) com realce de contraste gadolínio, exceto com pacientes que não cooperam. Nestes casos, a tomografia computadorizada (TC) com contraste médio é realizada ao invés da ressonância magnética. A RM com gadolínio realçado é preferível à TC, porque fornece melhor delineação da interface entre o tumor e os tecidos moles ao redor (periórbita, conteúdo orbital, dura-máter).

Em histologias bastante agressivas (p. ex.: melanoma maligno, schwannoma maligno, carcinoma neuroendócrino, carcinoma não diferenciado) a tomografia por emissão de pósitrons PET-TC está incluída na avaliação do período pré-operatório a fim de verificar a presença de disseminação sistêmica da doença. Todos os pacientes deverão ser informados que poderá ser necessário trocar, no período intraoperatório, para uma abordagem transfacial ou transcraniana caso qualquer contraindicação inesperada seja encontrada durante a cirurgia.

■ Cirurgia

Instrumentação

A seguinte instrumentação é necessária para abordagem endoscópica em malignidades sinonasais do trato sinonasal e na base craniana anterior: endoscópios com 0 e 45 graus de alta qualidade; equipamento de vídeo (câmera e monitores); um sistema de gravação; uma pinça endoscópica bipolar com cabo longo; instrumentos de corte curvos e duplamente curvos; suporte para *laser* de diodo; broca com haste longa e curva, instrumentos longos de dissecção e instrumentos de reconstrução dural; e Doppler vascular intranasal. A utilização de um microdesbridador é altamente recomendada. Os sistemas de navegação Cavitron e ENT podem ser úteis.

Planejamento Operatório

O paciente é posicionado em posição supina, em Trendelemburg reverso em 10 a 20 graus, com a cabeça levemente hiperestendida. O cirurgião fica ao lado direito do paciente e o assistente ao lado esquerdo. A instrumentadora ao lado direito do cirurgião. O anestesista fica do lado esquerdo do paciente com o equipamento de anestesia, próximo ao assistente. A anestesia geral hipotensiva é necessária.[4] A cavidade nasal é descongestionada com aplicação tópica de cloridrato de oximetazolina (10 mL), misturada à oxibuprocaína (10 mL) e adrenalina (1 mL).

Abordagem

A abordagem consiste em seis passos principais (**Fig. 38.1**):

1. O tumor é removido através de instrumentos cortantes, instrumentos elétricos (microdebridador ou aspiração ultrassônica, broca diamantada de alta rotação), ou instrumentos maleáveis ou angulados, para, precisamente, identificar o local possível de origem da lesão. A ressecção *en-bloc* pode somente ser realizada em pequenos tumores.
2. O ramo nasal da artéria esfenopalatina é cauterizado por instrumentação bipolar. O vômer é afastado do rostro esfenoidal utilizando uma broca intranasal e uma grande esfenotomia é realizada. O *laser* diodo é utilizado para retirar os dois terços posteriores do septo. Estes dois primeiros passos ampliam o capo cirúrgico e capacitam ambos os cirurgiões a trabalharem juntos nas duas narinas. Utilizando aspiradores e instrumentos de preensão, o segundo cirurgião pode auxiliar no controle do sangramento também.
3. É realizada uma sinusotomia frontal Draf III, uma dissecção subperiosteal do complexo nasoetmoidoesfenoidal (uni ou bilateral) e uma amostra cirúrgica é retirada via transnasal ou transoral. Caso necessário, este passo pode incluir maxilectomia média e ressecção do ducto nasolacrimal. Várias biópsias das margens cirúrgicas são rotineiramente enviadas ao laboratório para congelamento.
4. A lâmina papirácea e o teto etmoidal, incluindo a lâmina cribriforme, precisam ser removidos somente quando as lesões envolvem sua cobertura mucosa.
5. Os achados radiológicos ou intraoperatórios de qualquer contato suspeito ou infiltração da dura-máter ou da periórbita requerem sua ressecção e congelamento neste ponto para avaliar as margens. O diagnóstico de neuroblastoma olfatório (ONB) requer ressecção da dura-máter e do bulbo olfatório em razão de sua alta propensão a se expandir ao longo dos

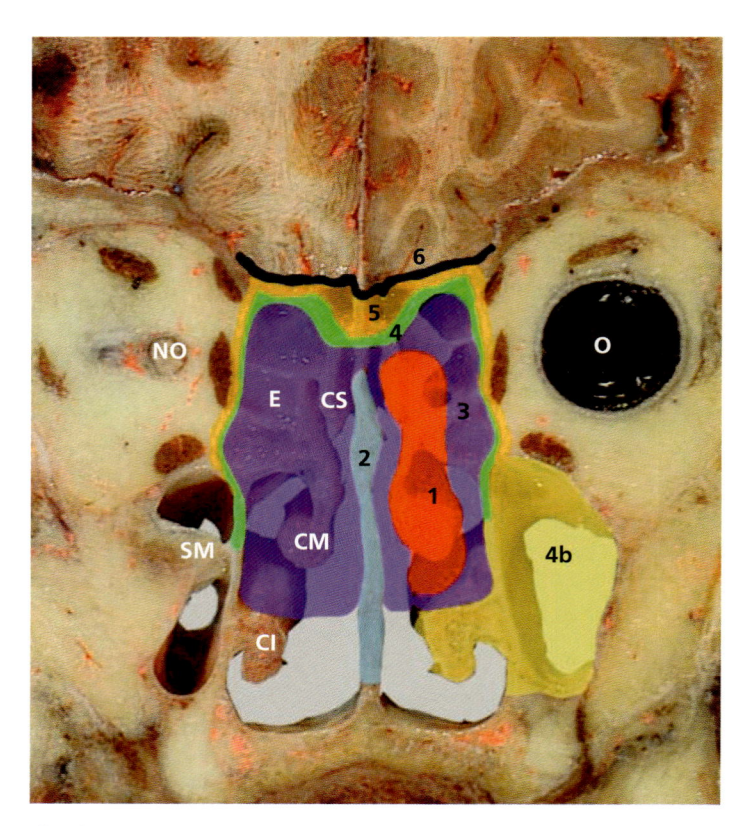

Fig. 38.1 Os seis passos principais da abordagem endonasal endoscópica (AEE) são apresentadas de forma esquemática em uma mostra de cadáver. 1: retirada do tumor; 2: remoção do septo; 3: Draf III, com remoção centrípeta da "caixa" etmoidoesfenoidal; 4: remoção do osso/cartilagem em contato como tumor; 5: retirada do tecido conectivo em trono do tumor; 6. duraplastia da base do crânio. E: etmoide; CI: corneto inferior; SM: seio maxilar; CM: corneto médio; NO: nervo óptico; O: órbita; CS: corneto superior.

filetes olfatórios. É melhor dissecar a dura-máter a partir do teto etmoidal subjacente com instrumentação correta antes de abrir a dura-máter. A dissecção do espaço peridural é o ponto-chave na AEEE.

6. Duraplastia com a técnica das "três camadas" é preferida utilizando material autólogo: fáscia lata ou um trato iliotibial para as camadas intradural e intracraniana extradural (*underlay*) e para a camada extracraniana (*overlay*), estabilizadas com tecido gorduroso e cola de fibrina. Nenhum enxerto ósseo ou de cartilagem é utilizado para reparo de base de crânio para evitar radionecrose e infecção após a radioterapia pós-operatória. Se possível, um retalho (*flap*) vascularizado do septo pediculado no ramo nasal da artéria esfenopalatina[8,9] pode ser utilizado como uma terceira camada. Nosso grupo geralmente não utiliza este retalho em razão do frequente envolvimento pelo tumor do septo.

■ Cuidado Pós-Operatório

O tamponamento nasal é removido no segundo dia do período pós-operatório e as cavidades nasais são aspiradas por endoscopia. O paciente é instruído a executar irrigações nasais com solução salina tópica a 0,9% e antibióticos tópicos. Caso o reparo dural tenha sido realizado, o paciente deve evitar assoar o nariz, espirros com a boca fechada e esforços físicos por, pelo menos, um mês após a cirurgia.

O acompanhamento inclui exames endoscópicos, mensalmente, e RM a cada 4 meses durante o primeiro ano; exame endoscópico e RM a cada 3 e 6 meses, respectivamente, durante o segundo ano; e ambos os exames em intervalos de seis meses após o segundo ano.

■ Resultados

Nosso grupo tratou 190 pacientes com AEEE de 1996 a 2008 (**Fig. 38.2**). A taxa de sobrevida geral para doença específica e livre de recorrências em 5 anos foi de 88,1%, 83,9% e 82,1%, respectivamente (dados não publicados).

■ Complicações

As complicações que podem ocorrer na administração de tumores sinonasais podem ser divididas em cinco grupos principais: sistêmico (p. ex.: sepse), sistema nervoso cen-

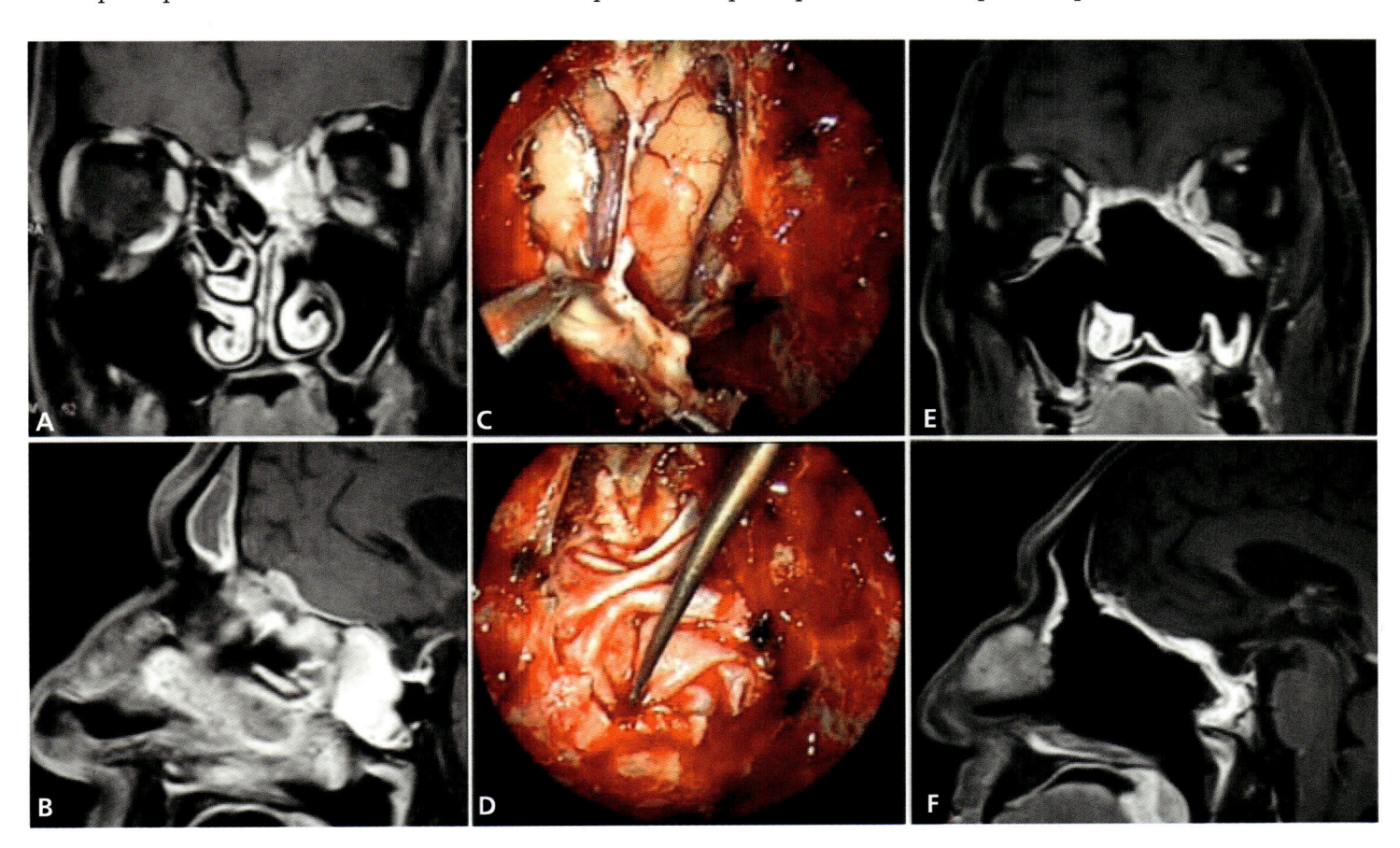

Fig. 38.2 (**A**) Ressonância magnética realçada ponderada em T1 (RM) corte coronal demonstra uma lesão nasoetmoidal esquerda (estesioneuroblastoma) com extensão intradural através do teto etmoidal. O bulbo olfativo direito está acometido. (**B**) RM realçada ponderada em T1, corte sagital. A lesão envolve o bulbo olfativo sem uma invasão do parênquima cerebral acima. (**C**) Imagem por endoscopia intraoperatória que mostra a retirada da dura-máter e do bulbo olfatório bilateral, com a lesão envolvendo estas estruturas. (**D**) Imagem por endoscopia intraoperatória que mostra a reconstrução da base do crânio com o trato iliotibial (camada intradural). (**E**) RM ponderada em T1 realçada, corte coronal, 1 ano após a cirurgia. A lesão está totalmente removida. (**F**) RM ponderada em T1 realçada, corte sagital, 1 ano após a cirurgia. A sinusotomia com Draf III frontal parece bem calibrada, sem evidência de doença ou de qualquer anomalia na base do crânio.

tral (meningite, abscessos, pneumoencéfalo, danos aos nervos cranianos etc.), orbital (hematoma orbital, pneumo-órbita, epífora etc.), vascular (sangramento a partir da artéria carótida interna, sangramento nasal após remoção de tamponamento nasal) e anomalias na base do crânio após a duraplastia. Em nossa série global, as complicações pós-operatórias ocorreram em 6,9% dos pacientes. A mais frequente foi a fístula liquórica, em 3,1%.

■ Conclusão

A AEEE para malignidades do trato sinonasal deverá ser realizada somente em centros especializados por cirurgiões com experiência ampla em procedimentos endonasais avançados. Isto requer um longo treinamento cirúrgico, incluindo experiência em dissecção anatômica e realização de uma serie de operações endoscópicas (tratamento de doenças inflamatórias e tumores benignos). Outra necessidade é a de equipes multidisciplinares em base de crânio que consistam em otorrinolaringologistas, neurocirurgiões, neurorradiologistas, patologistas e anestesistas.

Embora nossa série, relatada acima, sofra de algumas limitações comuns (p. ex.: heterogeneidade histológica, acompanhamento limitado), a taxa de sobrevida para doença específica em 5 anos de 83,9% para AEEE sugere que a cirurgia endoscópica pode ser uma alternativa eficiente para abordagens-padrão no manejo de malignidades do trato sinonasal. Esta técnica é segura e tem uma baixa taxa de complicações. A experiência é necessária para melhorar as técnicas de reconstrução de base de crânio e para reduzir a ocorrência de fístula liquórica, que é a maior complicação na nossa série. Um acompanhamento maior e um número também maior de pacientes são definitivamente necessários para validar a AEEE.

Referências

1. Stammberger H, Anderhuber W, Walch C et al. Possibilities and limitations of endoscopic management of nasal and paranasal sinus malignancies. *Acta Otorhinolaryngol Belg* 1999;53:199-205.
2. Goffart Y, Jorissen M, Daele J et al. Minimally invasive endoscopic management of malignant sinonasal tumours. *Acta Otorhinolaryngol Belg* 2000;54:221-32.
3. Dave SP, Bared A, Casiano RR. Surgical outcomes and safety of transnasal endoscopic resection for anterior skull tumors. *Otolaryngol Head Neck Surg* 2007;136:920-27.
4. Castelnuovo P, Battaglia P, Locatelli D et al. Endonasal micro-endoscopic treatment of the malignant tumors of paranasal sinuses and anterior skull base. *Op Tech Otolaryngol* 2006;17:152-67.
5. Nicolai P, Castelnuovo P, Lombardi D et al. Role of endoscopic surgery in the management of selected malignant epithelial neoplasms of the nasoethmoidal complex. *Head Neck* 2007;29:1075-82.
6. Nicolai P, Battaglia P, Bignami M et al. Endoscopic surgery for malignant tumors of the sinonasal tract and adjacent skull base: a 10-year experience. *Am J Rhinol* 2008;22:308-16.
7. Villaret AB, Yakirevitch A, Bizzoni A et al. Endoscopic transnasal craniectomy in the management of selected sinonasal malignancies. *Am J Rhinol Allergy* 2010;24:60-65.
8. Carrau R, Kassam A, Snyderman C et al. Endoscopic transnasal anterior skull base resection for the management of sinonasal malignancies. *Op Tech Otolaryngol* 2006;17:102-10.
9. Hadad G, Bassagasteguy L, Carrau RL et al. A novel reconstructive technique after endoscopic expanded endonasal approaches: vascular pedi-cle nasoseptal flap. *Laryngoscope* 2006;116:1882-86.

39 Abordagem dos Estesioneuroblastomas por Craniectomia Transnasal Assistida por Endoscopia

Aldo Cassol Stamm ▪ Larry H. Kalish ▪ Fernando Oto Balieiro
Iulo Barauna ▪ David W. Kennedy

Dicas e Pérolas

- Avaliar cuidadosamente o tamanho e a localização do tumor para possível ressecção endoscópica.
- A ressecção endoscópica destes tumores requer uma equipe com neurocirurgião e com significativa experiência em cirurgia endoscópica.
- Os sistemas de estagiamento atuais carecem de detalhes para tomada de decisão cirúrgica. Há necessidade de um sistema de estagiamento revisado e adaptado a craniectomia transnasal assistida por endoscopia.
- Estes tumores são malignos e requerem uma ressecção oncológica com margem de tecido clara.
- A ressecção oncológica nunca deverá estar comprometida pelo bem da realização da cirurgia endoscópica.
- O local da implantação do tumor deve ser cautelosamente identificado após a retirada do tumor.
- A dura-máter e o bulbo olfativo devem ser ressecados do lado afetado, juntamente com o tumor.
- A congelação é utilizada para assegurar uma margem livre de tumor.
- A menos que não tenha sido comprometido com a ressecção do tumor, o retalho pediculado da artéria esfenopalatina é o método preferido de fechamento, que deve ser de multicamadas.
- A radioterapia no período pós-operatório ou a terapia por prótons é recomendada para tumores maiores e, em alguns casos, a quimioterapia também é considerada no período peroperatório.

Introdução

O estesioneuroblastoma (ENB) é um tumor maligno raro originado da crista neural, oriundo de células receptoras neurossensoriais do epitélio olfativo, situadas na cavidade nasal e nos seios paranasais. Também é citado como um neuroblastoma olfativo, que melhor descreve a origem e natureza do tumor. É responsável por 3 a 5% dos tumores da cavidade nasal[1] e tem uma ampla faixa etária (3-90 anos) com distribuição bimodal de idade com picos na 2ª e 5ª décadas.[2-4] Ambos os sexos são igualmente afetados e não há aparente predileção racial.

Etiologia

As células basais do neuroepitélio olfativo são presumidamente os progenitores do estesioneuroblastoma. Nenhum fator casual existe para este tumor e nenhuma característica hereditária tem sido descrita para esta neoplasia.[1]

Patologia

Hyams[5] desenvolveu um sistema de graduação patológica com quatro graus para classificar o estesioneuroblastoma com base em características histológicas (Tabela 39.1). A utilidade deste sistema de graduação tem sido questionada. Alguns estudos correlacionaram-no com sobrevida e prognóstico,[1,6-8] enquanto outros falharam em mostrar qualquer correlação útil.[9,10] Muitos estudos combinaram os graus 1 e 2 em baixo grau, e os graus 3 e 4 em alto grau.[6]

Estes tumores têm uma tendência a se espalhar de forma localizada através do plano submucoso dos seios paranasais e invadem a base anterior do crânio. Pode ocorrer extensão para o cérebro e para o espaço subaracnóideo.[11] A metástase hematogênea e a metástase linfática também têm sido bem descritas com metástase locorregionais para os nódulos linfáticos cervicais observados em 10 a 30% dos pacientes com estesioneuroblastoma,[2,12] e metástases à distância para pulmão, ossos e outros locais atípicos têm sido relatadas menos frequentemente.[11,13-17]

Clínica

Os sintomas mais comuns incluem obstrução nasal unilateral, epistaxes e anosmia.[18,19] Os sintomas estão relacionados com o local do tumor e com o local de invasão do mesmo, de modo que, ocasionalmente, estes tumores podem-se apresentar com obstrução da tuba auditiva e efusão unilateral da orelha média ou diplopia com uma rápida proptose e perda visual.[18] Eles também podem estar associados a síndromes de excesso de hormônio como a síndrome Cushing,[20,21] ou a síndrome da secreção inapropriada do hormônio antidiurético (SSIHA).[22]

TABELA 39.1 Sistema de Estagiamento Histológico de Hyams

Característica Microscópica	Grau 1	Grau 2	Grau 3	Grau 4
Arquitetura	Lobular	Lobular	± Lobular	± Lobular
Pleomorfismo nuclear	Ausente	Presente	Proeminente	Marcada
Matriz neurofibrilar	Proeminente	Presente	Pode estar presente	Ausente
Rosettes	Homer-Wright pseudorosettes	Homer-Wright pseudorosettes	Flexner-Wintersteiner rosettes neurais verdadeiras	Flexner-Wintersteiner rosettes neurais verdadeiras
Mitose	Ausente	Presente	Proeminente	Marcado
Necrose	Ausente	Ausente	Presente	Proeminente
Glândulas	Pode estar presente	Pode estar presente	Pode estar presente	Pode estar presente
Calcificação	Variável	Variável	Ausente	Ausente

Fonte: De Hyams VJ. Tumors of the upper respiratory tract and ear. In: Atlas of Tumor pathology, 2nd series, fascicle 25. Washington, DC: Armed Forces Institute of Pathology; 1988:240-248. Reimpresso com autorização.

Tratamento

Embora não haja consenso sobre o tratamento destes tumores, muitos médicos acreditam que o melhor controle ocorra na combinação da cirurgia com a terapia adjuvante, como a radio e a quimioterapia.[23-27]

A ressecção craniofacial com ou sem craniotomia bifrontal tem sido considerada a abordagem cirúrgica padrão para ENB e deve ser considerada a melhor, com a qual todos os outros tratamentos devem ser comparados.[28] A ressecção craniofacial tem a vantagem de fornecer excelente exposição intradural e extradural das estruturas da fossa craniana anterior além de facilitar a reconstrução com multicamadas. A morbidade cirúrgica associada inclui, no período pós-operatório, fístula liquórica (LCR), meningite, infecção no retalho ósseo, infecção da ferida, hemorragia e pneumoencéfalo sintomático. Muitas séries relataram uma incidência relativamente baixa de complicações (22-30%), com algumas complicações resultantes da radioterapia pós-operatória. Muitos estudos, entretanto, não relacionam os efeitos da retração dos lobos frontal à alta incidência de anosmia observada mesmo em tumores unilaterais.[23,24,26,28,29] As complicações têm diminuído ao longo do tempo com os avanços no cuidado peroperatório, porém, tendem a ser mais altas nos pacientes mais velhos e em centros que realizam poucos procedimentos.[30,31]

A tecnologia dos endoscópios, as técnicas cirúrgicas endoscópicas e a instrumentação têm, todos, se desenvolvido significativamente e a imagem fornecida pelo endoscópio durante a ressecção do tumor é inigualável, resultando na utilização cada vez mais frequente de uma abordagem por endoscopia na ressecção destes tumores.[24,26,32,33] Esta abordagem pode ser limitada a auxiliar no componente nasal da ressecção craniofacial (ressecção craniofacial assistida por endoscopia) para completar a ressecção do tumor utilizando um acesso somente endoscópico. Qualquer que seja a técnica empregada, é crucial que preceitos importantes da ressecção oncológica sejam mantidos.

O debate quanto à melhor técnica continua, embora uma metanálise recente dá suporte às abordagens endoscópicas.[34] A cirurgia mostrou claramente ser superior às modalidades de tratamento não cirúrgicas. A cirurgia endoscópica produziu melhores taxas de sobrevivência do que a cirurgia aberta, porém, esse resultado pode ser confundido pelo grande número de pacientes com tumores mais avançados submetidos à cirurgia aberta comparada com a por endoscopia. Há também uma discrepância interinstitucional e intercirurgia considerável e um viés de publicação forte.[34]

Estagiamento

Ao decidir sobre a abordagem, o estágio do tumor deve ser cautelosamente considerado. Kadish et al[35] em 1976 planejou o sistema de estagiamento mais amplamente utilizado no pré-tratamento dos ENB. Este sistema divide os pacientes em três grupos: grupo A, tumor estritamente confinado à cavidade nasal; grupo B, o tumor envolve a cavidade nasal e os seios paranasais; e o grupo C, tumor estendido além da cavidade nasal e dos seios paranasais dentro do compartimento intracraniano. Quanto mais avançado o estágio de Kadish, pior o resultado; entretanto, este sistema de estagiamento não aborda a questão da metástase do tumor ou a extensão para locais extracranianos.[6,8] Um quarto grupo, o grupo D, tumor com nódulos cervicais ou metástase distante, é frequentemente adicionado a este sistema de estagiamento.[36] Biller *et al.*[37] desenvolveu uma classificação tumor-nódulo-metástase para estesioneuroblastoma, pela qual a extensão do tumor ficou mais claramente definida. Embora mais detalhado que o sistema de Kadish, requer uma craniotomia para estagiamento e assume o acometimento universal da placa cribriforme. Dulguerov e Calcaterra[23] modificaram este sistema de classificação tumor-nódulo-metástase, porém, o sistema de kadish ainda é o mais amplamente utilizado em razão de sua simplicidade e de seu valor prognóstico.

Acreditamos que uma falha a mais do sistema de Kadish é a sua inabilidade para fornecer orientação significante em relação às expectativas cirúrgicas e a modalidade de tratamento apropriado, assim como os estágios que não são totalmente aplicáveis aos conceitos de ressecções endoscópicas transnasais.

Apesar do sistema de Kadish diferenciar entre tumores confinados ao nariz e aqueles que envolvem os seios, na craniectomia transnasal assistida por endoscopia (CTNAE), esta diferenciação é de importância limitada em termos de abordagem cirúrgica e provavelmente também é de importância prognóstica limitada. Mas para os tumores que se estendem além do nariz e dos seios paranasais, torna-se sumamente importante diferenciar se o tumor envolve a dura-máter ou a órbita, porque a abordagem cirúrgica apropriada mudará marcadamente e esta possibilidade não é alcançada pelo estagiamento de Kadish.[32,38,39] De forma similar, parece razoável que, ao longo do tempo, e em função de uma série suficientemente ampla, as diferenças nas taxas de sobrevida também podem-se tornar evidentes entre estes dois locais envolvidos. Em termos de envolvimento dural, acreditamos, assim como muitos centros de cirurgia oncológica, que também é relevante determinar se o tumor envolve somente a dura-máter ou se estende para a parte intracraniana e, caso ele ainda se estenda para a parte intradural, se ele ainda é um tumor que pode ser retirado através de CTNAE ou irá requerer uma abordagem craniofacial.

Nós utilizamos o sistema de estagiamento: estágio 1, tumor confinado ao nariz e seios paranasais; estágio 2, envolvimento dural; estágio 3, envolvimento orbital; estágio 4, envolvimento intracraniano; estágio 5, metástases regionais ou distantes (**Fig. 39.1**).

■ Diagnóstico Diferencial

O estesioneuroblastoma pode, frequentemente, ser confundido com as seguintes neoplasias:

- Carcinoma sinonasal indiferenciado.
- Carcinoma neuroendócrino.
- Melanoma.
- Linfoma.
- Plasmocitoma.
- Rabdomiossarcoma embrionário.
- Sarcoma de Ewing.
- Tumores neuroectodérmicos primitivos periféricos.
- Tumores vasculares, por exemplo hemangiopericitomas.

■ Imagem

A tomografia computadorizada (TC) e a ressonância magnética (RM) são modalidades de imagem complementares que são realizadas rotineiramente.

A TC de corte fino (espessuras de 1 a 2 mm) com reconstrução coronal direta ou seções coronais da TC des-

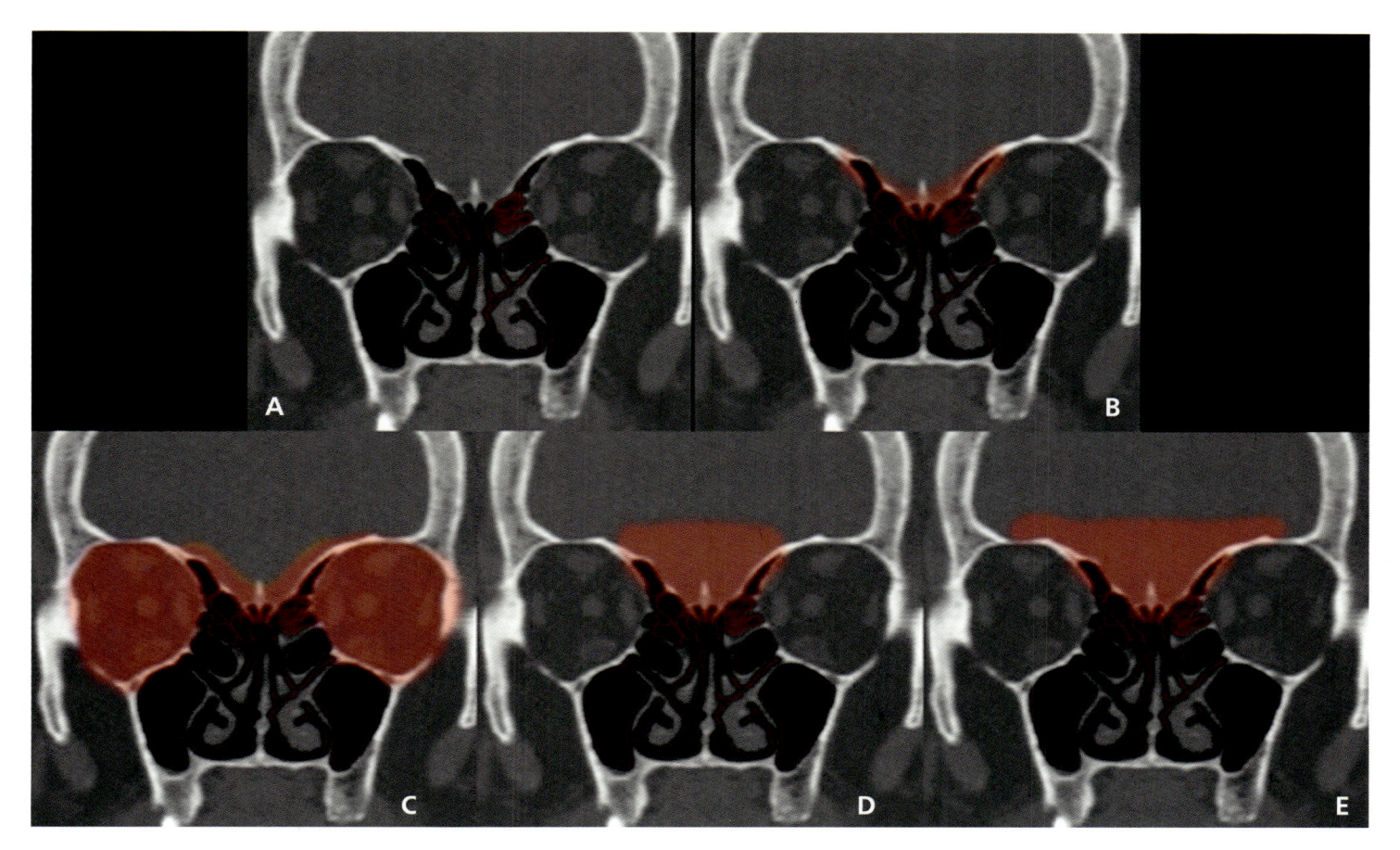

Fig. 39.1 Tomografia Computadorizada (TC) coronal normal pintada com o novo sistema de estagiamento do estesioneuroblastoma de Stamm-Kennedy. (**A**) Estágio 1. (**B**) Estágio 2. (**C**) Estágio 3. (**D**) Estágio 4A. (**E**) Estágio 4B.

taca a anatomia dos seios e permite ao cirurgião procurar por erosão da lâmina papirácea, lâmina cribriforme e fóvea etmoidal. A RM fornece melhor estimativa da extensão do tumor dentro das áreas ao redor do tecido mole, especialmente ruptura na periórbita ou dura-máter e pode diferenciar o muco do tumor.

■ Avaliação Pré-Operatória

Incluído em uma análise aprofundada avaliar a adequação do paciente à cirurgia, também deverá ser realizada uma avaliação da oftalmologia para excluir o envolvimento da órbita, a avaliação dos nervos cranianos e a documentação do olfato em tumores unilaterais, caso a preservação deste sentido seja a intenção do cirurgião. Uma revisão multidisciplinar, incluindo a opinião neurocirúrgica, é relevante, mesmo que o paciente seja submetido à ressecção endoscópica.

■ Visão Geral Cirúrgica

Todos os procedimentos são realizados sob anestesia geral com hipotensão controlada. O paciente é colocado em posição supina sobre a mesa de operação em Trendelemburg reverso com até 30 graus, com a cabeça levemente estendida e virada na direção do cirurgião. Cotonoides contendo adrenalina, 1:1.000, são colocados na cavidade nasal, primeiramente nas áreas de acesso cirúrgico, por exemplo, a axila dos cornetos médios, o meato inferior e médio, acima dos cornetos inferiores e entre a massa, e nas superfícies em torno da mucosa e, então, deixado no local por, pelo menos, 10 minutos.

O princípio fundamental na CTNAE é a ressecção de todas as estruturas envolvidas na base do crânio, incluindo a mucosa nasal, o osso e a dura-máter adjacente. Para tumores grandes e aqueles com acometimento da dura-máter ou próximos da linha média, a cirurgia é realizada através dos dois lados da cavidade nasal. A extensão da ressecção óssea varia de acordo com a relação do tumor com a crista *Galli*.

Tumores Localizados Unilateralmente em Relação à Crista *Galli*

Nos casos de tumor unilateral, a cirurgia inicia com uma ampla antrostomia meatal média. O tumor é parcialmente removido o suficiente para facilitar a identificação da anatomia relevante e quaisquer locais de inserção são cautelosamente identificados para subsequente ressecção. O corneto superior e médio são removidos ao nível da base do crânio e é realizada uma esfenoetmoidectomia completa, incluindo a remoção da parede lateral da órbita, expondo a periórbita. A seguir, o recesso frontal e, então, o seio frontal são expostos. As artérias etmoidais anterior e posterior são identificadas, coaguladas e seccionadas. O osso do teto do seio etmoide é removido, expondo completamente a dura-máter. A dissecção medial é continuada removendo-se a porção posterior e superior do septo nasal ipsilateral. O pericôndrio e o periósteo do lado contralateral são preservados, a fim de serem utilizados na reconstrução.

Após a esqueletização da base do crânio, o teto do seio etmoide é removido, incluindo a lâmina cribriforme ipsilateral, utilizando uma broca de diamante ou uma micropinça Kerrison. A dura-máter da região olfatória incluindo os filamentos do nervo olfativo ipsilateral é ressecada, de modo que a inserção do tumor possa ser removida *en bloc*. O bulbo olfatório também é ressecado no lado afetado. A congelação das margens é realizada para validar a ressecção oncológica.

Após a retirada do tumor, a dura-máter é reconstruída com duas camadas da fáscia lata retirada do músculo quadríceps (uma colocada no sentido intradural e a outra extradural), cobertas com um enxerto ou retalho do mucoperiósteo contralateral do septo nasal. O segundo, pediculado ao nível da artéria esfenopalatina, é atualmente a escolha de fechamento.[40,41] A cola fibrina e o tamponamento nasal são utilizados para manter estes enxertos no local (**Fig. 39.2**).

Tumores que Atravessam a Crista *Galli* (Linha Média)

No caso de doença bilateral (**Fig. 39.3**), também realizamos uma abordagem Draf III ao seio frontal[42] para expor mais amplamente o seio frontal em adição à exposição descrita acima. Como descrito previamente, a craniotomia é iniciada com uma broca de diamante e completada com micropinça de Kerrison, preservando a dura-máter adjacente e criando uma osteotomia limitada pelo plano esfenoidal no sentido posterior, a parede medial das órbitas no sentido lateral e a parede posterior do seio frontal no sentido anterior.

A dura-máter é aberta com uma incisão ao nível da margem da janela criada pela craniotomia. É importante identificar a foice cerebral na região anterior da base do crânio; qualquer sangramento que ocorra a partir do seio sagital pode ser controlado com medidas locais como uso do Surgicel. A foice é então separada da crista *Galli* e o tumor removido em bloco juntamente com a dura-máter adjacente. Liberar o tumor do lobo frontal requer dissecção meticulosa.

O dano dural é reconstruído da mesma maneira como na abordagem unilateral descrita acima, com duas camadas da fáscia lata (uma posicionada de forma intradural e a outra extradural), e um retalho nasal pediculado, incluindo o muco periósteo/muco pericôndrio para cobrir os enxertos. Caso o retalho pediculado não esteja disponível em razão do envolvimento do septo nasal pelo tumor, um retalho do muco periósteo do assoalho da cavidade nasal pode ser utilizado.

Os enxertos livres de mucosa são utilizados para revestir a fáscia lata e o dano, porém, os retalhos pediculados

39 Abordagem dos Estesioneuroblastomas por Craniectomia Transnasal Assistida por Endoscopia

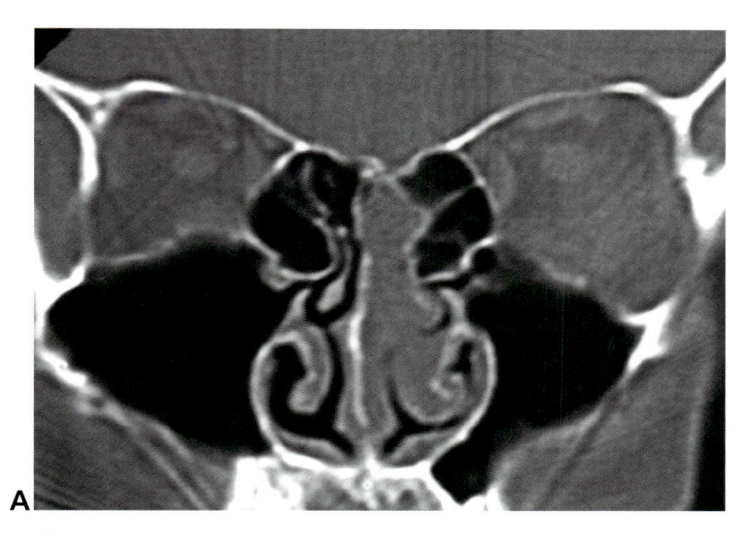

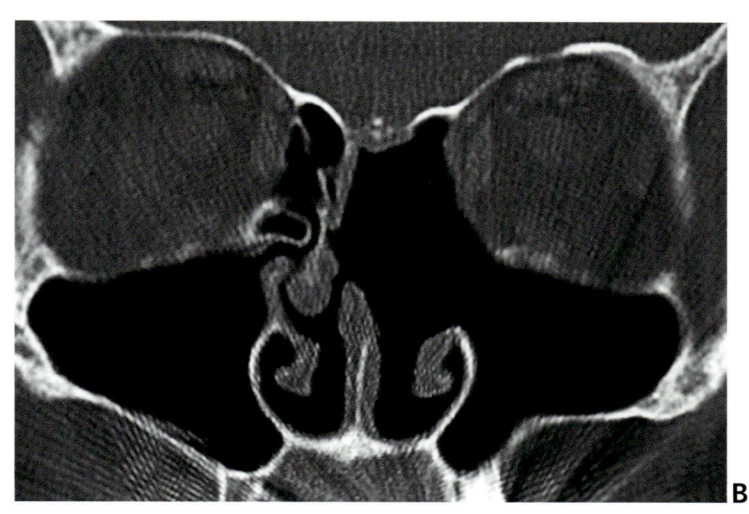

Fig. 39.2 TC coronal de um paciente com tumor unilateral antes (**A**) e após (**B**) a craniectomia transnasal assistida por endoscopia.

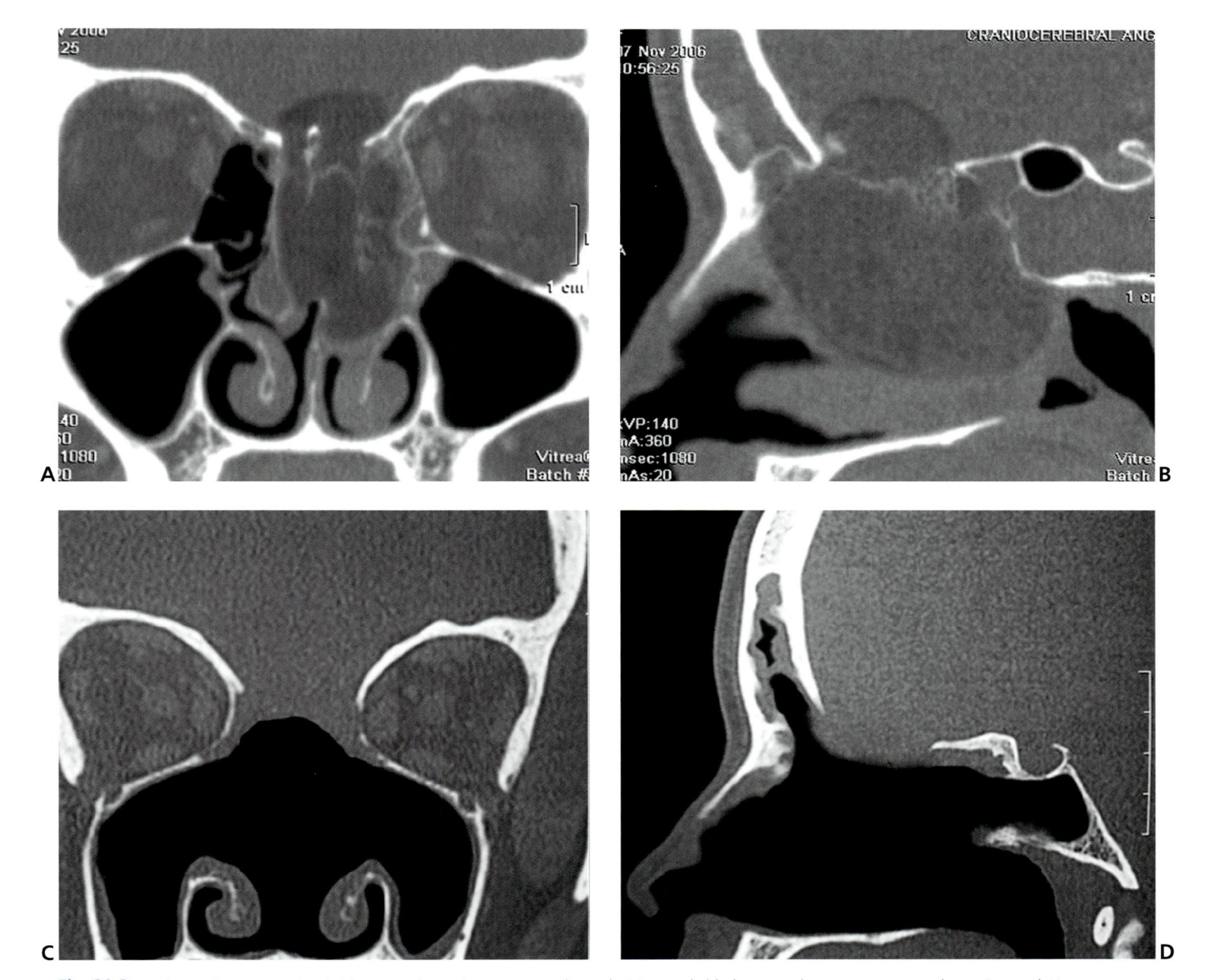

Fig. 39.3 Craniectomia transnasal assistida por endoscopia em uma paciente de 26 anos de idade com epistaxe recorrente e obstrução nasal. Uma abordagem bilateral foi realizada. (**A**) Imagem por TC coronal mostrando o tumor bilateral surgindo a partir da cavidade nasal. (**B**) Reconstrução sagital. (**C**) Imagem por TC coronal no período pós-operatório mostrando a remoção endoscópica completa do tumor. (**D**) Reconstrução sagital.

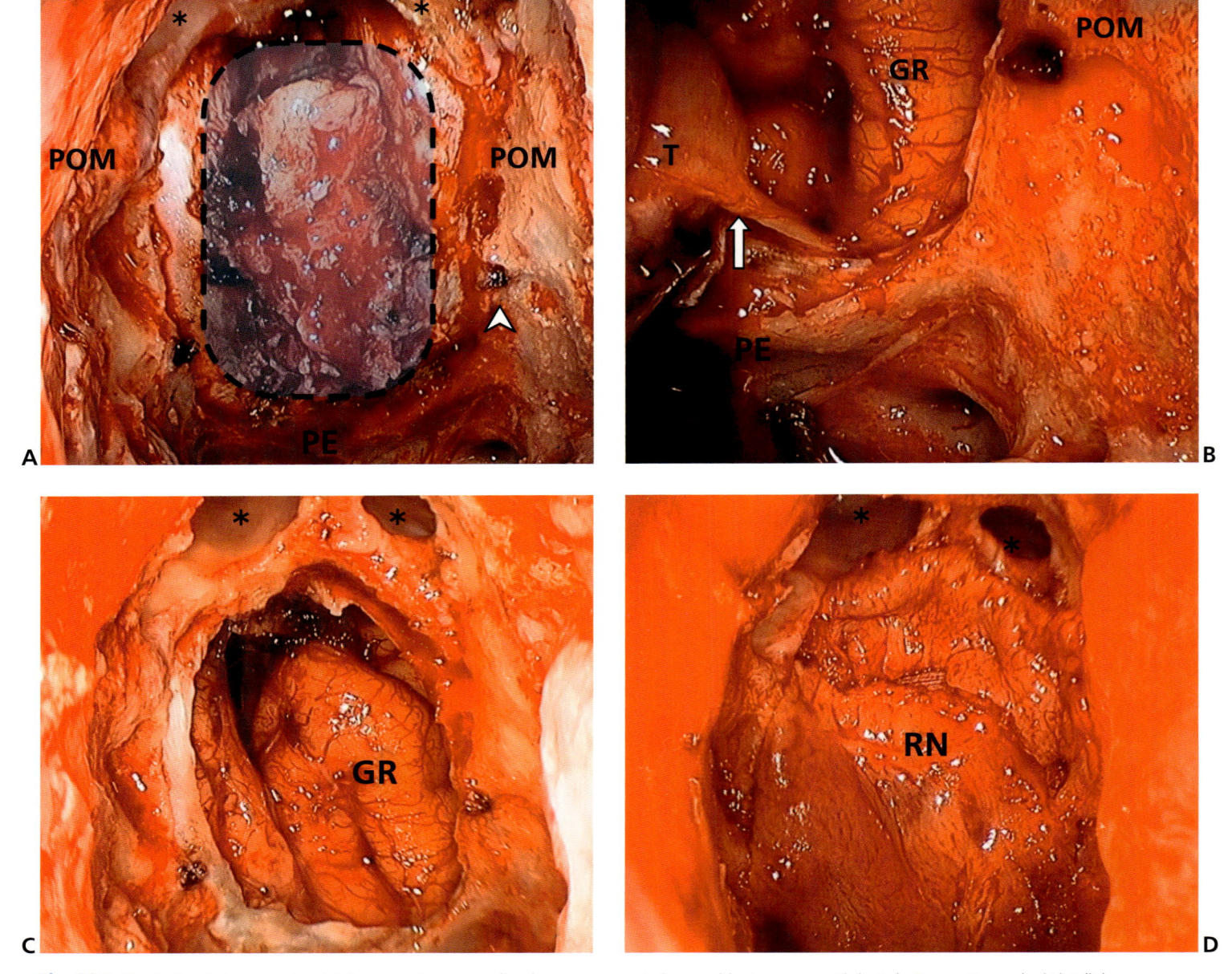

Fig. 39.4 Craniectomia transnasal assistida por endoscopia a fim de ressecar o estesioneuroblastoma em estágio 4 de Stamm-Kennedy. (**A**) A linha pontilhada indica a extensão da abertura dural. (**B**) Após a abertura dural, a imagem mostra a relação entre o tumor e o bulbo olfativo (*seta branca*). (**C**) Aspecto final da craniectomia transnasal após a remoção do tumor. (**D**) Reconstrução da base do crânio com retalho pediculado nasosseptal vascular. POM: parede orbital média; PE: plano esfenoidal; T: tumor; GR: giro reto; RN: retalho nasosseptal; (*): seio frontal; ponta de seta: artéria etmoidal anterior coagulada.

de mucosa são a preferência sempre que possível, embora eles possam ser completados com um enxerto livre, caso necessário para danos à base do crânio muito extensos (Fig. 39.4).

■ **Cuidado Pós-Operatório**

Os pacientes são tratados em unidade capacitada para cuidados de pacientes neurocirúrgicos. Os tampões nasais são retirados. Caso não haja evidência de fístula liquórica (LCR), a mobilização precoce é estimulada e a alta é dada aos pacientes em 5 dias. Os pacientes, então, retornam semanalmente pelo primeiro mês para remover crostas e tecidos de granulação. Após o primeiro mês, eles são acompanhados quinzenal ou mensalmente, dependendo do progresso de cicatrização. A RM e a TC, juntamente com exames por endoscopia, são realizados em seis meses e 1 ano após a cirurgia.

Referências

1. Dulguerov P, Allal AS, Calcaterra TC. Esthesioneuroblastoma: a meta-analysis and review. *Lancet Oncol* 2001;2:683-90.
2. Ferlito A, Rinaldo A, Rhys-Evans PH. Contemporary clinical commentary: esthesioneuroblastoma: an update on management of the neck. *Laryngoscope* 2003;113:1935-38.
3. Cohen ZR, Marmor E, Fuller GN et al. Misdiagnosis of olfactory neuroblastoma. *Neurosurg Focus* 2002;12:e3.
4. Hwang SK, Paek SH, Kim DG et al. Olfactory neuroblastomas: survival rate and prognostic factor. *J Neurooncol* 2002;59:217-26.

5. Hyams VJ. Tumors of the upper respiratory tract and ear. In: *Atlas of tumor pathology*. 2nd series, fascicle 25. Washington, DC: Armed Forces Institute of Pathology, 1988. p. 240-48.
6. Constantinidis J, Steinhart H, Koch M *et al.* Olfactory neuroblastoma: the University of Erlangen-Nuremberg experience 1975-2000. *Otolaryngol Head Neck Surg* 2004;130:567-74.
7. Nakao K, Watanabe K, Fujishiro Y *et al.* Olfactory neuroblastoma: longterm clinical outcome at a single institute between 1979 and 2003. *Acta Otolaryngol Suppl* 2007;559:113-17.
8. Miyamoto RC, Gleich LL, Biddinger PW *et al.* Esthesioneuroblastoma and sinonasal undifferentiated carcinoma: impact of histological grading and clinical staging on survival and prognosis. *Laryngoscope* 2000;110:1262-65.
9. Ingeholm P, Theilgaard SA, Buchwald C *et al.* Esthesioneuroblastoma: a Danish clinicopathological study of 40 consecutive cases. *APMIS* 2002;110:639-45.
10. Weinreb I, Goldstein D, Irish J *et al.* Expression patterns of Trk-A, Trk-B, GRP78, and p75NRT in olfactory neuroblastoma. *Hum Pathol* 2009;40:1330-35.
11. Oskouian Jr RJJ, Jane Sr JAS, Dumont AS *et al.* Esthesioneuroblastoma: clinical presentation, radiological, and pathological features, treatment, review of the literature, and the University of Virginia experience. *Neurosurg Focus* 2002;12:e4.
12. Jethanamest D, Morris LG, Sikora AG *et al.* Esthesioneuroblastoma: a population-based analysis of survival and prognostic factors. *Arch Otolaryngol Head Neck Surg* 2007;133:276-80.
13. Davis RE, Weissler MC. Esthesioneuroblastoma and neck metastasis. *Head Neck* 1992;14:477-82.
14. Franklin D, Miller RH, Bloom MG *et al.* Esthesioneuroblastoma metastatic to the trachea. *Head Neck Surg* 1987;10:102-6.
15. Logrono R, Futoran RM, Hartig G *et al.* Olfactory neuroblastoma (esthesioneuroblastoma): appearance on fine-needle aspiration: report of a case. *Diagn Cytopathol* 1997;17:205-8.
16. Zollinger LV, Wiggins RH III, Cornelius RS *et al.* Retropharyngeal lymph node metastasis from esthesioneuroblastoma: a review of the therapeutic and prognostic implications. *AJNR Am J Neuroradiol* 2008;29:1561-63.
17. Koka VN, Julieron M, Bourhis J *et al.* Aesthesioneuroblastoma. *J Laryngol Otol* 1998;112:628-33.
18. Sharma S, Sharma MC, Johnson MH *et al.* Esthesioneuroblastoma-a clinicopathologic study and role of DNA topoisomerase alpha. *Pathol Oncol Res* 2007;13:123-29.
19. Nichols AC, Chan AW, Curry WT *et al.* Esthesioneuroblastoma: the Massachusetts eye and ear infirmary and Massachusetts general hospital experience with craniofacial resection, proton beam radiation, and chemotherapy. *Skull Base* 2008;18:327-37.
20. Arnesen MA, Scheithauer BW, Freeman S. Cushing's syndrome secondary to olfactory neuroblastoma. *Ultrastruct Pathol* 1994;18:61-68.
21. Kanno K, Morokuma Y, Tateno T *et al.* Olfactory neuroblastoma causing ectopic ACTH syndrome. *Endocr J* 2005;52:675-81.
22. Plasencia YL, Cortés MB, Arencibia DM *et al.* Esthesioneuroblastoma recurrence presenting as a syndrome of inappropriate antidiuretic hormone secretion. *Head Neck* 2006;28:1142-46.
23. Dulguerov P, Calcaterra T. Esthesioneuroblastoma: the UCLA experience 1970-1990. *Laryngoscope* 1992;102:843-49.
24. Liu JK, O'Neill B, Orlandi RR *et al.* Endoscopic-assisted craniofacial resection of esthesioneuroblastoma: minimizing facial incisions-technical note and report of 3 cases. *Minim Invasive Neurosurg* 2003;46:310-15.
25. Lund VJ, Milroy C. Olfactory neuroblastoma: clinical and pathological aspects. *Rhinology* 1993;31:1-6.
26. Stammberger H, Anderhuber W, Walch C *et al.* Possibilities and limitations of endoscopic management of nasal and paranasal sinus malignancies. *Acta Otorhinolaryngol Belg* 1999;53:199-205.
27. Walch C, Stammberger H, Anderhuber W *et al.* The minimally invasive approach to olfactory neuroblastoma: combined endoscopic and stereotactic treatment. *Laryngoscope* 2000;110:635-40.
28. Lund VJ, Howard DJ, Wei WI *et al.* Craniofacial resection for tumors of the nasal cavity and paranasal sinuses-a 17-year experience. *Head Neck* 1998;20:97-105.
29. Kryzanski JT, Annino DJ, Copal H *et al.* Low complication rates of cranial and craniofacial approaches to midline anterior skull base lesions. *Skull Base* 2008;18:229-41.
30. Gil Z, Patel SG, Bilsky M *et al.* Complications after craniofacial resection for malignant tumors: are complication trends changing? *Otolaryngol Head Neck Surg* 2009;140:218-23.
31. Ganly I, Gross ND, Patel SG *et al.* Outcome of craniofacial resection in patients 70 years of age and older. *Head Neck* 2007;29:89-94.
32. Svane-Knudsen V, Jorgensen KE, Hansen O *et al.* Cancer of the nasal cavity and paranasal sinuses: a series of 115 patients. *Rhinology* 1998;36:12-14.
33. Lund VJ, Howard D, Wei W *et al.* Olfactory neuroblastoma: past, present, and future? *Laryngoscope* 2003;113:502-7.
34. Devaiah AK, Andreoli MT. Treatment of esthesioneuroblastoma: a 16-year meta-analysis of 361 patients. *Laryngoscope* 2009;119:1412-16.
35. Kadish S, Goodman M, Wang CC. Olfactory neuroblastoma. A clinical analysis of 17 cases. *Cancer* 1976;37:1571-76.
36. Morita A, Ebersold MJ, Olsen KD *et al.* Esthesioneuroblastoma: prognosis and management. *Neurosurgery* 1993;32:706-14, discussion 714-15.
37. Biller HF, Lawson W, Sachdev VP *et al.* Esthesioneuroblastoma: surgical treatment without radiation. *Laryngoscope* 1990;100:1199-201.
38. Vrionis FD, Kienstra MA, Rivera M *et al.* Malignant tumors of the anterior skull base. *Cancer Contr* 2004;11:144-51.
39. Zumegen C, Michel O. Classification and prognosis of esthesioneuroblastoma based on 7 treated cases. *Laryngorhinootologie* 2000;79:736-42.
40. Hadad G, Bassagasteguy L, Carrau RL *et al.* A novel reconstructive technique after endoscopic expanded endonasal approaches: vascular pedi-cle nasoseptal flap. *Laryngoscope* 2006;116):1882-86.
41. Stamm AC, Pignatari S, Vellutini E *et al.* A novel approach allowing binostril work to the sphenoid sinus. *Otolaryngol Head Neck Surg* 2008;138:531-32.
42. Draf W. Endonasal micro-endoscopic frontal sinus surgery: the Fulda concept. *Oper Tech Otolaryngol-Head Neck Surg* 1991;2:234-40.

40 Cranioendoscopia – Abordagem Combinada

Piero Nicolai ▪ Arkadi Yakirevitch ▪ Andrea Bolzoni Villaret
Paolo Battaglia ▪ Davide Locatelli ▪ Paolo Castelnuovo

Dicas e Pérolas

- Esta abordagem é indicada para lesões sinonasais com extensão endonasal e endocraniana que requerem uma ressecção dural que se estenda além do teto orbitário ou com contato/envolvimento extenso com o cérebro que não sejam elegíveis para cirurgia puramente endoscópica.
- A disponibilidade na sala de operação de diversos monitores facilita uma visão panorâmica do campo cirúrgico, com controle mais preciso das margens da ressecção e melhor interação entre a equipe neurocirúrgica e a equipe de otorrinolaringologia.
- Durante a fase endoscópica, a "caixa etmoidal" é isolada das paredes da cavidade nasal e da periórbita. Caso necessário, esta fase pode incluir maxilectomia média e ressecção do canal nasolacrimal e da periórbita.
- A fase transcraniana expõe a parte superior do tumor por uma abordagem subfrontal e implica na dissecção da mesma a partir da dura-máter e do cérebro não envolvidos. A base anterior do crânio é broqueada em torno do tumor para completar a mobilização da "caixa etmoidal".
- A dissecção da parte central do tumor pode ser utilizada tanto na fase endoscópica quanto na fase transcraniana.
- A base do crânio é reconstruída com um enxerto intradural do pericrânio ou da fáscia temporal e com um retalho pediculado extradural pericraniano. A precisão da reconstrução é verificada por endoscopia.
- A tomografia computadorizada (TC) do cérebro é realizada no primeiro dia do período pós-operatório para excluir complicações precoces.

Introdução

Durante os últimos 40 anos, a ressecção craniofacial anterior seguida de radioterapia foi considerada o tratamento padrão para doenças malignas dos seios paranasais que invadem a base anterior do crânio. Em 1997, Yuen et al.[1] foram os pioneiros na chamada ressecção cranionasal para tratamento dos tumores sinonasais malignos que envolvem a base anterior do crânio, combinando a craniotomia frontal tradicional com o acesso endoscópico transnasal. Nosso grupo começou a utilizar esta técnica, chamada abordagem cranioendoscópica (ACE), em 1996 e, desde então, nossos resultados preliminares têm sido publicados.[2,3] A principal vantagem oferecida por esta técnica combinada de cirurgia sobre a ressecção craniofacial padrão é a visualização de multiângulos conseguida pelos telescópios angulados e retos. As margens do tumor podem ser verificadas com maior confiança e ampliação do seio esfenoidal, da parede maxilar média, da fossa pterigopalatina e, especialmente, na região da interface sinonasal-orbital, quando a exenteração orbitária não é necessária. A técnica também evita incisões faciais com dor, edema, cicatriz e deformidade.

▪ Indicações

A ACE é recomendada para remoção de lesões sinonasais com extensão endonasal e endocraniana que requerem uma ressecção dural que se estende para o teto orbitário (**Fig. 40.1**) ou com contato/acometimento extenso do cérebro (**Fig. 40.2**).

▪ Contraindicações

As contraindicações para ACE estão resumidas na **Tabela 40.1**. Vale destacar que Batra et al.[4] consideram que a necessidade de exenteração orbitária, extensão lateral do tumor com invasão do espaço pterigopalatino e da fossa infratemporal como contraindicações relativas. Em nossa experiência, estas situações não podem ser seguramente administradas somente com a abordagem endoscópica.

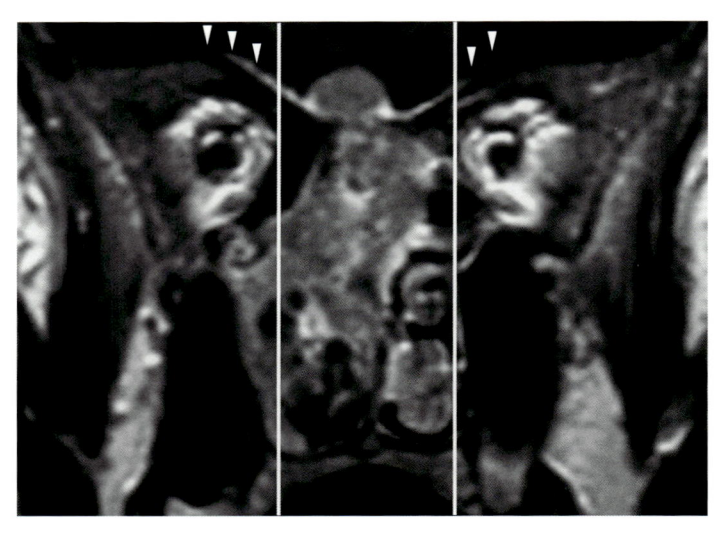

Fig. 40.1 Imagem por ressonância magnética (RM) realçada em T1 corte coronal demonstra uma lesão nasoetmoidal direita (adenocarcinoma) com uma extensão intradural em "ampulheta" através do teto etmoidal. Realce difuso da camada dural (pontas de setas) acima do teto orbital é suspeita para invasão neoplásica. As linhas verticais limitam a área da dura-máter que pode, seguramente, ser ressecada por uma abordagem puramente endoscópica.

■ Investigação Diagnóstica

A investigação diagnóstica no período pré-operatório inclui exame físico com foco especial na avaliação oftalmológica e neurológica; o exame endoscópico com biópsias pré-operatórias é sempre realizado após estudos de imagem. A imagem por ressonância magnética (RM) com contraste é preferida à tomografia computadorizada (TC)

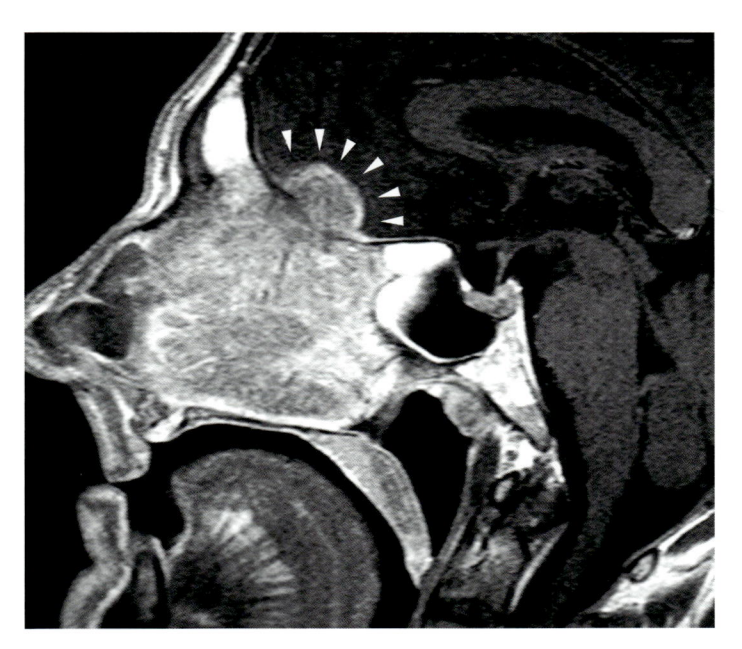

Fig. 40.2 RM em T1 corte sagital demonstra um carcinoma escamoso do seio etmoidal com extensão intracraniana significativa envolvendo o parênquima cerebral *(pontas de setas).*

pela sua definição melhor na avaliação da disseminação do tumor em tecidos moles, particularmente ao nível da interface do conteúdo orbital e o cérebro. Quando necessário (na presença de doença linfonodal ou em caso de lesões agressivas como melanoma e carcinoma nasal indiferenciado), a disseminação metastática da doença é excluída pela tomografia por emissão de pósitrons PET – TC do corpo inteiro. Além disso, uma radiografia de seios da face é realizada a fim de obter um modelo que reproduza a projeção do seio frontal da parede craniana anterior. Todos os pacientes deverão ser informados sobre a possibilidade de conversão cirúrgica no período intraoperatório para uma abordagem transfacial, caso qualquer contraindicação inesperada seja encontrada durante a cirurgia.

Tabela 40.1 Contraindicações para a Abordagem Cranioendoscópica

Envolvimento do saco lacrimal
Envolvimento do conteúdo orbital
Envolvimento das paredes ósseas do seio maxilar (exceto da parede medial)
Extensão na fossa pterigopalatina ou infratemporal
Parede posterior do seio esfenoidal
Extensão para o palato duro
Envolvimento da pirâmide nasal

■ Montagem

A cirurgia requer duas equipes cirúrgicas (neurocirurgia e otorrinolaringologia), enfermeira de centro cirúrgico e um anestesista. O *staff* e o equipamento na sala de cirurgia são ilustrados na Figura 40.3. A presença de vários monitores (para o microscópio e para o endoscópio) permite a visão panorâmica do campo, permitindo controle mais preciso das margens de ressecção e facilitando a interação entre as duas equipes cirúrgicas.

■ Fase Endoscópica

Esta fase requer a utilização de um telescópio rígido, reto e angulado e instrumentos precisos. Caso a neoplasia obstrua, de maneira significativa a fossa nasal, é necessário realizar a retirada parcial do tumor, geralmente com microdebridadores, a fim de permitir o colapso centrípeto das paredes do tumor e para facilitar a identificação da inserção da lesão. A artéria esfenopalatina é isolada e coagulada bilateralmente, reduzindo, desta forma, o sangramento durante todo o procedimento. O septo nasal é cortado na sua base paralelamente ao assoalho nasal e, então, frontalmente, com uma incisão vertical da abertura da narina até *o frontal beak*. A mobilização posterior do septo nasal é obtida pela realização de sinusotomia esfenoidal bilateral ampla e ressecção do rostro esfenoide para melhor definir as margens de ressecção posteriores.

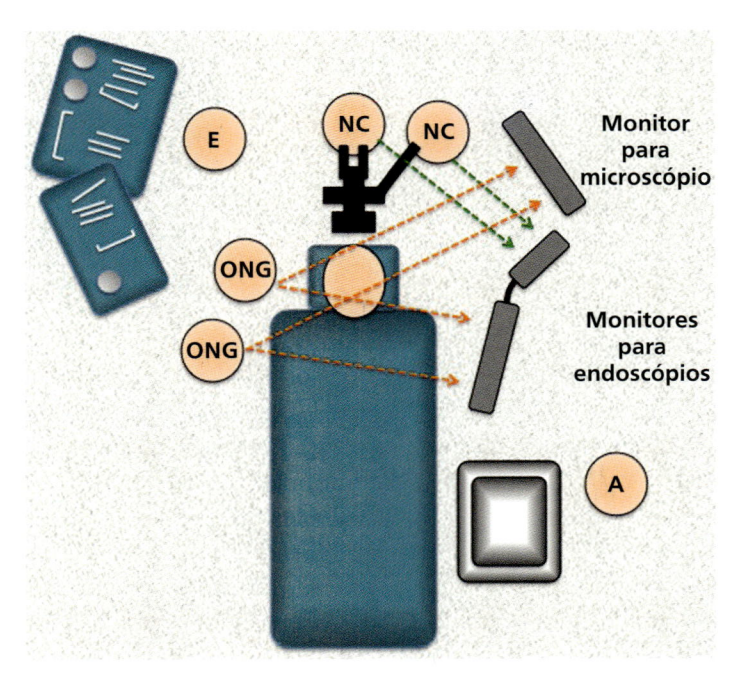

Fig. 40.3 *Layout* das equipes cirúrgicas e de instrumentação durante uma ressecção cranioendoscópica combinada. Todos os cirurgiões são capazes de controlar os aspectos transnasal e transcraniano da abordagem com vários monitores. A: anestesista; ONG: otorrinolaringologista; NC: neurocirurgião; E: enfermeira.

A lâmina papirácea é dissecada em um ou em ambos os lados, a partir da periórbita, com base na extensão da lesão, começando com a margem anterior posteriormente ao ápice da órbita. Neste momento, é importante para os membros da outra equipe interagirem corretamente com o neurocirurgião, que cauteriza as artérias etmoidais de cima e auxilia o otorrinolaringologista a medializar a lâmina papirácea residual. Har-El e Casiano[5] descreveram o "princípio do próximo compartimento" de acordo com o qual o cirurgião disseca, no mínimo, um compartimento longe do tumor. Por exemplo, para uma lesão que envolve o meato superior e o septo nasal superior, o cirurgião entraria no meato médio em ambos os lados, para dissecar o complexo etmoidal em direção ao teto etmoidal.

Em relação à extensão do tumor, esta fase cirúrgica pode estar associada com a maxilectomia média, com a exposição do ducto nasolacrimal e a remoção inferior ao saco lacrimal ou a ressecção da periórbita. No fim da fase endoscópica, várias biópsias são enviadas ao laboratório para congelação.

Fase Transcraniana

Esta fase é iniciada com retalho coronal e uma craniotomia subfrontal variável em tamanho e forma dependendo das necessidades cirúrgicas e variantes anatômicas. A incisão começa anteriormente ao trágus ao nível do arco zigomático e é ampliada superiormente e posteriormente ao nível do vértex a fim de permitir a confecção de um retalho pericraniano pediculado bastante longo. Exige-se atenção para preservar o ramo frontal do nervo facial, que é alcançado pela incisão da fáscia temporal superficial 3 cm posterior ao arco orbitozigomático e elevação do mesmo com o retalho. O retalho coronal é erguido ao plano subgaleal. O pericrânio sofre incisão de forma ainda mais posterior à incisão cutânea e é erguido de modo anterior, até que a glabela e a margem supraorbital estejam expostas. O forame/incisão supraorbital é identificado de maneira bilateral e seu feixe neurovascular é preservado. Para facilitar o deslocamento inferior máximo do conteúdo orbital em ambos os lados, a porção inferior do forame supraorbital (se não aberto) é ressecada com um pequeno chisel.

O acesso subfrontal, descrito pela primeira vez por Raveh et al.[6] em 1993, é sempre o preferido à craniotomia clássica, porque minimiza a retração cerebral e, assim, reduz o risco de complicações neurológicas. (**Fig. 40-4**). Com o auxílio de um modelo frontal ou de um sistema de navegação intraoperatória, como descrito por Schipper et al.,[7] as osteotomias são realizadas ao longo das bordas superolaterais dos seios frontais, com a serra oscilante angulada apropriada (aproximadamente 45 graus) em direção aos seios frontais. Um retalho ósseo frontal, incluindo a parede anterior dos seios frontais e o contorno superomedial das órbitas é retirado após o procedimento de moldagem. A borda inferior da placa ossea é o násio. A parede

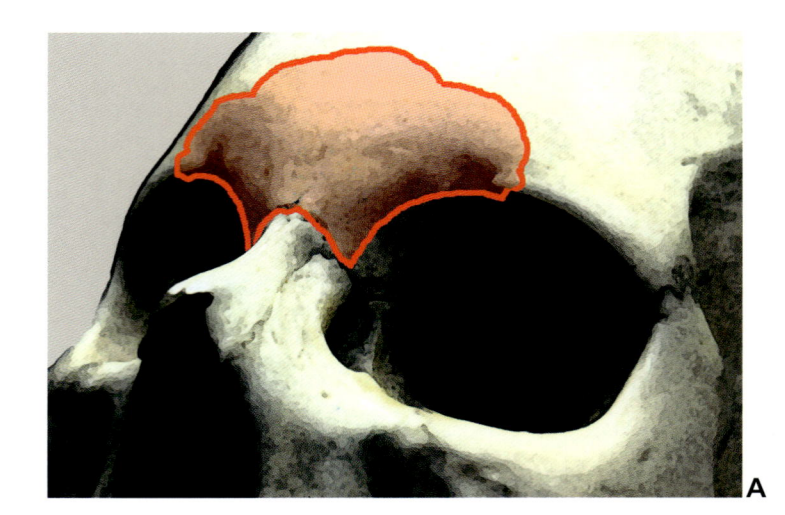

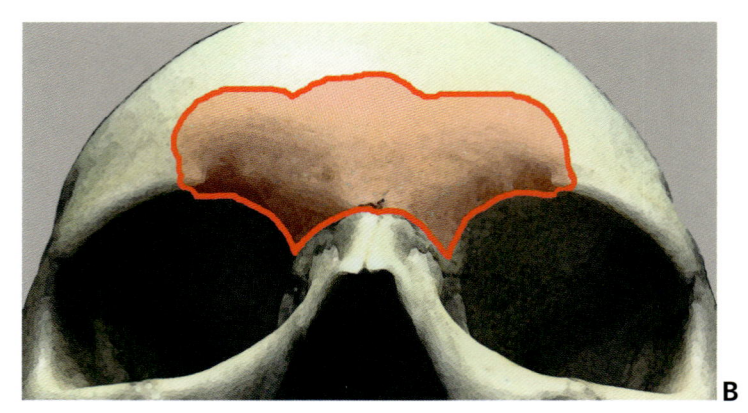

Fig. 40.4 (A, B) Craniotomia subfrontal.

posterior dos seios frontais é broqueada (**Fig. 40-5**). A dura-máter da base anterior do crânio é erguida do teto orbital. A dura-máter exposta é cortada de forma transversal e, então, longitudinal em ambos os lados, ao longo da junção entre a lâmina papirácea e o teto orbital, a fim de verificar a extensão intradural da lesão. Os lobos frontais são cuidadosamente retraídos com a visualização dos tratos e bulbos olfatórios acima do aspecto interno da dura-máter cortada. Caso a parte intracraniana do tumor esteja volumosa, pode ser realizada cavitação central para permitir sua mobilização. A seguir, a lesão é gradualmente isolada a partir do parênquima cerebral saudável e dos nervos ópticos, enquanto, progressivamente, interpõe-se os cotonoides protetores. Com uma broca de diamante, a "caixa etmoidal" é isolada. Os tratos olfativos são seccionados posteriormente ao tumor, a dura-máter é cortada e o plano esfenoidal é broqueado para completar a ressecção.

Remoção Simultânea da Caixa Etmoidal

Esta fase é um aspecto crucial da ACE, quando as duas equipes (otorrinolaringologia e neurocirurgia) interagem ao máximo. A visualização simultânea por microscópio e endoscópio permite a observação de todas as margens da caixa etmoidal durante sua ressecção. A caixa é sempre removida de maneira transcraniana.

■ Reconstrução

O defeito dural é reparado com um enxerto intradural do pericrânio ou da fáscia temporal, que deverá exceder o tamanho do defeito em cerca de 30%, o retalho pericraniano pediculado é, então, inserido entre a base craniana residual e a dura-máter, de preferência em duas camadas. Pode ser fixado com dois pontos posteriormente ao plano esfenoidal, e lateralmente ao teto etmoidal, quando disponível. A precisão do posicionamento do retalho pericraniano é verificada por endoscopia. Os lobos frontais são delicadamente estendidos acima do retalho que é fixado por baixo com cola fibrina. A placa óssea é reposicionada e fixada com placas de titânio e pinos. O retalho galeal cutâneo é então recolocado e a ferida é suturada em camadas após o posicionamento dos drenos. Por fim, a cavidade endonasal cirúrgica é tamponada.

Alguns autores defendem a colocação da cânula nasofaríngea no meato inferior abaixo do tamponamento nasal. Elas ajudam na prevenção do pneumoencéfalo no período pós-operatório imediato que pode ocorrer uma vez que os pacientes produzam pressão faríngea positiva através da tosse e engasgos na extubação.[8,9]

■ Cuidado no Período Pós-Operatório

O paciente é mantido sob ventilação mecânica cerca de 8 a 12 horas e em repouso absoluto no leito em posição vertical a 30 graus até o terceiro dia do período pós-operatório. O paciente é instruído a evitar esforço e a manter a boca aberta ao espirrar. Geralmente, não há necessidade para drenagem lombar. Uma TC do cérebro é obtida no primeiro dia do pós-operatório para excluir complicações precoces. O tamponamento nasal é gradualmente removido dentro de 48 horas. A terapia intravenosa de antibiótico é iniciada um dia antes da cirurgia e continuada por, no mínimo, 5 dias. A hiperidratação intravenosa geralmente é administrada. Irrigação nasal com solução salina e recomenda-se aplicação de pomada de bacitracina duas vezes ao dia por, no mínimo, 2 meses.

■ Resultados

Para o resultado geral de 5 anos, as taxas de doença específica e de sobrevida livre de recorrência no nosso grupo de ACE foram de 56,6%, 69,7% e 5,6% respectivamente (dados não publicados), enquanto em uma ampla coorte de pacientes após a ressecção craniofacial as taxas foram de 48,3%, 53,3% e 45,8%, respectivamente, como relatado por Ganly et al.[10]

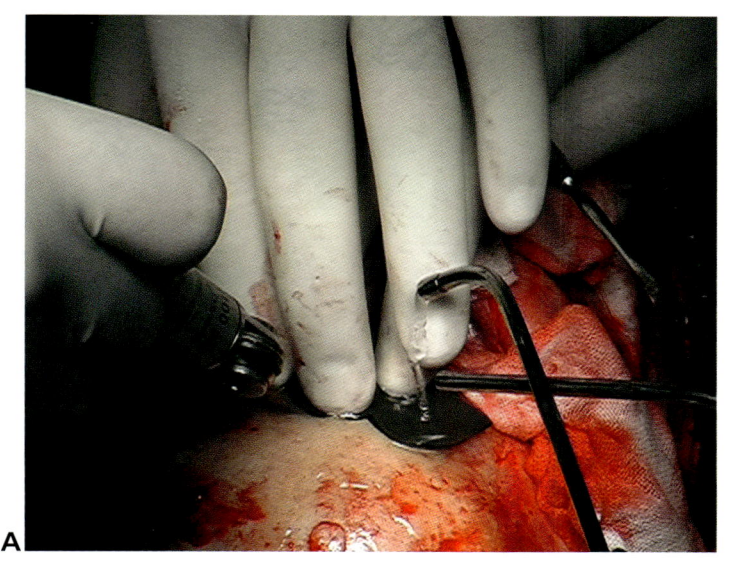

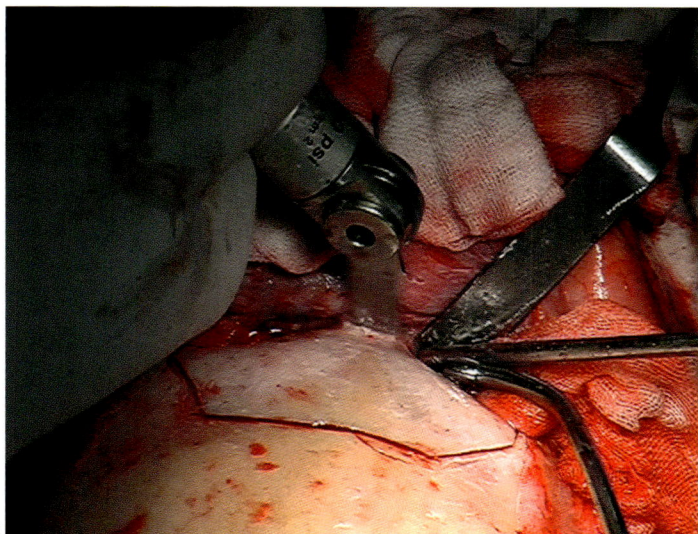

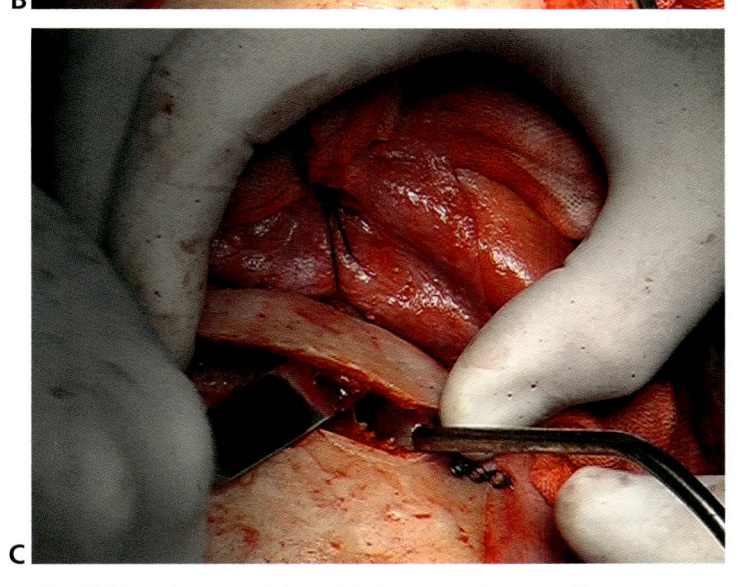

Fig. 40.5 Craniotomia subfrontal. (A) Osteotomias são realizadas com base no modelo frontal. (B) A placa óssea é completada dividindo o osso frontal da pirâmide nasal com um corte horizontal. (C) Após o procedimento de moldagem, a placa óssea é removida com exposição da parede posterior dos seios frontais.

Complicações

A fístula liquórica pode ser resolvida com colocação de drenagem lombar ou com revisão endoscópica do fechamento dural, sob anestesia local ou geral de acordo com o local e o tamanho do defeito. Algum grau de pneumoencéfalo é sempre detectado na TC após a craniotomia. É crucial excluir a progressão e a compressão cerebral. Em casos extremos, a revisão da duraplastia é necessária. A meningite é prevenida na maioria dos casos com antibioticoterapia peroperatória. O edema cerebral, abscesso intracraniano e o hematoma resultam em alterações neurológicas e são diagnosticadas pela imagem e conduzidos em estrita cooperação com um neurocirurgião.

A síndrome do desconforto respiratório neurogênico do adulto foi descrita em pacientes tratados com drenagem lombar e responderam, dentro de poucas horas, à interrupção da drenagem.[9] A osteomielite frontal, causada por radioterapia, frequentemente, aplicada nesta população de pacientes, é uma complicação tardia que requer uma antibioticoterapia longa e desbridamento cirúrgico em casos persistentes. Outras complicações possíveis incluem desordens visuais, anestesia supraorbital e epistaxe. Os casos de mortalidade no período perioperatório também foram relatados: em nossa série, a taxa foi de 4%, similar às séries de ressecção craniofacial.[11] A taxa geral de complicações após a ACE na nossa experiência é de 16%[3], sendo substancialmente mais baixa que a relatada após a ressecção craniofacial.[11]

Referências

1. Yuen AP, Fung CF, Hung KN. Endoscopic cranionasal resection of anterior skull base tumor. *Am J Otolaryngol* 1997;18:431-33.
2. Castelnuovo PG, Belli E, Bignami M et al. Endoscopic nasal and anterior craniotomy resection for malignant nasoethmoid tumors involving the anterior skull base. *Skull Base* 2006;16:15-18.
3. Nicolai P, Battaglia P, Bignami M et al. Endoscopic surgery for malignant tumors of the sinonasal tract and adjacent skull base: a 10-year experience. *Am J Rhinol* 2008;22:308-16.
4. Batra PS, Citardi MJ, Worley S et al. Resection of anterior skull base tumors: comparison of combined traditional and endoscopic techniques. *Am J Rhinol* 2005;19:521-28.
5. Har-El G, Casiano RR. Endoscopic management of anterior skull base tumors. *Otolaryngol Clin North Am* 2005;38:133-44, ix.
6. Raveh J, Laedrach K, Speiser M et al. The subcranial approach for frontoorbital and anteroposterior skull-base tumors. *Arch Otolaryngol Head Neck Surg* 1993;119:385-93.
7. Schipper J, Maier W, Arapakis I et al. Navigation as a tool to visualize bone-covered hidden structures in transfrontal approaches. *J Laryngol Otol* 2004;118:849-56.
8. Buchmann L, Larsen C, Pollack A et al. Endoscopic techniques in resection of anterior skull base/paranasal sinus malignancies. *Laryngoscope* 2006;116:1749-54.
9. Devaiah AK, Larsen C, Tawfik O et al. Esthesioneuroblastoma: endoscopic nasal and anterior craniotomy resection. *Laryngoscope* 2003;113:2086-90.
10. Ganly I, Patel SG, Singh B et al. Craniofacial resection for malignant paranasal sinus tumors: Report of an International Collaborative Study. *Head Neck* 2005;27:575-84.
11. Ganly I, Patel SG, Singh B et al. Complications of craniofacial resection for malignant tumors of the skull base: report of an International Collaborative Study. *Head Neck* 2005;27:445-51.

41 Abordagem Externa *versus* Abordagem Endoscópica para Malignidades da Base do Crânio

Valerie J. Lund ▪ David J. Howard

Dicas e Pérolas

- A extensão e a natureza do tumor devem determinar a escolha da abordagem cirúrgica e não o contrário.
- Os cirurgiões que optam pelas abordagens endoscópicas para tumores malignos devem estar familiarizados com a história natural das doenças específicas e também devem ser capazes de oferecer uma gama de opções cirúrgicas.
- Os pacientes devem ser completamente informados sobre as opções de tratamento disponíveis.
- Os pacientes submetidos tanto à abordagem por via externa quanto à endoscópica devem estar disponíveis para acompanhamento rigoroso e prolongado.
- Alguns tumores (p. ex.: neuroblastoma olfativo) são mais adequados para a ressecção curativa endoscópica do que outros (p. ex.: carcinoma escamoso).
- A ressecção endoscópica deverá ser realizada com os mesmos objetivos curativos, como nas abordagens externas. Não deverá ser considerada como uma "citorredução", exceto quando o tratamento é paliativo.
- A principal vantagem da ressecção endoscópica é a morbidade reduzida, porém, complicações sérias (p. ex.: hemorragia severa) podem ocorrer e revelarem-se difíceis de administrar.
- O acompanhamento dos pacientes assim como a coletânea precisa de seus dados a longo prazo facilitará a comparação das várias abordagens cirúrgicas no tratamento destes tumores raros.

Introdução

Os tumores malignos no nariz e nos seios paranasais que acometem a base do crânio apresentam alguns dos problemas mais desafiadores em câncer de cabeça e pescoço. Em decorrência do fato de serem raros, é difícil para qualquer médico ou instituição obter um grande número de pacientes e experiência extensa na condução destes tumores. É bem mais complicado em razão de sua enorme diversidade histológica, em cada tipo de tecido representado.

A maioria dos tumores é tratada somente por cirurgia ou em combinação com a rádio e/ou quimioterapia, porém, pelo fato de os pacientes terem sintomas relativamente moderados no começo, eles quase sempre se apresentam, quando o tumor já está bem extenso e já invadiu estruturas adjacentes, como a cavidade intracraniana e a órbita. Tal fato pode comprometer as abordagens cirúrgicas que podem ser realizadas com a intenção curativa. Embora as técnicas endoscópicas (cirurgia endoscópica nasal [CEN]) estejam sendo amplamente empregadas, os resultados devem ser comparados aos da cirurgia externa como a ressecção craniofacial (RCF). Atualmente, a comparação é difícil, já que o número de pacientes, pelo tumor e pelo acompanhamento, é significativamente menor no grupo tratado por endoscopia. Tal fato é particularmente relevante quando algumas malignidades sinonasais podem recorrer muitos anos mais tarde. Entretanto, algumas informações estão emergindo quanto à seleção de pacientes, e este capítulo discute esta informação.

Qual Tumor?

Como mencionado anteriormente, a diversidade histológica é a norma nesta área e cada tumor tem sua própria história natural, que pode influenciar na escolha do procedimento. Alguns, como por exemplo, o carcinoma escamoso, são muito mais infiltrativos do que outros, como o adenocarcinoma, que frequentemente tem um plano de clivagem bem definido a partir do tecido normal, fazendo da abordagem endoscópica uma escolha melhor para o último caso do que para o primeiro.

No neuroblastoma olfatório (NO), sabemos que a doença microscópica pode ser encontrada nos bulbos e tratos olfativos, mesmo quando não é aparente no exame de imagem mais detalhado no período pré-operatório. Este foi o tumor por excelência, para o qual a RCF foi desenvolvida, uma vez que permitia a ressecção completa destas áreas, fornecendo estagiamento preciso pela primeira vez.[1] Porém, atualmente, é tecnicamente possível realizar esta ressecção por uma abordagem endoscópica endonasal, de modo que esse fato isolado não invalida a CEN para ressecção de NO.[2-6]

Curiosamente, o estagiamento preciso da extensão da doença fornecido pela RCF conduzia inicialmente a radioterapia, sendo oferecido somente àqueles com doença no trato e bulbos olfativos, porém, no devido tempo, tornou-se aparente que a recorrência era maior nos indivíduos que não recebiam radioterapia (28 *versus* 4%), embora eles tivessem tumores menores,[7] o que confirmou a necessidade para a terapia combinada independente da extensão do tumor e tem dado maior garantia àqueles submetidos à CEN que eles não estavam sendo submetidos a tratamento oncológico adicional; o tratamento adicional é necessário independentemente do procedimento cirúrgico.

Outro tumor epitelial com uma história natural fascinante é o carcinoma adenoide cístico, que é bem conhecido por seguir os linfáticos perineurais, por vezes, de forma embólica, se espalhando amplamente e colocando os pacientes em risco de recorrência primária e secundária ao longo de suas vidas. Pode-se argumentar que os pacientes deveriam ser submetidos a uma cirurgia o mais radical possível, porém, estudos a longo prazo ainda mostraram recorrência em muitos anos ou até mesmo décadas mais tarde. Por isso, uma abordagem mais moderada associada à morbidade mais baixa, por exemplo, a CEN, poderia ser apoiada por pesquisas publicadas.[6]

O melanoma maligno da mucosa sinonasal também é um tumor imprevisível e inconstante, subjulgando algumas pessoas em uma questão de semanas ou vivendo em simbiose por muitos anos com outros. O maior estudo de coorte abrangente demonstrou uma queda na sobrevida de 5 anos de 28%[8] e sugeriu que este fato ocorreu independente do tratamento cirúrgico, embora os pacientes submetidos à cirurgia craniofacial parecessem particularmente em mal estado geral, o que não estava, necessariamente, relacionado com a extensão da doença. Como consequência, este tumor tem sido abordado de maneira endoscópica por algum tempo,[4,6] ocorrendo de forma peculiar em pessoas idosas com outras comorbidades.

O condrossarcoma é um tumor indolente, porém inexorável, difícil de extirpar qualquer que seja a abordagem. Também pode ser multifocal, o que explica a causa da recorrência muitos anos depois em partes da base do crânio relativamente distantes da lesão original. Assim, a sobrevida figura uma queda de 94% aos 5 anos a 37% aos 15 anos.[9] Poderia parecer uma boa razão para responsabilizar a abordagem craniofacial, porém, pode-se igualmente argumentar que a ampliação melhorada combinada à utilização de brocas rápidas precisas dá suporte à CEN em casos acessíveis, especialmente quando o ápice orbital está envolvido, outra área onde a CEN tem mostrado, por si mesma, ser de grande valor.[10]

■ Qual o Local do Tumor?

Um dos aspectos mais interessantes da CEN tem sido a apreciação de onde os tumores surgem. Um tumor aparentemente maior que preenche a cavidade nasal e causa erosão da base craniana ao exame de imagem pode, por vezes, revelar-se originário de uma área pequena da mucosa que pode ser prontamente ressecado. A cirurgia endoscópica tem desafiado alguns preconceitos a respeito do local frequente de origem.[11]

A tomografia computadorizada (TC) combinada à ressonância magnética (RM) oferece um alto grau de precisão, distinguindo o tumor da inflamação, fibrose e secreção,[12] porém, somente durante a cirurgia este achado pode ser confirmado macroscopicamente e pode, muitas vezes, necessitar da corroboração da congelação. Por isso parece inteiramente razoável, considerando-se as facilidades locais, que o paciente assine um consentimento tanto para CEN quanto para RCF e, então, inicie a cirurgia endoscópica, mas com a opção de conversão para a abordagem externa, caso necessário. Com uma boa seleção de pacientes, o número de ocasiões em que há esta necessidade permanecerá reduzido.

■ Qual a Extensão do Tumor?

Quando falamos sobre uma ressecção endoscópica de uma malignidade sinonasal que afeta a base craniana, devemos ser bem claros de que não se trata de um procedimento de remoção parcial, porém, de uma tentativa genuína de ressecção curativa. Isso significa uma excisão total do tumor junto às margens do tecido normal. A principal vantagem da RCF sobre as técnicas que a precederam, tal como a rinotomia lateral, é a habilidade de realizar uma ressecção *enbloc* dos etmoides, incluindo a placa cribriforme e estruturas adjacentes, como determinado pela extensão do tumor.[9] Uma das críticas à CEN tem sido o fato de que nela é inevitável a remoção por fragmentos. Entretanto, na realidade, na CEN frequentemente é realizada a ressecção de fragmentos e, quando removida a porção principal da lesão, encontra-se maior espaço na cavidade nasal, possibilitando um melhor controle das margens. Por isso o princípio da ressecção *enbloc* mostrou-se bem menos importante do que a remoção completa do tumor, dadas as restrições específicas impostas pela anatomia complexa nesta área.

Há limitações técnicas nas áreas que podem ser acessadas por uma abordagem inteiramente endoscópica que estão relacionadas, principalmente, com a extensão lateral acima dos tetos da órbita. Uma regra geral é que a patologia que se estende (ou surge) lateral à linha desenhada através da linha mediana da órbita não pode ser alcançada seguramente via uma abordagem endoscópica endonasal, o que poderia, portanto, necessitar de uma via combinada ou ser substituída por um procedimento externo. Posterior e inferiormente, o endoscópio mostrou-se uma alternativa razoável aos procedimentos externos, embora novamente a extensão que envolve a parede lateral e anterior do seio maxilar pode ser inacessível em alguns pacientes. Este é particularmente o caso com o carcinoma escamoso do maxilar, onde a infiltração além dos limites ósseos é especialmente desafiadora. Alcançar margens livres nestas circunstâncias por uma abordagem endoscópica exclusiva pode ser tecnicamente impossível e as técnicas combinadas, como a maxilectomia estendida via degloving mediofacial concomitante ao controle endoscópio pode ser empregada.

Por muitos anos de experiência em descompressão endoscópica orbitária,[13] tem sido demonstrado que porções significativas de periósteo orbital podem ser retiradas por via endonasal, e nossa experiência em preservação do olho na RCF, enquanto o tumor ainda não tenha se espalhado dentro dos conteúdos orbitais, sugere que esta abordagem pode ser empregada seguramente em muitos pacientes que até agora teriam seus olhos retirados em ressecções oncológicas.[14] Por isso o envolvimento do periósteo, por si, não seria uma contraindicação à cirurgia endoscópica, porém, deveria ser determinado pela congelação e a cirurgia endoscópica poderia, então, ser acompanhada pela liberação orbital em casos selecionados.

A extensão superior através da base do crânio e da dura-máter e dentro do cérebro é o assunto de outros capítulos neste livro. O quão agressivamente um tumor é perseguido dependerá de muitos fatores, não somente da experiência dos cirurgiões, do tipo de tumor e das comorbidades do paciente. Estes limites permanecem uma questão para debate. O que constitui a extensão superior para uma equipe pode não ser considerado por outra.

Lidando com as Complicações e Minimizando a Morbidade

As principais razões para selecionar uma abordagem externa a uma endoscópica são a morbidade associada a procedimentos e a habilidade para controlar as complicações potenciais. As altas taxas de sucesso de longo prazo para reparo endoscópico para fístula liquórica (LCR) e dos defeitos da base craniana independente do material de reparo utilizado pavimentaram o caminho para a ressecção endoscópica estendida das neoplasias nesta região.[15,16] Porém, a ressecção de lesões cada vez mais extensas limitaram a utilização de alguns materiais de reparo e conduziram ao desenvolvimento de outras técnicas, incluindo o retalho septal pediculado, que elevou o tamanho do defeito dural poderia ser reparado por via endoscópica.[17] Apesar disso, a fístula liquórica permanece sendo um problema potencial e pode necessitar de um grande pedaço de fáscia lata ou de um retalho pericraniano, mais bem executado por abordagem externa.

A complicação de mais difícil tratamento por endoscopia é a hemorragia. O que pode ser antecipado pelo tipo de tumor, por exemplo, neuroblastoma olfativo, melanomas malignos ou envolvimento de vasos maiores e em casos selecionados pode-se beneficiar da embolização no período pré-operatório. Entretanto, na maioria dos casos, a RCF fornece acesso maior, caso um sangramento severo ocorra e em decorrência das preocupações de muitos cirurgiões a respeito de sangramento a partir da carótida interna, pode haver preferência para esta abordagem.[18] Não obstante, alguns centros têm publicado estratégias para enfrentar esta eventualidade por via endoscópica, então, esta pode ser considerada uma contraindicação à CEN[19] relativa em vez de absoluta.

Tanto os procedimentos externos quanto os endoscópicos podem estar associados a complicações, os quais, em teoria, são os mesmos, mas, na prática, são significativamente menores ao utilizar a CEN.[4,6] Algumas séries de RCF têm mostrado mortalidade e morbidade muito baixas,[9,20] mas a CEN geral, intrinsecamente, é menos traumática apesar de a quantidade de tecido removido ser comparável, uma vez que há menos dano colateral resultando em um tempo de operação mais curto e menos tempo de hospitalização.[4,21] Ainda assim, devemos estar bastante atentos aos fatores prognósticos que determinam o resultado nestes pacientes, para os quais o primeiro tratamento é o melhor. Análises multivariadas mostram, consistentemente, que o acometimento da dura-máter e do cérebro, o envolvimento da órbita e o tipo de malignidade são os fatores mais relevantes quando grandes séries prospectivas de RCF a longo prazo foram analisadas e nós devemos, portanto, optar pela abordagem que melhor nos permita lidar com eles.[20] Se ambos, CEN e uma abordagem externa, preenchem estes critérios, então ambos, podem ser escolhidos, porém, se estivermos em dúvida, devemos ser capazes de fazer a transição de uma para outra, combinando a craniotomia convencional à ressecção endoscópica desde baixo.[22-24]

Tratamento Oncológico Adjuvante

A quimiorradiação frequentemente é utilizada em pacientes com malignidade sinonasal e, dependendo do centro de medicina, pode ser dada antes ou após a cirurgia. De acordo com a nossa experiência, é aconselhável retardar este tratamento quando é utilizada uma abordagem craniofacial a fim de minimizar os problemas com o reparo da base craniana,[9] o que pode não ser uma limitação com a CEN se a área do reparo da base craniana for proporcionalmente menor. Se isso faz diferença ao prognóstico, ainda não se sabe.

Acompanhamento Pós-Operatório

As descrições das técnicas respectivas estão além do escopo deste capítulo e são descritas em detalhe em outro local.[25] Porém, em todos os casos, independente da abordagem cirúrgica, os pacientes devem ser submetidos a um rigoroso acompanhamento a longo prazo para assegurar que uma doença residual ou recorrente seja encontrada precocemente, sendo possível permitir a ressecção mesmo após a RCF. Os pacientes deverão estar disponíveis para exame endoscópico, regularmente, em um contexto ambulatorial, e para imagem pós-terapia, geralmente ressonância magnética multiplanar com contraste (RM), combinada a exames formais sob anestesia, como indicado

Tabela 41.1 Protocolo de acompanhamento Pós-Operatório para Malignidade Sinonasal

A cada 4 meses pelos primeiros 2 anos, então a cada 6 meses ou mais, dependendo da histologia:
Exame endoscópico sob anestesia
Imagem por ressonância magnética: coronal, axial e sagital
Sequências ponderadas em T1, pré e pós-gadolínio-*ácido dietilenotriamina penta-acético* (DTPA) e sequências axiais ponderadas em T2.

Fonte: Modificada de Howard DJ, Lund VJ, Wei WI. Craniofacial resection for tumors of the nasal cavity and paranasal sinuses: a 25-year experience. Head Neck 2006;28:867-873.

pelo tipo de tumor e pelos achados nas imagens. Vários protocolos foram concebidos; um exemplo de um utilizado pelos autores é mostrado na **Tabela 41.1**.

■ Resultados

A ressecção craniofacial tem melhorado dramaticamente o resultado para tumores malignos sinonasais que afetam a base anterior craniana, redobrando a sobrevida em muitos casos (**Tabelas 41.2 e 41.3**). Porém, a recorrência tardia é uma característica destes tumores, enfatizando a falha da taxa de sobrevida em 5 anos em predizer a cura. Ainda com alguns tumores (p. ex.: carcinoma cístico adenoide) o paciente, provavelmente, falecerá em decorrência da doença, a menos que algum outro evento intervenha. Tal fato, concomitante com a raridade, variação e extensões diferentes de tumores, faz uma comparação direta com as técnicas endoscópicas difíceis no momento, mas fala à necessidade de uma coleção colaborativa de dados precisos.[26] Não obstante, como indicado, há um número crescente de pacientes que podem ser igualmente bem tratados com a ressecção endoscópica curativa.[2-6,21] Em última análise, a questão não são as técnicas externas *versus* endoscópicas, mas sim uma estratégia com base em muitos fatores, o mais importante dos quais é a retirada completa do tumor.

Tabela 41.2 Ressecção craniofacial: Sobrevida para Grupo Inteiro e Histologias Individuais

Histologia	5 Anos (%)	10 Anos (%)	15 Anos (%)	N° de Pacientes
Maligno	59	40	33	259
Adenocarcinoma	58	40	33	62
Neuroblastoma olfativo	74	50	40	56
Carcinoma escamoso	53	35	35	34
Condrossarcoma	94	56	37	24
Carcinoma cístico adenoide	61	31	31	19

Fonte: Modificada de Howard DJ, Lund VJ, Wei WI. Craniofacial resection for tumors of the nasal cavity and paranasal sinuses: a 25-year experience. Head Neck 2006;28:867-873.

Tabela 41.3 Ressecção Endoscópica: Sobrevida para Grupo Inteiro e Histologia Individual em Duas Séries

Histologia	5 anos (%) Lund[4]	5 anos (%) Nicolai[6]	N° de Pacientes Lund[4]	N° de Pacientes Nicolai[6]
Maligno	88	91	49	134
Adenocarcinoma	83	94	15	44
Neuroblastoma olfativo	89	100	11	19
Melanoma maligno	80	0	11	14

Referências

1. Dulguerov P, Allal AS, Calcaterra TC. Esthesioneuroblastoma: a meta-analysis and review. *Lancet Oncol* 2001;2:683-90.
2. Walch C, Stammberger H, Anderhuber W *et al.* The minimally invasive approach to olfactory neuroblastoma: combined endoscopic and stereotactic treatment. *Laryngoscope* 2000;110:635-40.
3. Dave SP, Bared A, Casiano RR. Surgical outcomes and safety of transnasal endoscopic resection for anterior skull tumors. *Otolaryngol Head Neck Surg* 2007;136:920-27.
4. Lund VJ, Howard DJ, Wei WI. Endoscopic resection of malignant tumors of the nose and sinuses. *Am J Rhinol* 2007;21:89-94.
5. Podboj J, Smid L. Endoscopic surgery with curative intent for malignant tumors of the nose and paranasal sinuses. *Eur J Surg Oncol* 2007;33:1081-86.
6. Nicolai P, Battaglia P, Bignami M *et al.* Endoscopic surgery for malignant tumors of the sinonasal tract and adjacent skull base: a 10-year experience. *Am J Rhinol* 2008;22:308-16.
7. Lund VJ, Howard D, Wei W *et al.* Olfactory neuroblastoma: past, present, and future? *Laryngoscope* 2003;113:502-7.
8. Lund VJ, Howard DJ, Harding L *et al.* Management options and survival in malignant melanoma of the sinonasal mucosa. *Laryngoscope* 1999;109(2 Pt 1):208-11.
9. Howard DJ, Lund VJ, Wei WI. Craniofacial resection for tumors of the nasal cavity and paranasal sinuses: a 25-year experience. *Head Neck* 2006;28:867-73.
10. Lund VJ, Rose GE. Endoscopic transnasal orbital decompression for visual failure due to sphenoid wing meningioma. *Eye (Lond)* 2006;20:1213-19.
11. Jankowski R, Georgel T, Vignaud JM *et al.* Endoscopic surgery reveals that woodworkers' adenocarcinomas originate in the olfactory cleft. *Rhinology* 2007;45:308-14.
12. Madan G, Beale TJ, Lund VJ. Imaging of sinonasal tumors. *Semin Ultrasound CT MR* 2009;30:25-38.
13. Lund VJ, Larkin G, Fells P *et al.* Orbital decompression for thyroid eye disease: a comparison of external and endoscopic techniques. *J Laryngol Otol* 1997;111:1051-55.
14. Suárez C, Ferlito A, Lund VJ *et al.* Management of the orbit in malignant sinonasal tumors. *Head Neck* 2008;30:242-50.
15. Lund VJ. Endoscopic management of cerebrospinal fluid leaks. *Am J Rhinol* 2002;16:17-23.
16. Zuckerman J, Stankiewicz JA, Chow JM. Long-term outcomes of endoscopic repair of cerebrospinal fluid leaks and meningoencephaloceles. *Am J Rhinol* 2005;19:582-87.

17. Pinheiro-Neto CD, Prevedello DM, Carrau RL *et al.* Improving the design of the pedicled nasoseptal flap for skull base reconstruction: a radioanatomic study. *Laryngoscope* 2007;117:1560-69.
18. Ganly I, Patel SG, Singh B *et al.* Complications of craniofacial resection for malignant tumors of the skull base: report of an International Collaborative Study. *Head Neck* 2005;27:445-51.
19. Kassam A, Snyderman CH, Carrau RL *et al.* Endoneurosurgical hemostasis techniques: lessons learned from 400 cases. *Neurosurg Focus* 2005;19:E7. 10.3171/foc.2005.19.1.8
20. Ganly I, Patel SG, Singh B *et al.* Craniofacial resection for malignant paranasal sinus tumors: report of an international collaborative study. *Head Neck* 2005;27:575-84.
21. Eloy JA, Vivero RJ, Hoang K *et al.* Comparison of transnasal endoscopic and open craniofacial resection for malignant tumors of the anterior skull base. *Laryngoscope* 2009;119:834-40.
22. Thaler ER, Kotapka M, Lanza DC *et al.* Endoscopically assisted anterior cranial skull base resection of sinonasal tumors. *Am J Rhinol* 1999;13:303-10.
23. Batra PS, Citardi MJ, Worley S *et al.* Resection of anterior skull base tumors: comparison of combined traditional and endoscopic techniques. *Am J Rhinol* 2005;19:521-28.
24. Yuen AP, Fan YW, Fung CF *et al.* Endoscopic-assisted cranionasal resection of olfactory neuroblastoma. *Head Neck* 2005;27:488-93.
25. Lund VJ, Howard DJ. Nose and sinuses. In: Watkinson J, Gilbert R. (Eds.). *Steil and Maran's textbook of head and neck surgery and oncology.* London: Hodder Arnold, 2010: in press
26. Trimarchi M, Lund VJ, Nicolai P *et al.* Database for the collection and analysis of clinical data and images of neoplasms of the sinonasal tract. *Ann Otol Rhinol Laryngol* 2004;113:335-37.

XI Dicas e Pérolas sobre Cirurgia Endoscópica de Junção Craniocervical

42 Anatomia Microendoscópica da Junção Craniocervical

**Alberto Carlos Capel Cardoso ▪ Roger S. Brock
Carolina Martins ▪ Luiz Felipe de Alencastro ▪ Albert L. Rhoton, Jr.**

Dicas e Pérolas

- Referências anatômicas são utilizadas para ressecções ósseas do clivo:
    - A estrutura mais crítica é a artéria carótida interna, situada no canto posterolateral da nasofaringe (fossa de Rosenmüller).
- Uma linha traçada a partir do palato duro chegará ao ápice odontoide. Após a remoção da mucosa da nasofaringe e da membrana atlantoccipital, o arco anterior do atlas e do corpo da áxis está exposto.
- A ressecção do odontoide pode causar instabilidade da junção craniocervical. Nesta situação, uma fusão occiptocervival pode ser necessária.
- A abordagem de lesões intradurais requer atenção especial para a hemostasia do plexo basilar, que pode ser difícil.

Introdução

A junção craniocervical (CVI) é uma transição complexa entre o crânio e a coluna cervical superior (**Fig. 42.1**). Ela é composta do basioccipício, atlas e áxis, formando um funil que confere estabilidade e movimento.[1,2] É uma junção móvel responsável por mais da metade da rotação do eixo espinal.[3,4]

A junção craniocervical localiza-se imediatamente atrás da nasofaringe e pode ser acessada diretamente, por via transnasal (**Figs. 42.2 a 42.4**).

É necessário um entendimento da configuração óssea, articulações, ligamentos e suprimento vascular ao se tentar alcançar essa região única por meio de abordagem endoscópica anterior.

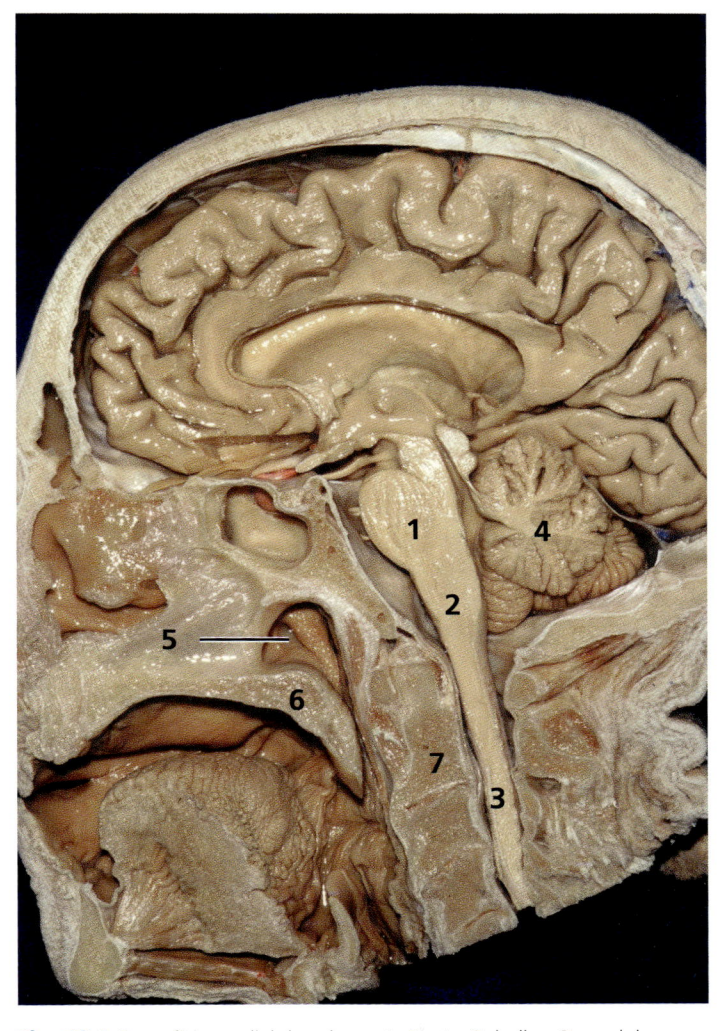

Fig. 42.1 Superfície medial da cabeça. 1: Ponte; 2: bulbo; 3: medula espinal; 4: cerebelo; 5: tuba auditiva; 6: palato mole; 7: áxis.

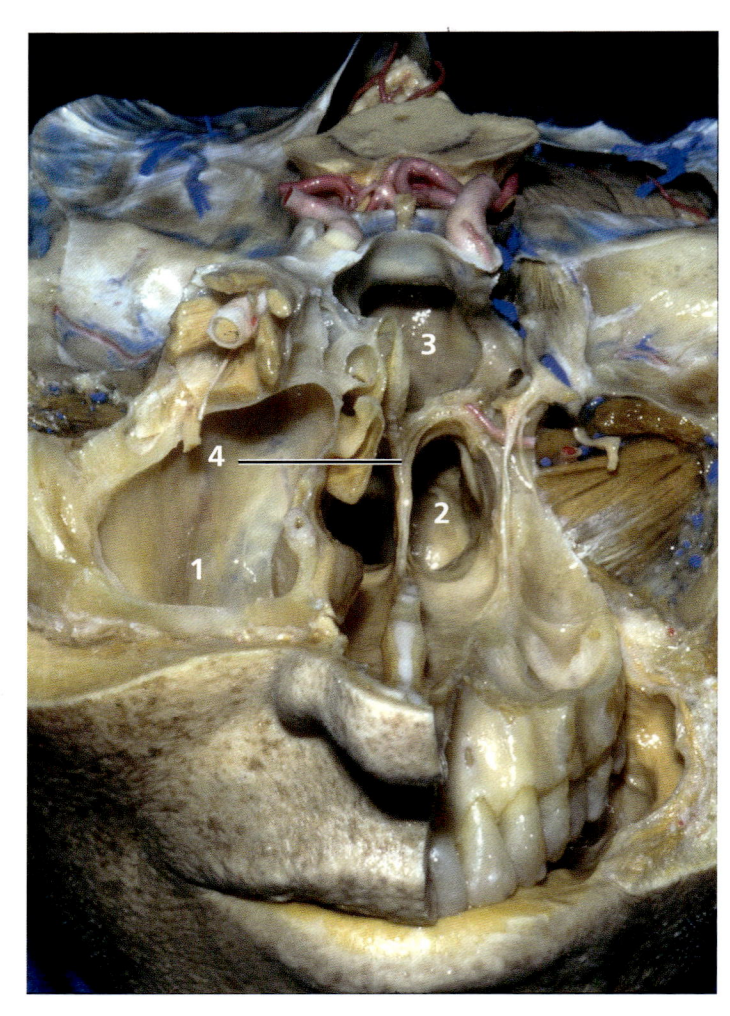

Fig. 42.2 Via nasal, até o clivo. A dissecação mostra as estruturas que formam o limite lateral da via transnasal até o clivo. 1: Seio maxilar; 2: parede nasofaríngea posterior; 3: seio esfenoidal; 4: vômer.

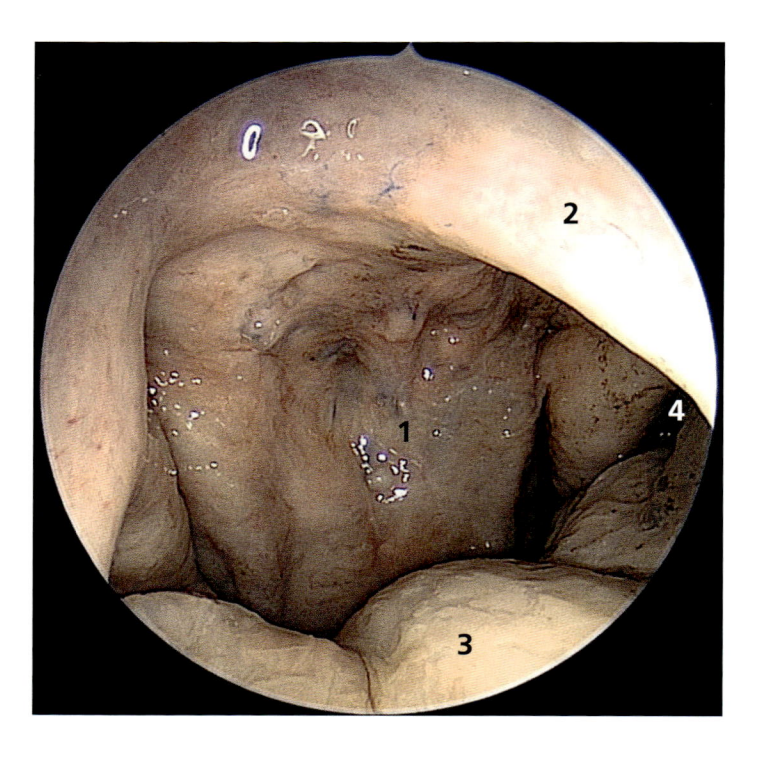

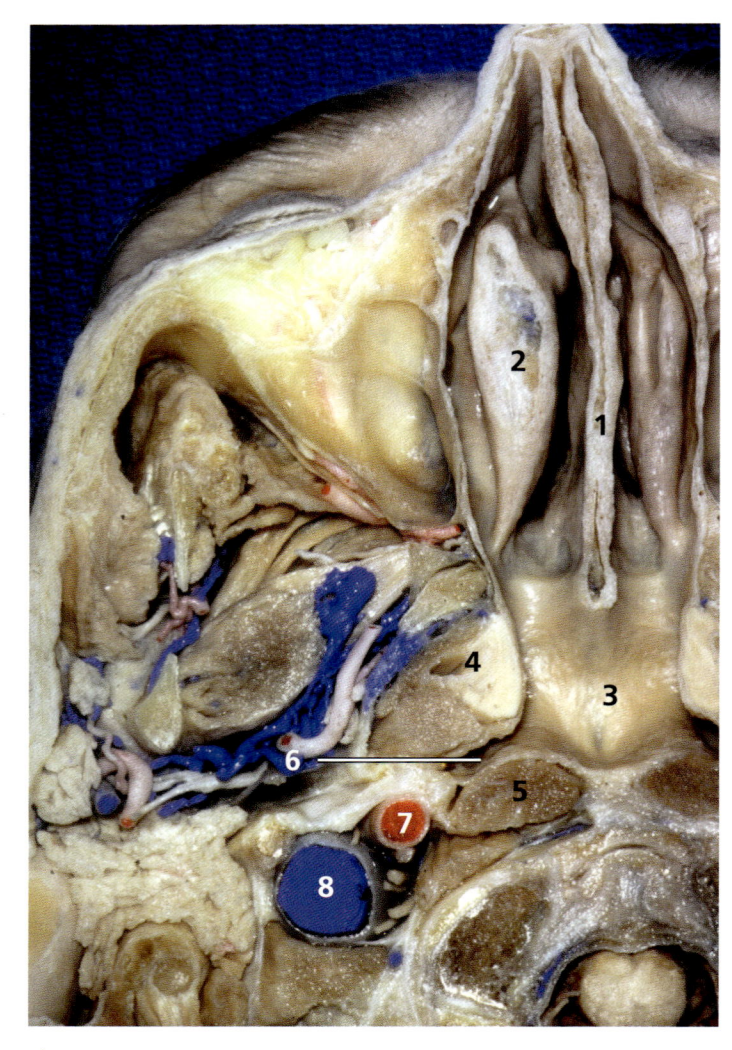

Fig. 42.3 Vista inferior da secção axial da base craniana. 1: Septo nasal; 2: concha média; 3: parede nasofaríngea posterior, que está separada do clivo inferior pelo músculo longo da cabeça; 4: tuba auditiva; 5: músculo longo da cabeça; 6: recesso faríngeo (fossa de Rosenmüller), que se projeta lateralmente do canto posterolateral da nasofaringe, com seu ápice lateral voltado para a artéria carótida interna, lateralmente e o forame lácero. Acima; 7: artéria carótida; 8: veia jugular.

Fig. 42.4 Vista da cavidade nasal. 1: Parede nasofaríngea posterior; 2: septo nasal; 3: palato mole; 4: tuba auditiva.

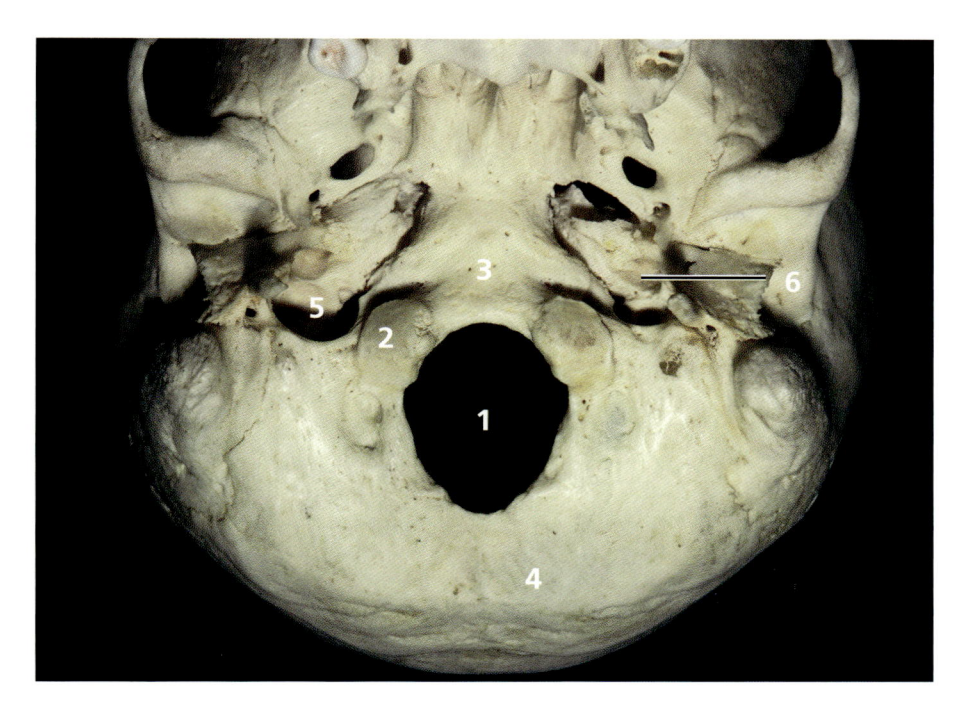

Fig. 42.5 Osso occipital e forame magno, vista inferior. O osso occipital circunda a forma oval do forame magno, que é mais largo posteriormente do que em sua porção anterior. O osso occipital é dividido em uma porção basal (clival) localizada em frente ao forame magno; uma porção condilar situada lateralmente ao forame magno; e uma porção escamosa situada acima e atrás do forame magno. 1: Forame magno; 2: côndilo occipital; 3: clivo; 4: porção escamosa do osso occipital; 5: forame jugular; 6: canal da carótida.

■ Elementos ósseos

Osso occipital

O osso occipital pode ser dividido em uma porção antero-basal situada em frente ao forame magno, em uma porção escamosa situada acima e atrás do forame magno, e nas porções condilares emparelhadas, situadas lateralmente ao forame magno (**Figs. 42.5 a 42.8**).

Atlas

O atlas é a primeira vértebra cervical, difere das outras vértebras cervicais por ter a forma de um anel e por não conter o corpo vertebral e o processo espinhoso. Consiste em duas massas laterais compactas conectadas, na frente, por um pequeno arco anterior e, na parte de trás, por um arco posterior maior e curvado. A posição do corpo vertebral usual é ocupada pelo processo odontoide do áxis (**Fig.**

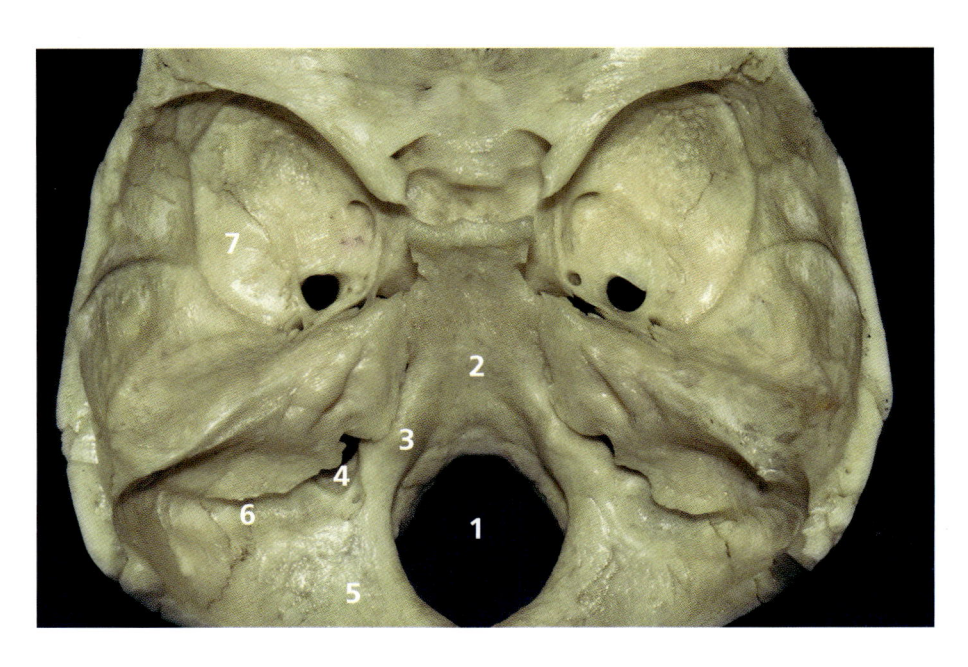

Fig. 42.6 Vista superior do osso occipital. 1: Forame magno; 2: clivo, que é separado em cada lado da porção petrosa do osso temporal pela fissura petroclival; 3: processo jugular do osso occipital, que se estende lateralmente da metade posterior do côndilo e se articula com a superfície jugular do osso temporal; 4: forame jugular, que é delimitado posteriormente pelo processo jugular do osso occipital e anteriormente pela fossa jugular do osso temporal petroso; 5: porção escamosa do osso occipital; 6: sulco do seio sigmoide, que cruza a superfície superior do processo jugular; 7: fossa temporal.

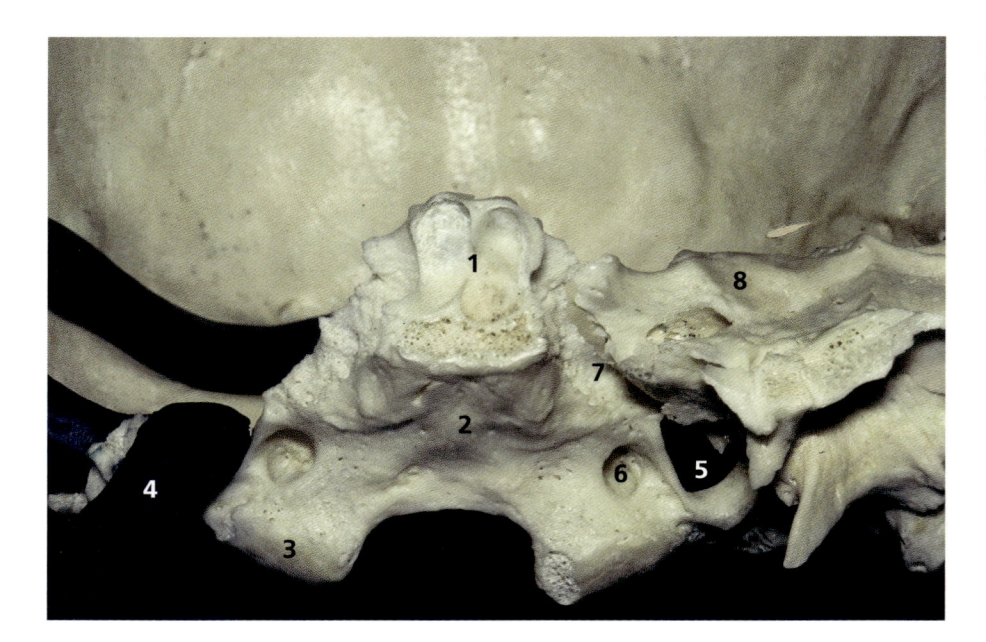

Fig. 42.7 Vista anterior do osso occipital. 1: Seio esfenoidal; 2: tubérculo faríngeo, que se anexa à rafe fibrosa da faringe; 3: côndilo occipital; 4: veia jugular; 5: forame jugular; 6: canal do hipoglosso, que se situa acima do côndilo; 7: fissura petroclival; 8: osso temporal.

42.9). A superfície superior de cada massa lateral possui uma faceta côncava, oval, que se articula com o côndilo occipital. A superfície inferior de cada massa lateral possui uma faceta ligeiramente côncava, que se articula com a faceta articular superior do áxis. (Fig. 42.10).

Áxis

O áxis é a segunda vértebra cervical. Ela forma um pivô para a rotação do atlas e da cabeça. O áxis é caracterizado pelo processo odontoide, que se projeta acima do corpo. O processo odontoide e o corpo são ladeados por um par de grandes facetas ovais que se estendem lateralmente ao corpo e se articulam com as facetas inferiores do atlas. O processo transverso do áxis é pequeno (Fig. 42.11).

Anatomia dos Ligamentos

A disposição dos ligamentos craniocervicais permite um movimento complexo multidirecional, enquanto proporciona estabilidade.[5]

O ligamento cruciforme e o ligamento alar são os mais importantes para a estabilidade da junção craniocervical.

Ligamento Cruciforme

O ligamento cruciforme possui partes transversais e verticais que formam uma cruz por trás do processo odontoide. A extensão craniana da porção vertical é anexada à superfície superior do clivo, entre o ligamento apical do processo odontoide e a membrana tectorial. A banda inferior é anexada à superfície posterior do corpo do áxis.

A porção transversa, chamada de ligamento transverso, é um dos ligamentos mais importantes do corpo. Ela é uma banda compacta e forte, que se curva sobre o anel do atlas. O colo do processo odontoide é onde se insere, posteriormente, o ligamento transverso. (Figs. 42.12 a 42.14).

O papel biomecânico do ligamento cruciforme limita o movimento anterior do atlas e do áxis, prevenindo a translação anterior e a flexão. O rompimento dos ligamentos desestabiliza a junção craniocervical.[6]

Ligamentos Alares

Os ligamentos alares são duas bandas fortes que se originam de cada lado da porção superior do processo odontoide e se estendem obliquamente em posição superolateral

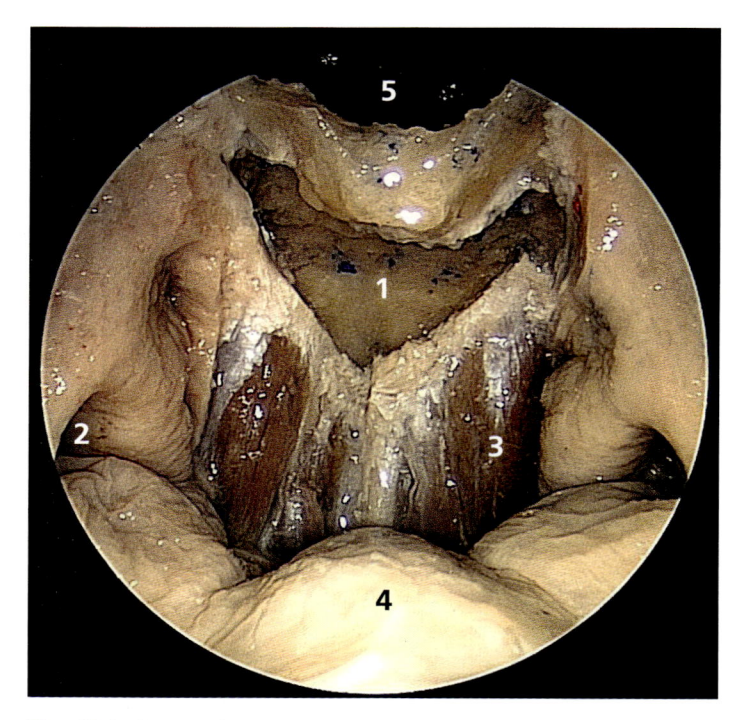

Fig. 42.8 Vista anterior. O septo nasal foi removido. 1: Clivo; 2: tuba auditiva 3: músculo longo da cabeça; 4: palato mole; 5: seio esfenoidal.

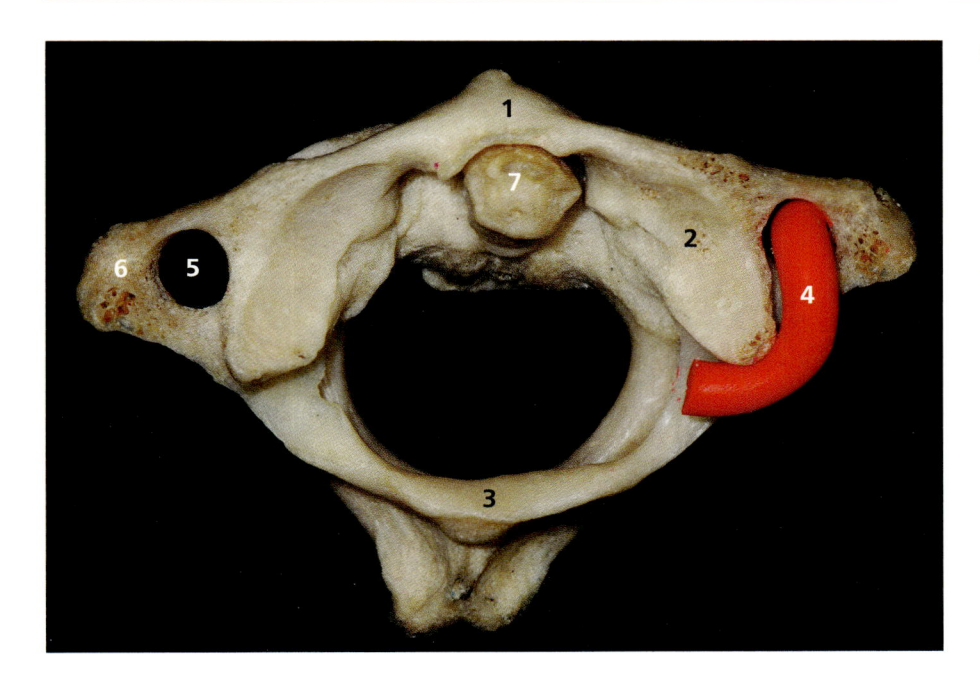

Fig. 42.9 Vista superior do atlas e do áxis. O atlas consiste em duas massas laterais compactas situadas na parte anteromedial do anel, que são conectadas na parte da frente por um pequeno arco anterior, e na parte de trás, por um arco maior, curvado. 1: Arco anterior do atlas; 2: a faceta articular superior é oval e côncava e se articula com o côndilo occipital; 3: arco posterior do atlas; 4: artéria vertebral (AV); 5: forame transverso; 6: processo transverso; 7: processo odontoide do áxis.

para se inserir nas superfícies mediais do occipital (**Figs. 42.14 a 42.16**). Sua função é limitar a rotação axial entre o atlas e o crânio.

Ligamento Apical

O ligamento apical do processo odontoide se estende da ponta do processo odontoide até a margem anterior do forame magno e se situa entre a membrana atlantoccipital anterior e o prolongamento superior do ligamento cruciforme (**Figs. 42.12 e 42.14**).

Membrana Tectorial

A membrana tectorial é uma extensão cefálica do ligamento longitudinal posterior que cobre o processo odon-

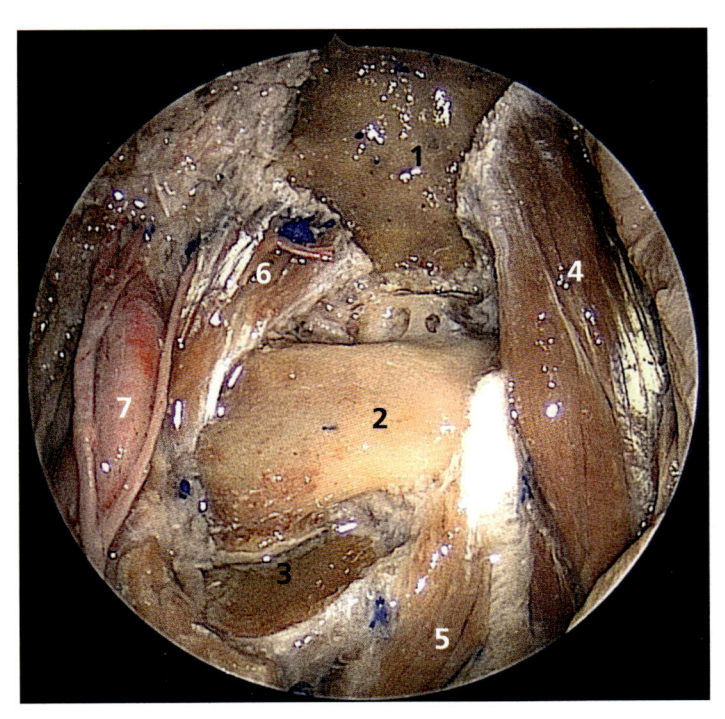

Fig. 42.10 Vista anterior. O músculo longo da cabeça direito foi removido. 1: Clivo; 2: arco anterior do atlas; 3: articulação atlantoaxial; 4: músculo longo da cabeça esquerdo; 5: músculo longo do pescoço; 6: músculo reto anterior da cabeça; 7: artéria carótida.

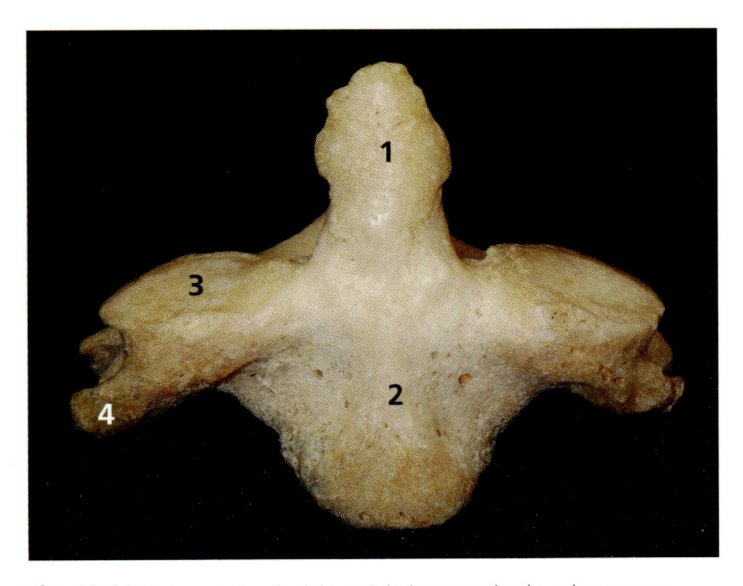

Fig. 42.11 Vista anterior do áxis. O áxis é caracterizado pelo processo odontoide que se projeta acima do corpo. 1: Processo odontoide que tem 1 a 1,5 cm de comprimento e, aproximadamente, 1 cm de largura; 2: o corpo; 3: faceta articular superior que se articula com as facetas inferiores do atlas; 4: processo transverso do áxis, que é pequeno.

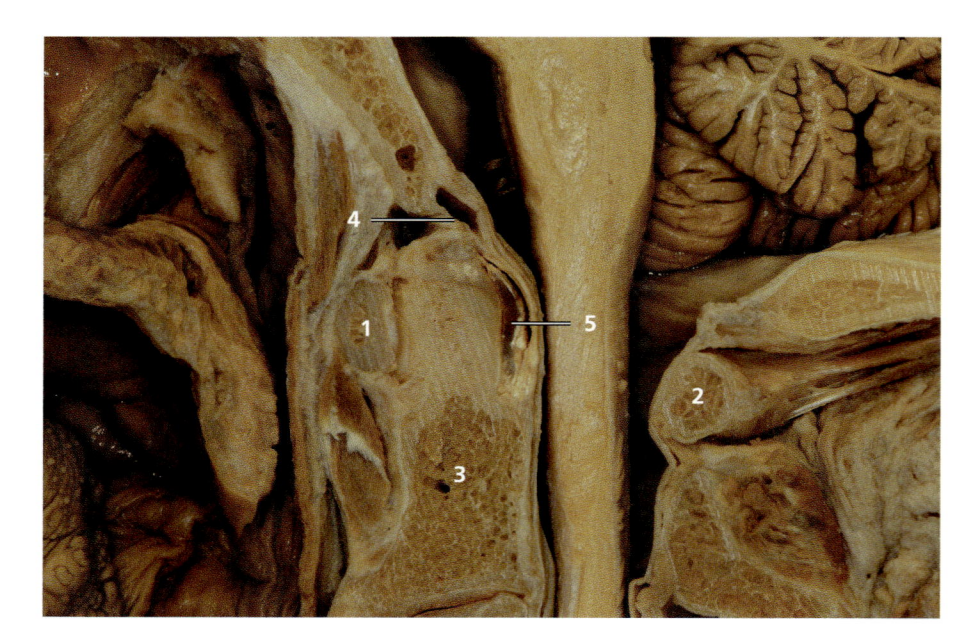

Fig. 42.12 Superfície medial da junção craniocervical. 1: Arco anterior do atlas, que se situa em posição anterior ao processo odontoide; 2: arco posterior do atlas; 3: corpo do áxis; 4: ligamento apical do processo odontoide; 5: ligamento transverso, que se situa por trás do processo odontoide e divide o canal vertebral em um compartimento posterior mais amplo contendo a medula espinal e dural e um compartimento anterior menor contendo o processo odontoide.

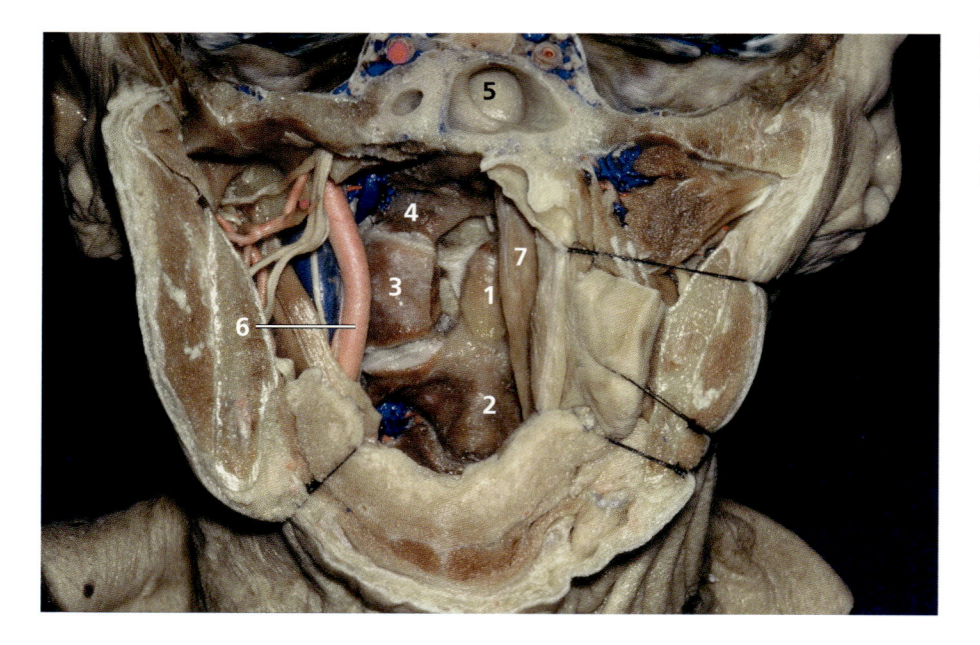

Fig. 42.13 Vista anterior da secção coronal mostrando a relação do forame magno e do clivo até as cavidades nasal e oral, faringe e fossa infratemporal. 1: Ponta odontoide; 2: corpo do áxis; 3: massa lateral do atlas; 4: côndilo occipital; 5: seio esfenoidal; 6: artéria carótida; 7: músculo longo da cabeça.

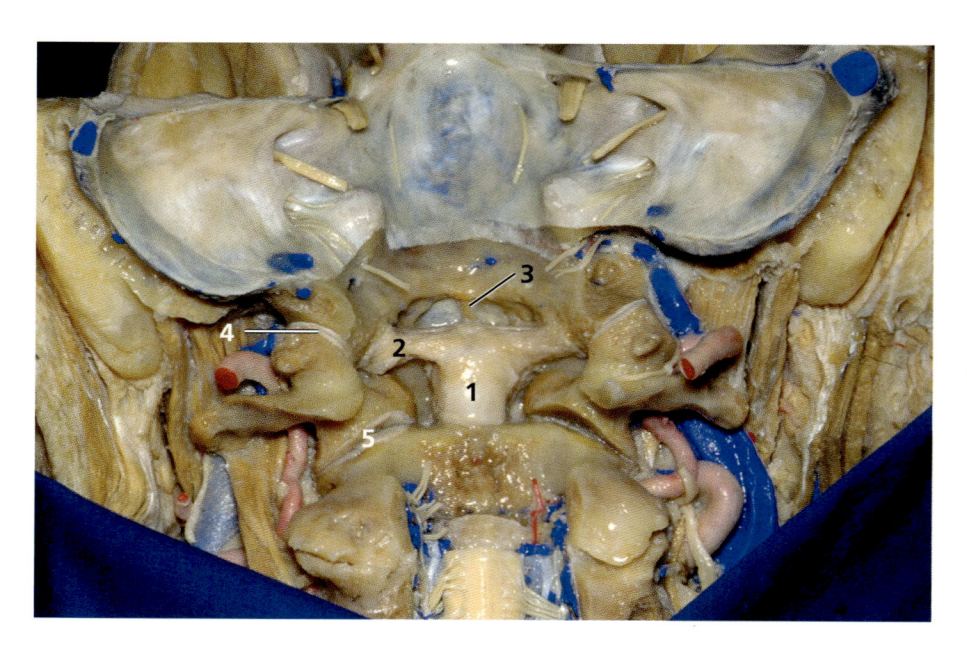

Fig. 42.14 Vista posterior da junção craniocervical; 1: Processo odontoide; 2: ligamento alar, que se inicia de cada lado da porção superior do processo odontoide e se estende em posição superolateral oblíqua para se anexar às superfícies mediais dos côndilos occipitais; 3: ligamento apical do processo odontoide, que se estende da ponta do processo odontoide até a margem anterior do forame magno; 4: articulação atlantoccipital do lado esquerdo; 5: articulação atlantoaxial do lado esquerdo.

42 Anatomia Microendoscópica da Junção Craniocervical

■ Estrutura Neural

As estruturas neurais situadas na região da junção craniocervical são: a parte caudal do tronco cerebral, cerebelo e quarto ventrículo, a parte rostral da medula espinal, os nervos cranianos inferiores e as raízes cervicais superiores (Fig. 42.17).

A superfície anterior do bulbo é formada pelas pirâmides localizadas diante do clivo, na borda anterior do forame magno, e da parte rostral do processo odontoide.

O nervo glossofaríngeo se origina na parte superior do bulbo posterior ao terço superior da oliva, em posição caudal à origem do nervo facial e acima da origem das radículas rostrais do nervo vago.[7]

O nervo acessório é o único nervo craniano que passa pelo forame magno. Ele tem uma porção craniana composta de radículas que surgem a partir da medula e se unem ao nervo vago, e uma porção espinal formada pela união de uma série de radículas que se originam na parte inferior do bulbo e da parte superior da medula espinal (Fig. 42.18). O nível mais baixo de origem das radículas que contribuem com os nevos acessórios é o nível da raiz da C7.

O nervo hipoglosso surge ao longo da parte frontal da oliva inferior, na forma de uma série de radículas que convergem para o canal do hipoglosso.

■ Estruturas Arteriais

As principais artérias relacionadas com a junção craniocervical são a artéria vertebral, a artéria cerebelar posteroinferior (ACPI) e a artéria espinal anterior.[8]

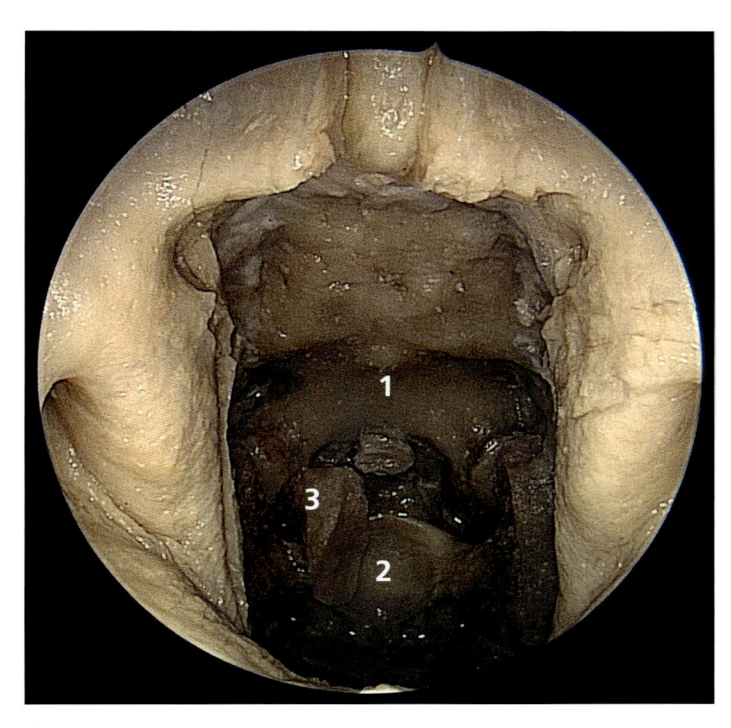

Fig. 42.15 Vista anterior. O arco anterior do atlas e do processo odontoide foram removidos. 1: Clivo; 2: ligamento transverso, que é uma banda compacta e forte que se curva sobre o anel do atlas por trás do processo odontoide; 3: ligamento alar direito, que foi removido do processo odontoide.

toide e o ligamento cruciforme. Ela é anexada abaixo da superfície posterior do corpo do áxis, acima da superfície superior do osso occipital, em frente ao forame magno, e lateralmente às porções mediais das articulações atlantoccipitais.

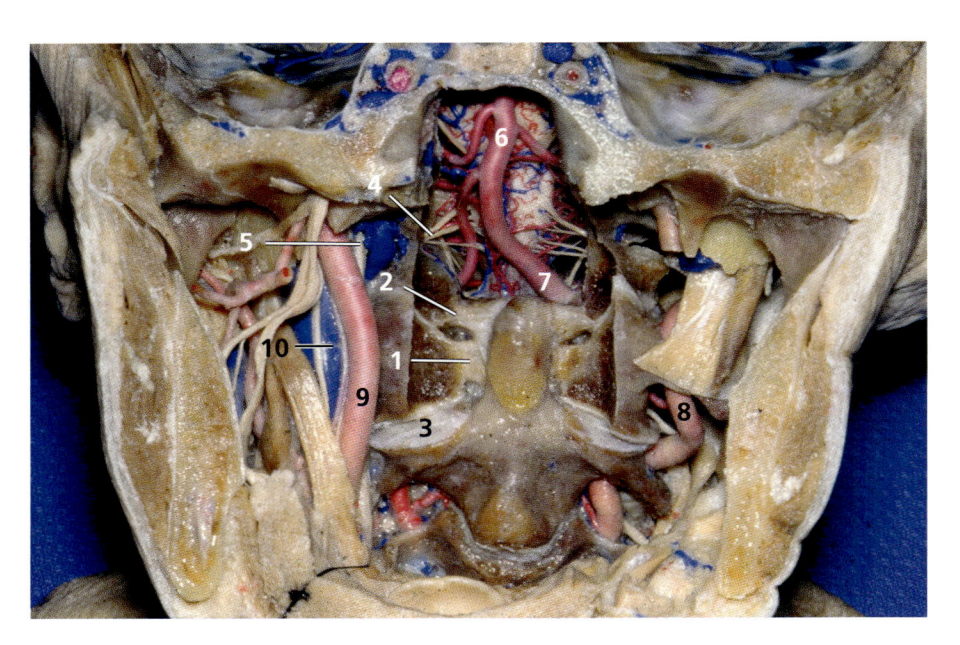

Fig. 42.16 O clivo e o arco anterior da C1 foram removidos. A dura-máter foi removida para expor as artérias vertebral e basilar. O processo odontoide foi preservado. 1: Porção transversal do ligamento cruciforme, chamado ligamento transverso, que se estende pela porção posterior e se anexa a um tubérculo no lado medial de cada massa lateral do áxis; 2: ligamento alar, que se anexa às bordas laterais do forame; 3: articulação atlantoaxial; 4: nervo hipoglosso, que entra no canal do hipoglosso; 5: nervo hipoglosso, que sai da parte inferolateral do canal do hipoglosso e desce entre a artéria carótida interna e a veia jugular interna; 6: artéria basilar; 7: porção intradural da artéria vertebral; 8: porção extradural da artéria vertebral; 9: artéria carótida interna; 10: veia jugular interna.

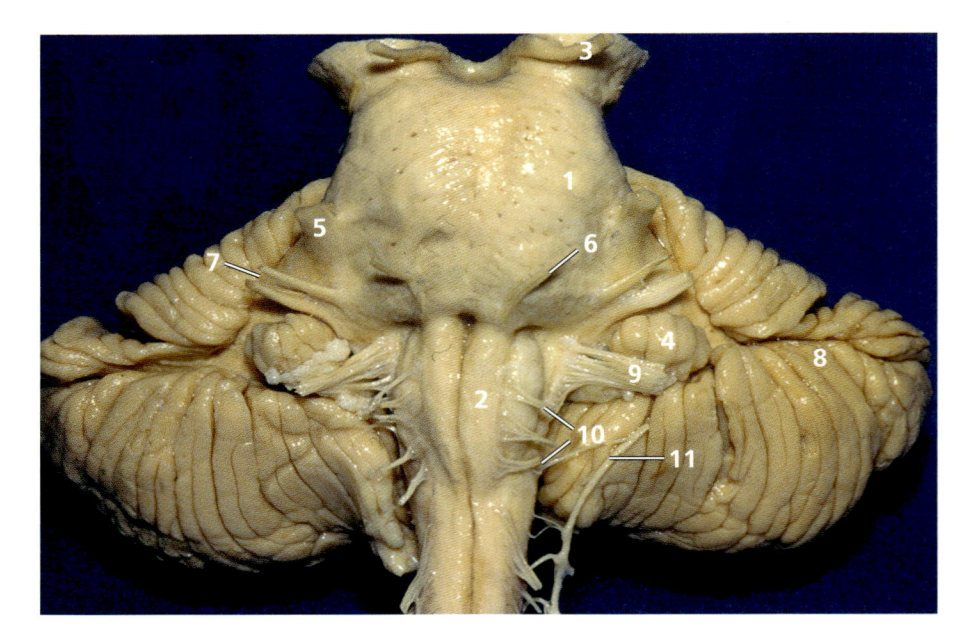

Fig. 42.17 Superfície cerebelar petrosa. 1: Ponte; 2: bulbo. A ponte e o bulbo são separados pelo sulco pontomedular, em posição rostral à pirâmide medular; 3: nervo oculomotor; 4: flóculo; 5: nervo trigêmeo, que se origina na margem da ponte; 6: nervo abducente, que se origina na porção medial do sulco pontomedular, rostral às pirâmides; 7: nervos facial e vestibulococlear, que se originam na extremidade lateral do sulco pontomedular, imediatamente rostral ao forame de Luschka; 8: superfície petrosa inferior do cerebelo; 9: nervo glossofaríngeo, vago e acessório, que surge em posição posterior às olivas; 10: nervo hipoglosso, que surge em posição anterior às olivas; 11: radículas cervicais do nervo acessório.

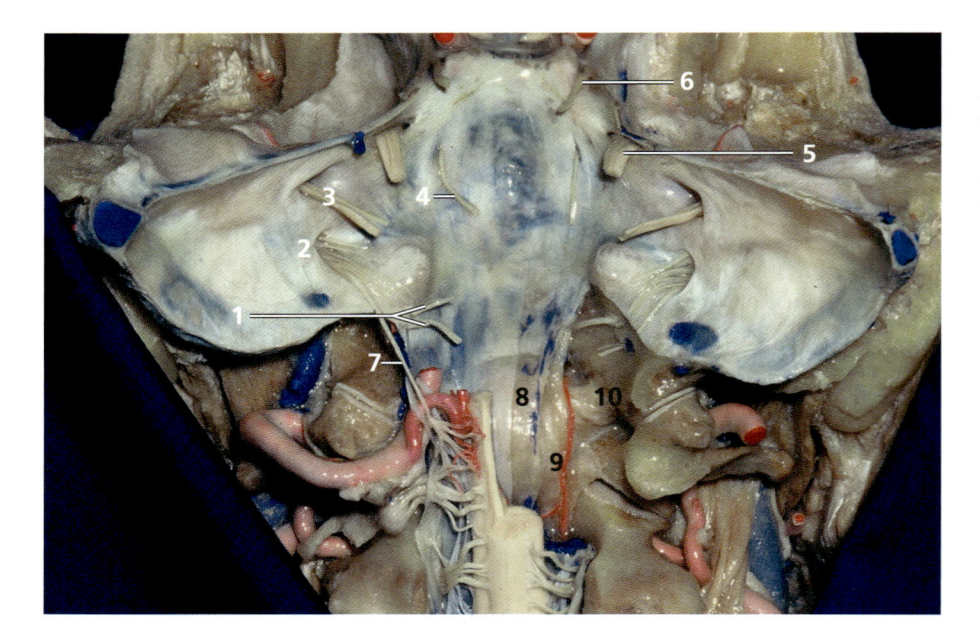

Fig. 42.18 Vista posterior da base do crânio com nervos cranianos. 1: Nervo hipoglosso; 2: nervos glossofaríngeo, vago e acessório; 3: nervos facial e vestibular; 4: nervo abducente; 5: nervo trigeminal; 6: nervo oculomotor; 7: porção espinal do nervo acessório; 8: membrana tectorial; 9: ligamento cruciforme; 10: ligamento alar.

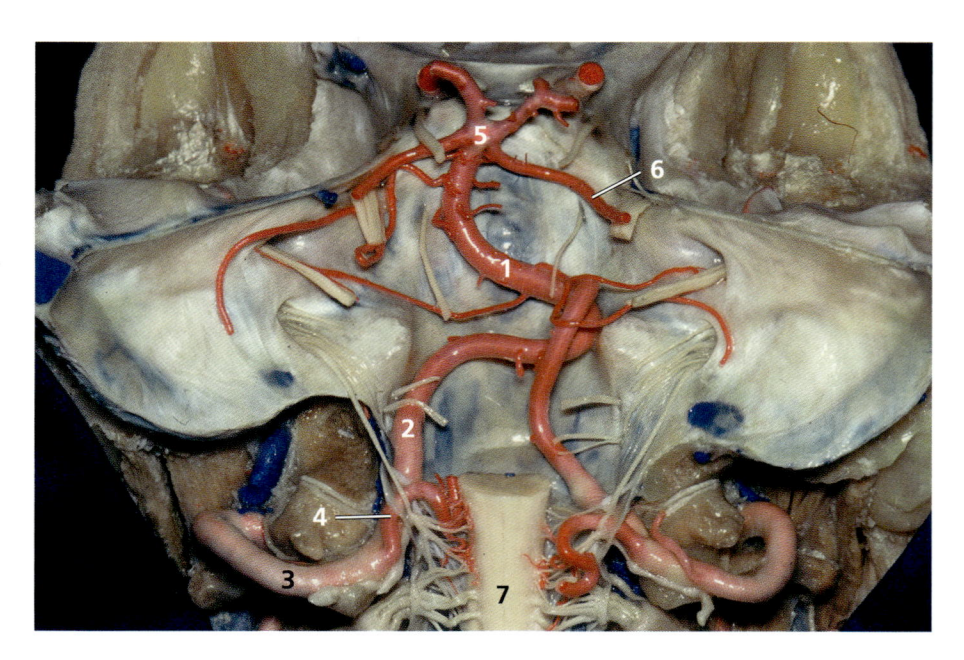

Fig. 42.19 Vista posterior da base do crânio com os nervos cranianos e artérias preservadas. 1: Artéria basilar; 2: segmento intradural da artéria vertebral; 3: terceiro segmento da AV, que passa medialmente por trás da massa lateral do atlas e da articulação atlantoccipital; 4: artéria cerebelar posteroinferior (ACPI) com origem extradural, que passa pela dura-máter e se estende ao lado do bulbo em frente às radículas do nervo acessório; 5: ápice basilar, que se situa atrás da sela do dorso; 6: artéria cerebelar superior (ACS), que se origina da artéria basilar próximo ao ápice, e passa por baixo do nervo oculomotor e acima do trigeminal; 7: medula espinal superior.

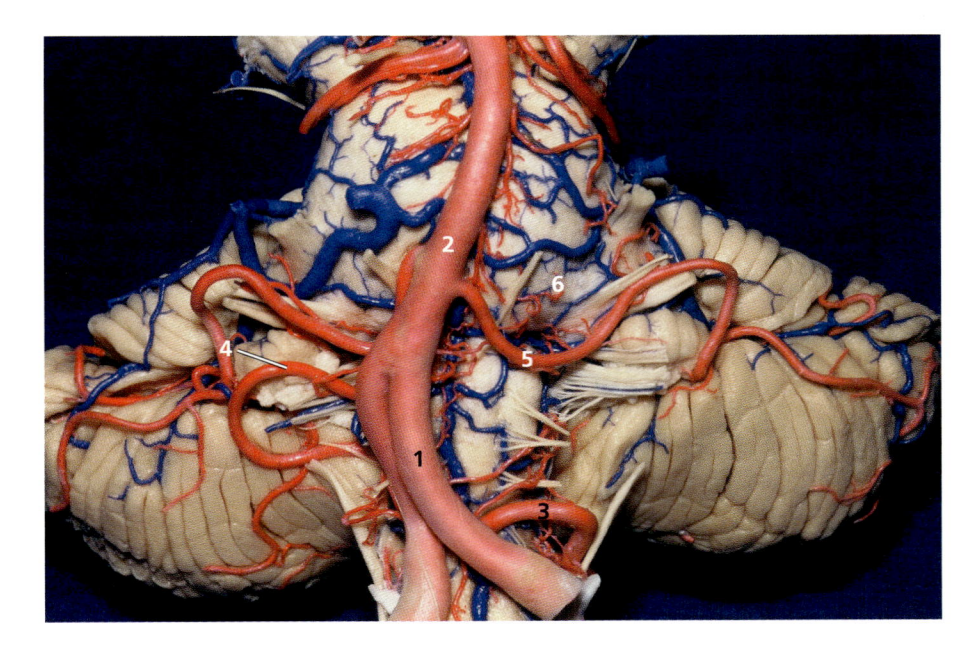

Fig. 42.20 Vista anterior do tronco cerebral e artérias cerebelares. 1: Artéria vertebral (AV), que ascende da superfície inferior até a superior da medula. A AV se une à outra AV no sulco pontomedular para formar a artéria basilar; 2: artéria basilar (AB). A ACPI é o ramo maior que surge da artéria vertebral que alimenta a porção posteroinferior do cerebelo; 3: ACPI do lado esquerdo, que se origina em posição inferior às radículas do hipoglosso; 4: origem da ACPI direita, que se situa no nível da saída das radículas do hipoglosso da medula; 5: artéria cerebelar anteroinferior esquerda (ACAI), que passa abaixo do nervo abducente e entre os nervos facial e vestibulococlear antes de alcançar a fissura cerebelopontina e a superfície cerebelar petrosa; 6: nervo abducente.

Artéria Vertebral

As artérias vertebrais pareadas passam por trás das massas laterais do áxis, entram na dura-máter por trás dos côndilos occipitais, sobem pelo forame magno até a porção frontal da medula e se unem para formar a artéria basilar na junção pontomedular. (**Figs. 42.19** e **42.20**).

O segmento intradural se inicia nos forames durais, em posição imediatamente inferior à borda lateral do forame magno. Uma vez dentro da dura-máter, a artéria ascende até a superfície anterior do bulbo. Ela passa em frente ou entre as radículas do hipoglosso e cruza a pirâmide para se unir à artéria contralateral próxima ao sulco pontomedular para formar a artéria basilar.[9] Os ramos que surgem da artéria vertebral na região do forame magno são a artéria espinal posterior, espinal anterior, ACPI e artérias meníngeas anterior e posterior.

Os cirurgiões devem dar especial atenção à artéria espinal anterior ao realizar uma abordagem anterior.[10]

Artéria Cerebelar Posteroinferior

A artéria cerebelar posteroinferior (ACPI) é o maior ramo da artéria vertebral que alimenta a porção posteroinferior do cerebelo (**Figs. 42.20** e **42.21**). Ela geralmente se origina junto da dura-máter, porém, com menor frequência, ela pode se originar a partir da porção extradural da artéria vertebral.

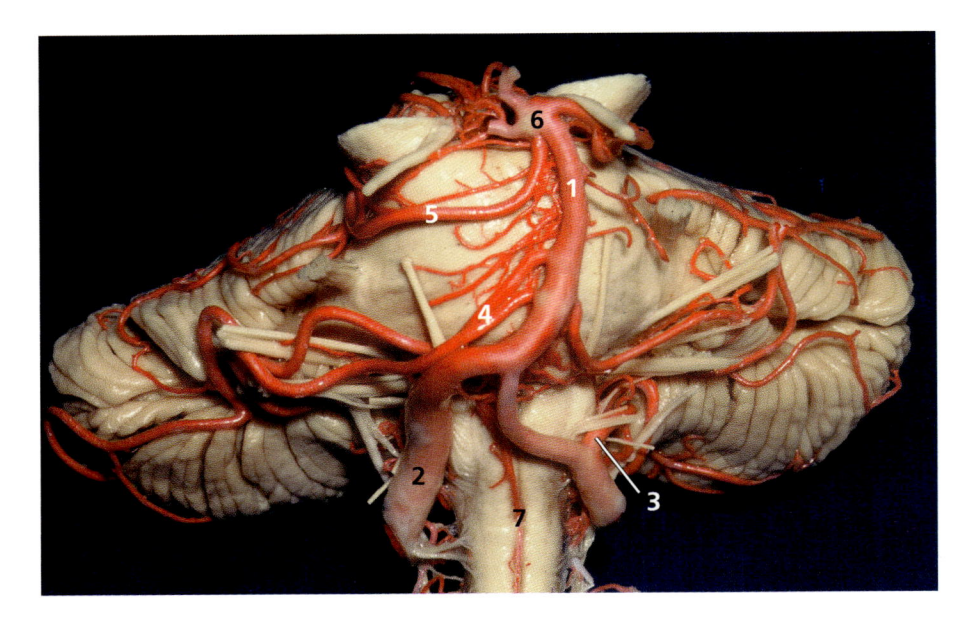

Fig. 42.21 Tronco cerebral e superfície petrosa. 1: Artéria basilar (AB); 2: AV do lado direito, que se estende em frente às radículas do hipoglosso antes de se unir à outra artéria vertebral para formar a AB; 3: ACPI; 4: ACAI duplicada; 5: artéria cerebelar superior (ACS), que se origina em frente à parte média cerebral, a partir da AV, e passa abaixo do nervo oculomotor, e circunda o tronco cerebral próximo à junção pontoencefálica e acima do nervo trigeminal; 6: ápice basilar; 7: artéria espinal anterior, que é formada pela união de artérias espinais ventrais anteriores, que se originam das artérias vertebrais próximas à origem da artéria basilar. A artéria espinal anterior desce pelo forame magno na superfície anterior da medula espinal. Na medula, ela alimenta as pirâmides e suas intersecções.

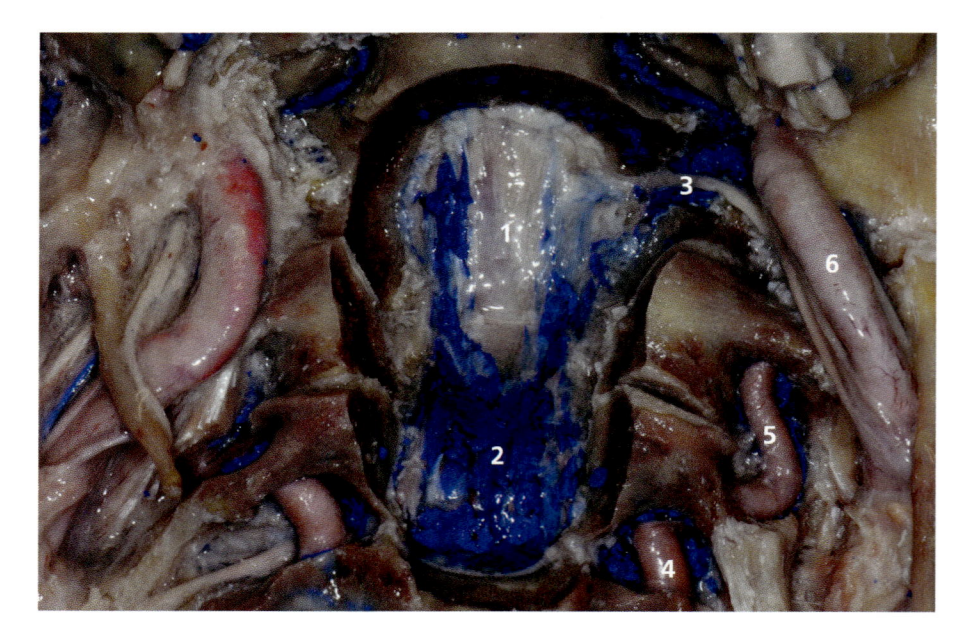

Fig. 42.22 Vista anterior. O clivo inferior, arco anterior do atlas, processo odontoide e o corpo do áxis foram removidos. O ligamento transverso, apical, o par de ligamentos alares e a membrana tectorial foram removidos. 1: Dura-máter da junção craniocervical; 2: plexo basilar; 3: nervo hipoglosso; 4: AV entre o áxis e C3; 5: AV entre o áxis e o atlas; 6: artéria carótida.

Artéria Espinal Anterior

A artéria espinal anterior desce através do forame magno sobre a superfície anterior do bulbo e da medula espinal, próxima à fissura anteromedial (**Fig. 42.21**). No bulbo, ela alimenta as pirâmides e sua intersecção, os núcleos e nervos hipoglossos, e os fascículos longitudinais posteriores.

■ Plexo Venoso

O plexo venoso basilar situa-se entre as camadas da dura-máter, sobre a porção superior do clivo (**Fig. 42.22**). Ele é formado pela interconexão de canais venosos que se anastomosam com os seios petrosos inferiores, em posição lateral, os seios cavernosos na porção superior, e com o seio marginal e plexo venoso epidural na porção inferior. Os seios petrosos inferiores se estendem ao longo da fissura petroclival e se comunicam, acima, com o seio basilar, abaixo, com o bulbo jugular. O seio sigmoide desce ao longo do sulco sigmoide e sai do crânio pela porção sigmoide do forame jugular.

Referências

1. Rhoton Jr AL. The foramen magnum. *Neurosurgery* 2000;47 (3, Suppl):S155-93.
2. Menezes AH, Traynelis VC. Anatomy and biomechanics of normal craniovertebral junction (a) and biomechanics of stabilization (b). *Childs Nerv Syst* 2008;24:1091-100.
3. Dickman CA, Lekovic GI. Biomechanical considerations for stabilization of the craniovertebral junction. Clin Neurosurg 2005;52:205-213.
4. White AA III, Panjabi MM. The clinical biomechanics of the occipitoatlantoaxial complex. *Orthop Clin North Am* 1978;9:867-78.
5. Crawford NR, Hurlbert RJ. Anatomy and biomechanics of the craniocervical junction. *Semin Neurosurg* 2002;13:101-10.
6. Menezes AH. Developmental abnormalities of the craniocervical junction. In: Winn RH. (Ed.). *Youmans neurological surgery*. 5th ed. Philadelphia: Saunders, 2004:3331-45.
7. Katsuta T, Rhoton Jr AL, Matsushima T. The jugular foramen: micro-surgical anatomy and operative approaches. *Neurosurgery* 1997;41:149-201, discussion 201-2.
8. Lister JR, Rhoton Jr AL, Matsushima T *et al*. Microsurgical anatomy of the posterior inferior cerebellar artery. *Neurosurgery* 1982;10:170-99.
9. Matsushima T, Rhoton Jr AL, de Oliveira E *et al*. Microsurgical anatomy of the veins of the posterior fossa. *J Neurosurg* 1983;59:63-105.
10. de Oliveira E, Rhoton Jr AL, Peace DA. Microsurgical anatomy of the region of the foramen magnum. *Surg Neurol* 1985;24:293-352.

43 Junção Craniocervical – Abordagem Endoscópica Endonasal

Paul A. Gardner ▪ Daniel M. Prevedello ▪ Amin B. Kassam
Carl H. Snyderman ▪ Ricardo L. Carrau

Dicas e Pérolas

- O palato mole nunca é afetado devido ao fato de a abordagem ser feita de ângulo rostral à caudal.
- O ângulo de abordagem e o limite caudal do acesso para a abordagem endoscópica endonasal (AEE) até a coluna cervical superior é determinado pela linha nasopalatina (Kassam).
- Uma doença internamente e abaixo do corpo da C2, na ausência de invaginação basilar, requer uma abordagem transoral ou transcervical.
- Se houver um *pannus* artrítico com mínima ou nenhuma compressão neural, o tratamento adequado é uma fusão posterior isolada.
- Uma avaliação radiográfica geralmente consiste em angiotomografia computadorizada (ATC) e de imagem por ressonância magnética (RMH). A ATC demonstra a doença óssea e a anatomia, ao mesmo tempo em que avalia a presença de artéria carótida interna parafaríngea ectásica (ACI). A RMH avalia melhor o envolvimento do tumor, a doença do tecido mole e a compressão neural.
- Pacientes com compressão cervicobulbar passam por monitorização de potencial evocado somatossensorial antes, durante e depois do posicionamento.
- Para alargar o corredor, as conchas nasais inferiores podem ser lateralizadas.
- O anel da C1 é ressecado com uma broca de alta velocidade ou pinça de Kerrison.
- O processo odontoide deve ser brocado deste à extremidade descendente para evitar o desprendimento de fragmentos ósseos dos ligamentos apical e transversal.
- Para ampliar a abordagem lateralmente, em particular para tumores, a porção medial do côndilo occipital pode ser brocada. O processo de brocagem pode ser estendido até o canal do hipoglosso.
- Se houver a presença de *pannus*, ele deve ser removido até que se possa visualizar a dura-máter subjacente pulsátil, confirmando a descompressão.
- Ressecções odontoides simples são reconstruídas aplicando apenas cola de fibrina ao defeito.
- Se houver defeito dural, o tecido vascularizado proporciona as menores taxas de fístulas do líquido cefalorraquidiano (LCR) pós-operatório e, frequentemente, requer acréscimo de enxerto de gordura.

Introdução

A junção craniocervical apresenta um desafio cirúrgico por causa da complexidade de sua anatomia e da dificuldade de acesso. Essa região contém articulações móveis importantes que permitem a maioria dos movimentos da cabeça em relação ao pescoço e corpo em todas as direções. Ela também integra as artérias vertebrais, nervos cranianos inferiores e nervos espinais superiores. As artérias carótidas internas parafaríngeas (ACI) limitam o acesso dependendo do corredor de abordagem escolhido. As abordagens anteriores da patologia ventral da junção craniocervical apresentam dificuldades devido às estruturas craniofaciais que devem ser rompidas. Estratégias tradicionais para esse acesso incluem incisões faciais, sublabiais ou orofaríngeas, que podem requerer divisão do palato ou da mandíbula. Todas essas estratégias acarretam morbidade relativa às estruturas afetadas. A abordagem endoscópica endonasal (AEE) proporciona um corredor anterior que evita muitas dessas morbidades.

Vantagens e Limitações

As principais vantagens da AEE para a junção craniocervical resultam do ângulo da abordagem e do fato da nasofaringe e não a orofaringe ser rompida. Os seios paranasais proporcionam acesso rostral e um ângulo rostral-caudal que permitem um acesso excelente à maioria das patologias na junção craniocervical. Isso é necessário em casos com qualquer grau de invaginação basilar.

O forame magno e a coluna cervical superior se situam imediatamente atrás da nasofaringe, que pode ser fácil e diretamente acessada por via transnasal. A nasofaringe apresenta, significativamente, menor quantidade de flora bacteriana virulenta do que a orofaringe.[1] O palato nunca é afetado pela abordagem, pois o ângulo rostral-caudal da abordagem é paralelo ao ângulo do palato mole e, dessa maneira, ele nunca é rompido.

O ângulo de abordagem e o limite caudal de acesso para a AEE até a coluna cervical superior é determinado pela linha nasopalatina (Kassam). Essa linha é traçada em imagem mediossagital (tipicamente na tomografia computadorizada [TC]) a partir da extremidade óssea nasal até o palato duro, se estendendo em profundidade (**Fig. 43.1**). Onde essa linha cruza a segunda vértebra cervical se prevê o limite caudal de acesso. Em nossa primeira série clínica, o ponto real atingido era, em média, de 12,7 mm em posição rostral ao ponto previsto pela linha nasopalatina.[2] A diferença provavelmente é devida aos tecidos

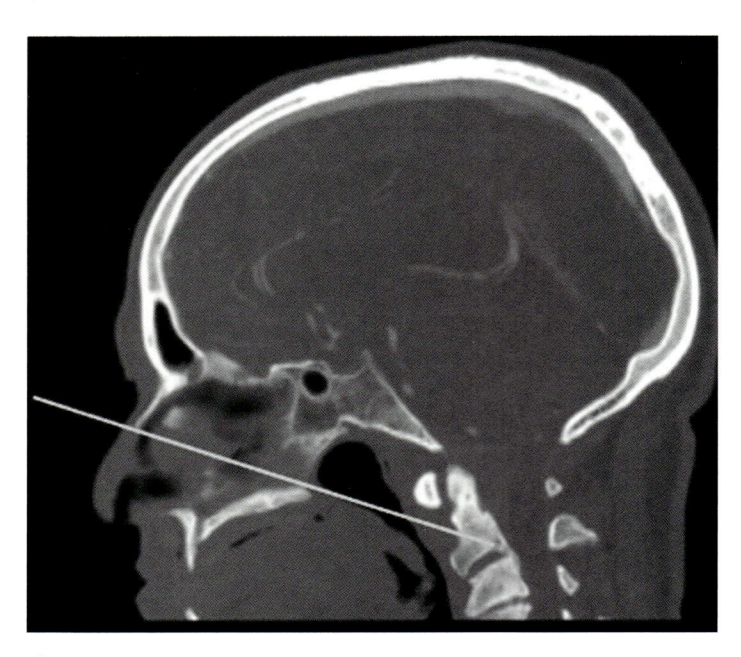

Fig. 43.1 Reconstrução por tomografia computadorizada (TC) mediossagital mostrando a linha nasopalatina, traçada da ponte nasal óssea até o palato duro, estendendo-se em profundidade. Isso aproxima a extensão caudal de acesso por meio da abordagem endonasal.

moles, que são responsáveis pelos limites ósseos, variabilidade da imagem mediossagital, e pelo fato de que a maioria dos casos não requer que o ponto mais baixo possível sofra descompressão.

Com o acesso caudal acima como limitação principal, nunca encontramos um caso de *pannus* degenerativo ou compressão da abertura odontoide que poderia não ser acessada por via transnasal. O acesso caudal se torna um problema ao se abordar os tumores. Os meningiomas do forame magno podem apresentar doenças que se estendem abaixo do alcance endonasal. Além disso, os tumores ósseos, como cordomas ou sarcomas, frequentemente, são encontrados abaixo desse nível, e a abordagem não deve limitar o grau de ressecção. Frequentemente, todo o corpo da C2 está envolvido, e não pode ser totalmente removido pela via AEE. A doença dentro e abaixo do corpo da C2 na ausência de invaginação basilar requer uma abordagem transoral ou transcervical.

Lateralmente, o acesso é limitado pelas ACIs parafaríngeas e forame jugular. Principalmente ao se tratar de doença interna e ao redor das ACIs, o controle vascular proximal torna-se difícil ou impossível. Frequentemente é necessário acrescentar uma abordagem cervical à dissecção do tumor no polo inferior e um controle de ACI adequado no caso de uma lesão.

Indicações e Avaliação Pré-Operatória

Os processos de doença comuns tratados na junção bulbocervical são degenerativos (atrite reumatoide e osteroartrite) ou são doenças atlantoaxiais pós-traumáticas, meningiomas e cordomas, e outros tumores ósseos raros. No caso de doença degenerativa ou de tumores benignos, as indicações de AEE não são diferentes daquelas para abordagem tradicional anterior.

Por exemplo, se houver um *pannus* artrítico com mínima ou nenhuma compressão, uma fusão posterior é adequada ao tratamento. Entretanto, se houver compressão neural significativa, principalmente se for causada por ossos em vez de *pannus* de tecido mole, a ressecção odontoide geralmente proporciona descompressão mais rápida e mais efetiva.

Com a malignidade, o diagnóstico preciso do tecido e, dependendo do tipo de tumor, uma ressecção completa geralmente é a meta. Se a biópsia ou o tratamento paliativo for a única meta, uma AEE pode proporcionar um corredor de baixa morbidade. Entretanto, todas as abordagens devem ser consideradas ao se tentar uma ressecção total bruta para assegurar que a AEE não esteja sendo utilizada de modo errado. As limitações discutidas acima devem ser cuidadosamente avaliadas antes de se escolher a via endonasal.

Uma avaliação radiográfica geralmente consiste em angiotomografia computadorizada (ATC) e de imagem por ressonância magnética (RM). A ATC mostra doença óssea e envolvimento ao mesmo tempo em que avalia as limitações que podem existir em razão do envolvimento vascular ou de anomalias (p. ex., ACI parafaríngea ectásica). A RM pode determinar, de maneira mais clara, a extensão do envolvimento do tumor, da doença no tecido mole e da compressão neural.

Além das avaliações radiográficas e de comorbidade para a determinação das metas da cirurgia e melhor abordagem, existem sintomas específicos que requerem avaliação pré-operatória ao se tratar a doença da junção craniocervical. Os pacientes devem ser rigorosamente questionados quanto a sintomas de disfagia, aspiração ou alterações da voz. Se esses sintomas estiverem presentes, eles devem passar por avaliação feita por otorrinolaringologista para determinar a função das pregas vocais. Se houver paresia ou paralisia da prega vocal, independentemente da abordagem sendo utilizada, uma traqueostomia profilática deve ser fortemente considerada.

Isso pode facilitar muito o cuidado peroperatório e pode evitar futura piora causada pela entubação oral.

Por fim, a faixa de movimento deve ser avaliada no pré-operatório. Isso é útil na determinação do movimento seguro do paciente sob anestesia, bem como para orientar a tomada de decisão clínica relativa à redutibilidade da compressão e opções de fixação e suas consequências.

Técnica Cirúrgica

Talvez a parte mais importante de uma cirurgia endonasal bem-sucedida seja o desenvolvimento de cirurgiões trabalhando em equipe. Realizamos várias cirurgias com uma equipe composta de um otorrinolaringologista treinado em cirurgia aberta da base do crânio e em cirurgia sinusal endoscópica, e de um neurocirurgião treinado em cirurgia aberta da base do crânio e com experiência em endoscopia. A abordagem dessa equipe não é a abordagem usual da equipe de base do crânio, em que um cirurgião realiza uma parte da cirurgia e depois outro cirurgião realiza a outra parte. Em vez disso, os dois cirurgiões operam paralelamente, com endoscopia dinâmica e com uma equipe para solução de problemas. O movimento endoscópico dinâmico tira vantagem total do endoscópio proporcionando visualizações próximas, quando necessário, combinadas rapidamente às visualizações panorâmicas para orientação e introdução de instrumentos. A equipe também aprende a operar de maneira contínua, sabendo e prevendo qual o próximo passo do outro cirurgião. Por fim, há maior probabilidade de os dois cirurgiões, trabalhando juntos, evitarem complicações consequentes do erro de um único cirurgião.

Organização da Sala de Cirurgia

Os pacientes com compressão bulbocervical passam por monitorização do potencial evocado somatossensorial (PESS) antes, durante e depois do posicionamento. Isso pode detectar um aumento significante da compressão relacionada com o posicionamento. Além disso, os pacientes que passam por AEEs por doença da junção craniocervical podem se beneficiar da monitorização eletromiográfico (EMG) dos nervos do hipoglosso. Se relevante, em casos com extensão da patologia, a monitorização EMG de todos os nervos cranianos inferiores é útil.

Ao conhecer novas técnicas, principalmente envolvendo a adição de um endoscópio e de anatomia complexa da base do crânio, a neuronavegação é crítica. Embora a RM possa ser muito útil na avaliação pré-operatória e no planejamento operatório, a ATC orienta a maior parte da cirurgia. É importante evitar a lesão vascular e identificar os limites ósseos. Isso é, de fato, verdade em relação ao corredor anteromedial proporcionado pela abordagem endonasal, que é escolhida para se evitar cruzar estruturas neurais importantes.

Operamos com ambos os membros da equipe no lado direito do paciente. Achamos que esta é a maneira mais fácil para cirurgiões destros, permitindo movimento mais livre da mão dominante. Preparamos a parte média facial e o abdome (no caso de enxerto) com solução de Betadina, tendo o cuidado de evitar a região dos olhos. Todos os pacientes receberam cefalosporina de terceira ou de quarta geração ou equivalente com boa penetração de líquido cefalorraquidiano (LCR) e cobertura de amplo espectro.

Abordagem Odontoide

O acesso ao forame magno, anel do atlas e processo odontoide é relativamente simples. É importante identificar os cornetos médio e inferior e a tuba auditiva. Para ampliar o corredor, os cornetos inferiores podem ser lateralizados. Uma vez que as ACIs não são anômalas, somente a mucosa, o músculo longo da cabeça e os anexos ligamentosos serão alcançados. A eletrocauterização monopolar pode ser usada com bastante efetividade para remover esses anexos entre as tuba auditiva, que são tipicamente mediais às ACIs parafaríngeas. Não tentamos um retalho da mucosa ou do músculo, pois isso não é necessário na nasofaringe, que não é exposta às forças exercidas para engolir. Além disso, a preservação de retalho limita a exposição em posição lateral ou inferior.

A largura da exposição deve ser maximizada antes da ressecção óssea. Existe uma tendência nas abordagens endoscópicas de afunilar a exposição. A exposição superficial determina o acesso profundo. O anel da C1 se localiza, tipicamente, na extensão mais caudal de acesso por meio de AEE (**Fig. 43.2**). Isso pode ser confirmado por orientação de imagem antes da remoção do tecido mole. O alcance caudal pode ser discretamente melhorado brocando o plano da crista maxilar com o palato duro. O palato duro em si, pode ainda ser brocado posteriormente, porém, deve-se ter o cuidado de preservar a mucosa oral ou muitas das vantagens da abordagem endonasal são reduzidas. Brocas ou instrumentos curvados também podem melhorar o acesso caudal. Em geral, endoscópios angulados não são usados, pois é a instrumentação a limitação, e não a visualização.

O anel da C1 pode ser ressecado por uma broca de alta velocidade ou por pinça de Kerrison. O mínimo que deve ser removido é até a porção das massas laterais imediatamente adjacentes ao processo odontoide. Isso permite uma exposição completa e acesso ao processo odontoide (**Fig. 43.3**). A extremidade do processo odontoide pode ser coberta pelo restante da membrana atlantoccipital. Esse tecido pode ser ressecado com o cuidado de se evitar a ruptura da dura-máter. O processo odontoide deve ser removido a partir da extremidade descendente para se

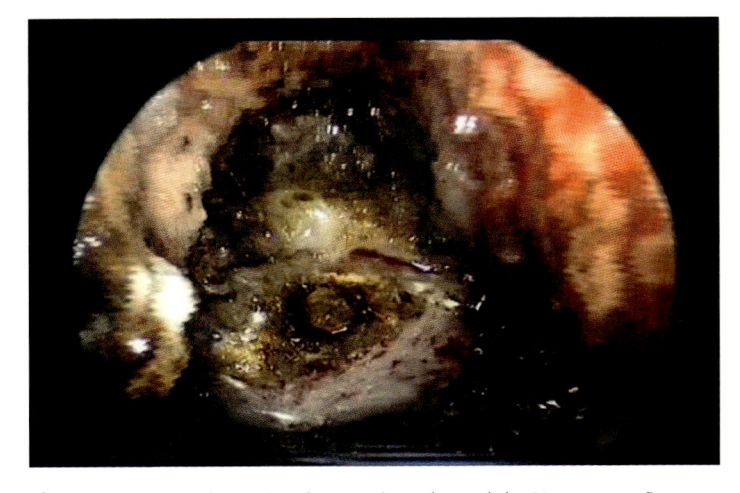

Fig. 43.2 Vista endoscópica da exposição do anel da C1 na extensão caudal do acesso endonasal.

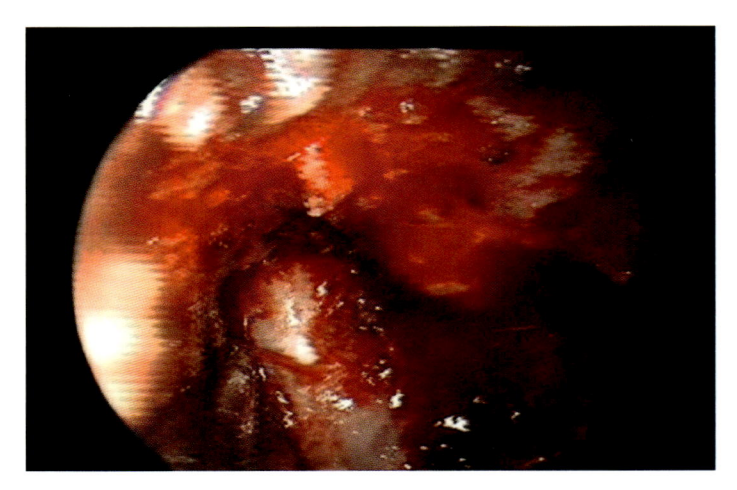

Fig. 43.3 Vista endoscópica do processo odontoide após remoção do anel anterior da C1.

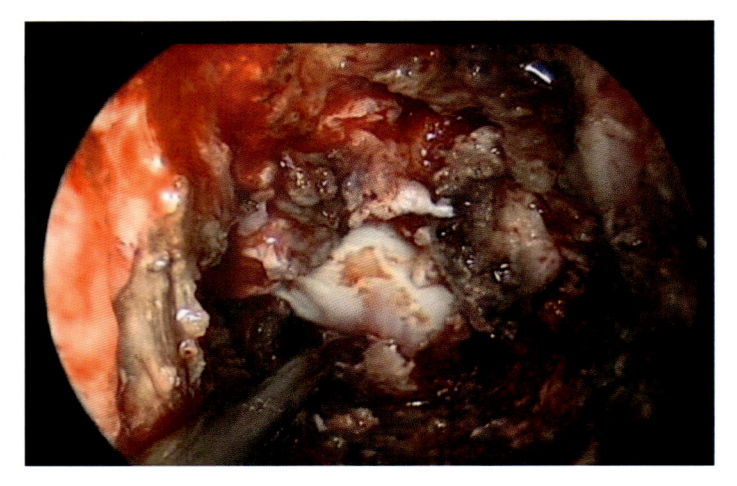

Fig. 43.5 Vista endoscópica da membrana tectorial após ressecção do processo odontoide e ligamentos associados.

evitar a desconexão da extremidade do corpo da C2, deixando, assim, um fragmento ósseo flutuante livre a ser desprendido dos ligamentos apical e transversal. Utilizando uma broca para afinar o osso no ponto da compressão máxima, seguida de dissecção cuidadosa dos anexos ligamentosos para fraturar o osso cortical remanescente é uma forma segura de se realizar essa descompressão (**Fig. 43.4**). O restante do processo odontoide pode ser então removido por uma broca ou mesmo por pinça forte, se for considerado seguro inserir a pinça forte no assoalho entre o osso cortical posterior e a junção bulbocervical. A membrana tectorial está presente em muitos casos (**Fig. 43.5**), porém, pode ser substituída ou coberta por *pannus* em doença degenerativa. Se houver a presença de *pannus*, ele deve ser removido até que se possa observar a dura-máter subjacente pulsátil, confirmando a descompressão.

As ressecções odontoides simples são reconstruídas meramente aplicando-se cola de fibrina ao defeito. O defeito se reconstitui facilmente pelo crescimento da mucosa, sem sequelas. Se houver um defeito dural, o tecido vascularizado proporciona taxas mais baixas de fístula de LCR pós-operatório.[3] Entretanto, a profundidade e a localização caudal de defeitos nesta área frequentemente requerem envolvimento do defeito com gordura antes da colocação de retalho da mucosa para cobertura.

Abordagem Totalmente Medial

Existem situações nas quais a exposição lateral no nível do forame magno é necessária. Este frequentemente é o caso em meningiomas do forame magno que são frequentes excêntricos. Nessas circunstâncias é importante realizar exposição lateral extra no local com o maior envolvimento do tumor. Essa manobra é particularmente importante para permitir o controle vertebral proximal. Para expandir a abordagem lateralmente, a porção medial do côndilo occipital é brocado. O processo de brocagem pode ser estendido até o canal do hipoglosso, que limita a exposição lateralmente. A neurofisiologia pode ser extremamente útil ao se brocar o côndilo occipital para preservar a função do XII nervo craniano. Entretanto, evitar a lesão do nervo depende do conhecimento de anatomia do cirurgião. A presença de osso cortical circundando o canal hipoglosso é um limite muito importante para a prevenção de dano do XII nervo craniano

Uma vez tendo removido o côndilo medial, a membrana ventral da dura-máter do forame magno é exposta e pode ser aberta lateralmente, permitindo o controle proximal da artéria vertebral. A dura-máter é aberta cuidadosamente e o espaço subaracnóideo é atingido. Enquanto o ramo ventral do nervo da C1 é visto medialmente, os nervos do hipoglosso localizam-se em posição lateral às artérias vertebrais. Os ligamentos denteados também são visualizados lateralmente em profundidade.

Nossa experiência mostra que se a condilectomia medial for realizada em apenas um dos lados sem rompimento do ligamento alar contralateral, depois a junção craniocervical pode ser considerada estável. A reconstrução é semelhante àquela descrita acima na seção sobre abordagem odontoide.

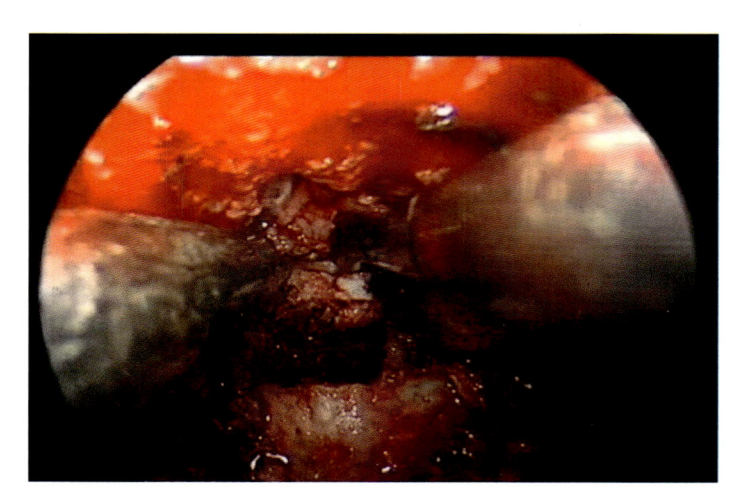

Fig. 43.4 Vista endoscópica da dissecção do osso cortical profundo afinado do processo odontoide após brocagem.

Resultados Funcionais

Entre maio de 2004 e outubro de 2008, 24 pacientes (13 do sexo feminino e 11 do sexo masculino) passaram por abordagem endoscópica endonasal em decorrência da patologia da junção craniocervical no Centro Médico da Universidade de Pittsburg. A idade média de nossos pacientes era de 68 anos de idade (faixa de 11-96). A maioria (n=19) apresentava compressão irredutível relacionada à artrite degenerativa (osteoartrite ou artrite reumatoide). Outras patologias incluíram meningioma clival (n = 1), condrossarcoma (n = 1), metástase de câncer de mama (n = 1), e malformação de Chiari com sedimentação craniana (n = 2). A maioria desses pacientes (n = 15) apresentou mielopatia. A fusão posterior foi empregada em 22 pacientes, com 21 fusões incluindo o occipital.

Nenhum paciente desenvolveu déficit neurológico novo ou piorado após a cirurgia. Os dados do Índice de incapacidade relacionada ao pescoço de Nurick (NDI) estavam disponíveis para 12 pacientes, que apresentaram uma média de acompanhamento de 28,6 meses (faixa de 3-57). A média de pontuação de Nurick após a cirurgia foi 0,9, e nenhum paciente obteve pontuação 5. A pontuação média de NDI foi 9,1 (faixa de 0-32); 75% dos pacientes tinham escore de NDI de menos de 15.

Complicações

Dois pacientes precisaram de reparo intraoperatório de fístula de LCR. Ambos os pacientes foram tratados com dreno lombar durante 5 dias e não apresentaram sequelas. Não houve exemplos de nova disfagia pós-operatória nem de insuficiência palatal permanente. Três pacientes apresentaram insuficiência respiratória secundária à pneumonia e necessitaram de traqueostomia temporária necessária. Um paciente recebeu anticoagulantes, com sucesso, para tratar trombose de veia profunda sem evidência de embolia pulmonar. Não houve mortes intraoperatórias nesta série. Um paciente faleceu no 11° dia pós-operatório por causa desconhecida após recuperação bem-sucedida da cirurgia.

Conclusão

A abordagem endonasal endoscópica proporciona uma abordagem de baixa morbidade à patologia anteromedial na junção craniocervical. Ela evita muitas morbidades associadas à abordagem transoral. Uma abordagem em equipe durante a cirurgia permite uma visualização dinâmica e um compartilhamento de conhecimentos anatômicos e funcionais relacionados com a abordagem. A reconstrução vascularizada proporciona as taxas mais baixas de fístula liquórica no pós-operatório, mas isso não é necessário para patologias extradurais.

Referências

1. Hull MW, Chow AW. Indigenous microflora and innate immunity of the head and neck. *Infect Dis Clin North Am* 2007;21:265-82, v.
2. de Almeida JR, Zanation AM, Snyderman CH et al. Defining the nasopalatine line: the limit for endonasal surgery of the spine. *Laryngoscope* 2009;119:239-44.
3. Kassam AB, Thomas A, Carrau RL et al. Endoscopic reconstruction of the cranial base using a pedicled nasoseptal flap. *Neurosurgery* 2008;63(1, Suppl 1):ONS44-52, discussion ONS52-53.

XII Dicas e Pérolas nas Complicações de Cirurgia Endoscópica da Base do Crânio e do Cérebro

44 Tratamento de Defeitos da Base do Crânio após Cirurgia Endoscópica da Base do Crânio – De Enxertos Livres a Retalhos Vascularizados

Gustavo Hadad ▪ Luis Bassagaisteguy ▪ Daniel Timperley
Aldo Cassol Stamm

Dicas e Pérolas

- O retalho de Hadad-Bassagaisteguy (RHB) é o padrão ouro para o fechamento de defeitos da base do crânio após craniectomia transnasal endoscópica.
- Esse retalho é confiável e resistente porque é um enxerto vascularizado.
- O retalho nasosseptal tem a capacidade de fechar defeitos da base do crânio na direção anteroposterior da região cribriforme até a junção craniocervical e em um plano horizontal de órbita a órbita.
- A técnica cirúrgica para o retalho nasosseptal é simples e pode ser realizada por qualquer cirurgião endoscópico da região sinusal.
- O RHB tem alta taxa de sucesso no fechamento de pequenos e grandes defeitos da base do crânio, pois ele é vascularizado pelo ramo esfenopalatino.
- Os ramos vasculares do RHB se distribuem profundamente no tecido mucoso. Isso o protege da exposição ao ressecamento pelo fluxo do ar nasal.
- O RHB pode ser removido e reutilizado em casos de revisão de cirurgia.
- O RHB apresenta baixa taxa de complicações pós-operatórias significantes, tais como obstrução nasal.
- Entretanto, o período pós-operatório é fundamental para complicações potenciais, e a limpeza nasal é imperativa porque existe maior formação de crostas com o uso do RHB.
- As alternativas endonasais ao RHB incluem o retalho nasal ântero e posterolateral (pedículo posterior abaixo do corneto inferior).

▪ Introdução

Durante a década de 1980, um paciente que apresentasse um tumor da base anterior do crânio tinha a opção de passar por cirurgia craniofacial aberta e reconstrução da base do crânio com gálea e fixação com placas metálicas ou retalhos ósseos. Além disso, o paciente necessitaria de uma estada prolongada em uma unidade de terapia intensiva (UTI) com cateter de drenagem lombar e ficaria exposto a alto risco de infecções e outros tipos de complicações pós-operatórias.[1]

Vinte anos depois, esse paciente tem a opção de passar por uma cirurgia endoscópica minimamente invasiva, com máxima ressecção do tumor através de um orifício natural. Isso é devido ao desenvolvimento da cirurgia de craniectomia transnasal endoscópica.

Esse acesso endoscópico permite ampla ressecção do tumor e uma breve estada hospitalar, sem incisões externas ou drenos lombares. Entretanto, as taxas de morbidade e mortalidade ainda variam de 10 a 40%, principalmente por causa da incapacidade de lidar com grandes defeitos criados na base do crânio.[2]

Na tentativa de alcançar melhores resultados, muitas técnicas foram concebidas para tentar reduzir essas complicações, principalmente líquido cefalorraquidiano (LCR) pós-operatório e suas potenciais complicações infecciosas como meningite e ventriculite.

Várias técnicas foram descritas, inclusive o uso de enxertos livres e fáscia lata ou temporal na forma de suporte ou de revestimento, com dupla ou tripla camada e uso de substitutos biológicos, entre outros.[3-7] Todos esses enxertos não eram vascularizados e os resultados eram variáveis, dependendo se o enxerto recebia suprimento vascular suficiente dos tecidos adjacentes.

Os resultados seriam piores se houvesse história de radioterapia prévia no campo cirúrgico, e múltiplos fechamentos cirúrgicos eram comuns, contribuindo para o aumento do risco de complicações infecciosas.

▪ Retalho Nasosseptal (Hadad-Bassagaisteguy)

História

Em 1996, os Drs. Gustavo Hadad e Luis Bassagaisteguy, da Argentina, desenvolveram seu primeiro retalho mucoperiosteal septonasal na forma de um retalho com rotação deslizante, que não poderia cobrir todos os defeitos da base do crânio. Com base no conceito de retalhos regionais na reconstrução de outras partes do corpo, esses retalhos septonasais também resultaram em melhor condição de fechamento e, pelo fato de serem vascularizados, em menor retração do que a observada com retalhos tradicionais livres.

Os retalhos eram colhidos ao final do procedimento de remoção do tumor. A técnica relativamente simples manteve um amplo pedículo para assegurar o suprimento vascular. Entretanto, o amplo pedículo restringia a faixa de rotação, limitando a capacidade de posicionamento do retalho em decorrência do risco de comprometimento do suprimento vascular.

Após estudos feitos em cadáveres, os médicos da Argentina conceberam um retalho axial com um pedículo estreito, com base em única artéria, o que permitiu a rotação em qualquer direção ao mesmo tempo em que se protegia a artéria e se mantinha o suprimento vascular.

A artéria esfenopalatina foi o vaso com máximo território vascular possível. Pelo fato do curso de seu ramo septal se curvar sobre a coana posterior dentro do septo nasal, é permitida a criação de grandes retalhos vascularizados com amplo arco de rotação.

O retalho de Hadad-Bassagaisteguy (RHB), com pedículo na artéria esfenopalatina foi finalmente desenvolvido em 1999, e, logo em seguida, os primeiros estudos em humanos foram realizados com sucesso em pacientes com fístulas liquóricas iatrogênicas após cirurgia endoscópica sinusal.

As dimensões generosas do retalho, sua versatilidade e a facilidade do desenho com um pedículo vascular robusto permitiu, que os cirurgiões realizassem o primeiro procedimento, em 1999, utilizando o RHB no fechamento de uma grande fístula liquórica (LCR) na base do crânio após cirurgia craniofacial devido à ressecção de uma meningoencefalocele.

Desde 2005 o RHB tem sido usado de maneira constante para o fechamento da base do crânio na Universidade de Pittsburg, Centro de Otorrinolaringologia de São Paulo e muitas outras instituições em todo o mundo. As complicações a curto e longo prazos das fístulas liquóricas, infecções, morbidade e mortalidade pós-operatórias diminuíram drasticamente com o uso de RHB.[8-10]

Anatomia e Técnica Cirúrgica

A artéria esfenopalatina é o ramo terminal da artéria maxilar interna e entra na cavidade nasal pelo forame esfenopalatino após cruzar a fossa pterigopalatina. No forame, ela, então, se divide em dois ramos.

O ramo anterior se estende ao longo do corneto inferior e parede nasal lateral. O ramo posterior (artéria septal) se estende sobre a margem do arco coanal até o ápice do vômer, onde ela se divide em uma rede de artérias que se estendem pelo septo, em sentido posterior a anterior no plano da submucosa superficialmente ao periósteo e pericôndrio.

Esse fato permite que o retalho seja obtido do septo nasal de maneira subpericondral e subperiosteal (**Figs. 44.1 a 44.3**). A criação do retalho se inicia no começo da cirurgia. Após vasoconstrição tópica e infiltração local com anestésico local contendo adrenalina, os cornetos médio e superior são lateralizados ou ressecados para expor o septo nasal desde a lâmina cribriforme até o assoalho nasal. Uma incisão horizontal inferior é feita a 0,5 cm acima do assoalho nasal. O limite anterior se localiza na entrada da narina. É importante lembrar que isso determinará a extensão do RHB. Se o retalho se destina a fe-

Fig. 44.1 Desenho mostrando o suprimento vascular do retalho Hadad-Bassagaisteguy (RHB). 1: Local doador do retalho a partir da mucosa septal; 2: área da artéria nasosseptal; 3: artéria esfenopalatina; 4: coana posterior esquerda; 5: seio esfenoidal.

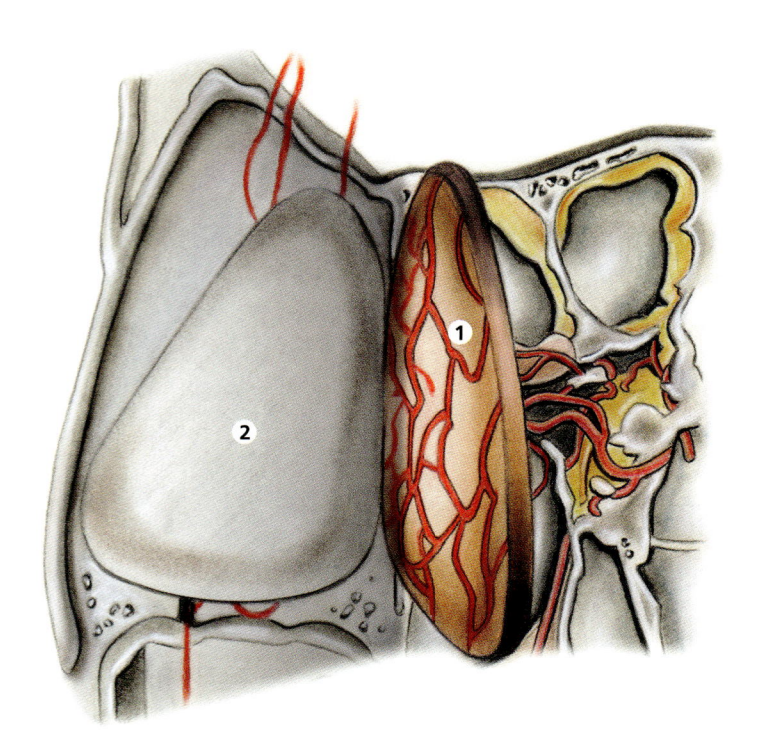

Fig. 44.2 Desenho da anatomia do procedimento cirúrgico para RHB (continuação). 1: Retalho nasosseptal elevado da cartilagem nasal; 2: cartilagem septal desnuda.

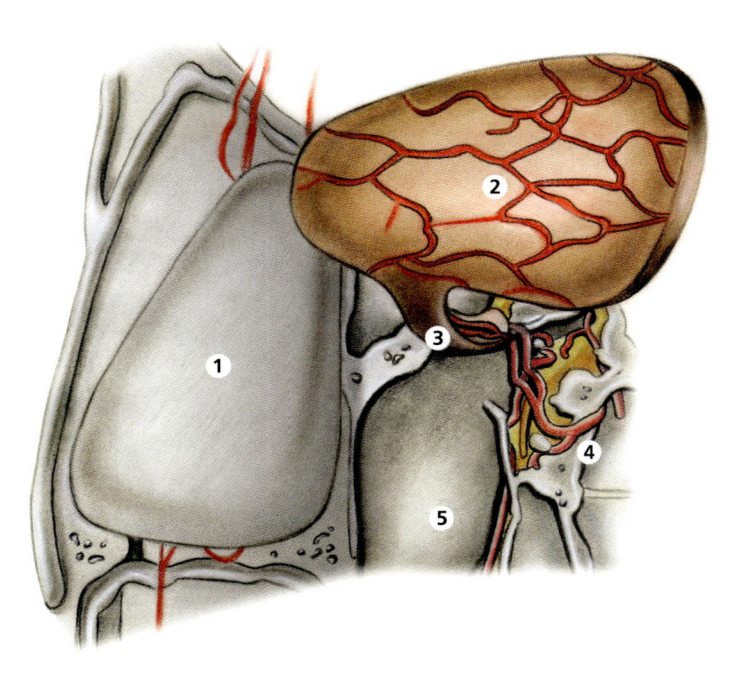

Fig. 44.3 Desenho da anatomia de procedimento cirúrgico para RHB (continuação). 1: Cartilagem septal desnuda; 2: retalho nasosseptal elevado; 3: mucosa e pedículo vascular através do qual o retalho recebe suprimento de sangue pela artéria nasosseptal; 4: artéria esfenopalatina; 5: coana posterior esquerda.

char defeito da base do crânio da região cribriforme anterior, ele deve ser confeccionado tão longo quanto possível, já que é pediculado posteriormente. Posteriormente, essa incisão segue a borda posterior do septo nasal e depois se encurva sobre a coana logo abaixo da face frontal do esfenoide. A incisão horizontal superior geralmente é realizada a 1 cm abaixo da lâmina cribriforme. Posteriormente, essa incisão cruza a parede anterior do esfenoide no nível da borda inferior do óstio esfenoide natural. Uma incisão vertical une as duas incisões horizontais anteriormente. O alcance anterior do retalho pode ser melhorado se necessário, estendendo-se as incisões horizontais sobre a parede nasal lateral. A incisão inferior continua no nível da inserção do corneto inferior, e a incisão superior é feita acima do nível do forame esfenopalatino. O retalho pode ser então elevado tão anteriormente quanto o forame esfenopalatino. Se necessário, a porção anterior do forame e parte da parede posterior do seio maxilar são abertas utilizando rugina de Kerrison e os vasos são dissecados para melhorar o alcance do retalho.

O retalho é elevado em um plano submucopericondral/mucoperiosteal utilizando um elevador Cottle ou Freer. As incisões são concluídas se necessário utilizando pinças endoscópicas ou outros instrumentos de corte. A elevação do retalho sobre a borda da coana e osso esfenoide anterior é uma etapa chave que assegura que o retalho tenha mobilidade livre em todas as direções.

Uma vez que o retalho seja totalmente elevado de seu leito, ele é colocado na nasofaringe ou no seio maxilar para protegê-lo durante a fase extirpativa da cirurgia. A confecção do retalho deve ser planejada antes da ressecção para maximizar seu tamanho e proteger o pedúnculo (**Fig. 44.4**).[10]

Além disso, este retalho pode ser revisado, se necessário. Em casos de procedimentos de revisão, o cirurgião pode dissecar o RHB e reposicioná-lo durante a cirurgia até a nasofaringe ou antro maxilar, e fechar novamente o defeito da base do crânio com o mesmo RHB. Isso é possível porque o retalho se baseia no pericôndrio-periósteo, que mantém o plano da dissecção.[10]

Uma das características mais importantes desse retalho é que apesar de ser pediculado em ramos vasculares, os vasos se estendem dentro do tecido que o circundam e protegem da exposição ao ressecamento pelo fluxo de ar nasal.

O RHB pode cobrir a base anterior do crânio, inclusive áreas que vão do seio frontal à junção craniocervical, e de órbita a órbita.[10] Um retalho amplo pode ser elevado simplesmente estendendo a incisão para incluir o mucoperiósteo do assoalho nasal ou, ocasionalmente, retalhos bilaterais são necessários com sacrifício de parte do septo nasal (**Figs. 44.4 a 44.7**).

Durante a cirurgia é importante ter cuidado com a remoção de osso e tecido mucoso para evitar danificar os pedículos da artéria esfenopalatina.

Depois da ressecção do tumor geralmente realizamos uma técnica de múltiplas camadas para a reconstrução do defeito da base do crânio.

Uma matriz de colágeno é colocada como camada subdural. Uma camada adicional pode ser colocada ou uma gordura abdominal livre pode ser usada para preencher o espaço, por exemplo, em defeitos clivais. O RHB pode ser colocado diretamente sobre enxertos de gordura

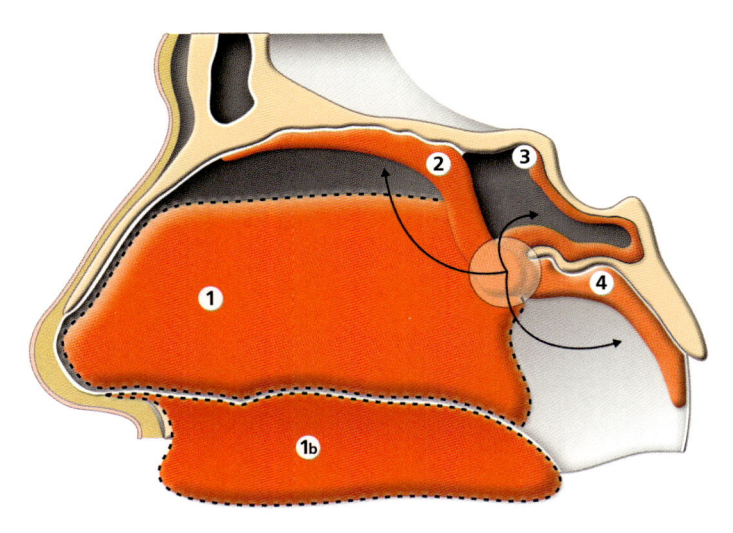

Fig. 44.4 Esquema da fossa nasal direita no plano sagital. 1: Área de origem do retalho nasosseptal (linha pontilhada); 1b: área de origem do retalho nasosseptal estendido, incluindo o assoalho da fossa nasal e, se necessário, a mucosa do meato inferior; 2: posição do retalho nasosseptal do reparo do teto do etmoide anterior e posterior e placa cribriforme; quando retalhos bilaterais são colhidos, a base anterior do crânio pode ser reparada de órbita a órbita; 3: posição do retalho nasosseptal usada para o reparo de regiões selares e parasselares; 4: posição do retalho nasosseptal usada para reparo da região do clivo; as setas indicam as diferentes maneiras pelas quais o retalho nasosseptal (RHB) pode sofrer rotação a partir do septo nasal para reparo de diferentes zonas da base craniana.

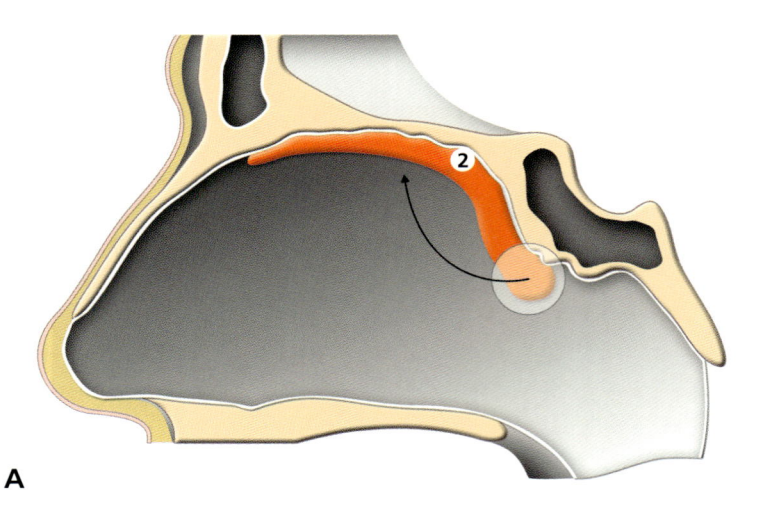

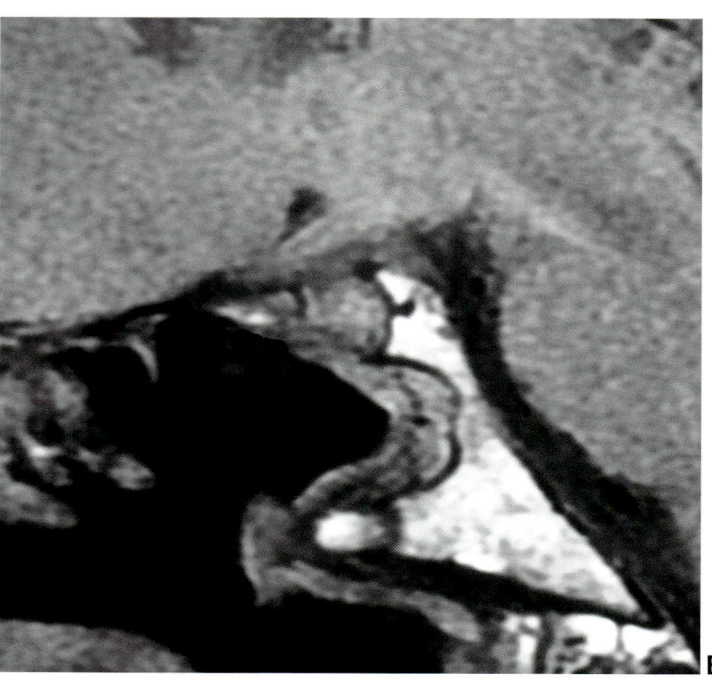

Fig. 44.5 (**A**) Esquema de retalho nasosseptal para reparo de base anterior do crânio. 2: Forma do retalho projetada no aspecto superior e anterior do teto da fossa nasal, tomando a artéria esfenopalatina como pedúnculo vascular. (**B**) Imagem de ressonância magnética (RM) sagital pós-operatória demonstrando a posição do retalho nasosseptal usado para reparo da base anterior do crânio.

ou de fáscia. Cola de fibrina ou outra cola biológica também pode ser utilizada.

Um cateter de balão Foley é então colocado, sendo inflado sob visualização endoscópica para dar suporte e segurar o RHB contra o defeito da base do crânio.

O balão é sempre inflado sob visualização endoscópica porque se feito em excesso, pode levar a uma compressão das estruturas intracranianas ou podem comprometer os pedículos neurovasculares. Esse cateter é deixado durante 2 ou 3 dias após a cirurgia. Os espaçadores ou talas de silicone são usados para proteger o septo nasal e geralmente permanecem no local durante 10 a 14 dias.[10] Antibióticos e analgésicos são administrados aos pacientes durante 14 dias. Não são utilizados cateteres de drenagem lombar.

Retalho Endonasal Lateral Anterior

O retalho endonasal lateral anterior foi desenvolvido pelos autores para permitir reparo de defeitos quando o retalho nasosseptal não é adequado (p. ex., tábua posterior do seio frontal) ou não disponível devido à doença ou cirurgia anterior. É um retalho de padrão aleatório com base no suprimento etmoidal anterior, permitindo que o mucoperiósteo de todo o corneto inferior e parede nasal inferolateral sejam utilizados (**Fig. 44.8**). Os retalhos do corneto inferior com base anterior foram descritos para uso na reconstrução nasal e septal;[11,12] entretanto, eles são pediculados na extremida-

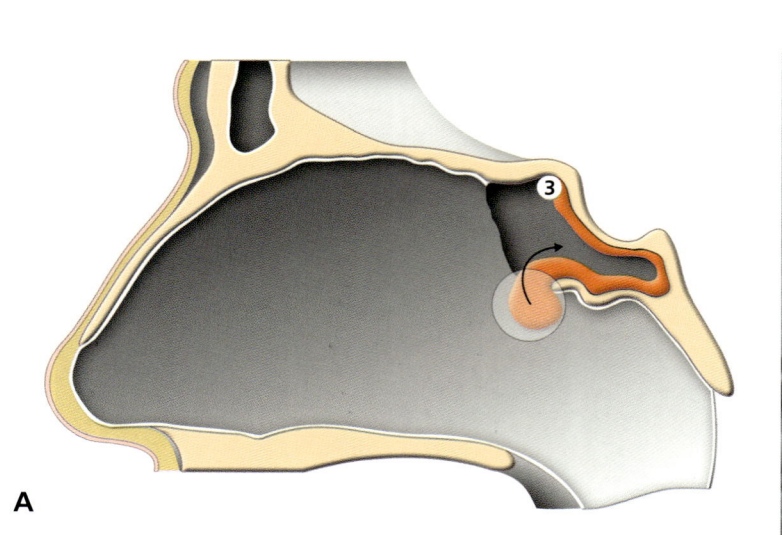

Fig. 44.6 (**A**) Esquema de retalho nasosseptal para reparo da base anterior do crânio. 3: Forma do retalho projetada para a região superior e posterior do teto da cavidade nasal, mantendo a artéria esfenopalatina como pedículo vascular. (**B**) RM sagital pós-operatória demonstrando a posição do retalho nasosseptal usado para reparo do teto do seio esfenoidal.

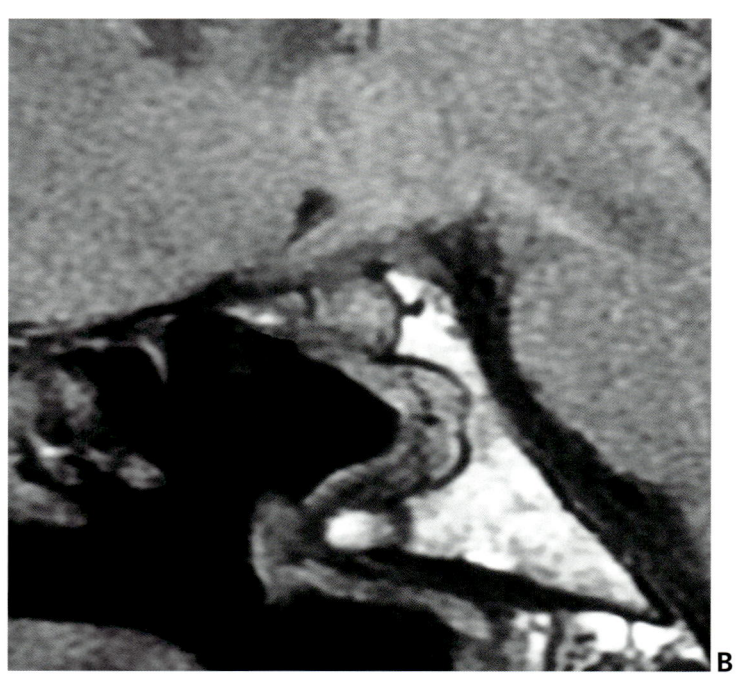

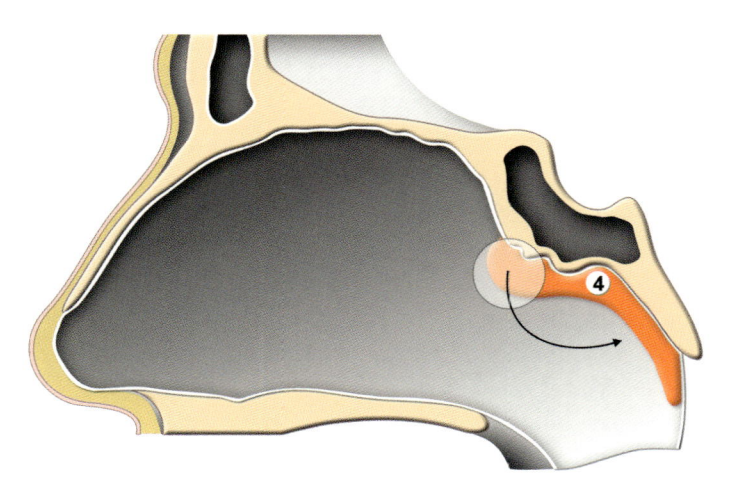

Fig. 44.7 Esquema de retalho nasosseptal para reparo de base posterior do crânio. 4: Forma do retalho projetada posteriormente para alcançar a zona do clivo, tomando a artéria esfenopalatina como pedículo vascular.

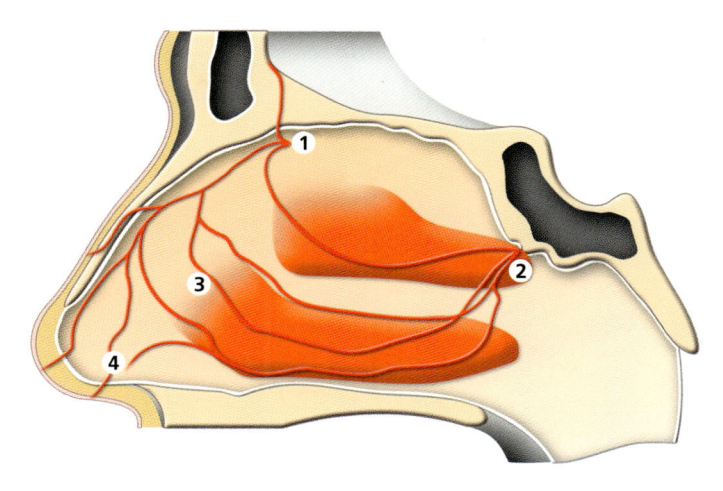

Fig. 44.8 Suprimento vascular do corneto inferior e parede nasal anterolateral. 1: Artéria etmoidal anterior após sua saída da fossa olfatória; 2: artéria nasal lateral posterior dando origem às artérias conchais média e inferior; 3: anastomoses entre os vasos anterior e posterior; 4: ramos da artéria angular.

de anterior do corneto e não possuem alcance para que permitam grandes reparos da base do crânio.

Anatomia Vascular

Após seu curso na fossa olfatória, a artéria etmoidal anterior entra na cavidade nasal passando abaixo dos ossos nasais, originando ramos para o septo anterior e parede nasal anterolateral. O corneto inferior possui um duplo suprimento sanguíneo, posteriormente e anteriormente.[13] O suprimento posterior é feito por meio do ramo lateral posterior da artéria esfenopalatina, dando origem às artérias conchais inferiores.[13-15] O suprimento anterior não está bem descrito, e sua existência foi contestada.[14] Entretanto, o tamanho das artérias conchais inferiores foi observado por aumentar anteriormente,[13] e medições dos efeitos da compressão da artéria esfenopalatina por meio de injeção na fossa pterigopalatina também sugerem a presença de um suprimento de sangue colateral.[16] Esse suprimento pode surgir tanto de ramos da artéria angular e etmoidal anterior por meio de anastomoses entre eles e das artérias conchais inferiores (**Fig. 44.8**).[17] Um amplo pedículo é, portanto, necessário para assegurar um suprimento vascular suficiente para o retalho.

Técnica Cirúrgica

A incisão anterior/inferior é feita na parede nasal lateral abaixo dos ossos nasais até a cabeça do corneto inferior (**Fig. 44.9**). A incisão bifurca-se nesse ponto. Uma incisão se estende abaixo da cabeça do corneto inferior, dando acesso à extremidade anterior do osso do corneto. A incisão inferior continua no meato inferior e pode incluir o assoalho nasal.

A incisão posteroinferior começa a 1 cm acima da axila do corneto médio e depois continua inferiormente ao longo do processo frontal da maxila e osso lacrimal para alcançar a borda superior do corneto inferior. Nesse ponto a incisão une a antrostomia maxilar (se realizada) ou continua posteriormente ao longo da inserção do corneto inferior. O retalho é então elevado em um plano subperiosteal começando na incisão anterior para expor o osso nasal, o processo frontal do maxilar, ossos lacrimais. O mucoperiósteo da turbina inferior é elevado nos aspectos medial e lateral para formar túneis sobre toda a extensão. Fraturando o osso do corneto medialmente, ajuda a dissecção no meato inferior. O osso pode ser então removido por meio de uma incisão anterior, e a mucosa do meato inferior, e o assoalho nasal, se necessário, pode ser elevado. Um *stent* de silicone pode ser colocado na válvula de Hasner, ou o saco pode ser aberto com ou sem uma dacriocistorrinostomia (DCR). Uma grande antrostomia maxilar é realizada junto à borda inferior da antrostomia

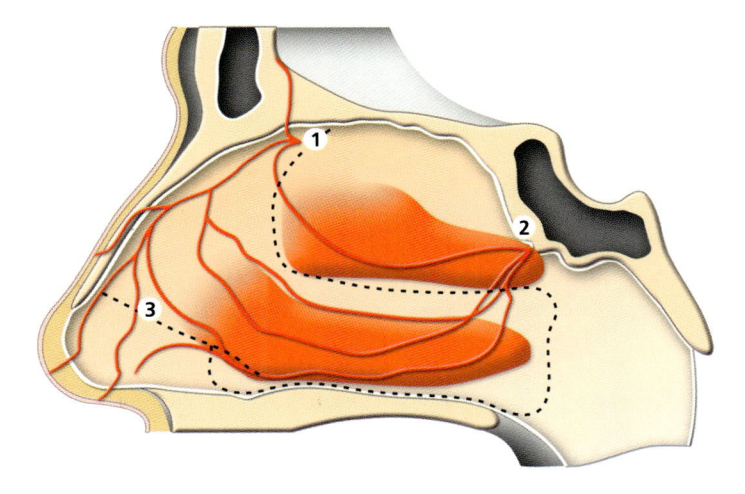

Fig. 44.9 Incisões para o retalho endonasal anterolateral. 1: Incisão acima da axila da concha média, estendendo-se inferior e anteriormente à inserção do processo uncinado, e, então, a extremidade inferior da antrostomia maxilar; 2: artéria nasal lateral posterior emergindo do forame esfenopalatino; 3: incisão abaixo dos ossos nasais até a inserção do corneto inferior; bifurcações da incisão, com um ramo se estendendo à porção anterior do osso do corneto inferior e o outro se estendendo para o meato inferior.

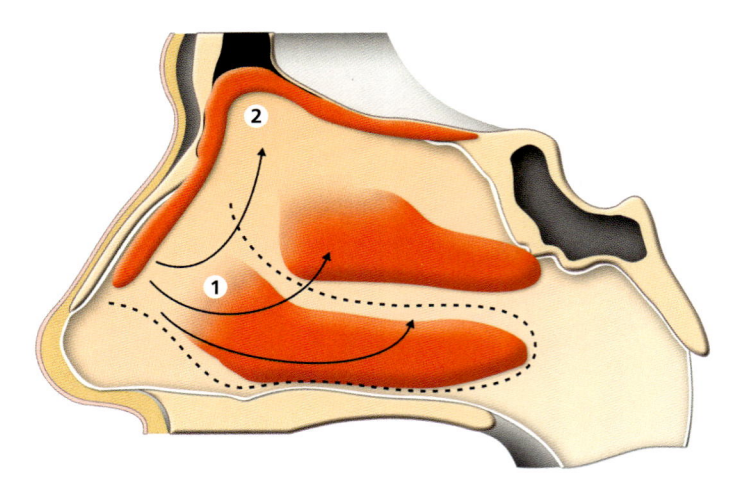

Fig. 44.10 Posicionamento do retalho endonasal anterolateral. 1: Retalho no local; 2: o retalho sofreu rotação superior, onde ele pode cobrir defeitos da base anterior do crânio, inclusive da parede posterior do seio frontal.

formando a borda superior dessa parte do retalho. A etapa final é liberar o retalho posteriormente e cauterizar as artérias conchais inferiores que entram de 1 a 1,5 cm anteriormente a extremidade posterior do corneto. O retalho pode ser, então, posicionado para cobrir os defeitos anteriores da base do crânio (**Fig. 44.10**).

Retalho Endonasal Lateral Posterior (Pedículo Posterior no Corneto Inferior)

O retalho pediculado posterior de corneto inferior é um retalho axial com base no suprimento posterior por meio das artérias conchais inferiores. Esta é uma alternativa ao RHB para reparo da base craniana onde o RHB não estiver disponível.[18] Ele tem excelente cobertura para defeitos da fossa posterior; entretanto, seu alcance anterior é limitado.[19] As modificações dos autores se destinam a elevar um retalho estendido, incluindo toda a mucosa da parede nasal lateral anterior à inserção do processo uncinado para aumentar a cobertura do retalho onde for necessário.

Anatomia Vascular

O ramo nasal lateral posterior da artéria esfenopalatina surge antes de sua saída do forame esfenopalatino e passa inferiormente, se desprendendo da artéria da concha média. Ele cruza a fontanela posterior em 38% dos casos, entra no corneto inferior 1 a 1,5 cm da extremidade posterior, e termina se dividindo em duas (geralmente) artérias conchais inferiores.[13,15,17] Esses vasos podem correr dentro de um canal ósseo total ou parcial em parte de sua extensão.[13,14]

Técnica Cirúrgica

A incisão anterior se inicia na parte superior da parede nasal lateral em posição o mais anteriormente possível sob o osso nasal. Ela, então, segue inferiormente até a inserção do corneto inferior, onde se bifurca. Uma incisão se estende sobre a cabeça do corneto inferior para expor a extremidade anterior do osso do corneto. As outras seguem inferiormente, até a porção anterior do meato inferior e, se necessário, até o assoalho nasal. Uma segunda incisão é feita a 1 cm acima da axila da concha média, dirigindo-se anteriormente para se unir à primeira incisão. A próxima incisão surge superiormente à axila e desce verticalmente para alcançar a borda superior do corneto inferior imediatamente anterior à inserção do processo uncinado. O retalho é então elevado em um plano subperiosteal iniciando anteriormente, expondo o osso nasal, o processo frontal da maxila e o osso lacrimal. A elevação do mucoperiósteo da cabeça do corneto inferior é então realizada e pode ser facilitada por deslocamento medial do corneto. O retalho é elevado para criar túneis por toda a extensão do osso medialmente e lateralmente. O osso é destacado da parede nasal e do tecido mole inferiormente e depois é removido por meio de uma incisão anterior. Uma vez concluída essa etapa, a mucosa do meato inferior, e o assoalho do nariz, se necessário, podem ser elevadas. A válvula de Hasner é tratada como no retalho com base anterior. Uma ampla antrostomia maxilar define o limite superior dessa parte do retalho; o cirurgião deve manter em mente que os vasos de alimentação podem cruzar a parte posterior da fontanela. Por fim, o retalho é inspecionado para assegurar que esteja livre de inserções no assoalho nasal e no meato inferior e que possui mobilidade livre em relação ao pedículo arterial.

■ Conclusão

O desenvolvimento de retalhos pediculados marcou uma nova era e foi o ponto de mudança na cirurgia endoscópica da base do crânio. O uso desses retalhos pediculados levou ao desenvolvimento de várias abordagens endoscópicas para a base do crânio, principalmente porque eles proporcionam um método muito robusto e confiável para o fechamento de grandes defeitos da base do crânio.

Referências

1. Carrau RL, Snyderman CH, Kassam AB. The management of cerebrospinal fluid leaks in patients at risk for high-pressure hydrocephalus. *Laryngoscope* 2005;115:205-12.
2. Carrau RL, Kassam AB, Snyderman CH et al. Endoscopic transnasal anterior skull base resection for the treatment of sinonasal malignancies. *Operative Techniques in Otolaryngology* 2006;17:102-10.
3. McMains KC, Gross CW, Kountakis SE. Endoscopic management of cerebrospinal fluid rhinorrhea. *Laryngoscope* 2004;114:1833-37.
4. Kirtane MV, Gautham K, Upadhyaya SR. Endoscopic CSF rhinorrhea closure: our experience in 267 cases. *Otolaryngol Head Neck Surg* 2005;132:208-12.
5. Locatelli D, Rampa F, Acchiardi I et al. Endoscopic endonasal approaches to anterior skull base defects in pediatric patients. *Childs Nery Syst* 2006;22:1411-18.

6. Casiano RR, Livingston JA. Endoscopic Lothrop procedure: the University of Miami experience. *Am J Rhinol* 1998;12:335-39.
7. Shah AR, Pearlman AN, O'Grady KM *et al.* Combined use of fibrin tissue adhesive and acellular dermis in dural repair. *Am J Rhinol* 2007;21:619-21.
8. Harvey RJ, Smith JE, Wise SK *et al.* Intracranial complications before and after endoscopic skull base reconstruction. *Am J Rhinol* 2008;22:516-21.
9. Harvey RJ, Nogueira Jr JF, Schlosser RJ *et al.* Closure of large skull base defects after endoscopic transnasal craniotomy. Clinical article. *J Neurosurg* 2009;111:371-79
10. Hadad G, Bassagaisteguy L, Carrau RL *et al.* A novel reconstructive technique after endoscopic expanded endonasal approaches: vascular pedicle nasoseptal flap. *Laryngoscope* 2006;116:1882-86.
11. Murakami CS, Kriet JD, Ierokomos AR. Nasal reconstruction using the inferior turbinate mucosal flap. *Arch Facial Plast Surg* 1999;1:97-100.
12. Friedman M, Ibrahim H, Ramakrishnan V. Inferior turbinate flap for repair of nasal septal perforation. *Laryngoscope* 2003;113:1425-28.
13. Padgham N, Vaughan Jones R. Cadaver studies of the anatomy of arterial supply to the inferior turbinates. *J R Soc Med* 1991;84:728-30.
14. Hadar T, Ophir D, Yaniv E *et al.* Inferior turbinate arterial supply: histologic analysis and clinical implications. *J Otolaryngol* 2005;34:46-50.
15. Lee HY, Kim HU, Kim SS *et al.* Surgical anatomy of the sphenopalatine artery in lateral nasal wall. *Laryngoscope* 2002;112:1813-18.
16. Gurr P, Callanan V, Baldwin D. Laser-Doppler blood flowmetry measurement of nasal mucosa blood flow after injection of the greater palatine canal. *J Laryngol Otol* 1996;110:124-28.
17. Babin E, Moreau S, de Rugy MG *et al.* Anatomic variations of the arteries of the nasal fossa. *Otolaryngol Head Neck Surg* 2003;128:236-39.
18. Fortes FSG, Carrau RL, Snyderman CH *et al.* The posterior pedicle inferior turbinate flap: a new vascularized flap for skull base reconstruction. *Laryngoscope* 2007;117:1329-32.
19. Harvey RJ, Sheahan PO, Schlosser RJ. Inferior turbinate pedicle flap for endoscopic skull base defect repair. *Am J Rhinol Allergy* 2009;23:522-26.

# 45 Tratamento de Complicações Vasculares durante Cirurgia Endoscópica da Base do Crânio

Ricardo L. Carrau ■ Juan C. Fernandez-Miranda ■ Daniel M. Prevedello
Paul A. Gardner ■ Carl H. Snyderman ■ Amin B. Kassam

> **Dicas e Pérolas**
>
> - Inexperiência e falta de treinamento adequado com novos instrumentos ou técnicas, e desorientação com a perspectiva anatômica endoscópica podem resultar em lesões vasculares catastróficas.
> - Um segundo cirurgião melhora a visualização do campo cirúrgico e a vigilância da sua periferia, aumenta a eficiência, ajuda a solucionar problemas, fornece uma segunda opinião contínua e contrabalança preconceitos individuais.
> - Angiotomografia computadorizada (ATC) é recomendada para neuronavegação, uma vez que ela realça a anatomia vascular.
> - Tomografia computadorizada intraoperatória pode ser usada para fornecer informação atualizada para neuronavegação e para detectar complicações vasculares como hemorragia cerebral.
> - Dissecção bimanual e tração mínima de tumores intracranianos são recomendadas para evitar avulsão inadvertida dos vasos circunvizinhos.
> - Pequenos vasos perfurantes para o tronco cerebral e quiasma óptico fornecem contribuição importante para o seu suprimento sanguíneo, e sacrificá-los ou lesioná-los conduz, muitas vezes, a déficits isquêmicos.
> - Controle de pequenas artérias é mais bem obtido usando-se eletrocauterização bipolar ou irrigação com água morna (40°C) durante vários minutos.
> - Se grandes vasos forem lesionados, anestesia hipotensiva, como uma tentativa de controlar o sangramento, está contraindicada porque resulta em hipoperfusão cerebral. Monitorização neurofisiológica é crítica, uma vez que reflete a perfusão cerebral.
> - As opções para uma lesão de um grande vaso incluem eletrocauterização bipolar do vaso para oclusão da laceração ou para induzir trombose do vaso, compressão direta, tamponamento compressivo, reparo com sutura, reconstrução usando clipes de aneurisma e ligadura circunferencial ou clipagem do vaso.
> - Uma angiografia para acompanhamento também é recomendada depois de qualquer lesão vascular intraoperatória. Estes pacientes correm um risco de pseudoaneurisma tardio e ruptura, que pode se apresentar semanas a anos após o procedimento.
> - A prevenção de sérias complicações exige uma seleção adequada dos casos, e um cirurgião que tenha domínio da anatomia da base do crânio a partir de uma perspectiva endoscópica, com treinamento em técnicas endoscópicas, e que seja capaz de executar dissecção meticulosa e realizar cuidados peroperatórios com a máxima atenção ao detalhe.

■ Introdução

Prevenção e tratamento de complicações constitui um importante ponto da cirurgia e se relaciona diretamente com o primeiro princípio de "não causar dano". À medida que as diferentes especialidades cirúrgicas evoluíram para abordagens minimamente invasivas, usando nova técnica ou novas tecnologias, elas, universalmente, encontraram uma frequência mais alta de complicações cirúrgicas. Mesmo os mais experientes cirurgiões não são imunes a complicações, mas elas podem ser prevenidas por treinamento e orientação apropriados que promovam e facilitem o aprendizado sequencial e progressivo. Apesar da sua abordagem minimamente invasiva, a cirurgia endoscópica da base do crânio apresenta muito dos riscos e o potencial de grandes complicações que são associados às abordagens tradicionais. Inexperiência e falta de treinamento adequado com novos instrumentos ou técnicas, e desorientação com a perspectiva anatômica endoscópica constituem fatores importantes que levam a lesões vasculares catastróficas.

Em nossa experiência (que inclui mais de 1.400 cirurgias endoscópicas endonasais da base do crânio), a incidência e a morbidade das complicações vasculares catastróficas comparam-se favoravelmente àquelas das tradicionais. Entretanto, nossa prática, os acessos endoscópicos e tradicionais são complementares e, por essa razão, suas indicações e limitações impedem uma comparação direta. Este capítulo resume nossa experiência e apresenta diretrizes para a prevenção e o tratamento de complicações vasculares durante a cirurgia endoscópica da base do crânio.

■ Incidência de Complicações

As complicações vasculares podem ser classificadas pelo tipo de vaso (capilar, venoso ou arterial), tamanho do vaso (pequeno, grande), fluxo do vaso (baixo fluxo ou alto fluxo), gravidade da complicação (maior ou menor), localização (intra ou extracraniana) e cronologia (intra ou pós-operatória). A **Tabela 45.1** resume as complicações vasculares das nossas primeiras 800 cirurgias endoscópicas en-

Tabela 45.1 Complicações Vasculares nos Primeiros 800 Pacientes que se Submeteram a Acessos Endonasais Expandidos

Tipo de lesão e/ou déficit	
Nenhum caso	Morte (0%)
▪ Perfurante P1 (afasia)	Déficit transitório (0,1%)
▪ Sangramento pontino (tetraplegia)	Déficit permanente (0,4%)
▪ Laceração de artéria maxilar (hemiplégico)	
▪ Avulsão de artéria frontopolar (paresia de membro inferior direito)	
▪ 1 Oftálmica (já cego)	Sem déficit (0,4%)
▪ 2 Lacerações ACI	

donasais da base do crânio.[1-3] Ela compreende uma experiência de 10 anos, incluindo uma ampla variedade de diagnósticos e vias de acesso cirúrgicas endonasais. Curiosamente, não encontramos qualquer lesão vascular durante nossa experiência inicial. Acreditamos que isto possa ser devido à evolução progressiva em nossa técnica e indicações. Dito de outra forma, não abordamos casos complexos ou de alto risco até que tivéssemos amadurecido como uma equipe e até que tivéssemos desenvolvido e dominado técnicas hemostáticas e reconstrutivas.

■ Prevenção de Complicações

Prevenção de complicações começa com uma compreensão clara da anatomia vascular e da base do crânio pela perspectiva endoscópica. A base do crânio é uma estação de retransmissão onde todos os nervos cranianos e vasos são distribuídos às suas áreas correspondentes. Nossos acessos endoscópicos são fundamentados na identificação e controle de estruturas neurovasculares críticas, especialmente a artéria carótida interna (ACI). Do ponto de vista ventral, as ACIs são parênteses que definem os limites laterais do plano coronal. Elas definem o campo cirúrgico, que se estreita à medida que as ACIs se movem de proximais a distais (**Fig. 45.1**). Do ponto de vista endoscópico, a ACI pode ser dividida em cinco segmentos marcados por pontos anatômicos distintos (**Tabela 45.2**): o segmento parafaríngeo ou extracraniano, o segmento petroso ou horizontal, o segmento paraclival ou vertical, o segmento parasselar ou cavernoso, e o segmento supraclinóideo. Variações anatômicas, lesões expansivas, cirurgia prévia e graus variados de pneumatização do trato sinusonasal também influenciam a posição e o acesso a cada segmento.

Treinamento adequado também é crítico para a prevenção e o tratamento de complicações cirúrgicas.[4] Propusemos diretrizes para treinar cirurgiões endoscópicos da base do crânio, independentemente da especialidade, que têm que progredir por módulos sequenciais e de progressiva complexidade (Capítulo 9). Os níveis de treinamento são definidos pela complexidade da anatomia envolvida, a dificuldade técnica associada à cirurgia, o risco potencial de complicações neurovasculares, a extensão da dissecção intradural e o tipo de patologia. Proficiência em certo nível tem de ser adquirida antes que o cirurgião avance para o seguinte. Também desenvolvemos um modelo animal para treinamento em técnicas endoscópicas de hemostasia e dissecção. Este capítulo apresenta os pontos-chave concernentes ao controle vascular e ao tratamento de lesões vasculares.

■ Considerações Intraoperatórias

Cooperação interdisciplinar levando à cirurgia de equipe constitui um dos avanços mais notáveis em cirurgia da base do crânio. Um segundo cirurgião melhora a visualização do campo cirúrgico e vigilância da periferia, aumenta a eficiência, ajuda na solução de problemas, fornece uma segunda opinião contínua e contrabalança preconceitos individuais.

Monitorização neurofisiológica da função cortical e do tronco cerebral é realizada rotineiramente. Monitorização eletromiográfica dos nervos cranianos também é efetuado de acordo com a posição da lesão e a dissecção necessária. Advogamos o uso de angiotomografia computadorizada (ATC) para neuronavegação, uma vez que ela realça a anatomia vascular (exceto para lesões selares onde advogamos o uso de ressonância magnética [RM]).[5] Tomografia computadorizada (TC) intraoperatória pode ser usada para fornecer informação atualizada para neuronavegação e para detectar complicações vasculares como hemorragia cerebral.

Técnica cirúrgica adequada evita complicações, especialmente lesões vasculares. Defendemos fortemente a dissecção bimanual e a mínima tração sobre tumores intracranianos a fim de evitar avulsão inadvertida dos vasos circundantes. Obedecendo aos princípios microcirúrgicos, o tumor é diminuído em uma direção centrífuga para permitir dissecção extracapsular das estruturas neurovasculares adjacentes. Hemostasia é obtida usando-se uma combinação de estratégias que inclui clipagem ou cauterização dos vasos responsáveis pela irrigação da lesão, uso de uma broca de diamante para remoção de osso, aplicação de materiais hemostáticos e irrigação com água morna.[6] Eletrocautério bipolar deve ser usado para qualquer cauterização intracraniana e toda vez que um nervo ou vaso crítico for adjacente ao local de sangramento.

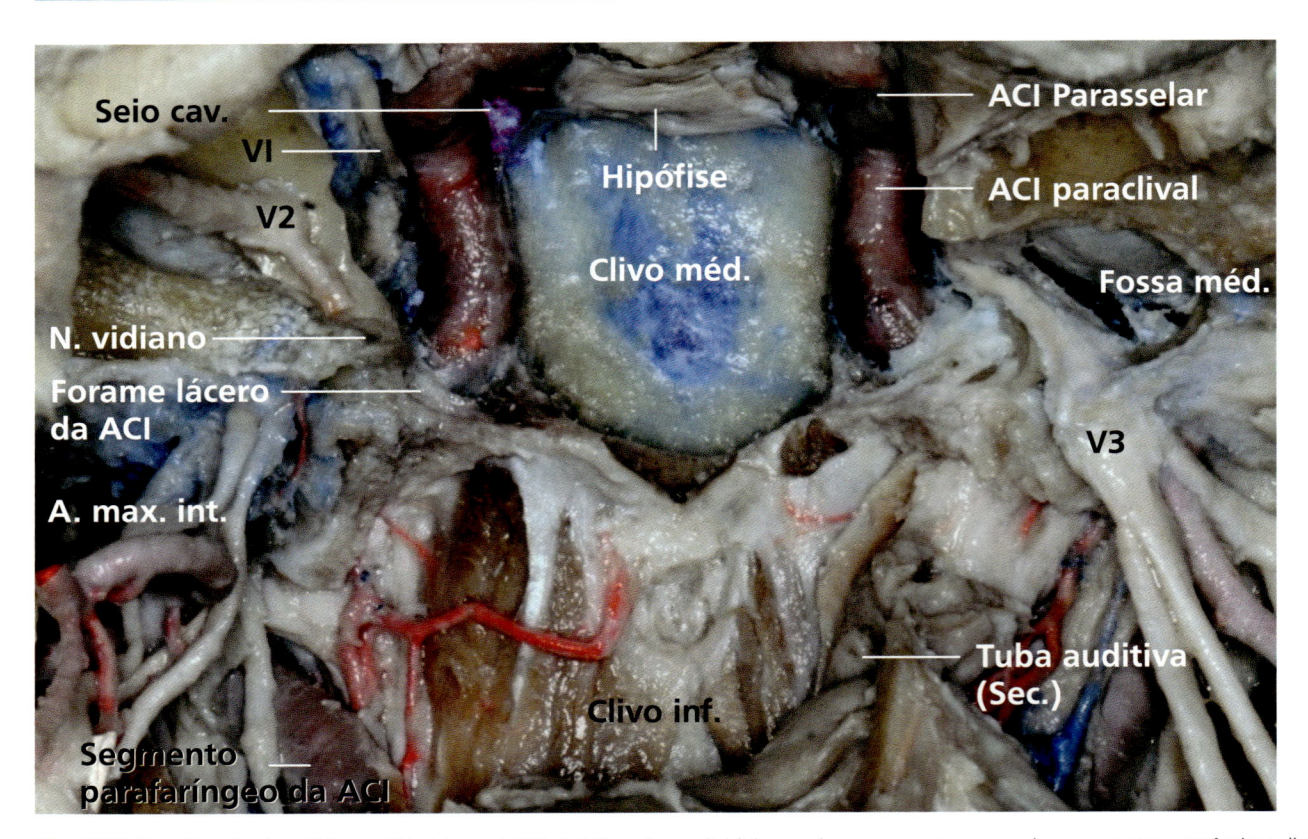

Fig. 45.1 Classificação da artéria carótida interna (ACI). A ACI pode ser dividida em cinco segmentos marcados por pontos anatômicos distintos: o segmento parafaríngeo ou extracraniano, o segmento petroso ou horizontal, o segmento paraclival ou vertical, o segmento parasselar ou cavernoso, e o segmento supraclinóideo. O segmento transicional entre os segmentos paraclival e petroso também é chamado forame lácero, uma vez que ele ocupa a porção superior do forame lacerado. Para finalidades de comunicação, consideramos que os acessos endonasais para expor a área entre as ACIs pertencem ao plano sagital, e o acesso em torno da ACI define os módulos no plano coronal. Estes últimos são anatômica e tecnicamente mais difíceis e acarretam um risco aumentado de lesão vascular. A.: artéria; cav.: cavernoso; inf.: inferior; int.: interna; max.: maxilar; méd.: médio(a); N.: nervo; Sec.: seccionada.

É melhor a prevenção ao tratamento de um sangramento catastrófico. Seu potencial aumenta exponencialmente na presença de cirurgia prévia, radioterapia prévia e envolvimento tumoral de vasos sanguíneos. Toda equipe deve ter um plano para seguir em caso de uma ocorrência dessas. É difícil formular e executar um plano de ação no meio de uma crise. Sangramento importante do seio cavernoso e plexo basilar deve ser previsto e seu tratamento efetuado pela aplicação direta de materiais hemostáticos e pressão delicada. Um procedimento realizado em dois tempos ocasionalmente é justificado para lesões, exigindo um acesso transclival no qual o cirurgião encontra sangramento importante do plexo basilar. Durante o primeiro tempo, o osso é removido para expor a dura-máter da fossa posterior, que é então cauterizada (eletrocautério bipo-

Tabela 45.2 Marcos Anatômicos da Artéria Carótida Interna (ACI)

Segmento	Marco Anatômico
Parasselar	ROCm
ACI vertical	Pterigoide medial
ACI horizontal	Nervo vidiano
Canal carótico	Tuba auditiva
ACI ascendente	Tuba auditiva

ROCm: recesso óptico-carótico medial.

lar) e o plexo basilar é trombosado com qualquer um dos agentes hemostáticos em pasta comercialmente disponíveis. Neste ponto, a cirurgia pode ser abortada para estabilizar o paciente e um segundo tempo é executado dois dias mais tarde.

Lesão de pequenas e grandes artérias produz sangramento que é proporcional ao tamanho do vaso e da lesão. Não obstante, as consequências dessa lesão podem conduzir a sequelas que não são, necessariamente, proporcionais ao tamanho do vaso. Pequenos vasos perfurantes para o tronco cerebral e quiasma óptico contribuem de maneira importante para o seu suprimento sanguíneo, e o sacrifício ou lesão frequentemente levam a déficits isquêmicos. Controle de pequenas artérias, no entanto, é mais bem obtido usando-se eletrocauterização bipolar ou irrigando-se com água morna (40°C) por vários minutos. Alternativamente, um material hemostático pode ser delicadamente aplicado usando-se cotonoides. Isto é repetido até que o sangramento pare.

Lesão das ACIs usualmente é acompanhada por sangramento catastrófico que tem de ser controlado enquanto é mantida perfusão cerebral (**Fig. 45.2**). Durante a crise, monitorização neurofisiológica é crítica, uma vez que reflete a perfusão cerebral. Anestesia hipotensiva como uma tentativa de controlar o sangramento é contraindica-

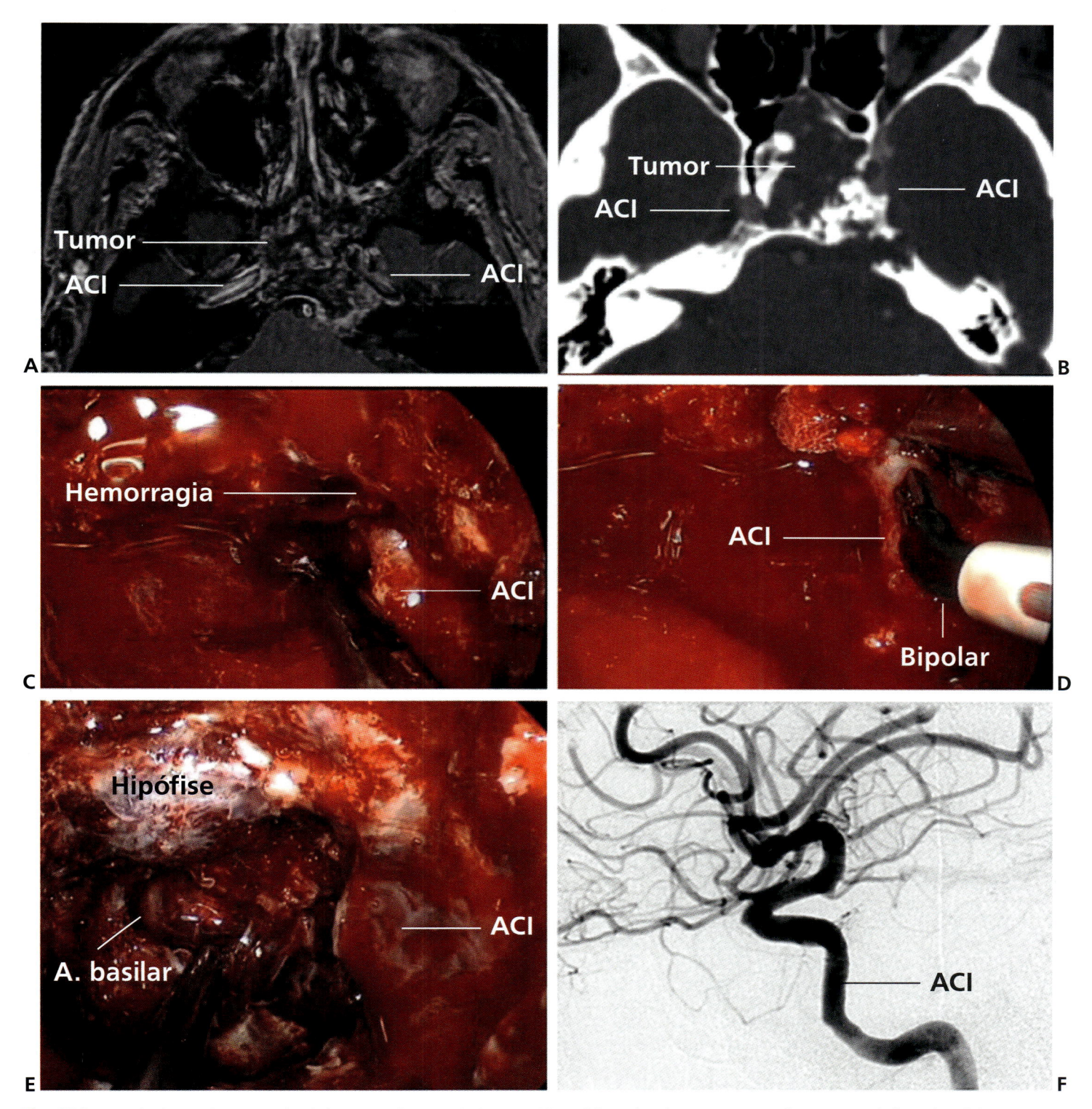

Fig. 45.2 Exemplo de uma lesão vascular. (**A**) Imagem de ressonância magnética axial ponderada em T1 mostrando um tumor da base do crânio (condrossarcoma) que invade o osso clival e petroso, particularmente no lado esquerdo. Notar o enclausuramento tumoral e desvio anterolateral da ACI esquerda no segmento petroso. (**B**) Angiotomografia computadorizada no mesmo paciente. Observar o envolvimento e desvio da ACI paraclival esquerda. O diâmetro intraluminal da ACI parece diminuído e irregular em comparação com a ACI contralateral, sugerindo invasão do vaso. (**C**) Enquanto era removido o tumor que envolvia a ACI paraclival esquerda, sangramento arterial intenso foi observado apesar de uma dissecção cuidadosa. O sangramento foi controlado por compressão delicada com um pequeno cotonoide, mas com a liberação da pressão o sangramento foi copioso. (**D**) Compressão digital do segmento cervical da ACI para diminuir seu fluxo e permitir identificação acurada de um minúsculo orifício na parede carótica. Eletrocauterização bipolar seletiva da laceração foi realizada com sucesso, com cessação imediata do sangramento. Sinais vitais e monitorização eletrofisiológica permaneceram estáveis durante todo o procedimento. (**E**) A parede carótica foi reforçada com cola de fibrina, e o tumor restante foi ressecado subtotalmente. O tumor erodia a dura-máter clival, possibilitando a identificação da artéria basilar. (**F**) Angiograma pós-operatório imediato foi efetuado mostrando uma ACI patente e completamente normal. Angiografia de acompanhamento foi efetuado 1 mês depois da lesão, com resultados semelhantes. Um acompanhamento rigoroso é necessário para excluir o desenvolvimento de um pseudoaneurisma carótico. A.: artéria; ACI: artéria carótida interna.

da porque resulta em hipoperfusão cerebral. Compressão digital da carótida cervical pode diminuir o fluxo. Outra medida que pode ser contraintuitiva é a administração de heparina para evitar fenômenos embólicos. Uma técnica com dois cirurgiões, quatro mãos com manipulação dinâmica do endoscópio para preservar uma visão adequada do campo cirúrgico e o uso de duas aspirações oferece a melhor oportunidade de identificar e controlar o local do sangramento. As opções a essa altura incluem eletrocauterização bipolar do vaso para oclusão da laceração ou induzir trombose do vaso, compressão direta, tamponamento compressivo, reparo com sutura, reconstrução usando clipes de aneurisma e ligadura circunferencial ou clipagem do vaso. Tamponamento compressivo não é uma opção se a dura for aberta, porque o sangue seguirá para dentro do espaço subdural.

Inicialmente o sangramento é dirigido para as pontas de aspiração para manter a visualização enquanto pressão focal é aplicada com um cotonoide. Se hemostasia e ressuscitação forem bem-sucedidas e os sinais vitais e monitorização neurofisiológica do paciente estiverem estáveis, tamponamento adicional pode ser colocado e o paciente pode ser transportado para um centro de angiografia para tratamento definitivo. Se tamponamento for inadequado ou inexequível, a ACI é mais bem exposta para obter controle do vaso proximal e distal à lesão. Reparo por sutura é possível, ainda que tecnicamente difícil e na maioria dos casos impraticável. Preservação do vaso pode ser mais bem obtida pela reconstrução do vaso com clipes de aneurisma ou uso de clipes de Sundt-Keye. Sacrifício da ACI constitui a alternativa mais comumente usada.

Idealmente, o cirurgião endovascular deve preservar a patência da ACI usando um *stent* revestido; entretanto, um *stent* revestido pode não estar disponível para uso em todas as instituições. Inserção de um *stent* revestido para dentro do segmento cavernoso da ACI é tecnicamente difícil; por essa razão, na maioria dos casos, é efetuada oclusão permanente. Avaliação do fluxo sanguíneo colateral com um teste de oclusão com balão identifica o risco de AVE isquêmico e a necessidade de um *bypass*.

■ Complicações Pós-Operatórias

Uma TC pós-operatória, efetuada nas primeiras 24 horas após cirurgia, proporciona detecção precoce de complicações como hemorragia cerebral ou hematoma intracraniano. Um aparelho de tomografia computadorizada na sala cirúrgica oferece a oportunidade de avaliação intraoperatória e pós-operatória imediata. Nós encontramos duas complicações inesperadas: um hematoma subdural devido a perda de líquido cefalorraquidiano (LCR) em um homem idoso, e um hematoma epidural pela colocação inadequada de um sistema de fixação da cabeça por três pontos em um paciente pediátrico. Identificação precoce e tratamento cirúrgico imediato resultaram no melhor êxito.

Qualquer epistaxe pós-operatória importante obriga ao exame endoscópico da cavidade nasal. Similarmente, uma angiografia imediata é recomendada se o paciente estiver em risco de uma ruptura carótica ou sangramento. Uma angiografia de acompanhamento também é recomendada após qualquer lesão vascular intraoperatória. Estes pacientes estão em risco de pseudoaneurisma tardio e ruptura, que se pode apresentar semanas a anos depois do evento.[7]

Nós revimos todas as complicações peroperatórias associadas a cirurgias endoscópicas endonasais da base do crânio nos nossos primeiros 800 pacientes no University of Pittburgh Medical Center. Complicações intraoperatórias como lesões vasculares ou neurais foram raras e incluíram sete complicações vasculares importantes (0,9%). Um paciente sofreu uma avulsão de uma perfurante P1 durante a ressecção de um craniofaringioma. Dois pacientes sofreram uma lesão de ACI, e um sofreu uma avulsão da artéria oftálmica; todas as três lesões foram controladas intraoperatoriamente antes de transferir os pacientes para o centro endovascular para controle adicional ou sacrifício do vaso. Nenhum destes quatro pacientes sofreu um novo déficit permanente, embora o paciente com uma lesão de um ramo da artéria cerebral posterior (ACP) tenha sofrido um AVE com afasia grave, que posteriormente se recuperou completamente.

Os três pacientes restantes sofreram déficit neurológicos permanentes (0,4%). Um paciente sofreu uma avulsão de artéria frontopolar (A2) durante a ressecção de um meningioma do sulco olfatório. Cerca de duas semanas mais tarde, o paciente sofreu uma hemorragia do lobo frontal a partir de um pseudoaneurisma. Isto exigiu sacrifício da A2 e da artéria recorrente de Huebner, levando a uma hemiparesia direita e déficit cognitivo permanentes. Outro paciente sofreu uma hemorragia pontina pós-operatória tardia depois de um episódio de hipertensão após a ressecção de um cordoma de clívus com comprometimento do tronco cerebral. Isto produziu uma tetraplegia permanente. O terceiro paciente sofreu uma lesão da artéria maxilar interna durante a dissecção de uma encefalocele da fossa infratemporal, resultando em um hematoma subdural agudo que exigiu múltiplas craniotomias. Este paciente teve uma pequena fraqueza permanente (4/5) do membro superior esquerdo.

■ Conclusão

Os riscos de complicações associadas com cirurgia endoscópica endonasal da base do crânio, incluindo lesão de grandes vasos comparam-se, favoravelmente, àqueles da cirurgia tradicional da base do crânio. A prevenção de sérias complicações exige uma seleção apropriada de casos e um cirurgião que tenha dominado a anatomia da base do crânio a partir de uma perspectiva endoscópica, com treinamento em técnicas endoscópicas, e que seja capaz de executar dissecção meticulosa e realizar cuidados peroperatórios com a máxima atenção ao detalhe. Aquisição progressiva de habilidades e experiência conduzem a um perfil aceitável de segurança.

Referências

1. Kassam A, Snyderman CH, Mintz A *et al*. Expanded endonasal approach: the rostrocaudal axis. Part I. Crista galli to the sella turcica. *Neurosurg Focus* 2005;19:E3.
2. Kassam A, Snyderman CH, Mintz A *et al*. Expanded endonasal approach: the rostrocaudal axis. Part II. Posterior clinoids to the foramen magnum. *Neurosurg Focus* 2005;19:E4.
3. Kassam AB, Gardner P, Snyderman C *et al*. Expanded endonasal approach: fully endoscopic, completely transnasal approach to the middle third of the clivus, petrous bone, middle cranial fossa, and infra-temporal fossa. *Neurosurg Focus* 2005;19:E6.
4. Snyderman C, Kassam A, Carrau R *et al*. Acquisition of surgical skills for endonasal skull base surgery: a training program. *Laryngoscope* 2007;117:699-705.
5. Gardner PA, Kassam AB, Rothfus WE *et al*. Preoperative and intraoperative imaging for endoscopic endonasal approaches to the skull base. *Otolaryngol Clin North Am* 2008;41:215-30, vii.
6. Kassam A, Snyderman CH, Carrau RL *et al*. Endoneurosurgical hemostasis techniques: lessons learned from 400 cases. *Neurosurg Focus* 2005;19:E7.
7. Biswas D, Daudia A, Jones NS *et al*. Profuse epistaxis following sphenoid surgery: a ruptured carotid artery pseudoaneurysm and its management. *J Laryngol Otol* 2009;123:692-94.

46 Complicações Endocrinológicas após Cirurgia Endoscópica da Base do Crânio

Zachary M. Bush ▪ Mary Lee Vance ▪ John A. Jane Jr.

Dicas e Pérolas

- Tratamento peroperatório ideal de pacientes submetidos à cirurgia transesfenoidal endoscópica exige uma equipe multidisciplinar experiente incluindo especialistas de neurocirurgia e endocrinologia.

- Deficiência hormonal pós-operatória é a complicação mais comum da moderna cirurgia transesfenoidal, podendo causar importante morbidade e mortalidade se não for reconhecida e tratada.

- Avaliação pré-operatória da função hipofisária em pacientes submetidos à cirurgia transesfenoidal é fundamental no planejamento do tratamento cirúrgico e pós-operatório.

- Imageamento de ressonância magnética (RM) de alta resolução pré-operatória da sela para localizar hipófise normal é importante no planejamento cirúrgico.

- Tratamento pós-operatório é individualizado de acordo com o tipo de lesão hipofisária ou selar, especialmente em adenomas hipofisários secretores.

- Pacientes não Cushing com qualquer disfunção hipofisária pré-operatória frequentemente recebem doses de estresse empíricas de esteroides por 24 horas após a cirurgia como medida de segurança.

- Não se espera resolução rápida das deficiências hormonais observadas na avaliação pré-operatória, e o tratamento empírico para hipotireoidismo central, insuficiência suprarrenal e diabetes insípido deve ser continuado até a primeira visita endocrinológica de acompanhamento, 8 a 10 semanas depois da cirurgia.

- Disfunção de hipófise posterior constitui uma sequela comum após cirurgia hipofisária. Diabetes insípido muitas vezes ocorre nas primeiras 72 horas, e existe risco da síndrome de secreção inapropriada de hormônio antidiurético (SSIHA) e hiponatremia sintomática ocorrendo 5 a 14 dias pós-operatoriamente.

- Pacientes que não estão sob terapia de reposição de esteroide devem ser avaliados quanto à insuficiência suprarrenal iatrogênica com dosagem de cortisol plasmático matinal antes de o paciente deixar o hospital. Reposição de glicocorticoide fisiológica deve ser instituída com a alta, se o cortisol matinal estiver baixo (< 10 μg/dL).

- Instruções de alta detalhadas devem incluir uma descrição dos sintomas de insuficiência suprarrenal (ISR), diabetes insípido e hiponatremia (SSIHA). Os pacientes devem ser solicitados a reportar-se à emergência mais próxima, se ocorrerem sintomas de ISR ou hiponatremia, com instruções para que sejam medidos os níveis de cortisol e de sódio.

- Reavaliação de todos os hormônios hipofisários da região anterior deve ser realizada na primeira visita pós-operatória.

Introdução

A via de acesso cirúrgica endonasal à sela foi descrita pela primeira vez por Hirsch e subsequentemente modificada por Halstead[1] em 1910. Em 1912, Cushing[2] adotou uma variação sublabial do procedimento de Halstead para executar mais de 200 operações hipofisárias com uma taxa de mortalidade peroperatória de 5,2%. O campo cirúrgico precariamente iluminado e limitado, junto às altas taxas de meningite, retardaram o uso difundido da técnica cirúrgica; não foi senão com o advento da era antibiótica e o desenvolvimento do microscópio operatório, durante os anos 1950 e 1960, que foi possível o renascimento da cirurgia transesfenoidal.[3] Durante as quatro décadas subsequentes a cirurgia transesfenoidal tornou-se a principal técnica para operar lesões selares e parasselares, e avanços na prática clínica e cirúrgica aperfeiçoaram a segurança do procedimento, com a maioria dos autores relatando taxas de mortalidade de 0 a 1%.[4-7] A cirurgia transesfenoidal endoscópica pura foi popularizada por Jho e Carrau[4] nos anos 1990, e agora substituiu os microscópios cirúrgicos ou está servindo como técnica adjuvante importante em muitos centros médicos em todo o mundo.[8]

À medida que declinaram as taxas de complicações iatrogênicas como infecção, fístulas liquóricas, hemorragia e lesão neuronal, complicações endócrinas se tornaram a causa mais comum de morbidade pós-operatória após cirurgia da base do crânio.[9] As taxas de complicações publicadas geralmente são descritas apenas por cirurgiões experientes, assim subestimando a frequência real de complicações na comunidade. Um grande levantamento publicado em 1997, por Ciric *et al.*,[9] oferece uma vista mais realística das taxas de complicações através dos dados relatados por 958 neurocirurgiões americanos com uma grande experiência em cirurgia da base do crânio; a coorte como um todo relatou insuficiência hipofisária anterior em 19,4% e *diabetes insipidus* em 17,8% (7,6-19%) dos casos transesfenoidais.

Expertise do Cirurgião Prediz as Taxas de Complicação Endócrina

Não surpreendentemente, a experiência do cirurgião é um determinante importante na predição de complicações peroperatórias da cirurgia transesfenoidal da base do crânio. A análise publicada por Ciric et al.,[9] mostra, no mínimo, um aumento ao triplo nas taxas de complicação no tercil menos experiente (87,3% dos respondedores com menos de 200 operações) em comparação com o tercil mais experiente (3% dos respondedores com mais de 500 operações). As taxas de insuficiência hipofisária anterior nos dois grupos foram 20,6% versus 7,2%, as taxas de diabetes insípido foram 19% versus 7,6%, e as taxas de mortalidade foram 1,2% versus 0,2%, respectivamente.

Equipe Multidisciplinar

Avaliação pré-operatória coordenada por neurocirurgiões e endocrinologistas assegura tratamento peroperatório ideal. Pelo menos 50% dos déficits hormonais presentes no estado pré-operatório persistirão após a cirurgia, e reposição hormonal pré-operatória apropriada para lidar com insuficiência suprarrenal, *diabetes insipidus* ou hipotireoidismo central é necessária e pode reduzir as complicações da anestesia e das cirurgias e acelerar a recuperação no período pós-operatório imediato.[10] É imperativo identificar os pacientes que têm insuficiência suprarrenal antes de iniciar reposição de hormônios tireóideos a fim evitar uma crise suprarrenal.[11] Análise acurada da função tireoideana e gonadal é melhor indicada no contexto ambulatorial pré-operatório porque o estresse da cirurgia e a administração de corticosteroides pode suprimir, transitoriamente, estes eixos. Ademais, caracterização precisa de lesões funcionais da hipófise pode evitar a necessidade de cirurgia (prolactinomas) ou identificar pacientes em alto risco de insuficiência respiratória após anestesia (acromegalia) ou tromboembolismo peroperatório (doença de Cushing).[12,13]

Papel do Imageamento Pré-Operatório

Imageamento de ressonância magnética (RM) de alta resolução da sela é um componente crítico do planejamento pré-operatório. O tamanho e o tipo de lesão selar são preditores importantes de deficiências hormonais pós-operatórias.[10] Como resultado da captação diferencial do contraste de gadolínio, RM também pode ajudar a diferenciar lesões de massa de tecido hipofisário normal, assim reduzindo, ao mínimo, a exploração intraoperatória ou ressecção desnecessária da hipófise normal. Preservação de 30 a 40% da hipófise anterior normal usualmente é adequada para preservar a função hormonal; entretanto, hipófises que foram comprimidas por macroadenomas muito grandes são, muitas vezes, mais suscetíveis à ressecção cirúrgica, e taxas de deficiência hormonal pós-operatória são mais comuns.

Técnicas Cirúrgicas para Minimizar Disfunção Endócrina

Análise anatômica cuidadosa com estudos de RM é essencial para manutenção da via de acesso mediana.[8] A preservação das estruturas medianas e hemostasia cuidadosa permitem ao cirurgião manter orientação anatômica até que a sela seja aberta e, uma vez na sela, hemostasia cuidadosa é necessária para permitir ao cirurgião identificar as sutis características dos tecidos que diferenciam a hipófise anterior e posterior bem como a cápsula tumoral e o parênquima. A fim de dirigir ainda mais o acesso cirúrgico, pode ser usada radiografia com incidência lateral ou navegação intraoperatória. *Diabetes insipidus* pode ser mais bem previnido evitando-se tração do pedículo hipofisário e manipulação da hipófise posterior. Se houver necessidade de exposição da hipófise posterior ou manipulação do pedículo hipofisário, a equipe de tratamento pós-operatório deve ser notificada da probabilidade aumentada de *diabetes insipidus* iatrogênico. A preservação da glândula hipófise normal depende da capacidade do cirurgião de reconhecer os remanescentes da hipófise normal, que podem ser de caráter fibroso, quando tiver ocorrido compressão tumoral.[6]

Tratamento Pós-Operatório Imediato

Nas primeiras 24 horas após a cirurgia, atenção clínica deve ser focada no potencial de insuficiência suprarrenal aguda ou *diabetes insipidus*. Exceto pela remissão cirúrgica da doença de Cushing, insuficiência suprarrenal aguda é uma complicação incomum da cirurgia endoscópica da base do crânio. Porém, deixar de reconhecer a condição, pode levar à morbidade adversa e mortalidade. Por esta razão, muitos centros tratam empiricamente os pacientes não Cushing com glicocorticoides em doses para estresse durante 24 horas, com a primeira dose dada antes de o paciente deixar a sala de operações. Hidrocortisona intravenosa 50 mg a cada 6 horas ou 100 mg a cada 8 horas durante 24 horas são esquemas comuns.[10,14] A meia-vida da hidrocortisona ($t_{1/2}$ = 90-120 minutos) leva a um *clearence* rápido, de modo que o glicocorticoide exógeno não interfere na avaliação necessária da produção endógena de cortisol do paciente antes da alta do hospital. Outra prática sensata é dar doses de estresse de glicocorticoides apenas a pacientes que demonstram, pré-operatoriamente, ter insuficiência suprarrenal. Nestes pacientes é aconselhável começar esteroides em dose de estresse e, a seguir, diminuir gradativamente para um esquema glicocorticoide oral permanente depois da alta do hospital. Todos os outros pacientes podem ser monitorados clínica e bioquimicamente quanto aos sinais de insuficiência suprarrenal.

Sintomas de insuficiência suprarrenal aguda usualmente se desenvolvem dentro de 24 a 72 horas da cirurgia (p. ex., letargia, cefaleia, náusea/dor abdominal, e hipotensão ortostática). Um cortisol sérico matinal de menos de 10 μg/dL, em um paciente sintomático no pós-operatório, estabelece o diagnóstico e deve ser tratado com esteroides em dose de estresse moderada até se apresentar estável (hidrocortisona intravenosa [IV] 50 mg a cada 6 horas nas primeiras 48 horas depois da cirurgia, ou hidrocortisona via oral 40 mg pela manhã/20 mg à tarde no paciente estável aproximando-se da alta) antes de fazer a transição para doses fisiológicas. Pacientes assintomáticos devem ser avaliados quanto à insuficiência suprarrenal relativa com um cortisol plasmático entre 06 e 08 h no dia da alta. Um valor de menos de 10 μg/dL é sugestivo de insuficiência suprarrenal relativa, e os pacientes devem ser tratados com reposição fisiológica de glicocorticoide quando tiverem alta (prednisona 5 mg diariamente, ou hidrocortisona 20 mg diariamente em doses divididas).

Diabetes insipidus (DI) ocorre em 5 a 20% dos pacientes e frequentemente é a mais precoce endocrinopatia a se desenvolver após a manipulação cirúrgica da hipófise, geralmente dentro das primeiras 12 a 24 horas da cirurgia. É importante observar que uma diurese pós-operatória de grande volume não é suficiente para estabelecer o diagnóstico. Pacientes com acromegalia que alcançam remissão cirúrgica têm uma diurese prevista de 3 a 10 L, enquanto se resolvem os efeitos da retenção de sódio pelo excesso de hormônio do crescimento. Além disso, polidipsia é comum nos pacientes submetidos à cirurgia transesfenoidal em razão do tamponamento nasal e congestão sinunasal exigirem respiração oral. O diagnóstico preciso do DI pós-operatório é estabelecido por medições de rotina seriadas da densidade urinária a cada 6 horas, medições diárias ou duas vezes ao dia do sódio plasmático, e registro estrito do balanço hídrico diário. Mais uma vez, tratamento pós-operatório multidisciplinar é importante para reduzir complicações.

■ Complicações Endócrinas após a Alta do Hospital

Depois de deixar o hospital, a endocrinopatia mais comum é a disfunção hipofisária posterior transitória resultando em uma síndrome de secreção inapropriada de hormônio antidiurético (SSIHA). Isto ocorre em 9% ou mais dos pacientes submetidos à cirurgia transesfenoidal, e pode ocorrer, mais frequentemente, em pacientes que têm *diabetes insipidus* transitória durante a hospitalização pós-operatória.[15] Quase toda a SSIHA pós-operatória se resolve espontaneamente dentro de 72 horas da instalação, e, muitas vezes, é branda e clinicamente não reconhecida. A ocorrência de hiponatremia sintomática pode ser minimizada instruindo-se os pacientes para regularem ingestão hídrica somente em resposta a sede sintomática durante os primeiros 7 a 10 dias em casa. Os sintomas da hiponatremia são muito semelhantes à insuficiência suprarrenal: letargia, confusão, cefaleia, náusea e fraqueza generalizada (hiponatremia muito grave pode resultar em convulsões). Os pacientes devem ser educados sobre estes sintomas antes da alta e na existência de sintomas devem comparecer com urgência ao centro hospitalar mais próximo para medição do sódio sérico (níveis de sódio de 116-126 mmol/L são comuns em pacientes sintomáticos). Tratamento pronto deve ser implementado com observação do paciente e restrição estrita de líquido (500 mL/dia).[10] Uma vez que a apresentação clínica pode simular insuficiência suprarrenal, o cortisol sérico também deve ser medido no momento da apresentação, se o paciente não estiver recebendo reposição de glicocorticoide; um cortisol ao acaso < 10 μg/dL em um paciente sintomático deve suscitar tratamento glicocorticoide com doses de estresse durante, pelo menos, 24 horas, seguido por reposição fisiológica até que ocorra acompanhamento pela endocrinologia ambulatorial.

■ Acompanhamento Pós-Operatório Ambulatorial

Uma visita pós-operatória com uma equipe multidisciplinar deve ser marcada para 8 a 10 semanas depois da cirurgia, a fim de permitir tempo para recuperação potencial de deficiências hormonais preexistentes ou iatrogênicas. Os pacientes que necessitam de reposição glicocorticoide devem parar o tratamento 24 horas antes da primeira visita de acompanhamento para possibilitar medição do eixo hipotalâmico-hipofisário-suprarrenal endógeno com um cortisol sérico e hormônio adrenocorticotrófico (ACTH). Similarmente, pacientes recebendo tratamento com desmopressina para DI deve suspender, pelo menos, uma dose antes do acompanhamento a fim de avaliar quanto à recorrência de polidipsia e poliúria.

Além de uma avaliação clínica e exame físico completos em todos os pacientes na visita de acompanhamento, devem ser realizadas medição do cortisol sérico, tireoxina livre (T_4), fator de crescimento semelhante à insulina 1 (IGF-1) e prolactina.[10] Medição de gonadotrofinas e estradiol em pacientes mulheres com capacidade reprodutiva pode ser desnecessária, se ocorrer retorno da função menstrual normal (este é o sinal mais sensível e acurado de função normal de gonadotrofina). Em mulheres com amenorreia, gonadotrofinas e estradiol devem ser medidos. Um nível de testosterona total ou de testosterona livre deve ser medido em homens.

Se o cortisol matinal permanecer abaixo de 10 μg/dL, uma reposição esteroide fisiológica a longo prazo está indicada e os pacientes devem usar uma pulseira ou colar de alerta médico indicando insuficiência suprarrenal. Testagem repetida deve ser realizada aos 6 e 12 meses após a cirurgia. T$_4$ livre e não um nível de hormônio tireoestimulador (TSH) deve ser usado para dirigir a reposição de hormônio tireóideo. Reposição de estrogênio e progesterona em mulheres pré-menopausadas hipogonadotróficas é apropriada. Reposição de testosterona em homens hipogonadais hipogonadotróficos deve ser iniciada apenas depois de triagem apropriada à idade quanto a câncer de próstata (exame digital retal, medição de antígeno prostático específico). Reposição de hormônio do crescimento (GH) pode exigir um teste de tolerância à insulina para confirmar deficiência de GH. Se diabetes insípido for persistente, a mais baixa dose terapêutica de desmopressina deve ser instituída; administração uma vez por dia ao deitar pode, frequentemente, melhorar os sintomas e reduzir o risco de hiponatremia relacionada com o tratamento.

Recorrência de tumores da base do crânio é comum, e o acompanhamento clínico a longo prazo exige RMs e avaliação bioquímica seriadas. O manejo bem-sucedido a longo prazo destes pacientes exige comprometimento de especialistas de neurocirurgia (incluindo radiocirurgia), patologia, radiologia e endocrinologia.

Referências

1. Halstead AE. Remarks on the operative treatment of the tumors of the hypophysis. *Surg Gynecol Obstet* 1910;10:494-502.
2. Cushing H. Transsphenoidal methods of access. In: Cushing H. (Ed.). The pituitary body and its disorders. Philadelphia: JB Lippincott, 1912. p. 296-303.
3. Hardy J. Excision of pituitary adenomas by trans-sphenoidal approach. *Union Med Can* 1962;91:933-45.
4. Jho HD, Carrau RL. Endoscopic endonasal transsphenoidal surgery: experience with 50 patients. *J Neurosurg* 1997;87:44-51.
5. Cappabianca P, Cavallo LM, Colao AM et al. Surgical complications associated with the endoscopic endonasal transsphenoidal approach for pituitary adenomas. *J Neurosurg* 2002;97:293-98.
6. Laws Jr ER, Kern EB. Complications of transsphenoidal surgery. In: Laws ER, Randall RV, Kern EB. (Eds.). *Management of pituitary adenomas and related lesions*. New York: Appleton-Century-Crofts; 1982. p. 329-46.
7. McCormick P. (Ed.). *Postoperative complications in intracranial neurosurgery*. Chicago: Thieme Medical, 1993. p. 61-73.
8. Jane Jr JA, Han J, Prevedello DM et al. Perspectives on endoscopic transsphenoidal surgery. *Neurosurg Focus* 2005;19:E2.
9. Chic I, Ragin A, Baumgartner C et al. Complications of transsphenoidal surgery: results of a national survey, review of the literature, and personal experience. *Neurosurgery* 1997;40:225-36, discussion 236-37.
10. Vance ML. Perioperative management of patients undergoing pituitary surgery. *Endocrinol Metab Clin North Am* 2003;32:355-65.
11. Fonseca V, Brown R, Hochhauser D et al. Acute adrenal crisis precipitated by thyroxine. *Br Med J (Clin Res Ed)* 1986;292: 1185-86.
12. Goldhill DR, Dalgleish JG, Lake RHN. Respiratory problems and acromegaly. An acromegalic with hypersomnia, acute upper airway obstruction and pulmonary oedema. *Anaesthesia* 1982;37:1200-3.
13. Messick Jr JM, Laws Jr ER, Abboud CF. Anesthesia for transsphenoidal surgery of the hypophyseal region. *Anesth Analg* 1978;57:206-15.
14. Laws Jr ER, Abboud CF, Kern EB. Perioperative management of patients with pituitary microadenoma. *Neurosurgery* 1980;7:566-70.
15. Cusick JF, Hagen TC, Findling JW. Inappropriate secretion of antidiuretic hormone after transsphenoidal surgery for pituitary tumors. *N Engl J Med* 1984;311:36-38.

47 Tratamento das Complicações da Cirurgia Endoscópica da Base do Crânio

Ameet Singh ▪ Vijay K. Anand ▪ Theodore H. Schwartz

Dicas e Pérolas

- A dissecção cirúrgica meticulosa para preservar o pedículo hipofisário e a vasculatura de suporte é importante para prevenir diabetes insípido pós-operatório.
- O estudo cuidadoso da anatomia neurovascular em exames de imagem pré-operatórios é imperativo, a fim de prevenir lesões neurovasculares catastróficas intraoperatórias.
- Estudo cuidadoso das septações esfenoidais pode identificar o trajeto da carótida.
- Características do defeito, tipo de patologia tumoral e débito da fístula liquórica influenciam no tipo de reconstrução da base do crânio.
- Fluoresceína intratecal pode auxiliar na identificação de fístulas de baixo débito e orientar uma reconstrução da base do crânio mais efetiva, desse modo evitando morbidade pós-operatória.
- Drenagem lombar, repouso no leito e uso de emolientes fecais podem tratar, com sucesso, a maioria das fístulas liquóricas, na ausência de pneumoencéfalo, admitindo-se que um fechamento meticuloso da base do crânio tenha sido realizado.
- Complicações infecciosas são raras em cirurgia endoscópica da base do crânio. Estas podem ser reduzidas com 24 a 48 horas de antibióticos aplicados no período peroperatório.
- Cirurgia com preservação da mucosa nasal seguida por tratamento pós-operatório meticuloso (terapia nasal tópica, desbridamento pós-operatório) pode diminuir, significativamente, as complicações nasossinusais após cirurgia endoscópica da hipófise e da base do crânio.
- Preservar um coto da concha média ou a concha média inteira para evitar sinusite pós-operatória.

■ Introdução

A cirurgia endoscópica da base do crânio oferece um novo paradigma para o tratamento das lesões anteriores da base do crânio localizadas na linha média. Suas vantagens sobre as vias de acesso tradicionais abertas transcranianas ou transfaciais incluem visualização superior das lesões e neurovasculatura circundante, menor retração e manipulação do tecido cerebral e nervos cranianos, e melhoras potenciais nos resultados cirúrgicos. Complicações são uma parte inerente a qualquer estratégia de tratamento cirúrgico e os procedimentos endoscópicos na base do crânio não são diferentes. Prevenir, minimizar e tratar, com sucesso, as complicações com mínima morbidade e mortalidade são os objetivos em cirurgia endoscópica da base do crânio. O tratamento de muitas complicações potenciais (p. ex., endocrinológicas, neurológicas) da cirurgia endoscópica da base do crânio é similar à cirurgia transcraniana. Já o tratamento de outras complicações (p. ex., vasculares, líquido cefalorraquidiano [LCR], sinunasais) difere, em alguns aspectos, da cirurgia transcraniana.

■ Complicações

Endocrinológicas

Diabetes insipidus (DI) é uma das complicações mais frequentemente encontradas em cirurgia transesfenoidal hipofisária e do craniofaringioma. Lesões da hipófise posterior, pedículo da hipófise e neurônios do hipotálamo podem levar ao desequilíbrio temporário ou permanente da homeostasia da água regulada pelo hormônio antidiurético. A incidência global de DI pós-operatório transitório e permanente em cirurgia hipofisária transesfenoidal foi descrita variando de 4 a 20% (transitório) e 0 a 5% (permanente),[1] mas pode chegar a 68% em se tratando de craniofaringioma transesfenoidal.[2] Em nossa série, DI transitória foi relatada em 10% dos acessos endoscópicos à hipófise e base do crânio anterior para uma variedade de patologias tumorais, com DI permanente em menos de 2% dos casos. Craniofaringiomas tiveram a taxa mais alta (40%) de DI pós-operatória (dados não publicados).

A literatura recente mostrou que pacientes com microadenomas, craniofaringiomas, cistos de bolsa de Rathke e fístulas liquóricas intraoperatórias têm uma incidência aumentada de DI pós-operatória. Ainda em relação à ocorrência de DI, estudos mostraram que a transição da cirurgia hipofisária microscópica para endoscópica pode ser realizada com uma baixa incidência da mesma.[3] Teoricamente, uma visualização melhor, a magnificação da imagem, o uso de endoscópios angulados e a instrumentação cirúrgica aperfeiçoada devem capacitar os cirurgiões a preservar a hipófise posterior, pedículo hipofisário, núcleos hipotalâmicos e vasculatura de suporte. A preservação do eixo hipotalâmico-hipofisário e o suporte da vasculatura através da dissecção cirúrgica meticulosa é crucial para prevenir DI pós-operatória transitória ou permanente.

Vasculares

Complicações vasculares incluem hemorragia e AVE. Hemorragias podem ser provenientes de uma abertura nasal traumática, acarretando em sangramento lento e pertur-

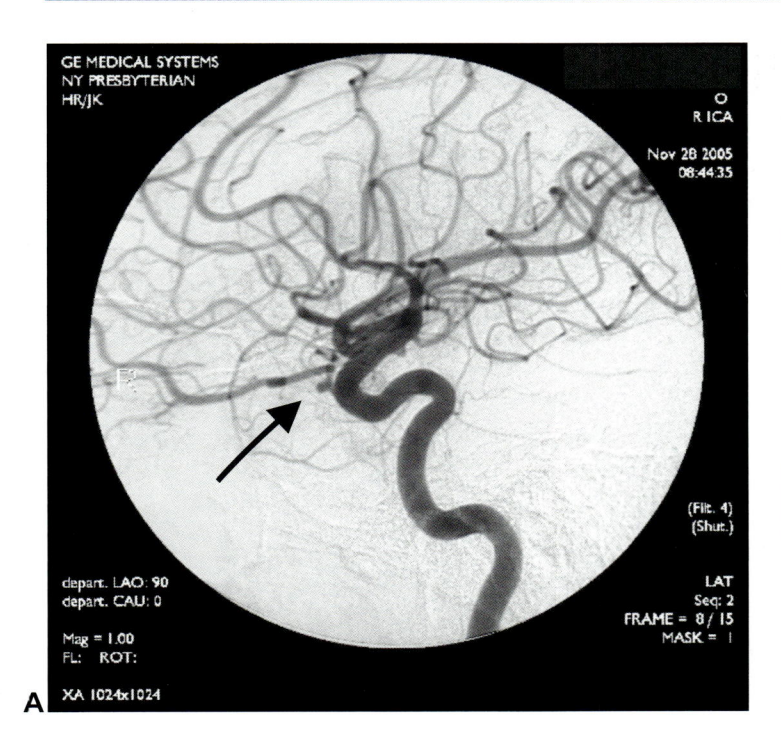

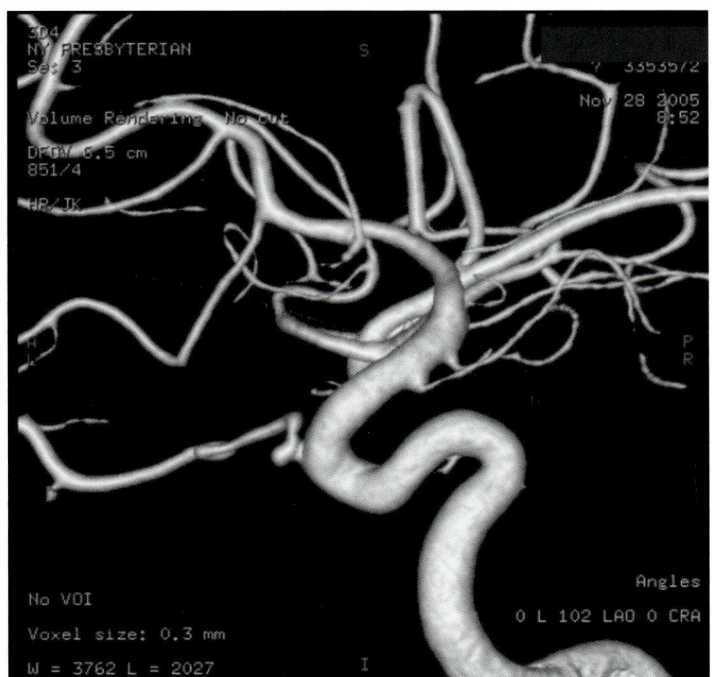

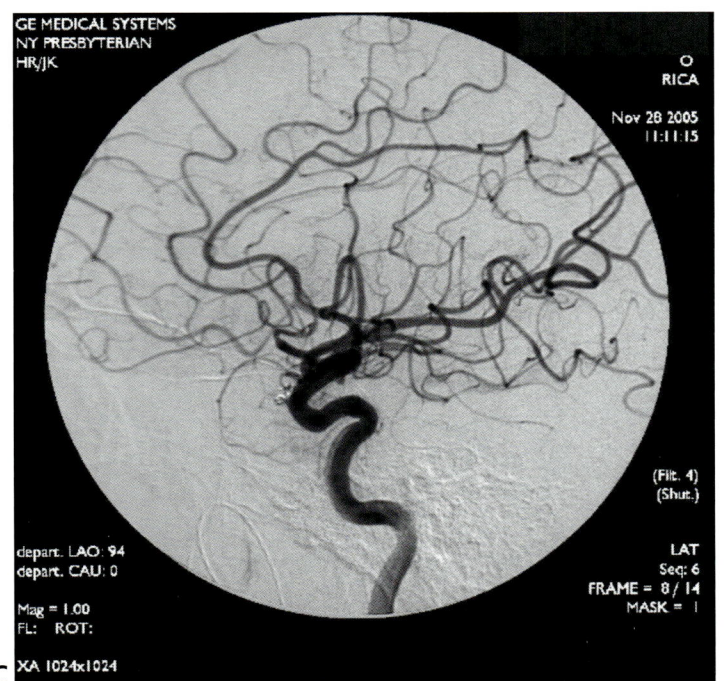

Fig. 47.1 Pseudoaneurisma *(seta)* na origem da artéria oftálmica demonstrado em angiografia (**A**) e reconstrução tridimensional (3D) (**B**). (**C**) Tratamento definitivo consiste na oclusão da artéria oftálmica na sua origem. Existiam ramos colaterais extensos alimentando a artéria pela circulação externa e artérias etmoidais, de modo que a visão foi preservada.

bador no leito tumoral, sangramento venoso intenso do seio cavernoso, sangramento arterial pulsátil de uma pequena perfurante intracraniana, sangramento arterial dentro do nariz de ramos da artéria esfenopalatina ou lesões arteriais mais devastadoras da artéria carótida interna. Cada uma destas lesões vasculares pode ser tratada de diversas de maneiras. Hemostasia intraoperatória meticulosa é essencial para o acesso, ressecção e reconstrução da base do crânio. Sangramento da mucosa nasal pode ser tratado com infiltração de epinefrina, cauterização direta ou aplicação de agentes hemostáticos como FloSeal (Baxter, Deerfield, IL.). Sangramento da artéria esfenopalatina usualmente exige cauterização direta ou ligadura. Controle do sangramento venoso dentro do cérebro pode ser tratado com irrigação com soro morno, Gelfoam embebido em trombina, pressão delicada, FloSeal e eletrocautério bipolar. Sangramento arterial de pequenos vasos intracranianos é muito complicado porque a artéria principal precisa, muitas vezes, ser preservada para prevenir AVE. Cautério direto para fechar a abertura é ideal. Pressão com FloSeal pode funcionar em algumas circunstâncias, e sacrifício da artéria principal é um último recurso (**Fig. 47.1**). Lesão da artéria carótida interna (ACI) é evitada estudando-se por completo a anatomia neurovascular em imageamento pré-operatório, e utilizando navegação e Doppler intraoperatoriamente. Estas técnicas são imperativas para confirmar marcos anatômicos e evitar uma lesão vascular.

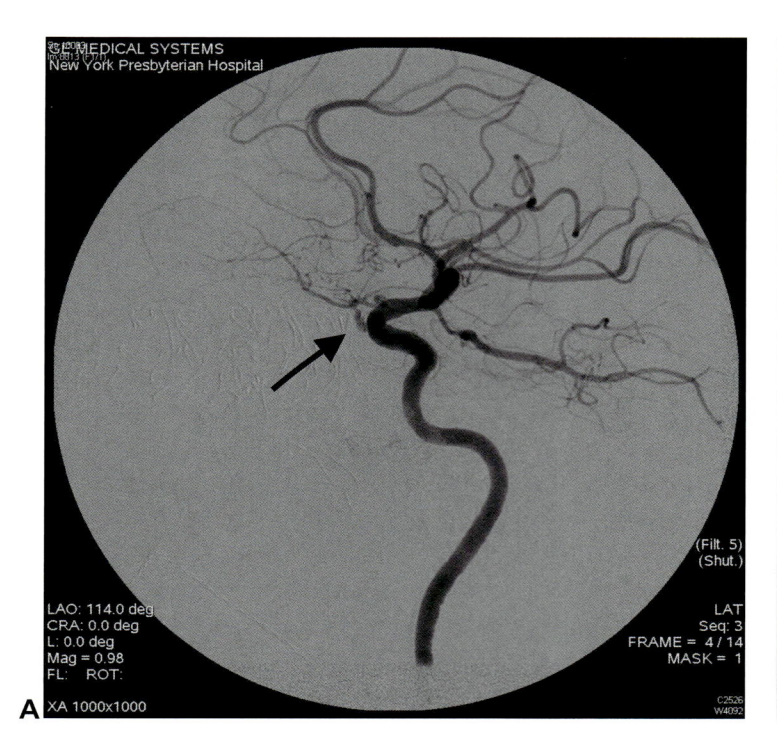

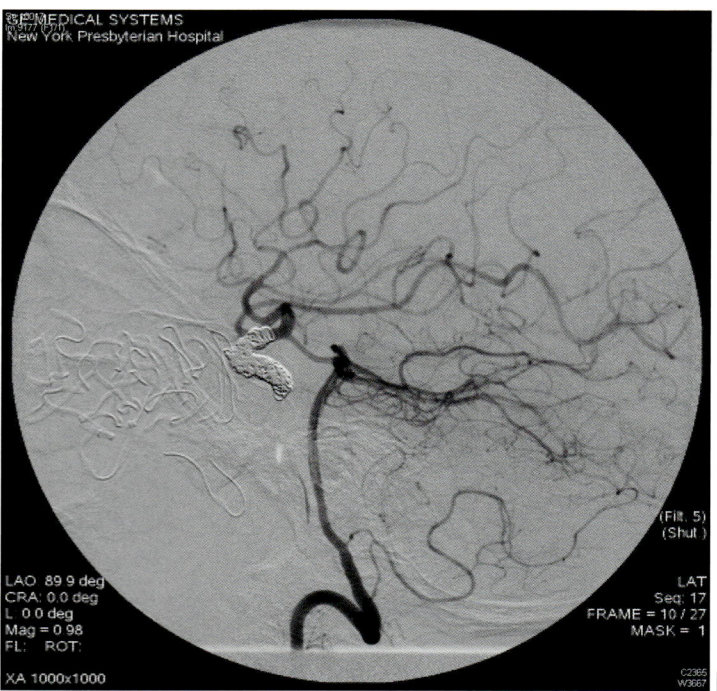

Fig. 47.2 (A) Lesão da artéria carótida interna *(seta)* dentro do seio esfenoidal é demonstrada com o extravasamento de material de contraste da artéria carótida interna (ACI) para dentro do seio esfenoidal. **(B)** Reparo definitivo neste caso incluiu oclusão da ACI. Observar que a circulação anterior se enche através da artéria comunicante posterior.

No caso de uma lesão vascular importante (menos de 1% na nossa série de 250 pacientes), pressão direta com tamponamento e colocação de um balão de Foley geralmente será adequada para controle temporário. Uma vez controlado o sangramento agudo, transferência imediata para neurorradiologia intervencionista para angiografia é fundamental. Uma perfuração na carótida pode ser tratada com *stent* ou oclusão (**Fig. 47.2**). Um teste de oclusão com balão é aconselhável antes de sacrificar a artéria, a fim de avaliar a presença de fluxo colateral e a capacidade do paciente de tolerar oclusão. *Colocação de stent* pode ser efetuada, mas exige anticoagulação e atualmente não está aprovada pela *Food and Drug Administration* (FDA) para este tipo de lesão. Se um *stent* for colocado, cirurgia endonasal pode ser executada para cobrir, adicionalmente, o defeito na artéria com selante de tecido.

Epistaxes importantes pós-operatórias são incomuns, especialmente se hemostasia meticulosa for mantida intraoperatoriamente. Infiltração local peroperatória do forame esfenopalatino pode reduzir o sangramento no campo operatório, habilitando a visualização superior dos vasos.[4] Visualização superior com endoscópios retos e angulados fornecem excelente iluminação e amplificação e pode ser outra razão para uma baixa incidência de epistaxe pós-operatória. Finalmente, um otorrinolaringologista com conhecimento íntimo das variações anatômicas nasais e paranasais pode diminuir muito seu índice de complicações vasculares pós-operatórias.

Fístulas Liquóricas

A separação das cavidades intracranianas e sinunasais depois da cirurgia da base do crânio para prevenir fístulas liquóricas é de importância capital para evitar morbidades como meningite e pneumoencéfalo (**Fig. 47.3**). Fístulas liquóricas foram o "calcanhar de Aquiles" para vias de acessos ampliadas à base anterior do crânio. Relatos iniciais de acessos endonasais ampliados revelaram uma taxa de fístulas liquóricas de até 40%.[5] A utilização do retalho nasosseptal vascularizado reduziu a taxa de fístulas a pouco mais de 10% nas séries subsequentes.[6,7] A introdução do fechamento tipo *gasket* também reduziu, significativamente, a taxa de fístulas pós-operatórias para 0% em uma pequena série de pacientes com defeitos alargados da base do crânio.[8] Esta técnica requer a colocação de um enxerto rígido (cartilagem) sobre um enxerto fascial sobreposto às margens do defeito ósseo, desse modo criando vedação hermética (**Fig. 47.4**). Uso subsequente do *gasket* em combinação com o retalho nasosseptal reduziu ainda mais a taxa de fístulas para 0 a 5% (dados não publicados). A taxa de fístulas nos nossos mais recentes 150 casos foi reduzida para 2,3%, mais provavelmente atribuível a avanços técnicos e maior experiência. Retalhos vascularizados como o temporoparietal, retalho de cornetos nasais, palatal e pericrânico endoscópico aumentaram as opções disponíveis em casos de reconstrução primária e de revisão de defeitos na base do crânio.[9,10]

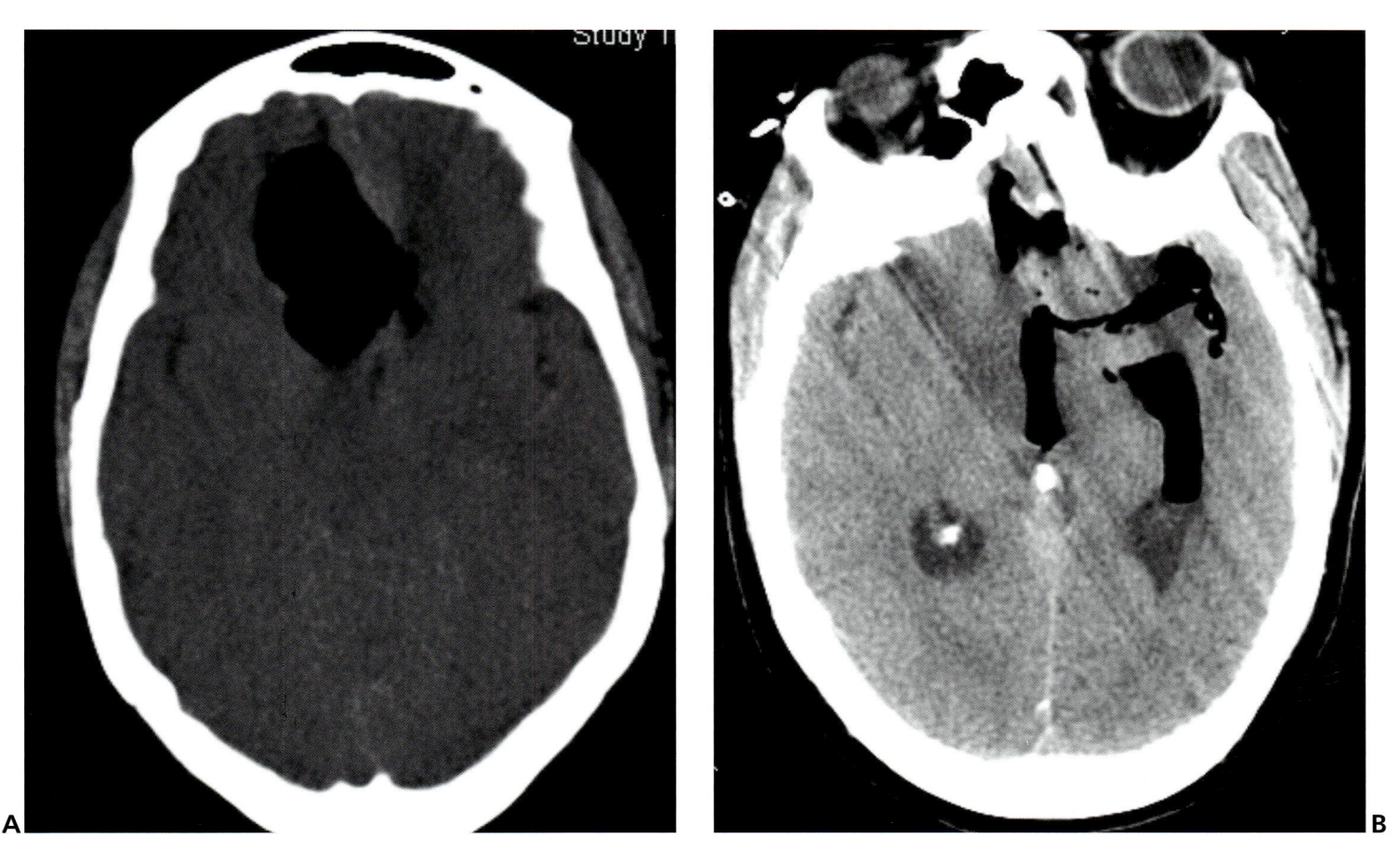

Fig. 47.3 Exemplos de pneumoencéfalo intracraniano após cirurgia endoscópica da base do crânio. (**A**) Ar sob tensão introduzido na base do lobo frontal pode estender-se intraparenquimatosamente. (**B**) Ar pode entrar no espaço subaracnóideo e intraventricularmente.

Fechamento em multicamadas com ou sem um retalho vascularizado permanece o principal método de reconstrução endoscópica de base do crânio. Uma abordagem algorítmica ao reparo de base do crânio é empregada depois de avaliar o tamanho e a localização do defeito da base do crânio, tipo de patologia e débito da fístula.[11] Pequenos defeitos selares com a presença de fístula podem ser reparados com gordura e um enxerto rígido na reconstrução do assoalho da sela seguida por um selador de tecido. Defeitos maiores na base do crânio criados pela remoção de patologia intracraniana podem ser vedados com reconstrução por multicamadas, ou, preferencialmente, fechamento com vedação tipo *gasket* com ou sem um retalho pediculado vascularizado. Alguns autores recomendam a colocação de um balão de Foley no esfenoide depois do fechamento para manter tudo no lugar.[7]

Fluoresceína intratecal é um agente valioso para identificar fístulas intraoperatórias. Nossa experiência demonstrou a segurança e a utilidade da fluoresceína intratecal para a detecção e o reparo desse tipo de fístulas.[12,13]

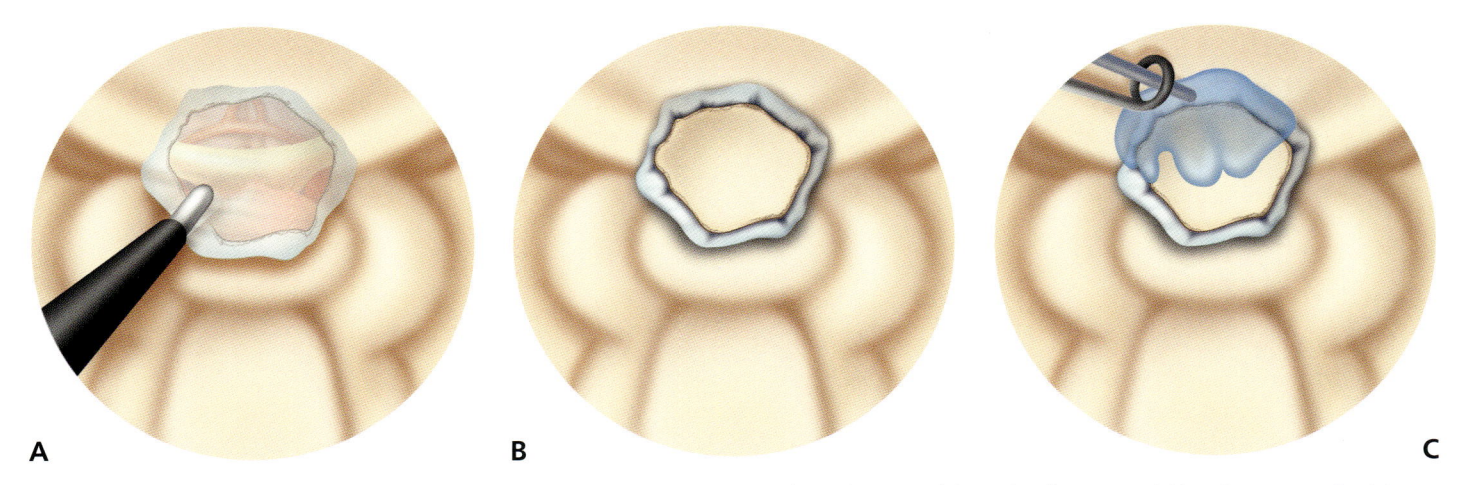

Fig. 47.4 (**A**) Colocação de um grande enxerto de fáscia sobre um defeito ósseo da base do crânio. (**B**) Encaixe de enxerto rígido sobre enxerto fascial para dentro do defeito ósseo. (**C**) Colocação de cola de tecido.

A fluoresceína, um corante fluorescente verde, pode ajudar a identificar vazamentos pequenos e sutis de LCR que podem ser despercebidos quando rodeados com muco, sangue e líquido de irrigação. Outro adjunto cirúrgico utilizado para diminuir fístulas pós-operatórias é o dreno lombar. Drenagem lombar serve como um desvio temporário de LCR, desse modo diminuindo acúmulo e resultante pressão sobre a reconstrução da base do crânio. As indicações atuais para drenagem lombar incluem grandes defeitos previstos da base do crânio, fístulas pré-operatórias e fístulas intraoperatórias de alto fluxo e pressão intracraniana aumentada. Os resultados na nossa série de 250 casos de cirurgia de base de crânio endoscópica demonstram que a maioria das fístulas pós-operatórias pode ser tratada com sucesso, utilizando-se medidas conservadoras, que incluem drenagem lombar durante 2 a 5 dias, repouso no leito e emolientes fecais. Esta técnica só é recomendada se um fechamento por multicamadas tiver sido realizado e uma baixa taxa de drenagem (5 mL/h) for usada; caso contrário, há um risco de pneumoencéfalo. Imageamento seriado do cérebro com tomografia computadorizada (TC) deve ser efetuado para excluir o desenvolvimento de pneumoencéfalo. Alguns autores advogam reabordagem imediata da cirurgia endonasal para fechar fístulas, o que é outra estratégia possível. Como último recurso, pode-se fazer uma bicraniotomia frontal e usar um retalho de pericrânio para fechar o defeito da base do crânio ou colocar um *shunt* ventriculoperitoneal.

Neurológicas

Acidentes vasculares encefálicos e hemorragias nos acessos endoscópicos possuem etiologias semelhantes às vias de acesso tradicionais, que incluem lesão de vasos sanguíneos, infarto venoso, AVEs embólicos ou alterações intraoperatórias importantes na pressão arterial. Hemostasia meticulosa e retardo da anticoagulação completa por várias semanas depois da cirurgia reduzirão o risco de hemorragia pós-operatória. Monitorização eletrofisiológica na sala de cirurgia pode reduzir o risco de lesão de nervo craniano em casos nos quais estas estruturas estão em alto risco.

Infecciosas

Complicações infecciosas do sistema nervoso central (SNC) da cirurgia endoscópica da base do crânio são raras. Isto é intrigante, dada a passagem frequente de instrumentos cirúrgicos e materiais de reconstrução através da cavidade sinunasal contaminada para dentro do compartimento intracraniano. Nossa revisão de 250 casos de cirurgia de base de crânio, via endoscópica, tanto primárias como revisionais, revelou risco de 0,7% de infecção (meningite ou abscesso) (**Fig. 47.5**). Uma revisão retrospectiva de 90 pacientes submetidos à cirurgia endoscópica da base do crânio para patologias benignas revelou ausência de complicações do SNC. Todos estes pacientes receberam 24 a 48 horas de um único antibiótico: cefazolina (87%), vancomicina (10%) ou clindamicina (3%).[14]

Complicações Nasais e Sinusais

Complicações nasossinusias da cirurgia endoscópica da hipófise e base do crânio incluem rinossinusite aguda e crônica, formação de crostas e sinequias. Formação de crostas no período pós-operatório da cirurgia endoscópica

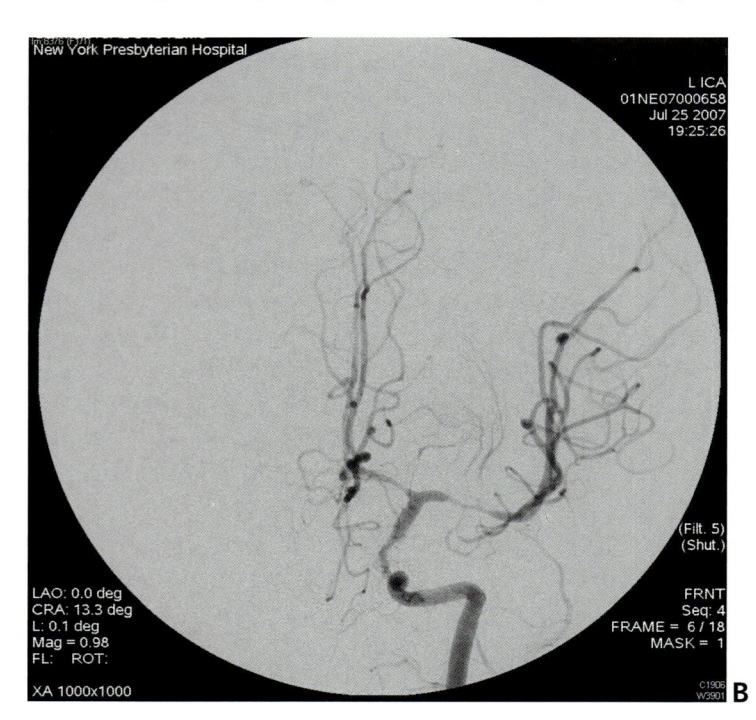

Fig. 47.5 (**A**) Abscesso intracraniano formado em torno de um enxerto de gordura visto em uma imagem ponderada para difusão mostrando sinal aumentado. (**B**) Arteriografia mostra um vasospasmo como resultado da infecção na cisterna suprasselar, o que levou a um AVE.

para acesso à hipófise e base do crânio é comum e exige higiene nasal, terapia tópica e desbridamentos. Crostas raramente são observadas depois das primeiras visitas pós-operatórias nestes pacientes. Rinossinusite aguda é rara e foi limitada a menos de 5% dos pacientes em nossa série de 250 pacientes. A maioria destes casos não foi em vias de acessos endoscópicos ampliadas à base do crânio. A maioria dos casos responde a antibióticos orais dirigidos por culturas, antibioticoterapia tópica e irrigação. Sinequias nasais podem ocorrer após procedimentos endoscópicos na base do crânio, mas comumente entre o septo nasal e as conchas. Sinequias moles, imaturas, podem ser facilmente lisadas durante endoscopia nasal no período pós-operatório agudo. Cirurgia conservadora da mucosa nasal, seguida por meticuloso tratamento pós-operatório, que inclui terapia nasal tópica e desbridamento, pode diminuir significativamente as complicações sinunasais após cirurgia endoscópica da hipófise e base do crânio.

Trombose Venosa Profunda

Trombose venosa profunda (TVP) é um risco de qualquer cirurgia longa, quer a via de acesso seja transcraniana quer seja endonasal. Além disso, repouso prolongado no leito após cirurgia predispõe os pacientes à TVP. Eis porque o uso de drenagem lombar deve ser limitado, se possível. Uso de meias de compressão venosa durante e após cirurgia bem como anticoagulação profilática e mobilização precoce diminuem o risco de TVP. Em pacientes com uma história pregressa de TVP, algumas vezes recomendamos a colocação de um filtro de veia cava profilático antes da cirurgia. Em nossa série, o risco de TVP é 2% menor.

■ Conclusão

Complicações são inerentes a qualquer tratamento cirúrgico. Cuidadosa seleção de pacientes, planejamento pré-operatório sistemático, dissecção cirúrgica meticulosa, comunicação constante com todos os membros da equipe operatória e cuidado pós-operatório vigilante podem minimizar as complicações intraoperatórias e pós-operatórias. Adequada instrumentação cirúrgica, neuronavegação e treinamento extenso da equipe são críticos para sucesso cirúrgico e tratamento de potenciais complicações. Além disso, uma abordagem de equipe consistindo em otorrinolaringologistas e neurocirurgiões é fundamental para obtenção de um excelente resultado cirúrgico e tratamento bem-sucedido de complicações.

Referências

1. Tabaee A, Anand VK, Barrón Y et al. Predictors of short-term outcomes following endoscopic pituitary surgery. *Clin Neurol Neurosurg* 2009;111:119-22.
2. Honegger J, Buchfelder M, Fahlbusch R et al. Trans-sphenoidal microsurgery for craniopharyngioma. *Surg Neurol* 1992;37:189-96.
3. Sigounas DG, Sharpless JL, Cheng DM et al. Predictors and incidence of central diabetes insipidus after endoscopic pituitary surgery. *Neurosurgery* 2008;62:71-78, discussion 78-79.
4. Wdrmald PJ, Athanasiadis T, Rees G et al. An evaluation of effect of pterygopalatine fossa injection with local anesthetic and adrenalin in the control of nasal bleeding during endoscopic sinus surgery. *Am J Rhinol* 2005;19:288-92.
5. Gardner PA, Kassam AB, Thomas A et al. Endoscopic endonasal resection of anterior cranial base meningiomas. *Neurosurgery* 2008;63:36-52, discussion 52-54.
6. Hadad G, Bassagasteguy L, Carrau RL et al. A novel reconstructive technique after endoscopic expanded endonasal approaches: vascular pedicle nasoseptal flap. *Laryngoscope* 2006;116:1882-86.
7. Kassam AB, Thomas A, Carrau RL et al. Endoscopic reconstruction of the cranial base using a pedicled nasoseptal flap. *Neurosurgery* 2008;63(1, Suppl 1):ONS44-52, discussion ONS52-53.
8. Leng LZ, Brown S, Anand VK et al. "Gasket-seal" watertight closure in minimal-access endoscopic cranial base surgery. *Neurosurgery* 2008;62(5, Suppl 2):E342-43, discussion E343.
9. Oliver CL, Hackman TG, Carrau RL et al. Palatal flap modifications allow pedicled reconstruction of the skull base. *Laryngoscope* 2008;118:2102-6.
10. Zanation AM, Snyderman CH, Carrau RL et al. Minimally invasive endoscopic pericranial flap: a new method for endonasal skull base reconstruction. *Laryngoscope* 2009;119:13-18.
11. Tabaee A, Anand VK, Brown SM et al. Algorithm for reconstruction after endoscopic pituitary and skull base surgery. *Laryngoscope* 2007;117:1133-37.
12. Placantonakis DG, Tabaee A, Anand VK et al. Safety of low-dose intrathecal fluorescein in endoscopic cranial base surgery. *Neurosurgery* 2007;61(3, Suppl):161-65, discussion 165-66.
13. Tabaee A, Placantonakis DG, Schwartz TH et al. Intrathecal fluorescein in endoscopic skull base surgery. *Otolaryngol Head Neck Surg* 2007;137:316-20.
14. Brown SM, Anand VK, Tabaee A et al. Role of perioperative antibiotics in endoscopic skull base surgery. *Laryngoscope* 2007;117:1528-32.

48 A História e o Futuro da Cirurgia Endoscópica da Base do Crânio

Wolfgang Draf

De acordo com o princípio da moderna prática médica, em todas as especialidades que lidam com as cavidades localizadas profundamente, instrumentos especiais foram necessários para transmitir luz para estes espaços preenchidos por ar, utilizando-se como via de acesso orifícios naturais do corpo humano.

Inicialmente, procedimentos diagnósticos e terapêuticos endoscópicos foram usados por várias disciplinas, das quais a otorrinolaringologia foi uma das primeiras, seguindo princípios pioneiros da urologia. Na neurocirurgia, levou muito mais tempo até que o endoscópio fosse introduzido como instrumento cirúrgico, principalmente em cooperação interdisciplinar com otorrinolaringologistas interessados em cirurgia da base do crânio. Há diversas revisões históricas da cirurgia endoscópica da base do crânio,[1-3] algumas das quais discutem o desenvolvimento da cirurgia endoscópica da hipófise.[4-6]

Os avanços na cirurgia endoscópica da base do crânio exigiram uma descrição nova e muito mais detalhada da anatomia. Devemos ser gratos pelo imenso trabalho e cooperação de três eminentes anatomistas de orientação clínica: Johannes Lang (**Fig. 48.1**), o fundador da microanatomia; Albert L. Rhoton (**Fig. 48.2**), que desenvolveu a microanatomia cirúrgica; e Manfred Tschabitscher (**Fig. 48.3**), que ensinou a anatomia endoscópica da base do crânio.

Interessei-me pelos endoscópios Hopkins em fins dos anos de 1960, depois de ter me desapontado com a geração mais antiga de endoscópios. O principal estímulo para desenvolver os endoscópios Hopkins foi a ideia de que a endoscopia do nariz e seios paranasais é necessária não somente para aperfeiçoar o diagnóstico, mas também para terapia.

Este capítulo constitui minha visão geral abrangente, um pouco pessoal, da história da cirurgia endoscópica da base do crânio.

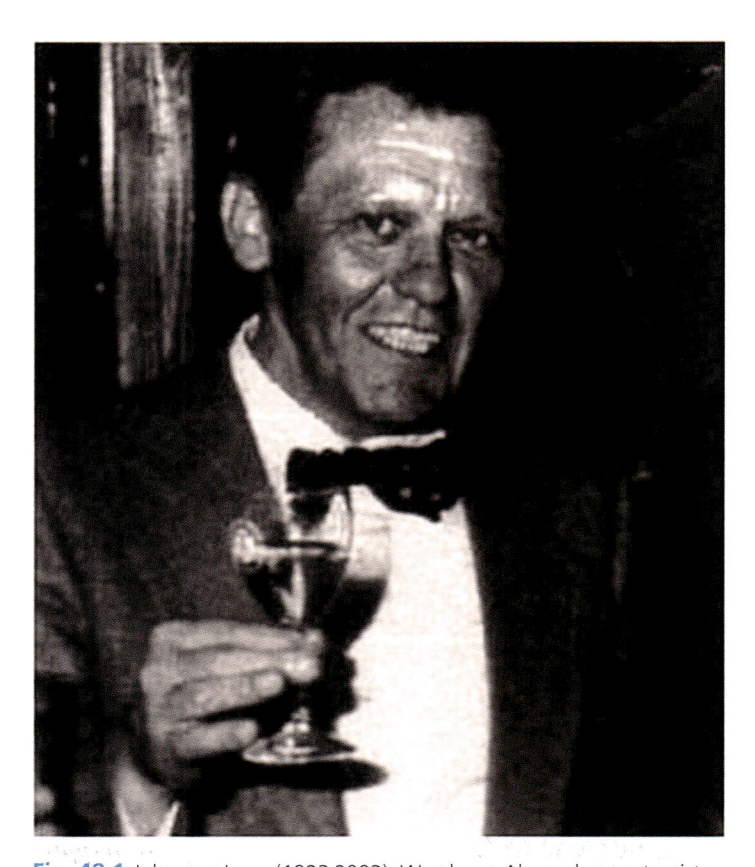

Fig. 48.1 Johannes Lang (1923-2003), Wurzburg, Alemanha; anatomista e fundador da microanatomia.

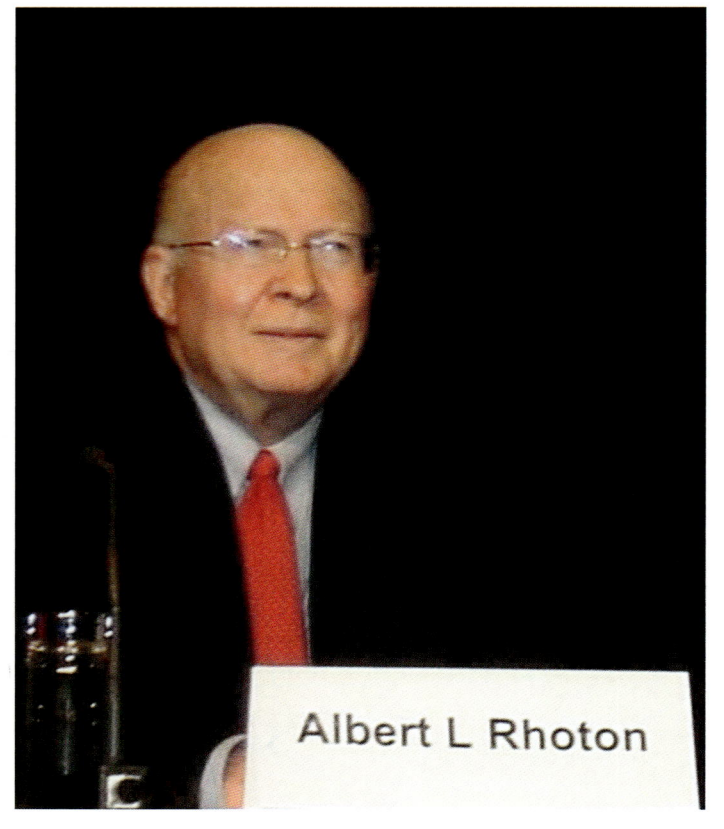

Fig. 48.2 Albert L. Rhoton, Gainesville, Flórida; neurocirurgião e microanatomista neurocirúrgico.

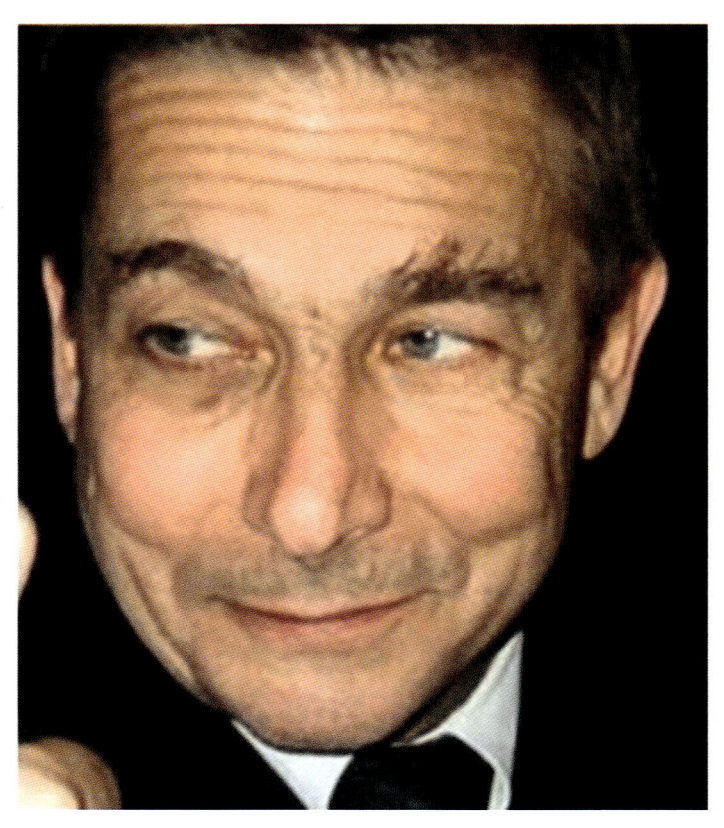

Fig. 48.3 Manfred Tschabitscher, Viena, Áustria; fundador da anatomia endoscópica.

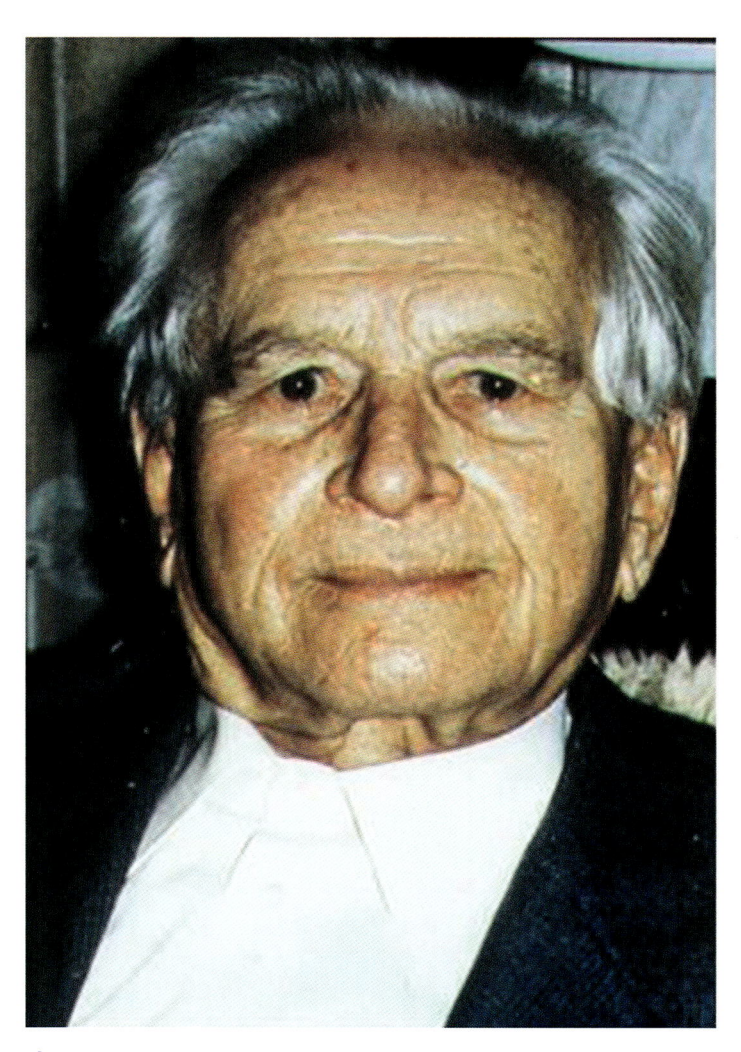

Fig. 48.4 Hans Heermann (1933-1967), Essen, Alemanha; originou a cirurgia endonasal microscópica.

■ Desenvolvimento da Cirurgia Endonasal

Cirurgia endonasal usando apenas uma luz frontal e a visão desarmada foi desenvolvida na virada do século XX.[7,8] A drenagem endonasal do seio frontal já estava sendo efetuada com sucesso.[9-11] Uma vez que ferramentas visuais como o microscópio e o endoscópio ainda não tinham se tornado disponíveis, e a anestesia não atingira o nível de proporcionar um campo cirúrgico com mínimo sangramento, era difícil para o cirurgião executar operações sinusais endonasais e em particular atingir o seio frontal através do nariz. Muitas complicações foram descritas. Mosher[9] afirmou que a etmoidectomia endonasal era a cirurgia mais fácil de levar um paciente a óbito. Por essas razões, entre 1920 e 1980, a cirurgia endonasal foi abandonada na maioria dos centros em todo o mundo, com apenas algumas exceções.[11-13]

O real renascimento da cirurgia endonasal principiou quando H. Heermann começou a usar o microscópio operatório, introduzido, principalmente, para microcirurgia da orelha,[14-16] para várias operações através do nariz, como para cirurgia sinusal de doenças inflamatórias, mas também para operações hipofisárias e outras (**Figs. 48.4** a **48.7**).

■ Evolução da Cirurgia Endoscópica Endonasal

As primeiras tentativas para olhar dentro do seio maxilar foram descritas por Hirschmann[17-19] (**Fig. 48.8**). Nitze[20-22] usou o cistoscópio para naso e antroscopia. Várias tentativas para olhar dentro do seio maxilar foram descritas por Reichert[22] em 1902 e por outros.[23-25] As décadas seguintes testemunharam os altos e baixos da endoscopia sinusal, que também era chamada antroscopia, gerada por uma sucessão de aperfeiçoamentos técnicos.

A penetração real para a cirurgia endoscópica[26,27] e microendoscópica (que descrevi em 1982) em otorrinolaringologia é atribuída à engenhosidade de Harold Horace Hopkins (**Fig. 48.9**), professor de física na University of Reading, Reino Unido.[28-30] Foi ideia sua construir um endoscópio flexível,[31] que foi desenvolvido para um protótipo útil pelo gastroenterologista americano Basil Hirschowitz juntamente com o físico Larry Curtis. Eles o apresentaram pela primeira vez em 1957.[32,33]

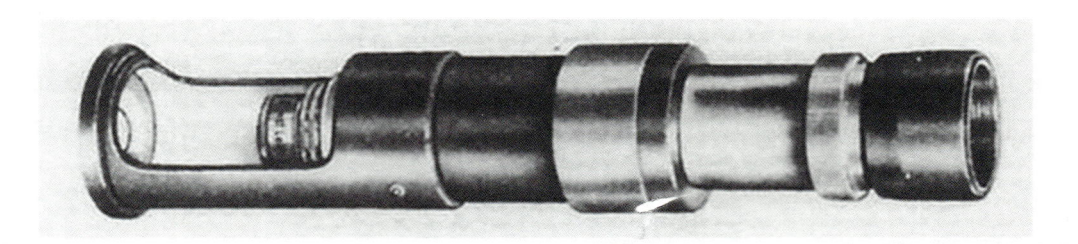

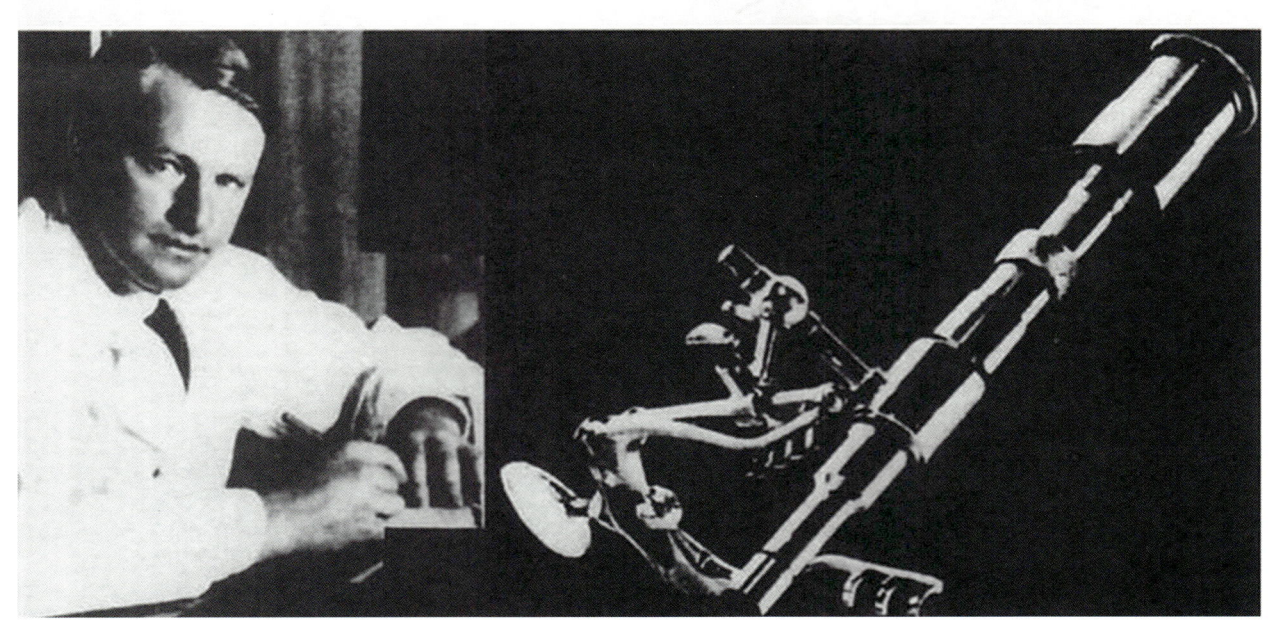

Fig. 48.5 C.O. Nylen (1892-1978), Estocolmo, Suécia; apresentou o microscópio operatório à otologia. De Miehlke C. Geschichte der Mikrochirurgie. Munich, Vienna, Baltimore; Urban & Schwarzenberg; 1996. Reimpressa com permissão.

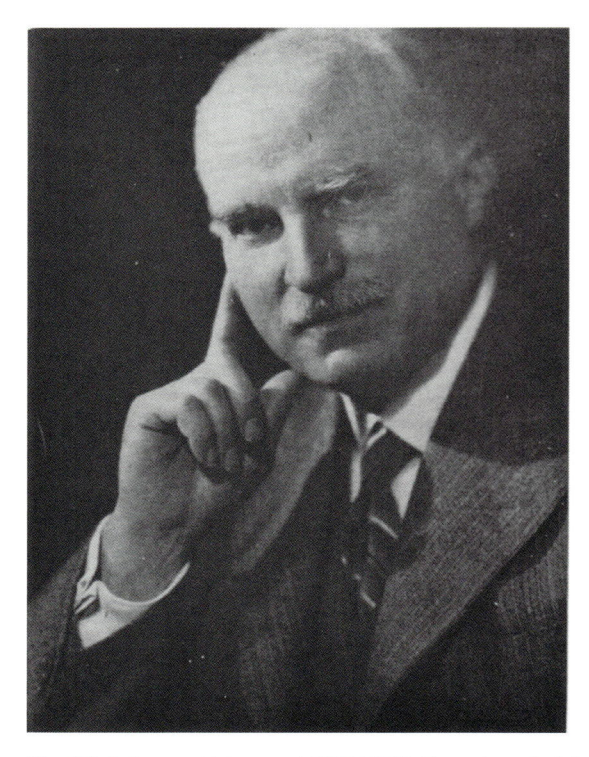

Fig. 48.6 Gunnar Holmgren (1875-1954), Estocolmo, Suécia; figura eminente na otologia, originou o uso de um microscópio binocular para cirurgia de fenestração na otosclerose. De Shambaugh GE Jr. Surgery of the Ear, 2nd Ed. Philadelphia: Saunders, 1967. Reimpressa com permissão.

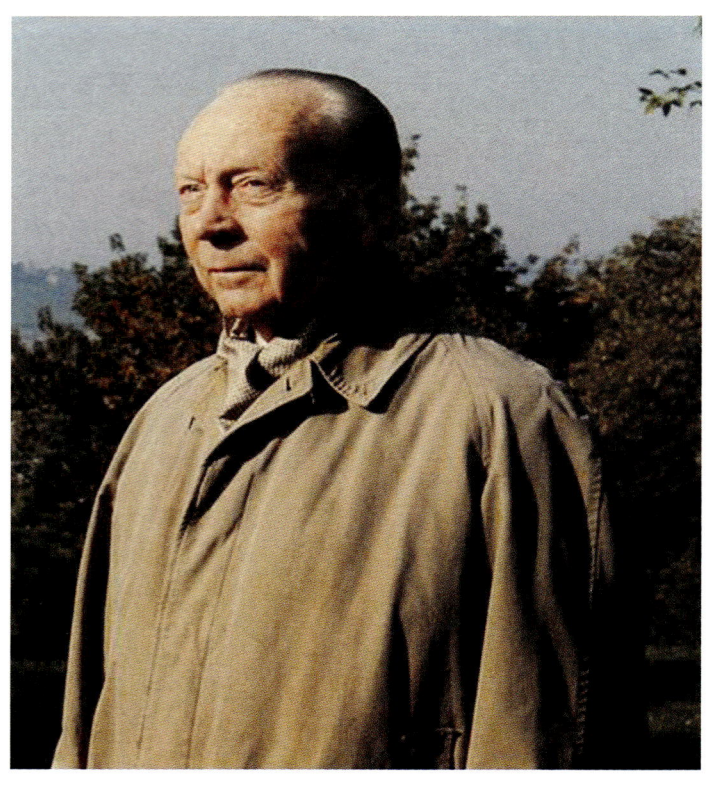

Fig. 48.7 Horst Ludwig Wullstein (1906-1987); construiu o primeiro microscópio operatório binocular moderno com a Zeiss Company.

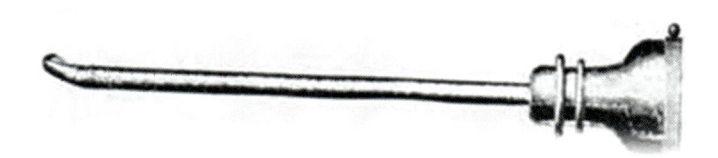

Fig. 48.8 Nasoendoscópio de A. Hirschmann. De Buiter CT. Endoscopy of the Upper Airways. Excerpta Med. Amsterdam, New York: American Elsevier; 1976. Reimpressa com permissão.

Embora Hopkins estivesse desapontado pela falta de apoio para o desenvolvimento do endoscópio flexível, ele também reconheceu a legitimidade das queixas do urologista britânico J. G. Gow acerca da má qualidade dos endoscópios rígidos que eram disponíveis no mercado naquela época. Depois de ter recebido uma pequena doação de cerca de 3.000 libras britânicas, ele começou a trabalhar para revolucionar a técnica da óptica existente para construir endoscópios;[28,34] ele substituiu a troca de lentes por interespaços de ar e vidro dentro da haste. O índice refrativo mais alto do vidro em comparação com ar aumentou o ângulo de visão e, assim, levou a muito bem-vinda diminuição do diâmetro do instrumento. Esta invenção engenhosa aumentou a transmissão de luz por um fator igual a nove, o que significou uma iluminação aproximadamente 80 vezes melhor. A qualidade da imagem melhorou dramaticamente no que concerne ao brilho, resolução de contraste e fidelidade da cor.

Tal como frequentemente é o caso nessas situações, o fulgor desta invenção não foi reconhecido imediatamente. A primeira apresentação do novo endoscópio em um congresso de urologia no Rio de Janeiro em 1961 foi em grande parte ignorada. Foi o Dr. George Berci (comunicação pessoal, 2005, 2009) (**Fig. 48.10**) dos Estados Unidos que juntou o físico genial Hopkins e o não menos engenhoso fabricante de instrumentos Karl Storz de Tuttlingen (**Fig. 48.11**). Hopkins tinha feito para Berci uma demonstração da nova invenção do sistema de lentes de bastão em Londres. Então Berci foi a Tuttlingen e insistiu com Storz para visitar Hopkins na Inglaterra. Storz percebeu, imediatamente, a importância da invenção de Hopkins. Ele e Hopkins se deram bem e trabalharam bem juntos, e, assim, começou a construção do endoscópio. Storz construiu o primeiro endoscópio Hopkins rígido prático que era suficientemente estável para uso diário; ele separou a fonte de luz do endoscópio (chamada luz fria[28]). Desde

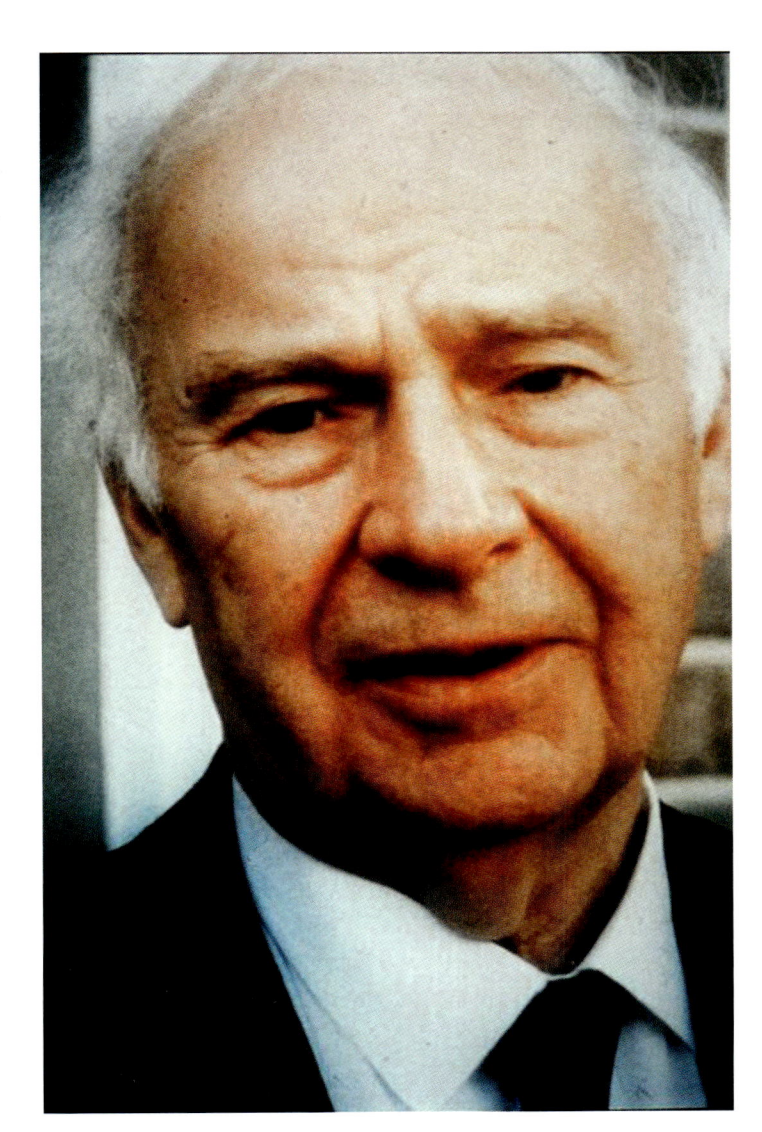

Fig. 48.9 Harold Horace Hopkins (1918-1994), Reading, Reino Unido; físico e inventor do sistema de endoscópio rígido e do endoscópio flexível.

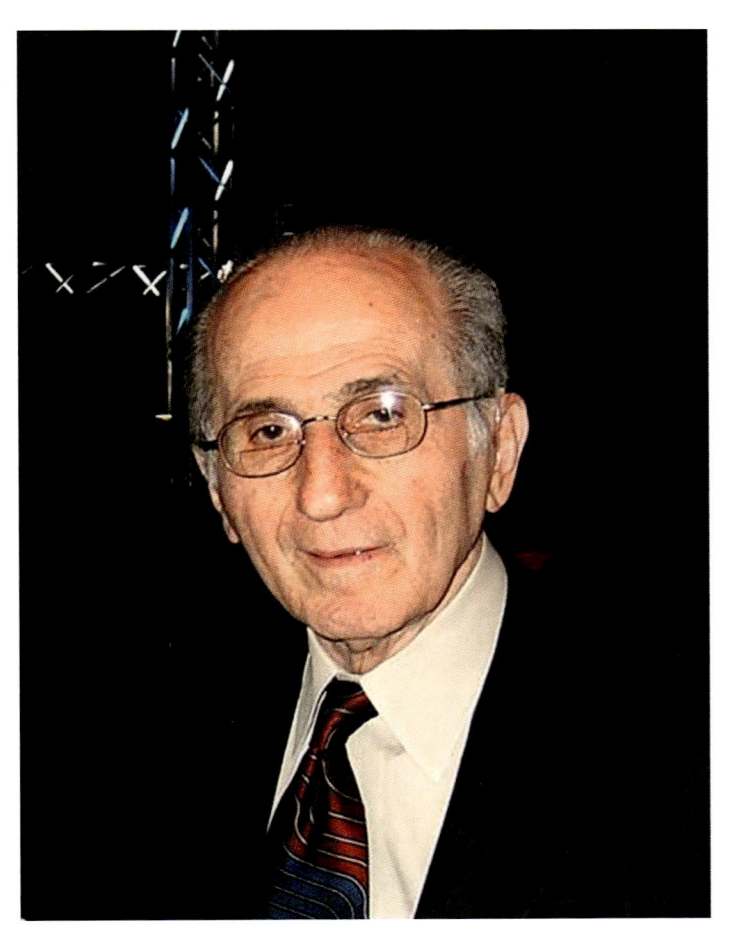

Fig. 48.10 George Berci, Hollywood, Califórnia; pioneiro da endoscopia cirúrgica que apresentou Harold Hopkins a Karl Storz.

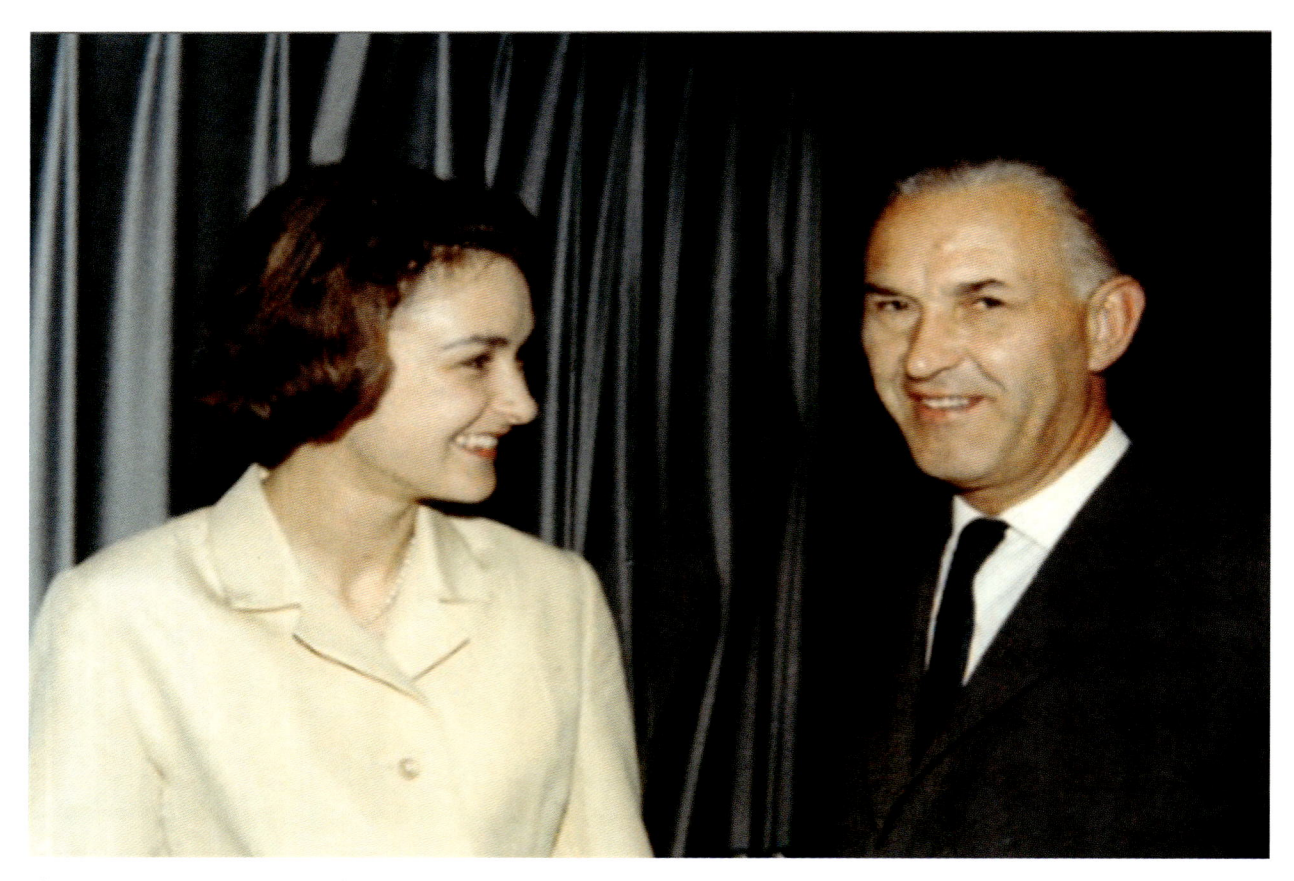

Fig. 48.11 Karl Storz (1911-1996), mostrado aqui com sua filha Sybill Storz, Tuttlingen, Alemanha; genial inventor e desenvolvedor de instrumentos, fundador da mundial Karl Storz Company. Sybill Storz seguiu seu pai na liderança da companhia, que ela continua a liderar com grande sucesso.

1969, endoscópios de lente-haste foram produzidos por Richard Wolf em Knittlingen, Alemanha.[28] Desde então, os endoscópios rígidos foram continuamente aperfeiçoados, de modo que hoje nós temos, por exemplo, um endoscópio de 5 mm para cirurgia na base central do crânio, que foi iniciado por Aldo C. Stamm de São Paulo, Brasil (**Fig. 48.12**). Construção adicional já está a caminho de um endoscópio que habilitará não somente visualização tridimensional (3D), mas também gravação em 3D da cirurgia endoscópica sem aumentar o diâmetro dos endoscópios.

Não é uma superestimativa dizer que, com estes endoscópios, uma nova era na cirurgia endoscópica começou para muitas disciplinas médicas e para medicina veterinária. Na otorrinolaringologia foi Messerklinger (**Fig. 48.13**) que, em fins dos 1960, começou a usar um endoscópio como instrumento visual, já tendo estudado a função da mucosa dos seios nasais e paranasais por muitos anos com um microscópio. O pequeno diâmetro dos novos endoscópios, a alta intensidade luminosa, o ângulo largo de visão e a amplificação, que traz o endoscópio para perto do objeto de interesse, deram-lhe uma vista interior, sem a necessidade de grandes procedimentos para expor estas áreas, para reconhecer a importância de pequenas patologias no complexo ostiomeatal e para reconhecer a patogênese de doenças inflamatórias nos seios paranasais. Ele observou que a maioria destes seios drenava para o meato nasal médio.[35] Seu estudante Heinz Stammberger (**Fig. 48.14**) disseminou o trabalho de Messerklinger por todo o mundo e constitui um contribuinte importante para a evolução contínua neste campo.

Todo este trabalho pavimentou o caminho para executar procedimentos cirúrgicos em menores áreas anatômicas, como eu comecei a fazer em 1973, culminando no conceito de cirurgia endoscópica sinusal funcional para o tratamento de doenças inflamatórias (**Fig. 48.15**).[36] Os cursos da *International Functional Endoscopic Sinus Surgery (FESS)*, em Graz e em Fulda começaram, relativamente, na mesma época em 1985–1986. A princípio, estes cursos eram competitivos, mas alguns anos mais tarde, originou-se um frutífero intercâmbio de filosofia e técnicas práticas quando Stammberger estava ensinando e operando no curso em Fulda e eu estava lecionando no curso em Graz.

Naquela época, nos 1970, eu achava que demasiados procedimentos radicais estavam sendo feitos para tratar doença inflamatória dos seios paranasais, resultando em grande número de efeitos colaterais negativos. Depois que procedimentos de Caldwell–Luc eram efetuados, nós víamos cerca de 20 a 30% dos nossos pacientes desenvolverem neuralgia do nervo infraorbitário por causa do trauma cirúrgico deste nervo e porque o imageamento era limitado à radiografia simples. Para situações excepcionais, como a suspeita de um tumor, tomografia

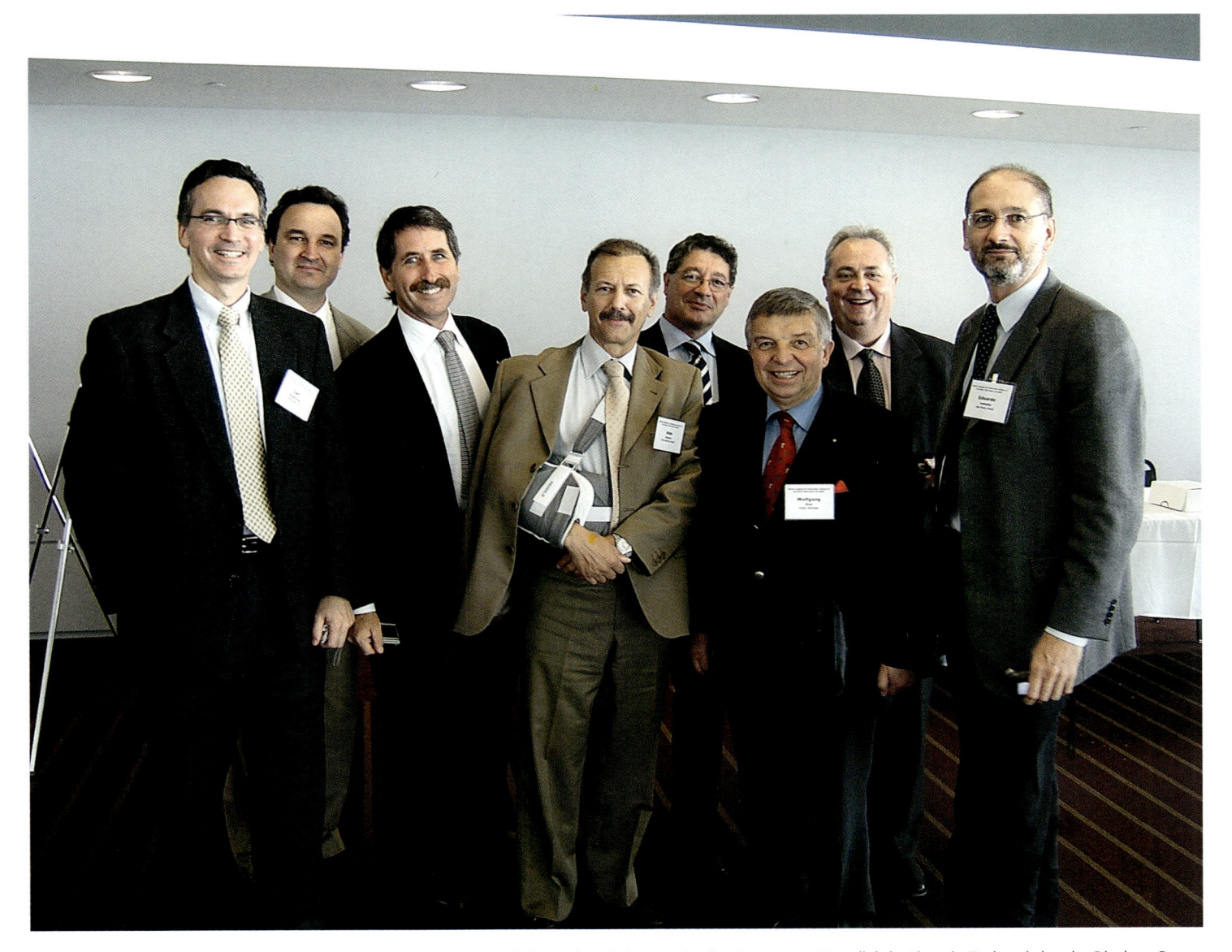

Fig. 48.12 Um grupo internacional de cirurgiões endoscópicos da base do crânio no Primeiro Congresso Mundial de Cirurgia Endoscópica do Cérebro, Base do Crânio e Coluna, em Pittsburgh, Pennsylvania, em 2005. Da esquerda para a direita: Carl Snyderman, Pittsburgh, Pennsylvania; David Holzmann, Zurique, Suíça; Paolo Cappabianca, Nápoles, Itália; Aldo C. Stamm, São Paulo, Brasil; Davide Locatelli, Pádua, Itália; Wolfgang Draf, Fulda, Alemanha; Paolo Castelnuovo, Varese, Itália; e Eduardo Velutini, São Paulo, Brasil.

convencional era disponível. Comparando exames endoscópicos do seio maxilar com diagnóstico com base em imagens de radiografia simples, consideramos que em 30% dos nossos pacientes, um diagnóstico incorreto fora feito com base em radiografia simples. O objetivo da avaliação endoscópica sistemática dos seios paranasais era diferente: eu queria melhorar o diagnóstico e o tratamento das sinusopatias.

A Escola de Messerklinger, desde verdadeiramente o começo, usou exclusivamente o endoscópio para tratamento cirúrgico de doenças inflamatórias, trabalhando sob anestesia local para operações bastante limitadas e preservadoras de mucosa. O principal argumento era que sob anestesia local, os pacientes eram capazes de avisar ao cirurgião se estavam sentindo dor caso áreas perigosas como a periórbita e a dura-máter fossem tocadas.

As escolas de Fulda (começando em 1979) e Wigand *et al.* (**Fig. 48.16**)[37] de cirurgia endonasal assistida com endoscópio em Erlangen preferiam anestesia geral de tal modo que pudessem efetuar procedimentos mais alargados se necessário. Wigand usou a luz frontal e o endoscópio para etmoidectomia endonasal, e cunhou o termo *cirurgia do istmo* porque doenças no etmoide, que representam o istmo no meato nasal médio, frequentemente resultam em um bloqueio dos seios paranasais que estavam drenando para o meato médio nasal.[38] Wigand era um visionário que percebeu muito cedo que este tipo de intervenção deveria fazer parte da cirurgia da base do crânio.

Desenvolver um sistema de procedimentos de drenagem endonasal para os seios frontal e esfenoidal começou em 1980 e 1984 quando a escola de Fulda combinou o uso do microscópio e do endoscópio, tornando o trabalho

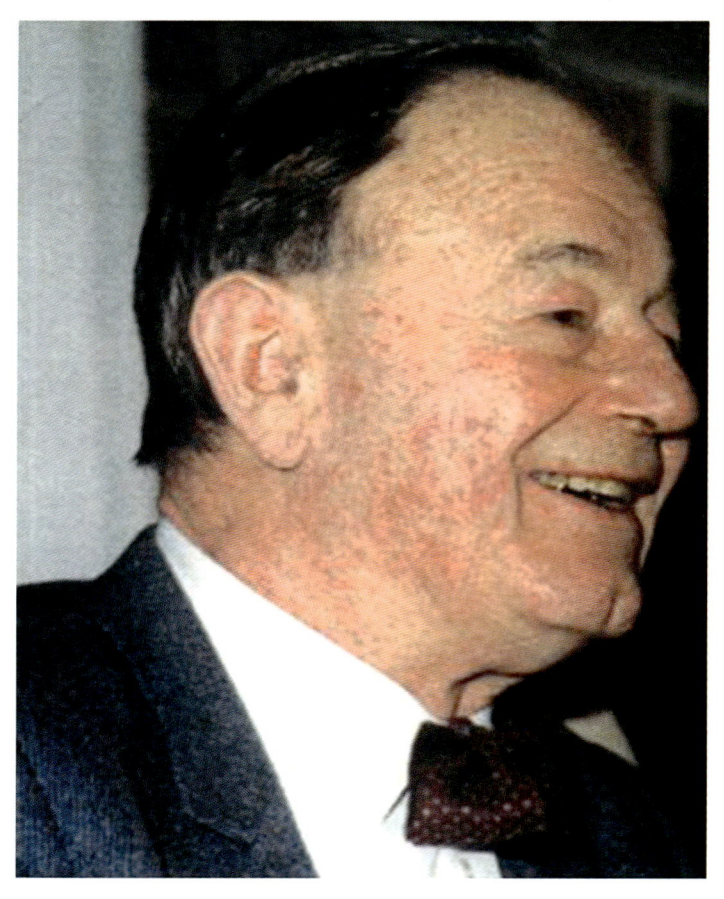

Fig. 48.13 Walter Messerklinger (1920-2001), Graz, Áustria; desenvolveu a técnica de Messerklinger de cirurgia sinusal endoscópica.

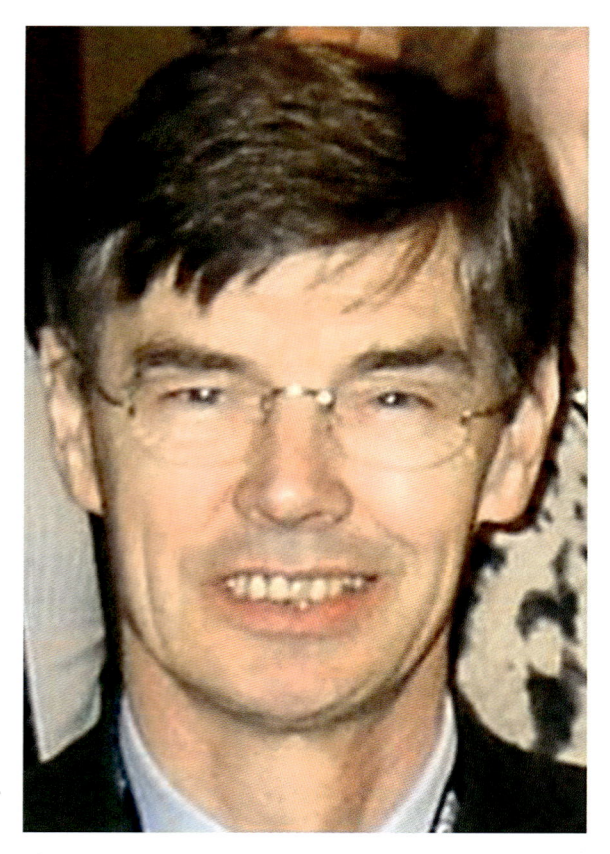

Fig. 48.14 Heinz Stammberger, anteriormente estudante de Walter Messerklinger, que disseminou a cirurgia sinusal endoscópica funcional de Messerklinger por todo o mundo e tem reputação mundial à medida que continua a desenvolver a técnica.

com as brocas disponíveis mais fácil e mais rápido. Eu esperei 7 anos antes de publicar o conceito da cirurgia endonasal para o seio frontal, porque queria ter evidência do seu sucesso.[40] As novas brocas *shaver* estiveram disponíveis por vários anos, o que me levou, e a muitos outros, a usar endoscópios quase exclusivamente como ajudas visuais, embora o microscópio fosse necessário em casos de sangramento grave.

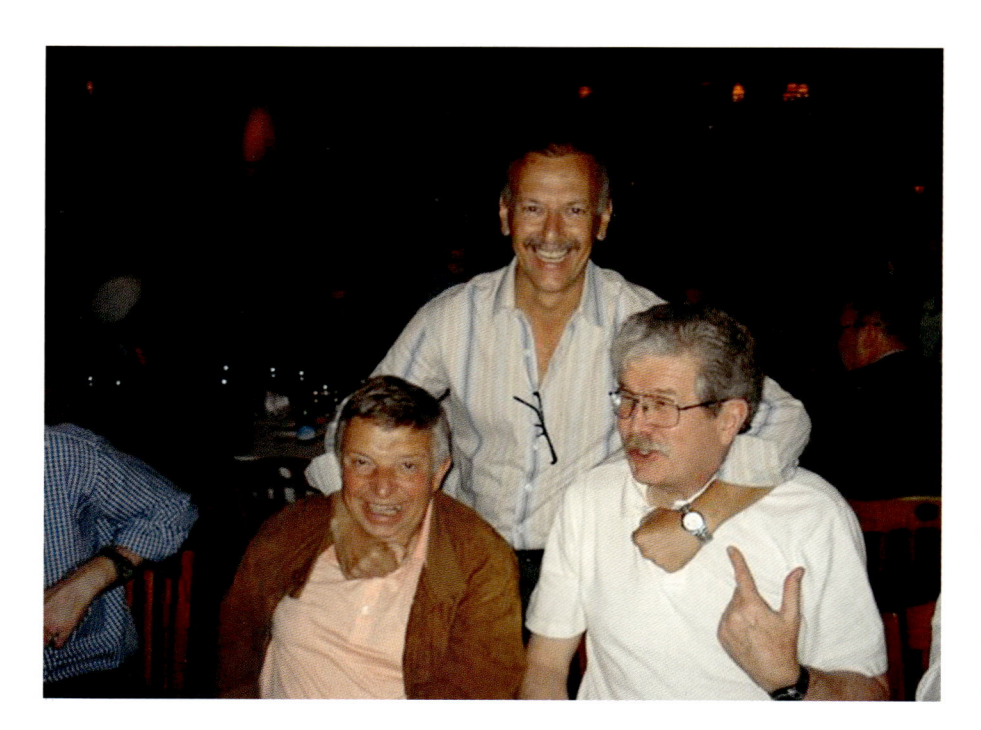

Fig. 48.15 Três promotores da cirurgia endoscópica da base do crânio no Terceiro Congresso Mundial de Cirurgia Endoscópica do Cérebro, Base do Crânio, e Coluna, maio de 2008, em São Paulo. Da esquerda para a direita: Wolfgang Draf, Hannover, Alemanha; Aldo C. Stamm, São Paulo, Brasil; David Kennedy, Philadelphia, Pennsylvania.

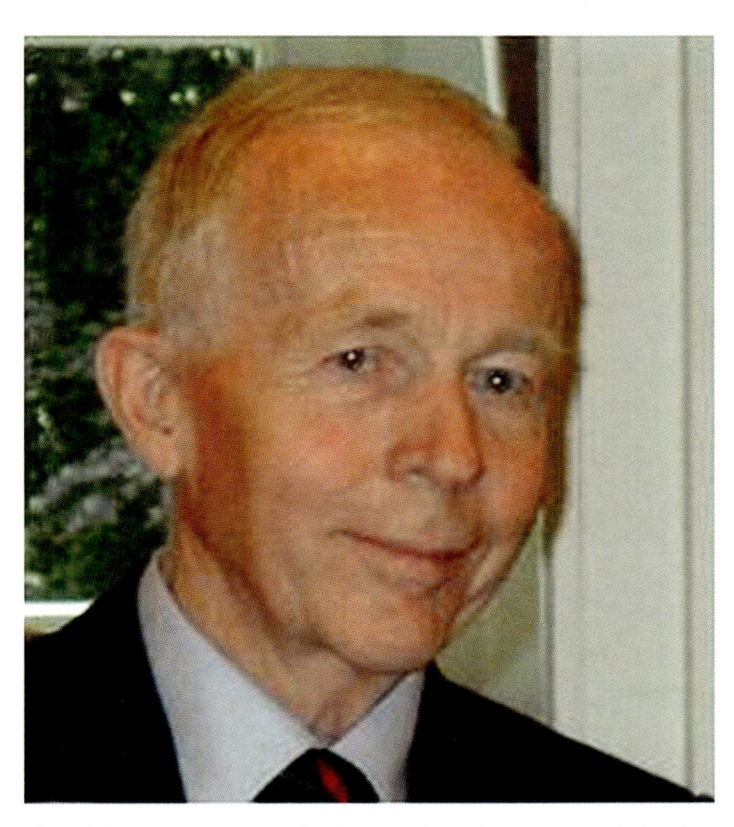

Fig. 48.16 Malte Erik Wigand, Erlangen, Alemanha; em 1977, ele fundou a escola de Erlangen de cirurgia sinusal endoscópico-assistida.

Da Cirurgia Endoscópica Endonasal Avançada à Cirurgia Tumoral Endoscópica Endonasal e Cirurgia da Base do Crânio

A cirurgia endonasal endoscópica começou tratando doenças inflamatórias do nariz e seios paranasais, e continuou com cirurgia para doença e para complicações endocranianas, como defeitos durais criados pelo cirurgião ou como parte de uma malformação da base do crânio. Eu, junto com Wigand, começamos a fazer cirurgia para tumores benignos em fins dos 1980,[41,42] e operei a primeira lesão maligna em 1991. Esta cirurgia naquela época era fortemente atacada, mas agora tornou-se rotina.[43-47] Diversos grupos demonstraram esta técnica menos mutiladora, usando múltiplos cortes de congelação e diferentes técnicas de remoção de tumor, como ressecção em bloco em casos de lesões menores. Técnicas de fragmentação e enucleação deram resultados ainda melhores do que os procedimentos externos clássicos como rinotomia lateral, "desenluvamento" hemifacial e cirurgias subcranianas. Isto não significa que estas técnicas cirúrgicas sejam obsoletas. Elas ainda são necessárias para tumores maiores; por exemplo, a rinotomia lateral com a incisão de Weber-Fergusson é necessária se exanteração orbitária não puder ser evitada.

Logo, dacriocistorrinostomia endonasal, cirurgia orbitária, descompressão do nervo óptico e biópsias difíceis tornaram-se parte da cirurgia endonasal endoscópica avançada. Estes tipos muito diferentes de medidas cirúrgicas endoscópicas foram usados, frequentemente, na base do crânio e conduziram um processo evolutivo para cirurgia interdisciplinar sistemática da base do crânio, cérebro e coluna vertebral.

Independentemente, nos anos de 1980 e começo dos anos de 1990, diversos grupos de neurocirurgiões europeus criaram neurocirurgia endoscópica minimamente invasiva,[48] que sofreu ainda mais desenvolvimento e é agora conhecida como neuroendoscopia.[28,49] Ela é, de fato, neuroendoscopia intraventricular, podendo ser aplicada como endoscopia estereotática usando endoscópios rígidos de lente-bastão ou endoscópios flexíveis dirigíveis. Uma vez que esta técnica não faz parte da cirurgia da base do crânio, ela não será discutida em detalhe aqui.

Em 1979, pela primeira vez, os neurocirurgiões Halves e Bushe[50] em Wurzburg descreveram a vantagem do endoscópio operatório para cirurgia transesfenoidal em casos de extensão extrasselar de craniofaringioma. Os primeiros grupos multidisciplinares executaram a cirurgia endoscópica da base do crânio baseando-se nas iniciativas de Sethi e Pillay[51] em Cingapura. Jho et al.,[52,53] em Pittsburgh começaram, rotineiramente, a realizar cirurgia hipofisária endonasal endoscópica. O primeiro Congresso Interdisciplinar de Cirurgia Endoscópica da Base do Crânio, Cérebro e Coluna teve lugar em Pittsburgh em 2005, devido aos esforços de Ricardo Carrau, Amin Kassam e Carl H. Snyderman (**Fig. 48.17**).

O congresso em Pittsburgh reuniu muitos pioneiros da cirurgia endoscópica endonasal. Além do grupo de Pittsburgh, a maioria dos grupos interdisciplinares avançados de redor do mundo compareceu, como Paolo Castelnuovo e Piero Nicolai de Varese/Brescia e seu sócio neurocirúrgico Davide Locatelli; eu e meu neurocirurgião Robert Behr de Fulda; o neurocirurgião Georgio Frank e o otorrinolaringologista Ernesto Pasquini de Bolonha; Paolo Cappabianca de Nápoles; Aldo C. Stamm de São Paulo e seus neurocirurgiões, em particular Eduardo Velutini (**Fig. 48.12**); Heinz Stammberger e Michael Mokry de Graz, o otorrinolaringologista Vijay Anand e o neurocirurgião Theodore Schwartz de Nova Iorque; Alfredo Herrera de Bogotá e seu neurocirurgião; e muitos outros. Foi um evento extremamente estimulante e os participantes decidiram continuar seu intercâmbio em diferentes cidades em redor do mundo.

Cirurgia Endoscópica Endonasal da Base do Crânio: Atualização e Futuro

A cirurgia endoscópica endonasal expandiu-se de procedimentos extra para intracranianos, de extra para intradurais, e da cirurgia da fossa anterior e média para cirurgia da

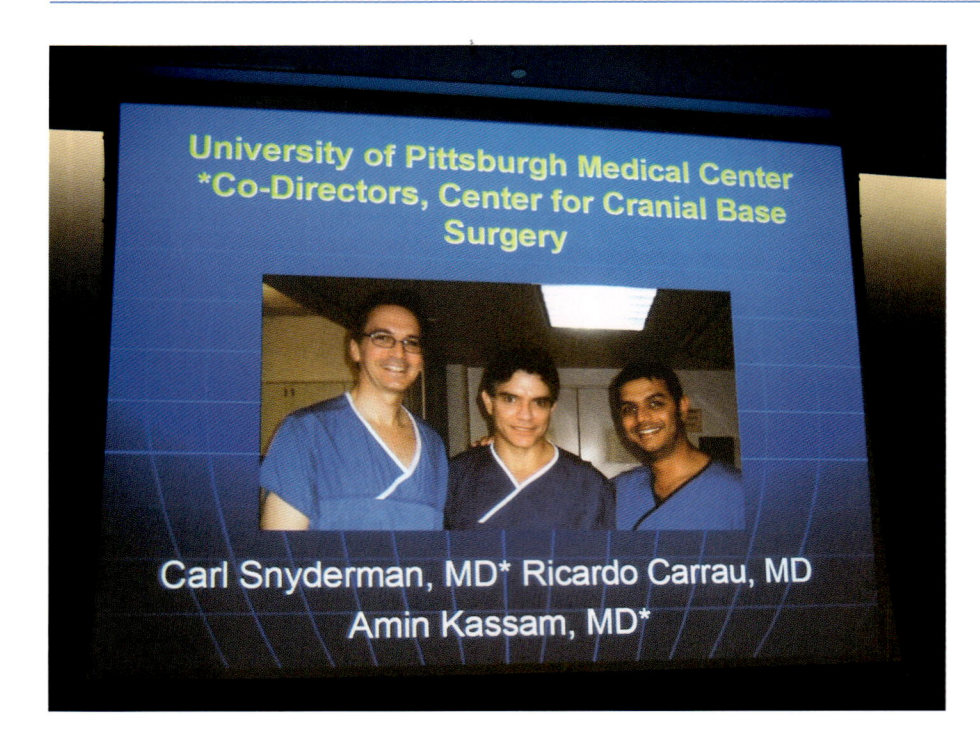

Fig. 48.17 O Grupo de Pittsburgh. Da esquerda para a direita: Carl H. Snyderman, Ricardo Carrau e Amim Kassam. Cortesia de Carl H. Snyderman.

fossa posterior. O grupo de Pittsburgh (e muitos outros) efetuou operações progressivas, inovadoras e espetaculares, e lidou com complicações como uma alta taxa de fístulas liquóricas. Discussão intensiva e honesta esclareceu a necessidade de melhorar a metodologia de executar duraplastias. Além de uma grande variedade de técnicas consagradas de duraplastia usando aloenxertos autógenos livres e aloenxertos preservados, Hadad e Bassasteguy[54] (**Fig. 48.18**) introduziram o uso de um grande retalho mucoso septal pediculado que foi trazido para fechar defeitos durais após cirurgia alargada no clivo. Carrau e muitos outros grupos ajudaram a reduzir, consideravelmente, o número de fístulas liquóricas mesmo após grandes cirurgias. Reconhecese que as três partes de uma operação de grande tumor – exposição, ressecção e reconstrução – necessitam ser da mais alta qualidade possível.

Embora no começo da cirurgia endoscópica endonasal interdisciplinar do cérebro, base do crânio e coluna, a faixa de indicações fosse talvez grande demais, agora a tendência é permitir apenas indicações bem estabelecidas. Amim Kassam recentemente afirmou: "Não atravessar intraduralmente estruturas neurais e vasculares vitais". Levará tempo para equilibrar a indicação da cirurgia endoscópica endonasal extra e intradural com procedimentos microcirúrgicos clássicos bem estabelecidos, no que concerne ao tempo necessário, a frequência de complica-

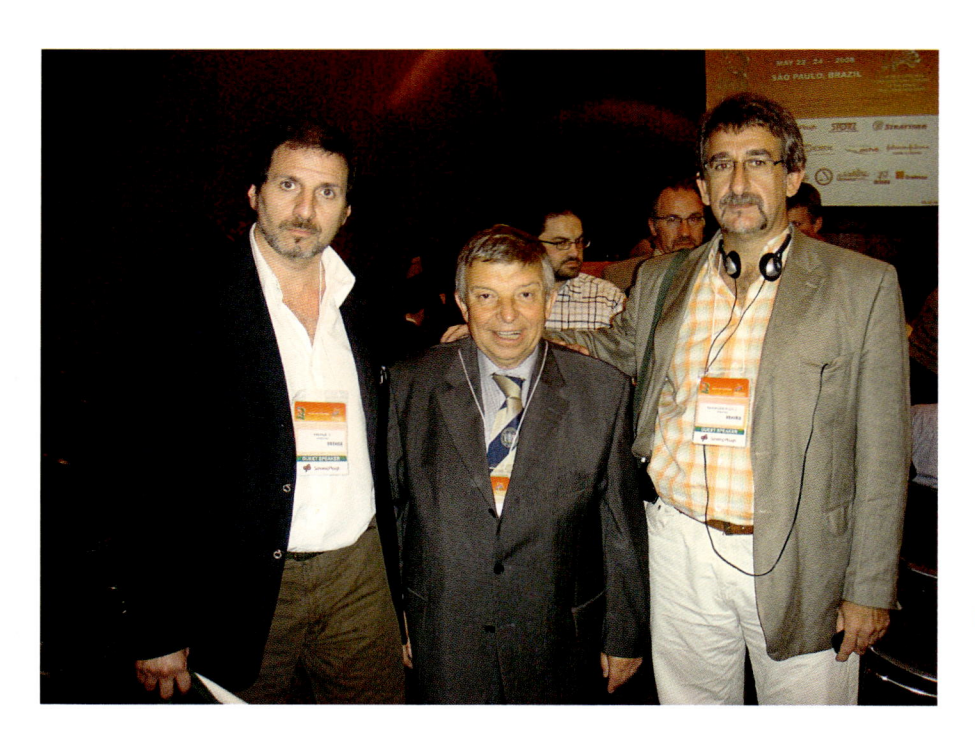

Fig. 48.18 Os inventôres do grande retalho septal pediculado de artéria esfenopalatina: G. Hadad (esquerda) e L. Bassagasteguy (direita), reunidos com o autor do capítulo em São Paulo, 2008.

ções e a disponibilidade de instalações cirúrgicas apropriadas. Não há dúvida de que a cirurgia endoscópica levou a um notável ganho no arsenal na cirurgia da base do crânio, e a benefícios para os pacientes com a redução de efeitos colaterais cirúrgicos.

O termo *cirurgia minimamente invasiva*[55] é enganador e deve ser evitado. Isto é cirurgia invasiva através de uma via de acesso menor e, às vezes, é agressiva. O termo *luz fria* também é enganoso e deve ser evitado porque a ponta do endoscópio fica bastante quente. Por essas razões, a ponta nunca deve tocar estruturas importantes, a fim de evitar lesões térmicas.

■ Conclusão

A história e a evolução da cirurgia endoscópica da base do crânio é fascinante. Os enormes avanços recentes são devidos a inovações técnicas fundamentais dos endoscópios e outros novos instrumentos, imageamento, navegação, monitorização nervosa e documentação em vídeo como resultado da cooperação clínica e técnica, discussão interdisciplinar e o trabalho de equipe multidisciplinar de cirurgiões altamente qualificados.

A cirurgia endoscópica da base do crânio continuará a evoluir, e novos avanços continuarão a ser concretizados.

Referências

1. Reuter HJ, Reuter MA. *Philipp Bozzini and endoscopy in the 19th century*. Stuttgart: Max Nitze Museum, 1988.
2. Doglietto F, Prevedello DM, Jane Jr JA et al. Brief history of endoscopic transsphenoidal surgery-from Philipp Bozzini to the first world congress of endoscopic skull base surgery. *Neurosurg Focus* 2005;19:E3.
3. Maroon JC. Skull base surgery: past, present, and future trends. *Neurosurg Focus* 2005;19:E1.
4. Prevedello DM, Doglietto F, Jane Jr JA et al. History of endoscopic skull base surgery: its evolution and current reality. *J Neurosurg* 2007;107:206-13.
5. Gandhi CD, Post KD. Historical movements in transsphenoidal surgery. *Neurosurg Focus* 2001;11:E7.
6. Cappabianca P, de Divitiis E. Endoscopy and transsphenoidal surgery. *Neurosurgery* 2004;54:1043-50.
7. Draf W. Surgical treatment of the inflammatory diseases of the para-nasal sinuses: indication, surgical technique, risks, mismanagement, and complications, revision surgery. *Arch Otorhinolaryngol* 1982;235:133-205.
8. Halle M. Extern and interne operation der nebenhoehleneiterungen. *Berl Klin Wschr* 1906;43:1369-72.
9. Mosher HR. The surgical anatomy of the ethmoid labyrinth. *Ann Otol Rhinol Laryngol* 1929;38:869-901.
10. Van Alyea OE. Management of chronic sinus disease. A critical analysis of modern therapeutic measures. *Ann Otol Rhinol Laryngol* 1945;54:443-57.
11. Eichel BS. The intranasal ethmoidectomy procedure: historical, technical and clinical considerations. *Laryngoscope* 1972;82:1806-21.
12. Eichel BS. Revision sphenoidethmoidectomy. *Laryngoscope* 1985;95:300-4.
13. Friedman WH. Surgery for chronic hyperplastic rhinosinusitis. *Laryngoscope* 1975;85(12 PT 1):1999-2011.
14. Heermann H. Endonasal surgery with utilization of the binocular microscope. *Arch Ohren Nasen Kehlkopfheilkd* 1958;171:295-97.
15. Kidder TM, Toohill RJ, Unger JD et al. Ethmoid sinus surgery. *Laryngoscope* 1974;84:1525-34.
16. Miehlke A. *Geschichte der mikrochirurgie*. Munich, Vienna, Baltimore: Urban & Schwarzenberg, 1996.
17. Nylen CO. An ow-microscope. *Acta Otolaryngol* 1923;5:414-17.
18. Nylen CO. The microscope in aural surgery, its first use and later development. *Acta Otolaryngol Suppl* 1954;116:226-40.
19. Wullstein H. Prognosis and results in tympanoplasty. *Acta Otolaryngol* 1955;45:440-54.
20. Hirschmann A. Ober die endoskopie der nase and deren nebenhöhlen. Eine neue untersuchungsmethode. *Arch Laryng Rhinol (Berl)* 1903;14:1903.
21. Nitze M. *Ober eine neue beleuchtungsmethode der millen des menschlichen körpers*. Wien Med Presse 1879. p. 851-58.
22. Reichert M. Ober eine neue untersuchungsmethode der oberkieferhöhle mittels des antroskopes. *Berl Klin Wschr* 1902.
23. Buiter CT. *Endoscopy of the upper airways*. Excerpta Med. Amsterdam, New York: American Elsevier, 1976.
24. Draf W. Clinical value of sinus endoscopy (author's transl). *Z Laryngol Rhinol Otol* 1973;52:890-96.
25. Draf W. *Endoscopy of the paranasal sinuses*. Heidelberg, New York: Springer, 1978 (German), 1983 (English).
26. Messerklinger W. *Endoscopy of the nose*. Baltimore, Munich: Urban & Schwarzenberg, 1978.
27. Stammberger H. *Functional endoscopic sinus surgery: the messerklinger technique*. Philadelphia: BC Decker, 1991.
28. Grunert P, Gaab MR, Hellwig D et al. German neuroendoscopy above the skull base. *Neurosurg Focus* 2009;27:E7.
29. McCombie CW, Smith JC. Harold Horace Hopkins, 6 December 1918-22 October 1994. *Biographical Memoirs of the Fellow of the Royal Society* 1998;44:239-52.
30. Shah J. Endoscopy through the ages. *BJU Int* 2002;89:645-52.
31. Hopkins HH, Kapany NS. A flexible fiberscope using static scanning. *Nature* 1954;173:39-41.
32. Hirschowitz BI, Curtiss LE, Peters CW et al. Demonstration of a new gastroscope, the fiberscope. *Gastroenterology* 1958;35:50-53, discussion 51-53.
33. Hirschowitz BI. Endoscopy-40 years since fiber optics. Any light at the end of the tunnel? *Dig Surg* 2000;17:115-17.
34. Kieser CW. Introduction of cold light to endoscopy. *Aktuelle Urol* 2008;39:130-34.
35. Messerklinger W. Technics and possibilities of nasal endoscopy. *HNO* 1972;20:133-35.
36. Kennedy DW. Functional endoscopic sinus surgery technique. *Arch Otolaryngol* 1985;111:643-49.
37. Wigand ME, Steiner W, Jaumann MP. Endonasal sinus surgery with endoscopical control: from radical operation to rehabilitation of the mucosa. *Endoscopy* 1978;10:255-60.
38. Wigand ME. Transnasal ethmoidectomy under endoscopical control. *Rhinology* 1981a;19:7-15.
39. Wigand ME. *Transnasal endoscopical surgery of the anterior skull base*. Proceedings of the twelfth otorhinolaryngology world congress. Budapest: Hungarian Academy of Sciences, 1981. p. 137-40.
40. Draf W. Endonasal micro-endoscopic frontal sinus surgery. The Fulda concept. *Oper Tech Otolaryngol—Head Neck Surg* 1991;2:234-40.

41. Schick B, Steigerwald C, el Rahman el Tahan A *et al.* The role of endonasal surgery in the management of frontoethmoidal osteomas. *Rhinology* 2001;39:66-70.
42. Wigand ME. *Micro-endoscopic surgery of the paranasal sinuses and the skull base.* Stuttgart, New York: Thieme, 1989.
43. Bockmühl U, Minovi A, Kratzsch B *et al.* Endonasal microendoscopic tumor surgery: state of the art. *Laryngorhinootologie* 2005;84:884-91.
44. Casiano RR, Numa WA, Falquez AM. Endoscopic resection of esthesioneuroblastoma. *Am J Rhinol* 2001;15:271-79.
45. Stammberger H, Köle W, Anderhuber W. Skull base tumors: can you safely remove them with endoscopes? *Am J Rhinol* 2000;(Special Issue):A-177.
46. Stamm AC, Draf W. *Micro-endoscopic surgery of the paranasal sinuses and the skull base.* Berlin, Heidelberg, New York: Springer, 2000.
47. Wigand ME. Endoscopic surgery of the paranasal sinuses and anterior skull base. Stuttgart, New York: Thieme, 2008.
48. Bauer BL, Hellwig D. Minimally invasive endoscopic neurosurgery—a survey. *Acta Neurochir Suppl (Wien)* 1994;61:1-12.
49. Cappabianca P, Cinalli G, Gangemi M *et al.* Application of neuroendoscopy to intraventricular lesions. *Neurosurgery* 2008;62(Suppl 2):575-97, discussion 597-98.
50. Halves E, Bushe KA. Transsphenoidal operation on craniopharyngiomas with extrasellar extensions. The advantage of the operating endoscope [proceedings]. *Acta Neurochir Suppl (Wien)* 1979;28:362 (Proceedings).
51. Sethi DS, Pillay PK. Endoscopic management of lesions of the sella turcica. *J Laryngol Otol* 1995;109:956-62.
52. Jho HD, Carrau RL, Ko Y *et al.* Endoscopic pituitary surgery: an early experience. *Surg Neurol* 1997a;47:213-22, discussion 222-23.
53. Jho HD, Carrau RL. Endoscopic endonasal transsphenoidal surgery: experience with 50 patients. *J Neurosurg* 1997b;87:44-51.
54. Hadad G, Bassagasteguy L, Carrau RL *et al.* A novel reconstructive technique after endoscopic expanded endonasal approaches: vascular pedicle nasoseptal flap. *Laryngoscope* 2006;116:1882-86.
55. Wickham JEA. Endoscopic surgery. *Br Med Bull* 1986;42:221-339.

Índice Remissivo

Entradas acompanhadas por *f*, *q* ou *t* indicam Figuras, Quadros e Tabelas, respectivamente.

3D-CTA (Angiografia Tridimensional por Tomografia Computadorizada), 70

■ A

A. Hirschmann
  nasoendoscópio de, 413*f*
AAO-HNS *(American Academy of Otolaryngology Head and Neck Surgery)*
  indicações da, 68*t*
    para uso intraoperatório, 68*t*
      de técnicas informatizadas, 68*t*
Abertura
  óssea, 18*f*
    anterior, 18*f*
      da cavidade nasal, 18*f*
  piriforme, 18*f*
Abordagem(ns)
  a lesões, 317
    do AP, 317
      infrapetrosa, 318
      média, 317
  aos SE, 127
    binasal, 132
    transeptal, 127, 132
      modificada, 132
    transetmoidal, 128
    transnasal direta, 128
    transpterigoide, 131
  cirúrgicas, 89, 254, 291
    fase, 291
      etmoidal, 291
      intracavernosa, 295
      pterigóidea, 293
      pterigóideo-esfenoidal, 294
    plano coronal anterior, 92
      do EP, 95
      infrapetrosa, 94
      supraorbital, 92
      transorbital, 92
      transcondilar, 94
    plano mediocoronal, 92
      do AP, 93
      suprapetrosa, 94
      transcavernosa, 93
      transpterigoide, 92
    plano sagital, 89
      transclival, 90
      transcribriforme, 89
      transelar, 90
      transfontal, 89
      transodontoide, 91
      transplanum, 90
  do seio frontal, 121-126, 186
    na cirurgia, 121-126
      da base do crânio, 121-126
  dos seios paranasais, 113-135
    dicas e pérolas nas, 113-135
  dos tumores, 125
    na base anterior do crânio. 124
      localizados posteriormente, 124
  endonasais, 87-95, 207-214
    endoscópica, 207-214
      transplanum transtubercular, 207-214
        em adenomas da hipófise, 207-214
    para base anterior do crânio, 87-95
      classificação das, 87-95
  endoscópicas, 289-342
    acesso, 291-297
      TPS, 291-297
    dicas e pérolas, 289-342
      transesfenoidal, 289-342
      transmaxilar, 289-342
      transpterigóidea, 289-342
  externa, 361-364
    versus endoscópica, 361-364
      para malignidades, 361-364
        da base do crânio, 361-364
  para a FP, 281-288
    craniectomia transnasal, 281-288
    endoscópica, 281-288
  para o clivo, 281-288
    craniectomia transnasal, 281-288
    endoscópica, 281-288
  parasselar, 215-268
    dicas e pérolas nas, 215-268
  selar, 215-268
    dicas e pérolas nas, 215-268
  suprapetrosa, 333-337

Índice Remissivo

para a fossa temporal, 333-337
para cavo de Meckel, 333-337
suprasselar, 201f
projeções endoscópicas da, 201f
transclival, 243f
transplanum, 191-214, 244f
dicas e pérolas de, 191-214
transelar/transdorsal, 262-267
via transposição da hipófise, 262-267
para a cisterna interpeduncular, 262-267
transtubercular, 199-206
ACA (Artéria Comunicante Anterior), 201
ACAI (Artéria Cerebelar Anteroinferior), 12, 277, 286
ACAs (Artérias Cerebrais Anteriores), 179
ACE (Abordagem Cranioendoscópica), 356
contraindicações, 357t
Acesso(s)
expandidos, 243
transclival, 243
transplanum, 244
transpterigode, 244
TPS, 291-297
abordagem endoscópica, 291-297
transmaxilar-transpterigóideo, 65
lateral, 65
transnasais, 60-66
cirúrgicos, 60-66
para lesões, 60-66
na base do crânio, 60-66
direto, 61
unilateral, 61
estendido, 62
transnasal-transeptal, 62
por duas narinas, 62
vias de, 160, 166, 168, 171-180
endonasal, 173-180
para meningiomas, 173-180
da base anterior do crânio, 173-180
lesões, 166, 168
extraconais, 166
intraconais, 168
orbitárias, 163
mediais, 163
orbitofrontal, 160
central, 160
lateral, 160
medial, 160
transcribriforme, 171-180
dicas e pérolas, 171-180
transetmoidais, 163
transmaxilar, 161
ACI (Artéria Carótida Interna), 70, 154, 173, 201, 254, 263, 307, 316, 333
classificação da, 396f
lesão da, 406f
marcos anatômicos da, 396t
ACP (Artéria Cerebelar Posterior), 277, 398
ACPI (Artéria Cerebelar Posteroinferior), 277, 375, 377

Acromegalia, 231
resultados cirúrgicos, 232t
tratamento para, 231t
modalidades de, 231t
ACS (Artéria Cerebelar Superior), 277
ACTH (Hormônio Adrenocorticotrófico), 74, 208, 230
AD (Agonistas da Dopamina), 231
Adenocarcinoma, 40
Adenoma(s)
cístico, 48, 49f
hemorrágico, 48, 49f
da hipófise, 207-214, 230t
abordagem endonasal endoscópica em, 207-214
transplanum transtubercular, 207-214
classificação de, 230t
hipofisário, 66f, 230, 232
clinicamente não secretores, 232
NF, 230, 232
ADH (Hormônio Antidiurético), 81
AEA (Artéria Etmoidal Anterior)
controle da, 167f
AEE (Abordagens Endoscópicas Endonasais), 262, 272
CVI, 379-383
odontoide, 381
totalmente medial, 382
AEEE (Abordagens Endoscópicas Endonasais Expandida), 345
complicações vasculares, 395t
AEEs (Acessos Endonasais Endoscópicos), 173
AEP (Artéria Esfenopalatina), 239
retalho septal de, 418f
pediculado, 418f
inventores do, 418f
Albert L. Rhoton, 410f
Alvo
cirúrgicos, 297f
na endoscopia, 57f
nasal, 27f
Ambiente
correto, 235
estabelecendo o, 235
operatório, 235
Ameloblastoma, 65f
Anatomia
da cavidade nasal, 15-35
da FIP, 299
da órbita, 139-163
e estruturas correlatas, 139-163
considerações cirúrgicas, 160
dura-máter, 145
periórbita, 145
relações, 149
arteriais, 154
musculares, 158
neurais, 149
ósseas, 139
tendinosas, 158

venosas, 158
    tendão anular, 145
  da região parasselar, 217-229
    endoscópica, 217-229
    microcirúrgica, 217-229
  dos seios paranasais, 15-35, 38
    importância da, 38
    variações anatômicas, 38
  endoscópica, 271-279
    da FP, 271-279
    do clivo, 271-279
  vascular, 391
Anestesia
  características que norteiam a, 74
    dos tumores, 74
  na cirurgia endoscópica, 74-77
    da base do crânio, 74-77
    do cérebro, 74-77
Anestésico(s)
  ação dos, 76
Aneurisma, 41, 42, 50
  da artéria comunicante, 51f
    anterior, 51f
Angiofibroma
  juvenil, 42, 43f
    recorrência, 43f
Angio-TC (Angiotomografia Computadorizada), 36
  com representação do volume, 37f
  em 3D, 37f
ANJ (Angiofibroma Nasofaríngeo Juvenil), 72f, 301
  cirurgia endoscópica para, 307-314
  classificação do, 307q
    por Andrews e Fisch, 307q
  lesões sinonasais e, 311t
    diagnóstico diferencial entre, 311t
Antibiótico(s)
  no pós-operatório, 79
AOS (Apneia Obstrutiva do Sono), 83
AP (Ápice Petroso)
  abordagem do, 93
  direito, 93f
    lesão no, 93f
  lesões do, 316-319
Área
  petroclival, 12f
Arranjo
  dural, 223
    na região parasselar, 223
Artéria
  comunicante, 51f
    anterior, 51f
      aneurisma da, 51f
  espinal, 378
    anterior, 378
  oftálmica, 154, 169f, 405f
    anatomia da, 169f

origem da, 405f
    pseudoaneurisma na, 405f
  vertebral, 377
Artroscopia
  do joelho, 248f
  com distensão de fluido, 248f
AS (Análogos da Somatostatina), 231
Aspirador
  no campo cirúrgico, 99
  uso do, 102
Assoalho
  orbitário, 166f
  selar, 238
    abertura do, 238
ATC (Angiotomografia Computadorizada), 177
Atlas, 371
ATLM (Abordagem Endoscópica Transesfenoidal de Linha Média), 254
Avaliação
  endocrinológica, 235
  nasal, 55f
    endoscópica, 55f
  otorrinolaringológica, 235
Áxis, 372

■ B

Base
  craniana, 370f
    secção axial da, 370f
      vista inferior da, 370f
  do crânio, 1-112, 173-180, 182-189, 203f, 277, 343-365
    anterior, 4, 87-95, 173-180, 182-189
      abordagens endonasais, 87-95
        classificação das, 87-95
      anatomia da, 4
      meningiomas da, 173-180
        vias de acesso endonasal para, 173-180
      meningoencefalocele da, 182-189
        tratamento endoscópico da, 182-189
    avaliação da, 36
    cirurgia endoscópica paranasal e, 68-73
      navegação na, 68-73
    cirurgia na, 79-84, 105-111
      pacientes submetidos à, 79-84
        cuidados pós-operatórios em, 79-84
    compreendendo a, 1-84
      dicas e pérolas, 1-84
    diagnóstico por imagem da, 36-51
      na cirurgia endoscópica, 36-51
      reconstrução tridimensional, 36-51
    imagens da, 57f
      endoscópicas, 57f
    lado da, 4f
      anatomia da, 10
      endocraniano, 4f
      exocraniano, 5f
    lesões malignas da, 345-348
      cirurgia endonasal de, 345-348

lesões na, 60-66
  acessos cirúrgicos para, 60-66
    transnasais, 60-66
  lesões selecionadas da, 42
    adenoma cístico hemorrágico, 48
    aneurisma, 50
    angiofibroma juvenil, 42
    condrossarcoma, 45
    cordoma de clivo, 45
    craniofaringioma, 46
    fístula liquórica, 50
    macroadenoma hipofisário, 47
    meningioma da fossa anterior, 44
    vazamento de LCR, 50
  malignidades da, 361-364
    abordagem externa, 361-364
      versus endoscópica, 361-364
  média, 6, 9*f*
    anatomia da, 6
    superfície exocraniana da, 9*f*
  neoplasias malignas da, 343-365
    cirurgia endonasal das, 343-365
  posterior, 10, 277
    reconstruir a, 277
      retalhos reticulados para, 277
  reparo da, 203*f*
BIS *(Bispectral Index)*, 74
Blakesley
  fórceps, 305*f*
Broca(s)
  para sucção, 109
    e irrigação, 109
Bula
  etmoidal, 118*f*

C

C. O. Nylen, 412*f*
Cabeça
  superfície da, 369*f*
    medial, 369*f*
Caixa
  etmoidal, 358
    remoção da, 358
      simultânea, 358
Capturis
  relatório de, 54*f*
    endoscópico, 54*f*
Carcinoma
  adenoide, 40
    cístico, 40
  de células escamosas, 40
  T4, 121*f*
Cavidade
  nasal, 15-35, 327, 370*f*
    abertura óssea da, 18*f*
      anterior, 18*f*
    anatomia da, 15-35
    dissecção da, 22*f*
    esquerda, 17*f*
    parede lateral da, 17*f*, 19*f*, 23*f*
    relações topográficas, 16*f*, 17*f*
    trabalho através do, 327
    vista da, 370*f*
  selar, 239
    inspeção da, 239
      endoscópica, 239
  superior, 94*f*
    de Meckel, 94*f*
      lesão na, 94*f*
Cavo
  de Meckel, 333-337
    abordagem para, 333-337
      suprapetrosa, 333-337
CBC (Cirurgia da Base do Crânio)
  abordagem do seio frontal na, 121-126
  bases anatômicas da, 3-14
  endoscópica, 74-77, 85-112, 385-420
    anestesia na, 74-77
    complicações de, 385-420
      dicas e pérolas, 385-420
      endocrinológicas, 400-403
      prevenção de, 395
      vasculares, 394-399
    defeitos após, 387-392
      da base do crânio, 387-392
        tratamento, 387-392
    endonasal, 417
      atualização, 417
      futuro, 417
    evolução na área de, 85-112
    história e futuro da, 410-419
    promotores da, 416*f*
  por meio de robótica, 105-111
    inovações técnicas e, 105-111
  seio esfenoidal em, 127-135
  seios na, 115-120
    etmoidal, 115-120
    maxilar, 115-120
Cefalocele, 41
CEFS (Cirurgia Endoscópica Funcional dos Seios), 302
CEH (Cirurgia Endoscópica da Hipófise), 252
  transnasal, 241-245
    estágio, 241
      nasal, 241
      selar, 241
Célula(s)
  de Onodi, 38*f*, 116*f*
  escamosas, 40
    carcinoma de, 40
CEN (Cirurgia Endoscópica Nasal), 361
Cenário
  cirúrgico, 100
    configuração do, 100
      aspectos técnicos, 100
Cérebro
  cirurgia do, 74-77, 85-112, 385-420

Índice Remissivo

endoscópica, 74-77, 85-112, 385-420
  anestesia na, 74-77
  evolução na área de, 85-112
    complicações de, 385-420
    conceitos em, 85-112
CGI (Cirurgia Guiada por Imagem), 68
  componentes da, 70*t*
    comuns, 70*t*
  sistemas de, 69*f*
Cilindroma, 40
Círculo
  de Willis, 37, 50
Cirurgia(s)
  abordagem, 186
    esfenoide, 187
    lâmina cribriforme, 187
    seio frontal, 186
    teto do etmoide, 187
  acesso nasal, 177
  aparato operatório, 186
  da hipófise, 234-240
    prós e contras da, 234-240
  do nervo óptico, 137-170
    dicas e pérolas em, 137-170
  endonasal, 343-365, 411
    das neoplasias malignas, 343-365
      da base do crânio, 343-365
      dos seios da face, 343-365
    de lesões malignas, 345-348
      da base do crânio, 345-348
      dos seios paranasais, 345-348
    desenvolvimento da, 411
    evolução da, 411
  endoscópica, 36-51, 68-77, 85-112, 123, 164-169, 252-261, 269-288, 307-314, 367-383, 385-420
    de CVI, 367-383
      dicas e pérolas, 367-383
    diagnóstico por imagem na, 36-51
      da base do crânio, 36-51
      dos seios paranasais, 36-51
    do cérebro, 74-77, 85-112, 385-420
      anestesia na, 74-77
      complicações de, 385-420
      evolução na área de, 85-112
      conceitos em, 85-112
    do nervo óptico, 164-169
    do SC, 252-261
    do seio frontal, 123
  endonasal, 417
    avançada, 417
    tumoral, 417
  para ANJ, 307-314
  paranasal, 68-73
    navegação na, 68-73
    e base do crânio, 68-73
  periorbitária, 164-169
  sinusal, 97
    princípios básicos, 97
  transclival, 269-288
    dicas e pérolas, 269-288
  etmoidal, 117
    equipamentos utilizadas na, 117
    pinças utilizadas na, 117
  hipofisárias, 82*t*
    poliúria após, 82*t*
      diagnósticos diferenciais da, 82*t*
    hiponatremia após, 82*t*
      causas de, 82*t*
  instrumentação, 177, 186
  maxilar, 117
    equipamentos utilizadas na, 117
    pinças utilizadas na, 117
  montagem operatória, 177
  na base do crânio, 79-84
    pacientes submetidos à, 79-84
      cuidados pós-operatórios em, 79-84
  orbitária, 137-170
    dicas e pérolas em, 137-170
  preparação, 177, 187
  reparo, 179
  ressecção, 179, 187
    do tumor, 179
  transesfenoidal endoscópica, 200*f*
    endonasal, 200*f*
    estendida, 200*f*
Cirurgião(ões)
  endoscópicos, 415*f*
    da base do crânio, 415*f*
      grupo internacional de, 415*f*
  expertise do, 400
    prediz as taxas, 400
      de complicação endócrina, 400
Cisterna
  interpeduncular, 262-267
    abordagem transelar/transdorsal para, 262-267
      via transposição da hipófise, 262-267
Cisternografia
  com contraste, 186*f*
Cisternotomografia, 341*f*
Cisto(s), 39
  dermoide, 89*f*
  nasal, 89*f*
Cistoscópio
  de Nitze, 247*f*
Clivo
  abordagens para, 281-288, 329*f*
    craniectomia transnasal, 281-288
      endoscópica, 281-288
    transmaxilar, 329*f*
  anatomia do, 271-279
    endoscópica, 271-279
  cordoma de, 45, 91*f*
  exposição do, 274*f*, 275*f*
    médio, 275*f*
    superior, 274*f*
Coagulação, 102

Coana(s), 18f
COM (Complexo Ostiomeatal), 56, 115
Complicação(ões)
   de CBC endóscopica, 385-420
      dicas e pérolas, 385-420
      endocrinológicas, 400-403
      prevenção de, 395
      tratamento das, 404-409
         endocrinológicas, 404
         fístulas liquóricas, 406
         infecciosas, 408
         nasais, 408
         neurológicas, 408
         sinusais, 408
         TVP, 409
         vasculares, 404
      vasculares, 394-399
   endócrinas, 402
      após alta hospitalar, 402
Compressão
   no tronco cerebral, 91f
Concha(s)
   do esfenoide, 22f
   média, 118f
      lamela da, 118f
   nasal, 20f, 21f
      inferior, 20f, 21f
         superfície medial da, 20f
Condrossarcoma(s), 42, 45, 46f, 282t
Contato
   endoscopia de, 58
Cordoma(s), 42, 282t
   da base do crânio, 94f
      extenso, 94f
   de clivo, 45, 91f
Corneto
   inferior, 392
      pedículo no, 392
         posterior, 392
Craniectomia
   transnasal, 193-197, 281-288, 349-354
      ampla, 195f
      endoscópica, 193-197, 281-288
         abordagens, 281-288
            para a FP, 281-288
            para o clivo, 281-288
         visualização via, 194f
Crânio
   articulado, 18f
   base do, 1-112, 173-180, 182-189, 203f, 277, 343-365
      anterior, 4, 87-95, 173-180, 182-189
         abordagens endonasais, 87-95
            classificação das, 87-95
         anatomia da, 4
         meningiomas da, 173-180
            vias de acesso endonasal para, 173-180
         meningoencefalocele da, 182-189
            tratamento endoscópico da, 182-189

      avaliação da, 36
      cirurgia endoscópica paranasal e, 68-73
         navegação na, 68-73
      cirurgia na, 79-84, 105-111
         pacientes submetidos à, 79-84
            cuidados pós-operatórios em, 79-84
      compreendendo a, 1-84
         dicas e pérolas, 1-84
      diagnóstico por imagem da, 36-51
         na cirurgia endoscópica, 36-51
            reconstrução tridimensional, 36-51
      imagens da, 57f
         endoscópicas, 57f
      lado da, 4f
         anatomia da, 10
         endocraniano, 4f
         exocraniano, 5f
      lesões da, 42, 345-348
         malignas, 345-348
            cirurgia endonasal de, 345-348
         selecionadas, 42
            adenoma cístico hemorrágico, 48
            aneurisma, 50
            angiofibroma juvenil, 42
            condrossarcoma, 45
            cordoma de clivo, 45
            craniofaringioma, 46
            fístula liquórica, 50
            macroadenoma hipofisário, 47
            meningioma da fossa anterior, 44
            vazamento de LCR, 50
      lesões na, 60-66
         acessos cirúrgicos para, 60-66
         transnasais, 60-66
      malignidades da, 361-364
         abordagem externa, 361-364
         versus endoscópica, 361-364
      média, 6, 9f
         anatomia da, 6
         superfície exocraniana da, 9f
      neoplasias malignas da, 343-365
         cirurgia endonasal das, 343-365
      posterior, 10, 277
         reconstruir a, 277
            retalhos reticulados para, 277
      reparo da, 203f
   lesões extra-axiais da fossa do, 40
      anterior, 40
         aneurisma, 41
         cefalocele, 41
         craniofaringioma, 41
         meningioma, 40
         meningocele, 41
         meningoencefalocele frontoetmoidal, 41
         metástase, 41
      média, 41
         aneurisma, 41
         meningioma, 41

metástase, 42
schwannoma, 41
posterior, 42
aneurisma, 42
condrossarcoma, 42
cordoma, 42
meningioma, 42
metástase, 42
osteologia do, 3-14
Cranioendoscopia
abordagem combinada, 356-360
Craniofaringioma, 41, 46, 47f, 90f, 196f
cístico, 205f
extenso, 193-197
ressecção de, 193-197
suprasselar, 193f
Craniotomia
subfrontal, 358f, 359f
Crista
de Galli, 352
localizados unilateralmente, 352
em relação à, 352
tumores que atravessam a, 352
CTNAE (Craniectomia Transnasal Assistida por Endoscopia), 353f
abordagem por, 349-354
dos ENB, 349-354
Curativo(s)
no pós-operatório, 79
Cushing
doença de, 231, 245f
CVI (Junção Craniocervical)
AEE, 379-383
odontoide, 381
totalmente medial, 382
anatomia da, 369-378
microendoscópica, 369-378
cirurgia endoscópica de, 367-383
dicas e pérolas, 367-383
estruturas, 375
arteriais, 375
neural, 375
superfície da, 374f
medial, 374f
vista da, 374f
posterior, 374f

D

DAS (Angiografia Digital por Subtração), 37
DCR (Dacriocistorrinostomia), 166, 302, 391
formal, 168f
DDAVP (Desamino-8-D-arginina Vasopressina), 82
Defeito(s)
esfenoidais, 187f
no seio frontal, 187t
classificação dos, 187t
Denker
procedimento de, 340f

endoscópicos, 340f
Desbridamento
pós-operatório, 81
DI *(Diabetes Indipidus)*, 75, 81, 404
características do, 83t
em comparação à SSIHA, 83t
Disfunção
endócrina, 81, 401
DI, 81
técnicas para minimizar, 401
cirúrgicas, 401
Dispositivo(s)
bipolares, 108f
de cauterização, 108f
endonasal, 108f
cefálicos, 69f
elétricos, 108
Dissecção
anatômica, 253f
do SC, 253f
DLI (Dispositivo de Localização Intraoperatória), 68, 69f
Doença
de Cushing, 231, 245f
Draf III, 123
Dreno
lombar, 188t
indicações para, 188t
Drill(s)
uso do, 102
navegação e, 102
Dura-máter, 145
incisão da, 238
Duragen, 197f
DVE (Drenagem Ventricular Externa)
LCR com, 177

E

Eixo
orbitário, 164f
EM (Eletromagnético)
sistemas, 68
EMG (Eletromiografia), 333
ENB (Estesioneuroblastoma), 40, 347f
abordagem dos, 349-354
por CTNAE, 349-354
Endoscopia
de contato, 58
de seio maxilar, 57
nasal, 52-58, 236
alvo, 57f
diagnóstica, 55
na avaliação pré-operatória, 52-58
para diagnóstico, 53
sistemática, 55f
por via endonasal, 89f
abordagens cirúrgicas para, 89f
distribuição das, 89f
técnica auxiliada por, 97-104

cirúrgica, 97-14
    bimanual 97-104
Endoscópio(s), 254*f*
  angulados, 57*f*
    visão lateral com, 57*f*
  limpando o, 101
  manuseio do, 101
    ergonômico, 101
  no vestíbulo nasal, 101
    estabilizando o, 101
Endo-Scrub
  Medtronic, 108*f*
Enxerto(s)
  livres, 387-392
    no tratamento de defeitos, 387-392
      da base do crânio, 387-392
        após cirurgia endoscópica, 387-392
EP (Espaço Parafaríngeo), 95
EPE (Abordagem Endoscópica Etmoidopterigoesfenoidal), 254
Equipamento
  para endoscopia, 53
    nasal, 53
      de computador, 53
  utilizados na cirurgia, 117
    etmoidal, 117
    maxilar, 117
Equipe
  multidisciplinar, 234, 401
    trabalhando com, 234
Esfenoide, 187
  concha do, 22*f*
Esfenotomia
  na linha média, 236
Espaço(s)
  parasselares, 296*f*
    dissecção anatômica dos, 296*f*
Estagiamento
  histológico, 350*t*
    sistema de, 350*t*
      de Hyams, 350*t*
Estrutura(s)
  neurovasculares, 273*f*
    intradurais, 273*f*
Exploração
  intradural, 277
    nível, 277
      caudal, 277
      craniano, 277
      médio, 277
Extravasamento
  de liquor, 80

■ F

Fenda
  olfativa, 56
    posterior, 56
FESS (Cirurgia Sinusal Endoscópica Funcional), 105, 414

Fibra(s)
  simpáticas, 154
Fístula(s)
  do LCR, 239
    conduta da, 239
  liquórica, 39*f*, 50, 58, 187*t*, 338-342, 406
    classificação das, 187*t*
    da parede lateral, 338-342
      do seio esfenoidal, 338-342
        tratamento das, 338-342
    espontânea, 39*f*, 50*f*
      na lâmina crivosa, 50*f*
    localização da, 58
      com filtro azul, 58
      com fluoresceína, 58
FIT (Fossa Infratemporal), 299-306
  anatomia da, 299
FLAIR (Inversão-Recuperação com Supressão de Fluido), 41
FLE (Erro de Localização dos Pontos de Referência), 70
Fluido
  distensão de, 248*f*
    artroscopia com, 248*f*
      de joelho, 248*f*
Fórceps
  Blakesley, 305*f*
Fossa
  anterior, 44
    do crânio, 44
      meningioma da, 44
  infratemporal, 93*f*
    lesão na, 93*f*
      arredondada, 93*f*
  média, 9*f*, 94
    articulada, 9*f*
      vista exocraniana da, 9*f*
  temporal, 333-337
    abordagem para, 333-337
      suprapetrosa, 333-337
FP (Fossa Posterior)
  abordagens para, 281-288
    craniectomia transnasal, 281-288
      endoscópica, 281-288
  anatomia da, 271-279
    endoscópica, 271-279
  meningioma da, 122*f*
FPP (Fossa Pterigopalatina), 299-306, 336
  anatomia da, 299
    do recesso lateral, 340*f*
      do esfenoide, 340*f*
FRE (Erro de Registro dos Pontos de Referência), 70
FSC (Fluxo Sanguíneo Cerebral), 75
FSH (Hormônio Foliculoestimulante), 230

■ G

Gânglio
  ciliar, 154
  pterigopalatino, 154

George Berci, 413*f*
GH (Hormônio de Crescimento), 75, 230, 330
Goteira
    olfatória, 89*f*, 174*f*
        meningioma de, 174*f*
        schwannoma de, 89*f*
GRE (Gradiente-eco), 41
Grupo
    de Pittsburgh, 418*f*
Gunnar Holmgren, 412*f*

H

Hajek-Koeffler
    perfurador, 305*f*
Hans Heermann, 411*f*
Harold Horace Hopkins, 413*f*
Haste
    hipofisária, 205*f*
        preservação da, 205*f*
HC (Hemangioma Cavernoso), 168
    ressecção de, 169*f*
        endoscópica, 169*f*
Headsets, 69*f*
Heinz Stammberger, 416*f*
Hemostasia
    nasal, 239
    selar, 239
HHS (Eixo Hipotalâmico-Hipofisário-Suprarrenal), 83
HIB (Hipertensão Intracraniana Benigna), 182
HIC (Hipertensão Intracraniana), 75
HICB (Hipertensão Intracraniana Benigna), 182
Hidroscopia
    aplicação, 247-251
        à cirurgia, 247-251
            de hipófise, 247-251
Hipófise
    adenoma da, 207-214, 230*t*
        abordagem endonasal endoscópica em, 207-214
            transplanum transtubercular, 207-214
        classificação de, 230*t*
    cirurgia da, 234-240
        prós e contras da, 234-240
    transposição da, 262-267
        abordagem transelar/transdorsal via, 262-267
            para a cisterna interpeduncular, 262-267
Hiponatremia
    causas de, 82*t*
        após cirurgias hipofisárias, 82*t*
    pós-operatória, 82
        por SSIHA, 82
Holder, 254*f*
Holman-Miller
    sinal, 310*f*
Horst Ludwig Wullstein, 412*f*
HPH (Hidrocefalia de Alta Pressão), 342
Hyams
    sistema de, 350*t*
        de estagiamento, 350*t*
            histológico, 350*t*

I

IIR (Registro Imagem a Imagem), 70
IMA (Artéria Maxilar Interna), 312
Imageamento
    pré-operatório, 401
        papel do, 401
Imagem(ns)
    durante a cirurgia, 109
    endoscópicas, 57*f*
        da base do crânio, 57*f*
    geração de, 109
    intraoperatórias, 73
        atualização das, 73
    orientação por, 71, 109
        intraoperatória, 71
Imaginologia
    estudos de, 235
Incisão
    da dura-máter, 238
Inspeção
    endonasal, 320
    endoscópica, 239
        da cavidade selar, 239
Instrumento(s), 165
    movidos à energia, 107*f*
    perfurocortantes, 106
Irrigação
    brocas para, 109
    contínua, 296
        técnica de, 296
    sistema de, 249*f*
        endoscópica, 249*f*
            ClearESS, 249*f*
ISR (Insuficiência Suprarrenal), 400

J

Johannes Lang, 410*f*
Junção
    craniovertebral, 276
        exposição da, 276

K

Karl Storz, 414*f*

L

Labirinto
    etmoidal, 22*f*
Lamela
    basal, 116*f*
    da concha média, 118*f*
Lâmina
    cribriforme, 187
    crivosa, 50*f*
        fístula liquórica na, 50*f*
            espontânea, 50*f*

LCR (Líquido Cefalorraquidiano), 89, 202, 207, 239, 247, 267, 291, 333, 338
   com DVE, 177
   fístula do, 239
      conduta da, 239
   vazamento de, 50
LEM (Lothrop Endoscópico Modificado), 121, 123
Lesão(ões)
   arredondada, 93*f*
      na fossa infratemporal, 93*f*
   clivais, 282*t*
   da ACI, 406*f*
   do AP, 316-319
   do nariz, 39
      adenocarcinoma, 40
      carcinoma, 40
         adenoide cístico, 40
         de células escamosas, 40
      cilindroma, 40
      cistos, 39
      ENB, 40
      linfoma não Hodgkin, 40
      mucocele, 40
      papiloma invertido, 40
      pólipos solitários, 39
      polipose nasossinusal, 39
   dos seios, 39
      paranasais, 39
         adenocarcinoma, 40
         carcinoma, 40
            adenoide cístico, 40
            de células escamosas, 40
         cilindroma, 40
         cistos, 39
         ENB, 40
         linfoma não Hodgkin, 40
         mucocele, 40
         papiloma invertido, 40
         pólipos solitários, 39
         polipose nasossinusal, 39
   extra-axiais, 40-42
      da fossa do crânio, 40-42
         anterior, 40
         média, 41
         posterior, 42
   extraconais, 166
   intraconais, 168
   malignas, 345-348
      da base do crânio, 345-348
         dos seios paranasais, 345-348
            cirurgia endonasal de, 345-348
      na base do crânio, 60-66
         acessos cirúrgicos para, 60-66
            transnasais, 60-66
   na cavidade superior, 94*f*
      de Meckel, 94*f*
   nasoetmoidal, 347*f*
      esquerda, 347*f*
   no AP, 93*f*
      direito, 93*f*
   selecionadas, 42
      da base do crânio, 42
         adenoma cístico hemorrágico, 48
         aneurisma, 50
         angiofibroma juvenil, 42
         condrossarcoma, 45
         cordoma de clivo, 45
         craniofaringioma, 46
         fístula liquórica, 50
         macroadenoma hipofisário, 47
         meningioma da fossa anterior, 44
         vazamento de LCR, 50
   sinonasais, 311*t*
      e ANJ, 311*t*
         diagnóstico diferencial entre, 311*t*
   vascular, 397*f*
      exemplo de, 397*f*
LH (Hormônio Luteinizante), 230
Ligamento(s)
   anatomia dos, 372
      alares, 372
      apical, 373
      cruciforme, 372
Linfoma
   não Hodgkin, 40
LME (Lothrop Modificado Endoscópico), 89
Liquor
   extravasamento de, 80

■ M

Macroadenoma
   hipofisário, 47, 48*f*, 90*f*, 242*f*-244*f*
      NF, 244*f*
      ressecção de, 242*f*, 243*f*
   NF, 255*f*, 256*f*
      recorrente, 255*f*
Mafred Tschabitscher, 411*f*
Malignidade(s)
   da base do crânio, 361-364
      abordagem externa, 361-364
         versus endoscópica, 361-364
   sinonasal, 364*t*
      acompanhamento pós-operatório, 364*t*
      protocolo de, 364*t*
Malte Erik Wigand, 417*f*
Marcha
   diagnóstica, 183
      imagem, 184
      investigações laboratoriais, 183
Maxila, 21*f*
   e osso, 20*f*
      lacrimal, 20*f*
      palatino, 20*f*
Meato, 23*f*
   inferior, 55
   médio, 20*f*, 56

do nariz, 20f
superior, 56
Meckel
  cavidade de, 94f
    superior, 94f
      lesão na, 94f
  cavo de, 333-337
    abordagem para, 333-337
      suprapetrosa, 333-337
Membrana
  tectorial, 373
Meningioma, 40-42
  da base anterior do crânio, 173-180
    vias de acesso para, 173-180
      endonasal, 173-180
  da fossa, 44, 122f
    anterior, 44
      do crânio, 44
    posterior, 122f
  de goteira olfatória, 174f
  do plano esfenoidal, 44f
    com *pneumosinus dilatans*, 44f
  do tubérculo, 63f, 64f, 178f
    da sela, 178f
    selar, 63f, 64f
  e vasos, 204f
  no SC, 253f
  nos canais ópticos, 204f
  planar, 71f
  suprasselar, 122f
Meningocele, 41
Meningoencefalocele(s)
  congênita, 183f
  da base anterior do crânio, 182-189
    tratamento endoscópico da, 182-189
  frontoetmoidal, 41
  múltiplas, 185f
Metástase, 41, 42
Microdesbridador(es), 106
  Cyrus ACMI, 107f
MIP (Projeção de Intensidade Máxima), 36
MPR (Reconstrução Multiplanar), 36
MPR (Reformação Multiplanar), 50
MSTC (Tomografia Computadorizada com Múltiplos Detectores), 36
Mucocele, 40
Mucosa
  do seio, 119
    tratamento da, 119
    preservação da, 119f
      com pinça de corte, 119f

■ N

Nariz
  lesões do, 39
    adenocarcinoma, 40
    carcinoma, 40
      adenoide cístico, 40
      de células escamosas, 40
    cilindroma, 40
    cistos, 39
    ENB, 40
    linfoma não Hodgkin, 40
    mucocele, 40
    papiloma invertido, 40
    pólipos solitários, 39
    polipose nasossinusal, 39
  meato do, 20f
    médio, 20f
  preparação do, 334
Nasoendoscópio
  de A. Hirschmann, 413f
Navegação
  na cirurgia endoscópica, 68-73
    paranasal, 68-73
    e base do crânio, 68-73
NDI (Índice de Incapacidade Relacionada com o Pescoço de Nurick), 383
Neoplasia(s)
  malignas, 343-365
    da base do crânio, 343-365
      cirurgia endonasal das, 343-365
    dos seios da face, 343-365
      cirurgia endonasal das, 343-365
Nervo(s)
  abducente, 153
  oculomotor, 153
  óptico, 137-170
    cirurgia do, 137-170
      dicas e pérolas em, 137-170
      endoscópica, 164-169
  trigêmeo, 153
  troclear, 153
  vidiano, 154
Neuronavegação, 332f
  sistema de, 258f
NF (Não Funcionantes)
  adenomas hipofisários, 230
  macroadenoma, 244f, 255f
    hipofisário, 244f
    recorrente, 255f
Nitze
  cistoscópio de, 247f
NO (Neuroblastoma Olfatório), 361

■ O

Onodi
  célula de, 38f, 116f
Órbita
  anatomia da, 139-163
    e estruturas correlatas, 139-163
      considerações cirúrgicas, 160
      dura-máter, 145
      periórbita, 145
      relações, 149
        arteriais, 154

musculares, 158
neurais, 149
ósseas, 139
tendinosas, 158
venosas, 158
tendão anular, 145
Orientação
 intraoperatória, 71
  por imagem, 71
Osso(s)
 clival, 285f
  remoção do, 285f
 disposição dos, 12f
  occipital, 12f
  parietal, 12f
  temporal, 12f
 do tubérculo da sela, 196f
  brocagem do, 196f
 esfenoide, 5f, 7f, 18f
  corpo do, 7f
 etmoide, 5f, 21f
  vista lateral do, 21f
 frontal, 5f
 lacrimal, 20f, 21f
  maxila e, 20f
 occipital, 11f, 13f, 371
  partes do, 11f
   basal, 11f
   condilar, 11f
   escamosa, 13f
  vista do, 371f, 372f
   anterior, 372f
   superior do, 371f
 palatino, 18f-21f
  maxila e, 20f
  superfície do, 19f
   nasal, 19f
 temporal, 8f, 9f, 11f
  superfície do, 8f, 9f, 11f
   anterior, 8f
   exocraniana, 9f
   parte petrosa da, 8f
   posterior, 8f, 11f
 vômer, 18f, 21f, 22f
  vista lateral do, 21f
Osteologia
 do crânio, 3-14
Óstio
 esfenoidal, 236
  identificação do, 236

■ P

Papiloma
 invertido, 40
PCS (Perda Cerebral de Sal), 82
Pedículo
 neurovascular, 24f
  posterolateral, 24f
  posterior, 392
  no corneto inferior, 392
Perfurador
 Hajek-Koeffler, 305f
Periórbita, 145
PESS (Potencial Evocado Somatossensorial), 381
PET (Tomografia por Emissão de Pósitrons), 70
PIC (Pressão Intracraniana), 74, 182
 aumentada, 182
Pinça(s)
 de corte, 117f, 119f
  preservação com, 119f
   da mucosa, 119f
 utilizadas na cirurgia, 117
  etmoidal, 117
  maxilar, 117
Plexo
 venoso, 378
Pneumoencéfalo
 intracraniano, 407f
  exemplos de, 407f
Pneumosinus
 dilatans, 44f
  meningioma com, 44f
   do pano esfenoidal, 44f
Pólipo(s)
 solitários, 39
Polipose
 nasossinusal, 39
Poliúria(s)
 após cirurgias hipofisárias, 82t
  diagnósticos diferenciais da, 82t
Preparação
 do paciente, 236
 nasal, 236
PRL (Prolactina), 230
Procedimento(s)
 endoscópicos, 57, 340f
  complementares, 57
   biópsia, 57
   endoscopia, 57, 58
    de contato, 58
    de seio maxilar, 57
    fístula liquórica, 58
     localização da, 58
  de Denker, 340f
Prolactinoma(s), 231
Pseudoaneurisma
 na origem, 405f
  da artéria oftálmica, 405f
PVC (Pressão Venosa Central), 75

■ Q

Quiasma
 óptico, 196f

R

RCF (Ressecção Craniofacial), 361
RCFA (Ressecção Craniofacial Anterior), 345
Recesso
　esfenoetmoidal, 56
　lateral, 339f, 340f
　　esfenoidal, 339f, 340f
　　　estudos de imagem do, 339f
　　　FPP do, 340f
Reconstrução
　na meningoencefalocele, 187
　tridimensional, 36-51
Região
　olfativa, 56
　　anterior, 56
　parasselar, 7f, 217-229
　　anatomia da, 217-229
　　　endoscópica, 217-229
　　　　microcirúrgica, 217-229
　　arranjo dural na, 223
　　estruturas ósseas na, 217
　　vista lateral da, 7f, 218f
Relação(ões)
　da órbita, 149
　　arteriais, 154
　　musculares, 158
　　neurais, 149
　　ósseas, 139, 140f-142f
　　tendinosas, 158
　　venosas, 158
Relatório
　de Capturis, 54f
　　endoscópico, 54f
Remoção
　do osso clival, 285f
　do tumor, 238
Reparo
　da base do crânio, 203f
Ressecção(ões)
　clival, 286f
　　anatomia endoscópica após, 286f
　craniofacial, 364t
　da parede anterior, 323
　　do seio esfenoidal, 323
　de craniofaringioma, 193-197
　　extenso, 193-197
　de macroadenoma, 242f, 243f
　　hipofisário, 242f, 243f
　de tumores, 100f
　do meningioma, 203f
　endoscópica, 169f, 364t
　　de HC, 169f
　inicial, 324
　　da parede medial, 324
　　　do seio maxilar, 324
　intraorbitárias, 164-169
　na meningoencefalocele, 187

Retalho(s)
　endonasal, 390, 392
　　lateral, 390, 392
　　　anterior, 390
　　　posterior, 392
　nasais, 285f
　　criação de, 285f
　nasosseptal, 196f, 287f, 321, 387
　　pediculado, 196f, 321
　　　confecção do, 321
　　reconstrução com, 287f
　pediculados, 24f, 277
　　de tecido, 24f
　　　mucopericondral, 24f
　　　mucoperiosteal, 24f
　　para reconstruir, 277
　　　a base posterior do crânio, 277
　septal, 24f, 25f, 188f, 418f
　　construção do, 24f
　　elevação do, 25f
　　pediculados, 188f, 418f
　　　inventores da, 418f
　vascularizados, 387-392
　　no tratamento de defeitos, 387-392
　　　da base do crânio, 387-392
　　　　após cirurgia endoscópica, 387-392
RHR (Retalho de Hadad-Bassagaisteguy), 387
Rinofaringe, 55
Rinometria, 54f
RM (Ressonância Magnética), 36
RMA (Angiorressonância), 184
Robô
　cirúrgico, 111f
Robótica
　cirurgia por meio de, 105-111
　　na base do crânio, 105-111
　　　inovações técnicas e, 105-111

S

Sangramento
　no pós-operatório, 80
SC (Seio Cavernoso)
　cirurgia do, 252-261
　　endoscópica, 252-261
　conteúdo do, 220
　dissecção do, 253f
　　anatômica, 253f
　meningioma no, 253f
　parede do, 328f
　　medial, 328f
Schwannoma, 41
　de goteira olfatória, 89f
SE (Espaço Esfenoidal), 27
　abordagens ao, 127
　　binasal, 132
　　transeptal, 127, 132
　　　modificada, 132
　　transetmoidal, 128

        transnasal direta, 128
        transpterigoide, 131
      anatomia do, 132
      em cirurgia, 127-135
        da base do crânio, 127-135
      expansão do, 39*f*
        basilar, 39*f*
      visão dos, 242*f*
        endoscópica, 242*f*
  Seio(s)
    da face, 343-365
      neoplasias malignas dos, 343-365
        cirurgia endonasal das, 343-365
    esfenoidal, 323, 338-342
      parede do, 323, 338-342
        anterior, 323
          ressecção da, 323
        lateral, 338-342
          fístulas liquóricas da, 338-342
            tratamento das, 338-342
    esfenoidal, 237
      marcos do, 237
        identificando os, 237
    etmoidais, 25, 115-120
      anatomia do, 115
      na cirurgia, 115-120
        da base do crânio, 115-120
    frontal, 25, 121-126, 186
      abordagem do, 121-126, 186
        na CBC, 121-126
      defeitos no, 187*t*
        classificação dos, 187*t*
    maxilar, 26, 57, 115-120, 324, 325
      anatomia do, 115
      endoscopia de, 57
      na CBC, 115-120
      parede do, 324, 325
        anterior, 325
          abertura da, 325
        medial, 324
          ressecção inicial da, 324
      pontos anatômicos de referência do, 325
        identificação dos, 325
      trabalho através do, 327
    mucosa do, 119
      tratamento da, 119
    paranasais, 1-84, 113-135, 345-348
      abordagens dos, 113-135
        dicas e pérolas, 113-135
      anatomia dos, 15-35, 38
        importância da, 38
        variações anatômicas, 38
      avaliação dos, 36
      compreendendo os, 1-84
        dicas e pérolas, 1-84
      diagnóstico por imagem dos, 36-51
        na cirurgia endoscópica, 36-51
          reconstrução tridimensional, 36-51

      lesões dos, 39, 345-348
        adenocarcinoma, 40
        carcinoma, 40
          adenoide cístico, 40
          de células escamosas, 40
        cilindroma, 40
        cistos, 39
        ENB, 40
        linfoma não Hodgkin, 40
        malignas, 345-348
          cirurgia endonasal de, 345-348
        mucocele, 40
        papiloma invertido, 40
        pólipos solitários, 39
        polipose nasossinusal, 39
Septo
  nasal, 6*f*, 22*f*, 24*f*, 236
    posterior, 236
      remoção do, 236
  ósseo, 6*f*
Septostomia
  nasal, 323
    posterior, 323
Shunt
  VP, 177
SICS (Seio Intracavernoso Superior), 202
SII (Seio Intercavernoso Inferior), 264
Sinal
  Holman-Miller, 310*f*
SIS (Seio Intercavernoso Superior), 264
Sistema(s)
  cirúrgico, 111*f*
    DaVinci, 111*f*
  de CGI, 69*f*
  de estagiamento histológico, 350*t*
    de Hyams, 350*t*
  de neuronavegação, 258*f*
  de sucção/irrigação, 249*f*
    endoscópica, 249*f*
      ClearESS, 249*f*
  EM, 68
  lacrimal, 166
    comprometimento do, 166
      por tumor, 166
  Medtronic, 109*f*
    de orientação, 109*f*
    de imagens fundidas, 109*f*
SNC (Sistema Nervoso Central), 74, 408
SRAA (Sistema Reticular Ativador Ascendente), 76
SSIHA (Síndrome de Secreção Inadequada do Hormônio Antidiurético), 349, 400
  características em comparação à, 83*t*
    da DI, 83*t*
  hiponatremia por, 82
    pós-operatória, 82
Sucção, 102
  brocas para, 109
  sistema de, 249*f*

Índice Remissivo

endoscópica, 249*f*
    ClearESS, 249*f*
Superfície
  cerebelar, 376*f*
    petrosa, 376*f*
  do osso temporal, 8*f*, 11*f*
    anterior, 8*f*
    posterior, 8*f*, 11*f*
  endocraniana, 3*f*, 7*f*
  exocraniana, 4*f*, 9*f*, 11*f*, 13*f*
    do osso, 9*f*, 11*f* 13*f*
      occipital, 11*f* 13*f*
      temporal, 9*f*
  medial, 20*f*, 369*f*
    da concha nasal, 20*f*
      inferior, 20*f*
    da cabeça, 369*f*
  nasal, 19*f*, 20*f*
    do corpo maxilar, 19*f*
    do osso, 19*f*, 20*f*
      lacrimal, 20*f*
      palatino, 19*f*

■ T

TAE (abordagem Transesfenoidal Assistida por Endoscopia), 127
Tamponamento(s)
  nasais, 239
TC (Tomografia Computadorizada), 68
TCAR (Tomografia computadorizada de Alta Resolução), 340
TEACPS (Abordagem Endoscópica Transmaxilar para as Lesões Parasselares Contralaterais), 320-332
Técnica(s)
  cirúrgica, 97-104, 236, 312, 401
    bimanual, 97-104
      auxiliada por endoscopia, 97-104
    etapa, 312
      nasoetmoidal, 312
      pterigoesfenoidal, 312
      pterigoinfratemporal, 312
    para minimizar, 401
      disfunção endócrina, 401
  de imagem, 272
  de irrigação, 296
    contínua, 296
Tendão
  anular, 145
TEPS (Transetmoide-Pterigoide-Esfenoide), 307
TER (Erro de Registro de Alvo), 70
Teste
  de campo visual, 235
  nasal, 54*f*
    funcional, 54*f*
Teto
  do etmoide, 187
TFT (Transistor de Filme Fino), 236
Tomógrafo
  Xoran, 110*f*
TORS (Cirurgia Transoral por Robótica), 110
TPS (Transetmoidal-Transpterigóideo-Transesfenoidal) acesso, 291-297
Tronco
  cerebral, 91*f*
    compressão no, 91*f*
TSH (Hormônio Estimulador da Tireoide), 83, 403
TSH (Hormônio Tireoestimulante), 230
Tuba
  auditiva, 56*f*
    ação dinâmica da, 56*f*
Tubérculo
  da sela, 196*f*
    osso do, 196*f*
      brocagem do, 196*f*
Tumor(es)
  abordagem dos, 124
    na base anterior do crânio, 124
      localizados posteriormente, 124
  biópsia do, 206*f*
  características dos, 74
    que norteiam a anestesia, 74
  comprometimento por, 166
    do sistema lacrimal, 166
  estruturas adjacentes ao, 75
    características das, 75
  fibro-ósseo, 92*f*
    benigno, 92*f*
  hipofisários, 230-232
    indicações cirúrgicas, 230-232
    secretores, 231
      acromegalia, 231
      adenomas hipofisários, 232
        não secretores, 232
      doença de Cushing, 231
      prolactinomas, 231
  localizados unilateralmente, 352
    em relação à crista de Galli, 352
  que atravessam a crista de Galli, 352
  remoção do, 238
  ressecção de, 100*f*, 179
  suprasselar, 90*f*
Turbinectomia
  média, 324
TVC (Tomografia Computadorizada Volumétrica), 36
TVP (Trombose Venosa Profunda), 409

■ U

UOM (Unidade Ostiomeatal), 115

■ V

Válvula(s)
  nasais, 55
Vestíbulo(s)
  nasais, 55, 101
    endoscópio no, 101

estabilizando o, 101
Via(s)
  de acesso, 160, 166, 168, 171-180
    endonasal, 173-180
      para meningiomas, 173-180
        da base anterior do crânio, 173-180
    lesões, 166, 168
      extraconais, 166
      intraconais, 168
    orbitárias, 163
      mediais, 163
    orbitofrontal, 160
      central, 160
      lateral, 160
      medial, 160
    transcribriforme, 171-180
      dicas e pérolas, 171-180
    transetmoidais, 163
    transmaxilar, 161
    nasal, 370f
    transnasal, 77
      particularidades da, 77
Visão
  endoscópica, 242f
    dos seios esfenoidais, 242f
Vista(s)
  transcraniana, 272f
VP (Ventriculoperitoneal) *shunt*, 177
VR *(Volume Rendering)*, 36

W

Walter Messerklinger, 416f
Willis
  círculo de, 37, 50